보건교사 및 미래 보건교사를 꿈꾸는 이들을 위한 필독서

학교보건 이론 및 실무

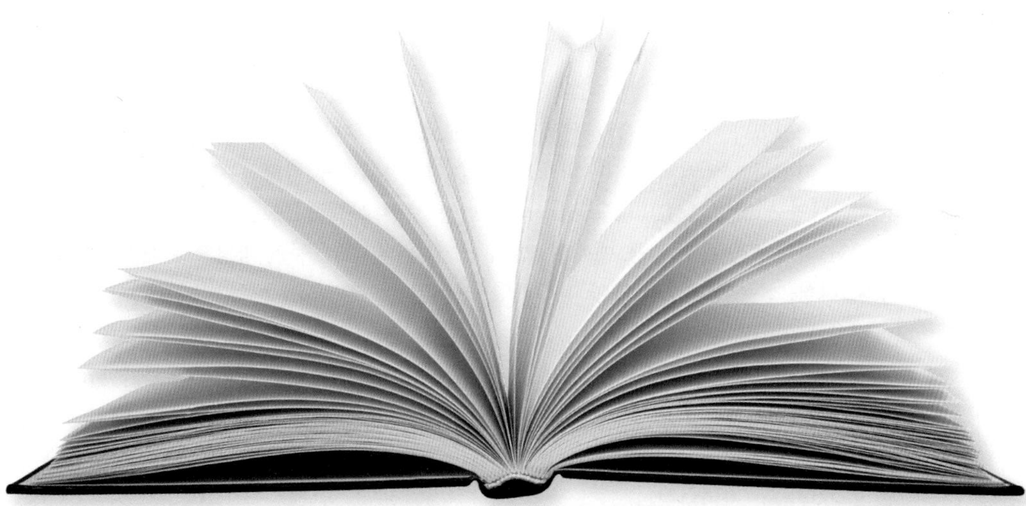

Preface

머리말

우리나라 학교보건사업은 19세기 말 근대 교육이 도입되면서 위생과 체육 교육으로 시작되었으며, 이후 일제 강점기를 거쳐 광복을 맞이하면서 새로운 교육 제도의 도입과 함께 발전하였다. 수십 차례의 학교보건법 및 관련 제도 개정을 통해 현재의 학교보건 체계가 확립되었다. 1953년 양호교사가 배치된 이후 지난 60년간 보건교사는 학교보건의 핵심 전문가로서 많은 역할을 수행하며 우리나라의 학교보건 발전에 크게 기여해 왔다. 시대의 변화에 따라 학교보건에 대한 질적 · 양적 · 사회적 요구는 지속적으로 증가하고 있고, 학교보건과 관련된 다양한 문제점 또한 제기되고 있다. 이에 의료인이자 교육자인 보건교사의 역할과 기대 또한 급격하게 증가하고 있어 보건교사 확대 배치에 대한 현장의 요구와 함께 보건교사의 역량을 강화하고 지속시키는 문제 또한 중요한 이슈가 되고 있다.

하지만 임용 시부터 일선 학교에서 혼자 근무하게 되는 보건교사 업무의 특성상, 처음 접하는 학교보건 업무에 당혹감과 어려움을 느끼게 된다. 또한 보건교사가 수행하고 있는 학교보건 업무의 표준화가 미흡하고, 수행 결과에 대한 적절한 피드백을 받기 어려워 각 보건교사 개인의 역량에 따라 학교보건사업을 수행하는 영역과 수준, 방법에 많은 차이를 보인다.

간호대학에서 보건교사를 양성하는 과정과 기존의 학교보건 교재들은 이러한 문제점을 해결할 만한 전반적인 학교보건 지식 및 현장 적용을 위한 내용을 제공해 주지 못한 아쉬움이 있었다. 이런 점을 개선하고자 학교보건 실무와 이론을 집대성한 본 교재를 기획하게 되었다. 본 저서에서는 학교보건 실무를 상세하게 기술하는데 많은 노력을 기울였다. 다양한 방면에서 역량을 인정받은 현장 보건교사들이 교육부, 지역교육청 등에서 출간한 학교보건 관련 각종 매뉴얼, 법적 근거, 외국 사례 등을 바탕으로 하여 자신의 경험과 지식, 실무 노하우를 담아 정리하였다.

학교보건 실무를 시행하는데 필요한 근거와 이론이 충분히 기술되지 않았던 기존의 교재들과는 다르게 본 저서에서는 학교보건 실무에 필요한 이론들을 집대성한 것이 가장 큰 강점이다. 이를 위해 학교보건과 관련된 다양한 학술 활동을 해 왔던 서울대학교 간호대학 출신의 간호학 학자와 현장 보건교사와의 협업을 통해 학교보건 실무에 필요한 이론을 규명하고 정리하였다.

집필 과정에서 가장 고민한 부분은 본 저서에서 다루어야 하는 학교보건의 범위였다. 학교보건에 대한 사회적 요구가 증가하고 건강 증진 학교 개념이 도입되면서 학교보건은 보건교사가 중추적인 역할을 수행하지만 체육교사, 영양(교)사, 상담(교)사, 생활지도교사,

학교안전 담당자, 학교폭력 담당자, 행정실장 등 학교 구성원 모두가 학교의 건강 문제를 해결하고 증진하기 위해 각자의 업무 안에서 학교보건 업무를 수행한다. 하지만 아직도 현장에서는 학교보건 업무는 모두 보건교사의 업무라는 잘못된 인식이 남아 있다. 또한 일선 학교마다 보건교사가 담당하고 있는 학교보건 업무의 범위도 다르며 업무 분장이 표준화되지 않아 많은 보건교사들이 현장에서 어려움을 겪고 있다.

이러한 상황에서 본 저서에서 다루어진 내용을 모두 보건교사의 업무로 오인할 것에 대한 우려가 있었다. 본 저서는 보건교사의 관점에서 기술되었으나 현재 학교보건에서 강조되고 있으며, 강조 될 부분을 매우 포괄적으로 다루었다. 이는 보건교사가 학교보건의 핵심 전문가로서 학교보건 업무를 총괄, 지도, 감독하는 역할을 수행해 나갈 때, 보건교사가 직접 수행하지 않는 학교보건 영역이라 할지라도 지식을 갖추고 있어야 한다는 집필진들의 합의 결과이며, 이러한 의도로 집필되었다는 것을 분명히 밝히는 바이다.

학교보건 실무와 이론을 상세하게 집대성한 본 교재는 간호대학에서 보건교사가 되기 위해 교직 이수를 하는 학생들에게는 학교보건에 대한 구체적인 이해를 제공하고 현장 학교 실습 시 훌륭한 실습 지침서의 역할을 할 수 있는 최상의 교재가 될 수 있을 것이다. 또한 임용고시를 준비하는 미래의 보건교사, 신규 보건교사, 기간제 보건교사에게는 학교보건 업무 지침서로서의 중요한 역할을 할 것으로 기대한다. 이미 현장에서 학교보건 업무를 하고 있는 현직 보건교사에게도 실무에 대한 근거를 확인하고 자신의 실무를 점검하고 발전시키는 기회를 제공하여 현장 보건교사의 역량을 높이고 표준화 하는데 기여할 수 있을 것으로 생각한다.

책을 기획하고 완성하기까지 1년의 긴 시간이 걸렸다. 모든 집필진들은 학교보건의 표준화와 근거 마련을 위한 초석을 마련한다는 자부심과 사명감으로 많은 고민과 노력을 기울여 집필하였다. 그럼에도 불구하고 아직도 미진한 부분들이 보이고, 아쉬움이 남는다. 하지만 이 책의 초판을 시작으로 모든 집필진들은 학교보건 발전과 궤를 같이하여 지속적으로 개정판을 통해 실무와 이론을 발전시키고 부족한 부분을 꾸준히 보완해 나갈 것을 약속드린다.

본서가 완성되고 출판하기까지 수고해 주신 보건교사회와 도서출판 들샘, 집필에 참여한 집필진 모두에게 깊은 감사를 드린다.

2017년 9월 1일

저자 대표 이춘희, 이인숙

CONTENTS

7 학교안전

8 학교 감염병 관리

9 학생 건강 검사

10 신체 건강 문제 관리

11 정신건강 문제 관리

12 부록

CHAPTER 1

학교보건 개요

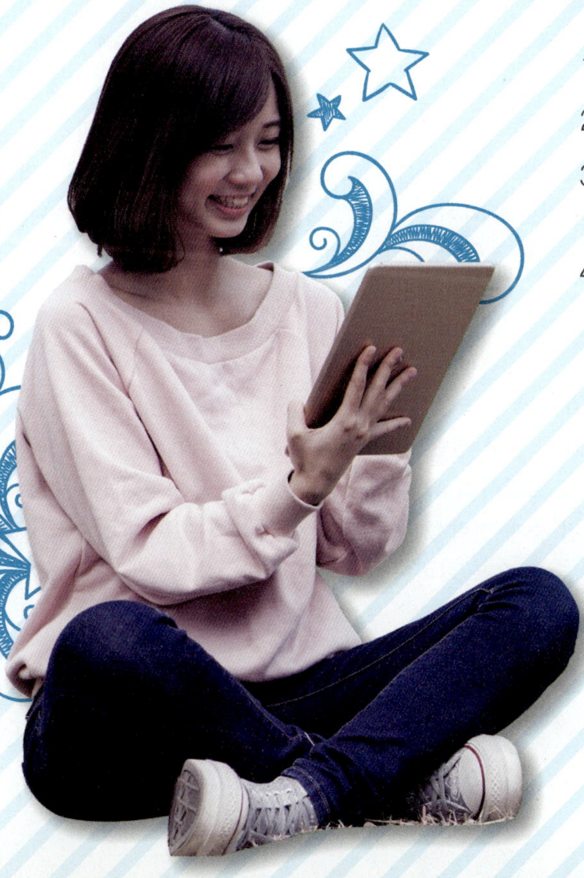

1. 학교보건과 학교간호 개념을 설명한다.
2. 학교보건의 역사를 기술한다.
3. 보건교사를 포함한 학교보건 인력의 역할을 설명한다.
4. 학교보건법을 적용한다.

I

학교보건 개요

1 학교보건과 학교간호의 개념[1)2)]

1-1. 학교보건의 정의와 학교간호의 정의를 비교한다.
1-2. 학교보건의 필요성을 기술한다.
1-3. 학교보건의 목적과 범위를 설명한다.

학교보건은 학생 · 가족 · 교직원 및 보건 의료 전문가가 참여해 보건 의료 서비스와 환경 관리 및 보건교육을 제공함으로써 각자의 신체적 · 정신적 · 사회적 기능 수준을 향상시키는 포괄적인 건강사업으로 보건 관리 · 보건교육 · 환경관리사업 등을 포함한다고 정의하고 있다. 그 범위는 건강 진단, 예방 활동, 적절한 치료 및 치료 의뢰, 재활, 환경 관리, 보건교육 및 상담, 보건 정보 관리, 학교 보건 사업 행정, 학교의 자원, 다른 활동과의 협력과 참여이다.

그러나 좁은 의미에서 본다면 대부분 공적 보건사업의 대상과 범위는 법적 기준에 근거하여 규정된다. 그러므로 학교보건법에 의한 학교보건사업은 학생과 교직원, 학교와 주변의 환경을 대상으로 한정하고 있으며, 이 대상의 건강을 보호 · 증진함을 목적으로 학교보건 관리와 환경 위생 정화에 필요한 사항을 규정하고 있다. 학교보건사업에 대한 위의 두 정의는 사업 대상과 사업의 범주에서 약간의 차이가 있으며, 이러한 포함 정도의 차이는 국가 정책의 방향에 따라 변동이 가능한 부분이라고 보고 있다.

1-1. 학교보건과 학교간호의 정의

보건사업 특히 지역사회보건간호사업은 공중 보건의 지향성과 지역사회에 근간을 둔 개인, 가족, 집단에 대한 간호를 모두 내포하고 있다. 인구 집단의 건강을 확보하기 위해서는 지역사회에 기반을 둔 사람, 개인 중심의 실무 이외에도 지역사회 혹은 시스템 지향의 실무가 더해져야함을 의미한다. 즉 지역사회 간호 과정과 공중 보건 중재 전략을 합한 실무 역량을 가졌을 때 인구 집단의 건강에 대한 핵심 기능과 서비스가 구축될 수 있음을 의미한다.

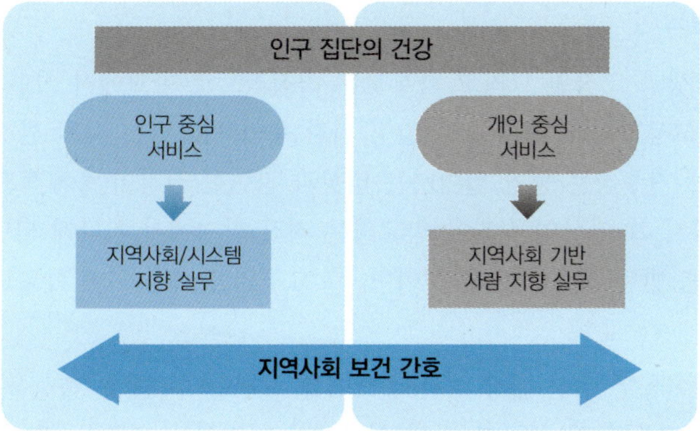

그림 1-1. **지역사회 보건 간호의 확장된 두 영역의 연합 정의**

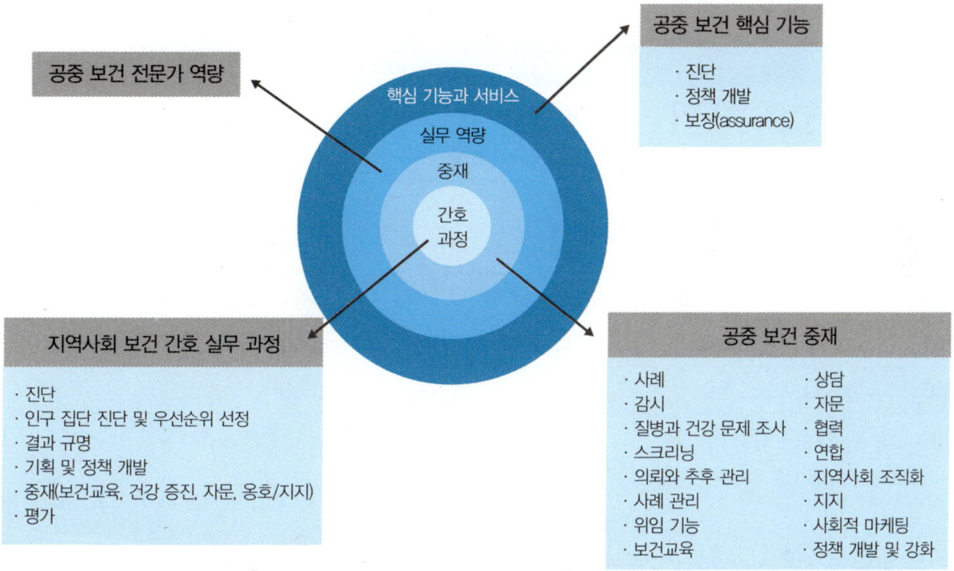

출처: Kim. H. S. (2012). The Nature of Nursing Knowledge in Public Health Nursing[3)]

그림 1-2. **지역사회 간호 실무를 위한 지식, 기술의 틀**

그러므로 학교보건은 학교라는 지역사회에서 건강 관리 서비스를 제공함에 있어서 학교간호 실무와 학교보건 중재라는 상호 · 보완적인 두 서비스 제공 역량을 포괄하는 서비스이다. 그러므로 학교보건과 학교간호는 보건 서비스 중재의 내용과 중재 전략을 간호의 체계적 과정으로 운영해 가는 학교보건 지식과 기술로서 학교보건과 학교간호를 별도로 분리하여 정의하는 것은 크게 의미가 없다고 본다. 둘은 보건 서비스에서 서로 다른 특질을 지닌 구성 요소로서 두 요소의 융합으로 실무 서비스의 생성이 가능하기 때문이다.

1-2. 학교보건의 필요성

학교보건 대상인 학생과 교직원 그리고 학부모는 직접적으로 학교에서 어떤 건강 서비스를 기대할까? 학생(초 · 중 · 고등학교)과 학부모는 일정 기간 동안 학교라는 사회 환경에서 하루의 1/3 이상을 지내면서 그곳에 거주하는 동안 일어나는 일상과 관련한 건강이 총체적으로 관리되기를 기대할 것이다. 교직원 역시 그 이상의 시간을 학교라는 직장 환경에서 지나게 되면서 건강 증진, 예방 및 질병의 추구 관리를 받는 것을 기대할 것이며, 그 요구의 충족을 위해 학교보건 활동이 필요하다고 여길 것이다.

학교보건이 필요한 이유는 우선 대상 집단의 크기를 고려할 수 있다. 출산율의 감소로 점차 줄고 있으나 학생(초 · 중 · 고등학교) 인구가 전체 인구에서 차지하는 비중은 전 인구의 15% 이상 20% 수준으로 국가에서 집단 건강 관리를 함으로써 효율을 기대할 수 있는 중요 집단이다.

표 1-1. 연도별 청소년 인구의 비중 (단위: 천 명, %)

	총인구	9~24세*	구성비	0~18세**	구성비	13~24세	구성비
2011	49,779	10,360	20.8	10,538	21.2	8,038	16.1
2015	50,617	9,610	19.0	9,538	18.8	7,793	15.4
2016	50,801	9,378	18.5	9,325	18.4	7,580	14.9
2020	51,435	8,403	16.3	8,659	16.8	6,560	12.8
2030	52,160	7,159	13.7	8,340	16.0	5,384	10.3
2040	51,091	6,894	13.5	7,448	14.6	5,249	10.3
2060	43,959	5,011	11.4	5,689	12.9	3,806	8.7

* 청소년기본법 기준에 따른 청소년 인구임

** 청소년보호법 기준에 따른 청소년 인구임

출처: 통계청. (2011. 12). 장래 인구 추계.

학교는 학습과 사회성을 발달시켜가는 집합 교육의 장소이다. 만성 질환을 야기하는 위험 요인의 대부분이 생활 습관과 행위에서 비롯되고, 이는 학습을 통해 수정이 가능하다는 원리는 학교에서 건강 교육을 중요하게 다루어야 하는 이유이다. 건강을 만들어 가는 교육이 학습 과정과 통합되어 이루어 질 수 있다는 점에서 큰 강점을 가진다.

학령기 대상은 신체적 · 정신적 성장 속도가 매우 빠르며, 환경과 위험 요인에 크게 영향을 받으므로 대상 집단의 건강 증진, 질병 예방, 조속한 발견을 위한 검진, 치료 및 추구 관리 등을 실천하는 학교보건 서비스는 효율적이다.

또한 일하는 부모가 많아지면서 학교보건 서비스가 학생의 일상 건강 관리와 습관 형성에 대해 책임을 갖게 되고, 이 실천 과정에서 지역사회와 파트너십을 형성할 수 있다는 점도 서비스가 필요한 중요한 이유이다.

교직원의 경우도 청 · 장년기 부터 중년기 그리고 퇴직 이전의 초기 노년기에 이르는 등 다양한 생애 주기별 계층이 포함되므로 이들을 위한 직장 건강 관리는 국민 건강 수준 향상에 기여할 것이다.

1-3. 학교보건의 목적과 범위[4)]

1-3-1. 학교보건의 목적

학교란 일정 시설을 갖추고, 교사가 학생을 대상으로 교육하는 기관으로, 교육기본법 제9조(학교교육)에서는

- 유아 교육 · 초등 교육 · 중등 교육 및 고등 교육을 하기위하여 학교를 둔다.
- 학교는 공공성을 가지며, 학생의 교육 외에 학술 및 문화적 전통의 유지 · 발전과 주민의 평생 교육을 위하여 노력하여야 한다.
- 학교 교육은 학생의 창의력 계발 및 인성(人性) 함양을 포함한 전인적(全人的) 교육을 중시하여 이루어져야 한다고 명시하고 있다. 또한 교육기본법 제3장 교육의 진흥 항목에서는 남녀평등 교육의 증진, 학습 윤리의 확립, 건전한 성 의식 함양, 안전사고 예방, 특수 교육, 영재 교육, 유아 교육, 직업 교육, 과학 기술 교육, 학교 체육, 교육의 정보화, 학생 정보의 보호 원칙, 학교 및 교육 행정 기관 업무의 전산화, 학술 문화의 진흥, 사립 학교의 육성, 장학 제도, 국제 교육에 관한 규정을 포함함으로써 학교 교육의 범주를 제시하고 있다.

이중 제27조 보건 및 복지의 증진 규정에서는

- 국가와 지방자치단체는 학생과 교직원의 건강 및 복지를 증진하기 위하여 필요한 시책을 수립 · 실시하여야 한다.
- 국가 및 지방차지단체는 학생의 안전한 주거 환경을 위하여 학생 복지 주택의 건설에 필요한 시책을 수립 · 실시하여야 한다.(신설 2008. 3. 21., 시행일 2008. 6. 22.)고 명시하여, 학교보건 서비스의 직접 대상과 범위를 나타내고 있다. 이는 학교보건법 제1조의 목적에서도 학교라는 지역사회의 구성원인 학생과 교직원의 건강 증진과 보호를 위해 포괄적인 보건 서비스를 제공함으로써 학교 교육의 기본 목적인 학습 능력을 향상시키고, 이 과정에서 건강한 국민을 양성하는데 있다고 명시하고 있어서, 이는 곧 학교보건의 기본 목적이 된다.

1-3-2. 학교보건의 범위[5)]

학교보건사업의 범위는 앞서 법적으로 규정한 바와 같이 신체적 · 정신적 · 사회적 기능 수준을 향상시키는 포괄적인 건강 사업으로 보건 관리 · 보건교육 · 환경관리사업 등을 포함한다고 명시하고 있다.

이 서비스 범주 내에서 대상 집단의 건강 요구가 학교별 보건 서비스의 내용이 될 것이다. 학교 건강 평가 결과와 부분적 통계 지표를 활용하였기 때문에 학생의 건강 요구를 총체적으로 반영하였다고는 할 수 없으나 이상 있음이 드러난 부분은 학교보건사업에서 다루어야 할 내용임은 분명하다.

(1) 안전 관리 서비스

10대의 사망 원인 1위는 자살이며, 그 외 사고로 인한 사망도 높아 10대 사망률의 10.1%가 외부 요인에 의한 사망임을 알 수 있다. 그러므로 사고 예방 및 학교 안전은 중요한 학교보건사업의 영역이다.

표 1-2. 사망 원인 1위 사망률 (단위: %)

연령	전체		남자		여자	
	사망 원인	사망률	사망 원인	사망률	사망 원인	사망률
0~9세	악성 신생물	2.4	악성 신생물	2.7	악성 신생물	2.1
10~19세	자살	4.9	자살	5.6	자살	4.1

출처: 통계청. (2014). 2013년 사망 원인 통계.

표 1-3. 외부 요인에 의한 사망률 (단위: %)

연령	계	사망의 외부 요인						
		자살	운수 사고	추락 사고	익수 사고	화재 사고	중독 사고	타살
0~9세	5.0	0.0	2.1	0.5	0.7	0.3	0.0	0.8
10대	10.1	4.9	3.3	0.4	0.7	0.1	0.0	0.4

출처: 통계청. (2014). 2013년 사망 원인 통계.

(2) 생활 습관 및 행위 수정

학생들이 가지고 있는 행태를 보면 2013년 현재 남학생 흡연율이 14.4%, 음주율이 19.4%인 것으로 조사되었다. 여학생의 경우도 각각 4.6%, 12.8%로 흡연과 음주 습관이 고정된다면 가임기의 젊은 여성 임신에도 위험 요인으로 작용될 것이다. 또한 평균적으로 30%가 치주 질환의 문제를 가지고 있는 현황에 비추어 볼 때 점심 식사 후 잇솔질 실천율은 36.7%이며, 20%는 손 씻기 실천율도 부진하여 위생 습관 형성에도 문제가 있음을 알 수 있다.

이렇듯 학생 집단의 건강 문제로 건강 습관 및 행위와 정신 정서적 문제, 사고 예방 및 자살의 문제가 두드러지고, 해가 가면서 그리고 학년이 높아지면서 유병률이 증가하고 있는 상황에 대해 ① 학교의 건강증진사업이 실효를 거두고 있지 못함, ② 교육부의 학교보건 업무와 보건복지부의 청소년 건강 증진 업무의 중복과 이원화, ③ 학교보건의 전통적인 문제(흡연, 음주, 식중독, 비만, 감염병 등)와 새로운 문제(인터넷 중독, 아토피 및 천식, ADHD, 신종 감염병 등)에 대한 학교보건의 방향과 대응 정책 개발의 미흡 등을 원인으로 분석하고 있다. 하여 행동 변화를 수반하는 건강 역량의 강화, 학교보건사업의 포괄적 접근, 교육부와 연계한 건강 증진 학교의 조성 및 확대 사업 실시 등을 추진 방향으로 제안하고 있다.

(3) 체중 관리와 비만 예방

최근 5년간의 체질량 지수 비만군의 비율이 늘고 있고, 특히 고학년으로 갈수록 높아지고 있다. 고도 비만율이 10년 사이에 2배 이상 늘어 2.3% 달하는 것은 학생 인구 건강 위험 요인의 큰 문제라고 할 수 있다. 학교에서의 체중 관리와 비만 관리는 이제 중요한 이슈로 다루어야 한다.

표 1-4. 연도별 고도 비만 학생 비율(상대 체중 기준) (단위: %)

구분	2014	2013	2012	2011	2010	2009	2008	2007	2006	2005
초	0.9	1.0	1.0	1.0	0.9	0.6	0.6	0.6	0.6	0.5
중	1.4	1.6	1.3	1.2	1.3	0.9	1.0	0.9	0.9	1.0
고	2.3	2.1	2.1	1.8	1.8	1.8	1.2	1.2	1.2	1.1
평균	1.4	1.5	1.4	1.3	1.3	1.1	0.8	0.8	0.8	0.8

출처: 한국교육개발원. (2014). 전국 초 · 중 · 고등학생 건강 검사 결과 분석 및 표본 추출 연구.

표 1-5. 최근 5년간 체질량 지수(BMI) 기준 비만도 현황 (단위: %)

구분		성별	저체중군	정상군	비만군		
					과체중	비만	계
2014	초	남	3.8	74.4	12.1	9.7	21.8
		여	4.9	75.9	11.3	8.0	19.3
	중	남	4.2	75.0	4.6	16.2	20.8
		여	3.0	75.5	10.9	10.7	21.6
	고	남	5.4	72.3	0.4	21.9	22.3
		여	4.5	74.8	6.5	14.2	20.7
	전체 평균		4.3	74.7	8.1	12.9	21.0
2013			3.8	74.7	8.7	12.8	21.5
2012			4.4	75.2	8.2	12.3	20.4
2011			4.6	75.6	8.2	11.6	19.8
2010			4.7	75.7	7.9	11.7	19.6

출처: 한국교육개발원. (2014). 전국 초 · 중 · 고등학생 건강 검사 결과 분석 및 표본 추출 연구.

(4) 학습 능력에 영향을 미치는 감각 기능(시력, 청력)의 저하

2014년 학생 건강 검사 결과를 분석한 자료에 의하면 시력 이상이 55% 이상이며, 치아우식증이 31.4% 이고, 이 두 건강 문제는 학년이 높아지면서 나빠지는 경향도 보인다. 그리고 시력 이상자 중에는 70% 미만이 보정을 하고 있는 현황을 파악해 볼 수 있다.

표 1-6. 주요 질병 유병률 (단위: %)

구분	시력 이상	대표적 구강 질환			이비인후과 질환			피부 질환
		치아우식증	치주 질환	부정 교합	귀	코	목	
2014*	55.1	31.4	14.8	20.3	0.3	5.3	2.4	3.2

* 2014년 검진 기관을 직접 방문하여 진단을 받은 것으로 각 질병의 유병률은 건강 검진을 받은 초등학교 1, 4학년, 중학교 1학년, 고등학교 1학년을 대상으로 계산됨

출처: 한국교육개발원. (2014). 전국 초 · 중 · 고등학생 건강 검사 결과 분석 및 표본 추출 연구.

표 1-7. 최근 3년간 시력 검사 결과 (단위: %)

구분			시력 이상	전체 학생 중 교정 중인 학생	시력 이상자 중 교정 중인 학생
2014	초	1학년	25.9	4.9	18.9
		4학년	50.6	27.5	54.4
	중1		67.2	45.3	67.4
	고1		71.2	50.0	70.2
	평균		55.1	33.4	60.5
2013	평균		56.9	35.2	61.8
2012	평균		56.0	35.1	62.6

출처: 한국교육개발원. (2014). 전국 초 · 중 · 고등학생 건강 검사 결과 분석 및 표본 추출 연구.

(5) 구강 관리

연도별로 구강 기능을 보아도 치아우식증과 치주 질환, 치아의 부정 교합이 큰 폭은 아니나 늘고 있는 양상을 보인다. 이는 구강 관리에 대한 관심이 점차 높아지면서 치과 방문율이 높아지고 관리 인식이 좋아져서 문제 발견이 보다 많이 되었을 것이라는 추측도 가능하나, 학령기 아동의 거의 1/3이 구강에 문제가 있음을 보이고, 또한 모든 구강의 문제가 학년이 높아지면서 증가하고 있음을 볼 때 학교에서의 구강 관리는 중요 영역이라고 볼 수 있다.

표 1-8. 최근 3년간 주요 구강 검진 결과 (단위: %)

구분			치아우식증	치주 질환*	부정 교합**
2014	초	1학년	30.4	해당 없음	9.4
		4학년	26.8		17.2
	중1		28.0	12.1	23.3
	고1		38.8	21.3	28.7
	평균		31.4	17.0(14.8)	20.3
2013	평균		28.4	15.1(13.4)	19.6
2012	평균		30.9	14.4(12.2)	18.3

* 치주 질환은 중 · 고등학생만 대상으로 함

** 교정 중이거나 교정이 필요한 학생 모두 포함

출처: 한국교육개발원. (2014). 전국 초 · 중 · 고등학생 건강 검사 결과 분석 및 표본 추출 연구.

(6) 정서 관리

학생들의 정서 · 행동상의 문제를 측정하였을 때 9.4%가 관심 이상의 문제를 가지고 있으며, 중학교부터는 15%의 학생들이 정서 · 행동에 문제를 가지고 있었다. 이는 초등학교를 지나면서 2~3배가 높아진다는 점을 보아도 학령기 정서 · 행동 이상군에 대한 스크리닝과 관리가 필히 필요함을 알 수 있다.

표 1-9. **학생정서·행동특성검사 결과**

구분	검사 실시 학생 수(명)	관심군*		우선 관리**	
		학생 수(명)	비율(%)	학생 수(명)	비율(%)
초	898,585	30,685	3.4	6,529	0.7
중	597,489	65,840	11.0	20,744	3.5
고	623,888	56,115	9.0	18,831	3.0
합계	2,119,962	152,640	7.2	46,104	2.2

* 관심군: 검사 결과 기준점 이상으로 학교 내에서 지속 관리와 전문 기관(병 · 의원, Wee 센터, 정신건강증진센터 등) 의뢰 등 2차 조치가 필요한 학생 포함

** 우선 관리: 관심군 중 긴급 조치를 요하는 학생 등 문제 심각성이 상대적으로 높아 전문 기관에 우선 의뢰가 필요한 학생

출처: 교육부 발표 자료. (2013).

2 학교보건의 역사[6)7)8)]

2-1. 우리나라의 학교보건 발달 과정을 설명한다.

2-1. 우리나라의 학교보건

우리나라 학교보건사업은 19세기 말 근대 교육이 도입되면서 위생과 체육 교육으로 시작되었다. 이후 일제 강점기를 거쳐 광복을 맞이하면서 새로운 교육 제도의 도입과 함께 발전하였다.

학교보건의 역사를 살펴보면 학자마다 학교보건의 발전 과정에 따라 분류하고 있다. 김화중(1989)은 학교보건사업의 발전 과정에 따라 전염병 관리기, 신체검사기, 포괄적 건강 관리기, 학교보건교육 과정기로 구분하며, 김상욱(2003)은 학교보건 관련법의 제 · 개정과 학교보건사업의 내용을 중심으로 학교보건사업의 태동기(1945~1967), 제도완비기(1967~1993), 정책실현기(1993~2003)로 구분하였다. 이승욱 등(2007)은 위 분류에 정책성숙기(2004~2007)를 추가하였다.

우리나라 학교보건은 근대 개화기 이후 현재까지 건강에 대한 시대적 요구에 따라 다양한 변화와 발전을 해왔다.

2-1-1. 근대 개화기~1945년 해방

1894년 갑오경장 이후 1895년 2월에 교육 칙서가 공포되었으며, 우리나라에서 처음으로 현대적 학교 법규인 한성사범학교 규칙이 1985년 7월 23일 학부령 제1호로 공포되었다. 여기에서는 교육 목표의 하나로 '신체의 건강은 성업의 기본이므로 평소 위생에 유의하고 체조에 힘써 건강을 증진 시킴을 요한다.' 고 하여 위생과 체육 교육을 강조하였음을 알 수 있다. 그 후 우리나라의 국민 교육 제도를 성문화한 소학교령에서도 수신 · 독서 · 작문 · 습자 · 산술 · 한국지리 · 한국역사 · 외국지도 · 이과 · 도서와 함께 체조를 필수 과목으로 하였다.

이와 같이 우리나라에서 신교육이 도입되면서 보건과 체육 교육이 시작되었다고 볼 수 있다. 또 초기의 사학들이 서양 선교사들에 의해 설립되었고 더욱이 이들을 통해 현대 의학이 유입되었던 사실을 감안하면 이 시기에 보건교육뿐만 아니라 보건봉사와 환경 관리 등의 측면에서도 새로운 출발이 있었으리라고 짐작할 수 있다. 이러한 점은 1908년 학부훈령 제3호로 공시된 서당에 관한 훈령에서 구체적으로 볼 수 있는데 이 중 지방관의 서당 감독 기준으로 개시한 6개항 가운데 학교보건에 관련된 내용이 2개항 포함되어 있다. 여기에서 교수 시간을 학동의 신체와 노력에 비추어 적당히 감축하게 할 것을 제시하였고, 당시 시설 조건이 충분치 못한 가운데 좁은 실내에 다수의 학동이 칩거하여 채광 · 환기 및 기타 위생상의 주의를 기울이지 않으면 발육기에 있는 학동의 신체를 해함으로 교실의 규모가 협소한 서당에서는 학동으로 하여금 교대로 출입케 하며 창호를 개방하여 채광, 통풍을 만족스럽게 하고 안팎을 깨끗이 청소하여 청결, 정돈토록 하라는 이른바 환경 관리에 관한 지침도 주었다.

일제는 조선교육령을 통하여 교육의 기본 방침을 한국인의 황국 식민화에 그 목적을 두었다. 특히 학교보건에 있어서는 1907년 3월에 학생의 신체검사 및 교의 설정에 관한 칙령 제53조에 학부 및 학무국 학교 위생과 학교 건강에 관한 사무를 두게 되어 비위생적인 서당 등의 설비 개선에는 큰 공헌을 하였다. 이후 각종 학교보건법규 및 학교보건행정의 변천으로 학교보건에 대해서도 새로운 국면을 맞이하게 되었다.

❖ 학교보건의 법적 뒷받침

- 학교소독법(1919. 4. 8. 총독부령 제11호)
- 학교의 규칙(1919. 4. 8. 총독부령 제11호)
- 학교 전염병 예방 및 소독 방법(1919. 4. 8. 총독부령 제60호)
- 근시 예방에 관한 건(1919. 9. 30. 관통첩 111호)
- 학교생도 아동 신체 검사 규정(1921. 5. 17. 총독부천령 제86호)
- 학교 간호부 설치에 관한 건(1925. 11. 6. 학무국장통첩)

또한 1930년 이금전이 캐나다에서 보건간호학을 전공하고 돌아와 국내에서 보건 간호 강습회를 열어 70여명의 졸업생을 배출하고 이 중 일부가 도시 지역 학교의 의무실에서 근무하게 된 것이 학교에서의 보건사업의 시초라고 할 수 있다.

2-1-2. 1946년~1969년

1945년에 해방과 함께 민주 정신에 입각한 교육 과정을 제정하여 1946년 9월 1일 새로운 교육 제도가 전면적으로 실시되었다. 이와 함께 학교보건도 새로운 계기를 마련한 것이었으나 해방 직후로서는 외국 원조에 의해 결식아동에 대한 급식이 중요한 사업이 되었다. 그 후 1948년 정부가 수립되고 학교보건도 문교 정책의 한 요소로써 발전될 조건을 갖추었으나 6.25 한국전쟁으로 다시 혼란에 빠질 수밖에 없었다.

여러 분야에서 우리나라의 근대화 과정이 쉽지 않았고, 국토의 분단과 6.25 한국전쟁 후의 복구 과정으로부터 다시 출발하여 오늘에 이르렀다고 하겠다. 이에 따라 학교보건과 같은 복리후생에 관한 분야에서는 그 파행이 더욱 심하였다. 19세기 말 근대 학교의 출현을 통하여 신교육과 함께 도입되기 시작한 우리나라의 학교보건은 1950년대 중반기 이후에야 겨우 새로운 출발을 할 수 있었다.

학교보건에 관한 법적인 근거는 교육법(법률 제86호, 1949. 12. 31.)의 제2조(총론)1항(신체의 건전한 발육과 유지에 필요한 지식과 습성을 기르며 아울러 견인 불굴의 기백을 가지게 한다.), 제98조(학교는 학생, 원아와 직원의 건강 증진을 위하여 신체검사를 하고 적당한 위생과 양호의 시설을 하여야 한다. 신체검사, 위생과 양호의 시설에 관한 사항은 문교부령으로 정한다.), 제94조(국민학교)7항(보건생활에 대한 이해를 깊게 하며 이에 필요한 습관을 길러 심신이 조화적으로 발달하도록 한다), 제101조(중학교)4항(신체를 양호 단련하고 체력을 증진시키며 건전한 정신을 기른다.), 제105조(고등학교)3항(민족의 사명을 자각하고 체위의 향상을 도모하며…)에 교육의 방침과 건강 증진을 위한 조항을 삽입하여 학교에서의 건강 보호와 증진에 대한 방향과 내용을 규정하였다.

1951년에는 학교신체검사 규정이 최초로 제정되었고, 1953년에는 유니세프에 의해 결식아동을 돕기 위한 구호 목적인 학교 급식이 시작되었다. 1950년 중반 이후부터 학교보건의 자주적 발전의 기틀이 형성되었다. 결핵예방법, 기생충예방법이 법제화되었고, 학교에서는 학생과 교직원을 대상으로 정기적인 건강 진단을 실시하였다.

학교보건사업의 중요한 전문가인 보건교사는 1953년도 법률 제285호 교육공무원법 제4조에서 양호교사라는 공식 직함으로 시작하여 학교 현장에 배치되었으나 고용직 수준에 머물러 있다가 1961년부터 교사직으로 임용되기 시작하였다. 1963년에는 보건교과(1953~1962년까지 존속)가 폐지되었다.

1967년 3월 학교보건법이 제정 · 공포되어 법적인 근거를 가지게 되고 1969년 동법 시행령이 대통령령 제4311호로 공포되면서 학교보건사업이 발전하는 기점이 되었으며, 학교 환경 위생 정화 구역의 설정 · 실시 및 양호교사의 배치 등 실질적으로 시행되게 되었다. 또한 경제 · 사회의 발전과 함께 학교 교육이 발전하면서 학교보건도 비로소 발전의 터전이 마련된 것이라 할 수 있다.

2-1-3. 1970년~1989년

1973년 문교부에 체육국을 설치하고 그 안에 국민체육과, 학교체육과, 학교급식과를 두어 일반 보건 업무와 학교 급식 업무를 달리 담당하게 하였다. 1979년 문교부 직제 개편 시 학교보건을 총괄하는 '학교보건과'가 체육국 안에 처음으로 탄생하였다. 이로써 보건과 체육이 구분되었으며, 학교보건 업무를 사무관급에서 전담하게 되면서 학교보건사업이 발전적으로 전개되었고, 1970년대 말에는 지방 조직으로 각 시도 교육위원회에 사회체육과 보건계가 신설되어 학교 단위의 학교보건 업무를 지도하며 평가하는 업무를 담당하게 되었다.

1981년 1월 학교급식법이 제정되었다. 11월에는 정부 기구 축소 방침에 따라 사회국제교육국과 체육국이 통폐합되면서 학교보건과는 폐지되고, 신설된 '학교체육과'에서 학교보건 업무를 관장하게 된다. 1982년 정부조직법이 개정되어 문교부 체육국을 근간으로 1986년 아시안 게임과 1988년 서울 올림픽 유치에 다른 체육업무 확대로 인해 체육부가 만들어진다. 이에 따라 일반 학교보건은 문교부 보통교육국 '의무교육과'에서 담당하고, 학교 급식은 체육부 체육진흥국 '학교체육과'에서 담당하게 된다. 이후 1986년 직제개정 시 '의무교육과'에서 학교보건 업무를 총괄하게 된다. 1986년 8월 8일에 전국 규모의 '양호교사회'가 창설되었다.

보건교육을 위한 꾸준한 노력에 힘입어 1987년에 서울시교육청에서 학교보건 기본 방향에 주당 6시간 성교육을 시작하도록 제시하고 학교 현장에서 실천하기에 이른다.

2-1-4. 1990년~2009년

1990년에 학교 급식 업무는 체육부에서 문교부로 이관되었고, '의무교육과'에서 학교보건의 한 부분으로 추진하게 된다. 1993년 학교보건법시행령이 개정되어 양호교사가 법이 허용하는 범위 내에서 의료 행위를 할 수 있도록 직무 규정이 되어 보장되었다.

1994년에는 교육부에 '학교보건과'가 다시 만들어져서 학교보건 발전의 전성기를 맞게 된다. 1995년 양호교사 승급 제도(양호교사 1급 · 2급)의 신설로 정교사 1급 · 2급과 같은 맥락에서 1호봉 승급과 함께 보건교사로 임용될 수 있는 길을 열었다.

1998년 대대적인 성부 조직 개편에 의하여 교육부 교육환경개선국 '학교보건환경과'로 개편하였다. 이는 업무 기능별 조직 체계로 전환함으로써 학교 환경 위생 개선을 강화하고 학생 약물 오 · 남용 예방에 관한 사항을 추가하여 관장하도록 개편한 것이다. 학교보건사업이 간단한 응급 처치 및 질병 관리에서 점차적으로 질병의 예방, 치료 및 재활로 역할이 확대되면서 1998년 12월 학교보건법이 개정되어 '양호실'에서 '보건실'로 명칭이 변경되었다. 1998년 2월에는 보건교사회가 대한간호협회 산하 단체로 가입하게 된다.

2000년도부터 시 · 도 교육청에 보건교사가 파견되어 장학 업무를 담당하게 되었고, 2002년 8월에는 양호교사의 명칭이 '보건교사'로 개칭되었다(초 · 중등교육법 21조2항의 개정). 2002년 7차 교육 과정 재량 활동 시간에 보건교육을 포함하여 보건수업을 하게 되었고, 이를 계기로 보건 교과서 및 교육 자료 개발과 보급이 활발하게 추진되었다. 2003년부터 각 시 · 도 교육청에 보건교육 전문직이 배치(초 · 중등교육법 개정, 2002. 8. 26. 공포)되기 시작하였고, 보건시범학교 운영, 참여 정부의 대통령 공약 사항에 보건교과 신설 등의 결실을 맺게 된다.

2005년 3월 24일 학교보건법이 일부 개정 · 공포되어 기존의 학교 신체검사가 '학교 건강 검사'로 새롭게 도입되었는데, 신체의 발달 상황 및 능력, 건강 조사, 건강 검진의 내용을 포함한다. 건강 검진은 취학 후 매 3년(초1, 초4, 중1, 고1)마다 국민건강보험법상 검진 기관에서 실시하도록 하였으며, 2006년 1월 1일부터 실시하기에 이른다.

2005년 교육부 조직 개편으로 학교체육보건급식과에서 학교보건 업무를 관장하게 되었다. 한편 2005년부터 보건실의 현대화 사업이 추진되어 보건실 시설, 기구의 확충 및 효율적인 관리를 하고 있다(학교보건법 시행규칙 기준).

2007년 11월에는 보건교과의 설치와 보건교사의 확대 배치에 관한 법률이 개정되는 등 다양한 노력의 결과로 나타났고, 2008년 보건교육 과정이 고시되었다(2008. 8. 11.).

2009년 3월, 멕시코에서 최초 발병하여 전 세계적으로 급속도하게 확산되기 시작한 신종인플루엔자(인플루엔자바이러스 A형 H1N1 아종의 변종)의 전파를 막기 위해 학교보건 시스템이 체계적으로 가동되어 학생의 건강과 안전을 도모하였다.

2-1-5. 2010년~2017년 현재[9)]

2008년 보건교육 과정 고시 이후 보건교육이 교육 과정 안에서 시행되기 시작하였는데, 보건교육은 2009년부터 초등학교에서는 관련 교과나 창의적 체험 활동 시간에 한 개 학년 17차시 이상 실시하고, 중 · 고등학교 교육 과정에는 '보건' 을 선택 과목으로 고시(2009년 총론, 2015년 9월 2015 개정 초 · 중등 교육 과정 고시)되였다.

2011~2012년에는 3개 시 · 도 교육청(서울, 전남, 강원)에서 수석교사를 선발하였고, 2013년 '보건교사 지위 향상을 위한 승진법' 이 공포(2013. 12. 30.)되어 보건교사도 학교 현장에서 관리자(교감, 교장)로 승진의 길이 열리게 되었다. 따라서 2014년 9월에는 충북교육청에서 보건교사 출신 보건 전문직이 교감 발령을 받았고, 2016년 현재 보건교사 출신 보건 전문직 및 현장 교사가 일선 학교에서 관리직을 수행하고 있다.

2015년은 신종 감염병인 중동호흡기증후군(MERS, Middle East Respiratory Syndrome)에 감염되어 사망자가 30여명이 발생하여 전국적으로 혼란에 빠졌으나, 전국 유치원, 초 · 중 · 고등학교, 대학교에서 휴업 및 휴교 조치를 하는 등 선제 방어를 통해 어려운 상황에 대응해 나가면서 보건교사는 최일선에서 학교 현장의 안전을 도모하였다.

2016년에 교육 환경 보호에 관한 법률(2016. 2. 3. 제정, 2017. 2. 4. 시행)이 제정되어 학교 밖의 환경에 대한 내용을 담고, 학교보건법에는 학교 내 환경만 남아있게 되었다.

시대의 요구와 사안에 따라 2013년 세월호 사건 이후 안전이 대두되었고, 2015년 메르스 사태 이후 교육부에 감염병 관리 정책 담당 부서가 신설되면서 현재 교육부의 학생안전정책과에서는 학교보건, 안전, 정신건강, 학생 감염병 예방, 교육 환경 지원, 학교 급식 등의 정책을 수립하고 지원하고 있다.

표 1-10. 우리나라 학교보건의 역사

구분	내용
1951년	학교 신체검사 규정 제정(문교부령)
1953년	교사의 자격 기준에 양호교사 제도화(교사의 자격 규정)
1956년	양호교사 자격증 발행
1961년	양호교사 임용 시작
1967년	학교보건법 제정
1969년	학교보건법 시행령 제정
1979년	문교부 체육국 학교보건과 신설
1981년	학교급식법 공포
1986년	전국 양호교사회 창설
1995년	양호교사 승급 제도(양호교사 1급, 2급)신설
1998년	양호실에서 보건실로 명칭 변경(학교보건법 제7차 개정)
2002년	양호교사에서 보건교사로 명칭 변경
2003년	시 · 도 교육청 보건교육 전문직 발령(초 · 중등교육법 개정, 2002. 8. 26. 공포)
2005년	학생 신체검사에서 학생 건강 검사로 변경(학교보건법 개정)
2005년	보건실 현대화 사업 추진
2006년	학교 건강 검사 규칙 개정(교육인적자원부령 제873호)
2007년	학교보건법(보건교육 및 배치 확대) 개정
2007년	교육인적자원부 보건교육 전문직 발령
2008년	보건교육 과정 고시(2008. 9. 11.)
2011년	수석교사에 보건교사 포함 선발(서울, 전남, 강원)
2013년	보건교사 지위 향상을 위한 승진법 공포(2013. 12. 30.)
2014년	보건교사 교감 승진 발령(충북교육청, 2014. 9. 1.)
2016년	교육 환경 보호에 관한 법률 제정(2017. 2 .4. 시행)

3 학교보건 인력과 보건교사[8)]

3-1. 학교보건 조직 운영에 대해 설명한다.
3-2. 학교보건 인력의 종류와 직무를 나열한다.
3-3. 보건교사 자격에 대해 설명한다.
3-4. 보건교사의 발전 전망에 대해 토의한다.

학교보건과 관련된 기관은 여러 곳이 있다. 행정 기관으로는 중앙행정조직인 교육부와 각 지방행정조직으로 17개 시 · 도 교육청이 있다. 부속 기관으로는 서울특별시 학교보건진흥원과 민간 단체로는 한국학교보건학회, 보건교사회 등을 들 수 있다.

학교보건 전담 상근 인력으로 보건교사, 영양교사(영양사) 보건 행정가 등이 있으며 위촉 보건 전문 인력으로는 학교의사(학교치과의사 및 학교한의사 포함), 학교약사를 둘 수 있다.

3-1. 학교보건 조직

학교보건의 법적 근거가 되는 학교보건법(1967. 3) 및 동 시행령(1969. 12)의 제정은 학교보건사업의 기점이 되었으며, 여러 번의 개정을 거쳐 현재에 이르고 있다. 학교보건 정책을 총괄 수행하는 중앙행정기구(교육부)와 지방행정기구(시 · 도 교육청)의 효율적이고 원활한 운영을 위해서 제도적인 보완을 기대한다. 또한 전 국민의 25%인 학생 인구의 건강 증진과 국가 차원의 효율적인 관리를 위해 보건복지부와의 소통과 적극적인 협력 체계가 필요하다.

3-1-1. 중앙행정조직(교육부)

해방 당시 우리나라의 교육 업무는 학무국에서 맡았고, 1946년 7월 10일 문교부장 교화국 체육과에서 학교보건에 관한 업무를 맡아 수행한 것을 시작으로 1979년 우리나라 역사상 처음으로 학교보건을 전담하는 부서인 '학교보건과'에서 학교보건과 학교 급식을 담당하게 되었다. 이후 여러 차례의 조직 개편을 거쳐 현재에 이르고 있다.

현재 우리나라 학교보건을 관장하고 있는 중앙부처는 교육부 학교정책실 학생복지정책관 학생건강정책과로 개편되어 학교보건과 학교 급식, 학생 감염병, 정신건강, 교육 환경 업무를 관할하고 있다.

그러나 학교보건사업만을 전담하는 독립 부서가 없는 실정이므로 전담 부서를 설치하여 제도적으로 보완함과 동시에 일관성 있고 체계적인 학교보건 정책을 개발하고 수행 평가하도록 해야 한다.

또한 건강 전문 영역에서는 보건복지부와의 협력 활동이 필요하며, 행정자치부의 지방 기관인 각 시 · 군 · 구와의 긴밀한 업무 간 협조 체계가 유지되어야 한다.

교육부 조직도 [2016. 3. 1]

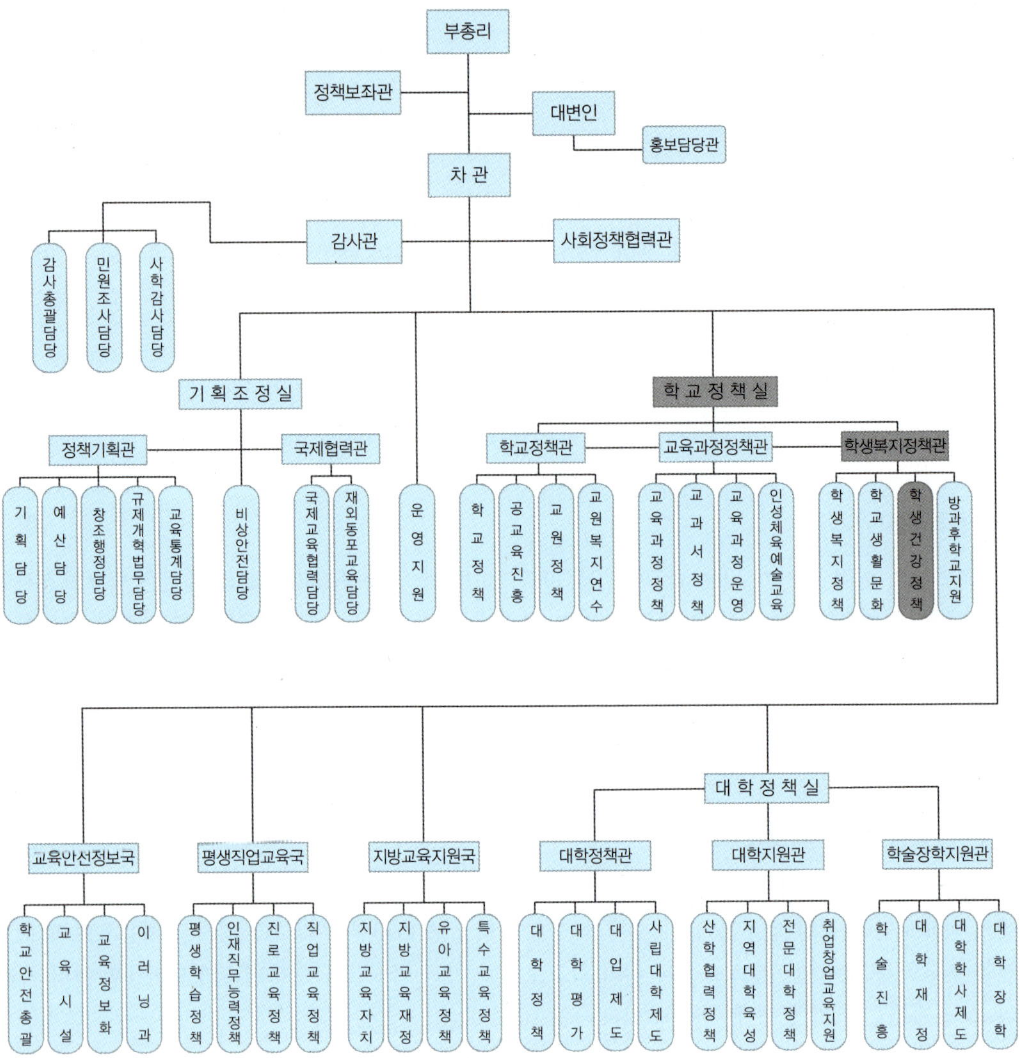

그림 1-3. **학교보건 중앙 행정 조직**

3-1-2. 지방행정조직(17개 시 · 도 교육청)

지방의 학교보건 행정 조직은 각 시 · 도 교육청이 있으며, 이는 각 시 · 도에 따라서 다소 차이가 있다. 지방에 따라 체육, 학교보건, 급식을 같은 부서에서 관장하고 있는 실정이다.

1964년 1월 1일부터 교육자치제가 실시되어 시 · 도에 교육위원회가 설치되었고, 지방 교육 행정을 교육감이 담당하게 되었다. 이때부터 지방 학교보건과 학교 급식에 대한 업무도 교육위원회로 이관되었다.

표 1-11. **지방행정조직(17개 시·도 교육청)** (2016. 12. 31 현재)

구분	담당국		담당과		비고
	학교보건	학교 급식	학교보건	학교 급식	
서울	평생진로교육국	체육건강과	평생진로교육국	체육건강과	1실 3국 7담당관 13과
부산	교육국	건강생활과	행정국	교육지원과	2국 3담당관 11과
대구	교육국	평생체육보건과	행정국	교육복지과	1실 2국 3담당관 10과
인천	교육국	평생교육체육과	교육국	평생교육체육과	2국 3담당관 12과
광주	교육국	체육복지건강과	교육국	체육복지건강과	2국 3담당관 10과
대전	교육국	체육예술건강과	교육국	체육예술건강과	2국 2담당관 11과
울산	교육국	평생교육체육과	교육국	평생교육체육과	2국 1담당관 10과
세종	교육정책국	창의인재교육과	교육정책국	창의인재교육과	2국 3담당관 8과
경기	교육1국	체육건강교육과	교육1국	체육건강교육과	1실 4국 4담당관 20과
강원	교육국	체육건강과	교육국	체육건강과	2국 2담당관 12과
충북	교육국	체육보건안전과	행정국	교육복지과	2국 3담당관 10과
충남	교육정책국	체육인성건강과	교육정책국	유아특수복지과	2국 3담당관 12과
전북	교육국	인성건강과	교육국	인성건강과	2국 2담당관 10과
전남	교육국	체육건강과	교육국	체육건강과	2국 3담당관 13과
경북	교육정책국	체육인성건강과	교육정책국	유아특수복지과	2국 1담당관 10과
경남	교육국	체육건강과	교육국	체육건강과	2국 3담당관 12과
제주	교육국	학생생활안전과	행정국	체육복지과	1실 2국 2담당관 9과

3-1-3. 부속 기관 및 민간 단체

(1) 서울특별시 학교보건진흥원

서울특별시 학교보건원은 서울시교육청의 부속 기관으로 1945년 서울시청 의무실에서 출발하였다. 학교 및 교직원의 건강 보호·증진과 질병 예방을 위한 보건교육, 연구, 검진 및 연계 진료를 함으로써 학교보건을 향상시킬 목적으로 설립되었으며, 1964년 1월 1일 서울특별시 교육위원회의 발족과 함께 서울시로부터 이관되었다.

그 후 여러 차례의 설치 조례 개정 및 직제 규칙 개정을 통하여 1995년 3월 25일에는 '서울특별시 학교보건원' 으로 기관 명칭이 변경되어, 학교지원 서비스(교육 환경 유지·관리 지원, 학교보건·급식 정보 및 기술 지원, 보건·급식 전문성 신장을 위한 지원, 심폐소생술 교육장 운영 등)를 수행하며 오늘에 이르고 있다.

(2) 보건교사회

보건교사회의 역사를 보면 1949년 제정 · 공포된 교육법을 통해 양호교사를 명시한 이후, 1953년에는 공무원법으로 양호교사의 자격 기준이 정해지게 되었다. 그 이후 학교보건을 위한 전문 의료 인력의 배치는 한국전쟁 후 취약해진 학령기 아동의 건강 관리에 매우 중요한 전기가 되었다.

1986년 8월 8일, 전국 14개 지회 1,850명의 회원으로 '전국양호교사회'를 창립하여 학생 대상 보건교육, 보건교사의 연수, 복지 및 처우 개선 등의 분야에서 보건교사의 입장을 대변하며 여러 가지 정책 결정에 주도적 역할을 하고 있다. 창립 이후 보건교사회는 보건교과 정립 및 교과 과정 모형 개발에 힘을 써 학생의 건강 관리에서 나아가 건강 관리 능력 향상을 위한 노력을 계속하였고, 1995년 교육법 제79조 양호교사 승급 규정 마련하고 이에 따라 1996년 7월 실시된 양호교사 1급 자격 연수는 보건교사의 위상 강화를 위한 보건교사회의 꾸준한 노력의 산물이라 할 수 있다.

1998년 양호실에서 '보건실' 개칭에 이어 2002년 양호교사에서 '보건교사'로의 개칭은 교육적 역할이 확대 · 강조됨에 따른 결과라 할 수 있다. 이는 2007년 초 · 중등 교육 과정에 의한 체계적 보건교육 실시와 2009년 보건교육 전면 실시로 이어지게 된다.

보건교사회는 2016년 현재까지 매년 보건교육연구대회를 개최하여 양질의 보건교육을 위한 노력을 지속적으로 하고 있고, 2010년에 '보건교사를 포함하는 수석교사 법안 발의'를 촉구해 전국에서 3명의 보건수석교사가 선발되었다. 이어 2013년 12월에는 '보건교사 지위 향상을 위한 승진법'이 국회를 통과해 교감, 교장 승진의 길을 마련하게 된다.

보건교사회는 대한간호협회의 산하 단체와 한국교원단체총연합회의 직능 단체로 가입하여 학교보건 전문가와 교육자로서의 보건교사의 위치를 공고히 하게 되었고, 국내외 여러 기관의 협력 기관, 소외된 이웃을 돌아보는 사회봉사 등 다양한 역할을 수행하였고, 보건교사의 현안 문제 등을 현실적으로 해결하기 위해 유관 기관과의 협력 등에 노력을 기울이고 있다.

보건교사의 보건 전문직 진출을 위한 보건교사회의 오랜 노력이 그 결실을 맺게 되어, 2015년은 제주자치도와 세종시에 보건 전문직이 선발 배치됨으로서 명실공히 17개 시 · 도 교육청에 보건 전문직 배치가 이루어졌다. 2015년은 신종 감염병인 메르스로 전국이 떠들썩한 소용돌이 가운데 있었던 한 해였고, 학교보건을 책임지는 보건교사의 업무가 폭증한 해이기도 했다.

(3) 한국학교보건학회

한국학교보건학회는 학교보건에 관심을 가지고 있던 학계 및 교육 행정가, 보건교사 등이 주축이 되어, 학교보건의 향상을 위한 학술 활동을 주목적으로 1987년 8월 발족하였다. 학교보건에 관심을 갖는 보건학, 간호학, 의학, 약학, 치의학, 영양학, 체육학 전공 교수 및 교사, 행정 관리자, 학교 현장의 실무자가 두루 참여하여 그 시대 상황과 요구에 따라 발생한 보건 문제 또는 미래 지향적인 학교보건의 과제 등을 해결하기 위해 활동하고 있다.

3-2. 학교보건 인력

학교 인구의 건강 관리를 위하여 보건 의료 분야 인력을 비롯하여 여러 분야의 전문가의 협조가 필요하다. 상근 인력인 학교 관리자, 보건교사, 영양교사(영양사)는 물론, 촉탁 보건 인력인 학교의사(치과의사 및 한의사를 포함), 학교약사와 상담교사, 사회 복지사 등의 여러 분야의 전문가들의 협조가 필요하다. 또한 학생과 학부모, 지역사회도 학교보건 활동에 참여한다. 학교보건법 시행령 제23조에서는 학교보건 인력의 배치 기준을 제시하고 있다.

3-2-1. 보건교사

보건교사는 1953년 교육공무원법에 근거하여 학교에 상근하는 보건 전문 인력으로서 학교보건의 중추적 역할을 담당하면서 오늘에 이르고 있으며, 보건교사(교육부)와 간호사(보건복지부) 두 가지 자격을 갖추어야 한다.

(1) 교원의 자격

- 교장과 교감은 별표 1의 자격 기준에 해당하는 사람으로서 대통령령으로 정하는 바에 따라 교육부장관이 검정(檢定) · 수여하는 자격증을 받은 사람이어야 한다.
- 교사는 정교사(1급 · 2급), 준교사, 전문상담교사(1급 · 2급), 사서교사(1급 · 2급), 실기교사, 보건교사(1급 · 2급) 및 영양교사(1급 · 2급)로 나누되, 별표 2의 자격 기준에 해당하는 사람으로서 대통령령으로 정하는 바에 따라 교육부장관이 검정 · 수여하는 자격증을 받은 사람이어야 한다.

(2) 보건교사의 자격

양호교사의 직명이 '보건교사'로 바뀌면서 명실공히 학교보건을 책임지는 역할을 수행하게 되었고, 학교 현장에서 학교보건의 전문가로서 지도력과 전문성을 발휘할 수 있는 기회가 되었다. 현재 초 · 중등교육법 제21조에서 학교 현장의 유일한 의료인이면서 교사인 보건교사의 자격 기준을 명시하고 있다.

표 1-12. 보건교사 자격 기준의 변화

연도	근거	보건교사 자격 기준
1953년	교육공무원법 제285호	1. 간호고등학교 졸업자로서 재학 시 소정의 교직 과목을 이수한 자 2. 중앙교원자격검정위원회에서 초등학교 간호교사 자격 검정을 받은 자
1964년	교육공무원법 제1463호	1. 대학의 간호학과를 졸업한 자 2. 간호학과(초급대학과정 이상의 것에 한한다.) 졸업자로서 재학 중 소정의 교직 학점을 이수한 자 3. 간호원 면허증 소지자로서 양호교사 자격 검정에 합격한 자
1981년	교육법 제3370호	1. 대학의 간호학과를 졸업한자로서 간호원 면허증을 소지한 자 2. 전문대학의 간호과 졸업자로서 재학 중 소정의 교직 학점을 취득하고 간호원 면허증을 소지한 자

1995년	교육법 제5069호	1급	양호교사(2급) 자격증 소지자로서 3년 이상의 양호교사 경력을 가지고 자격 연수를 받은 자
		2급	1. 대학의 간호학과를 졸업한자로서 간호원 면허증을 소지한 자 2. 전문대학의 간호과 졸업자로서 재학 중 소정의 교직 학점을 취득하고 간호원 면허증을 소지한 자
2002~2016년 현재	초 · 중등교육법 제21조	1급	보건교사(2급) 자격증 가진 자로서 3년 이상의 보건교사 경력을 가지고 자격 연수를 받은 자
		2급	1. 대학 · 산업대학의 간호학과 졸업자로서 재학 중 소정의 교직 학점을 취득하고 간호사 면허증을 가진 자 2. 전문대학의 간호과 졸업자로서 재학 중 소정의 교직 학점을 취득하고 간호사 면허증을 소지한 자

(3) 보건교사 배치

표 1-13. **연도별 보건교사의 배치 현황**

연도	구분	초등학교	중학교	고등학교	특수학교	계
2010	전체 학교 수	5,854	3,130	2,253	150	11,387
	보건교사 배치 수	4,247	1,566	1,418	127	7,358
	배치율(%)	72.5	50.0	62.9	84.7	64.6
2011	전체 학교 수	5,882	3,153	2,282	155	11,472
	보건교사 배치 수	4,225	1,619	1,525	131	7,500
	배치율(%)	71.8	51.3	66.8	84.5	65.4
2012	전체 학교 수	5,913	3,173	2,322	162	11,570
	보건교사 배치 수	4,185	1,622	1,557	140	7,504
	배치율(%)	70.8	51.1	67.1	86.4	64.9
2013	전체 학교 수	5,895	3,162	2,303	156	11,516
	보건교사 배치 수	4,219	1,623	1,568	133	7,543
	배치율(%)	71.6	51.3	68.1	85.3	65.5
2014	전체 학교 수	5,934	3,186	2,326	166	11,612
	보건교사 배치 수	4,174	1,637	1,583	145	7,539
	배치율(%)	70.3	51.4	68.1	87.4	64.9
2015	전체 학교 수	5,978	3,204	2,344	167	13,708
	보건교사 배치 수	4,133	1,625	1,563	145	7,466
	배치율(%)	69.1	50.7	66.7	86.8	63.9

출처: 교육부. 정보 공개 청구 자료.

표 1-14. **보건교사의 배치 현황**

연도	1968	1978	1988	1998	2001	2011	2012	2013	2014	2015
보건교사 수(명)	729	1,281	3,165	5,947	6,570	7,500	7,504	7,543	7,539	7,466
학교보건교사 배치율(%)	9.2	13.2	29.7	56.7	60.1	65.4	64.9	65.5	64.9	63.9

출처: 교육부. 각 연보. 교육 통계 연보.

(4) 보건교사의 역할

학교 현장에서 상근하면서 실제적인 학교보건사업을 담당하고 수행하는 인력은 보건교사이다. 학교 현장이 유일한 의료인이며 교사인 보건교사는 교직 과목과 간호학에 대한 전문적인 지식과 기술을 가지고 보건교육, 기본적인 간호 제공이나 응급 처치를 포함하여 지역사회와의 연계 활동 등 다양한 역할을 기대한다.

보건교사의 역할은 응급 처치와 투약 등의 1차 의료 제공자, 신체 사정과 상담 등의 직접 간호 제공자, 교육자, 상담자, 관리자, 의뢰 알선 대변 옹호자, 연구자, 변화 촉진자, 협력자, 조정자 등으로 다양하다.

3-2-2. 위촉 보건 전문가: 학교의사(치과의사, 한의사 포함), 학교약사

1967년에 제정된 학교보건법과 1969년에 제정된 학교보건법 시행령에 의하면 위촉 보건 전문으로는 학교의사(치과교의 및 한의교의 포함)를 둘 수 있다. 현재 학교의사(1976년), 치과의사(1979년), 한의사(1991년)를 학교보건 전문 인력으로 위촉하여 활용하고 있다. 학교약사는 1975년부터 학생의 보건 관리, 학교 환경 정화, 학교 약품 관리 등에서 학교보건 전문 인력으로 활용하고 있다. 학교보건법 제23조3항에서 학교의사와 학교약사의 직무를 규정하고 있다.

3-2-3. 영양교사(영양사)

학교 영양사는 1977년 경상북도교육위원회에서 일당직으로 급식 실시 학교에 배치하여 이듬해 1978년에는 상용 잡급직으로 전국 급식 학교에 임명되었다가 1979년 학교보건직 제개편과 동시에 국가공무원법에 의한 정규 보건직 공무원으로 임용되었다. 2006년에 영양교사 제도가 시행되어 전국 5,000개 학교에 배치되어, 청소년의 건강한 성장을 도모하고 학교 급식 발전에 기여하고 있다.

3-2-4. 보건 행정가

학교보건의 제반 행정 업무를 담당하는 인력인 보건 행정가(보건직 공무원)는 1972년 11월 처음으로 문교부 산하에 배치되어 학교보건의 기틀을 잡는데 공헌하면서 오늘에 이르고 있다.

보건직 공무원은 교육 현장의 보건 관리 실상을 정확히 파악하기 위하여 학교보건사업에 대한 적절한 평가를 실시하고 문제점을 보완하기 위한 개선 방안을 마련하며, 관계 법령의 집행과 소속 공무원에 대한 직무 연수를 실시하는 등 학교보건의 목적인 학생 및 교직원의 건강을 유지 · 증진하기 위한 역할을 담당하고 있다.

3-2-5. 기타 학교보건 인력

학교보건의 수행을 위해서는 상담교사(상담사), 사회복지사, 보육교사 등 여러 분야의 전문가들의 협조가 필요하다. 또한 학생과 학부모, 지역사회도 학교보건 활동에 참여한다.

3-3. 보건교사의 전망

3-3-1. 보건교사의 발달 과정

보건교사는 1949년 교육법상 교원의 자격으로 양호교사의 자격을 명시한 이후, 1953년에는 법률 제285호 교육공무원법 제4조에서 양호교사라는 공식 직함으로 학교 현장에 배치되었고, 1961년부터 교사직으로 임용되기 시작되었다. 1967년 학교보건법이 제정되고 1969년에 학교보건법시행령이 공포되어 교육계에 학교보건사업의 체계가 법적으로 갖추어졌고, 그 실체를 확고히 하면서 학교보건사업에 활기를 띄게 되었다. 학교보건에서 특히 학교보건사업과 이를 수행하는 보건교사의 역할은 시대적 요구에 따라 신체검사와 감염병 예방을 위한 예방접종사업, 기생충박멸사업, 응급 처치 및 학교 1차 보건 의료, 보건교육, 환경 위생, 학교 급식 등으로 확대되면서 최근 60년 동안 체계화하여 발전하면서 국민 건강 증진의 근간이 되어왔다. 1986년 전국보건교사회를 창립하고 1988년 대한간호협회 산하 단체, 1992년 한국교원단체총연합회 직능 단체에 가입하여 보건교사의 권익과 발전을 도모하였다

1995년 양호교사 승급 제도(양호교사 1급 · 2급)가 신설되어 일정 시간의 자격 연수를 받고 1급으로 승급하게 되었다. 1998년 12월 학교보건법 개정을 통해 '양호실'에서 '보건실'로 명칭이 변경되고, 2002년 8월 양호교사의 명칭이 '보건교사'로 개칭되어 보건교사의 교육적 역할이 확대, 강조되었다. 2003년부터 각 시 · 도 교육청에 보건교육 전문직이 배치되기 시작하였고, 2005년부터 보건실의 현대화 사업이 추진되어 학교보건 발전의 획기적인 계기가 되었다.

2008년 보건교육 과정이 고시(2008. 8. 11.)되어 보건교육 전면 실시로 이어졌으며, 학교 현장에서 학생들에게 체계적 보건교육을 실시하는 기틀을 마련하게 되었다. 2011~2012년에는 3개 시 · 도 교육청(서울, 전남, 강원)에서 수석교사를 선발하였고, 2013년에는 '보건교사 지위 향상을 위한 승진법'이 공포(2013. 12. 30.)되어 보건교사도 학교 현장에서 관리자(교감, 교장)로서 승진의 길이 열리게 되었다. 2016년 현재 보건교사 출신 보건 전문직 및 현장 교사가 교감 발령을 받아 일선 학교에 관리직으로 근무하고 있다.

2009년 전 세계적으로 유행한 신종인플루엔자(인플루엔자바이러스 A형 H1N1 아종의 변종)의 전파를 막기 위한 학교보건 현장의 보건교사들이 노력한 결과, 학교보건 시스템이 체계적으로 가동되어 학생의 건강과 안전을 도모하였다. 2015년은 신종 감염병인 중동호흡기증후군(MERS, Middle East Respiratory Syndrome)의 유입으로 전국적으로 혼란에 빠졌지만, 현장의 보건교사들이 최일선에서 어려운 상황에 대응해 나가면서 학교 현장의 안전을 확보하게 되었다.

보건교사는 학생과 교직원의 효율적 건강 관리를 위해 보건사업과 보건교육을 균형있게 수행하며 학교 현장에 유일한 의료인, 보건 전문가, 보건 교육자로서의 중요성을 인식하고 전 국민의 25%인 학생 인구의 국민 건강 관리자로서의 자부심을 가지고 최선을 다하고 있다.

3-3-2. 보건교사의 발전 과제 및 전망

보건교사는 학교에 상근하는 유일한 보건 의료 전문가로서 학교의 보건 책임자인 학교장을 보좌하며, 학교보건의 제일선 관리자이다. 따라서 학생의 건강을 유지 · 증진하기 위한 보건교사의 역할은 건강 보호 차원을 넘어 학생의 기대에 맞게 정비하여 미래의 주인공인 학생들이 건강하고 질 높은 수준의 학교생활을 할 수 있도록 보다 적극적이고 능동적으로 대처하는 것이 필수적이다.

현행 보건교사는 교내의 응급 상황 발생 시 대처하며 학생 및 교직원의 건강 관리, 건강 상담 및 학교보건 계획의 수립이나 시행과 보건교육에 주도적인 역할을 하고 있다. 학교 내 구성원 중 누구보다도 보건의학적인 지식을 많이 가지고 있는 전문가이다. 실제로 보건교육이 시행되고 있는 현 시점에서 학교보건의 중요한 한 축으로 독립된 보건교육은 교직 과목을 이수한 보건교사가 담당하는 것이 당연하다.

(1) 보건교사의 배치 확대

국가가 추구하는 목표들은 여러 가지가 있겠으나, 국민이 최적의 건강을 갖도록 하는 것도 그 중 하나가 될 수 있다. 전국의 보건교사 배치율은 2016년 현재 63.9%로 보건교사가 배치되지 않은 약 36%의 학교에서 전문적인 학교보건사업 수행이 어렵다는 것이다. 국민 건강 달성을 위해서는 학령기의 올바른 건강 생활 실천이 가장 효율적이므로 이를 위해서는 학교보건교육과 학생 건강 서비스를 제공할 수 있도록 모든 학교에 정규 보건교사가 확보되어야 하며, 학급 수가 과다한 학교에는 복수 보건교사가 베치되어야 한다. 학교 규모에 따라서 보건교사 배치 기준이 달라야 한다는 것은 상식 수준의 평범한 진리이다.

(2) 학교보건교육 과정의 운영

효과적인 보건교육이 되기 위해서는 학교보건교육 과정이 구축되어야 한다. 체계적인 보건교육 교과 과정 개발이 매우 중요하며 미래의 학교보건사업의 발전에 중요하게 기여할 부분인 것이다. 이를 위해서는 법적 · 제도적 · 재정적 뒷받침이 되어야 하며, 학생들에게 제공되는 체계적이고 효과적인 보건교육과 학교 건강 요구의 충족을 위해서는 보건교과의 필수 과목 지정이 절대적으로 요구된다.

(3) 사회 변화에 따른 학교보건 관련법의 진화

학교보건법, 학교보건법시행령, 학교보건법시행규칙 등 학교보건 관련법은 사회 변화와 국민의 건강 요구 변화에 맞춰 계속 개정되어야 한다. 학교보건사업의 핵심 전문가인 보건교사들이 혼신을 다하여 학생의 건강 관리, 보건교과 수업을 잘 할 수 있도록 관련된 법의 개정이 필요하다. 한편 현대 사회에 걸맞는 보건교사의 역할과 기능이 법적으로 보장되어야 한다. 일은 사람이 하지만, 법은 사람이 일을 잘 할 수 있도록 뒷받침되어야 국민의 건강권이 보장되는 행복한 나라가 될 수 있다.

급변하는 사회 현상을 바탕으로 학교 인구에 대해 학교보건의 주도적인 역할을 해야 하는 보건교사의 업무를 수행하기 위해서는 보건교육을 학교보건사업의 중심 과제로 전환하고 핵심 인력으로서 보건교사가 이를 담당하여야 한다. 보건교사는 학교보건 전문가로서 학생의 건강을 보호하고 건강을 유지 · 증진하며 학생 스스로 건강을 관리하는 능력을 향상시키기 위하여 어떤 모습으로 변화해야 하는지, 나아가 국민의 건강 증진에 크게 이바지할 길을 고뇌와 연구를 통하여 찾는 노력이 필요하다. 학생과 교직원의 건강권이 보장되도록 건강, 인간, 환경에 대한 확실한 지식, 신념, 태도 형성 및 실천 과정에 개입하고 격려하며 안내하는 것이 미래의 보건교사 역할 모델이 될 것이다.

4 학교보건법

4-1. 학교보건법을 설명한다.
4-2. 학교보건 관련법을 설명한다.

4-1. 학교보건법

학교보건법은 학교의 보건 관리에 필요한 사항을 규정하고, 학생 및 교직원의 건강을 증진 · 보호함으로써 학교 교육의 효율성을 기함을 목적으로 하고 있다.

학교보건법의 주요 내용은 학교보건과 관련하여 국가와 지방자치단체의 의무, 건강하고 건전한 학교 교육 환경의 조성, 학생 건강 검사와 건강 증진 계획의 수립 및 시행, 보건교육, 감염병 예방 및 관리, 학생의 안전 관리, 질병의 예방, 학교 의료인 및 약사, 보건교사의 배치 기준에 대하여 설명하고 있다.

표 1-15. **보건교사가 알아야 할 관련 법규**

구분	내용
법령	입법 기관인 국회에서 제정 및 개정한 법률
시행령	개별 법률이 정하는 바에 따라서 법제처를 통하여 국무 회의를 거쳐 대통령의 재가를 받아 공포되는 법률 하위법으로 대통령령이라고도 함
시행규칙	개별 법률 및 시행령이 정하는 바에 따라 국무총리실 또는 각 부처 장관이 입안하여 법제처를 통해 공포되는 시행령 하위법. ○○령, 국무총리령 등으로 함
조례	시행령 및 시행규칙이 자치단체에 위임하는 사항에 대하여 각 지방자치단체 의회에서 제정한 자치 법규를 말함
규칙	각 지방자치단체의 조례의 하위 법규를 말함

(1) 학교보건법의 목적과 정의

① 학교보건법 목적

학교의 보건 관리에 필요한 사항을 규정하여 학생과 교직원의 건강을 보호 · 증진함을 목적으로 한다.

② 학교보건법 정의

"건강 검사"란 신체의 발달 상황 및 능력, 정신건강 상태, 생활 습관, 질병의 유무 등에 대하여 조사하거나 검사하는 것을 말한다.

(2) 학교보건법에 제시 된 보건실 시설

- 학교의 설립자 · 경영자는 대통령령으로 정하는 바에 따라 보건실을 설치하고 학교보건에 필요한 시설과 기구(器具)를 갖추어야 한다(학교보건법 제3조).
- 학교보건법 시행령에서 제하하는 보건실의 설치 기준(학교보건법 시행령 제2조)

> 1. 위치: 학생과 교직원의 응급 처치 등이 신속히 이루어질 수 있도록 이용하기 쉽고 통풍과 채광이 잘 되는 장소일 것
> 2. 면적: 66㎡ 이상. 다만, 교육부장관 또는 특별시 · 광역시 · 특별자치시 · 도 또는 특별자치도의 교육감은 학생 수 등을 고려하여 학생과 교직원의 건강 관리에 지장이 없는 범위에서 그 면적을 완화할 수 있다.
> 3. 제1항에 따른 보건실에는 학교보건에 필요한 다음 각 호의 시설 및 기구를 갖추어야 한다.
>   가. 학생과 교직원의 건강 관리와 응급 처치 등에 필요한 시설 및 기구
>   나. 학교 환경 위생 및 식품 위생 검사에 필요한 기구
> 4. 제2항에 따라 보건실에 갖추어야 하는 시설 및 기구의 구체적인 기준은 초 · 중등교육법 제3조에 따른 국립학교와 고등교육법 제2조 각 호에 따른 학교의 경우에는 교육부령으로 정하고, 초 · 중등교육법 제3조에 따른 공립학교 및 사립학교의 경우에는 시 · 도 교육규칙으로 정한다.

표 1-16. 보건실에 갖추어야 하는 시설 및 기구 기준(학교보건법 시행규칙 별표 1)

구분	기준
일반 시설 및 기구 등	사무용 책상 · 의자, 건강기록부 및 서류 보관장, 약장, 기기 보관함, 소독(멸균)기, 냉 · 온장고, 물 끓이는 기구, 손전등, 가습기, 수도 시설 및 세면대, 냉 · 난방 시설, 통신 시설, 컴퓨터, 프린터기, 칠판, 교육용 기자재 등
환자 안정용 기구	침대 · 침구류 및 보관장, 칸막이(가리개), 보온 기구 등
건강 진단 및 상담용 기구	신장계, 체중계, 줄자, 좌고계, 비만 측정기, 시력표, 조명 장치, 눈 가리개, 시력 검사용 지시봉, 색각 검사표, 청력계, 혈압계, 청진기, 혈당 측정기, 스톱워치(Stopwatch), 검안경, 검이경, 비경, 펜라이트(Penlight), 치과용 거울, 탐침, 핀셋, 상담용 의자 · 탁자 및 진찰용 의자 등
응급 처치용 기구	체온계, 핀셋, 핀셋통, 가위, 농반, 가제통, 소독 접시, 드레싱카, 부목, 휴대용 구급 기구, 구급낭, 들것, 목발, 세안 수수기, 찜질기, 켈리(지혈 감자), 휴대용 산소기 및 구급 처치용 침대 등
환경 위생 및 식품 위생 검사용 기구	통풍 건습계, 흑구 온도계, 조도계, 가스 검지기, 먼지 측정기, 소음계 및 수질 검사용 기구 등
기타	학생 및 교직원의 보건 관리에 필요한 시설 · 기구 등

* 교육감은 학교의 실정에 따라 제5호의 규정에 의한 기준을 조정할 수 있다.

(3) 학교보건 인력 배치

- 학교에 두는 의료인: 학교에는 대통령령으로 정하는 바에 따라 학생과 교직원의 건강 관리를 지원하는 의료인과 약사를 둘 수 있다(학교보건법 제15조 1항).
- 모든 학교에 보건교육과 학생들의 건강 관리를 담당하는 보건교사를 둔다. 다만, 대통령령으로 정하는 일정 규모 이하의 학교에는 순회 보건교사를 둘 수 있다(학교보건법 제15조 2항).
- 18학급 이상의 초등학교에는 학교의사 1명, 학교약사 1명 및 보건교사 1명을 두고, 18학급 미만의 초등학교에는 학교의사 또는 학교약사 중 1명을 두고, 보건교사 1명을 둘 수 있다(학교보건시행령 제23조).
- 9학급 이상인 중학교와 고등학교에는 학교의사 1명, 학교약사 1명 및 보건교사 1명을 두고, 9학급 미만인 중학교와 고등학교에는 학교의사 또는 학교약사 중 1명과 보건교사 1명을 둔다(학교보건시행령 제23조).

(4) 학교보건 인력의 직무

① 보건교사의 직무

1. 학교보건 계획의 수립
2. 학교 환경 위생의 유지 · 관리 및 개선에 관한 사항
3. 학생과 교직원에 대한 건강 진단의 준비와 실시에 관한 협조
4. 각종 질병의 예방 처치 및 보건 지도
5. 학생과 교직원의 건강 관찰과 학교의사의 건강 상담, 건강 평가 등의 실시에 관한 협조
6. 신체가 허약한 학생에 대한 보건 지도
7. 보건 지도를 위한 학생가정 방문
8. 교사의 보건교육 협조와 필요시의 보건교육
9. 보건실의 시설 · 설비 및 약품 등의 관리
10. 보건교육자료의 수집 · 관리
11. 학생 건강기록부의 관리
12. 다음의 의료 행위(간호사 면허를 가진 사람만 해당한다.)
    1) 외상 등 흔히 볼 수 있는 환자의 치료
    2) 응급을 요하는 자에 대한 응급 처치
    3) 부상과 질병의 악화를 방지하기 위한 처치
    4) 건강 진단 결과 발견된 질병자의 요양지도 및 관리
    5) 1)부터 4)까지의 의료 행위에 따르는 의약품 투여
13. 그 밖에 학교의 보건 관리

② 학교의사의 직무

1. 학교보건 계획의 수립에 관한 자문
2. 학교 환경 위생의 유지 · 관리 및 개선에 관한 자문
3. 학생과 교직원의 건강 진단과 건강 평가
4. 각종 질병의 예방 처치 및 보건 지도
5. 학생과 교직원의 건강 상담
6. 그 밖에 학교보건 관리에 관한 지도

③ 학교약사의 직무

1. 학교보건 계획의 수립에 관한 자문
2. 학교 환경 위생의 유지 · 관리 및 개선에 관한 자문
3. 학교에서 사용하는 의약품과 독극물의 관리에 관한 자문
4. 학교에서 사용하는 의약품 및 독극물의 실험 · 검사
5. 그 밖에 학교보건 관리에 관한 지도

4-2. 학교보건 관련법

4-2-1. 건강관련법

(1) 헌법

- 모든 국민은 인간다운 생활을 할 권리를 가진다(헌법 제34조 1항).
- 신체 장애자 및 질병 · 노령 기타의 사유로 생활 능력이 없는 국민은 법률이 정하는 바에 의하여 국가의 보호를 받는다(헌법 제34조 5항).

(2) 보건의료법

모든 국민은 법률에서 정하는 바에 따라 자신과 가족의 건강에 관하여 국가의 보호를 받을 권리를 가진다(보건의료기본법 제10조).

(3) 교육기본법

모든 국민은 이 법 또는 다른 법률에서 정하는 바에 따라 자신과 가족의 건강에 관하여 국가의 보호를 받을 권리를 가진다(교육기본법 제27조).

4-2-2. 보건교사 자격관련법

(1) 교원의 자격

교사는 정교사(1급 · 2급), 준교사, 전문상담교사(1급 · 2급), 사서교사(1급 · 2급), 실기교사, 보건교사(1급 · 2급) 및 영양교사(1급 · 2급)로 나누되, 별표 2 의 자격 기준에 해당하는 사람으로서 대통령령으로 정하는 바에 따라 교육부장관이 검정 · 수여하는 자격증을 받은 사람이어야 한다(초 · 중등교육법 제21조).

(2) 보건교사 자격

- 대학 · 산업대학의 간호학과를 졸업한 사람으로서 재학 중 일정한 교직 학점을 취득하고 간호사 면허증을 가진 사람(보건교사 2급)
- 전문대학의 간호과를 졸업한 사람으로서 재학 중 일정한 교직 학점을 취득하고 간호사 면허증을 가진 사람(보건교사 2급)
- 보건교사(2급) 자격증을 가진 사람으로서 3년 이상의 보건교사 경력을 가지고 자격 연수를 받은 사람(보건교사 1급)

(3) 보건교사 승진 자격(초 · 중등교육법 별표 1)

학교 급	교감 승진 자격	교장 승진 자격
초등학교	1. 초등학교 정교사(1급) 자격증 또는 보건교사(1급) 자격증을 가지고 3년 이상의 교육 경력과 일정한 재교육을 받은 사람 2. 초등학교 정교사(2급) 자격증 또는 보건교사(2급) 자격증을 가지고 6년 이상의 교육 경력과 일정한 재교육을 받은 사람 3. 특수학교의 교감 자격증을 가진 사람	1. 초등학교의 교감 자격증을 가지고 3년 이상의 교육 경력과 일정한 재교육을 받은 사람 2. 학식 · 덕망이 높은 사람으로서 대통령령으로 정하는 기준에 해당한다는 인정을 교육부장관으로부터 받은 사람 3. 특수학교의 교장 자격증을 가진 사람 4. 공모 교장으로 선발된 후 교장의 직무 수행에 필요한 교양 과목, 교직 과목 등 교육부령으로 정하는 연수 과정을 이수한 사람
중학교	1. 중등학교 정교사(1급) 자격증 또는 보건교사(1급) 자격증을 가지고 3년 이상의 교육 경력과 일정한 재교육을 받은 사람 2. 중등학교 정교사(2급) 자격증 또는 보건교사(2급) 자격증을 가지고 6년 이상의 교육 경력과 일정한 재교육을 받은 사람 3. 교육대학의 교수 · 부교수로서 6년 이상의 교육 경력이 있는 사람 4. 특수학교의 교감 자격증을 가진 사람	1. 중등학교의 교감 자격증을 가지고 3년 이상의 교육 경력과 일정한 재교육을 받은 사람 2. 학식 · 덕망이 높은 사람으로서 대통령령으로 정하는 기준에 해당한다는 인정을 교육부장관으로부터 받은 사람 3. 교육대학 · 전문대학의 학장으로 근무한 경력이 있는 사람 4. 특수학교의 교장 자격증을 가진 사람 5. 공모 교장으로 선발된 후 교장의 직무 수행에 필요한 교양 과목, 교직 과목 등 교육부령으로 정하는 연수 과정을 이수한 사람

4-2-3. 보건교사 업무관련법

(1) 학교 건강 검사

구분	내용
학교보건법	1. 학생 건강 증진 계획의 수립 · 시행(제7조의 2) – 학교의 장은 제7조에 따른 건강 검사의 결과를 평가하여 이를 바탕으로 학생 건강 증진 계획을 수립 · 시행하여야 한다. 2. 건강 검사(제7조) – 학교와 이에 준하는 특수학교 · 각종 학교의 1학년 및 4학년 학생. 구강 검진은 전 학년에 대하여 실시하되, 그 방법과 비용 등에 관한 사항은 지역 실정에 따라 교육감이 정한다. – 건강 검사를 한 검진 기관은 교육부령으로 정하는 바에 따라 그 검사 결과를 해당 학생 또는 학부모와 해당 학교의 장에게 알려야 한다. – 학교의 장은 제2조제1호의 정신건강 상태 검사를 실시함에 있어 필요한 경우에는 학부모의 동의없이 실시할 수 있다. 이 경우 학교의 장은 지체없이 해당 학부모에게 검사 사실을 통보하여야 한다. 5. 건강 검사기록(제7조의 3) – 학교의 장은 제7조에 따라 건강 검사를 하였을 때에는 그 결과를 교육부령으로 정하는 기준에 따라 작성 · 관리하여야 한다. – 건강 검사 결과를 작성 · 관리할 때에 교육정보시스템을 이용하여 처리한다.
학교 건강 검사 규칙	1. 목적(제1조) – 학교보건법 제7조 및 제7조의3의 규정에 의하여 학교 건강 검사의 실시 및 그 결과의 기록에 관하여 필요한 사항을 규정함을 목적으로 한다. 2. 건강 검사 실시 계획의 수립(제2조) – 학교의 장은 학교보건법(이하 "법"이라 한다.) 제7조에 따른 건강 검사를 원활하게 실시하기 위하여 건강 검사에 필요한 소요 예산을 포함한 구체적인 건강 검사 실시 계획을 매년 3월 31일까지 수립하여야 한다. 3. 건강 검사의 실시(제3조) – 건강 검사는 신체의 발달 상황, 신체의 능력, 건강 조사, 정신건강 상태 검사 및 건강 검진으로 구분한다. – 신체의 발달 상황, 신체의 능력, 건강 조사 및 정신건강 상태 검사는 해당 학교의 장이 실시하고, 건강 검진은 건강검진기본법 제14조에 따라 지정된 검진 기관에서 실시한다. – 건강 검진을 실시하는 학생에 대한 신체의 발달 상황 및 건강 조사는 검진 기관에서 실시하되, 건강 조사는 별지 제1호의2서식 내지 제1호의4서식의 문진표의 작성으로 갈음할 수 있다. 4. 신체의 발달 상황에 대한 검사 항목 및 방법(제4조) – 신체의 발달 상황은 키와 몸무게를 측정한다. 5. 건강 조사의 항목 및 방법(제4조의 2) – 건강 조사는 병력, 식생활 및 건강 생활 행태 등에 대해서 실시하여야 한다. 6. 정신건강 상태 검사(제4조의 3) – 정신건강 상태 검사는 설문조사 등의 방법으로 한다. – 학교의 장은 정신건강 상태 검사를 실시하는 경우(법 제7조제6항에 따라 동의 없이 실시하는 경우를 포함한다.)에는 검사와 관련한 구체적인 내용을 학부모에게 미리 알려야 한다.

학교 건강 검사 규칙	7. 별도의 검사(제6조) – 학교의 장은 별도의 검사(시력 검사, 소변 검사, 결핵 검사, 구강 검사)를 다음 각 호의 학생에 대하여 실시할 수 있다. 가. 소변 검사 및 시력 검사: 초등학교 · 중학교 및 고등학교의 학생 중 교육감이 지정하는 학년의 학생 나. 결핵 검사: 고등학교의 학생 중 교육감이 지정하는 학년의 학생 다. 구강 검사: 중학교 및 고등학교의 학생 중 교육감이 지정하는 학년의 학생 8. 건강 검사 등의 실시 결과 관리(제9조) – 건강 검사의 실시 결과를 다음 각 호의 기준에 따라 작성 · 관리하여야 한다 가. 예방접종 완료 여부 나. 건강 검진의 검진 일자 및 검진 기관명 다. 별도 검사의 종류, 검사 일자 및 검사 기관명 – 교육정보시스템을 이용하여 처리하기 위하여 학생 건강기록부에 기재한다. – 고등학교의 장은 소속 학생이 고등학교를 졸업할 때 학생 건강기록부를 해당 학생에게 교부하여야 한다. – 학교의 장은 건강 검사 등의 실시 결과에 따라 보건 의료 기관, 체육단체 및 대학 등의 협조를 받아 소속 학생 및 교직원에 대한 건강 상담, 예방 조치 및 체력 증진 등 적절한 보호 또는 양호의 대책을 강구하여야 한다. – 학교의 장은 건강 검사 등을 실시한 결과 수업 면제 · 휴학 · 치료 · 보호 또는 교정 등을 필요로 하는 학생에 대해서는 본인 또는 그의 보호자에게 적정한 조치를 강구하도록 요청하여야 한다. 9. 건강 검사 등의 실시 결과에 따른 조치(제10조) – 학교의 장은 건강 검사 등의 실시 결과에 따라 보건 의료 기관, 체육단체 및 대학 등의 협조를 받아 소속 학생 및 교직원에 대한 건강 상담, 예방 조치 및 체력 증진 등 적절한 보호 또는 양호의 대책을 강구하여야 한다. – 학교의 장은 건강 검사 등을 실시한 결과 수업 면제 · 휴학 · 치료 · 보호 또는 교정 등을 필요로 하는 학생에 대해서는 본인 또는 그의 보호자에게 적정한 조치를 강구하도록 요청하여야 한다. – 학교의 장은 건강 검사 등을 실시한 경우에는 통계표를 작성하여 다음 연도의 2월 말일까지 관할 교육장을 거쳐 교육감에게 보고하여야 한다.

(2) 감염병 예방 및 관리에 관한 법률

구분	내용
학교보건법	1. 등교 중지(제8조) – 학교의 장은 제7조에 따른 건강 검사의 결과나 의사의 진단 결과 감염병에 감염되었거나 감염된 것으로 의심되거나 감염될 우려가 있는 학생 및 교직원에 대하여 대통령령으로 정하는 바에 따라 등교를 중지시킬 수 있다. 2. 예방접종 완료 여부의 검사(제10조) – 초등학교와 중학교의 장은 학생이 새로 입학한 날부터 90일 이내에 시장 · 군수 또는 구청장(자치구의 구청장을 말한다. 이하 같다.)에게 감염병의 예방 및 관리에 관한 법률 제27조에 따른 예방접종 증명서를 발급받아 같은 법 제24조 및 제25조에 따른 예방접종을 모두 받았는지를 검사한 후 이를 교육정보시스템에 기록하여야 한다. – 초등학교와 중학교의 장은 제1항에 따른 검사결과 예방접종을 모두 받지 못한 입학생에게는 필요한 예방접종을 받도록 지도하여야 하며, 필요하면 관할 보건소장에게 예방접종 지원 등의 협조를 요청할 수 있다.

학교보건법	3. 치료 및 예방 조치(제11조) – 학교의 장은 제7조에 따른 건강 검사의 결과 질병에 감염되었거나 감염될 우려가 있는 학생에 대하여 질병의 치료 및 예방에 필요한 조치를 하여야 한다. – 학교의 장은 제7조제1항에 따라 학생에 대하여 제2조제1호의 정신건강 상태를 검사한 결과 필요하면 학생 정신건강 증진을 위한 다음 각 호의 조치를 하여야 한다(제11조 2항). 가. 학생 · 학부모 · 교직원에 대한 정신건강 증진 및 이해 교육 나. 해당 학생에 대한 상담 및 관리 다. 해당 학생에 대한 전문 상담 기관 또는 의료 기관 연계 라. 그 밖에 학생 정신건강 증진을 위하여 필요한 조치 – 교육감은 검사비, 치료비 등 제2항 각 호의 조치에 필요한 비용을 지원할 수 있다. – 학교의 장은 제1항 및 제2항의 조치를 위하여 필요하면 보건소장에게 협조를 요청할 수 있으며 보건소장은 정당한 이유 없이 이를 거부할 수 없다. 4. 질병의 예방(제14조) – 감독청의 장은 감염병 예방과 학교의 보건에 필요하면 해당 학교의 휴업 또는 휴교(휴원을 포함한다. 이하 같다.)를 명할 수 있으며, 학교의 장은 필요할 때에 휴업할 수 있다. 5. 감염병 예방접종의 시행(제14조의 2) – 시장 · 군수 또는 구청장이 학교의 학생 또는 교직원에게 감염병의 정기 또는 임시 예방접종을 할 때에는 그 학교의 학교의사 또는 보건교사(간호사 면허를 가진 보건교사로 한정한다. 이하 이 조에서 같다.)를 접종 요원으로 위촉하여 그들로 하여금 접종하게 할 수 있다. 이 경우 보건교사에 대하여는 의료법 제27조제1항을 적용하지 아니한다. 6. 감염병 대응 매뉴얼의 작성(제14조의 4) – 교육부장관은 학교에서 감염병에 효과적으로 대응하기 위하여 보건복지부장관과의 협의를 거쳐 감염병 유형에 따른 대응 매뉴얼(이하 "감염병 대응 매뉴얼"이라 한다.)을 작성 · 배포하여야 한다.
학교보건법 시행령	1. 등교 등의 중지(제22조) – 학교의 장은 법 제8조에 따라 학생과 교직원 중 다음 각 호의 어느 하나에 해당하는 사람에 대하여 등교 중지를 명할 수 있다. 가. 감염병의 예방 및 관리에 관한 법률 제2조에 따른 감염병 환자, 감염병 의사 환자 및 병원체 보유자(이하 "감염병 환자 등"이라 한다). 다만, 의사가 다른 사람에게 감염될 우려가 없다고 진단한 사람은 제외한다. 나. 제1호 외의 환자로서 의사가 감염성이 강한 질환에 감염되었다고 진단한 사람 – 학교의 장이 등교 중지를 명할 때에는 그 사유와 기간을 구체적으로 밝혀야 한다. 다만, 질환 증세 또는 질병 유행의 양상에 따라 필요한 경우에는 그 기간을 단축하거나 연장할 수 있다.
학교보건법 시행규칙	1. 감염병 정보의 공유(제10조의 2) – 학교에 감염병에 걸렸거나 걸린 것으로 의심이 되는 학생 및 교직원이 있는 경우 해당 학교의 장이 교육감을 경유하여 교육부장관에게 보고하여야 할 사항은 다음 각 호와 같다. 가. 해당 학생 및 교직원의 감염병명 및 감염병의 발병일 · 진단일 나. 해당 학생 및 교직원의 소속 다. 해당 학생 및 교직원에 대한 조치 사항 – 보고는 서면(전자 문서를 포함한다.)으로 하되, 초 · 중등교육법 제2조에 따른 학교의 경우에는 같은 법 제30조의4에 따른 교육정보시스템을 통하여 할 수 있다.

(3) 보건교육에 관한 법률

<table>
<tr><th>구분</th><th>내용</th></tr>
<tr><td>학교보건법</td><td>1. 학생의 보건 관리(제9조)
– 학교의 장은 학생의 신체 발달 및 체력 증진, 질병의 치료와 예방, 음주 · 흡연과 약물 오용(誤用) · 남용(濫用)의 예방, 성교육, 정신건강 증진 등을 위하여 보건교육을 실시하고 필요한 조치를 하여야 한다.

2. 보건교육(제9조의 2)
– 교육부장관은 초 · 중등교육법 제2조에 따른 학교에서 모든 학생들을 대상으로 심폐소생술 등 응급 처치에 관한 교육을 포함한 보건교육을 체계적으로 실시하여야 한다. 이 경우 보건교육의 실시 시간, 도서 등 그 운영에 필요한 사항은 교육부장관이 정한다.
– 초 · 중등교육법 제2조에 따른 학교의 장은 교육부령으로 정하는 바에 따라 교직원을 대상으로 심폐소생술 등 응급 처치에 관한 교육을 실시하여야 한다.</td></tr>
<tr><td>학교보건법 시행규칙 별표 9</td><td>응급 처치 교육의 계획 · 내용 및 시간 등(제10조제1항 관련)

1. 응급 처치 교육의 계획 수립 및 주기
가. 학교의 장은 매 학년도 3월 31일까지 응급 처치 교육의 대상 · 내용 · 방법 및 그 밖에 필요한 사항을 포함하여 해당 학년도의 응급 처치 교육 계획을 수립해야 한다.
나. 학교의 장은 교육 계획을 수립하는 경우에는 모든 교직원이 매 학년도 교육을 받을 수 있도록 해야 한다. 다만, 해당 학년도에 다른 법령에 따라 심폐소생술 등 응급 처치와 관련된 내용이 포함된 교육을 받은 교직원에 대해서는 응급 처치 교육을 면제할 수 있다.

2. 응급 처치 교육의 내용 · 시간 및 강사
<table>
<tr><th colspan="2">내용</th><th>시간</th><th>강사</th></tr>
<tr><td>가. 이론 교육</td><td>1) 응급 상황 대처 요령
2) 심폐소생술 등 응급 처치 시 주의사항
3) 응급 의료 관련 법령</td><td>2시간</td><td rowspan="2">가) 의사(응급의학과 전문의를 우선 고려해야 한다.)
나) 간호사(심폐소생술 등 응급 처치와 관련된 자격을 가진 사람으로 한정한다.)
다) 응급 의료에 관한 법률 제36조에 따른 응급 구조사 자격을 가진 사람으로서 응급 의료 또는 구조 · 구급 관련 분야(응급 처치 교육 강사 경력을 포함한다.)에서 5년 이상 종사하고 있는 사람</td></tr>
<tr><td>나. 실습 교육</td><td>심폐소생술 등 응급 처치</td><td>2시간</td></tr>
</table>
비고
1. 교육 여건 등을 고려하여 응급 처치 교육의 내용 · 시간을 조정할 수 있으나 실습 교육 2시간을 포함하여 최소 3시간 이상을 실시해야 한다.
2. 심폐소생술에 대한 전문 지식을 갖춘 사람을 실습 교육을 위한 보조 강사로 할 수 있다.</td></tr>
</table>

(4) 성폭력 방지 및 피해자 보호 등에 관한 법률

구분	내용
성폭력 방지 및 피해자 보호 등에 관한 법률	1. 목적(제1조) – 성폭력을 예방하고 성폭력 피해자를 보호 · 지원함으로써 인권 증진에 이바지함을 목적으로 한다. 2. 성폭력 예방 교육(제5조) – 초 · 중등교육법 제2조에 따른 각급 학교의 장은 대통령령으로 정하는 바에 따라 성교육 및 성폭력 예방 교육 실시, 기관 내 피해자 보호와 피해 예방을 위한 자체 예방 지침 마련, 사건 발생 시 재발 방지 대책 수립 · 시행 등 필요한 조치를 하고, 그 결과를 여성가족부장관에게 제출하여야 한다. – 초 · 중등교육법 제9조제2항에 따른 학교 평가에 포함
성폭력 방지 및 피해자 보호 등에 관한 법률 시행령	1. 성폭력 예방 교육 등의 실시(제2조) – 초 · 중등교육법 제2조에 따른 각급 학교의 장은 법 제5조제1항에 따라 다음 각 호의 조치를 하여야 한다. 가. 해당 기관 · 단체에 소속된 사람 및 학생 등을 대상으로 매년 1회 이상, 1시간 이상의 성교육 및 성폭력 예방 교육(이하 "성폭력 예방 교육"이라 한다.) 실시. 이 경우 기관 · 단체에 신규 임용된 사람에 대해서는 임용된 날부터 2개월 이내에 교육을 실시하여야 한다. 나. 성폭력 예방 교육 연간 추진계획 수립 다. 자체 성폭력 피해 예방 지침 마련 라. 해당 기관 · 단체 내 성폭력 발생 시 재발 방지 대책의 수립 및 시행 마. 그 밖에 해당 기관 · 단체 내 성폭력을 예방하기 위하여 필요한 조치 – 성폭력 예방 교육 및 성폭력 예방 조치(위 사항)를 실시하는 국가 기관 등의 장은 매년 2월 말일까지 전년도 성폭력 예방 교육 및 성폭력 예방 조치 실시 결과를 여성가족부장관에게 제출하여야 한다.

* 매년 교육부 및 교육청 지침에 의거한 성교육 지침을 확인해야 한다.

참고 문헌

1) 한국민족문화대백과사전: 학교보건 [Internet]. 경기: 한국민족문화대백과사전. [cited 2017 August 25]. Available from: http://encykorea.aks.ac.kr/Contents/Index.

2) 학교보건법, 법률 제14055호. 일부 개정 2016. 3. 2.

3) Kim HS. The nature of nursing knowledge in public health nursing. 충남: 지역사회간호학회; 2012. Kim HS. Philosophical and conceptual foundations for advancing public health nursing practice. 이인숙 외. 지역사회간호중재 Special Issues. 서울: 현문사; 2014.

4) 교육기본법, 법률 제14150호. 일부 개정 2016. 5. 29.

5) 보건복지부, 한국건강증진개발원. 제4차 국민건강증진 종합계획 2016~2020. 세종: 보건복지부; 2015.

6) 서울특별시교육청. 학교보건급식 60년사. 서울: 서울특별시교육청; 2010.

7) 정문희 외. 새로운 학교보건. 서울: 계축문화사; 2002.

8) 권수자 외. 학교보건. 경기: 수문사; 2011.

9) 교육환경 보호에 관한 법률 제13937호. 제정 2016. 2. 3., 시행 2017. 2. 4.

참고 사이트

법제처 http://www.moleg.go.kr/ [2017. 1. 20.]

교육부 http://www.moe.go.kr/ [2016. 3. 1.]

한국교육개발원 http://edzine.kedi.re.kr/2015/autumn/article/world_01.jsp [2016. 10. 9.]

NASBE http://www.nasbe.org/healthy_schools/hs/bytopics.php?topicid=1100&catExpand=acdnbtm_catC

서울특별시교육청학교보건진흥원 http://www.bogun.seoul.kr/ [2017. 1. 20.]

CHAPTER 2

학교간호과정

1. 학교간호 과정을 설명한다.
2. 학교건강 문제를 사정 및 진단한다.
3. 학교간호 계획을 수립한다.
4. 학교간호 수행에 대해 설명한다.
5. 학교간호사업을 평가한다.

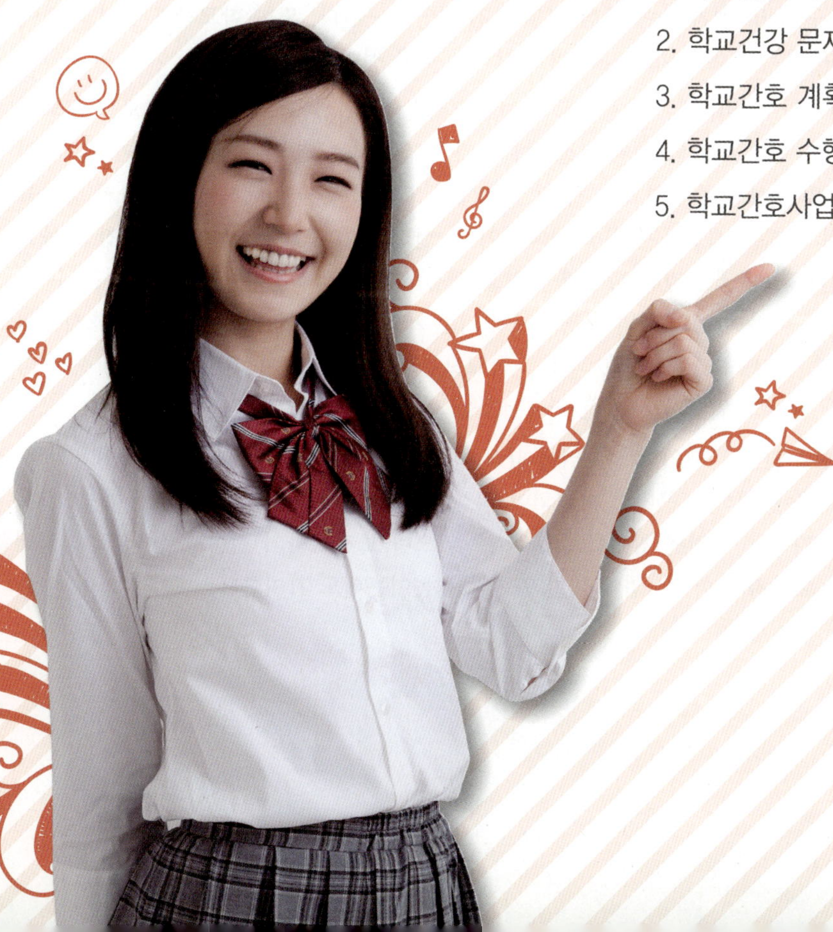

Ⅱ

학교간호 과정

1 학교간호 과정 개요

1-1. 학교간호 과정을 설명한다.
1-2. 학교간호 과정 절차를 설명한다.

1-1. 학교간호 과정의 필요성

학교간호 과정은 학교가 가지고 있는 건강 문제를 스스로 해결하기 위한 일련의 체계적 과정으로 주로 보건교사에 의해 이루어진다. 학교간호 과정은 병원에 입원한 개인을 대상으로 하는 간호 과정과 지역사회에서 집단을 대상으로 하는 지역사회 간호 과정과 그 기본적인 개념틀, 구성 요소, 과정이 비슷하다. 그러나 학교간호 사정 단계에서 보건교사의 업무를 규정하고 있는 학교보건법 과 해당 학교 내의 업무 규정 및 절차 등에 대한 면밀한 검토가 요구된다. 또한 학교간호 진단 과정에서 표준화된 간호 진단 목록이 아직 개발되어 있지 않다는 다른 점이 일부 있다.

학교간호 과정을 학교간호 실무에 적용함으로써 보건교사는 더욱 신속하고 체계적으로 학교보건 업무를 수행할 수 있다. 간호 과정의 단계별 절차에 따라 보건교사는 건강 문제의 원인이 될 수 있는 다양한 사정 자료 및 정보를 수집하고, 수집된 자료에서 도출된 문제에 대하여 명확하게 진단을 내릴 수 있다. 도출된 문제를 개선하기 위해 구체적이고, 현실적이며, 성취 가능한 학교간호 목표 및 상세 계획을 수립하고, 다양한 간호 방법과 수단을 활용하여 계획에 따른 간호를 수행할 수 있다. 그리고 평가 계획에 따라 수행의 효과를 평가하여 기존 계획에 반영시킴으로써 학교간호사업의 질과 수준을 향상할 수 있다. 즉, 학교간호 과정을 학교보건 실무에 적용하는 경우, 보건교사는 학교간호 대상자인 학생 및 교직원에게 질 높은 학교간호를 제공할 수 있다.

또한 간호 과정을 통해 건강 문제의 우선순위에 따라 학교의 제한된 자원을 효율적으로 활용할 수 있으며 지역사회 자원을 동원하는 근거가 마련되어 적절한 자원의 투입 및 활용을 가능하게 한다. 학교간호 과정에 대상자의 적극적인 참여를 유도할 수 있으며 보건교사의 전문성 신장 및 직업에 대한 만족감, 성취감, 대상자의 학교사업에 대한 만족감을 높이는데도 기여한다.

1-2. 학교간호 과정 절차

간호 과정은 사정, 진단, 계획, 수행, 평가로 구성된 5단계나 사정 단계에 진단 단계를 포함한 4단계로 구분하기도 한다. 본 장에서는 학교간호는 지역사회 간호의 한 영역으로 지역사회 간호 과정에서 제시하는 5단계 간호 과정을 적용하였다.

학교에서는 보건실에 방문하는 개인의 건강 문제를 해결하기 위한 개인을 대상으로 하는 간호 과정과 학교 집단의 건강 문제에 적용하는 간호 과정 또한 이루어진다. 하지만 하루에 수십 명의 학생들이 비교적 경미하고 즉각적으로 해결 가능한 건강 문제로 보건실에 방문하기 때문에 개인의 건강 문제에 대해 일반적인 간호 과정을 적용하기는 어려움이 있으며 아직 이러한 학교 특성을 반영한 간호 과정 또한 개발되어 있지 않다. 이에 본 장에서는 학교 집단을 대상으로 하는 지역사회 간호 과정을 중심으로 기술하였다.

사정 단계에서는 학교간호 대상자인 학생 및 교직원들의 건강 상태와 간호 요구를 파악하고, 학교간호의 기준 및 지침을 확인한다. 진단 단계에서는 사정 자료를 바탕으로 파악된 문제와 문제의 유발 요인을 분석하여 적절한 간호 진단을 도출하고 우선순위를 결정한다. 계획 단계에서는 사업 목표, 간호 방법 및 수단, 수행 계획, 평가 방법을 작성한다. 이후 계획에 따라 수행하고 평가한다.

학교에서의 간호 과정은 보통 교사의 전보 기준이 5년이기 때문에 처음 발령 받은 해에 사정, 진단, 계획을 수립하여 학교의 건강 문제와 5년간의 학교간호사업을 계획하고 수립된 계획을 바탕으로 체계적으로 간호사업을 추진한다.

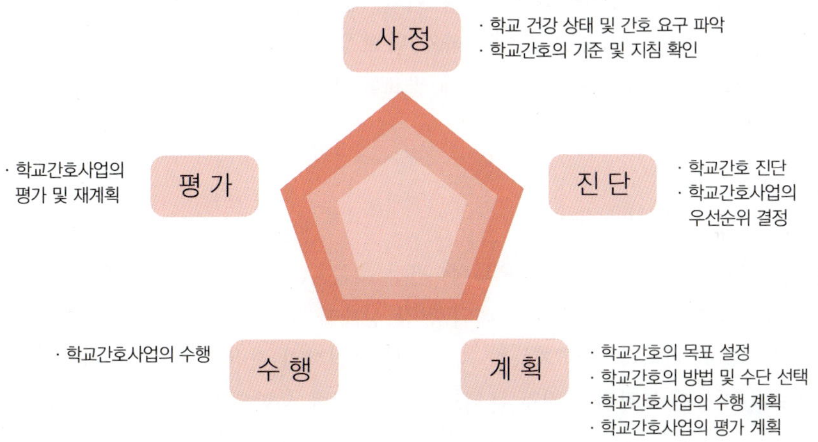

그림 2-1. **학교간호 과정**

2 학교간호 사정 및 진단

2-1. 학교간호 사정 영역과 내용을 나열한다.
2-2. 학교간호 사정 자료 수집 방법을 말한다.
2-3. 학교간호 사정 자료를 분석한다.
2-4. 학교간호 진단을 선정한다.
2-5. 학교간호 진단의 우선순위를 정한다.

학교간호 과정의 첫 번째 단계는 학생 및 교직원들의 건강 문제와 관련 요인이 무엇인지 확인하는 사정 단계이다. 사정 단계는 문제를 확인하기 위한 과정이므로 다양한 차원에서 다양한 방법으로 구체적인 정보를 수집해야 한다. 불충분한 자료를 수집하거나, 정확하지 못한 자료를 수집하는 것은 현재 학교가 지니고 있는 중요한 문제점을 발견하지 못하게 하고, 나아가 더 심각한 위험을 예방할 수 없게 만든다. 잘못되거나 불충분한 사정은 건강 문제와 원인에 대한 잘못된 결론을 도출하여 전체 간호 과정에 오류를 유발한다. 그러므로 사정 단계에 충분한 시간과 노력을 투입하여 체계적으로 학교 사정을 실시하도록 한다.

간호 진단 단계는 분석된 자료를 바탕으로 건강 문제와 관련 요인을 공통의 언어로 도출하는 중요한 과정이다. 하지만 아직 국내에 학교간호에 적용 가능한 진단 목록은 개발되어 있지 않은 문제점이 있으며 실무적으로도 사정과 진단 단계는 구분되기 보다는 연속적인 과정으로 이루어진다.

간호 사정 및 진단 결과는 교직원 회의, 부장 회의, 학부모 총회 등을 통해 구성원과 공유하는 시간을 갖는다. 이는 학교의 건강 문제를 해결하기 위해 앞으로 계획될 간호사업에 대한 구성원의 인식 및 참여를 높이고 원할 한 자원 확보를 위해 필요할 뿐만 아니라, 보건교사의 전문가로서의 이미지를 높이는 데에도 기여한다.

2-1. 학교간호 사정 영역과 내용

학교간호 사정 영역은 학교 특성, 인구 특성, 건강 수준, 환경, 자원으로 구분할 수 있다. 특히 건강 수준은 가장 중요한 영역으로 건강 행태와 건강 상태를 모두 구체적으로 사정한다. 자원 영역에서는 학교내 자원뿐만 아니라 동원 가능한 지역사회 자원까지 전반적으로 사정한다. 또한 학생뿐만 아니라 학교보건 대상인 교직원의 건강 문제도 사정 영역에 포함된다.

최근에는 건강 증진 영역에서 건강은 개인, 대인 관계, 조직, 지역사회, 제도의 복합적 상호 작용에 의해 결정된다고 보는 관점인 사회 생태학적 접근(Social Ecological Approach)이 적용되고 있다. 학교간호 사정에서도 개인의 건강 수준 뿐만 아니라, 가족 및 친구 관계, 학교의 조직 문화, 학교가 속한 지역사회의 상황 및 제도, 학교보건 관련 제도 및 정책 등에 대한 사정 내용이 포함되도록 하여 학교의 건강 문제에 대한 포괄적 이해를 할 수 있도록 한다.

표 2-1. 학교간호 사정 자료 수집 내용 및 자료원

영역		세부 자료 수집 내용	자료원
학교 특성		학교 연혁, 조직, 비전 및 목표, 위치	학교 교육 과정
인구 특성		학생 및 교직원 수, 인구 구성(학급당 인원 수, 학급 수, 학년 구조), 성별, 연령별 분포, 결석율, 결근율, 경제 상태, 맞벌이 가정 비율	학교 교육 과정, 생활기록부 출결 통계
건강 수준	건강 상태	통상 건강 문제: 보건실 방문 다빈도 건강 문제	보건일지 통계
		감염성 질환 및 안전사고	나이스 감염병 보고 통계, 안전공제회 신청 목록
		일반적 건강 문제: 성장 발달 수준(키, 체중), 비만율, 구강 보건 상태(치아 우식, 부정 교합 등), 시력 이상자 수(교정 학생, 교정 대상 학생)	건강 검사 결과 통계
		학생 체력: 저체력 비율(4등급, 5등급 비율)	PAPS 결과 통계
		유질환 현황: 요보호자 현황, 특수 학급 현황 등	요보호자 상담록, 특수 학급 현황표, 건강 상태 조사 결과, 교직원 건강검진 결과
		정신건강 상태: 관심군 및 우선군 비율과 현황	정서 · 행동특성검사 결과 통계
	건강 행태	생활 습관: 식습관(인스턴트 음식 섭취 빈도, 아침 식사 결식율 등), 신체 활동(운동 실천율, 평균 수면 시간), 안전 의식(안전벨트 착용율, 교통 신호 준수율, 헬멧 착용율), 흡연, 음주, 약물 오 · 남용 실태(흡연율, 음주율 등) 여가 활동(인터넷 사용, 게임 사용 시간 등), 개인위생(점심 시간 칫솔질 실천율, 손 씻기 실천율), 성 의식	건강 상태 조사 결과 통계
		학교보건 의료 이용률: 보건실 이용률, 건강 검진 완료율, 예방접종률	보건일지 통계, 건강 검사 결과 보고서, 건강기록부 예방접종 통계
환경	지역사회 환경	지역사회 건강 상태	지역 보건 의료 계획서
	물리적 환경	교내 환경: 학교 시설, 학교 환경 위생, 학교 식품 위생 교외 환경: 학교 보호 구역 내 건강 유해 시설, 통학로 안전성 등	학교 환경 검사 결과, 해당 부서 담당자 면담
	사회적 환경	학교폭력 현황, 가정폭력, 교권 침해 여부, 학교의 분위기	학교 교육 과정, 해당 부서 담당자 면담, 학교폭력 발생 일지, 학교폭력 현황 전수 조사 결과, 담당자 면담
자원	인적 자원	학교보건 인력: 보건교사, 영양(교)사, 학교의사, 학교약사, 체육교사, 상담(교)사 등 학교 내 조직 및 각종 위원회, 학생 자치 활동, 학생회 등	보건 연간 계획서, 담당자 면담, 학교 교육 과정
	서비스 자원	학교 건강 관리 지침, 학교보건사업 현황, 보건 서비스 요구도 등	보건 연간 계획서, 보건 관련 교육청 지침
	물리적 자원	보건실 시설 및 기구, 보건교육 시설 및 자료 등	보건실 시설 및 물품 목록
자원	재정적 자원	학교보건 예산	에듀파인 학교보건 예산 현황, 학교 교육 과정
	지역사회 자원	지역 보건소 건강 증진 사업, 주변 의료 기관, 보건 기관, 체육관, 공원, 문화 공간, 전문가 단체 등 활용 가능한 자원	지역 보건 의료 계획서, 순회

2-2. 학교간호 사정 자료 수집 방법

사정 자료를 수집할 때는 다양한 자료 수집원에서 다양한 방법을 통해 수집되어야 한다. 주로 학교에서의 간호 사정은 기존의 자료를 활용하는 2차 자료 수집이나 학교간호 과정에서 필요로 되는 자료를 추가적으로 확인하기 위해 실시하는 설문조사를 통한 1차 자료 수집이 이루어지고 있다. 하지만 한 가지 방법으로 편중되어 수집된 자료를 바탕으로 건강 문제를 파악하는데에는 건강 문제를 포괄적으로 이해하는데 한계가 있다. 면담, 관찰, 순회 등과 같은 다양한 자료 수집 방법으로 필요한 자료를 함께 수집하여 전체적인 건강 문제를 파악할 수 있도록 한다. 최근에는 자료 수집 과정에 담당교사 뿐만 아니라, 학생, 학부모, 관리자 등 학교 구성원들이 다양하게 자료 수집 과정에 참여하는 것 또한 강조되고 있다.

2-2-1. 2차 자료 수집

2차 자료는 기존의 조사나 업무를 통해 수집된 자료, 문헌 결과, 국가 수준 건강 조사 등의 자료를 의미한다.[1] 학교간호 사정에 활용되는 2차 자료는 학생 건강기록부 통계, 건강 검진 결과 통보서, 정서 · 행동특성검사 결과, 보건일지, 보건교육 평가 결과, 학교 교육 과정 등이다. 학교가 속한 지역의 건강 관련 자료를 수집하기 위해서는 해당 지역구의 보건소에서 작성한 지역 보건 의료 계획서를 보건소의 홈페이지에서 다운 받아 확인한다. 이러한 2차 자료는 과거의 상태로부터 현재 상태까지의 일련의 변화를 비교하고 분석하는 데 유용하다.

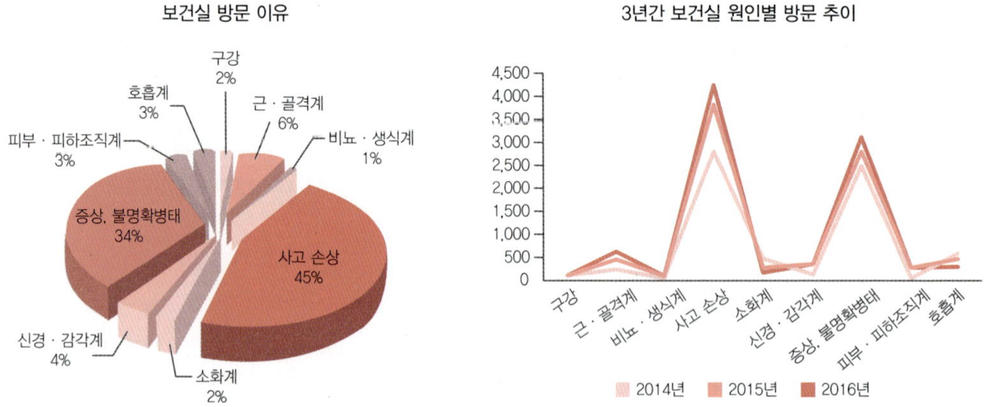

* 보건실 총 방문자 수는 9,060명, 일일 평균 보건실 방문자는 44명으로 집계
* 2016년 6,767명(33명/1일) 28%, 2015년 8,668명(42명/1일)보다 4.4% 방문자 증가
* 주요 건강 범주는 "사고 손상"이 45%로 가장 많았으며, 주요 건강 문제는 찰과상 891회, 두통 848회, 타박상 705회, 염좌 및 과긴장 450회, 근육통 416회 순

그림 2-2. **2차 자료를 활용한 사정 예시**

2-2-2. 1차 자료 수집

1차 자료 수집이란 간호 과정에서 필요한 자료를 관찰, 면담, 설문조사 등의 방법으로 직접 수집하는 것이다.[1] 1차 자료 수집은 2차 자료에서 확인 할 수 없었던 내용을 수집하거나, 기존 자료와 관련된 구체적인 내용이나 원인을 확인하기 위해 시행된다.

(1) 관찰

보고, 듣고, 느끼고, 만져보는 등 오감을 활용하여 정보를 수집하는 방법이다. 관찰하고자 하는 목록을 미리 마련하여, 계획적으로 관찰이 이루어질 수 있도록 한다. 예상치 못했던 부분이 관찰되었을 경우에는 구체적으로 메모해 두도록 한다. 학교 내 · 외 위험 지역이나 건강 자원과 관련된 지역을 지도에 표시하는 매핑(Mapping) 방법을 보건 수업 시간에 활용하여 학생들이 직접 건강 관련 정보를 수집할 수 있도록 운영할 수 있다.

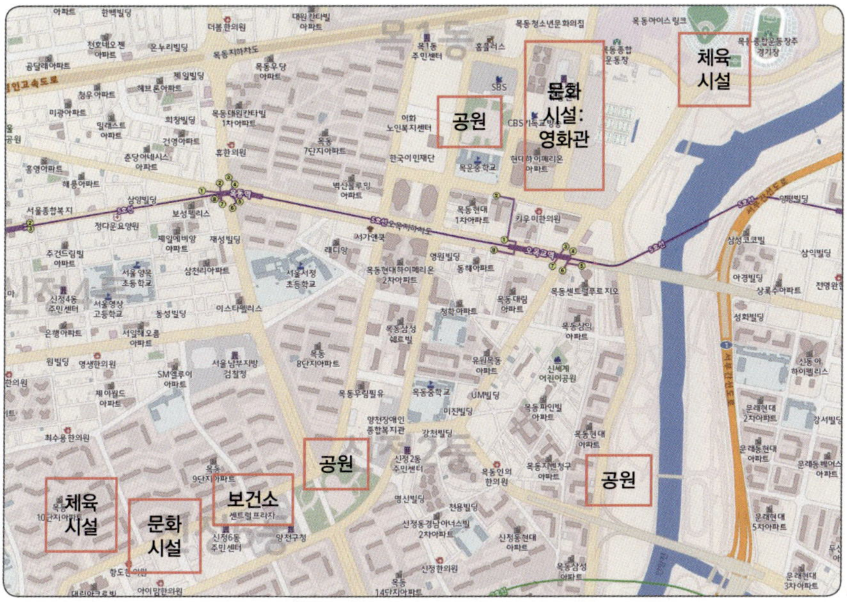

그림 2-3. **매핑을 이용한 건강 유익 환경 사정 예시**

(2) 면담

학교 건강 문제와 관련된 사람들을 직접 만나 구체적이고 깊이 있는 정보를 획득할 수 있다. 주로 학교간호 대상자인 학생 및 교직원이 대상이 되나, 학교간호 활동에 직 · 간접적으로 영향을 미치는 학부모, 학교 주변 상인 등과도 면담을 할 수 있다. 면담 실시 전에 일정을 명확히 잡아야 하며, 면담 주제 및 구체적인 질문의 예시를 미리 준비해 효율적인 면담이 이루어질 수 있도록 한다. 구체적이고 의미 있는 자료를 얻기 위해서는 면담 대상자의 나이, 성별 및 상황에 맞는 적절한 의사소통 기술이 필요하다. 개인 면담뿐만 아니라 자료 수집 대상자를 유사한 특징으로 그룹화 하여 실시하는 포커스 그룹 면담(Focus Group Interview; FGI) 또한 활용 가능하다.

2016년 FGI를 통해 교사의 정신건강을 악화시키는 환경에 대한 교사들의 의견을 분석하였다.

첫 번째 주제는 '부족하고 낙후된 학교 시설'로 정신건강을 지원해주지 못하는 물리적 환경에 대한 것이었다. 교사가 낡았을 뿐만 아니라 적절하게 관리가 되고 있지 않아서 밝은 느낌을 주지 못한다고 생각하고 있었다. 또한 교사들이 교육 활동을 할 수 있는 교과 연구실이나 휴게실 등이 마련되어 있지 않아 피로감을 느끼는 것으로 나타났다.

[A] "과밀 학교이다보니 민원 소지가 많아지고, 교실이 없다보니까 선생님들은 방과 후에 떠돌아다녀야 하고 그런 환경적인 것도 스트레스 인 것 같아요. 보따리 장수 같은 느낌이 들어요."

[D] "다른 학교보다 우리 학교가 교과실이나 수업을 할 수 있는 공간이 좋지 못해요."

[F] "교사는 하루 종일 소음 속에서, 먼지 속에서 지내는데 잠깐 쉴 수 있는 공간이 전혀 없다는 것이 참 그래요. 다른 학교는 교사 휴게실도 있고 안마기도 있는데…"

[F] "시설적인 지원이 잘 안되어 있어요. 남자 휴게실도 없어요. 쉴 수 있는 곳이 없어요. 복지가 너무 안 되어 있어요."

그림 2-4. **포커스 그룹 면담을 이용한 사정 예시**

(3) 설문조사

2차 자료에서 확인 할 수 없었던 학교 구성원의 건강 문제에 대한 관심 정도와 간호 요구도, 특정 부분에서의 구체적인 건강 행태 혹은 문제 등을 파악하기 위해서 추가적으로 설문조사 방법을 실시한다. 조사 도구는 되도록 표준화되고, 신뢰도 및 타당도가 확보된 것을 사용하도록 한다. 국민건강영양조사, 청소년행태조사 등과 같이 국가 수준 조사에서 사용되는 문항을 사용하면 국가 통계와 비교 · 분석하여 유의미한 정보를 획득할 수 있다. 관련 홈페이지에서 설문 문항은 확인 할 수 있다. 최근에는 다양한 온라인 설문조사 서버가 발달되어 있기 때문에 온라인 설문조사를 활용하면 통계 분석에 시간과 노력을 줄일 수 있으며 중 · 고등학교에서는 OMR 카드를 활용하여 조사하면 간편하다.

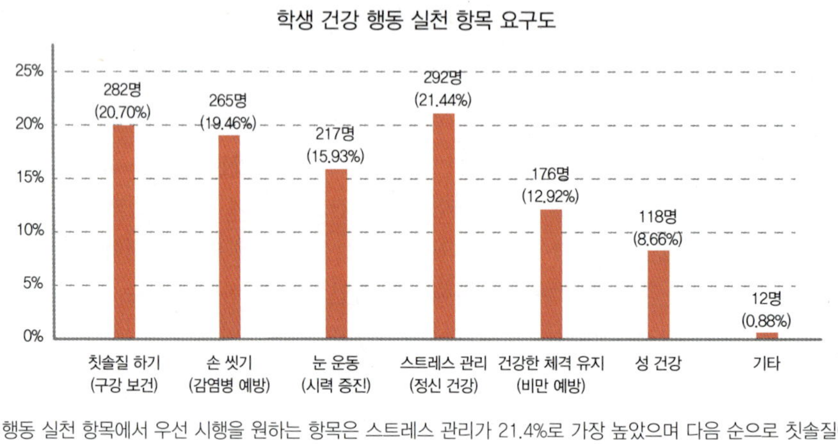

* 학생 건강 행동 실천 항목에서 우선 시행을 원하는 항목은 스트레스 관리가 21.4%로 가장 높았으며 다음 순으로 칫솔질이 20.7%, 손 씻기 19.46% 순이였다.

그림 2-5. **설문조사를 이용한 사정 예시**

2-3. 학교간호 사정 자료 분석

수집된 자료에 대한 체계적인 분석은 지역사회 내의 문제 및 요구를 파악하고, 강점과 경향을 알아내기 위해 필수적이다. 가정 먼저 수집된 자료를 범주화하는 작업은 실제적 혹은 잠재적인 학교 건강 문제에 대한 추론을 이끌어 내는 데 도움이 된다. 이후 분류된 자료를 차트, 그래프, 표 등으로 요약하고, 다른 자료들과 비교하며, 논리적으로 결과를 추론하는 과정을 거친다.

사정 단계에서 사용한 사정 영역의 틀은 자료를 범주화하는 데에 기본적인 틀을 제공한다. 각각의 하부 체계 내에서 보건교사는 어떤 문제가 존재하는지 알아볼 뿐만 아니라 어떤 자원(강점)을 활용하여 요구(약점)를 충족시킬 수 있을지 구체적인 내용을 파악할 수 있다.

2-3-1. 매트릭스 표

수집된 사정 자료를 범주화 및 요약할 때 매트릭스 표를 이용하면 편리하다. 수집한 자료를 개인, 대인 관계, 조직, 지역사회, 정책에 대해서도 구분할 수 있도록 관련 범주와 차원을 표시할 수 있다. 학교간호 사정 자료를 안전사고, 감염병, 정신건강, 구강 건강, 시력 건강, 흡연 · 음주, 성 건강, 비만 · 신체 활동 등의 학교 건강 문제 영역에 따라 분류하고, 자료의 내용을 요약한다. 그 다음 수집된 자료의 내용을 판단 기준이 될 수 있는 지침이나, 국가 수준 통계 자료, 지역 보건 의료 통계 자료 등과 비교 · 분석 과정을 통해 해당 학교간호 대상자들에게 발생한 구체적인 문제점들을 확인한다. 또한 이전 자료와의 비교 · 분석을 통해 추이도 함께 확인한다. 마지막 단계에서는 비교 · 분석한 결과를 바탕으로 자료의 의미를 찾아 건강 문제를 도출한다.

표 2-2. **매트릭스 표를 이용한 사정 자료 분석 예시**

<table>
<tr><th rowspan="2">영역</th><th colspan="5">사회 생태학 수준</th><th rowspan="2">사정 자료</th><th rowspan="2">근거 · 기준</th><th rowspan="2">시사점</th></tr>
<tr><th>개인</th><th>관계</th><th>조직</th><th>지역사회</th><th>제도</th></tr>
<tr><td rowspan="4">안전사고예방</td><td></td><td></td><td>○</td><td></td><td></td><td>• 안전바 없음
• 보건실에 응급 조치를 할 수 있는 진료대, 분리된 응급 처치 공간 없음</td><td>보건실 시설 기준에 진료대는 구비 물품</td><td rowspan="4">• 건전한 환경을 위한 재원 확보 및 설치 필요함
• 안전사고율 감소 및 중증 안전사고 예방을 위한 프로그램 필요함</td></tr>
<tr><td rowspan="2">○</td><td rowspan="2"></td><td rowspan="2"></td><td rowspan="2"></td><td rowspan="2"></td><td>• 안전공제회 통지 안전사고 발생율 0.8%로 양호(11건/1239명)</td><td>안전공제회통계(2010) 사고 발생율 0.9%(사고 발생 건수/학생 수=77,496건/7,774756명)</td></tr>
<tr><td>• 2010년 중증 학교 안전사고 발생 1건, 12년 1건
• '사고 손상'으로 인한 보건실 방문자가 전체의 45%
• 학부모 건강 연수 주제 선호도 5위
• 안전 수칙 준수의 모든 항목에서 실천율 높음(안전벨트 착용 53.8%, 보호 장구 착용 41.9%)</td><td>학생표본건강실태분석(2010)의 초등학생의 안전벨트 착용 53.8%, 보호장구 착용 38.4%</td></tr>
<tr><td></td><td></td><td></td><td>○</td><td></td><td>• 지역사회 연계 사고 예방 교육 있음</td><td></td></tr>
</table>

감염병			○			• 손 씻기 시설 낙후되어 있고 부족함		• 감염병에 대한 지속적인 예방 관리 필요함
	○					• 2011년 노로바이러스에 의한 식중독 발생 • 손 씻기 실천율 91.1%로 양호	학생표본건강실태분석(2010)의 초등학생의 손 씻기 실천율 89.65%	
비만·신체활동	○					• 비만도 12.8%로 낮고, 고도 비만 학생은 6명	학생표본건강실태분석(2010)에 서 초등학생의 비만율은 14.2%(경도 7.4%, 중등도 5.5%, 고도 1.2%) / **교육청내 29개 초등학교 중 비만율 15위	• 학생의 비만도와 신체활동율이 양호하나 신체활동에 대한 요구도 높고 지역사회 자원이 풍부하기 때문에 다른 건강 문제를 해결하기 위한 방법으로 운영할 필요가 있음
	○					• 아침 결식율은 2.7%로 낮음	학생표본건강실태분석(2010)의 초등학생 아침 결식율 3.46%	
	○					• 체중 조절 프로그램 참석 희망 학생 32.8%		
	○					• 일주일에 3일 이상 격렬한 신체 활동 60.4%로 실천율은 높으나 전년 대비 감소	학생표본건강실태분석(2010)의 초등학생의 주3일 이상 격렬한 신체 활동 실천율 45.79%	
	○					• 체력 우려 학생 93명 • 4등급과 5등급 학생 17.6%, 5학년 많음		
		○				• 학부모를 위한 정신건강 요가 교실(1위), 배드민턴 교실(2위) 등에 대한 건강 교실 운영 요구도 높음		
			○			• 운동할 수 있는 현대화된 체육관 있음		
				○		• 학교 인근에 문화 센터, 체육 센터, 공원이 밀접해 있음		

2-3-2. SWOT 분석

학교간호사업을 위한 기본적인 자료 분석 과정에서 또 한 가지 중요한 과정은 학교의 보건 현황 분석을 통해 학생, 교직원 및 학교의 현황 및 문제, 강점과 약점을 파악하는 것이다. 학교간호사업을 위한 현황 분석에 가장 많이 활용되는 도구는 SWOT 분석이다. SWOT는 조직의 환경 분석에 필요한 강점(Strength), 약점(Weakness), 기회(Opportunity), 위협(Threat)이라고 하는 4가지 요인들의 영문 첫 글자를 따서 붙인 이름이며, 학교간호사업을 계획하기 전에 조직의 내부 환경을 분석하여 강점(Strength)과 약점(Weakness)을 도출하고 외부 환경을 분석하여 기회(Opportunity)와 위협(Threat)요인을 파악한다.[2)]

표 2-3. **SWOT 분석에서의 학교 내·외부 환경**

학교 내부 환경 평가: 강점 및 약점	학교 외부 환경 평가: 기회 및 위협
• 학교의 범위 및 기능의 개관: 학교 관련 법률, 학교 발전사 및 사안, 학생 및 학부모의 기대, 만족도, 학교의 성과 • 학교의 조직적 측면: 학교 인력 및 규모, 구성, 학교 조직, 조직 문화, 인적 자원(훈련, 경험, 보상, 혜택, 이직률, 사기 등), 학교 내 사건, 변화, 학교 대응 수준 • 학교 재정적 측면: 학교 예산 규모, 지원 예산, 학교보건 예산의 구조와 관계, 학교보건 예산의 수용 수준	• 학생 및 학부모의 인구 통계: 특성(연령, 교육 수준, 맞벌이 수준, 경제적 수준 등), 추세 및 영향(전 · 출입 변화, 학생 구성 변화 등) • 경제적 변수: 학교 구성원이 경제적 여건에 영향을 받는 범위, 미치는 영향 등 • 정부 법령, 규제의 영향: 학교 관련 법률, 정책, 규제 및 변화 관련 내용 • 과학 기술의 발전: 학교보건에 영향을 줄 수 있는 과학 기술 발전(학교 정보화, 보건일지 전산화, 스마트폰을 활용한 교육 활동 등) • 공공 정책 문제: 아동 학대, 청소년 범죄 등의 현재의 공공의 사회적 문제

분석 결과를 바탕으로 강점은 살리고 약점은 감소시키며 기회는 활용하고 위협은 억제하는 방향으로 프로그램을 개발하게 된다. 강점과 약점, 위협과 기회로 구체화된 4가지 요소 간에 발생하는 상호 작용을 바탕으로 4가지 유형의 전략이 도출될 수 있다. 구체적으로 SO 전략은 조직의 강점을 활용하여 기회를 극대화 시키려는 전략이다. ST 전략은 조직의 강점을 활용하여 확인된 위협을 최소화하기 위한 전략이다. WO 전략은 확인된 기회를 활용하여 조직의 약점을 최소화하기 위한 전략이고, WT 전략은 위협을 회피하기 위해 조직의 약점을 어떻게 최소화할 것인가를 고민하는 방어적 전략이다.

학교 여건 분석

S [강점]

- 현대화된 시청각실, 체육관 있음
- 현대화된 급식실
- 균형 있는 연령대의 구성원
- 학생 및 학부모의 보건교육 및 학교보건 서비스에 대한 만족도 높음
- 전문 영역 담당자가 전문 지식을 갖고 있으며 열의가 높음
- 학생들의 좋은 학습 태도와 높은 학업 성취율
- 문제가 되는 건강 문제가 많지 않음

W [약점]

- 보건 교육실 없음
- 낙후되고 법정 규모에 부합하지 않는 보건실 시설(0.5칸)
- 교실 배식
- 방과 후 시간을 학원에 의존하는 학생 많음
- 안전시설 부족(안전바 없음)
- 학교 전반의 시설이 낙후되어 있음
- 학교 환경 개선을 위한 재정적 자원 부족
- 구성원들이 관련 업무 증가에 대한 두려움 있음
- 몇몇 부서간 협조가 잘 이루어지지 않음
- 고학년이 많아 각종 사고, 학교폭력 발생율 높으며 보건 수업 수 증가에 따른 담당자의 시간 부족
- 노로바이러스 식중독 발생하여 다시 발생할 가능성 있음
- 민원이 자주 발생

O [기회]

- 중상의 지역사회 경제 수준
- 공실 발생 추세로 건강 증진을 위한 시설 설치 공간 확보 가능
- 보건소와 근접해 있어 보건소 연계 사업용이
- ○○구 구민체육시설이 근접하여 연계한 프로그램 운영 가능
- 학교 방과 후 활동에 대한 학부모 요구도 높아 건강 증진 학교 방과 후 프로그램 개설 가능
- 맞벌이 비율이 타 지역에 비해 낮아 학부모 연계 프로그램 가능
- 교육부 건강 증진 학교 선정

T [위협]

- 사교육율이 높아 학생들의 정신적 · 신체적 피로감 높음

전략

SO 전략: 강점 극대화, 기회 적극 활용	ST 전략: 강점 극대화로 위협 요인 제거
• 가용 가능한 인적 · 물적 자원을 활용하여 건강 증진 학교 운영	• 전문 영역 담당자 중심의 프로그램 운영 • 정신적 · 신체적 피로감을 줄일 수 있는 즐길 수 있는 보건 프로그램 운영
WO 전략: 상승 기회 포착, 약점 보완	**WT 전략: 약점 보완, 위협 요인 제거**
• 학교에서 부족한 시설은 근접한 보건소 등과 연계하여 자원 이용 • 협조가 잘 안 되는 부서와 관련된 영역에서는 지역사회 기관과 연계하여 운영 • 서울시교육청, ㅇㅇ구청 등으로부터 환경 개선을 위한 재정 확보 노력 • 효율적이고 실질적인 건강 증진 학교 모델 구현	• 고학년 중심으로 한 건강 증진 사업 운영으로 각종 건강 문제 행동 예방 및 분위기 조성

그림 2-6. SWOT 분석의 예

2-4. 학교간호 진단

학교간호 진단은 사정 단계를 통해 도출된 문제를 해결하기 위한 학교간호 계획 수집과 수행을 할 수 있게 하는 기본적인 과정으로 매우 중요하다. 간호 진단은 간호 과정을 적용하는 사람들의 공통 언어이기 때문에 공감대를 가질 수 있는 합의에 기반을 두고 진단 목록이 마련되어야 한다. 그러나 현재까지 학교간호 문제를 구조화 된 진단 틀에 따라 간호 진단을 내릴 수 있는 공식적인 틀이 개발되어 있지 않다. 그래서 일반적으로 특정한 형식 없이 문제와 원인을 연결해 서술하는 경우가 많다. 예를 들어 학교 내 공사로 인해 소음이 큰 경우 "교내 공사와 관련된 학생들의 학습장애"와 같은 간호 진단을 내릴 수 있다. 또는 공사가 장기간 지속되어 청력 저하의 문제가 나타났다면 "지속적인 교내 공사 소음과 관련된 학생들의 청력 저하 가능성"이라는 간호 진단을 도출할 수도 있다.

그러나 간호학 내에서 개발된 간호 진단 체계를 활용하는 경우도 있다. 학생 또는 교직원의 개인 대상자에 접근하는 차원에서는 기존의 NANDA(북미간호진단협회, North America Nursing Diagnosis Association)나 Omaha 분류 체계 등을 사용할 수 있겠으나 학교 건강 문제 특성에 잘 맞지 않는 부분이 있으며, 본 장에서 기술한 집단 수준의 접근이 필요한 학교간호 과정에는 적용하기 어려운 측면이 있다. 지역사회 수준에서 간호 현상을 규명하고 진단하는데 국제간호실무분류체계(International Classification for Nursing Practice, ICNP)가 개발되어 있는데, 우리나라에서는 김영임 등(2002)[3]이 학교 현장에 적용하여 학교간호 현상을 규명한 바 있다.

기존의 진단 목록 활용 여부와 관계없이 학교간호 진단은 문제의 원인을 확인하고 이와 관련된 문제를 명확하게 서술해야 한다. 진단 혹은 문제점에 관련된 원인을 해결하기 위한 학교간호 중재가 계획되기 때문에 뚜렷하게 원인을 기술하는 것이 구체적이고 적절한 중재 방안을 마련하는 데 중요한 과정이다.

표 2-4. **학교간호 진단 예시**

영역	대상	문제	수준	원인
정신건강	교사	높은 스트레스 인지율	개인	부적절한 스트레스 대처 능력
			관계	과도한 민원
			조직	관리자의 인식 부족, 정신건강 복지 시설 부족

2-5. 우선순위 결정

보건교사는 학교간호 진단을 내린 후, 학교간호사업을 위한 간호 문제의 우선순위를 결정해야 한다. 즉, 도출된 간호문제 또는 간호 진단을 나열하고, 우선적으로 해결해야 할 문제들이 무엇인지 결정하여 먼저 계획해야 할 사업들을 결정한다. 학교간호사업에 있어 우선순위를 결정할 때에는 예산과 인력 및 시간을 고려해야 한다. 우선순위를 결정하는 과정에서 주관성을 배제할 수 없으나 다양한 방법들이 개발되어 있어 학교의 특성을 반영해 적합한 방법을 선택하고 객관적 기준으로 우선순위를 결정하고자 노력하는 과정이 필요하다.

2-5-1. BPRS(Basic Priority Rating Scale)

BPRS는 Hanlon(1973)이 개발한 모델로[4] 문제의 크기, 심각성, 중재의 효과에 대해 점수화하는 방법이다. 점수화 과정에는 학교 구성원 대표들이 함께 참여하여 협의를 통해 점수화하거나 학교 구성원의 대표가 각자 산출한 점수들에 대해 논의 혹은 평균값으로 분석하여 평가할 수도 있다. 사업의 추정 효과는 기존 문헌에서 사업의 효과를 확인하는 것이 바람직하나, 이러한 문헌 고찰 과정을 적용하기 힘든 경우에는 효과의 지표를 고려하여 평가자의 주관적 평가를 바탕으로 작성한다.

표 2-5. **BPRS를 적용한 학교 건강 문제 우선순위 평가표**

건강 문제	평가자	(A+2B)×C=BPRS				
		문제의 크기* (A)	문제의 심각도** (B)	추정 효과† (C)	소계	합계

* 문제의 크기(A): 유병률, 발생률 등을 고려한 문제를 지닌 인구 크기

** 문제의 심각도(B): 긴급성, 경중도, 경제적 손실, 영향 등 고려

† 추정 효과(C): 예상되는 사업의 최대, 최소 효과를 추정

문제의 크기(A)		문제의 심각도(B)		추정 효과(C)	
문제를 지닌 인구크기	평점	문제의 심각도	평점	사업 효과	평점
25% 이상	9, 10	매우 심각	9, 10	매우 효과적	9, 10
10.0~24.9%	7, 8	심각	6, 7, 8	상대적으로 효과적	7, 8
1.0~9.9%	5, 6	다소 심각	3, 4, 5	효과적	5, 6
0.1~0.9%	3, 4	심각하지 않음	0, 1, 2	다소 효과적	3, 4
0.01~0.09%	1, 2			상대적으로 비효과적	1, 2
0.01% 미만	0			거의 전적으로 비효과적	0

출처: 조유향 외. (2012). 지역사회간호학 총론.[5]

2-5-2. PEARL(Propriety, Economics, Acceptability, Resource, and Legality) 체계

PEARL 체계는 적절성, 경제성, 수용 가능성, 자원, 합법성의 5가지 영역에 대해 1점(예)과 0점(아니오)으로 점수를 매기는 것으로 사회·정치적 맥락을 고려한 우선순위 결정 과정이다. 적절성은 사정을 통해 도출한 건강 문제가 학교의 책임인가에 대한 것이다. 경제성은 건강 문제에 투입되는 자원 대비 기대되는 결과에 대한 비용·효과를 판단하는 것이며, 수용 가능성은 학교의 문화와 선호도와 관련된 것이다. 자원은 이용 가능한 자원의 동원 가능 여부이며, 합법성은 도출된 건강 문제를 해결하는데 필요한 법적 규제나 권한이 있는가에 대한 것이다.[4]

PEARL 체계는 기본 우선순위 평가 시스템(BPRS)으로 우선순위를 선정한 후 다음 단계에서 5가지 항목에 대해 1점과 0점으로 점수를 매기고 이 수를 곱하게 된다. PEARL의 5개 영역에서 1점은 이전에 측정된 우선순위에 영향을 주지 않지만 0점으로 평가되면 BPRS로 계산된 우선순위 점수에 관계없이 0점이 되어 간호사업이 시행되지 않는 건강 문제로 분류된다. 즉 PEARL 체계는 사회·정치적 맥락에서 사업의 실행 가능성을 평가하는 과정이다. 공중보건사업에서 실행 가능성은 매우 중요한 고려 사항이기 때문에 학교간호 과정에서 우선순위를 선정할 때에도 PEARL 체계를 적용하여 실현 가능성을 평가할 필요가 있다.

2-5-3. 브라이언트(Bryant)

브라이언트 우선순위 설정 기준은 보건 프로그램 기획 시 흔히 사용되는 방법의 하나로 BPRS 기준에 구성원의 관심도가 추가되어 있는 지표이다.

표 2-6. **브라이언트 방법에 의한 우선순위 결정 기준**

보건문제	우선순위 결정 기준				총점	우선순위
	문제의 크기	문제의 심각도	해결 가능성	관심도		
비만						
체력 저하						
치아우식증						
건강 지식						

출처: 한국교육개발원. (2016). 건강 증진 학교 운영 매뉴얼.[6]

2-5-4. PATCH(Planned Approach To Community Health)[7)]

PATCH는 미국질병관리본부에서 지역 보건 요원의 보건 사업 기획 지침서로 개발된 것으로 "중요성"과 "변화 가능성"을 우선순위 결정의 평가 기준으로 사용한다. 즉 건강 문제가 얼마나 심각한 영향을 미치는지와 건강 문제를 변화시키면 건강 수준에 어느 정도 효과가 나타나는지를 평가하여 우선순위를 결정하는 방식이다. 건강 문제가 중요하든(A) 중요하지 않든(B) 변화 가능성이 높으면 우선순위가 높다고 할 수 있지만 (C)처럼 건강 문제도 중요하지만 변화 가능성이 낮다면 대상자의 행동 변화를 위한 강력한 프로그램 개발이 필요함을 의미한다. 또한 (D)의 경우는 문제가 중요하지도 않고 변화 가능성도 낮으므로 해당 프로그램의 적용할 가치가 없다고 판단한다.

표 2-7. **PATCH를 이용한 건강 문제 우선순위 결정**

	중요함	중요하지 않음
변화 가능성이 높음	A	B
변화 가능성이 낮음	C	D

출처: 김이순 외. (2016). 보건 프로그램 개발 및 평가.[8)]

3 학교간호 계획

3-1. 학교간호 계획 비전, 목적 및 목표를 수립한다.
3-2. 학교간호 수행 계획을 수립한다.
3-3. 학교간호 수행 평가 계획을 수립한다.

학교간호 진단이 도출되고 우선순위가 결정되면, 해당 문제를 어떻게 해결할 것인가에 대하여 구체적으로 계획을 수립한다. 이 단계에서 가장 먼저 해야 할 일은 도출된 문제를 해결할 수 있는 사업 목표를 정하고, 이를 효과적으로 달성하기 위한 방법과 수단을 선택한다. 사업 목표와 간호 방법이 결정되고 나면 구체적으로 문제 해결을 위한 학교간호 수행 계획서를 작성하고, 마지막으로 수행된 학교간호의 결과를 어떻게 평가할 것인가에 대해 계획을 수립한다.

3-1. 비전, 목적 및 목표 설정

학교간호사업 수행을 위한 비전, 목적, 목표를 설정한다. 비전은 학교간호사업을 통해 성취하고자 하는 궁극적인 가치이며 목적은 비전을 성취하기 위한 일반적 진술문으로 장기적인 방향을 제시한다. 목표는 비전과 목적을 달성하는 과정에서 그 변화와 성과를 확인하기 위한 구체화 과정이다. 학교에서의 비전은 일반적으로 5년 이상, 목적은 2~5년, 목표는 1년 정도의 기간으로 고려한다.

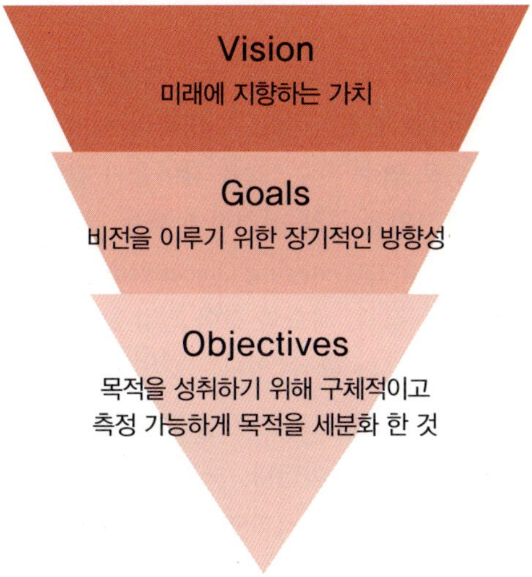

그림 2-7. **비전, 목적, 목표의 관계**

3-1-1. 비전

학교간호사업에 있어서 비전은 조직이 성취하고자 하는 궁극적인 가치로 성취하고자 하는 희망을 짧게 기술한 것이다. 비전은 단순한 선언문이 아니라 조직에 목적과 목표를 부여하고 사업 방향을 정하며, 조직 운영과 행동의 기준을 제공함과 동시에 조직 구성원에게 동기를 부여하는 역할을 한다. 비전은 보건교사 혼자 작성하기 보다는 학교의 구성원 대표들이 함께 논의를 통해 작성하는 것이 바람직하다. 비전 수립을 위한 논의 시에는 다음의 질문들에 대해 의견을 자유롭게 이야기하고 이를 통해 비전을 도출한다. 비전은 기억하기 쉽게 17자 이내로 하는 것이 좋다.

- 건강한 학교가 의미하는 바는 무엇인가?
- 건강한 학교의 주요 특성은 무엇인가?
- 향후 5~10년의 모습으로 상상되는 학교는 어떠한 모습인가?

3-1-2. 목적

목적은 학교간호사업을 통해 장기적인 기간에 걸쳐 달성하고자 하는 건강 성과나 건강 수준에 대한 일반적인 진술이다. 목적에는 일반적으로 성취 기한이나 수량화 할 수 있는 지표를 포함하지 않고 일반적인 용어로 기술한다. 간호사업이 여러개인 경우 각 사업당 한 개 이상의 목적을 수립할 수 있으나 일반적으로 한 사업에 여러개의 목적을 수립하지 않는 경향이 있다.

3-1-3. 목표

목표란 사업의 목적을 달성하기 위해 행동을 통해 이루려는 최후의 결과 즉 변화에 대한 단기적 안목에서의 구체적인 기술이다. 목표는 평가의 중요한 지침으로 활용되고 관리자의 의사 결정과 조직의 효율성을 높여준다.

(1) 종류

목표는 측정하고자 하는 내용에 따라 과정 목표와 결과 목표로 분류할 수 있다. 설정하고자 하는 목표가 과정이나 결과 목표 중 어디와 관련이 있는지 명확히 해야 한다. 과정 목표는 사업 과정에 관한 요소를 목표로 진술하는 것으로 연수 횟수, 교육 참여율과 같이 사업 운영자의 활동에 초점을 둔다.[4] 그에 반해 결과 목표는 간호사업을 통해 성취하게 되는 결과에 초점을 둔다. 결과 목표는 지식, 기술, 태도, 인식 등과 같은 학습 목표(Learning Objectives), 행동의 변화를 나타내는 행동 목표(Behaviour Objectives), 물리적 환경, 정책, 제도와 같이 건강 보호 환경 조성을 나타내는 환경 목표(Environmental Objectives) 등으로 세분화 할 수 있다.

목표는 성취 기간에 따라 단기 목표와 장기 목표로 분류할 수 있다. 장기 목표는 학교간호사업을 통해서 성취하고자 하는 궁극적인 목표를 의미한다. 보통 공립학교 교사의 전보 기준이 5년이기 때문에 처음 발령 받은 해에 학교간호 사정을 실시하여 학교의 건강 문제를 파악하고 이를 바탕으로 5년간의 학교간호사업의 장기 계획을 수립한다. 단기 목표는 장기 목표 아래에서 단기간 구체적으로 달성해야 하는 구체적인 목표를 말한다. 보통 장기 목표의 여러 구성 요소를 부분적으로 나누어서 세부적으로 목표를 기술한다. 학교간호사업은 일 년 단위로 진행되기 때문에 보통 일 년 간 수행하는 사업을 통해 달성할 수 있는 목표로 작성한다.

(2) 작성 과정

미국질병통제예방센터(CDC, 2015)[9]에서는 목표를 작성하는 과정을 상세하게 제시하고 있다. 목표를 작성하기에 앞서 우선 다음의 질문에 대해 스스로 답을 찾는 과정을 갖는다.

- 무엇을 하고 있는가?
- 왜 이 활동을 성취하는 것이 중요한가?
- 언제 이것을 완성하기를 원하는가?
- 어떻게 이 활동을 할 것인가?

위의 질문에 답을 찾는 과정을 통해 생각을 명확히 했다면 그 다음으로 SMART를 고려하여 목표를 작성한다.

① 구체성(Specific)

구체적이고 세부적이며 잘 정의되어있어 어디를 가는지, 도착했을 때 무엇을 기대하는지 알 수 있어야 한다. 무엇을(건강 문제, 위험 요인 등), 언제까지(목표 달성 기한), 어디에서(대상 지역), 누구에게 또는 누구의(대상자), 얼마나(목표 수준) 등의 내용이 명시되어야 한다.

② 측정 가능성(Measurable)

숫자와 수량은 측정 및 비교 수단을 제공한다. 목표는 측정할 수 있어야 한다. 수량화시키거나 객관적으로 평가가 가능한 지표를 사용하여 측정할 수 있도록 기술한다.

③ 달성 가능성(Achievable)

실행 가능하고 실행하기 쉬워야 한다. 즉, 달성할 만한 수준의 목표를 설정해야 한다. 그러나 노력 없이 자연적으로 달성되는 소극적 목표는 지양한다.

④ 현실성(Realistic)

자원, 인력, 비용 및 시간 프레임과 같은 제약 조건을 고려한다.

⑤ 시간 제한(Time-Bound)

목표 달성의 기한, 시점을 밝힌다.

(3) 목표치 설정

목표에는 측정 가능한 지표의 목표치를 기술한다. 목표치를 작성할 때는 취하고자 하는 변화량보다는 달성하고자 하는 최종 건강 수준이나 비율로 기록하는 것이 더 바람직하다.

목표치를 정할 때는 현재의 건강 수준을 토대로 현재 건강 상태의 향상, 유지, 악화 방지 중 어느 수준으로 목표치를 설정할지에 대한 의사 결정을 한다. 현재의 건강 지표가 장기 목표나 기준이 되는 지표보다 좋은 경우는 현 상태를 유지하는 수준이나 약간 더 나은 수준으로 목표를 설정할 수 있다. 현재 건강 상태가 장기 목표나 기준에 충족되는 수준이라면 장기 목표를 초과하거나 현재 상태를 유지하는 수준으로 목표치를 설정한다. 현재 상태가 장기 목표나 기준보다 나쁘다면 더 나은 목표치를 설정해서 향상 추이를 가속화 하거나 어느 정도 나은 수준의 목표치를 설정하여 향상 추이가 나타날 수 있도록 설정할 수 있다. 사업의 효과가 크지 않다고 판단될 때는 악화의 추이를 중단시키거나 지연시키기 위한 정도의 수준으로 목표치를 설정할 수 있다.

표 2-8. **목표치 설정에 대한 의사 결정**

	장기 목표나 기준보다 좋음	장기 목표나 기준에 충족함	장기 목표나 기준보다 나쁨
목표치	• 현재 보다 약간 더 나은 수준 • 현 상태 유지 수준	• 장기 목표를 초과하는 수준 • 현 상태 유지 수준	• 장기 목표에 근접한 수준 • 현 상태보다 어느 정도 나은 수준 • 현 상태 유지 수준

출처: Issel. L. M. (2008). Health Program Planning and Evaluation: Practical, Systematic Approach for Community Health.[4)]

목표치는 다양한 방법으로 계산될 수 있다. 학교간호사업이 현 건강 상태의 변화보다는 유지에 강점이 있다면 현재의 값을 그대로 사용할 수도 있다. 통계적으로 유의한 수준의 향상 수치를 계산하여 목표치를 산출하기도 한다. 바람직한 변화 양상을 기준으로 계산하거나 주변 지역의 평균값을 목표치로 설정 할 수도 있다. 또한 장기 목표인 경우는 매년 변화 정도를 고려하여 매년 해당하는 목표치를 산정해야 한다.

표 2-9. 학교간호사업의 비전, 목적, 목표의 예

	내용	구분
비전	모두가 행복한 건강한 학교	
목적	1. 건강 생활 습관 향상	
목표	① 2018년 2월까지 학생 식사 전 손 씻기 실천율 85% 달성 ② 2018년 2월까지 학생 인스턴트 식품 섭취율 5% 달성 ③ 2018년 2월까지 교실 내 손 세정제 100% 비치 ④ 2018년 2월까지 학생 대상 건강 생활 습관 관련 보건교육 2차시 실시	결과 목표(행동 목표) 결과 목표(행동 목표) 결과 목표(환경 목표) 과정 목표
목적	2. 건강한 몸을 위한 체력 향상	
목표	① 2018년 2월까지 학생 비만율 10% 달성 ② 2018년 2월까지 학생 방과 후 신체 운동율 50% 달성 ③ 2018년 2월까지 전교생 체육 놀이 시간 제도 마련 ④ 2018년 2월까지 고도 비만 학생의 전문 기관 연계율 90% 달성	결과 목표 결과 목표(행동 목표) 결과 목표(환경 목표) 과정 목표

3-2. 수행 계획

수행 계획은 간호 진단에서 파악된 원인을 개선하기 위하여 설정된 목표가 효율적으로 달성될 수 있는 구체적인 간호 중재 또는 프로그램을 선택하고, 이를 수행하기 위한 담당자, 방법, 시기, 내용 등을 작성하는 과정이다. 즉 해당 업무를 누가, 언제, 어디서, 무엇을 가지고 수행할 것인가를 구체적으로 정하는 것이다.

최근에는 사회 생태학적 모형에 기반하여 건강에 영향을 미치는 요인을 파악한 후 각 단계에 적절한 전략을 활용하기도 한다. 개인적 수준에서는 다양한 매체를 활용한 교육이나 직접 서비스 제공, 유인(Incentives)을 제공하는 전략을 활용할 수 있다. 개인 간 수준에서는 기존 네트워크를 활용하거나 새로운 네트워크를 활용할 수 있다. 예를 들어 학생들을 대상으로 하는 건강 증진 사업의 경우 학생들의 행동 및 의사 결정에 영향을 미칠 수 있는 멘토(Mentor)를 연결해 주거나, 동료(Buddy)나 자조 집단(동아리) 지원을 통한 전략을 활용할 수 있다. 집단 수준에서는 전반적인 홍보, 마케팅, 환경 개선과 같은 전략을 고려해 볼 수 있다. 즉, 학교간호사업의 구체적인 수행 계획을 세울 때는 개인의 건강 지식을 높이기 위한 보건교육과 같이 개인 차원의 중재뿐만 아니라 건강한 학교 교칙 수립, 건강한 학교 환경 조정을 위한 중재 내용 또한 함께 고려하는 등 건강 문제를 해결하기 위한 다차원적인 중재를 개발하도록 한다. 그리고 각종 간호 방법과 수단들의 장 · 단점을 고려하여 가장 효과적이고 효율적인 방법을 선택하고 필요시 문헌 고찰을 통해 근거가 입증된 간호 방법을 선택한다.

수행 계획이 현황 분석을 통해 도출한 건강 문제와 원인, 성취하고자 하는 목적과 목표, 이를 달성할 수 있는 다차원적이며 근거에 기반한 간호사업으로 논리적으로 잘 조직화 되어있는지 확인한다.

수행 계획은 연간 계획, 월간 계획, 주간 계획으로 나누어 단계에 따라 구체적으로 작성한다. 연간 계획은 매월 해야 할 업무를 중심으로 계획하며 일반적으로 GANTT CHART 형태로 구성한다. 월간 계획은 주 단위로 해야 할 업무를 작성하며, 주간 계획은 그 주에 수행해야 할 업무를 일 단위로 나누어 무엇을 해야 할 것인가를 계획한다. 계획 수립 시에는 학사 일정 및 교직원의 업무 등도 고려한다.

표 2-10. GANTT CHART 형태의 연간계획 예시

Tasks		담당자	Months												예산(천원)
			3	4	5	6	7	8	9	10	11	12	1	2	
안전 사고 예방	후천적 장애 예방 교육	보건교사			▶										100
	학생 응급 처치 교육	보건교사				▶									100
	교사 응급 처치 연수	보건교사				▶									100
	학부모 응급 처치 연수	교무부장	▶												500
	위험 환경 개선 사업	행정실장	▶	▶	▶	▶	▶	▶							○○구 지원
	업무 지원, 응급 처치	보건교사	▶	▶	▶	▶	▶	▶	▶	▶	▶	▶	▶	▶	5,000
	○○ 암행어사 활동	생활부장			▶	▶	▶	▶	▶	▶	▶	▶			
감염병 예방	감염병 컬럼	보건교사	▶		▶			▶			▶				
	감염병 관리 연수	보건교사									▶				500
	SMS 감염병 정보 운영	보건교사	▶	▶	▶	▶	▶	▶	▶	▶	▶	▶	▶	▶	
	체험 중심 손 씻기 교육	담임교사									▶				1,000

3-3. 평가 계획

학교간호사업에 대한 평가 내용 또한 간호계획단계에서 수립되어야 한다. 평가 계획 수립 시에는 평가자, 평가 시기, 평가 내용과 평가 지표, 평가 종류, 자료원, 평가 방법 등을 포함하여 구체적으로 작성한다. 평가자는 학교간호 담당자인 보건교사 뿐만 아니라 학교장, 교직원, 학생, 학부모 등 다양한 학교 구성원이 모두 평가자가 될 수 있다. 평가는 사업의 진행 및 투입된 자원의 효율성 등을 확인하는 과정 평가를 수시로 시행할 수 있으며, 간호 중재의 결과를 확인하기 위한 효과, 영향 평가가 종료되는 시점에 일정한 간격을 두고 실시될 수 있다. 학교간호 중재의 효과를 평가하기 위한 지표를 산정하고 이 지표를 정확하고 일관성 있게 평가할 수 있는 검증된 도구를 활용하여 평가한다. 평가 방법은 사정 자료 수집 방법과 같이 설문지 조사, 2차 자료 분석, 면담, 순회 등의 다양한 방법으로 실시할 수 있다.

표 2-11. **평가 계획 예시**

<table>
<tr><th>평가 내용</th><th>평가 종류</th><th>평가 지표</th><th>평가 방법</th><th>자료원</th><th>빈도</th><th>평가자</th></tr>
<tr><td rowspan="3">학생의 정신건강 관리 능력을 향상 시켰는가?</td><td>결과 평가</td><td>스트레스 대처 방식</td><td>온라인 설문조사</td><td></td><td>사전, 사후</td><td>보건교사</td></tr>
<tr><td rowspan="2">과정 평가</td><td>프로그램 실시 여부 / 프로그램 참여자 비율</td><td>2차 자료 분석</td><td>실적 결과(상담록, 실적 보고서) / 출석부</td><td></td><td>보건교사</td></tr>
<tr><td>프로그램 만족도</td><td>설문조사
참여자 개인 인터뷰</td><td></td><td>사후</td><td>보건교사</td></tr>
<tr><td rowspan="2">학생의 정신건강을 지원할 수 있는 환경을 조성 하였는가?</td><td>결과 평가</td><td>학생 스트레스 지원 환경 증가 수</td><td>순회, 2차 자료 분석</td><td></td><td>사전, 사후</td><td>행정실장</td></tr>
<tr><td>과정 평가</td><td>지원 환경에 대한 학생 만족도</td><td>설문조사
참여자 개인 인터뷰</td><td></td><td>사후</td><td>행정실장</td></tr>
</table>

4 학교간호 수행 및 평가

4-1. 학교간호 수행을 설명한다.
4-2. 평가 유형을 설명한다.
4-3. 평가를 실시하고 평가 결과를 적용한다.

학교간호는 보건교사의 법적 범위에 준하여 수행되어야 하며 보건교사는 수립한 간호수행계획이 이루어지도록 직 · 간접적인 간호 활동을 실시한다. 평가 계획에 따라 간호수행 과정과 결과를 평가하여 현재 간호 과정을 수정 · 보완할 뿐만 아니라 추후 간호 과정에 반영하는 순환적 과정이 이루어지도록 한다.

4-1. 학교간호 수행

사전에 계획된 대로 수행 될 수 있도록 보건교사는 직접간호 뿐만 아니라 조정, 감시, 감독을 하는 간접간호 활동을 수행한다. 간호수행 내용에 대한 정확하고 철저한 기록 및 수행 자료의 보관은 간호 과정에서 사정 및 평가의 중요한 자료원이 된다.

4-1-1. 직접간호

해당 문제를 해결하기 위한 간호중재를 직접 수행하는 활동으로 학교의 직접간호에는 통상 질환 관리, 응급 간호, 안전 관리, 보건교육, 상담, 의뢰 등이 있다.[10)]

4-1-2. 간접간호

학교의 건강 문제를 해결하고 건강한 학교를 만들기 위해 포괄적인 접근이 이루어지고 있으며 학교의 모든 구성원의 참여와 역할이 강조되고 있다. 이에 따라 직접간호활동을 지원하거나 위임이나 업무 배분을 통해 지정된 담당자의 활동을 지도, 감독, 모니터링 하는 보건교사의 간접간호활동 또한 증가하고 있다. 계획된 간호사업을 학교 구성원이 갖고 있는 전문성과 담당 업무에 맞게 담당자가 지정 될 수 있도록 조율하고 필요에 따라 일부 간호 업무를 위임하며 이를 지도하고 감독한다. 계획된 간호사업이 잘 진행 되고 있는지 지속적으로 모니터링하고 진행 상황에 따라 계획을 조정하는 역할을 수행한다.

(1) 조정(Coordinating)

사정, 진단 및 계획 단계를 통해 수립된 학교간호 수행 계획이 시간, 공간 및 정책의 변화 등 다양한 이유로 인해 계획 변경이 필요할 경우 이를 조정해야 한다. 학교간호사업은 학생, 교직원뿐만 아니라 학부모 및 지역사회의 다양한 사람들이 참여하는 경우가 많으므로 적절하고 원만한 의사소통 기술을 바탕으로 한 보건교사의 조정 능력이 매우 중요하다.

(2) 모니터링(Monitoring)

학교간호사업이 기존에 계획한 목표 및 방향대로 잘 진행되고 있는지 지속적으로 모니터링을 하며 지도, 감독을 한다. 이러한 모니터링 활동은 학교간호사업에서 보건교사들이 수행하는 간접간호의 대표적인 영역이다. 학교간호사업의 진행 정도나 투입되어야 하는 자원 및 프로그램의 양적인 성과를 점검한다. 학교간호사업의 진행 상황에 대한 질적인 부분도 적극적으로 모니터하여 미흡한 부분은 그 원인을 파악하고 다음 간호 계획에 반영될 수 있도록 한다.

모니터링은 투입 단계과 과정 단계에 대해 많이 이루어지며, 모니터링을 하는 방법으로는 관찰, 기록 자료의 검토, 물품 점검, 학내 구성원과의 면담, 체크 리스트를 사용한 점검 등이 있다.

표 2-12. **각 영역에 따른 모니터링 내용**

구분	내용
투입	• 규정에 따라 기대되는 기능, 활동 및 업무 수행 여부 • 인적, 물리적 자원의 투입과 비용 계획에 따른 진행 여부 • 학생, 교직원, 학부모 등의 참여 정도
과정	• 구체적인 사업들의 업무 내용 기준 달성 여부 • 회의 및 비공식적 의사소통의 여부

4-1-3. 기록(Recording)

기록은 학교간호사업을 진행하면서 지속적으로 이루어진다. 직접간호를 수행하는 경우에도 누가, 언제, 무엇을, 누구에게, 어떻게 제공했는지 구체적으로 기록을 남긴다.[11] 간접간호수행의 경우에도 학교간호 업무 수행을 조정하기 위한 회의를 하였거나, 모니터링 과정에서 있었던 모든 일을 기록으로 남겨두어야만 최종적인 평가에 활용할 수 있을 뿐 아니라, 다음 단계에 진행될 학교간호사업을 계획하는 데에도 유용하게 사용될 수 있다. 특히, 기록은 법적인 자료로서의 가치를 지니기도 하지만, 다양한 학교보건사업을 수행하는 보건교사의 실적을 나타내는 자료이므로 구체적이고 체계적인 기록 시스템을 기반으로 하여 관리하는 것이 중요하다.

4-2. 학교간호 평가

사전 평가 계획에 따라 평가를 수행하여 지속적으로 학교간호사업을 모니터하고 효과를 측정한다. 특히 사전 계획 단계에서 선정한 성과 지표로 지속적으로 평가하는 것이 중요하다.

평가 과정은 간호 과정을 적용하는 모든 단계에서 매우 중요하다. 평가 결과를 통해 학교간호사업의 질을 향상할 수 있으며, 다음 사업 계획에 반영하여 더 나은 학교간호사업을 기획할 수 있다. 또한 포괄적인 학교보건사업을 계획할 때 해당 분야의 활동이 어떻게 기여하고 있는지 구체적으로 파악할 수 있다.

4-2-1. 평가 유형

(1) 평가 주체에 따른 유형

평가 주체에 따라 내부 평가와 외부 평가로 구분할 수 있다. 내부 평가는 평가 대상 사업을 실시하고 있는 기관의 내부 인력에 의해 수행되는 평가를 의미한다. 학교간호사업의 경우 학생, 학부모, 교사를 통해 평가를 수행하는 경우가 해당된다. 평가 과정을 통해 학교간호사업의 목적과 수단을 재점검하고 개선하는 현장 학습의 기회를 제공할 수 있으며, 충분한 내부 정보와 인력을 활용하므로 평가 작업을 수행하기 용이하다는 장점이 있다. 그러나 사업의 성공적 수행을 추구하는 조직문화의 성향 때문에 평가 결과에 대한 객관성이나 공정성에 한계가 있을 수 있다. 이에 반하여 외부 평가는 외부 인력에 의해 수행되는 평가로 사업 평가의 독립성, 객관성, 전문성을 제고하는 데 유용하다는 장점이 있지만, 학교간호사업에 관한 정확한 정보 획득이 어렵고 평가 대상자들의 저항이 있을 수 있어 평가 결과의 정확성에 한계가 있을 수 있다.

(2) 평가 시기에 따른 평가 유형

평가 시기에 따라 사전 평가, 중간 평가, 사후 평가로 나눌 수 있다. 사전 평가는 결정된 학교간호사업이나 프로그램을 실행에 옮기기 이전에 계획된 효과와 비용을 재점검하려는 목적에서 시행하는 평가이다. 중간 평가는 사업의 진행 도중에 실시하는 평가로 학교간호사업의 전달 체계 및 과정을 개선하기 위한 운영 평가의 성격이 강하다. 사후 평가는 학교간호사업이나 프로그램이 집행된 결과를 평가하는 분명한 목적 하에 진행된다.

(3) 논리 모형(Logic Model)에 따른 평가 유형[12)]

논리 모형은 로직 모델이라고도 한다. 논리 모형에서는 단기 목적과 장기 목적의 중요성 및 목표의 각 단계별 활동에 대한 기본 가정을 강조한 모형이다. 논리 모형에 따르면 평가는 투입에 대한 평가인 구조 평가, 전환 과정(활동) 및 산출에 대한 평가인 과정 평가, 사업의 결과에 대한 평가인 결과 평가로 분류할 수 있다.

① 구조 평가(Input Evaluation)

학교간호사업에 투입된 자원의 적절성을 평가하는 것으로서 주로 투입(Input)에 대한 평가이다. 사업 진행을 위한 예산이나 인력의 양적 충분성과 사업 수행에 필요한 전문성의 확보, 시설 및 장비의 적절성, 사업 정보의 적정성에 대하여 주로 평가한다.

② 과정 평가(Process Evaluation)

학교간호사업 진행 과정에서 적절한 형태의 사업이 진행되고 있는지, 사업 수행 과정에서 문제점이 발생하고 있는지를 확인하는 과정이다. 일정대로 잘 진행되고 있는가? 투입된 자원은 적절하게 사용되고 있는가? 중간 과정에서 다른 문제점은 발생하고 있지 않은가? 등을 평가한다. 이와 함께 사업에 대한 대상자의 만족도를 평가하기도 한다.

③ 결과 평가(Outcome Evaluation)

학교간호사업 종료 시 사업의 효과를 측정하기 위한 것으로 목표 달성 정도에 대한 평가라고 한다. 결과 평가는 학교간호 계획 단계에서 수립한 장기, 단기 목표를 얼마나 달성했는지를 평가하는 것으로 단기 목표를 평가하여 달성 여부를 확인하고, 장기 목표는 계획과 비교하여 얼마나 달성하였는지를 평가한다.

표 2-13. **논리 모형에 따른 평가 유형 및 사례**

평가 유형	수행 단계	내용	사례: 고등학교 금연 선도 학교
구조 평가	투입	• 예산 • 인력 • 시간 • 기술	• 보건교사 1명 • 예산 150만원 • 또래 금연 상담사 40명
과정 평가	활동	• 워크샵 • 캠페인 • 교육 및 훈련 • 미디어 홍보	• 금연 캠페인 • 금연 학교 선포식 • 금연 또래 상담사 운영
	산출	• 교육 이수자 • 홍보 건수	• 금연 캠페인 실시 횟수 • 금연 학교 선포식 여부 • 금연 또래 상담사 활동 일지
결과 평가	단기	• 지식, 태도, 신념의 변화 • 건강 수준	• 프로그램 운영 직후 및 1개월 후 학교 흡연율 • 프로그램 운영 직후 및 1개월 후 금연자 수
	장기	• 사회적 변화 • 경제적 변화 • 환경적 변화	• 운영 종료 1년 뒤 학생들의 삶의 질

4-2-2. 평가 절차

평가 과정은 체계적인 절차로 이루어져야 한다. 학교간호 계획 단계에서 수립된 평가 계획에 따라 평가를 실시한다. 계획 단계에서 마련된 평가 내용과 기준을 확인한 후 관련 정보와 자료를 수집한다. 사전에 설정된 목표 수준과 현재 도달 상태를 비교하고 성취 수준에 도달하지 못 했거나, 혹은 목표치보다 더 성공적으로 사업의 효과가 있었다면 그 요인을 분석한다.

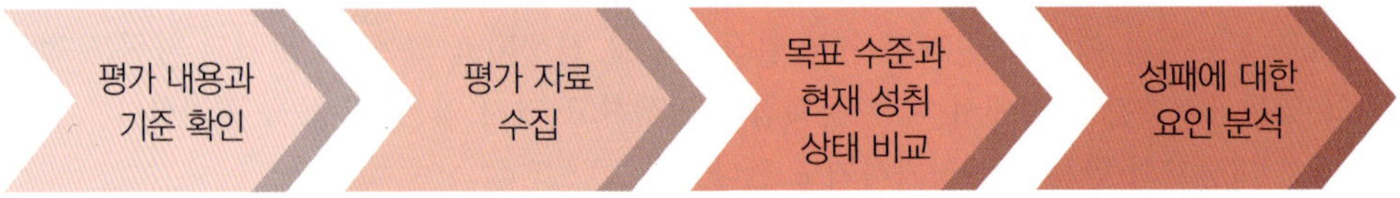

평가 내용과 기준 확인
평가 자료 수집
목표 수준과 현재 성취 상태 비교
성패에 대한 요인 분석

그림 2-8. **평가 절차**

4-2-3. 평가 결과의 활용

평가 결과에 따라 사업의 진행 여부, 개선 사항을 반영하여 추후의 학교간호사업 진행 방향을 결정한다. 이처럼 평가 결과는 학교간호사업의 개선에도 활용될 수 있지만, 사업을 통해 성취한 내용과 달성한 결과물을 여러 경로와 다양한 방식으로 많은 사람에게 알릴 수 있는 매체로 활용될 수도 있다. 교직원 회의나 가정통신문, 학부모 총회 등을 활용해 평가 결과를 학교 구성원과 공유하여 구성원의 관심과 참여를 유도한다.

참고 문헌

1) 보건복지부: 제6기 지역보건의료계획 수립 안내 [Internet]. 세종: 보건복지부; 2014. [cited 2017 Febrary 25]. Available from: http://www.mohw.go.kr/front_new/jb/sjb0406vw.jsp?PAR_MENU_ID=03&MENU_ID=030406&CONT_SEQ=322003&page=1.

2) 경기도교육청. 보건실무 매뉴얼. 수원: 경기도교육청; 2015. p. 5.

3) 김영임 외. ICNP 후향적 개발방법에 의한 한국의 학교간호현상. 지역사회간호학회지. 2002;13(4):595-607.

4) Issel LM. Health program planning and evaluation: practical, systematic approach for community health. 2 ed. 이인숙 외 번역. 서울: 현문사; 2008.

5) 조유향 외. 지역사회간호학 총론. 7 ed. 서울: 현문사; 2012. p. 168-169.

6) 한국교육개발원. 건강증진학교운영매뉴얼. 충북: 한국교육개발원; 2016.

7) 안양희 외. 지역사회보건간호학. 7 ed. 서울: 현문사; 2014.

8) 김이순 외. 보건프로그램 개발 및 평가. 7 ed. 서울: 정담미디어; 2016.

9) Centers for Disease Control and Prevention(CDC): Develop SMART Objectives 2015 [Internet]. Atlanta: Centers for Disease Control and Prevention. [cited 2017 Febrary 25]. Available from: https://www.cdc.gov/phcommunities/resourcekit/evaluate/smart_objectives.html.

10) 권수자 외. 학교보건. 서울: 현문사; 2014.

11) 양경희 외. 최신 학교보건. 2 ed. 서울: 현문사; 2014.

12) 고영 외. 지역사회보건간호학. 경기: 수문사; 2017.

참고 사이트

미국질병통제예방센터(Centers for Disease Control and Prevention, CDC) https://www.cdc.gov/

보건복지부 http://www.mohw.go.kr/

CHAPTER 3

보건실 운영

1. 보건실 관리에 대해 설명한다.
2. 보건일지를 작성한다.

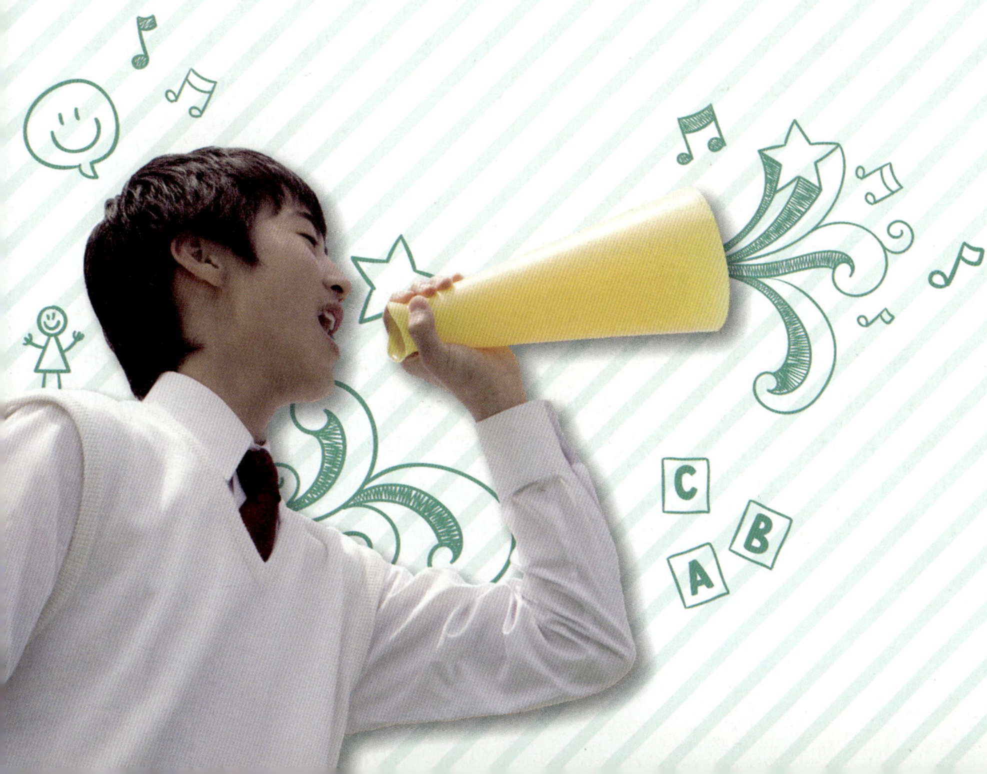

Ⅲ

보건실 운영

1 보건실 관리

1-1. 보건실 운영 및 환경 구성을 설명한다.
1-2. 보건실 의약(외)품 관리에 대해 설명한다.
1-3. 보건실 건강 진단 기구의 사용법을 설명한다.
1-4. 보건실 위생 관리를 설명한다.

1-1. 보건실 운영 및 환경 구성

보건실은 학생 및 교직원의 건강 관리, 응급 처치, 건강 상담 등 이 이루어지는 곳으로 학교에서 의료 복지를 실현하는 장소이다. 또한 보건교사가 보건교육, 건강증진사업 등 학교보건사업을 효율적으로 운영할 수 있도록 지원하는 장소이기도 하다.

1-1-1. 보건실 운영

학생 및 교직원의 건강 관리와 보건교사의 업무 효율을 극대화 할 수 있는 보건실을 조성 및 유지하기 위해 보건실 운영 원칙을 수립한다. 보건실의 개방 시간, 학생들의 보건실 방문 규칙, 학부모와의 의사소통 원칙과 방법, 보건교사 부재 시 관리 방법 등을 사전에 수립하고 안내한다.

(1) 보건실 점심시간 운영

일정한 시간에 점심식사를 하도록 하고 보건교사가 점심식사 하는 시간과 장소를 표시하는 안내문을 보건실 문에 부착하여 응급 상황 시 보건교사를 빨리 찾을 수 있도록 한다.

(2) 보건교사 부재 시 운영 방법

보건교사가 보건실에 없는 경우를 대비하여 부재 시 보건실 운영 방법을 수립하고 사전에 조율한다. 보건교사 부재 시 업무를 위임받는 담당자, 위임받는 업무의 범위, 위임받은 업무 수행에 대한 평가 등에 대해 계획을 수립하고 위임받은 교사는 기본적인 응급 처치와 응급 시 대처 방법, 역할의 범위 등에 대해 사전 교육을 받는다.

(3) 보건실 이용 방법

학생들이 보건실을 이용하는 원칙을 학교 급, 학교 규모에 따라 수립한다. 중 · 고등학교에서는 생활 지도를 위해 보건실 방문증을 지참하도록 하고 있으며, 침상 안정 시에는 교과교사나 담임교사에게 허락을 받도록 하고 있다. 초등학교에서는 담임교사의 재량으로 보건실 방문을 통제하기도 하고 자유롭게 방문 할 수 있도록 하기도 한다.

(4) 학부모와의 의사소통 원칙과 방법

학생들의 건강 문제와 관련하여 어떤 경우에 학부모에게 연락이나 안내를 할지, 그리고 그 의사소통 방법은 전화, 메모, 담임교사 통하기 등 어떤 방법으로 할지 사전에 설정한다. 학교 규모가 큰 경우는 직접 전화보다는 메모나 담임교사를 통한 간접적 의사소통을 많이 하게 되며 학교 규모가 작은 경우에는 직접 학부모와 전화 통화하거나 문자 메시지로 학생의 건강 문제에 대해 의사소통할 수 있다.

보건실에서 투약한 경우, 병원에 방문해야 하는 증상을 안내해야 하는 경우, 침상 안정을 한 경우는 관련 내용을 메모나 문자로 학부모에게 안내하여 가정에서도 일관성 있게 학생의 건강 관리가 이루어질 수 있도록 한다.

학생의 건강 문제에 대한 추가적인 정보가 필요하거나 보건실에서 해결할 수 없는 경우는 직접 혹은 간접적으로 학부모와 의사소통한다. 사고로 인해 건강 문제가 발생한 경우는 평소 신뢰 관계가 형성된 담임교사가 먼저 학부모와 연락을 한 후에 건강 문제에 관한 사항에 대한 상세 내용은 보건교사가 이야기하는 것이 바람직하다.

(5) 의료 가운 착용

보건실에서 보건교사의 의료 가운 착용에 대한 규정은 없다. 해당 학교의 보건교사가 의료 가운 착용의 장단점을 고려하여 결정한다. 의료 가운을 입을 경우 펜라이터, 의료용 가위, 산소 포화도 측정기, 필기구 등을 항상 갖고 다닐 수 있고 학교에서 쉽게 보건교사를 식별할 수 있어 응급 상황 시 신속한 대처가 가능하다. 또한 의료인으로서의 이미지를 높이는데 유리한 측면이 있다. 하지만 잘 관리되지 않을 경우 위생 및 감염의 우려가 있기 때문에 여유분을 구입하여 정기적으로 세탁하고 세균 감염의 우려가 있는 긴 가운보다는 짧은 자켓 형태의 가운이 추천되어 진다. 의료용 가운은 작업복의 개념이기 때문에 보건교육 시에는 벗고 들어가는 것이 바람직하다.

1-1-2. 보건실 환경 구성

학교 보건실은 학생 및 교직원에게 양질의 보건 서비스를 제공하고 보건 업무의 능률을 향상시킬 수 있도록 조성되어야 한다. 이를 위해 학교보건법 제3조에서는 학교에서의 보건실 설치에 대한 의무 사항을 규정하고 있으며 세부 설치 기준은 학교보건법 시행령, 필요 시설 및 기구는 학교보건법 시행규칙에서 제시하고 있다.

❖ 학교보건법[1)]

제3조(보건시설) 학교의 설립자 · 경영자는 대통령령으로 정하는 바에 따라 보건실을 설치하고 학교보건에 필요한 시설과 기구(器具)를 갖추어야 한다.

(1) 보건실 설치

학교보건법 시행령[2)]에서는 보건실의 위치, 면적에 관한 세부 사항을 명시하고 있다.

보건실은 응급 처치가 용이할 수 있도록 접근성이 좋은 곳에 위치하도록 하고 쾌적한 환경을 위해 통풍과 채광이 잘 되는 장소에 설치하여야 한다. 교사 중앙 1층 남향에 보건실을 설치하는 것이 법적 설치 기준에 가장 부합하는 장소이다.

모든 학생들에게 접근성이 좋아야하기 때문에 한쪽으로 치우친 위치에 보건실이 설치되어서는 안 된다. 환자 이송이 용이하고 응급 사고가 많이 발생하는 운동장과의 접근성 등을 고려할 때 1층이 적합하다. 1층에 보건실을 설치하기 어려운 상황이라면 대안 장소를 선정할 때 반드시 환자 이송을 위해 엘리베이터로 환자 이송이 가능한지 확인해야 한다.

법적 설치 기준 이외에 추가적으로 고려해야 할 사항은 관리실과 화장실의 접근성 이다. 대부분의 학교에서 보건교사가 혼자 근무하기 때문에 응급 상황 시 신속하게 연락하고 도움을 청할 수 있도록 관리실이 인접한 곳에 위치하는 것이 바람직하다. 설사, 구토 등의 건강 문제가 있는 학생들의 화장실 이용 편의를 위해서 화장실과의 거리 또한 중요하다.

보건실 옆에 보건 교육실을 설치 할 공간이 있는지도 고려한다. 보건교육 시 보건실의 관리 문제와 안전망 확보를 위해 보건실 옆에 보건 교육실 설치를 권장하고 있다.

보건실 면적은 66㎡ 이상으로 일반적으로 교실 한 칸 크기를 확보하도록 명시되어 있다. 하지만 학생 수 등을 고려하여 학생과 교직원의 건강 관리에 지장이 없는 범위 내에서 면적을 완화할 수 있는 단서 조항이 있다. 즉, 학생 수가 작은 학교에서는 건강 관리에 지정이 없는 범위에서 완화할 수 있음을 의미한다.

❖ 학교보건법 시행령[2)]

제2조(보건실의 설치 기준) ① 학교보건법(이하 "법"이라 한다) 제3조에 따른 보건실의 설치 기준은 다음 각 호와 같다.

1. 위치: 학생과 교직원의 응급 처치 등이 신속히 이루어질 수 있도록 이용하기 쉽고 통풍과 채광이 잘 되는 장소일 것
2. 면적: 66㎡ 이상. 다만, 교육부장관(대학설립 · 운영 규정 제1조에 따른 대학만 해당된다) 또는 특별시 · 광역시 · 특별자치시 · 도 또는 특별자치도(이하 "시 · 도"라 한다)의 교육감(고등학교 이하 각급 학교 설립 · 운영 규정 제2조에 따른 각급 학교만 해당된다)은 학생 수 등을 고려하여 학생과 교직원의 건강 관리에 지장이 없는 범위에서 그 면적을 완화할 수 있다.

② 제1항에 따른 보건실에는 학교보건에 필요한 다음 각 호의 시설 및 기구를 갖추어야 한다.

1) 학생과 교직원의 건강 관리와 응급 처치 등에 필요한 시설 및 기구
2) 학교 환경 위생 및 식품 위생 검사에 필요한 기구

③ 제2항에 따라 보건실에 갖추어야 하는 시설 및 기구의 구체적인 기준은 초 · 중등교육법 제3조에 따른 국립학교와 고등교육법 제2조 각 호에 따른 학교의 경우에는 교육부령으로 정하고, 초 · 중등교육법 제3조에 따른 공립학교 및 사립학교의 경우에는 시 · 도 교육규칙으로 정한다.

(2) 보건실 구성

보건실은 학생 및 교직원에게 보건 서비스를 제공하기 위해 쾌적하고 깨끗한 환경을 갖추고 보건교사의 업무 효율을 높이기 위해 동선을 고려하여 구성한다.

보건실 개선을 위한 예산 확보의 어려움과 낙후되어 있던 보건실은 2003년 각 시 · 도 교육청에서 실시한 보건실 현대화 사업 추진을 통해 크게 개선되기 시작하였다. 보건실이 갖추어야 하는 공간 구성의 기준과 표준 보건실 설계도가 제시되었으며 일정 기준에 따라 보건실 현대화 사업 대상 학교를 선정하여 예산을 지급하였다.[3] 하지만 최근에는 각 시 · 도 교육청의 보건실 현대화 사업 지원이 축소되고 학교별 자체적 예산 확보, 지방자치단체 지원 요청을 통해 보건실 현대화 사업이 추진되면서 보건실 현대화 추진율은 현저히 감소하고 있다.

보건실 내부 공간은 안정실, 처치실, 상담실, 업무 공간, 수납 공간, 상담실 등으로 구성된다. 보건교육 중 보건실 관리 및 신속한 응급 대응을 할 수 있도록 보건실 옆에 보건 교육실을 설치하도록 권장하고 있다.

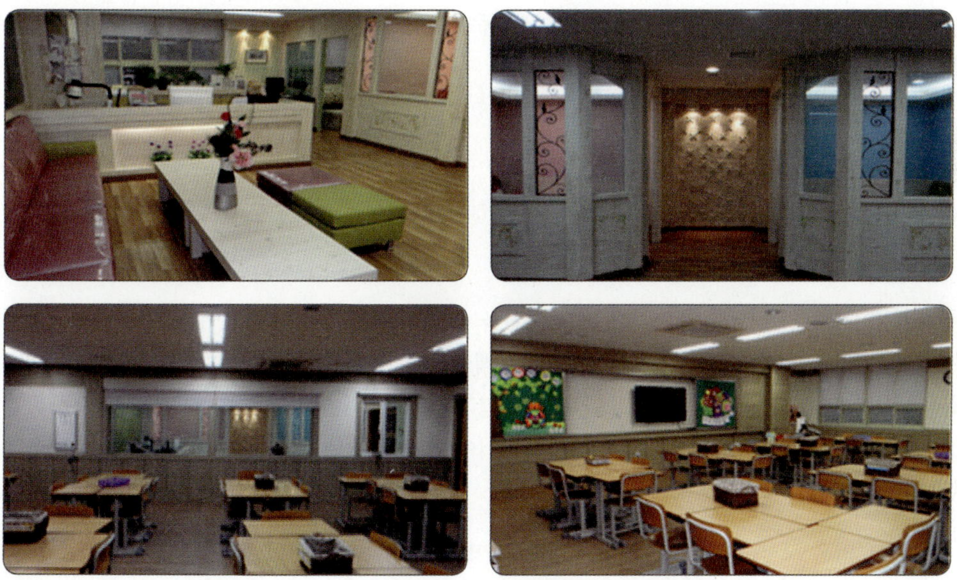

그림 3-1. **보건실 현대화 사례**

① 처치실

응급 처치와 투약이 이루어지는 공간으로 많은 비중을 차지하는 공간이다. 전문적인 처치 및 투약, 건강 문제 사정이 이루어 질 수 있도록 처치 용품과 각종 검진 기구, 약품 등을 비치한다. 보건교사의 사무 공간과 인접해 있어야 하지만 사무 공간과 처치 공간은 반드시 구분하여 의료 물품이 사무 용품과 섞여 있지 않도록 한다. 또한 보건교사가 손을 씻고 의료용 물품을 소독하기 용이하도록 세면대, 세족대, 싱크대, 소독기와의 동선을 고려한다.

② 안정실

침상 안정은 아픈 학생이 안정을 통해 학교생활에 복귀하게 하거나 건강 상태를 일정 시간 관찰하여 악화 여부를 확인하기 위한 목적으로 이루어진다. 이를 위해 학생이 안정 중인 경우 수시로 환자 상태를 파악하여야 하며 장시간 요양이 필요한 경우는 보호자 및 담임교사와 상의한다.

안정실은 보건교사가 사무 공간이나 처치 공간에서 안정 중인 대상자를 관찰할 수 있도록 배치한다. 안정실의 공간은 칸막이로 성별을 고려하여 구분하되 칸막이에는 내부를 확인 할 수는 창이 있어야 한다. 하지만 안정 중인 학생들의 사생활을 지켜주고 안정적인 느낌을 가질 수 있도록 학생들의 대기 장소와는 거리를 두고 블라인드와 같은 보조물을 설치한다. 가능하다면 침대 위 조명은 간접 조명 또는 별도 조명 조절 장치를 설치한다.

③ 대기 공간

학생들이 대기하는 공간으로 최소 3~4명 정도가 대기할 수 있는 공간을 확보한다. 응급 시에는 필요시 응급 처치를 실시하는 공간으로도 활용될 수 있기 때문에 넓은 벤치식 의자를 설치하는 것이 추천된다. 대기 공간에는 학생들이 기다리는 동안 볼 수 있는 교육 자료, 학생 잡지, 혹은 교육용 게임 등을 비치해 두면 좋다.

④ 상담실

학생 및 교직원, 때로는 학부모를 대상으로 개인 상담이 이루어지는 공간이다. 편안한 의자와 작은 테이블을 비치하고 수납장을 설치할 수 있다.

⑤ 업무 공간

보건교사가 각종 공문서를 작성하고 보건사업을 수립, 수행, 평가하는 사무 공간이다. 책 · 걸상, 사무기기(컴퓨터 및 프린터)를 비치하고 서류나 책들을 보관할 수 있는 보조장을 가까이 두어 업무의 효율성을 높인다. 보건교사는 수시로 업무 공간과 처치공 간을 왔다 갔다 하면서 업무를 하기 때문에 업무 공간과 처치 공간은 동선이 잘 연결되어야 한다.

⑥ 수납 공간

보건실에는 많은 장부와, 보건교육자료, 의약품 및 소모품, 응급 처치 용품, 이불 등을 보관해야하기 때문에 충분한 수납 공간이 필요하다. 크기가 큰 각종 교육용 교구, 휠체어, 목발, 들것, 방역 물품, 청소 물품 등을 수납할 수 있는 창고를 설치하면 좋다.

⑦ 출입문과 게시판

보건실 출입문은 휠체어, 환자 이송카 등이 들어오고 나갈 수 있도록 문턱이 없는 폭넓은 문으로 설치한다. 가능한 경우는 실외 출입구와 직접 연결되는 문을 설치하면 응급 환자 이송과 운동장에서의 접근을 용이하게 할 수 있다. 건강 정보와 보건실 활동을 홍보할 수 있도록 보건실 복도 벽면에 게시판을 설치한다.

⑧ 보건 교육실

보건교육 시 안전을 위해 보건실 옆에 보건 교육실 설치를 권장하고 있다. 보건 교육실에는 보건교육자료를 수납할 수 있고 학생들의 활동 자료를 전시할 수 있는 공간을 마련한다. 보건실은 모둠 활동, 실습 등 다양한 활동에 따라 자리를 자유롭게 조정할 수 있어야 하며 좌석이 고정된 형태는 적절하지 않다. 손 씻기, 칫솔질과 같은 수업 활동을 위해 보건 교육실 내에 일정 수량의 세면대를 설치하면 편리하다.

(3) 보건실 시설 및 기구

보건실에 갖추어야 하는 시설 및 기구의 상세한 내용은 학교보건법 시행규칙[4]에 명시되어 있으며 교육감이 지역 여건에 따라 그 기준을 조정할 수 있기 때문에 시 · 도 교육청마다 그 기준은 다를 수 있다.

학교보건법 시행규칙[4]에서는 보건실에서 갖추어야 할 시설 및 기구를 일반 시설 및 기구, 환자 안정용 기구, 건강 진단 및 상담용 기구, 응급 처치용 기구, 환경 위생 및 식품 위생 검사용 기구로 구분하고 있으며 서울특별시교육청고시 제788호에서는 학교 급에 따른 소유 기준 및 필수 · 권장 사항이 구분된 상세한 목록이 제시되어 있다.

① 일반 시설 및 기구

보건실에는 많은 문서와 각종 보건교육자료, 약품 등의 보관이 필요하기 때문에 충분한 보관장을 구비 할 필요가 있다. 세면대는 의료 기구를 세척하고 관리하기 위한 곳과 구토 물, 혈액, 상처 세척과 같이 오염물을 처리하는 구역을 구분하여 설치한다.

② 환자 안정용 기구

환자 안정용 기구에서 침대는 일반 가정용 침대보다는 오염 시 세척 및 청결한 관리가 용이한 의료용 침대가 추천된다. 특히 의료용 침대는 필요시 환자에게 적합한 자세를 취해줄 수 있다는 장점이 있다.

③ 건강 진단 및 상담용 기구

학교에서 사용 가능한 건강 진단 기구는 매우 제한적이다. 제한된 건강 진단 기구를 최대한 활용하여 객관적 자료를 수집하고 이를 바탕으로 학생의 건강 상태를 파악해야하기 때문에 가능하면 성능이 좋은 것으로 구비하는 것이 추천된다. 응급 시에 보건교사 혼자 환자의 활력 징후를 수시로 측정하면서 응급 처치와 상황 통제 등 다양한 역할을 해야 하기 때문에 성능이 좋은 자동 혈압계가 필요하다. 저가의 일부 혈압계는 응급 시 혈압이 불안정한 경우 잘 측정이 안 되는 경우가 있다. 또한 혈압계는 측정이 정확하게 되고 측정한 내용이 저장되는 기능이 있는 것이 추천된다. 메모리 기능은 응급 시 보건교사가 직접 기록을 못 할 수 있기 때문에 매우 유용하다. 최근에는 많은 학교에서 호흡 상태를 좀 더 객관적으로 확인하기 위해 구비 물품 기준에는 명시되어 있지 않지만 산소 포화도 측정기(Pulse Oxymeter)를 구비하여 사용하고 있다. 좌고계, 색각 검사표, 청력계 등은 건강 검사 변경 전 필요했던 물품으로 보건실 구비 물품에서 삭제되어야 하지만 아직 반영되어 있지 않다.

④ 응급 처치용 기구

드레싱 시 사용하는 핀셋이나 켈리(Kelly)는 일일 보건실 드레싱 횟수를 고려하여 충분히 구비 해 놓는 것이 좋다. 또한 학생들 피부에 박힌 가시를 제거해야 하는 경우가 많기 때문에 다양한 형태의 핀셋이 필요하다. 초등학교에서는 진찰대 구입 시 저학년 학생들도 올라갈 수 있게 낮은 높이로 구입하거나 발판을 함께 구입한다. 휴대용 산소기는 대부분 응급 상황 시 사용되기 때문에 산소캔보다는 자동으로 나오는 의료용 산소통이 더 적합하다. 휴대용 산소기를 구입한 경우는 규칙적으로 산소가 있는지 확인하고 충전하여 응급 시 사용하는데 문제가 없도록 관리한다. 휠체어는 염좌, 골절과 같은 하지 손상을 입은 환자를 안정적으로 이송할 수 있어 매우 유용하다. 진단 기구 및 외상 처치 용품 등을 갖고 갈 수 있는 보건교사용 응급 처치 가방을 준비하여 응급 시 사용하기 용이한 장소에 휴대용 산소기와 함께 보관한다. 미국학교간호사협회에서는 학교에서 구비해야 할 응급 처치 가방 목록을 표준화 하여 제시하고 있으나[5] 국내에서는 아직 표준화된 응급 처치 가방 목록은 없다. 각 학교의 요보호자와 주요 응급 상황 등을 고려하여 응급 처치 가방을 구성하도록 한다. 일반적으로 포함될 수 있는 품목은 펜라이터, 혈압계, 청진기, 산소 포화도 측정기, 혈당계 등의 진단 기구와 드레싱 제품과 관절 고정 용품, 응급 기록지 및 필기구 등이다.

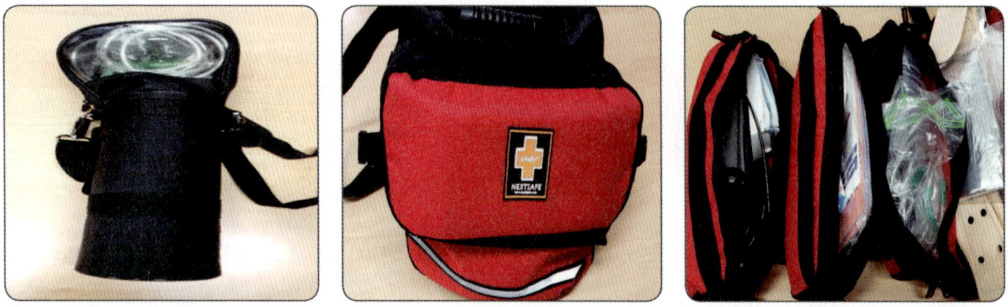

그림 3-2. **휴대용 산소 및 보건교사용 응급 처치 가방**

⑤ 보건 교육용 기구

보건 교육용 기구는 수업 활동을 고려하여 그 수량을 정한다. 단순히 모형을 교사가 제시하거나 전시하기 위해서는 1개로 충분하지만 모둠별로 모형을 주고 관찰하거나 실습하는 활동에서는 더 많은 개수가 필요하다.

❖ 학교보건법 시행규칙[4)]

제2조(보건실의 시설 및 기구) 학교보건법 시행령(이하 "영"이라 한다) 제2조에 따라 보건실에 갖추어야 하는 시설 및 기구의 구체적인 기준은 별표 1과 같다.

[별표 1] 보건실에 갖추어야 하는 시설 및 기구의 구체적인 기준(제2조 관련)

구분	기준
1. 일반 시설 및 기구 등	사무용 책상 · 의자, 건강기록부 및 서류 보관장, 약장, 기기 보관함, 소독(멸균)기, 냉 · 온장고, 물 끓이는 기구, 손전등, 가습기, 수도 시설 및 세면대, 냉 · 난방 시설, 통신 시설, 컴퓨터, 프린터기, 칠판, 교육용 기자재 등
2. 환자 안정용 기구	침대 · 침구류 및 보관장, 칸막이(가리개), 보온 기구 등
3. 건강 진단 및 상담용 기구	신장계, 체중계, 줄자, 좌고계, 비만 측정기, 시력표, 조명 장치, 눈 가리개, 시력 검사용 지시봉, 색각 검사표, 청력계, 혈압계, 청진기, 혈당 측정기, 스톱워치(Stopwatch), 검안경, 검이경, 비경, 펜라이트(Penlight), 치과용 거울, 탐침, 핀셋, 상담용 의자 · 탁자 및 진찰용 의자 등
4. 응급 처치용 기구	체온계, 핀셋, 핀셋통, 가위, 농반, 가제통, 소독 접시, 드레싱카, 부목, 휴대용 구급기구, 구급낭, 들것, 목발, 세안 수수기, 찜질기, 켈리(지혈 감자), 휴대용 산소기 및 구급 처치용 침대 등
5. 환경 위생 및 식품 위생 검사용 기구	통풍 건습계, 흑구 온도계, 조도계, 가스 검지기, 먼지 측정기, 소음계 및 수질 검사용 기구 등
6. 기타	학생 및 교직원의 보건 관리에 필요한 시설 · 기구 등

* 비고: 교육감은 학교의 실정에 따라 제5호의 규정에 의한 기준을 조정할 수 있다.

❖ 서울특별시교육청고시 제788호 보건실 시설 및 기구

영역	설비 종목	소요 기준	비고
1. 일반 시설 및 기구	1. 사무용 책상 · 의자	학교당 1조	필수
	2. 건강기록부 및 서류 보관장	학교당 2	필수
	3. 약품 및 의료 기구 보관장	학교당 2	필수
	4. 소독(멸균)기	학교당 1	필수
	5. (냉동)냉장고	학교당 1	필수
	6. 가습기	학교당 1	필수
	7. 수도 시설 및 세면대(싱크대)	학교당 1	필수
	8. 냉 · 난방 시설	학교당 1	필수
	9. 전화기(착 · 발신), 컴퓨터, 프린터기	학교당 1	필수
	10. 화이트 보드(게시판)	학교당 1	필수
	11. TV, VCR(DVD)	학교당 1	필수
	12. 온 · 습도계	학교당 1	필수

1. 일반 시설 및 기구	13. 순간 온수기(온수 설비)	학교당 1	필수
	14. 핸드 타월(드라이기)	학교당 1	필수
	15. 물 끓이는 기구	적정소요량	권장
	16. 스탠드 라이트	적정소요량	권장
	17. 세족기(샤워기 부착)	적정소요량	권장
	18. 적외선 램프	적정소요량	권장
	19. 진공 청소기	적정소요량	권장
	20. 온장고(레인지), 조도계, 가스 검지기, 먼지 측정기, 소음계	적정소요량	권장
	21. 통풍 건습계, 흑구 온도계	적정소요량	권장
	22. 불소 용액 양치 기자재	적정소요량	권장
2. 환자 안정용 기구	1. 침대	초 · 특수 2조 이상 중 · 고 4조 이상	필수
	2. 침구류(침대 커버, 이불, 베개)	초 · 특수 4조 이상 중 · 고 8조 이상	필수
	3. 침구 보관장	학교당 1	필수
	4. 칸막이(파티션)	학교당 2	필수
	5. 보온 기구(전기요 등)	학교당 1	권장
3. 건강 진단 및 상담용 기구	1. 신장계, 체중계, 줄자, 좌고계	12학급당 1	필수
	2. 비만 측정기(신장, 체중 자동 측정)	학교당 1	필수
	3. 전기 시력표, 눈 가리개, 시력 검사용 지시봉	6학급당 1	필수
	4. 색각 검사표	12학급당 1	필수
	5. 청력계	12학급당 1	필수
	6. 혈압계, 청진기	학교당 1조	필수
	7. 펜라이트(인후 후레쉬)	학교당 1	필수
	8. 상담용 의자 · 탁자	학교당 1조	필수
	9. 진찰용 의자	학교당1	필수
	10. 체온계(디지털 고막 체온계)	학교당 1	필수
	11. 혈당 측정기	적정소요량	권장
	12. 스톱워치	적정소요량	권장
	13. 검안경, 검이경, 비경	적정소요량	권장
	14. 치과용 거울, 탐침	적정소요량	권장
	15. 척추 측만증 측정기(각도기)	적정소요량	권장
	16. 소아용 혈압계	학교당 2조	권장

4. 응급 처치용 기구	1. 핀셋, 핀셋통	학교당 2	필수
	2. 의료용 가위	학교당 1	필수
	3. 농반	학교당 1	필수
	4. 가제통(드레싱캔, 스폰지캔)	학교당 2	필수
	5. 드레싱카	학교당 1	필수
	6. 부목	학교당 대중소 4조 이상	필수
	7. 구급낭(휴대용 구급 기구)	학년당 1이상	필수
	8. 들것	학교당 1이상	필수
	9. (냉 · 온)찜질기(팬)	학교당 2	필수
	10. 구급 처치용 침대(진찰대)	학교당 1	필수
	11. 소독 접시	적정소요량	권장
	12. 목발	적정소요량	권장
	13. 세안 수수기	적정소요량	권장
	14. 켈리(지혈 감자)	적정소요량	권장
	15. 휴대용 산소기	적정소요량	권장
	16. 경추 보호대	적정소요량	권장
	17. 비염 세정기	적정소요량	권장
	18. 휠체어	적정소요량	권장
5. 보건 교육용 기구	1. 성교육용 도구	학교당 2가지 이상	필수
	2. 흡연 예방 교육용 도구	학교당 1	필수
	3. 교육 기자재 보관장	적정소요량	권장
	4. 안전 교육용 도구	적정소요량	권장
	5. 구강(치아) 모형	적정소요량	권장
	6. 심폐소생술 실습용 인형	적정소요량	권장
	7. 기타 태아 모형 등 보건교육 교구	적정소요량	권장
6. 기타	학생과 교직원의 보건 관리에 필요한 시설 · 기구 등	적정소요량	권장

출처: 서울시교육청. (2017). 학교보건 업무 안내 Part 1.[6]

1-2. 보건실 의약(외)품 관리

보건교사는 학교보건법 시행령[2]에서 명시하고 있는 일반 외상 처치, 응급 처치, 부상과 질병의 악화 방지를 위한 처치, 요양호자 지도 및 관리를 위한 의료 행위에 따르는 의약품을 사용할 수 있도록 규정하고 있다.

국내 · 외적으로 학교에서 일반 의약품의 투약에 대한 논란은 있어 왔으며 미국의 일부 주에서는 학교에서의 투약을 허용하지 않고 있다. 처방되지 않은 일반 의약품의 사용으로 인한 투약 사고와 이에 따른 법적 문제 등 안전성과 관련하여 문제점이 제기되기 때문이다. 하지만 단기적 목적으로 해열제, 진통제 등의 사용은 학생들의 수업 결손을 줄여준다. 또한 맞벌이 부부가 많은 현시점에서 학교에서 투약을 금지하는 경우 유발할 수 있는 가정에서의 어려움을 고려할 때 학교에서의 투약 허용이 현실적인 측면에서 더 타당한 것으로 받아들여지고 있다.

❖ 학교보건법 시행령 제23조[2]

다음의 의료 행위(간호사 면허를 가진 사람만 해당한다.)
1) 외상 등 흔히 볼 수 있는 환자의 치료
2) 응급을 요하는 자에 대한 응급 처치
3) 부상과 질병의 악화를 방지하기 위한 처치
4) 건강 진단 결과 발견된 질병자의 요양 지도 및 관리
5) 1)부터 4)까지의 의료 행위에 따르는 의약품 투여

1-2-1. 의약(외)품의 사용

학교에서 사용하는 의약품은 일반 의약(외)품으로 제한되며 전문 의약품은 사용할 수 없다. 의약품 제조 또한 할 수 없다.

학교에서의 투약은 보건실에 방문한 학생들의 건강 문제를 완화하여 학교 활동에 지속적으로 참여할 수 있도록 하기 위한 단기적 목적으로 사용되어야 하며 모든 투약은 신중하고 정확하게 이루어져야 한다. 약의 용법, 용량을 정확하게 준수하며 발생할 수 있는 부작용과 금기 대상에 대한 충분한 숙지가 있어야 한다. 특히 초등학교에서는 어린이에게 투약의 안전성이 확인 안 된 의약(외)품은 사용해서는 안 되며 학년별로 투약 용량이 다른 경우가 많아 주의가 요구된다.

약물의 오용과 남용을 예방하기 위해 학교에서 처방된 약은 보건실에서 복용하고 약을 교실이나 집으로 갖고 가지 않도록 한다. 다른 사람의 약을 대신 갖고 가는 것 또한 허용해서는 안 된다.

학교에서 투약을 한 경우는 가정에서 학생 건강 관리에 참고할 수 있도록 투약 정보를 문자, 혹은 메모 등을 통해 학부모에게 안내하는 것이 추천된다.

(1) 사전 동의 및 약물 부작용 정보 수집

학교에서 투약에 대해 학부모에게 사전 동의를 받는 것이 추천되어진다. 투약에 대한 학부모 사전 동의는 미국의 학교 투약 가이드 라인[7]에서도 권고하고 있는 사항이다. 또한 안전한 투약을 위해

학생들의 약물 부작용에 대한 사전 정보를 알고 있어야 한다. 사전 동의 및 약물 부작용 여부를 확인하기 위해 학기 초 학생 건강 상태 조사서에 학교에서의 투약에 대한 사전 동의 및 약물 부작용에 대한 문항을 함께 조사하면 편리하다. 조사 결과 학교 투약에 대해 사전 동의를 하지 않은 경우와 약물에 대한 부작용이 있는 경우는 전산보건일지의 메모창에 기록하여 관리한다. 학교 투약에 대해 사전 동의를 하지 않은 학생이 보건실에 방문하여 투약이 필요한 경우는 학부모와 통화하여 투약 여부를 상의하고 보건일지에 기록을 남긴다.

사전 동의 및 약 부작용 관련 학생 건강 조사서 문항 예시

[문항] 학교보건 서비스 중 치료 및 투약에 대한 내용입니다. 다음 내용에 동의하십니까?

학생들에게 수집된 건강 정보를 바탕으로 일반적인 외상 및 통상 건강 문제에 대한 치료 및 이에 따른 일반 의약품을 투약합니다.

□ 동의함

□ 동의하지 않음(이유:)

[문항] 특정 약에 대한 부작용이 있습니까?

□ 아니오

□ 예(부작용을 유발한 약물: 부작용 상세 내용:)

그림 3-3. **사전 동의 및 약 부작용 관련 학생 건강 조사 문항 예시**

(2) 다양한 의약(외)품의 사용과 목록화

보건실에서 접하게 되는 다양한 건강 문제에 가장 적합한 의약(외)품을 사용하기 위해서는 다양한 성분의 의약(외)품을 갖추고 있어야 한다. 예를 들면 해열 · 진통제의 경우도 아세트아미노펜, 이부프로펜, 카페인이나 진경제, 근이완제 등의 성분이 포함된 약들이 있고 이러한 약들은 주성분에 따라 효능과 부작용에 차이가 있다. 예를 들어 아세타미노펜의 경우는 해열 · 진통의 효과는 있으나 소염 효과는 낮고 간독성의 부작용이 있을 수 있다. 그러므로 인후통과 발열이 주 증상인 경우나, 담도 폐쇄, 간염 등 간에 건강 문제가 있는 대상자에게는 적절하지 않다. 하지만 위장 장애가 있는 학생이나 교직원이 단순 발열이나 단순 두통을 호소하는 경우는 이부프로펜 성분의 약 보다는 아세타미노펜 성분의 약이 더 적절하다. 다양하게 구비한 의약(외)품을 정확하게 파악하여 안전하게 사용하기 위해서는 학교에서 구비한 의약(외)품을 목록화 할 필요가 있다. 목록에는 주요 증상 혹은 기관별로 의약(외)품을 분류하고 각 의약(외)품의 성분과 상품명, 효능, 용법, 부작용, 투약 시 주의사항 등을 함께 기록한다. 작성된 목록은 처치 공간에 비치하여 의약(외)품 사용 시 수시로 확인할 수 있도록 한다.

표 3-1. **의약(외)품의 목록화 예시**

구분				용법		효능 및 부작용	복용 Tip
영역	주성분	상품명	주효능				
해열 진통 소염	아세트 아미노펜	**	해열 · 진통	3~4회		발열, 두통, 신경통, 근육통, 월경통, 염좌통, 치통, 관절통, 류마티양 통증	
				2~4g	2~4정		
				5, 6g	4정		
		**	해열 · 진통	3~4회, 최대 6정/1일			
				성인	1/2~2정		
해열 진통 소염	이부프로펜	**	해열 · 진통	식후, 3~4회		류마티스 관절염, 골관절염, 발열, 통증, 요통, 월경곤란증, 두통, 치통, 근육통, 신경통, 급성 통풍, 연조직손상	소염작용, 치통
				〈30kg은 25㎖/1일 초과 안 됨			
				1~4g	8~10㎖		
				5~6g	10~13㎖		
		**	해열 · 진통	식후, 3~4회			
				성인	1/2~1정		
		**	해열 · 진통	성인	1~2정		
				1~6g	1정		
	아세트아미노펜 + 파마브롬(이뇨제)	**	생리통, 두통	최대 8정		월경전긴장증, 부종(부지), 경련, 요통 및 두통	↑ 나프록센제제 ↑ ******* 200mg ↑ ****** 400mg ↑ ****** 500mg
				성인	1~2정		
	이부프로펜	**	생리통	성인	1정	생리통(이부프로펜 200mg 포함)	
				5~6g	2/3정		
	아세트아미노펜 + 진경제	**	경련성 복통, 생리통	3~5회		경련 및 운동 기능 항진성 통증: 십이지장궤양, 장산통, 경련성 변비, 방광염 등	
				성인	1~2정		
소화기계 - 소화 효소제		**	소화제	성인	1~2정	소화기계 운동 기능 개선	
소화기계 - 위장관 운동 개선제	트리메부틴	**	소화제	식전, 1~2정/3회		소화기계 운동 기능 개선	소화효소제와 병용 투여
	한방제제	**	소화제	식전, 식간		소화불량, 위하수, 신경성위염, 위장허약, 숙취, 트림, 속쓰림, 구내염, 신경과민	
				성인	1포, 3회		
	한방제제	**	소화제	식후, 3회		식욕 부진, 구역, 구토, 과식, 식욕감퇴	가*** + 반***
				1g	25㎖(1/3)		
				2~4g	40㎖(1/2)		
				5~6g	50㎖(2/3)		
				성인	1병		
소화기계 - 위산 분비 억제제	히스타민 수용체 길항제	**	속쓰림	1정/2회(최대 2정/1일)		속쓰림, 위산 과다, 위염 증상	제산제와 병용 시 1시간 간격 투여
				* 16세 이상 투여			
소화기계 - 제산제	인산알루미늄	**	속쓰림	1일 3~4회, 공복, 취침 시		변비 유발 할 수 있음	다른 약제와 병용 시 1~2시간 이후에 복용

1-2-2. 구입 및 보관

보건실 예산 수립 시 학교의 규모 및 전년도 예산, 재고량을 확인하여 적정한 의약(외)품 구입 예산을 확보한다. 의약(외)품은 정기적인 재고 조사를 통해 적절한 양을 추산하여 구입하고 한꺼번에 많은 약을 구입하기 보다는 분기별 혹은 학기별로 구입한다. 기존에 사용하고 있는 의약(외)품 뿐만 아니라 지속적으로 최신 의약(외)품에 대한 정보를 수집하여 효과가 뛰어난 의약(외)품을 비치할 수 있도록 한다.

표 3-2. **학생 1인당 적정 의약품비**

	초	중	고	특수
학생 1인당 적정 의약품비(원)	2,600 이상	2,900 이상	3,500 이상	10,500 이상

* 의약품비: 약품 구입비, 의료 기구 구입비 포함, 일반 소모품비(핸드 타월, 손 세정제 등) 제외

출처: 경기도교육청. (2015). 보건 실무 매뉴얼. p23.[8)]

학교에서 주로 구입하는 의약품은 소화제, 제산제, 해열 진통제, 지사 · 정장제, 각종 감기약, 소염제 등의 내복약과 각종 연고류, 파스류, 안약 등의 외용약이다. 의약외품으로는 각종 드레싱 제품, 소독제, 반창고류 등을 사용한다.[9)]

구입한 의약(외)품들은 전산보건일지 물품 관리에 등록하여 관리한다. 정제와 같이 보건일지에서 약품을 클릭했을 때 1회 사용량이 자동으로 집계되는 품목과 시럽제와 같이 자동 사용량 집계를 하지 않을 품목을 구분하여 등록한다. 정기적으로 재고 조사를 실시하여 전산보건일지 물품 관리 대장에 재고량을 입력한다. 약의 사용 기한은 표시된 효능과 효과를 그대로 나타낼 수 있는 기한을 나타내므로 사용 기한이 지난 의약(외)품은 폐기하고 그 내용을 전산보건일지 물품 관리 대상에 입력한다. 폐기 시에는 학교 주변 약국의 의약품 수거함에 버리거나, 구입처에 약품 폐수거를 요청한다.

의약품은 안전 및 오 · 남용 방지를 위해 보관 · 관리에 주의가 요한다. 의약품은 반드시 잠금장치가 있는 안전한 장에 약품의 보관 기준에 맞게 보관하여야 한다. 의약품과 의약품이 아닌 것은 구분하여 별도로 보관하고 용기나 포장이 개봉된 상태의 의약품을 서로 섞어서 보관하지 않는다.[8)] 또한 보건실에는 많은 학생들과 교직원이 방문하기 때문에 의약품을 책상이나 처치대에 올려놓고 사용해서는 안 된다.

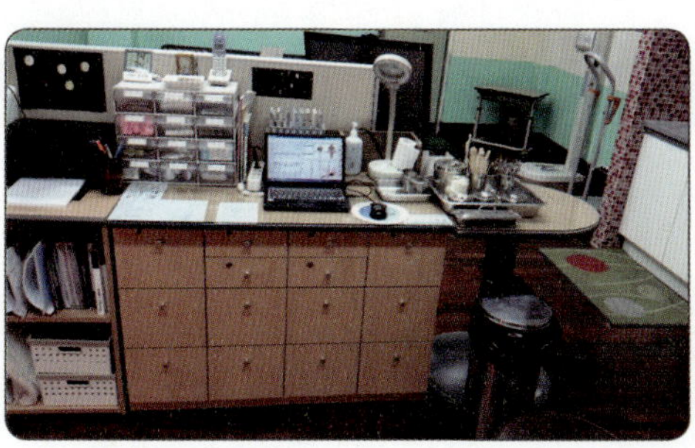

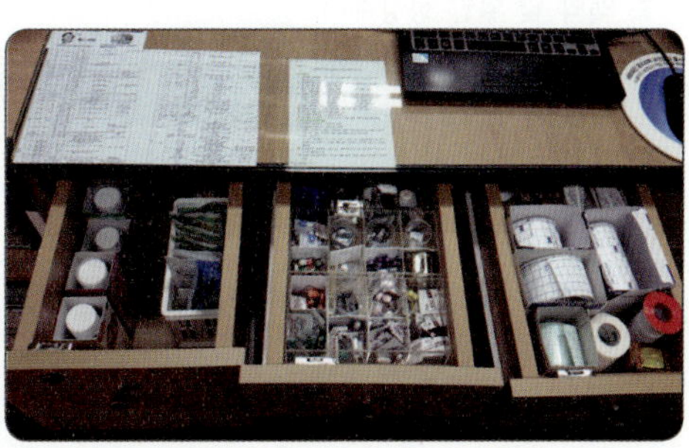

그림 3-4. **잠금장치가 있는 의약(외)품 보관장 사례**

1-3. 보건실 건강 진단 기구 사용법

학교에서는 대상자의 건강 문제를 객관적으로 사정할 수 있는 신체 사정 능력이 매우 중요한 부분이며 정확한 신체 사정을 위해서는 각 진단 기구의 사용 방법과 결과의 의미를 정확하게 알고 있어야 한다. 학교 보건실에서 구비하고 있는 건강 진단 기구로는 혈압계, 청진기, 체온계, 혈당계, 이경 및 비경, 산소 포화도 측정기(Pulse Oxymeter) 등이 있다.

1-3-1. 혈압계

혈압계는 수은 혈압계, 아네로이드 혈압계, 전자 자동 혈압계, 스텐드형 혈압계 등이 있다.

혈압계의 커프는 적합한 크기를 선택해야 한다. 커프의 길이는 상박 둘레의 약 80~100%정도를 덮고, 너비(공기가 들어가는 부위)는 상박 둘레의 40%정도가 적절한 크기이다. 커프가 너무 작거나 좁으면 혈압이 높게 나타난다. 커프가 너무 크거나 넓으면 가는 팔에서는 혈압이 낮게 측정되며 굵은 팔에서는 높게 측정되기 때문에 적절한 크기의 커프를 사용한다.[10]

혈압은 휴식 상태에서 측정하거나 5분 이상 충분히 앉아서 진정된 상태에서 측정해야 한다. 혈압 측정 전에는 흡연, 음주, 카페인 섭취를 해서는 안 된다. 운동, 식사, 1차 혈압 측정 후 재측정 시에는 30분 뒤에 측정하는 것이 바람직하다. 혈압은 15초 간격을 두고 적어도 2번 이상 측정하여 확인한다.[11]

팔은 심장 높이에 두고 측정한다. 심장 높이보다 높으면 혈압이 낮게, 심장 높이보다 낮으면 혈압이 높게 측정된다.[12] 커프는 상완 동맥의 2~3cm 위에 손가락 하나가 들어갈 정도의 여유를 주고 감아서 측정한다.[11]

혈압을 수동으로 측정하는 경우 상완 동맥을 촉지하여 청진기의 종부분을 피부에 밀착시킨다. 커프의 압력을 빠른 속도로 맥박 소실 시점에서 30mmHg를 더한 부분까지 올리고 1초에 2mmHg 속도로 천천히 내린다. 처음 2개 이상 규칙적인 가볍게 두드리는 소리가 들리는 지점을 수축기 혈압으로 적고 소리가 안 들리게 되기 전 마지막으로 들린 지점을 확장기 혈압으로 작성한다. 눈금 사이에서 들리면, 인접한 짝수로 반올림하여 2mmHg 단위로 기록한다.

혈압계는 구입 회사에 문의하여 정기적으로 정도 관리를 받는다.

표 3-3. 맥박 및 혈압 정상수치

	맥박	수축압(mmHg)	이완압(mmHg)
학령기	75~110	84~120	54~80
청소년	60~90	94~140	62~88
성인	60~100	90~140	60~90

출처: 강현숙 외. (2014). 근거 기반 기본 간호학(상).[10]
Craven R. 외. (2013). Procedure Checklists for Fundamentals of Nursing.[12]

1-3-2. 체온계

체온은 심한 운동으로 일시적으로 올라갈 수 있다. 하루 동안에는 이른 아침에 가장 낮으며 오후 4~6시에 가장 높다. 심부 체온은 환경에 비교적 영향을 덜 받지만 심하게 덥거나 추우면 체온에 영향을 줄 수 있다. 체온은 측정 부위에 따라 다소 차이가 있다. 고막 체온이 액와나 이마 체온보다 가장 심부 체온을 잘 반영한다.[10]

표 3-4. **체온 정상 수치**

구강	액와	고막
36.1~37.2℃	35.8~37.0℃	36.8~37.9℃

출처: 강현숙 외. (2014). 근거 기반 기본 간호학(상).[10]

(1) 액와 체온계(전자 체온계)

겨드랑이가 축축하지 않은지 확인 한다. 겨드랑이가 축축한 경우는 낮게 측정되기 때문에 종이 타월로 닦은 뒤에 측정한다. 겨드랑이의 중앙에 액와 체온계 끝이 오도록 삽입하고 "삐" 소리가 날 때까지 체온계가 삽입된 상태가 유지되도록 삽입된 쪽 팔로 반대편 어깨 부분을 잡도록 안내한다. 측정이 완료되면 체온을 읽고 체온계의 끝 부분을 알코올 솜으로 닦아 보관한다. 전자 체온계는 짧은 시간 동안 측정하기 때문에 부정확할 수 있는 반면, 시간이 절약되고 이용하기 쉽다. 최근에는 수은의 위해성 때문에 수은 체온계의 생산이 중단되어 전자 체온계를 주로 사용한다.

(2) 고막 체온계

고막은 체온 조절 중추가 시상 하부와 동일한 동맥으로부터 혈액 공급을 받는 곳으로 심부 온도를 측정하는 가장 좋은 부위이다.[10] 성인을 측정하는 경우는 귓바퀴를 후상방으로 당겨서 측정하고 아동의 경우는 후하방으로 당겨 측정한다. 측정 시 마다 탐침덮개를 교환한다. 매번 탐침 덮개를 교환하기 어려운 경우는 측정후 알코올 솜으로 탐침 부위를 닦아서 보관한다. 고막 체온의 측정치는 액와 체온보다 평균 0.4℃정도 높게 측정된다.

(3) 이마(측두 동맥) 체온계

이마 체온계는 측두 동맥에서 발생하는 체온을 열적외선을 이용하여 측정하는 것으로 액와형 체온계의 측정 결과와도 유사하며 열 질환을 발견하는데 예측률이 높다.[13] 고막 체온계와 달리 필터를 교체할 필요가 없으며 불편감 없이 손쉽게 측정할 수 있는 장점이 있지만 기온 변화 등에 쉽게 영향을 받는 단점이 있다.[10] 이 때문에 측정 결과 체온이 올라간다면 좀 더 정확한 측정을 위해 고막 체온계로 추가적으로 측정하는 것이 바람직하다. 감염병 유행으로 발열 검사를 실시하는 경우 담임교사가 사용하기에 적당하다. 측정 시에는 25~30℃ 정도의 온도가 유지되는 곳에서 머리카락이나 모자 등으로 이마가 덮여 있지 않도록 하고 측두 동맥이 지나가는 눈 끝 위쪽 1~2cm, 이마에서 0~2cm의 거리를 두고 측정한다. 좌우 체온은 같기 때문에 한쪽만 측정하여 결과를 확인한다.[12] 이마에 땀이 많이 난 경우는 땀을 닦고 측정하거나 귓불 뒷부분에서 측정한다.[14]

1-3-3. 산소 포화도 측정기(Pulse Oxymeter)

혈관에 있는 산소 수준을 평가하는 진단 기구로 산소 포화도와 맥박을 간접적으로 측정한다.[10] 저산소증으로 임상적 증상과 징후가 나타나기 전에 확인할 수 있다. 정상 산소 포화도는 95~100%이며 70%이하는 생명이 위험한 상태이다.[15] 감지기(Sensor)는 일반적으로 2, 3, 4번째 손가락에 부착하며 감지기(Sensor)가 닿는 부분은 깨끗이 닦고 건조시킨다. 피지가 많거나 매니큐어, 인조 손톱이 있는 경우는 제거하고 감지기(Sensor)를 부착한다. 측정 시에는 대상자가 움직이지 않도록 하고 너무 강한 외부의 빛이나 형광등 불빛은 오작동을 유발 할 수 있으므로 가려준다.[16]

1-3-4. 혈당계

학교에서 손쉽게 사용할 수 있는 진단 기구로 특히 쇼크 증상이 있을 때는 시간이 가능한 경우 혈당을 체크해 볼 필요가 있다.

혈당을 측정할 때는 혈당을 측정하고자 하는 부위를 알코올 솜으로 닦고 잘 말린다. 채혈기를 손가락 끝에 직각으로 대고 빨리 찔러서 핏방울이 맺히게 하고 스트립에 부드럽게 핏방울을 묻힌다. 가능하면 핏방울이 없는 손가락 끝은 스트립에 닿지 않도록 한다. 스트립을 혈당기에 넣고 결과를 읽는다. 경우에 따라서는 스트립을 혈당계에 끼워놓은 상태에서 피를 묻히기도 한다.[17] 혈당계는 종류에 따라 사용 방법이 조금씩 다를 수 있기 때문에 구입한 혈당계의 사용 설명서를 확인하는 것이 바람직하다. 자가 혈당 측정기 검사 결과는 혈액으로 하는 혈당 검사 보다 10~15% 낮다. 미국 당뇨병학회에서는 공복 혈당이 126mg/dL 이상, 무작위 혈당은 200mg/dL이상이면 당뇨병으로 진단하고 있다.[18]

표 3-5. 혈당 수치(경부당부하검사 결과 기준)

	공복 혈당	식후 2시간 혈당
당뇨병	≥ 126mg/dL	≥ 200mg/dL
공복혈당 장애	100~125mg/dL	< 140mg/dL
내당능 장애	< 126mg/dL	140~199mg/dL

출처: 삼성서울병원. 건강 정보: 당뇨병.[18]

1-3-5. 이경과 비경[19]

이경으로 귀를 사정할 때는 엄지로 이경 손잡이를 잡고 환자의 볼 가까이 두어 안정되게 삽입한다. 왼쪽 손으로 환자의 귓바퀴를 뒤로 들어 올려 이도가 일직선이 되도록 한다. 이도의 상태, 종창 여부, 삼출물 여부, 천공 여부 등을 확인 한다.

코를 사정하기 위해 전용 비경을 사용하기도 하지만 일반적으로는 이경과 비경 겸용으로 앞에 캡만 변경해서 사용한다. 코 안쪽으로 부드럽게 삽입한다. 코 점막의 상태, 병변, 종창, 형태 등을 확인 할 수 있다. 환자에게 입을 다문 채 숨을 내쉬도록 하여 코의 공기 흐름 또한 사정할 수 있다.

1-3-6. 청진기

청진기의 귀꽂이는 이도의 방향에 맞추어 삽입한다. 종형(Bell)은 심장음과 맥관음과 같이 낮은 음을 들을 때 피부에 가볍게 대고 사용한다. 막형(Diaphragm)은 둥글고 판판한 면으로 장이나 폐음과 같은 높은 음을 잘 전달하며 피부에 밀착시켜서 듣는다.

1-4. 보건실 위생 관리

보건실에는 건강 문제로 학생들이 하루에도 수십 명씩 방문하며 다양한 감염성 질환과 출혈, 구토, 분비물 등을 다루기 때문에 보건실 내에서의 감염을 방지하고 감염으로부터 보건교사 자신을 보호하기 위해서 무균술을 적용하여야 한다.

무균술은 내과적 무균술과 외과적 무균술로 구분된다. 외과적 무균술은 멸균술이라고도 하며 아포를 포함한 모든 미생물을 제거하는데 목적이 있다. 내과적 무균술은 미생물의 전파를 감소시키고 예방하기 위해 사용되는 방법으로 청결 무균술이라고도 하며 보건실에서 일반적으로 적용되는 수준이다. 손 위생, 환자에게 일회용 기구 사용, 사용된 기구의 오염 제거와 재처리, 혈액이나 체액과 접촉 시 장갑 사용, 일상적인 환경 청소가 이에 포함된다.

1-4-1. 소독방법

소독(Disinfection)은 물품에 있는 세균성 아포를 제외한 모든 병원 미생물을 제거하는 방법이며, 멸균(Sterilization)은 아포(Spore)를 포함한 모든 미생물을 완전히 제거하는 방법이다.[20] 세척(Cleaning)은 기계적인 마찰과 세제 사용을 통해 이물질을 제거하는 과정으로 소독과 멸균의 가장 기초 단계이다.[21] 보건실에서는 주로 세척과 소독이 이루어진다.

(1) 기계적 소독

① 건열 멸균

보건실에서 사용하는 의료 기구, 거즈(바세린 거즈 포함) 등을 소독하는데 주로 사용되는 방법이다. 의료 기구는 세척한 후에 건열 멸균기에 넣고 170℃에서 60분, 160℃에서 120분 적용한다.[20]

② 자불 소독(Boiling)

자불 소독은 멸균하는 방법으로 쉽게 적용할 수 있다. 그러나 아포나 특정 바이러스는 파괴하지 못한다.[15] 오염된 의료 기구를 세척한 후 의료 기구가 충분히 잠길 수 있을 정도의 물을 넣고 100℃에서 30분간 끓인다.[22] 소독된 기구는 꺼내어 공기에서 건조 시키거나 멸균된 타월로 닦아서 보관한다.[20]

③ 자외선 소독(Ultraviolet Radiation)[20]

자외선은 200~300nm 파장대의 빛을 통칭하는 말로 미생물의 DNA구조를 파괴하여 불활성화시키는 소독 방식이다. 살균을 목적으로 하는 대부분의 상업용 자외선 등은 253.7nm이다. 자외선은 세포를 파괴하기 때문에 피부 접촉이나 안구 노출 시 손상을 유발할 수 있기 때문에 주의가 요구된다. 일반적으로 컵이나 칫솔 소독 시 사용되지만 의료 기구, 책, 장난감 등을 소독할 때도 사용될 수 있다. 자외선은 스테인레스나 플라스틱 컵은 투과하지 못하기 때문에 살균이 필요한 표면이 직접 자외선에 쏘일 수 있도록 해야 한다. 또한 습기가 있는 경우는 살균력이 떨어지기 때문에 건조시킨 상태에서 사용한다.

(2) 화학적 소독

① 알코올

중간 혹은 낮은 수준의 살균 효과를 보이며 광범위 살균 작용을 보이는 소독제로 아포를 제거하는 멸균 작용은 없다. 잔유물이 없으며 착색 작용이 없어 보건실에서 자주 사용되는 소독제이다. 반복 사용하면 고무를 부풀게 하거나 렌즈를 손상시키고, 플라스틱은 딱딱하게 만드는 단점이 있다.[21) 알코올의 살균력은 50%이하의 농도에서는 현저하게 저하되며 60~90%일 때 최적의 살균력을 보인다. 에틸알코올은 75%에서 살균력이 강하다.[21) 일반적으로 손 소독과 같은 상처가 없는 피부 소독에 사용되며 개방성 창상에는 사용할 수 없다. 체온계, 청진기, 호흡기, 심폐소생술 실습 마네킹의 표면 소독 등에 사용될 수 있다. 빨리 증발하므로 소독 효과를 낼 수 있을 정도로 충분한 접촉 시간을 확보하기 위해 물품이 알코올에 충분히 담겨질 수 있도록 한다. 비교적 안전한 소독제로 노출에 따른 위험은 거의 없으며 피부를 건조시킬 수 있다.

② 요오드와 아이오도퍼(Iodine and Iodophor)

주로 피부 및 조직의 소독을 위해 사용되며 살균 범위가 넓다. 하지만 금속을 부식시키며, 고무나 플라스틱 제품을 손상시키고 착색이 된다. 요오드 과민증 환자, 갑상선 기능 이상 환자, 신부전 환자에게는 사용하지 않는다.

③ 염소(Chlorine and Chlorine Compounds)

염소 소독제는 광범위한 항균력과 저렴한 가격, 빠른 효과 때문에 자주 사용되는 소독제이다. 보건실에서는 주로 차아염소산 나트륨을 사용하는데 락스의 주성분이다. 국내에서 상품화 되어 있는 염소 소독제(락스)에는 4~5.4%의 유효 염소량이 포함되어 있다. 일반적인 소독 시에는 4~5.4% 차아염소산 용액(락스 원액)을 80~100배 희석하여 사용하고 다량의 오염물에 대해서는 8~10배 희석하여 사용한다.[21)

주로 표면, 바닥을 닦는데 사용되는데 구토, 혈액이 묻은 곳, 환자 접촉면에 희석액을 뿌리고 최소 10분간 방치한 후 닦는다.[22) 산소마스크와 관을 소독할 때는 4~5%의 차아염소산 용액(락스 원액)을 100배 희석한 물에 20분간 담근 후 물로 깨끗하게 세척한다. 500ppm 이상(일반적으로 락스를 100배 희석한 농도)의 고농도에서는 금속에 대한 부식성이 있고 천을 변색시키거나 탈색시킬 수 있다.

표 3-6. 락스 원액 희석 비율 및 사용 범위

	락스 원액 제품과 물의 희석 비율	
	5,000ppm	500ppm
락스 원액(4% 제품)	1:8	1:80
락스 원액(5% 제품)	1:10	1:100
사용 범위	다량(10㎖이상)의 오염물에 대한 소독	산소마스크와 같은 일반 의료용 기구, 일반적인 보건실 소독

출처: 서울특별시교육청학교보건진흥원. (2017). 2017 초등 감염병 전달 연수 자료집.[23)

(3) 소독제 사용 원칙[22)23)]

소독제는 식품의약품안전처의 허가를 받은 제품으로 사용하며 사용 설명서를 충분히 숙지하여 사용한다.

소독제를 희석해서 사용할 경우 가능하면 소독 직전에 희석하는 것이 바람직하며 적어도 24시간 이내에 사용한다. 제품화된 소독제도 개봉으로 인해 소독력이 감소하므로 가능하면 작은 용기의 제품을 선택한다. 소독제를 담는 용기는 일회용이 바람직하다.

사용 시에는 마스크, 장갑 등의 보호 장구를 착용하고 소독제 흡입으로 인한 위험성으로 인해 분무기로 분사해서 사용하지 않는다. 알코올은 화재의 위험성으로 분사해서 사용해서 안 될 뿐만 아니라 넓은 면적을 소독해서도 안된다.

1-4-2. 보건실 소독 기준

보건실에서 사용하는 의료 기구, 물품 및 장비에 대해서는 대부분 소독 수준으로 관리한다.

일반적으로 70% 이상의 알코올을 사용하여 의료 장비, 물품 및 장비를 소독하며 오염된 바닥이나 문 등은 10배~100배 희석한 락스로 소독한다. 제품화된 다른 소독액을 사용하기도 한다.

드레싱에 사용되는 의료 기구는 매 학생마다 소독된 것을 사용하거나 일회용을 사용한다. 사용한 의료 기구는 세척 후 건열 멸균기, 자외선 소독기 등을 이용하여 소독한다. 보건실에서 사용되는 거즈, 솜 등도 건열 멸균기로 소독하여 사용한다.

체온계, 이경, 혈압계와 같은 진단 기구와 목발, 휠체어도 매 학생 사용후에 소독한다.

침구는 학생이 이용 할 때마다 교환하기 어렵기 때문에 일회용 방수 패드를 깔아 두고 침구 세탁 예산을 충분히 책정하여 거래하는 세탁소에 일정한 간격으로 수거하여 세탁할 수 있도록 한다.

검진용 탁자, 진찰대는 일과 종료 시에 소독을 실시하고 각종 사무 용품, 접촉하는 물품, 대기 의자, 탁자 등은 업무 시작 및 종료 후에 소독을 실시한다.

표 3-7. 보건실 소독 시기

물품 및 장비	소독 시기
혈압 커프	매 학생마다
이경	
고막 체온계, 체온계	
목발, 휠체어	사용 후
검진용 탁자, 침대	마지막 학생 진료 후
손잡이, 전화기, 키보드, 손 소독제 용기, 펜라이트, 접촉하는 물품 등	업무 시작 및 종료 시
대기실 의자, 탁자	
의료 기구	사용 후

출처: 교육부. (2017). 학교 감염병 매뉴얼.[22)]

2 보건일지

2-1. 보건일지 작성 방법을 설명한다.
2-2. 보건일지 관리 방법을 설명한다.
2-3. 전산보건일지를 작성한다.

2-1. 보건일지 작성 방법

보건일지는 보건교사의 업무를 기록하는 업무 일지인 동시에 보건실 방문 학생들의 건강 문제에 대한 간호 과정을 기록하는 간호 기록지이다. 매일 기록하는 것을 원칙으로 하며 법적인 분쟁 시 근거가 될 수 있는 중요한 문서이므로 정확하게 기록한다.

보건일지의 업무 내용으로는 학교보건사업 실시 내용 및 특이 사항, 보건교육 실시 사항 등을 기록한다.

보건실 방문 학생들의 건강 문제에 대해서는 상세하게 기록하며 기록이 누락되지 않도록 한다. 전산보건일지를 사용하는 경우는 방문 학생의 누가 기록, 병력 및 학생의 특이 사항을 확인하기 위해 실시간으로 입력하는 것이 추천된다. 증상 발현 시간, 주요 건강 문제, 신체 사정 내용, 중재 내용 등에 관한 사항을 기록한다. 전산보건일지의 경우는 입력하는 방법에서 다소 차이가 있다. 대부분 주증상과 처치 내용 등을 클릭하여 입력할 수 도 있으며 자세한 내용을 직접 기록할 수 있는 입력창도 별도로 마련되어 있다. 상세한 내용을 직접 입력하는 경우 보건일지 작성을 위해 특정하게 정해진 기록 형식은 없다. 그러나 보건실에서 접하는 건강 문제는 비교적 단일 건강 문제가 많기 때문에 SOAP 기록 형식을 적용하는 것이 용이하다.

❖ SOAP 작성 방법[12]

- "S"는 주관적 자료(Subjective Data)로 대상자가 직접 호소한 증상을 작성하는 것으로 자료가 없는 경우는 작성하지 않거나 "None"으로 표시한다.
- "O"는 객관적 자료(Objective Data)로 보건교사에 의해 수집된 문제와 관련된 자료이다. 오감으로 관찰한 내용, 활력 징후, 기타 신체 사정 검사 결과 등을 작성한다.
- "A"(Assessment)는 진단과 관련된 간호 사정 내용을 작성하는 것으로 주관적 자료와 객관적 자료를 통해 예측되어지는 내용을 적는다. 수집된 자료로 작성하기 어려운 상황이라면 "주증상, 알려지지 않은 병인"으로 작성한다.
- "P"는 간호 계획(Planning)을 의미하며 확인된 문제에 대한 간호중재 내용을 작성한다.

S: 1시간 전부터 머리가 아프고 온 몸이 아파요.
O: 체온 38.0℃, 기침(+), 가래(-), 복용한 약(-)
A: 발열, 유행성인플루엔자 의심
P: 부루펜 12cc 투약, 처방 쪽지 배부, 등교 중지 및 병원 의뢰

그림 3-5. SOAP을 적용한 보건일지 작성 방법 예시

2-2. 보건일지 관리

학생 건강 정보는 민감 정보이므로 보건일지는 보안 문서로 관리해야 하며 일정한 간격으로 결재를 받아 보관한다. 정해진 결재 간격은 없기 때문에 학교 관리자와 사전 협의하여 보건일지의 결재 간격을 정한다. 보건일지의 결재선은 교감 전결* 사항이다.

보건일지를 종이 문서로 관리하는 경우는 출력한 보건일지를 직접 교감에게 결재를 받은 후 잠금 장치가 있는 서류함에 보관한다. 전자 문서로 보건일지를 관리하는 경우는 보건일지 파일을 생성하여 전자 결재로 결재를 받는다. 이때 문서는 보안 문서로 지정한다.

2-3. 전산보건일지 작성 방법

학교의 많은 기록들이 전산화되고 있으며 전산보건일지의 다양한 장점으로 대부분의 학교에서는 전산화된 보건일지를 사용하고 있다. 전산보건일지 프로그램마다 다소 차이는 있으나 일반적인 전산보건일지 프로그램의 장점은 다음과 같다.

- 대상자에 대한 누가 기록을 확인할 수 있다.
- 응급 환자 기록지와 상담 기록지가 포함되어 있다.
- 약품 사용이 자동 집계되어 별도의 약품 수불 대장이 필요하지 않다.
- 통계 기능이 있다.
- 엑셀 파일이나 한글 파일로 변환하여 전자 문서로 보건일지 결재를 받을 수 있다.
- 학생들의 건강 특이 사항을 기록하여 해당 학생 방문 시 바로 확인이 가능하다.

아직 보건일지 프로그램은 국가 수준에서 개발되거나 관리되고 있지 않으며 각 학교 단위에서 일반 업체 혹은 개인이 개발한 프로그램을 사용하고 있다. 본 장에서는 서울시보건교사회가 개발 과정에 참여한 스쿨닥터의 사용법에 대해서 작성하였다. 사용법에 대한 상세한 내용은 매뉴얼을 참조하고 사용에 문제가 있는 경우는 스쿨닥터 홈페이지에서 원격 지원 서비스를 신청하면 도움을 받을 수 있다.

(1) 보건일지 라이센스 구입

스쿨닥터 홈페이지는 1년 단위로 사용료를 지급하도록 되어 있다. 보건일지 소프트웨어 구입으로 예산을 올린 후 승인을 받는다. 처음 스쿨닥터 보건일지를 사용하는 경우는 스쿨닥터 홈페이지(http://www.school-doctor.co.kr)에서 회원 가입 후 보건일지 프로그램을 다운받아 설치한다. 보건실에서 사무용 컴퓨터와 보건일지전용 컴퓨터를 별도로 사용하는 경우 두 개의 컴퓨터에 모두 설치하여 연동할 수 있는 기능이 있으며 이때는 추가 사용료가 발생한다.

(2) 학생 명부, 건강 문제, 의약품, 처치 · 조치 사항 등록

매 학기 교무업무 시스템에서 학생 명부를 엑셀 파일로 다운받아 보건일지에 등록하여 사용한다. 이때 기존에 작성된 보건일지의 자료는 자동으로 학적이 이동하여 누가 기록이 생성된다. 학생 명부 등

---

* 전결이란 행정 관청에서 행정에 관한 의사 결정을 보조 기관에게 위임하는 것으로 보건일지는 교장의 결정권을 교감에게 위임한 사항이다. 보건일지 결재 시 교감까지만 결재를 받으면 된다.

록 후 전입 온 학생이 보건실에 방문한 경우는 보건일지 명단에 없기 때문에 개별 등록으로 입력한다.

처음 보건일지를 설치한 경우는 해당 학교에서 사용 중인 의약품을 등록한다. [의약품 관리] 메뉴에서 실행할 수 있다. 엑셀 파일에 정리하여 일괄 등록할 수도 있다. 기존에 프로그램을 사용 중인 경우는 새로 구입한 의약(외)품을 등록하고 사용하지 않는 의약품은 사용하지 않는 것으로 표시하여 정리한다.

기본 건강 문제는 등록되어 있으므로 학교에 맞게 건강 문제를 추가하거나 수정, 삭제할 수 있다.

처치 및 조치 사항은 드레싱, 탄력 붕대 및 부목 적용, 침상 안정, 관찰, 마사지, 냉찜질, 온찜질, 건강 관리 교육, 상담, 정서적 지지, 의뢰,[24] 등교 중지, 주의 사항 안내 등 주로 사용하는 중재 내용을 등록한다. [보건일지 관리] 메뉴에서 등록할 수 있다.

(3) 보건일지 입력

방문한 학생의 이름을 검색하여 해당 학년을 클릭하고 건강 문제와 중재 내용을 선택한다. 상세 내용을 작성해야 하는 경우는 [기타] 입력 창에 SOAP 형식으로 작성한다.

입력 시간이 자동으로 기록되도록 활성화 하고, 프로그램의 하단에 있는 학생의 누가 방문 기록을 참고한다.

건강 검진 결과, 병력, 보건실 투약에 대한 미동의, 약 부작용 등의 특이 사항을 메모창에 기록하여 사용하면 간호 사정 및 중재에 도움이 된다. 메모의 팝업 기능을 선택하여 해당 학생 방문 시 팝업으로 메모창이 생성될 수 있도록 설정한다.

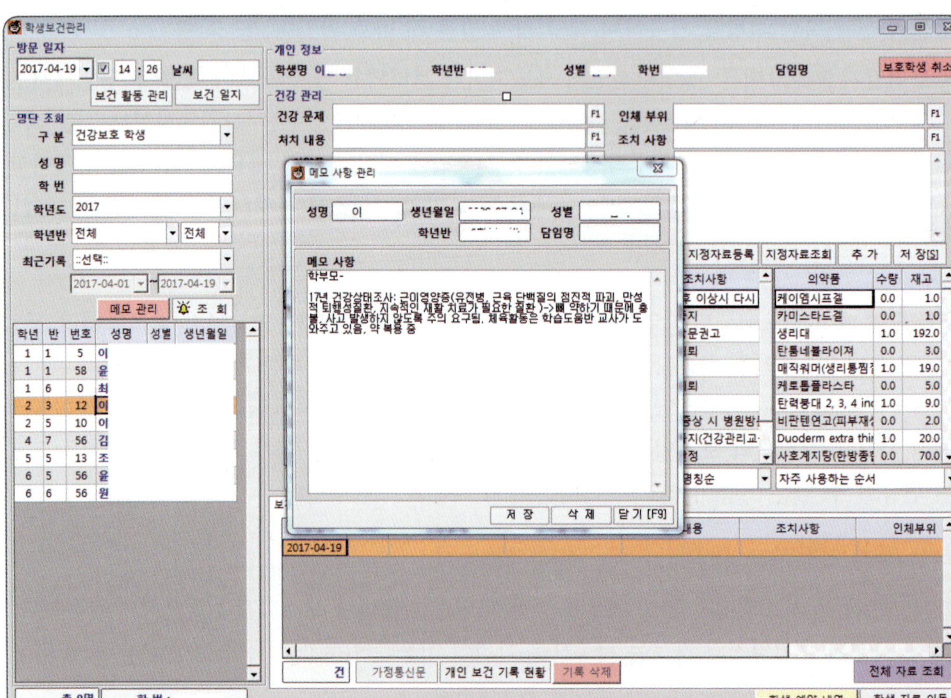

그림 3-6. **전산보건일지 프로그램**

(4) 보건일지 저장, 출력, 통계

보건일지 관리 메뉴에서 해당 일자를 선택하여 출력하거나 엑셀 파일로 변환할 수 있다. 원하는 기간별로 일괄 생성도 가능하여 보건일지 결재 시에는 기간별 일괄 생성 기능을 이용하여 보건일지 엑셀 파일을 생성한다.

[통계 관리] 메뉴에서는 총 방문 학생 수 뿐만 아니라 증상, 방문 요일, 학년, 처치 내용 등으로 다양하게 분류하여 통계를 생성할 수 있어 각종 공문 보고, 학교 건강 문제 사정 자료로 활용하기 용이하다. 연간 총 보건실 방문 학생 수 통계는 학교 정보 공개 항목으로 보고해야 한다. 건강 문제 분류에 응급 환자 분류를 추가하면 국회의원 요구 자료로 응급 환자 통계를 제출해야 할 때 쉽게 통계를 생성할 수 있다.

참고 문헌

1) 학교보건법, 법률 제14055호. 일부 개정 2016. 2. 3.

2) 학교보건법 시행령, 대통령령 제27457호. 일부 개정 2016. 8. 29.

3) 서울특별시교육청학교보건진흥원. 학교 보건실 현대화 사업 기본 매뉴얼. 서울: 서울특별시교육청학교보건진흥원; 2007. p. 45.

4) 학교보건법 시행규칙, 교육부령 제107호. 일부 개정 2016. 9. 1.

5) Bittenbender P, Nortier N, Obrien C, Oosterheert J, Smoes J. Emergencies happen, MERTs to the rescue! NASN School Nurse. 2009;24(6):268-278.

6) 서울시교육청. 학교보건 업무 안내 Part 1. 서울: 서울시교육청; 2017.

7) Blum AB, Delack S, Vernon-Smiley M, Wallace R, Murray RD, Gereige RS, et al. Policy statement - Guidance for the administration of medication in school. Pediatrics. 2009;124(4):1244-1251.

8) 경기도교육청. 보건실무 매뉴얼. 수원: 경기도교육청; 2015. p. 23.

9) 고영 외. 지역사회보건간호학. 경기: 수문사; 2017.

10) 강현숙 외. 근거기반 기본간호학(상). 경기: 수문사; 2014. p. 180.

11) 최정희 외. 사례기반 핵심기본간호술기. 서울: 현문사; 2016.

12) Craven R, Constance J, Hirnle, SJ. Procedure Checklists for Fundamentals of Nursing. 7 ed. 고일선 번역. 서울: 정담미디어; 2013.

13) 윤기욱 외. 고막 체온계와 이마 체온계의 정확성 및 유용성에 대한 연구. Korean Journal of Pediatrics. 2005;48(8):820-825.

14) 엠트리케어: 써모케어 사용설명서 [Internet]. 서울: 엠트리케어. [cited 2017 July 10]. Available from: http://www.thermocare.me/images/product/mt-1000-manual.pdf.

15) 손정태 외. 기본간호학 Ⅱ. 서울: 현문사; 2013.

16) 양선희 외. 핵심 기본간호수기. 서울: 현문사; 2015.

17) Corporation S. 최신 당뇨병 관리 지침. 서울: 군자출판사; 2007.

18) 삼성서울병원: 건강정보: 당뇨병 [Internet]. 서울: 삼성서울병원. [cited 2017 February 7]. Available from: http://www.samsunghospital.com/dept/medical/healthSub01View.do?content_id=1099&cPage=1&DP_CODE=FM&MENU_ID=003014&ds_code=D0000815&main_content_id=652.

19) Jensen S 외. Nursing health assessment: A best practice approach. 7 ed. 변역순 번역. 서울: 한미의학; 2013.

20) 대한감염관리간호사회. 보건의료 분야에서의 소독과 멸균. 서울: 현문사; 2001.

21) 서울아산병원 감염관리실. 감염관리와 예방지침. 2 ed. 서울: 군자출판사; 2009.

22) 교육부. 학교 감염병 매뉴얼. 세종: 교육부; 2017. p. 149

23) 서울특별시교육청학교보건진흥원. 2017 초등 감염병 전달연수 자료집. 서울: 서울특별시교육청학교보건진흥원; 2017. p. 45.

24) Kim, JH, So. HS. Utilization of school health room and health problems among elementary and secondary school students, and nursing performance of school health teachers in a city. Journal of the Korea Contents Association. 2016;16(5):180-193.

참고 법률

학교보건법, 법률 제14055호. 일부 개정 2016. 2. 3.
학교보건법 시행령, 대통령령 제27457호. 일부 개정 2016. 8. 29.
학교보건법 시행규칙, 교육부령 제107호. 일부 개정 2016. 9. 1.

참고 사이트

법제처 http://www.moleg.go.kr/
써모케어 http://www.thermocare.me/
삼성서울병원 건강정보 http://www.samsunghospital.com/
스쿨닥터 http://www.school-doctor.co.kr/

CHAPTER 4

보건행정

1. 학교보건 공문서를 관리한다.
2. 학교보건 예산을 수립한다.
3. 학교 업무 포털 시스템을 사용한다.

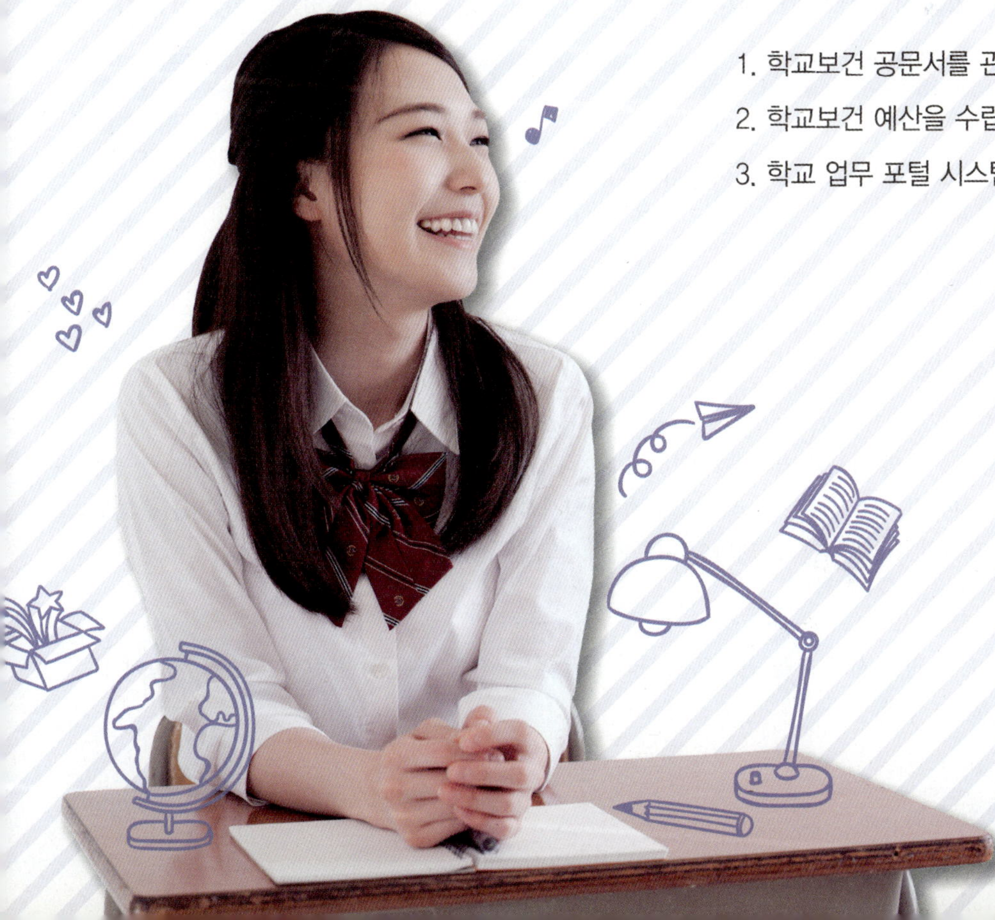

IV

보건행정

1 공문서 관리[1)2)]

1-1. 공문서를 작성한다.
1-2. 공문서의 결재 절차를 설명한다.
1-3. 공문서 보관 방법을 설명한다.
1-4. 각종 보고 사항을 기억한다.

1-1. 공문서 작성

공문서란 행정 기관 내부 또는 외부 기관과 공무상 작성하거나 시행되는 문서 및 행정 기관이 접수하는 모든 문서를 말한다. '모든 행정 업무는 문서로 시작하여 문서로 끝난다.' 고 할 정도로 대부분 행정 활동이 문서로 이루어진다. 따라서 정확한 문서의 작성 방법에 대하여 숙지하는 것이 필요하다.

문서	일반 문서	전자 문서
문서의 성립 요건 및 효력 발생 시기	수신자에게 도달됨으로써 효력 발생	행정 기관의 의사 표시가 명확하게 표현되어야 하며 결재가 있음으로서 성립한다. 효력 발생 시기는 수신자의 컴퓨터 파일에 기록된 때에 효력 발생한다.

1-1-1. 공문서 작성법

(1) 기안의 개요

기안이란 행정 기관의 의사를 결정하기 위하여 문서를 작성하는 것을 말한다. 기안은 주로 상급자의 지시 사항이나 접수한 문서를 처리하기 위하여 실시하는 것으로 법령, 훈령, 예규 등을 근거로 하거나 또는 자신의 소신 발안으로 기안이 이루어지기도 한다.

(2) 기안의 원칙

문서의 기안은 전자 문서로 함을 원칙으로 하되 업무의 성격 및 특별한 사정이 있을 경우 종이 문서로 기안을 할 수 있다.

(3) 기안의 자격

기안자의 자격 범위에는 아무런 제한이 없다. 공무원이면 누구나 기안자가 된다. 또한 업무에 대하여 그 업무를 담당하는 자는 직급 등에 관계없이 기안할 수 있다.

(4) 공문서 작성의 기본 원칙

① 글자

한글로 작성하되 한자나 외국어는 괄호 안에 넣을 수 있다.

② 숫자

아라비아 숫자로 입력한다.

③ 금액

금액을 표시할 때는 아라비아 숫자로 쓰되, 숫자 다음에 괄호를 하고 한글로 기재한다. 문서 작성에서는 띄어 쓰지 않는다. 예 – 금 35,200원(금삼만오천이백원)

④ 날짜

숫자로 표기하고 년, 월, 일은 온점으로 표시한다. 예 – 2017. 3. 10.(금)

⑤ 시, 분

24시각 제에 따라 숫자로 표시하고, 쌍점을 찍어 구분한다. 예 – 13:20

⑥ 쌍점

왼쪽은 붙이고 오른쪽은 한 칸을 띈다.

⑦ 기간 표시

'–'를 쓰지 않고 '~'를 표시한다. 예 – 12:00~13:00

⑧ 기재 사항이 서식 중간에서 끝나는 경우

기사 사항의 마지막 다음 칸에 '이하 빈칸' 또는 '이하 여백' 표시를 한다.

번호	성명	내용	주소
1	김○○	보건 업무	서울특별시 종로구 ○○○로 40
이하 빈칸			

⑨ 해당 사항이 없을 경우

"해당 사항 없음" 표시, 〈기재 예시〉는 특별한 경우를 제외하고 삭제

(5) 문서의 제목 및 정보

① 대내 문서(내부 결재)의 경우

대체로 '○○○ 계획' 등으로 표현한다. 내부 결재 문서는 어떠한 사안에 대하여 내부적으로 의사를 결정하기 위하여 검토 또는 판단 등이 필요한 경우에 결재를 받는 문서로서 업무 담당자의 의견

이나 계획 등을 제안하고 기관장의 결정을 요구하는 내용이므로 대체로 "----하고자 합니다." 등으로 표현한다.

② 대외 문서의 경우

- 수신자가 교육청 등 상급 기관인 경우: ~제출(○○초), ~신청(○○초), ~보고(○○초) 등으로 표현한다.
- 수신자가 상급 기관이 아닌 경찰서, 소방서, 구청 등 유관 기관인 경우: ~통보(○○초), ~송부(○○초) 등으로 표현한다.

③ 보안 문서 처리

개인 정보와 관련해서는 반드시 보안 문서로 처리한다. [공개 여부] - [비공개 선택] - [공개 제한: 6호 선택], [보안 문서]에 체크(∨)

(6) 문서의 항목

제목: 학생 보호 및 학생 안전 지도 계획

1.*첫째 항목 ○○○○○○○○○○○
×가.*둘째 항목 ○○○○○○○○○○○
××1)*셋째 항목 ○○○○○○○○○○○
×××가)*넷째 항목 ○○○○○○○○○○○
××××(1)*다섯째 항목 ○○○○○○○○○○○
×××××(가)*여섯째 항목 ○○○○○○○○○○○

붙임×1.*○○○ 계획서 1부
2.*○○○○○ 서류 1부.×끝.

※ × 표시는 한글 1자(2타), * 표시는 숫자 1자(1타)를 띄움

(7) 문서의 끝 표시

① 본문이 끝났을 경우

1자(2타) 띄우고 '끝' 자를 쓴다.

본문......................협조하여 주시기 바랍니다.∨∨끝.

② 오른쪽 한계선에서 끝났을 경우

다음 줄의 왼쪽 기본선에서 1자(2타) 띄우고 '끝' 자를 쓴다.

본문..협조하여 주시기 바랍니다.
∨∨끝.

③ 표를 작성하고 끝나는 경우

표 끝에서 줄을 바꾸어 1자(2타) 띄우고 '끝' 자를 쓴다.

성명	성별	주소
홍길동	남	전라남도 장성군
성춘향	여	전라남도 남원시
	이하 빈칸	

∨∨끝.

(8) 첨부물의 표시

- 본문 내용이 끝난 다음 줄에 '붙임' 표시를 하고 첨부물의 명칭과 수량을 작성한다.
- 2개 이상의 첨부물이 있는 경우 1, 2 등 번호 부여하여 작성한다.
- 첨부물 표시가 끝난 후 '끝' 자 표시한다.

본문......................협조하여 주시기 바랍니다.

붙임 1. 2017년도 학교보건 업무 1부
　　 2. 2017년도 보건교육 계획 1부. ×끝.

(9) 기안문 작성 시 유의 사항

① 정확성

- 일반적으로 육하원칙에 의해 작성하고 오탈자나 계수 착오가 없도록 한다.
- 필요한 내용을 빠뜨리지 않고, 잘못된 표현이 없도록 문서를 작성한다.
- 정확한 용어를 사용하고 문법에 맞게 문장을 구성하며 사실을 왜곡하지 않도록 한다.

② 용이성

- 상대방의 입장에서 이해하기 쉽게 작성하며 문장은 가급적 짧게 끊어서 항목별로 표현한다.
- 먼저 결론을 내린 후 이유를 설명하는 것이 좋으며 구체적인 용어를 쓴다.

③ 성실성

- 문서는 성의 있고 진실하게 작성하되 상대를 무시하는 듯한 표현은 피하고 적절한 경어를 사용한다.

④ 경제성

- 반복적인 업무는 표준 기안문을 활용하며 서식을 통일하여 규정된 서식을 사용한다.

1-1-2. 공문서 결재

(1) 결재 종류

① 결재

좁은 의미의 결재란 법령의 규정에 의하여 소관 사항에 대한 행정 기관의 의사를 결정할 권한을 가진 자이다.

② 전결

행정 기관의 장으로부터 결재권을 위임받은 자가 결재하는 것이다.

③ 대결

결재권자가 휴가 및 출장 등 기타의 사유로 결재를 할 수 없는 상황에서 그 직무를 대리하는 자가 결재를 행하는 것이다.

(2) 검토, 결재 방법

결재 방법은 학교마다 달리 운영될 수 있으므로 학교 교무 담당 부장에게 검토 및 결재 범위를 확인하는 것이 좋다.

① 결재권자가 있을 경우

담당교사(기안) → 부장교사(협조 또는 검토) → 교감(검토) → 교장(결재)

② 결재권자가 부재 시의 경우

교장이 결재권자이고 교감이 대결할 경우에는 교사 → 부장교사 → 교감 대결, 교감이 결재권자이고 부장교사가 대결할 경우에는 교사 → 부장교사 대결 → 교감 전결

(3) 결재 받은 문서의 수정

결재받은 문서의 일부분 삭제하거나 수정을 할 때에는 수정하여 재작성을 하고 결재를 받아 시행한다.

1-1-3. 공문서 보관

전자 문서는 업무 관리 시스템에 의하여 법적 보관 기간 동안 보관이 된다. 전자 문서 외의 문서는 문서의 원본(결재본)은 반드시 업무 담당 부서(기안자)에서 보관하여야 한다. 행정실에서 원본(결재본)을 요구할 경우 사본을 주고 원본은 업무 담당 부서에서 보관한다.

(1) 전자 기록물 편철 및 보존

- 단위 과제별로 기록물철 작성 기준을 정하여 기록물을 체계적으로 관리하여야 한다.
- 전자 기록 생산 시스템으로 기록물철 분류 번호를 부여한다.

(2) 일반 기록물 편철 및 보존

- 일반 문서의 기록물철당 편철량은 100매 이내로 함을 원칙으로 한다.
- 기록물의 보존 기간은 영구, 준영구, 30년, 10년, 5년, 3년, 1년으로 구분하여 보존한다.
- 공공 기관은 매년 2월 말까지 전년도 생산을 완료한 기록물에 대하여 분류하고 편철하여야 한다.

1-1-4. 각종 보고 사항

매년 학교보건 업무와 관련하여 보고 사항 및 보고 서식이 공문을 통하여 각 학교로 전달된다. 교육지원청에서는 각급 학교에서 자료 집계 시스템이나 업무 관리 시스템을 통하여 보고하도록 공문으로 전달한다. 각 학교는 기간 및 보고 방법에 의거하여 교육지원청에 결과를 보고한다.

표 4-1. **2017학년도 학교보건 업무 보고 목록 예시**

<table>
<tr><th>보고 제목</th><th>보고 기일</th><th>보고 기관
(작성 기관)</th><th>보고처</th><th>보고 서식</th><th>보고 방법</th></tr>
<tr><td rowspan="2">학생 건강 검사결과
처리 현황</td><td>2017. 12.</td><td>초 · 중 · 고,
특수, 각종 학교</td><td>교육지원청</td><td rowspan="2">서식 1-1
서식 1-2</td><td rowspan="2">서면 보고
(자료 집계 시스템)</td></tr>
<tr><td>2017. 12.</td><td>교육지원청</td><td>시교육청</td></tr>
<tr><td rowspan="2">학생 건강 검사
추진 현황</td><td>2017. 12.</td><td>초 · 중 · 고,
특수, 각종 학교</td><td>교육지원청</td><td rowspan="2">서식 2-1
서식 2-2</td><td rowspan="2">서면 보고
(자료 집계 시스템)</td></tr>
<tr><td>2016. 12.</td><td>교육지원청</td><td>시교육청</td></tr>
<tr><td rowspan="2">학생 별도 검사
추진 현황</td><td>2017. 12.</td><td>한국학교보건협회
대한결핵협회</td><td>교육지원청</td><td rowspan="2">서식 3-1
서식 3-2</td><td rowspan="2">서면 보고
(자료 집계 시스템)</td></tr>
<tr><td>2017. 12.</td><td>교육지원청</td><td>시교육청</td></tr>
<tr><td rowspan="2">학생 건강 증진 교육
실시 현황</td><td>2017. 12.</td><td>초 · 중 · 고,
특수, 각종 학교</td><td>교육지원청</td><td rowspan="2">서식 4-1
서식 4-2</td><td rowspan="2">서면 보고
(자료 집계 시스템)</td></tr>
<tr><td>2017. 12.</td><td>교육지원청</td><td>시교육청</td></tr>
<tr><td rowspan="2">학교 보건실
(보건 교육실)설치 현황</td><td>2017. 12.</td><td>초 · 중 · 고,
특수, 각종 학교</td><td>교육지원청</td><td rowspan="2">서식 5-1
서식 5-2</td><td rowspan="2">서면 보고
(자료 집계 시스템)</td></tr>
<tr><td>2017. 12.</td><td>교육지원청</td><td>시교육청</td></tr>
<tr><td>감염병 발생 현황</td><td>발생 즉시</td><td>초 · 중 · 고,
특수, 각종 학교</td><td>교육지원청→
시교육청</td><td>–</td><td>NEIS 보고</td></tr>
<tr><td>감염병 발생에 따른(조치 현황, 언론 취재)보고</td><td>보고 사항
발생 시</td><td>초 · 중 · 고,
특수, 각종 학교</td><td>교육지원청→
시교육청</td><td>서식 6</td><td>서면 보고
(전자 문서)</td></tr>
</table>

바르고 굳센 어린이

○○초등학교

수신 내부 결재

(경유)

제목: 체중 관리 대상 학생 교육 실시 계획

---

1. 관련: 체육건강과 – 0000(20○○. 3. 2.)

2. 건강한 학교 생활을 위하여 체중관리 프로그램을 다음과 같이 계획하여 운영하고자 합니다.

∨∨가. 저체중 아동

∨∨1) 일시: 매주 화, 목 12:30~13:00

2) 장소: 본교 체육관

나. 비만 아동

1) 일시: 매주 월, 금 12:30~13:00

2) 장소: 본교 체육관

붙임∨∨1. 대상자 명단 1부 점 찍지 않음

2. 프로그램 1부.∨∨끝. 붙임이 1개 일 때는 일련번호 생략

출처: 서울특별시교육청. (2017). 신규 보건교사를 위한 보건 업무 길라잡이.

그림 4-1. **일반 기안 문서의 구성 체제**

바르고 굳센 어린이

○○초등학교

수신자: 내부 결재

(경유)

제목: 5학년 흡연 예방 마술 공연 관람 계획

---

1. 관련: ○○초등학교 - 0000(20○○. 10. 7.)호의 관련입니다.
2. 20○○학년도 5학년 흡연 예방 마술 공연 관람을 다음과 같이 계획하여 실시하고자 합니다.
   가. 일　시: 20○○. 10. 12.(수) 11:10~11:50(4교시)
   나. 장　소: 본교 ○○홀
   다. 대　상: 본교 5학년 학생 전체 ○○명
   라. 내　용: 흡연 예방 교육
   마. 공연자: ○○ 공연단
   바. 비　용: 1회 공연 비용 금 600,000원(금육십만원). 끝.

수신자: 서울특별시교육감(교육혁신과장)

(경유)

제목: 연구 학교 중간 보고서 제출(○○초)

---

1. 관련: 서울특별시교육청 교육혁신과 - 00000(20○○. 10. 7.)호의 관련입니다.
2. 20○○학년도 연구 학교 2차년도 중간 보고서를 붙임과 같이 제출합니다.

붙임 융합인재교육(STEAM) 리더스쿨연구학교 2차년도 중간 보고서(○○초).∨∨끝.

그림 4-2. **일반 기안 문서의 예시**

2 학교보건 예산 수립[4)]

2-1. 예산 수립 원칙을 설명한다.
2-2. 예산안을 작성한다.
2-3. 예산을 집행한다.

2-1. 학교보건 예산 수립 원칙

학교보건 예산은 단위 학교 재정 중 학교보건사업에 따라서 필요한 경비의 타당성을 검토하여 집행 계획을 수립하여 세부 기준을 정하여 수입과 지출을 표현하는 것을 말한다. 학교보건 예산은 단위 학교의 자율성을 제고하여 자체 사업 계획에 따라 세출 예산을 적기에 집행하여 불용액을 최소화하여 예산 집행의 효율성을 도모해야 한다. 또한 사업의 진행에서 재정 지출의 성과를 분석 및 평가하여 문제점을 보완하여 예산 집행 과정에서 낭비 사례가 발생되지 않도록 노력해야 한다.

(1) 예산의 종류

예산의 종류	내용
본예산	한 회계 연도의 단위 학교 교육 과정과 학교 운영에 소요되는 수요를 파악하여 학교운영위원회 심의를 거쳐 확정된 매 회계 연도 예산을 말한다.
성립 전 예산	국가나 지방자치단체 등으로부터 그 용도가 지정되어 단위 학교로 교부된 예산을 말한다. 이 경우 학교운영위원회 심의는 받지 않고 집행할 수 있다.
추가 경정 예산	이미 성립된 예산을 추가하거나 변경을 하는 예산으로, 성립되면 본 예산에 통합된다.
명시 이월비	세출 예산 중 회계 연도 안에 지출이 안된 경우 미리 학교운영위원회의 심의를 거쳐 다음 연도에 이월하여 사용할 수 있는 예산이다.

(2) 예산 운영의 책무성 및 건전성 제고

- 학교 교육 계획과 연계하되 전년도 학교보건사업의 예산 및 결산을 토대로 현실성 있는 예산을 편성하여 학교보건재정의 책무성을 강화한다.
- 학교보건사업 회계의 건전성을 강화하기 위하여 지정정보처리장치(G2B, S2B 등)를 적극 이용한다.

2-2. 예산안 작성

학교보건 예산의 회계 연도는 매년 3월 1일에 시작하여 다음해 2월 말일에 끝난다. 따라서 이 회계 연도에 따라 학교보건사업의 세입 세출 예산안을 편성하여 집행하도록 한다. 매년 교육청으로부터 배부되는 학교 회계 예산 편성 기본 지침을 확인하여 학교보건사업에 필요한 예산을 예산 담당자와 사전에 충분히 협의하여 적절한 예산안을 작성한다.

2-3. 예산 집행

학교보건사업의 예산 집행은 법령이 정한 절차를 반드시 준수하고 공개 행정을 통한 예산 집행 과정의 투명성과 공정성을 확보해야 한다. 그러기 위해 학교 회계 업무는 학교 회계 시스템(에듀파인)으로 운영한다. 학교장은 교직원이 사업별 예 · 결산 현황을 수시로 확인할 수 있도록 학교 회계 시스템(에듀파인) 조회 권한을 부여한다.

예산 집행 과정은 자체 계획을 수립하여 정해진 치침을 기준으로 초과 집행은 원칙적으로 금지한다. 하지만 동일한 정책 사업 내의 단위 사업내의 세부 사업간 목의 금액을 전용할 수 있다. 또한 상이한 정책 사업 사이는 학교운영위원회의 심의를 거처 상호 이용이 가능하다.

학교보건사업에 대하여 예산 집행 과정은 학교 회계 시스템(에듀파인)을 활용하여 집행 기안을 작성 후 결재를 받아 사업에 필요한 예산을 집행한다.

에듀파인 작업 순서

① 제목, 개요 입력하고 요구 일자, 완료 요구 일자 선택
② 예산 선택 버튼 클릭하여 예산 정보 선택
③ 예산 정보 확인: 예산을 선택하면 자동으로 입력 됨
④ 품목 내역 입력
⑤ 저장
⑥ 결재 요청
⑦ 엑셀 업로드: 품의 내역이 많을 경우 사용
⑧ 행 추가: 품목 내용이 복수일 경우 추가 입력함

표 4-2. **세출 예산 요구서(보건) 예시**

우선순위	사업명	집행 시기(월)	예산 내역 및 산출 기초(단가×개)	예산액	담당자	조정액	조정 사유
1	학생 건강 관리	7월	구강 검진(2, 3, 5, 6학년) 6,860*500명	3,430,000	○○○	636,000	학생 수 증가
2	〃	5월	소변 검사(2, 3, 5, 6학년) 1,100원*500명	550,000		100,000	학생 수 증가
3	〃		학생 건강 검진(1학년) 20,000*100명	2,000,000			검진 비용 증가
4	〃		학생 건강 검진(4학년) 17,000원*200명	3,400,000			
5	〃		비만아 혈액 검사(4학년) 7,000원*50명	350,000			
6	보건실 운영		약품 및 소모성 의료 용품 2,000,000원*2회	4,000,000			
7	〃		보건실 비품 및 소모품 100,000*4회	400,000		192,730	학생 수 증가

8	〃		침구류 세탁 50,000*4회	200,000			
9	〃		보조 인건비 51,000*60일	3,060,000			보건수업에 따른 응급 처치에 대처
10	〃		보건실 내부 수리 10,000,000				
11	보건교육		보건수업 교구 구입 1,000,000				
12	〃		교육 소모품 구입비 300,000*1회	300,000			
13	〃		성교육 학부모 연수 (강사료, 원고료 등) 150,000*2회	300,000			학교 운영비에 포함됨
14	〃		성교육 자료 300,000*1회	300,000			
15	〃		정신건강 교육비 1,000,000				학교 운영비에 포함됨

3 학교 업무 포털 시스템[2)5)6)]

3-1. 전자 결재 시스템을 사용한다.
3-2. 전자 행정 시스템(에듀파인)을 사용한다.
3-3. 전자 건강기록부(나이스)를 사용한다.

3-1. 전자 결재 시스템

전자 결재 시스템이란 행정 기관이 업무 처리의 모든 과정을 문서 관리 및 과제 관리 카드 등을 이용하여 전자 시스템을 활용하여 관리하는 것을 말한다. 전자 결재 시스템 즉 업무 포털에는 나이스, 업무 관리 시스템, 자료 집계 등의 전자 결재 시스템으로 이루어져 있다. 전자 결재 시스템은 기존의 수기 결재 시스템에서 문제가 되었던 업무의 효율성을 개선하고 전산화를 통하여 체계적인 운영과 업무 경감을 이루고자 도입하게 되었다.

표 4-3. **업무 포털 시스템의 주요 기능**

업무 포털 시스템	주요 기능
업무 포털	• 메인 화면의 [나의 업무 현황] 구성 [나이스]: 상신함, 기결함, 예결함, 미결/협조함, 공람함, 메시지함 [업무 관리]: 결재 대기, 공람 대기, 발송 대기, 내부 메일 수시 확인, 학교 일지 및 전달 사항 확인

나이스	• 나이스 메인 화면의 [기본 메뉴] 구성 [승인 사항]: 상신함, 미결/협조, 공람함, 예결함, 기결함, 메시지함 [나의 메뉴]: 복무, 급여, 연말정산, 교직원 공제회 회원 업무, 인사 기록, 전보, 평정, 원격 업무 지원 서비스 • 나이스 메인 화면의 [업무 메뉴] 구성 경영 지원, 교육 과정, 학적, 학생 생활, 성적, 학생부, 학생 · 학부모 서비스, 입학, 보건, 장학, 학교 정보 공시, 교원능력개발평가, 교원 인사, 비공무원 인사, 민원, 복무, 통계
에듀파인	• [학교 회계]: 품의 작성, 검사 검수, 사업 현황 • [통합 자산 관리]: 재산 관리, 교구 관리, 기자재 관리
업무 관리 시스템	• [문서 관리]: 기안, 결재, 공람, 발송함, 접수함, 내 문서함, 문서함 • [메모 관리]: 메모 작성, 처리할 메모, 보고받은 메모, 임시 저장 메모, 메모 서식 관리, 삭제한 메모(※메모를 활용한 간단한 보고 기능) • [과제 관리]: 나의 과제, 학교 과제, 기능 분류 체계 • [알림판]: 알림판, 개인 월간 일정, 학교 월간 일정, 홍보 관리, 공유 설비 예약
자료 집계	• [집계하기]: 문서 생성, 집계 진행 자료, 미진행 자료, 종료 자료, 서식함, 사용자 그룹 설정 • [제출하기]: 접수 자료, 제출 진행 자료, 내 제출 자료, 전체 제출 자료 • [게시판]: 공지사항, 자주 묻는 질문, 자료실

출처: 대구교육청. (2015). 2015 초등 교감 업무 매뉴얼.

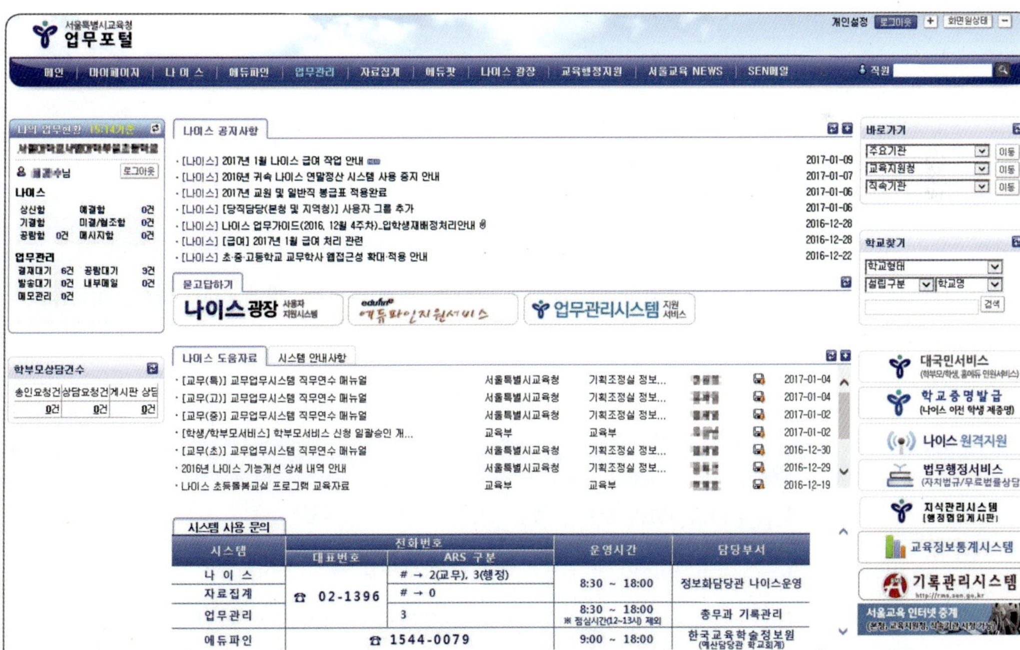

그림 4-3. **S교육청 업무 포털 전체 화면**

3-1-1. 전자 결재 시스템 구조

행정 업무의 효율성을 높이고자 행정 기관의 결재 시스템은 전자 결재 시스템으로 이루어져 있다. 전자 결재 시스템은 나이스, 업무 관리 시스템, 에듀파인, 자료 집계 등으로 구성되어 있다. 이러한 시스템은 기안자의 기안을 통하여 결재자의 결재를 득한 후 문서를 전자 보관 하는 기능을 하고 있다.

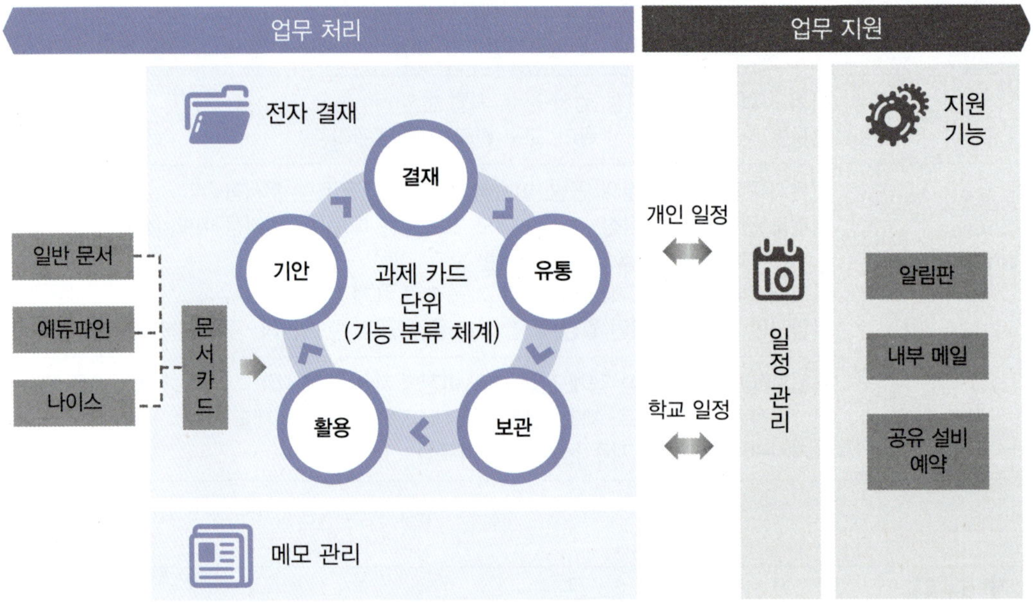

출처: 대구교육청. (2015). 초등 교감 업무 매뉴얼.

그림 4-4. **전자 결재 시스템 구성**

3-1-2. 업무 관리 시스템 공문 열람 및 처리

업무 관리 시스템은 업무 포털에서 주요 공문 처리를 하는 시스템을 말한다. 업무 관리 시스템을 통하여 본인의 업무 관련 공문을 결재할 수 있으며 권한과 문서 처리 상태에 따라 회수, 재작성, 삭제, 공람 등의 업무를 수행할 수 있다.

(1) 업무 관리 시스템 구성 메뉴

메뉴 구조		설명
기안	공용 서식	사용자들이 공통적으로 사용할 수 있는 서식함
	샘플 서식	본문 내용이 미리 작성되어 있어 사용할 수 있는 서식함
	연계 기안	에듀파인에서 문서가 기안 요청되어 결재 처리를 할 수 있는 서식함
	임시 저장	문서 작성 중 임시 저장된 문서 목록을 조회
결재	결재 대기	사용자가 결재해야 할 문서 목록을 조회하고 결재 처리
	진행 문서	결재 진행 중인 문서 목록을 조회하고 회수, 공람 처리

공람	공람 대기	공함 확인해야할 문서 목록을 조회하고 공함 확인
	공람 완료	공람 완료된 문서 목록을 조회
	공람 지정	사용자가 공람 지정한 문서 목록을 조회
발송함	발송 대기	발송 처리해야 할 문서 목록을 조회하고 발송
	발송 현황	발송한 문서의 발송현황을 조회
접수함	업무 담당 확인	수신 문서의 담당 확인 요청 문서를 조회하고 담당 확인, 재확인 요청 처리
내 문서함	기안한 문서	자신이 기안한 문서의 목록 조회
	결재한 문서	자신이 결재한 문서의 목록 조회
	접수한 문서	접수 문서 중 자신이 결재한 문서의 목록 조회
	연계 기안한 문서	연계 기안 문서 중 자신이 결재한 문서의 목록 조회
문서함	문서 등록 대장	학교 내의 발송, 접수 문서의 목록 조회, 공람 등의 추가 기능 수행

출처: 대구교육청. (2015). 초등 교감 업무 매뉴얼.

(2) 공문 열람 및 처리 과정

업무 관리 시스템은 지역별로 조금씩 다를 수 있으므로 지역 교육청의 업무 관리 시스템 가이드를 통하여 보다 자세하게 알아볼 수 있다.

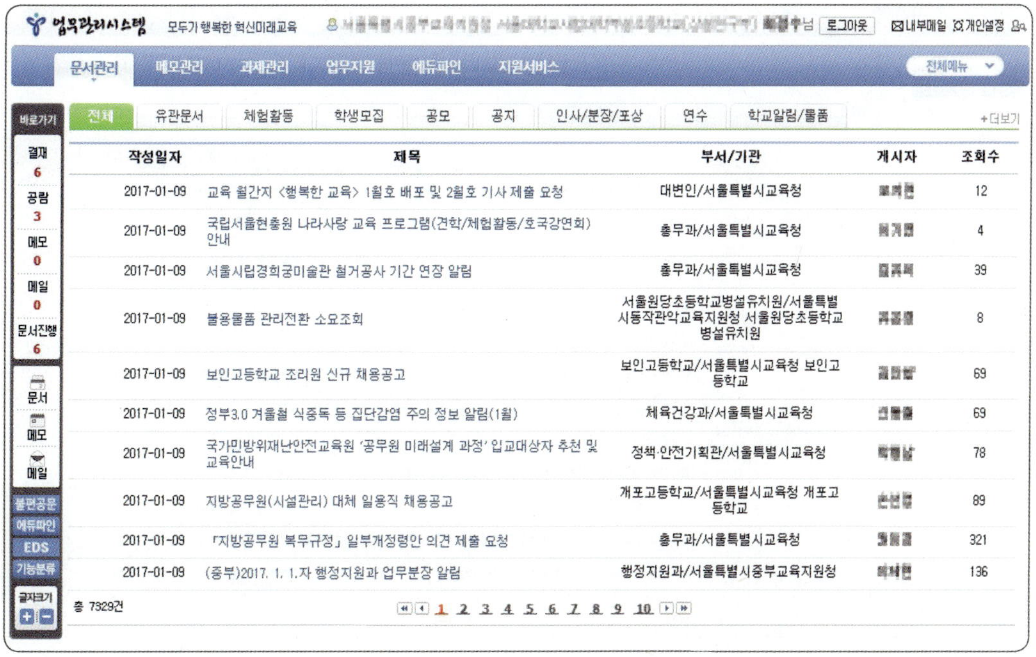
업무관리시스템
모두가 행복한 혁신미래교육
로그아웃
내부메일
개인설정
문서관리
메모관리
과제관리
업무지원
에듀파인
지원서비스
전체메뉴
바로가기
결재 6
공람 3
메모 0
메일 0
문서진행 6
문서
메모
메일
불편공문
에듀파인
EDS
기능분류
글자크기
전체
유관문서
체험활동
학생모집
공모
공지
인사/분장/포상
연수
학교알림/물품
+더보기
작성일자 | 제목 | 부서/기관 | 게시자 | 조회수
2017-01-09 | 교육 월간지 <행복한 교육> 1월호 배포 및 2월호 기사 제출 요청 | 대변인/서울특별시교육청 | 12
2017-01-09 | 국립서울현충원 나라사랑 교육 프로그램(견학/체험활동/호국강연회) 안내 | 총무과/서울특별시교육청 | 4
2017-01-09 | 서울시립경희궁미술관 철거공사 기간 연장 알림 | 총무과/서울특별시교육청 | 39
2017-01-09 | 불용물품 관리전환 소요조회 | 서울원당초등학교병설유치원/서울특별시동작관악교육지원청 서울원당초등학교병설유치원 | 8
2017-01-09 | 보인고등학교 조리원 신규 채용공고 | 보인고등학교/서울특별시교육청 보인고등학교 | 69
2017-01-09 | 정부3.0 겨울철 식중독 등 집단감염 주의 정보 알림(1월) | 체육건강과/서울특별시교육청 | 69
2017-01-09 | 국가민방위재난안전교육원 '공무원 미래설계 과정' 입교대상자 추천 및 교육안내 | 정책·안전기획관/서울특별시교육청 | 78
2017-01-09 | 지방공무원(시설관리) 대체 일용직 채용공고 | 개포고등학교/서울특별시교육청 개포고등학교 | 89
2017-01-09 | 「지방공무원 복무규정」 일부개정령안 의견 제출 요청 | 총무과/서울특별시교육청 | 321
2017-01-09 | (중부)2017. 1. 1.자 행정지원과 업무분장 알림 | 행정지원과/서울특별시중부교육지원청 | 136
총 7329건
1 2 3 4 5 6 7 8 9 10

[업무 관리 시스템 문서 관리] – [내 문서함]에서 담당자에게 전달되어진 공문을 확인한다.

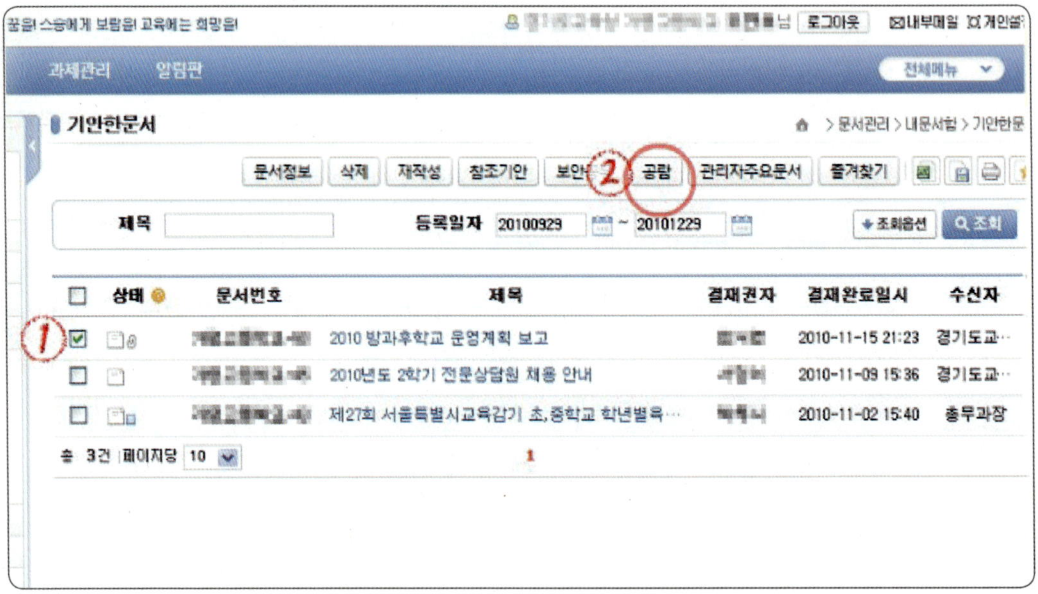
꿈을! 스승에게 보람을! 교육에는 희망을!
로그아웃
내부메일
과제관리
알림판
전체메뉴
기안한문서
> 문서관리 > 내문서함 > 기안한문
문서정보
삭제
재작성
참조기안
보안
공람
관리자주요문서
즐겨찾기
제목
등록일자 20100929 ~ 20101229
조회옵션
조회
상태
문서번호
제목
결재권자
결재완료일시
수신자
2010 방과후학교 운영계획 보고
2010-11-15 21:23
경기도교…
2010년도 2학기 전문상담원 채용 안내
2010-11-09 15:36
경기도교…
제27회 서울특별시교육감기 초,중학교 학년별육…
2010-11-02 15:40
총무과장
총 3건 페이지당 10
1

결재가 완료된 문서는 [내 문서함(기안한 문서, 결재한 문서, 접수한 문서)]과 [문서 등록 대장]에서 공람 지정이 가능하다.

(3) 자료 집계 시스템

학교에서 보고하는 문서 중 자동 집계 처리해 주어 간편하게 보고하는 시스템을 말한다.

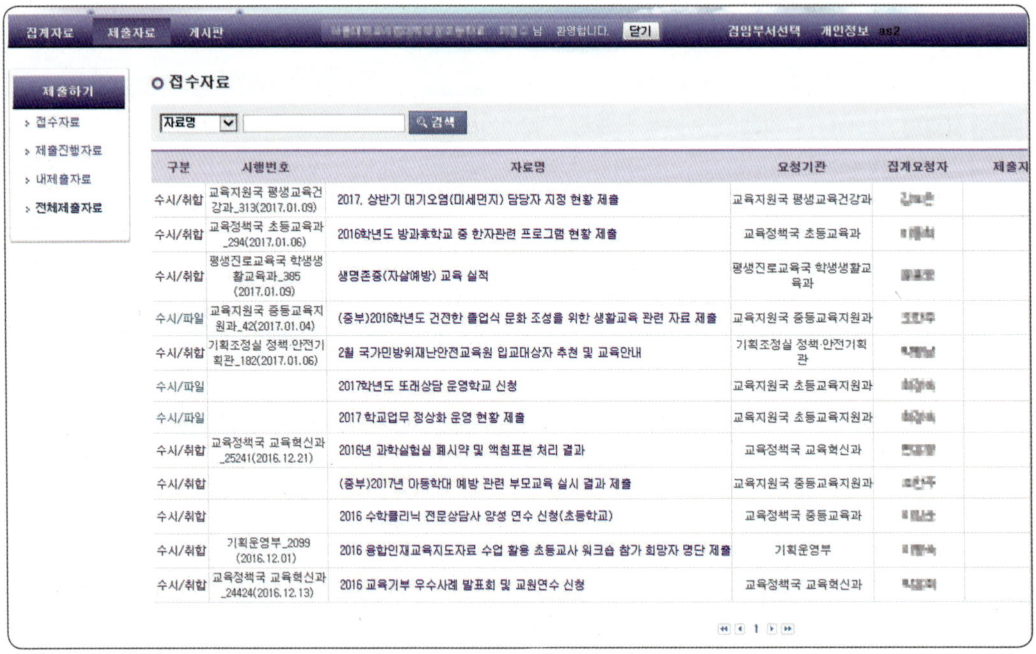
집계자료
제출자료
게시판
닫기
검임부서선택
개인정보
제출하기
접수자료
제출진행자료
내제출자료
전체제출자료
접수자료
자료명
검색
구분
시행번호
자료명
요청기관
집계요청자
제출자
수시/취합 | 교육지원국 평생교육건강과_313(2017.01.09) | 2017. 상반기 대기오염(미세먼지) 담당자 지정 현황 제출 | 교육지원국 평생교육건강과
수시/취합 | 교육정책국 초등교육과_294(2017.01.06) | 2016학년도 방과후학교 중 한자관련 프로그램 현황 제출 | 교육정책국 초등교육과
수시/취합 | 평생진로교육국 학생생활교육과_385 (2017.01.09) | 생명존중(자살예방) 교육 실적 | 평생진로교육국 학생생활교육과
수시/파일 | 교육지원국 중등교육지원과_42(2017.01.04) | (중부)2016학년도 건전한 졸업식 문화 조성을 위한 생활교육 관련 자료 제출 | 교육지원국 중등교육지원과
수시/취합 | 기획조정실 정책·안전기획관_182(2017.01.06) | 2월 국가민방위재난안전교육원 입교대상자 추천 및 교육안내 | 기획조정실 정책·안전기획관
수시/파일 | 2017학년도 또래상담 운영학교 신청 | 교육지원국 초등교육지원과
수시/파일 | 2017 학교업무 정상화 운영 현황 제출 | 교육지원국 초등교육지원과
수시/취합 | 교육정책국 교육혁신과_25241(2016.12.21) | 2016년 과학실험실 폐시약 및 액침표본 처리 결과 | 교육정책국 교육혁신과
수시/취합 | (중부)2017년 아동학대 예방 관련 부모교육 실시 결과 제출 | 교육지원국 중등교육지원과
수시/취합 | 2016 수학클리닉 전문상담사 양성 연수 신청(초등학교) | 교육정책국 중등교육과
수시/취합 | 기획운영부_2099 (2016.12.01) | 2016 융합인재교육지도자료 수업 활용 초등교사 워크숍 참가 희망자 명단 제출 | 기획운영부
수시/취합 | 교육정책국 교육혁신과_24424(2016.12.13) | 2016 교육기부 우수사례 발표회 및 교원연수 신청 | 교육정책국 교육혁신과
1

〈자료 집계 전체 화면〉

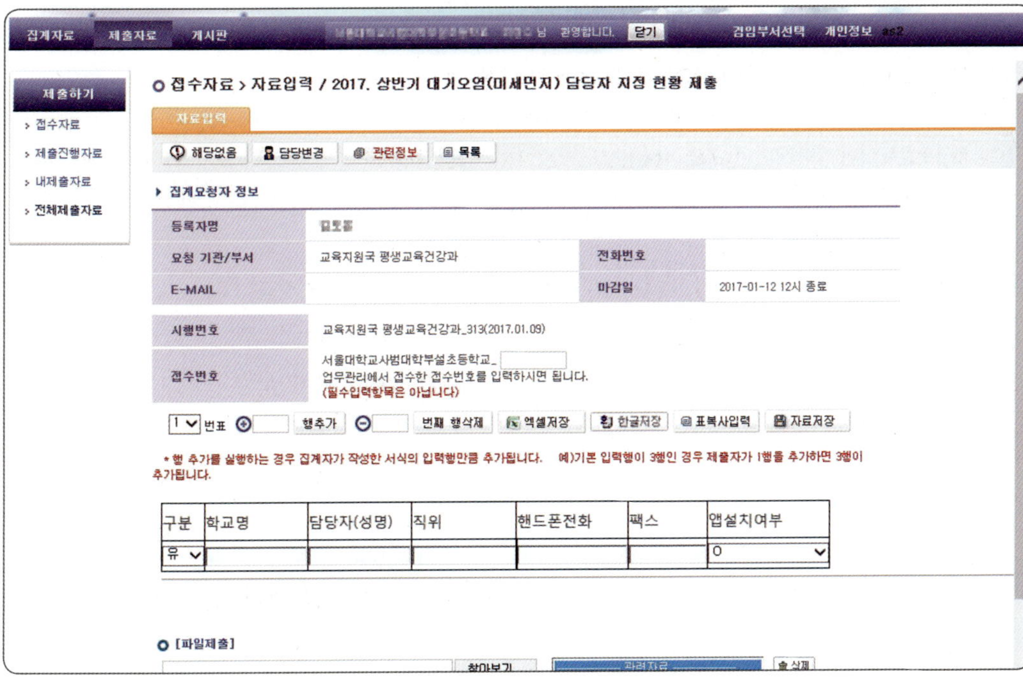

〈자료 집계 입력 서식 예시〉

3-1-3. 복무 신청[7)]

교사의 복무 신청은 나이스(NEIS) 시스템을 통하여 본인이 직접 신청한다. 개인 근무 상황 신청(초과 근무, 출장, 조퇴, 병가, 교육공무원법 제41조연수 등)은 본인이 직접 신청을 하되 직원의 갑작스러운 병가 등으로 교감이 대리 신청할 수 있다.

근무 상황 신청 방법은 나이스 → 복무 → 개인 근무 상황 신청 → 신청하는 곳 근무 상황, 기간, 연락처, 사유, 여비 지급 여부 등을 입력 후 승인 요청 후 결재를 득한 후 복무 명령을 받는 것이 원칙이다.

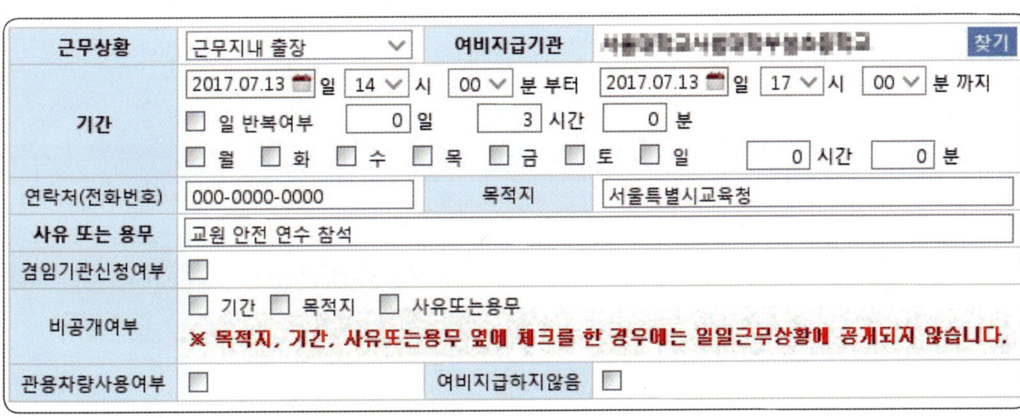

〈근무지내 출장 신청의 예시〉

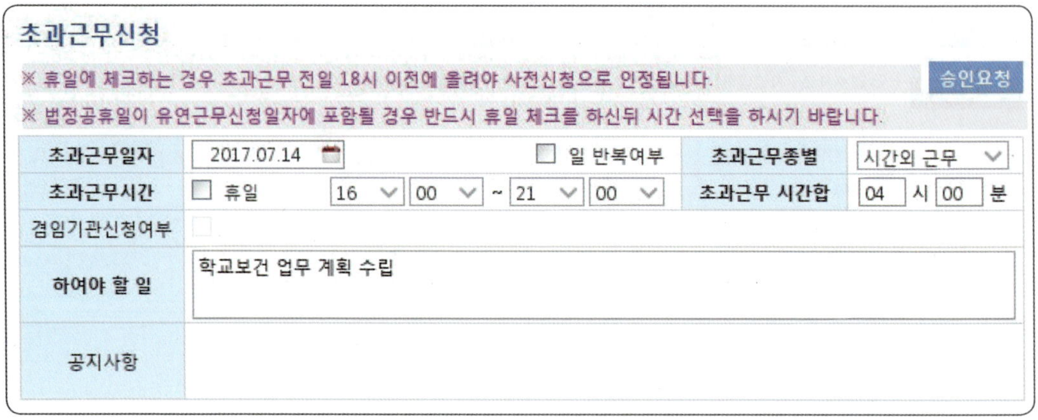

초과근무신청

※ 휴일에 체크하는 경우 초과근무 전일 18시 이전에 올려야 사전신청으로 인정됩니다. 승인요청

※ 법정공휴일이 유연근무신청일자에 포함될 경우 반드시 휴일 체크를 하신뒤 시간 선택을 하시기 바랍니다.

초과근무일자	2017.07.14 ☐ 일 반복여부	초과근무종별	시간외 근무
초과근무시간	☐ 휴일 16 00 ~ 21 00	초과근무 시간합	04 시 00 분
겸임기관신청여부	☐		
하여야 할 일	학교보건 업무 계획 수립		
공지사항			

〈초과 근무 신청의 예시〉

(1) 교원의 일반적인 복무 형태

근무 형태	내용
시간 외 근무	학교 장은 공무 수행 상 필요하다고 인정할 때에는 근무 시간 외의 근무를 명하거나 토요일 또는 공휴일의 근무를 명할 수 있음
출장	해당 교원의 업무 관련성, 출장 내용, 출장 목적 등의 요건을 종합적으로 고려하여 명령권자가 판단함
휴업	휴업일은 공휴일이 아니므로 소속 학교장의 허가 또는 정당한 이유 없이 직장을 이탈할 수 없음
휴교	단순한 관리 업무를 제외하고는 학교의 모든 기능이 정지됨
지참	정해진 근무 시간까지 출근하지 못하는 것을 말함
조퇴	질병 기타 사유에 의하여 퇴근 시간 전에 퇴근하는 것을 말함
외출	근무 시간 중 개인 용무를 위하여 학교 외부로 나간 후 퇴근 시간 전 에 돌아오는 것을 말함
결근	출장, 휴가 등의 정당한 사유 없이 근무 종료 시간까지 출근하지 아니하는 것을 말함

(2) 교원의 휴가 종류

연가, 병가, 공가, 특별 휴가로 나뉜다.

종류	사유
연가	정신적 · 신체적 휴식을 취함으로써 근무 능률을 유지하고 개인 생활의 편의를 위하여 사용하는 휴가

재직 기간	연가일	재직 기간	연가일
3월 이상 6월 미만	3일	3년 이상 4년 미만	14일
6월 이상 1년 미만	6일	4년 이상 5년 미만	17일
1년 이상 2년 미만	9일	5년 이상 6년 미만	20일
2년 이상 3년 미만	12일	6년 이상	21일

<table>
<tr>
<td>병가</td>
<td>
질병 또는 부상으로 직무를 수행할 수 없는 경우 또는 전염병에 걸려 다른 공무원의 건강에 영향을 미칠 우려 가 있을 때 부여받는 휴가
<table>
<tr><th>종류</th><th>내용</th></tr>
<tr><td>일반 병가</td><td>연 60일의 범위 안에서 허가하며, 질병이나 부상으로 인한 지참 · 조퇴 및 외출은 구분 없이 누계 시간으로 계산하여 누계 8시간을 병가 1일로 처리함
(1) 질병 또는 부상으로 인하여 직무를 수행할 수 없을 때
(2) 감염병으로 인하여 교원의 출근이 다른 교원이나 학생 건강에 영향을 미칠 우려가 있을 때</td></tr>
<tr><td>공무상 병가</td><td>공무상 질병 또는 부상으로 직무를 수행할 수 없거나 요양을 필요로 할 경우에 연 180일의 범위 안에서 허가함. 다만, 병가 사유가 동일한 경우에는 연도의 구분 없이 180일의 범위 안에서 허가함</td></tr>
</table>
</td>
</tr>
<tr>
<td>공가</td>
<td>
공무원이 일반 국민의 자격으로 국가 기관의 업무 수행에 협조 하거나 법령상 의무의 이행이 필요한 경우에 부여받는 휴가
• 징병 검사, 소집, 검열, 점호 등에 응하거나 동원 또는 훈련에 참가할 때
• 공무에 관하여 국회, 법원, 검찰, 기타 국가 기관에 소환된 때
• 법률의 규정에 의하여 투표에 참가할 때
• 승진, 전진 시험에 응시할 때
• 원격지 간의 전보 발령을 받고 부임할 때
• 산업 안전 보건법 제43조, 국민 건강 보험법 제47조에 따른 건강 검진
• 교원 연수에 관한 규정 제 13조에 의한 외국어 능력 시험에 응시할 때
• 올림픽 전국 체전 등 국가적인 행사에 참가할 때
• 천재지변, 교통 차단 기타의 사유로 출근이 불가능할 때
• 혈액 관리법 시행령 제2조(헌혈의 권장)의 규정에 의하여 헌혈에 참가할 때
• 교원의 노동 조합 설립 및 운영 등에 관한 법률 제6조에 의한 단체 교섭 위원으로 참석할 때와 교원의 노동 조함 설립 및 운영 등에 관한 법률 시행령 제3조 3항에 의한 교섭 관련 협의를 위하여 지명된 자로 참석할 때
• 교육기본법 제15조에 의한 교원 단체교섭 · 협의 위원으로 단체 교섭 및 협약 체결을 위해 참석할 때
</td>
</tr>
<tr>
<td>특별 휴가</td>
<td>
사회 통념 및 관례상 특별한 사유(경조사 등)가 있는 경우 부여받는 휴가
<table>
<tr><th>구분</th><th>대상</th><th>일수</th><th>구분</th><th>대상</th><th>일수</th></tr>
<tr><td rowspan="2">결혼</td><td>본인</td><td>5</td><td rowspan="4">사망</td><td>배우자, 본인 및 배우자의 부모</td><td>5</td></tr>
<tr><td>자녀</td><td>1</td><td>본인 및 배우자의 조부모, 외조부모</td><td>2</td></tr>
<tr><td>출산</td><td>배우자</td><td>5</td><td>자녀와 그 자녀의 배우자</td><td>2</td></tr>
<tr><td>입양</td><td>본인</td><td>20</td><td>본인 및 배우자의 형제 자매</td><td>1</td></tr>
</table>
<table>
<tr><th>구분</th><th>대상</th><th>일수</th></tr>
<tr><td>출산 휴가</td><td>임신 또는 출산한 여성 공무원</td><td>90일(한 번에 둘 이상의 자녀를 임신한 경우 120일)</td></tr>
<tr><td rowspan="2">여성 보건 휴가</td><td>임신한 경우 검진</td><td>매월 1일</td></tr>
<tr><td>매 생리기</td><td>무급</td></tr>
<tr><td>육아 시간</td><td>생후 1년 미만의 유아를 가진 여성 공무원</td><td>매일 1시간(생후 1년까지)</td></tr>
<tr><td>수업 휴가</td><td>한국방송통신대학에 재학 중인 공무원</td><td>연가 일수를 초과하는 출석 수업 일수</td></tr>
<tr><td>재해 구호 휴가</td><td>재해 피해 공무원, 재해 지역, 자원봉사 공무원</td><td>5일 이내</td></tr>
</table>
</td>
</tr>
</table>

출처: 서울특별시교육청. (2014). 교육 공무원 인사 실무 매뉴얼.

3-1-4. 인사 기록

인사 기록 카드는 교육행정정보시스템 나이스(NEIS)에서 조회할 수 있다. 인사 기록 카드의 수정할 내용이 있는 경우 교원이 신청하거나 교감 또는 교육청에서 수정 기록하고 있다. 인사 기록 카드는 교원 개인의 교육 근무 기간 중 인사 관련 모든 사항이 기록되어 있는 결과물로써 정확하게 기록되어 있는지 확인할 필요가 있다. 만약 수정 사항이나 오류가 있을 경우 관리자와 상의 후 반드시 수정 및 교정을 해야 한다.

교원 인사 기록 카드 탭별 개요는 교육행정정보시스템 나이스(NEIS)에서 보여주는 영역은 인사 기록 카드에 모두 포함되어 있는 내용이다.

표 4-4. NEIS 인사 기록 탭별 개요

순	영역	교원 기록	교원 신청 가능	교원 신청 교감 승인	교육청 기록	교감 기록	비고
1	근무 사항				○		(신규 임용자) 등재
2	개인 신상	○			○	○	본인 직접 수정 가능
3	병역				○		호봉과 연계
4	가족		○	○	○	○	가족 수당과 연계
5	학력				○		호봉과 연계
6	자격 면허				○		정교사 · 교감 · 교장 자격
7	외국어 해독				○	○	
8	연수		○	○	○		
9	외국 시찰 수학				○	○	
10	포상 · 서훈		○	○	○		수상 1개월 후
11	징계 · 형벌				○		
12	연구실정				○		논문, 연구 대회
13	적성 검사				○	○	
14	비고				○	○	개명, 불문 경고 등
15	승급 기록				○	○	
16	경력				○		임용 발령과 연계
17	보충 기재란				○	○	
18	학위 취득				○		학력과 자동 연계
19	자격 취득		○	○	○		정보화 자격 등
20	임용전 경력				○		(신규 임용자) 등재
21	가산점				○		연구 시범 학교

* 주요 항목: 근무 사항, 학력, 임용전 경력, 징계 · 형벌, 경력, 승급 기록, 자격 면허

출처: 서울특별시교육청. (2014). 교육 공무원 인사 실무 매뉴얼.

3-2. 전자 행정 시스템(에듀파인)

전자 행정 시스템(에듀파인)은 예산의 편성, 품의, 지출, 결산 업무를 전산화하여 처리하도록 구축된 시스템을 말한다.

3-2-1. 전자 행정 시스템(에듀파인) 구조

에듀파인은 아래 그림과 같이 구성되어 있다. 품의 작성 후 검사 검수를 통하여 정확하게 예산이 집행 되었는지 확인할 수 있다.

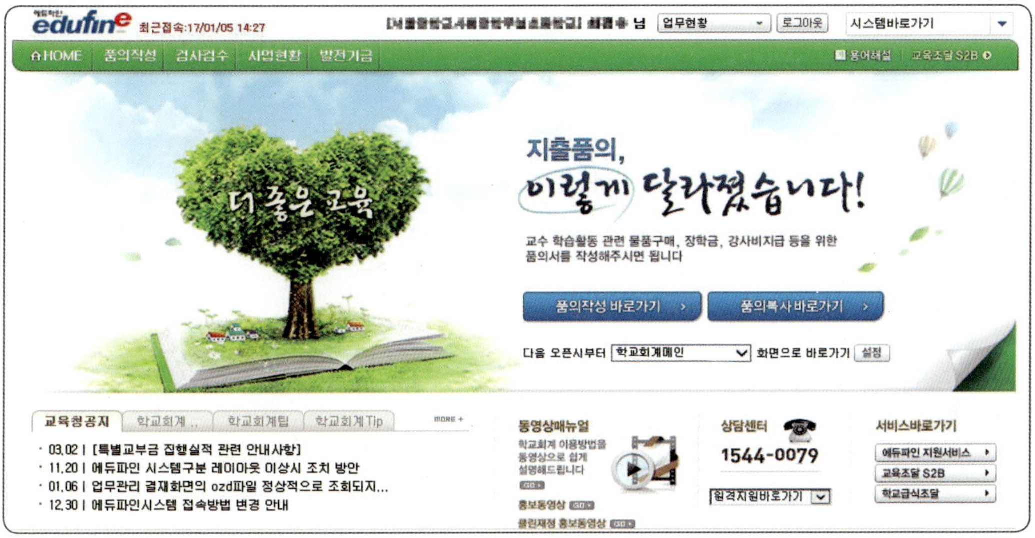

그림 4-5. **에듀파인 구성 내용**

3-2-2. 물품 요구서 작성 및 검수

에듀파인을 통하여 물품 요구서 작성 후 물품의 정상적인 구입 여부와 관련하여 검사 검수를 한다. 품의 및 검사 검수와 관련된 사항은 교육청 에듀파인 매뉴얼을 통하여 보다 자세하게 알아볼 수 있다.

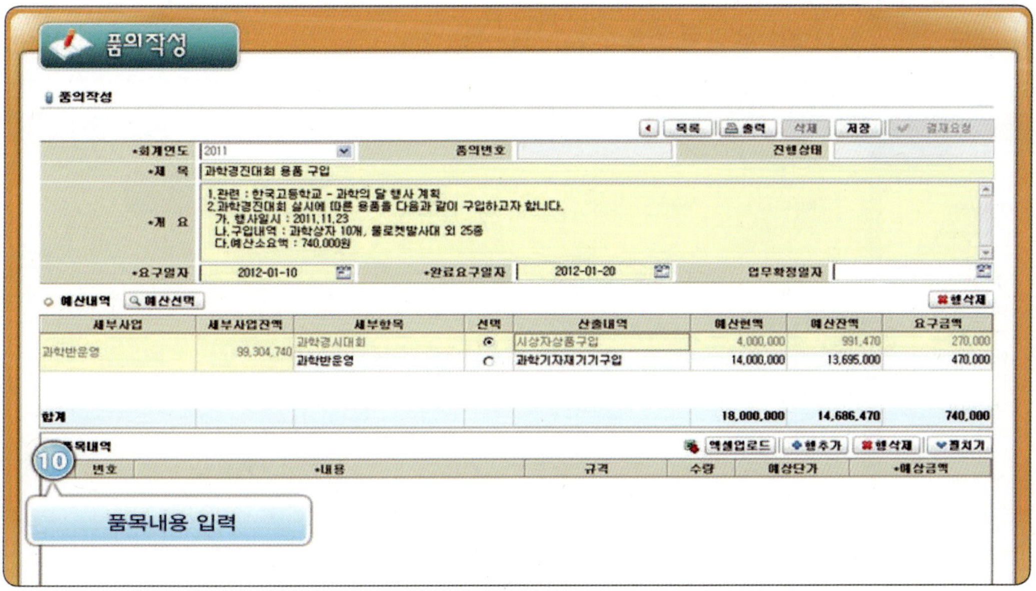

〈품의 작성〉

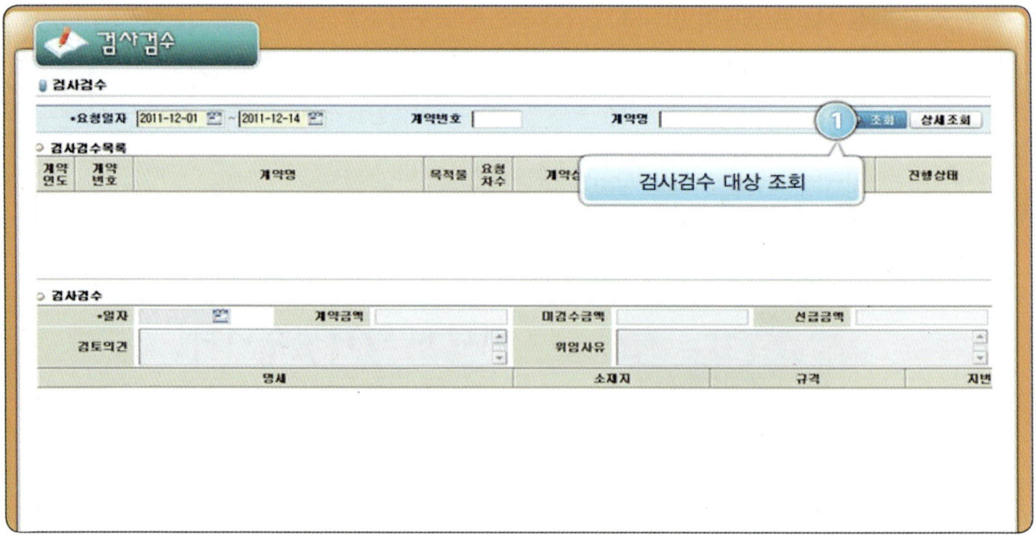

〈검사 검수〉

3-3. 전산 건강기록부(나이스)

전산 건강기록부 즉 건강기록부 관리는 나이스를 통하여 기록을 보관 하고, 상급 학교 진학 시 이관을 하고 있다. 따라서 나이스를 통하여 학생의 건강 관리와 관련하여 모든 기록이 체계적으로 관리되고 있는 것이다.

3-3-1. 건강기록부 구조

나이스 건강기록부는 학생 인적 사항, 감염병 관리, 신체 발달, 예방접종 현황, 신체 능력, 건강 검진, 별도 검사 등의 다양한 건강 관련 영역이 구성되어 있다.

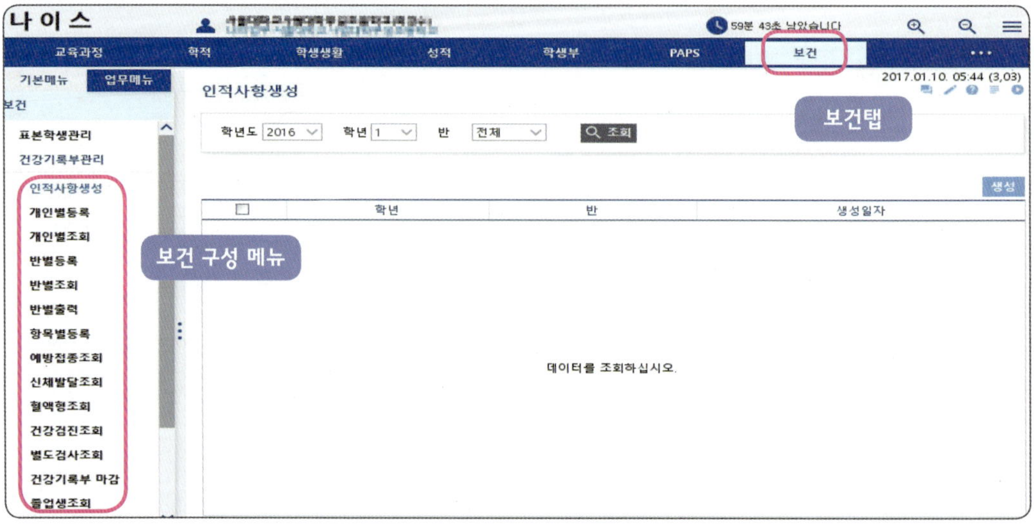

그림 4-6. **나이스 건강기록부 구성 화면**

3-3-2. 건강기록부 입력[7)]

건강기록부 입력은 학교건강검사규칙 제9조 건강 검사 등의 실시 결과 관리에 의거하여 교육 정보 시스템을 이용하여 학생 건강기록부로 작성 및 관리한다. 건강기록부 입력 항목은 인적 사항 및 신체 발달 상황, 신체 능력 검사 결과, 건강 검진 및 별도 검사의 검진 일시와 검진 기관명, 취학 전 및 취학 후 예방접종, 감염병 등록 등을 입력한다.

구분	건강기록부 입력 내용
인적 사항 갱신	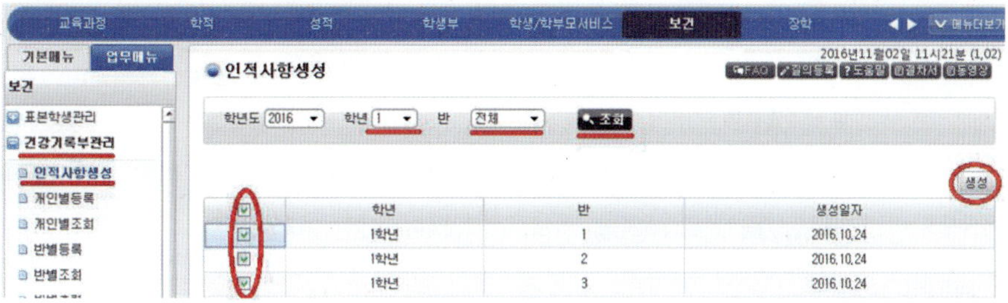
취학 전 예방접종 입력	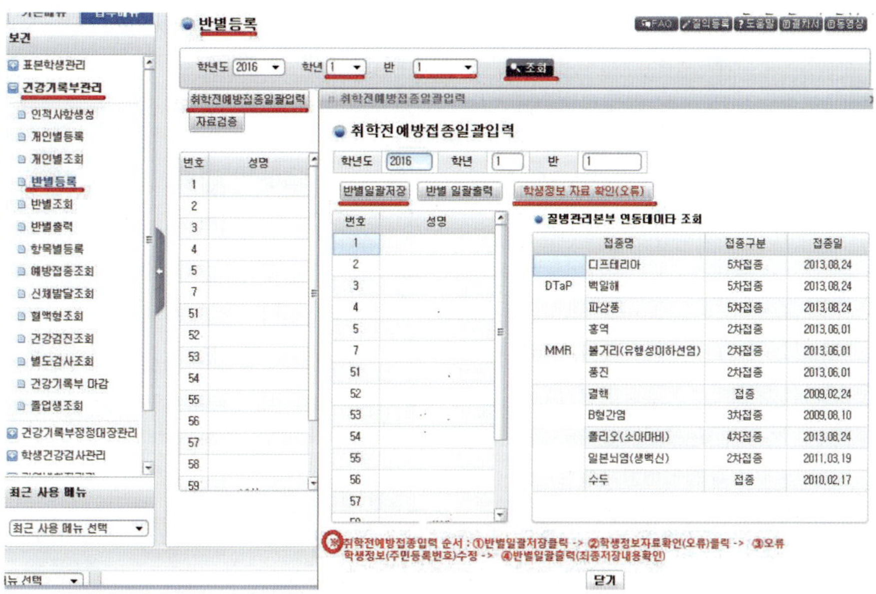
신체 발달 상황	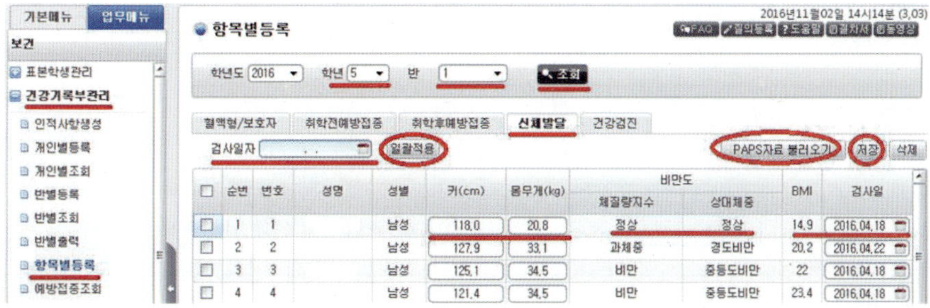

건강 검진

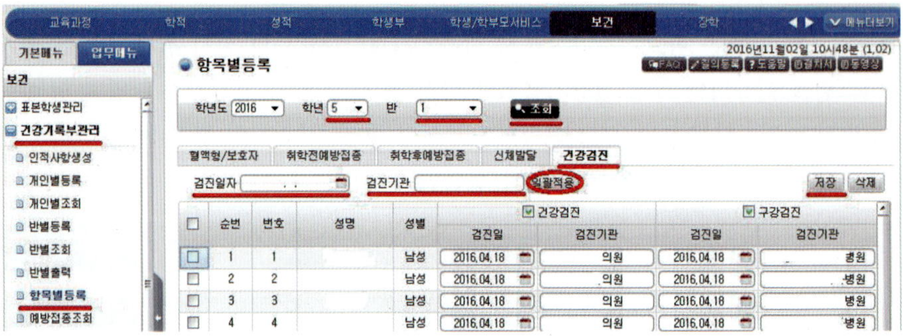

별도 검사

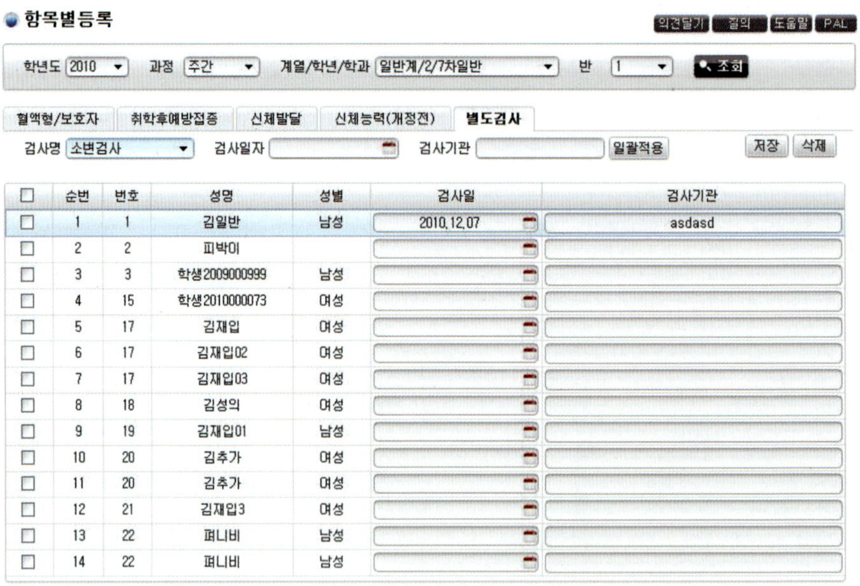

감염병
환자 등록

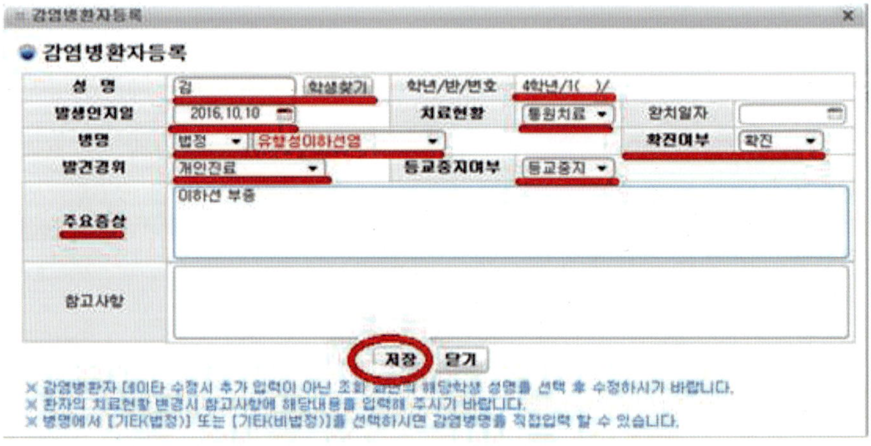

3-3-3. 진급, 졸업 관리

건강기록부는 당해 년도 건강기록부를 마감한 후 진급 또는 상급 학교에 이관하도록 한다. 고등학교의 장이 소속 학생이 고등학교를 졸업할 때 학생 건강기록부를 해당 학생에게 교부하여야 한다. 학생이 중학교 또는 고등학교에 진학하지 않거나 퇴학, 휴학 등으로 고등학교를 졸업하지 못한 경우 그 학생이 최종적으로 재적하였던 학교는 학생 건강기록부를 비롯한 건강 검사 등의 실시 결과를 학생이 최종적으로 재적한 날부터 5년간 보존하여야 한다.

또한 건강기록부의 수정 사항이 있다면 정정 대장에서 수정을 할 수 있다. 정정 내용은 [나이스] - [보건] - [건강기록부 정정 대장 관리] - [정정 대장 등록]에서 해당 사항을 수정하여 상신하여 수정한다.

<table>
<tr><th>구분</th><th>건강기록부 입력 내용</th></tr>
<tr><td>건강기록부 정정</td><td>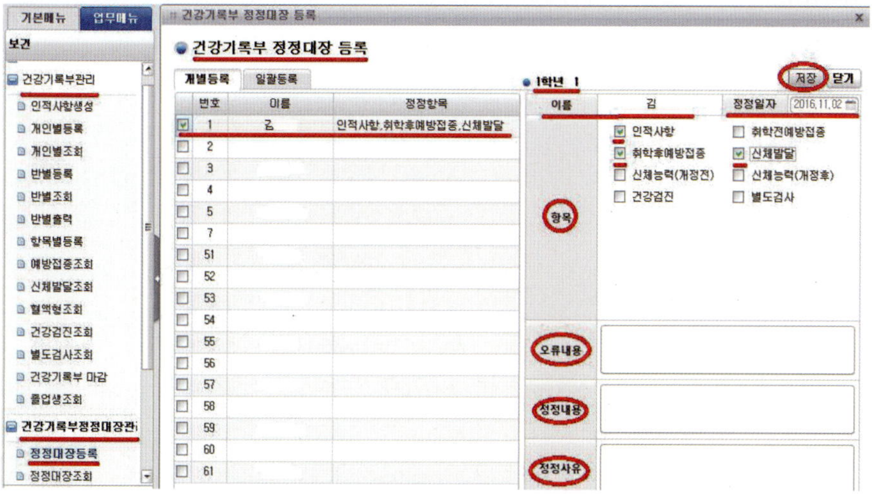
</td></tr>
<tr><td>건강기록부 마감</td><td>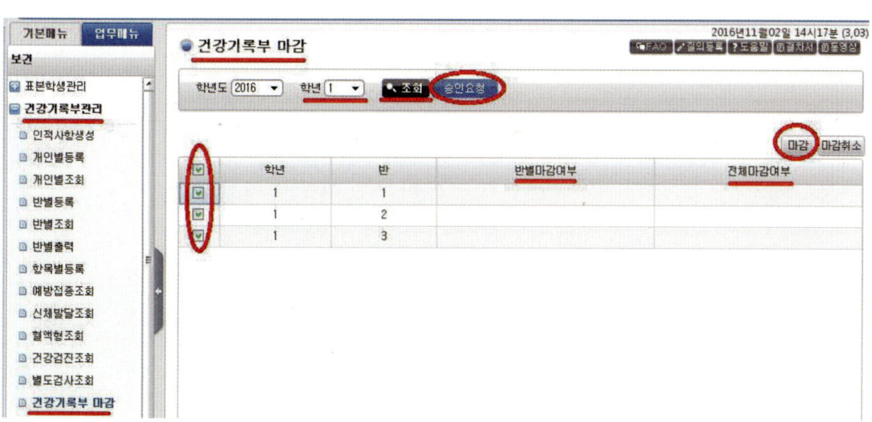
</td></tr>
</table>

참고 문헌

1) 서울특별시교육청. 2015 교육공무원 인사실무 매뉴얼. 서울: 서울특별시교육청; 2015.
2) 대구교육청. 2015 초등교감업무매뉴얼. 대구: 대구교육청; 2015.
3) 서울특별시교육청. 신규보건교사를 위한 보건업무 길라잡이. 서울: 서울특별시교육청; 2017.
4) 황승숙 외. 새로운 학교보건. 서울: 계축문화사; 2015.
5) 교육부. 나이스 교무업무시스템 매뉴얼 보건. 세종: 교육부; 2015.
6) 서울특별시교육청. 2015 교육공무원 인사실무 매뉴얼. 서울: 서울특별시교육청; 2014.
7) 서울특별시교육청. 손에 잡히는 보건업무 관리. 서울: 서울특별시교육청; 2017.

참고 사이트

법제처 http://www.moleg.go.kr/ [2017. 6. 3.]
서울특별시교육청 https://www.sen.go.kr/ [2017. 7. 13.]
나이스 http://neis.sen.go.kr/ [2017. 7. 13.]

CHAPTER 5

학교 건강 증진

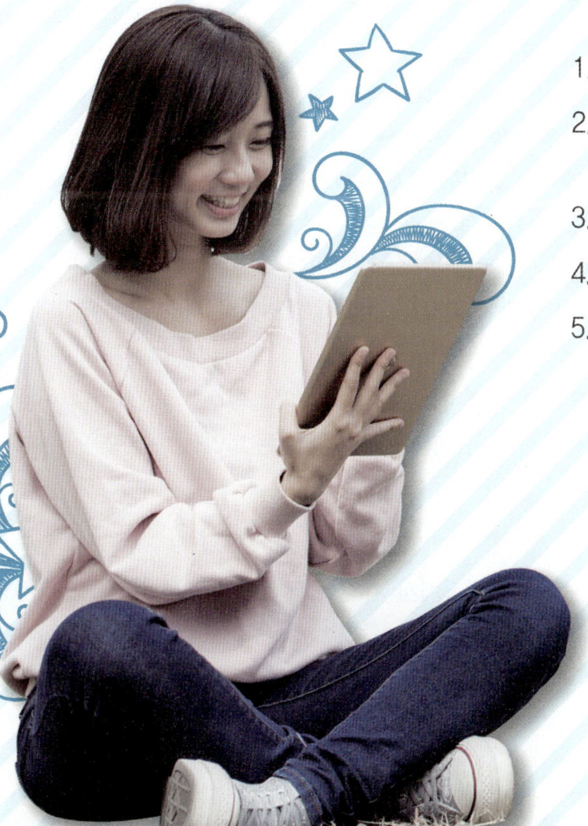

1. 건강 증진의 주요 내용을 설명한다.
2. 우리나라 건강증진사업의 발전 과정을 설명한다.
3. 건강증진사업 모형을 설명한다.
4. 건강 증진 학교에 대해 설명한다.
5. 학교건강증진사업을 운영한다.

V

학교 건강 증진

1 건강 증진 개요

1-1. 건강을 정의한다.
1-2. 건강 증진의 정의 및 원칙을 기술한다.
1-3. 건강증진사업의 활성화 배경을 설명한다.

1-1. 건강의 개념

일반적으로 가장 많이 쓰이는 건강의 정의는 세계보건기구(World Health Organization; WHO)의 건강 정의이다. 1948년 WHO는 "건강이란 질병이나 장애가 없을 뿐만 아니라 신체적 · 정신적 · 사회적으로 완전히 안녕한 역동적인 상태"로 정의하였다. WHO의 건강 정의는 질병을 '상태'가 아닌 '과정'으로 보는 관점의 변화를 이끌어, 1980년대 건강 증진의 발달을 촉진하였다. 1984년 WHO는 건강의 정의를 "개인이나 집단이 자신의 꿈을 실현하고 욕구를 충족시키며 환경을 변화시키거나 대처할 수 있는 범위이다. 건강은 삶의 목적이 아닌 일상생활을 위한 자원이다. 그러므로 신체적 능력뿐만 아니라 사회적 및 개인적 자원을 강조하는 긍정적인 개념"으로 수정하였다. 이로써 건강이란 항상성을 유지하고 위협으로부터 회복하는 능력을 포함하게 되었다. 정신적 · 지적 · 정서적 · 사회적 건강은 스트레스에 대처하고 기술을 습득하며 관계를 유지하고 탄력성과 독립적 생활을 위한 자원을 형성하는 인간의 능력을 의미한다.[1] 1999년 WHO 본회의에서 "건강이란 질병이나 장애가 없을 뿐만 아니라, 신체적 · 정신적 · 사회적 및 영적으로 완전히 안녕한 역동적인 상태이다."로 영적인 부분을 추가하였다.[2]

건강이란 통합적이며 광범위한 용어로 다양한 분야에서 사용되고 있다. 개인의 건강에는 인구학적 특성, 생활 습관, 경제적인 요소, 사회적 상황, 영적 상황 등 많은 요인들이 영향을 미친다.

1-2. 건강 증진의 정의 및 원칙

WHO는 제1차 국제회의에서 채택한 오타와 헌장에서 건강 증진을 "사람들이 스스로 자신들의 건강을 관리 또는 통제할 수 있어서, 결과적으로 건강 수준을 향상시키는 것이 가능하도록 하는 과정"으로 정의하였다.[3] 이러한 정의에서 건강은 신체적 · 정신적 · 사회적 안녕 상태로, 개인이나 집단은 자신의 열망을 인지하고, 그 요구를 충족하기 위하여 생활 습관뿐만 아니라 사회적 · 환경적 변화를 포괄하는 대응 능력을 길러야 한다(WHO, 1986). 그러므로 건강 증진은 보건 영역만의 책임이 아니며, 건강한 생활 양식을 넘어선 안녕을 의미한다. 이후 방콕 헌장(2005년)에서 건강이란 용어 속에 포함되어 있던 건강 결정 요인을 '건강 및 건강 결정 요인'으로 명시하였다.

1986년 건강 증진에 대한 제1차 국제회의(The First International Conference on Health Promotion)를 캐나다 오타와에서 개최하였다. 이후 현재까지 총 8차례의 건강 증진에 대한 국제회의를 개최하였으며, 제1차 회의에서 채택한 5개 기본 활동 영역을 중심으로 하여 회의가 거듭되면서 건강 증진의 기본 활동 영역을 순차적으로 구체화하고 있다.[4)]

표 5-1. **제1차 국제회의에서 제시한 건강 증진의 원칙**

건강 증진의 원칙	내용
역량 강화 (Empowerment)	건강 증진 계획은 개인과 지역사회가 자신의 건강에 영향을 미치는 개인과 사회-경제적, 환경적 요인을 통제할 수 있는 힘을 가질 수 있도록 해야 한다.
참여적 (Participative)	건강 증진 계획은 계획, 수행 및 평가의 모든 단계에 개인과 지역사회가 참여할 수 있도록 해야 한다.
전인적 (Holistic)	건강 증진 계획은 신체적 · 정신적 · 사회적 · 영적 건강을 증진시켜야 한다.
다분야 (Inter-Sectoral)	건강 증진 계획은 관련 분야의 다양한 기관이 협력하여야 한다.
형평성 (Equitable)	건강 증진 계획은 형평성과 사회 정의를 유도해야 한다.
지속 가능한 (Sustainable)	건강 증진 계획은 개인과 지역사회가 초기 투자가 끝나더라도 지속적으로 변화를 이끌 수 있어야 한다.
다전략 (Multi-Strategy)	건강 증진 계획은 정책 개발, 조직적 변화, 지역사회 개발, 법제화, 옹호, 교육 및 의사소통 등의 다양한 접근법을 이용해야 한다.

1-2-1. 3개의 건강 증진의 접근 전략

(1) 옹호(Advocate)

삶의 질에서 건강은 사회적 · 경제적 · 개인적 발달에 있어서 중요한 자원이다. 정치적 · 경제적 · 사회적 · 문화적 · 환경적 · 행위적 · 생리적 요인은 건강에 이로울 수도 해로울 수도 있다. 건강 증진은 건강을 옹호함으로써 건강에 영향을 주는 요인들을 건강 지향적으로 만드는 것을 목적으로 한다.

(2) 가능하게 함(Enable)

건강 증진은 건강 형평성에 중점을 둔다. 모든 사람들이 자신의 최대 건강 잠재력을 달성할 수 있도록 현재의 건강 수준 차이를 줄이도록 노력하고 동등한 기회와 자원을 제공한다. 즉 지지적 환경 조성, 정보 접근성 제고 및 건강한 선택을 위한 삶의 기술 습득 기회 제공 등을 통해 가능하다.

(3) 조정(Mediate)

건강 수준 향상을 위해서는 여러 수준 및 여러 분야 간에 모든 활동이 통합되고 조정되어야 할 필요가 있다. 정부, 보건 의료 인력 및 관련 전문 집단은 사회 내 서로 다른 집단 간의 이해를 조정할 중요한 책임을 가진다. 또한 서로 다른 사회, 문화 및 생태계 환경을 고려하여 건강 증진 프로그램이나 접근 전략은 각 지역사회 및 나라, 지역의 요구에 적합하게 조정된다.

1-2-2. 5개의 건강 증진 활동

(1) 건강한 보건 정책 수립(Build Healthy Public Policy)

건강 증진은 보건 의료 서비스를 초월하여 모든 부문에서 정책 입안자들이 정책 결정의 결과가 건강에 미치는 영향을 인식하게 함으로써 국민 건강에 대한 책임을 환기시킨다. 따라서 건강 증진 정책은 입법, 재정, 조세 및 조직 개선 등 다양한 부분에서 상호 보완적으로 접근하여야 하며, 통합 정비된 활동에 따라 안전하고 건전한 상품과 서비스 개발, 건강한 공공 서비스, 그리고 청결하고 쾌적한 생활 환경을 확보하는 데 기여하는 연대 활동으로 계획되어야 한다.

(2) 지지적인 환경 조성(Create Supportive Environment)

일과 여가 생활은 건강에 좋은 원천이 되므로 안전하고, 건강을 북돋우며, 만족과 즐거움을 줄 수 있는 직장 환경과 생활 환경을 조성해야 건강 증진이 가능하다. 자연적 · 인공적 환경 보호나 자연자원의 보존은 건강 증진 전략에서 기본이 되어야 할 활동이다.

(3) 지역사회 활동 강화(Strengthen Community Actions)

우선순위와 활동 범위를 결정하고, 전략적 계획과 실천 방법을 모색하는데 있어 구체적이고 효과적인 지역사회 활동을 통해 건강증진사업이 수행되어야 한다. 또한 지역사회를 발전시키기 위해 자조와 사회적 지지를 높이는 지역사회의 인적 · 물적 자원 개발과 공공의 협력을 강화하고, 건강 문제에 주민들의 참가와 지도를 강화하는 유연한 체계를 개발하여야 한다.

(4) 개인 기술 개발(Develop Personal Skills)

건강 증진은 정보 제공, 건강에 대한 교육, 생활 기술 향상을 통해 개인적 · 사회적 개발을 지지한다. 이는 개인이 자신의 건강, 환경 그리고 건강을 위한 선택을 하는데 있어서 통제력을 증가시킨다. 삶을 통한 학습을 통해 전 생애의 각 단계를 준비할 수 있고, 만성 질환이나 상해, 위기에 대처할 수 있는 능력이 개발된다. 이러한 활동은 학교나 직장, 지역사회뿐 아니라 교육 기관, 전문직 단체, 사업체, 각종 민간단체와 비정부단체에서 자발적으로 이루어져야 한다.

(5) 보건 서비스의 재정립(Reorient Health Services)

건강 증진의 책임은 개인, 지역사회, 보건전문인, 보건 의료 기관, 정부 등 공동의 몫이므로 건강 추구에 함께 기여하는 보건 의료 체계를 만들어가야 한다.

건강 증진은 인간과 환경 간의 상호 작용 과정에서 삶의 질을 향상시키기 위해 취하는 적극적인 행동이라 할 수 있다. WHO에서는 건강 증진 목적을 건강 형평성을 증진하고, 건강 위험을 줄이며, 건강한 생활 습관과 환경을 향상시키고 근본적인 건강 결정 요인에 대응하는 것으로 하고 있다.[5] 우리나라는 국민건강증진법(1995)에서 건강 증진은 건강에 대한 지식 보급과 실천할 수 있는 여건 마련을 통해 건강에 대한 가치와 책임 의식을 함양하는 것이며, "국민건강증진사업"이란 보건교육, 질병 예방, 영양 개선 및 건강 생활의 실천 등을 통하여 국민의 건강을 증진시키는 사업을 말한다.[6] 따라서 건강 증진은 단순히 질병의 치료나 예방뿐만 아니라 건강 행위의 실천을 통하여 개인의 건강 잠재력이 충분히 발휘될 수 있도록 개발하여야 한다.

1-3. 건강증진사업의 활성화 배경

1970년 이후 세계 각국은 질병 구조가 만성병 구조로 바뀌고 인구 구조가 노령화 사회로 진전됨에 따라 국민의료비 급증을 경험하였다. 이처럼 증가하는 국민의료비 절감을 위하여 국가적 차원의 예방 사업의 중요성이 재인식되면서 공중 보건 전략으로 건강증진사업의 필요성이 선진국에서 제기되기 시작하였다. 특히 만성 질환의 원인은 복합적이며 정확한 원인을 밝혀내기 어렵지만 생활 습관이 이러한 만성 질환과 결부되어 있어 이러한 생활 습관의 개선을 위해 건강증진사업이 추진되었다.

우리나라의 경우에도 고령 인구의 증가 속도가 빠르고 만성 질환으로 인한 국민의료비 증가가 예상되고 있었다. 이에 건강한 생활 습관을 유지하고 생활 습관에 기인한 질병 부담을 완화하기 위한 종합적인 건강 생활 실천 장려 정책이 시급하였다. 우리나라도 세계적인 보건 정책 개혁 동향에 맞춰 1995년 국민건강증진법을 제정하였다.[7] 그러나 이러한 국민건강증진법의 제정에도 불구하고 보건 분야에 대한 정부 투자의 부족으로 실효성 있는 정책 수단을 마련하기 어려웠던 보건복지부는 전문가와 단체의 지지를 기반으로 국민건강증진기금을 도입함으로써 건강 증진을 위한 재원 확보를 하였다. 2002년 국민건강증진종합계획 2010 수립을 시작으로, 5년마다 건강증진종합계획을 수립하고 있다. 이를 통하여 건강 증진을 비롯한 보건 분야의 목표를 결정하고 국민 건강 수준 향상과 보건 의료 발전의 정책 수단으로 건강증진사업을 수행하고 있다.[8]

보건복지부(2015)에서는 건강의 포괄적인 개념인 신체적 · 정신적 · 사회적 건강 개념을 추구하며 건강 증진의 정의에서 중시하는 각 구성원의 적극적인 자기 건강 관리 참여와 기본권으로서 평등하게 건강을 누릴 수 있다는 개념을 적용하여 국민건강증진종합계획에서 비전을 '온 국민이 함께 만들고 누리는 건강세상' 으로, 목표를 '건강수명연장과 건강 형평성 제고' 로 제시하고 있다.[9]

2 우리나라 건강증진사업

2-1. 우리나라 건강증진사업의 발전 과정을 설명한다.
2-2. 우리나라 건강증진 종합 계획을 설명한다.

2-1. 우리나라 건강증진사업의 역사

1995년 1월 5일 국민건강증진법이 제정되고 이 법을 근거로 1995년 9월 건강증진기금이 설치되었으며 1996년 5월부터 기금이 적립되기 시작하였다. 본격적인 지출이 시작된 1998년부터 보건복지부의 건강증진사업이 시작되었다고 볼 수 있다. 2002년 최초로 건강 증진에 대한 국가 계획인 국민건강증진종합계획(Health Plan 2010: HP 2010)이 수립되면서 국민건강증진위원회의 구성 및 운영, 도시 보건지소 설치, 보건소의 건강 생활 실천 사업의 추진을 중점 과제로 제시하였고 39개의 세부 추진 과제와 40개의 목표를 설정하였다. 그러나 HP 2010이 현실에 맞지 않다는 주장이 제기되면서 최종적으로 새국민건강증진종합계획 2010(New Health Plan 2010: N-PH 2010)이 나왔다. 수정 결과 중점 과제 24개, 세부 추진 과제 108개, 목표 169개로 내용적인 면에서 대폭 확충되었으며 목표와 비전에 '인구 집단 건강 격차 완화'가 추가되었다.[9)]

보건소가 지역사회 건강증진사업을 수행하는 중점적인 기관으로 육성하기 위하여 1995년 12월 기존 보건소법을 지역보건법으로 전면 개정하였으며, 이후 지속적으로 개정되고 있다. 지역보건법(시행 2016. 11. 30. 법률 제14197호, 2016. 5. 29., 타법개정) 제11조(보건소의 의무)에서 보건소는 당해 지방자치단체의 관할 구역에서 행해지는 다음 각 호의 사항을 관장하게 되었다.[10)]

1. 건강 친화적인 지역사회 여건의 조성
2. 지역 보건 의료 정책의 기획, 조사 · 연구 및 평가
3. 보건 의료인 및 보건의료기본법 제3조제4호에 따른 보건 의료 기관 등에 대한 지도 · 관리 · 육성과 국민보건 향상을 위한 지도 · 관리
4. 보건 의료 관련 기관 · 단체, 학교, 직장 등과의 협력 체계 구축
5. 지역 주민의 건강 증진 및 질병 예방 · 관리를 위한 다음 각 목의 지역 보건 의료 서비스의 제공
   가. 국민 건강 증진 · 구강 건강 · 영양 관리 사업 및 보건교육
   나. 감염병의 예방 및 관리
   다. 모성과 영유아의 건강 유지 · 증진
   라. 여성 · 노인 · 장애인 등 보건 의료 취약계층의 건강 유지 · 증진
   마. 정신건강 증진 및 생명 존중에 관한 사항
   바. 지역 주민에 대한 진료, 건강 검진 및 만성 질환 등의 질병 관리에 관한 사항
   사. 가정 및 사회 복지 시설 등을 방문하여 행하는 보건 의료 사업

국민건강증진법 제19조에 '시장 · 군수 · 구청장은 지역 주민의 건강 증진을 위하여 보건소장으로 하여금 다음 각 호의 사업을 하게 할 수 있다.'라고 하여 국민건강증진사업의 시행주체가 지역의 보건소임을 명시하였고 그 사업의 내용으로는 '보건교육 및 건강 상담, 영양 관리, 구강 건강의 관리, 질병의 조기 발견을 위한 검진 및 처방, 지역사회의 보건 문제에 관한 조사 연구, 기타 건강교실의 운영'이 규정되어 있다.[6)] 건강증진사업 시범 실시 단계부터 전국의 보건소로 확산된 현재까지 우리나라의 건강증진사업은 곧 보건소 건강증진사업과 동의어로 보아도 무방할 것이다. 보건소 사업의 가장 대표적인 건강증진사업은 HP 2010을 통하여 시작된 건강 생활 실천 사업이다.

1998~2002년간 거점 보건소 건강증진사업이라는 명칭 하에 시범 사업 성격으로 전국 18개 보건소가 뇌졸중 예방, 고혈압 예방, 당뇨병 관리, 구강, 근로자 보건 등의 다양한 사업을 실시하였다. 2002년 9월부터 2003년까지는 전국 100개 보건소에 대하여 금연, 절주, 영양, 운동의 건강 생활 실천 4가지 사업에 한정하여 지원을 하였고 이때부터 보건소 중심의 건강 생활 실천 사업이 본격적으로 시작되었다. 2005년에는 대상 보건소를 확대하여 전국의 156개 보건소를 대상으로 건강 생활 실천 사업을 실시하였다. 2005년에 건강증진기금이 대폭 증액됨에 따라 전국 246개 보건소가 모두 건강 생활 실천 사업에 참여하게 되었다. 이후 사업 명칭은 2008년에는 지역 특화 건강 행태 개선 사업, 2012년 건강 생활 실천 통합서비스 사업으로 변경되었으며 2013년부터는 통합 건강증진사업으로 진행되고 있다.[11]

통합 건강증진사업은 기존 보건소에 60여 개의 사업에 지원하던 국가보조금 사업 중 건강증진사업에 해당하는 24개 사업 중 17개 세부 사업을 1개 사업으로 예산을 통합하고 제시된 13개 사업 분야 중에서 지방자치단체가 자율적으로 사업 영역을 선택하여 세부 사업을 추진하도록 하고 있다. 13개 사업 분야는 17개 세부 사업을 국민건강증진종합계획 2020의 분류 방식에 따라 영역을 구분한 것으로 금연, 절주, 신체 활동, 영양, 비만, 구강 보건, 심뇌혈관질환 예방 관리, 한의약 건강 증진, 아토피 천식 예방 관리, 여성 · 어린이 특화(모자 보건), 치매 관리, 지역사회 중심 재활, 방문 건강 관리 등이다. 이 중 금연, 절주, 신체 활동, 영양, 대사증후군 등 건강 위험군에 대한 만성 질환 예방 및 관리 사업, 치매검진사업 등을 필수로 지정하여 반드시 해당 분야에서 세부 사업을 개발하도록 하고 있다. 이는 기존 중앙 정부가 전국을 대상으로 획일적으로 실시하는 국가 주도형 국고보조사업방식에서 탈피하여 지방자치단체가 지역 특성 및 주민 수요에 맞는 건강증진사업을 기획 · 수행하도록 하는 데 취지가 있다. 2012년부터 실시하는 통합 건강증진사업의 목적은 지역별 다양한 특성과 수요에 부합하는 차별적인 서비스를 지자체가 주도적으로 발굴 · 집행함으로써 지역 주민의 보건사업 체감도를 향상시킴에 있으며 중앙 정부와 지방 정부가 함께 노력하여 국민건강증진종합계획 목표를 달성하고자 함을 목적을 하고 있다.[11]

2-2. 우리나라 건강증진종합계획

건강증진종합계획은 국가 차원의 건강 증진 로드맵으로, 국민건강증진법 제4조에 따라 국민 건강 증진 및 질병 예방을 위하여 매 5년마다 수립하고 있다. 사회 환경 및 보건 의료 환경의 변화, 기후 변화 및 환경 문제 심화, 경제적 양극화 및 격차 발생, 주요 건강 문제의 변화 등을 고려하여 종합 계획을 수립하고 있다. 제4차 국민건강증진종합계획에서 우리나라 환경 변화를 전망하여 설정한 수립 방향은 첫째, 노인 인구의 증가에 따라 만성 질환 노인에 대한 효율적 건강 관리 체계 구축과 노인 의료비 급증을 통제할 수 있는 메커니즘의 개발이 중요하다. 이에 따른 예방을 중심으로 한 노년기 신체 및 인지 건강 · 기능 상태를 유지 및 향상할 수 있는 방안을 모색한다. 둘째, 소득 양극화로 인한 양극화는 건강의 차이로 이어져서 의료 취약 계층의 증가와 계층 간의 격차가 커질 것으로 전망한다. 이에 지역사회 통합 건강증진사업을 통해 지역별 취약 가정 현황에 맞는 건강 관리 서비스 제공 방안을 모색할 필요가 있다. 셋째, 국민 소득의 증가로 건강 욕구의 증가 및 보건 의료 서비스 품질 향상에 대한 기대 수준을 충족시키기 위하여 민간 부분의 참여 확대를 통한 건강 증진 서비스 기능 강화 방안을 모색한다. 넷째, 기후 변화, 국제 교류 증가 등으로 신종 감염병 출현 및 곤충 · 설치류 매개 감염병 및 수인성 · 식품 매개 감염병 확산이 우려되어 공중 보건 위기를 초래할 수 있는 급성 중증 감염병에 대비한 감염병 대응 체계를 강화한다. 다섯째는 암, 고혈압, 당뇨, 심뇌 심혈관 질환, 관절염 등 만성 질환의 증가로 체계적인 예방 관리 프로그램을 우선적으로 고려한다. 마지막으로 건강 생활 습관의 악화 경향이 예상되므로 생활 습관의 효과적 개선을 통해 만성 질환의 유병률 및 조기 사망을 낮출 수 있으므로 우선적으로 고려해야 한다는 것이다.[9]

또한 국민건강증진종합계획에서는 WHO에서 제시하는 건강과 건강 증진 정의에 근거한 방향을 설정하고 있다. WHO에서 제시한 '건강'을 질병이나 장애가 없는 것 뿐만 아니라 '신체적 · 정신적 · 사회적 안녕의 상태'로 정의하고, 건강을 모든 사람의 기본권으로서 인종, 성, 언어, 종교를 초월한 기본권으로 제안하고 있다. 국민건강증진종합계획은 개인의 주도적 참여에 의한 자신의 건강 및 건강 결정 요인 변화 능력 향상을 정부가 지원하는 과정이다. 건강 결정 요인 중 건강 행동, 보건 의료 서비스 제공 환경, 사회 · 물리적 환경 요인의 개선이 사업 과제로써 중점적으로 적용하였다.[9]

표 5-2. 건강 결정 요인의 분류 및 건강 기여 정도

건강 결정 요인			건강 기여 정도	사업 분야와의 관련성
대분류	중분류	소분류		
개인적 요인	개인적 특성	생물 · 의학적 요인	9~19%	인구 집단별 건강 관리 (생애 주기별 건강 관리, 건강 취약 집단 건강 관리)
		정서적 요인		
	사회 · 경제적 특성	개인의 사회 · 경제적 요인	40%	
	건강 행동	건강 행태 보건 의료 이용	22~51%	건강 생활 실천 확산
환경적 요인	보건 의료 서비스 제공 환경	건강 증진	10%	예방 중심의 상병 관리
		보건 의료 서비스		
	사회적 환경	사회적 환경 요인	2~20%	안전 환경 보건
	물리적 환경	물리적 환경 요인		

출처: 보건복지부. (2015). 제4차 국민 건강 증진 종합 계획.

또한 건강과 건강 결정 요인에 대한 관리 능력 향상 전략으로서 방콕 헌장에서 제시한 건강 증진 전략을 기본 방향으로 정하였다.

표 5-3. 방콕 헌장을 기초로 한 HP 2020의 접근 전략

방콕 헌장	적용 방향	중점 사업
주창: 인간의 기본권 및 공동 연대에 기초하여 건강의 중요성 및 형평성을 사회에 널리 알린다.	건강증진사업의 가치에 대한 공감대 조성	건강 교육 홍보

<table>
<tr><td>투자: 건강 결정 요인을 관리할 수 있는 지속 가능한 정책 및 프로그램 개발과 건강 증진을 위한 하부 구조 구축, 재정 등을 위해 투자한다.</td><td>• 필요한 재원의 마련 및 효율적 지출
• 건강 관리를 위한 전략과 사업의 다각화
• 계획과 실적의 지속적 점검, 모니터링 체계 구축
• 건강증진사업 추진 체계의 정비</td><td>• 건강증진기금의 역할 정립
• 건강보험의 건강 증진 기능 정립
• 평가 체계의 효율적 운영</td></tr>
<tr><td>역량 함양: 정부, 학계, 지역사회 및 시민 사회, 일반인 등을 대상으로 정책 개발, 리더십, 서비스 수행, 지식 전달 및 연구, 지식 습득 능력을 배양한다.</td><td>정보 통계 체계 구축 및 근거 장비</td><td>• 정보통계체계 구축
• 보건소 사업 역량 강화</td></tr>
<tr><td>법규 제정 및 규제: 건강 위해로부터의 보호와 모든 이들의 건강과 안녕을 위한 동등한 기회 제공이 가능하도록 법규를 제정하고 규제한다.</td><td>정책적 지원: 정책적으로 보건의 우선순위를 높이고, 실천될 수 있는 기반 구축</td><td>건강 증진 환경 조성을 위한 관련 규제 강화</td></tr>
<tr><td>파트너십 형성 및 연대구축: 공공과 민간부문, 비정부기관, 시민사회 및 국제기구가 지속적인 활동을 만들어가기 위한 파트너십 형성 및 연대를 구축한다.</td><td>연대 구축을 통한 건강 지원 공공정책 여건의 조성</td><td>민간 부문의 건강 증진 기능 확대</td></tr>
</table>

표 5-4. **HP 2020의 추진 방향**

<table>
<tr><th>WHO의 건강 및 건강 증진 개념</th><th colspan="2">HP 2020 적용</th></tr>
<tr><td>WHO에서는 오타와 헌장, 방콕 헌장 등에서 건강 증진의 개념 및 실천 방향을 정함</td><td colspan="2">WHO의 건강 증진에 대한 시각을 존중하여, 이를 근거로 계획을 수립함</td></tr>
<tr><td>건강은 기본권으로서 존중하여, 건강 형평성을 중요시 함</td><td colspan="2">목표: 건강 형평성 추가</td></tr>
<tr><td rowspan="5">변화 대상은 건강 결정 요인이며, 건강 결정 요인 중 건강 행동, 보건 의료 서비스 제공 환경, 사회 물리적 환경 요인의 개선을 우선적으로 적용함</td><td>건강 결정 요인 대분류</td><td>HP 2020의 중점 분야 적용</td></tr>
<tr><td>개인 사회적 특성</td><td>인구 집단별 접근</td></tr>
<tr><td>건강 행동</td><td>건강 생활 실천 확산</td></tr>
<tr><td>보건 의료 서비스</td><td>예방 중심의 상병 관리</td></tr>
<tr><td>사회 물리적 환경</td><td>안전 환경</td></tr>
<tr><td>접근의 원칙은 개인의 주도적 참여를 유도하며, 이를 정부가 지원함</td><td colspan="2">비전: 온 국민이 함께 만들고 누리는 건강 세상</td></tr>
<tr><td>접근 전략은 주창, 투자, 역량 함양, 법규 제정 및 규제, 파트너쉽의 형성 및 연대 구축을 근간으로 함</td><td colspan="2">접근 전략: 인프라, 정보 체계 재원 등</td></tr>
</table>

출처: 보건복지부. (2015). 제4차 국민 건강 증진 종합 계획.

2-2-1. 건강증진종합계획 개요

우리나라 제4차 국민건강증진종합계획(Health Plan 2020)의 총괄 목표는 "건강 수명 연장과 건강 형평성 제고"이다.[9]

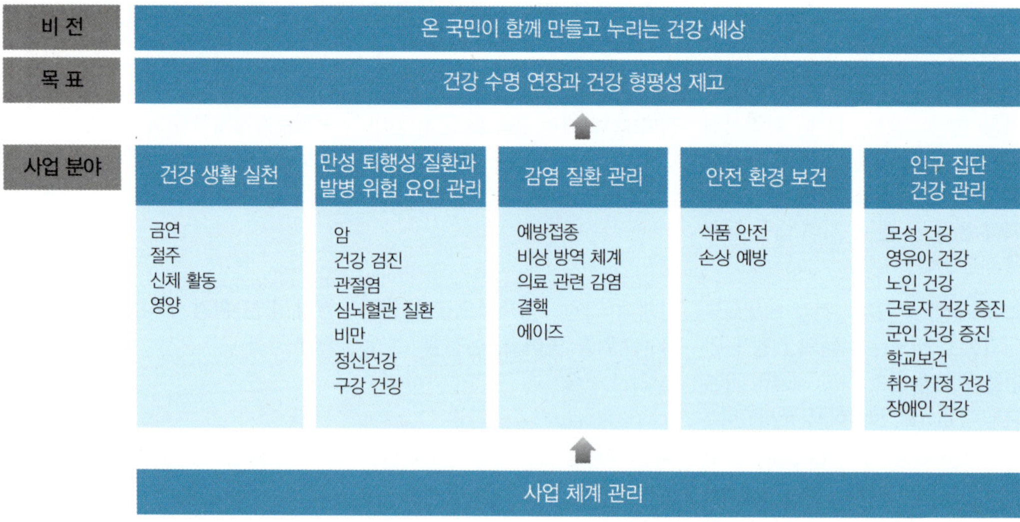

출처: 보건복지부. (2015). 제4차 국민 건강 증진 종합 계획.

그림 5-1. **제4차 국민건강증진종합계획(HP 2020)의 기본틀**

2-2-2. 건강증진종합계획과 학교건강증진사업

학교건강증진사업의 목적은 학생(초 · 중 · 고)들의 질병과 사고를 예방하고, 건강에 대한 올바른 지식을 습득하게 하고, 건강한 태도 및 습관의 형성으로 성인기의 질병 예방과 평생 건강의 기틀을 형성하기 위함을 목적으로 한다. 이에 학교보건교육의 강화를 통해 ① 건강의 중요성과 가치를 인식하게 하고, ② 올바른 건강 지식을 습득하게 하고, ③ 지식에 기반을 둔 올바른 보건행동을 결정할 수 있게 하고, ④ 건강행동기술을 익혀 건강 역량을 강화시킨다. 또한 학생들의 건강은 교직원의 건강에 의해 영향을 받을 뿐 아니라 가족의 건강 및 지역사회 건강에 의해 영향을 받기 때문에 학생, 일반교사, 학부모 및 지역사회 전문가가 참여하고 사업의 장소도 학교에서 지역사회로 넓혀가는 즉, 지역사회의 건강증진사업에 학생과 교직원이 참여할 수 있도록 프로그램 개발이 필요하다.

인구 집단 건강 관리에서 학교보건의 추진 배경은 다음과 같다. 첫째 학생은 신체적 및 정신적으로 성장기에 있어 생물학적, 물리적 및 사회적 질병 발생요인에 쉽게 영향을 받으며 학생은 건강증진사업을 통해 성인들보다 자연스럽고 빠르게 올바른 보건 행태를 습득할 뿐 아니라 잘못된 보건 행태를 바르게 변화시킴으로써 건강증진사업의 효과가 타 인구 집단에 비해 높게 나타나기 때문에 학교보건사업을 추진할 필요가 있다.

출산율 감소로 인해 초 · 중 · 고등학교 학생수가 12.5%로 감소하여[12] 인구의 질적 측면의 고려가 시급하게 되었다. 또한 교육의 장소로 인식되어온 과거와 달리 학생의 건강이 교육 목표의 달성에 매우 효과적임을 인식하고 학교를 통한 건강증진사업이 활발하게 진행되고 있다. 1986년 WHO의 오타와 헌장 선언 이후 학교를 건강 증진 학교로 만드는 사업이 활발하게 추진되고 있다. 영양의 개선으로 학생들의 체격은 커졌으나 비만율, 치주 질환의 증가 등 체질의 저하와 흡연율, 음주율, 스트레스 인지율의 증가로 보건 행태와 정신건강 수준이 저하되어 있다. 이에 사업 추진 방향으로 행동 변화를 수반한 건강 역량의 강화, 학교보건사업의 포괄적 접근, 교육부와 연계한 건강 증진 학교 조성 및 확대 사업 실시를 제시하고 있다.

표 5-5. **중점 과제 24. 학교보건의 지표와 사업**

지표명	2006년 기준치	2013	2020년 목표치	관련 사업 코드	사업
24-1. 학교 건강지원기구의 설립					가. 학교 건강지원기구의 설립 나. 학생들의 건강 행태 및 건강 상태의 개선 다. 학생들의 개인위생 실천율의 증가 라. 학생들의 정신건강 수준 향상 마. 학생들의 건강한 성 태도 함양 바. 학생들의 손상 예방 및 안전사고 발생 감소 사. 학생들의 인터넷 중독 감소 아. 건강한 학교 환경 조성
2020년까지 교육부에 1개 설치	0개	0개	1개	24-가	
2020년까지 17개 시 · 도 교육청에 1개씩 설치	1개소	1개소	17개소	24-가	
24-2. 학생 건강 행태 및 건강 상태의 개선					
중 · 고등학교 현재 흡연율(1. 금연) – 남학생 – 여학생	 16.8% 8.2%	 14.4% 4.6%	 12.0% 4.4%	24-나	
중 · 고등학생 현재 음주율(2. 절주) – 남학생 – 여학생	 26.1% 22.6%	 19.4% 12.8%	 17.3% 11.4%	24-나	
비만 유병률 비만 유병률(BMI 기준) 비만 유병률(상대 체중 기준)	 14.9% 11.2%	 21.5% 15.3%	 21.0% 15.0%	24-나	
중 · 고등학생 신체 활동 실천율(3. 신체 활동) 유산소 신체 활동 실천율 근력 신체 활동 실천율	 – –	 ('14) 5.1% ('14) 22.1%	 5.6% 24.3%	24-나	
신체능력 4, 5급 비율	–	8.9%	8.0%	24-나	
중 · 고등학생 평생 약물 경험률	0.7%	0.5%	0.4%	24-나	
24-3. 학생 개인위생 실천율의 증가					
중 · 고등학생(13~18세) 학교에서 화장실 사용 후 비누사용 손 씻기 실천율	47.8%	79.1%	90.0%	24-다	
증 · 고등학생(13~18세) 점심 식후 칫솔질 실천율(11. 구강 보건)	34.5%	36.7%	50.0%	24-다	

24-4. 학생 정신건강 수준의 향상				
중 · 고등학생 자살 시도율	4.7%	4.1%	3.2%	24-라
중 · 고등학생 스트레스 인지율	43.7%	41.4%	36.2%	
24-5. 학생 건강한 성 태도 함양				
중 · 고등학생 성관계 경험률	5.1%	5.3%	5.1%	24-마
중 · 고등학생 연간 성교육 경험률	(2010) 68.9%	71.6%	90.0%	
24-6. 학생 손상 및 안전사고 발생 감소				
학교 내 안전사고 발생률	–	14.6%	17.1%	24-바
학교 안전 교육 경험률	–	77.7%	90.0%	
24-7. 학생 인터넷 중독 감소				
인터넷 중독 위험군 비율	14.3%	11.7%	12.0%	24-사
스마트폰 중독 위험군 비율	–	25.5%	25.0%	
24-8. 건강한 교육 환경 조성				
석면 함유 학교 건축물 개선율	–	29.3%	37.4%	24-아

출처: 보건복지부. (2015). 제4차 국민 건강 증진 종합 계획.

3 건강증진사업 모형

3-1. PRECEDE-PROCEED 모형을 설명한다.
3-2. Pender의 건강 증진 모형을 설명한다.

3-1. PRECEDE-PROCEED 모형

PRECEDE-PROCEED 모형(Predisposing, Rein-Forcing, and Enabling Causes in Educational Diagnosis and Evaluation-Policy, Regulatory, Organizational, Constructs in Educational and Environmental Development)은 Lawrence W. Green이 1974년 제시한 모형으로 보건프로그램 개발자, 정책 개발자 등이 상황을 진단하고 효율적으로 보건프로그램을 기획할 수 있도록 한다.[13]

PRECEDE와 PROCEED의 두 과정으로 구성되며 보건교육의 계획부터 수행평가 과정의 연속적인 단계를 제공하여 포괄적인 보건 프로그램 기획이 가능하게 한다. PRECEDE-PROCEED모형은 결과에 중점을 둔 모형으로 기획에 있어 바람직한 결과에서 시작하여 목적을 달성하기 위한 전략을 확인하는 과정으로 구성되어 있다.

이 모형에서는 건강 행위는 개인과 환경적 요인에 의해 영향을 받는 다는 전제로 2개의 과정으로 구분된다. PRECEDE는 교육적 진단(Educational Diagnosis)을 하는 과정이며, PROCEED는 생태학적 진단(Ecological Diagnosis)을 하는 과정이다. 이 모형은 특징적으로 여러 측면의 사정 과정을 통해 건강과 건강 행위에 미치는 다양한 요인을 복합적으로 분류하여 조직화할 수 있는 접근 체계를 제시해준다. PRECEDE-PROCEED 모형은 8단계로 되어 있다.[13)]

3-1-1. 1단계 사회적 진단

사회적 진단(Social Diagnosis)단계는 인구 집단의 삶의 질에 영향을 미치는 사회적 요인을 규명하고 평가하는 단계이다. 지역사회와 구성원의 삶의 질에 영향을 미치는 사회 문제와, 강화 요인이나 장애 요인, 자원을 파악하고 평가하는 단계로 지역사회 개발위원회 구성, 지역사회 포럼, 초점집단 조사, 설문조사, 면접 등의 다양한 활동을 통해 가능하다.

3-1-2. 2단계 역학, 행위 및 환경적 진단

역학적 진단(Epidemiological Diagnosis)은 지역사회 건강 요구의 우선순위와 관련한 행위적, 환경적 요인과 구체적인 건강 문제에 중점을 두고, 우선순위가 높은 건강 문제를 결정하는 단계이다. 우선순위에 따라 달성 가능한 프로그램 목적과 목표가 설정된다. 역학적 사정은 이차자료 분석이나 일차자료 수집을 통해 가능하며 주로 이용되는 자료는 생정 통계나 국가 단위의 건강 조사자료 등이다. 역학적 자료는 대상 인구 집단의 건강 문제 분포와 크기를 나타냄으로써 건강 문제의 상대적 중요성을 제시해준다. 유전적 요인은 건강 증진 프로그램을 통해 직접적인 변화를 초래할 수 없음에도 건강 문제에 대한 이해를 높이기 위해 중요한 요인으로 인지되고 있다. 유전적 요인이 있는 사람들은 상담하거나 중재에 효과가 있는 고위험 집단을 확인하는데 이용된다.

행위적 진단(Behavioral Diagnosis)은 사회적 또는 역학적 단계에서 확인된 건강 문제 또는 목적과 관련된 행위를 규명하는 것이다. 우선 건강 문제와 관련된 행위의 특성을 파악해야 한다. 예로, 질병의 심각도를 높이는 행위(예, 10대의 흡연), 위험에 처한 개인과 직결되는 행위(10대의 부모가 가정에 담배를 보유하는 것), 위험에 처한 개인의 환경에 영향을 미치는 의사 결정자의 행위(10대의 담배 접근성을 제한하는 법률 제정)가 있을 수 있다. 개별 건강 문제에 대한 행위적 진단이 이루어진 이후에 구체적이며 효과적인 중재를 개발할 수 있다.

환경적 진단(Environmental Diagnosis)은 행위와 관련된 조치보다는 사회적 · 물리적 요인을 분석하는 것이다. 건강 결과에 영향을 미치거나 변화시킬 수 있는 개인의 통제 범위를 초월한 환경적 요인을 확인하는 것이다. 예로 영양 상태가 불량한 아동은 학교에서 불량한 음식을 섭취하기 때문일 수 있다. 이는 교육적 중재뿐만 아니라 학교의 급식서비스 제공 행위에 영향을 미치는 추가적인 전략이 필요함을 의미한다.

3-1-3. 3단계 교육 및 생태학적 진단

행위적 · 환경적 요인을 규명하고 중재를 선택한 이후에는 행위 변화를 이끌고 유지할 수 있는 요인을 선택하는 작업을 시작해야 한다. 이러한 요인은 성향 요인 · 촉진 요인 · 강화 요인이다. 성향 요인(Predisposing Factors)은 행동에 앞서 또는 행동과 함께 나타나는 행동을 유도하는 특징을 말한다. 지식, 태도, 신념, 가치 등으로 중재 전략을 세우거나 보건교육계획에 매우 유용하다. 촉진 요인(Enabling Factors)은 특별한 행동을 하기 위해 요구되는 기술 또는 자원, 행동을 촉진하는 환경적 특성을 말한다. 보건 의료 및 지역사회 자원의 이용 가능성, 접근성 등으로 건강 증진 프로그램에서 지역사회 조직, 중재 훈련의 표적이 된다. 강화 요인(Reinforcing Factors)은 행동의 결과를 예측하거나 행동의 결과로 나타나는 보상이나 처벌을 말한다. 행위를 계속 유지하게 하거나 중단하게 하는 요인이다. 사회적 지지, 동료 지지가 이러한 요인의 예이다.

3-1-4. 4단계 행정 및 정책적 진단 단계

행정 및 정책적 진단(Administration And Policy Diagnosis)단계는 프로그램 수행에 앞서 이루어져야 한다. 필요한 자원 사정, 예산 배분, 조직적 장애 요인 확인, 다른 부서와의 협력 등이다. 행정적 진단은 프로그램 개발을 촉진하거나 방해하는 정책, 자원, 조직적 상황을 사정하는 것이다. 정책적 진단은 조직과 관리와 프로그램의 목적과 목표의 적합성을 평가하는 것이다. 프로그램의 수행과 지속적 유지를 위하여 목적인 조직의 비전, 규정, 규칙에 부합하는 지를 평가하는 것이다.

3-1-5. 5단계 수행

앞의 사정 과정을 통해 계획한 사업을 성공적으로 사업을 수행하기 위해서는 철저한 계획, 적절한 예산, 적절한 조직과 정책적 지지, 적절한 인력 훈련과 감독, 과정 평가 단계에서의 지속적인 감시가 중요하다. 하지만 경험과 대상자의 요구에 대한 민감성, 상황 변화에 따른 융통성, 장기 목적에 대한 인식, 유머 감각 등도 중요하다.

3-1-6. 6단계 과정 평가

과정 평가(Process Evaluation)는 프로그램이 수행되는 과정을 평가하는 것이다. 이 단계에서는 정책, 이론적 근거, 프로토콜 등에 따라 잘 이루어졌는지, 프로그램의 목표가 달성되었는지를 평가한다. 이러한 과정을 통해 프로그램을 향상시킬 수 있다.

3-1-7. 7단계 영향 평가

영향 평가(Impact Evaluation)는 성향 요인 · 촉진 요인 · 강화 요인의 변화와 중간 목표가 달성되었는지를 평가하는 것이다. 이 단계에서는 교육자의 성과를 평가한다.

3-1-8. 8단계 결과 평가

결과 평가(Outcome Evaluation)는 진단의 초기 단계에서 사정한 삶의 질과 건강과 사회적 혜택 뿐만 아니라 전반적인 목표 달성을 평가한다. 다시 말하면 지역사회의 삶의 질과 건강에 미친 프로그램 효과를 평가한다.

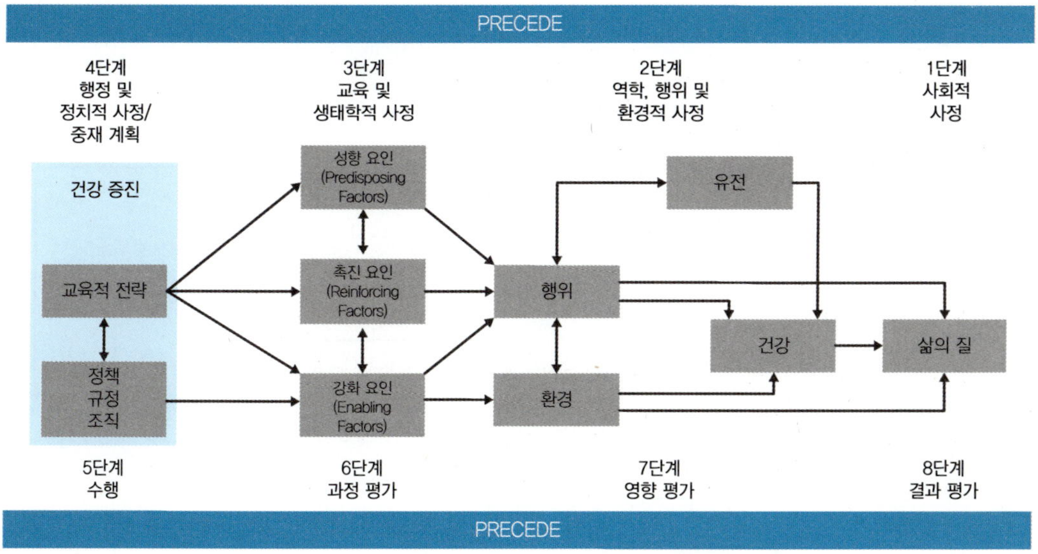

출처: Glanz, K. et al. (2015). Health Behavior: Theory, Research, and Practice.

그림 5-2. **PROCEDE-PROCEED 모형**

PROCEDE-PROCEED는 건강 증진 프로그램을 기획하기 위한 참여적 모형이다. 행위 변화는 대부분 자발적으로 이루어지며 프로그램 기획자와 수혜자가 능동적으로 참여하여 기획하고 평가하는 경우 더 효과적임을 기본 가정으로 한다. 지역사회의 맥락 내에서 건강과 건강 문제를 바라보며 건강을 증진하기 위한 행위 변화를 위한 프로그램을 기획한다. 이러한 장점을 있는 PROCEDE-PROCEED는 보건프로그램 및 건강 증진 프로그램의 개발에 널리 이용되고 있다.

3-2. Pender의 건강 증진 모형

건강 증진 모형(Health Promotion Model)은 Nola J. Pender에 의해 개발된 모형으로 건강 행위에 영향을 미치는 요인을 설명한 것이다.[14] 건강을 단순히 질병이 없는 상태가 아닌 역동적인 상태로 정의하였으며 건강 증진은 환자의 안녕 수준을 증가시켜주는 것이라고 하였다. 건강 증진 모형은 건강을 위하여 환경과 상호 작용하는 개인의 다차원적인 특성을 기술하고 있다. 건강 증진 모형은 건강 신념 모형과 사회 학습 이론을 기초로 하여 개발되었다. 초기 건강 증진 모형에서는 건강 증진 행위를 설명하는 개념들을 인지-지각 요인과 조정 요인으로 구분하여 직·간접적으로 건강 증진 행위에 영향을 미치는 것으로 설명하였으나 그 후 진행된 연구를 통해 구성 개념 중 건강의 중요성, 지각된 건강 통제위, 행동의 계기를 삭제하고, 건강의 정의, 지각된 건강 상태, 인구학적·생물학적 특성을 재배치하여 건강 증진 모형을 개정하였다.[14]

건강 증진 모형의 기본적 가정은 다음과 같다. 인간은 능동적으로 자신의 행위를 조정한다. 인간은 환경과 상호 작용하여 시간의 경과와 함께 변형되고 환경을 변화시킨다. 보건 의료 제공자는 대인 관계 환경의 일부분으로 생애주기 동안 인간에게 영향을 미친다. 인간-환경의 상호 작용 패턴을 자기주도하에 재구성하는 것이 행위 변화의 본질이다.

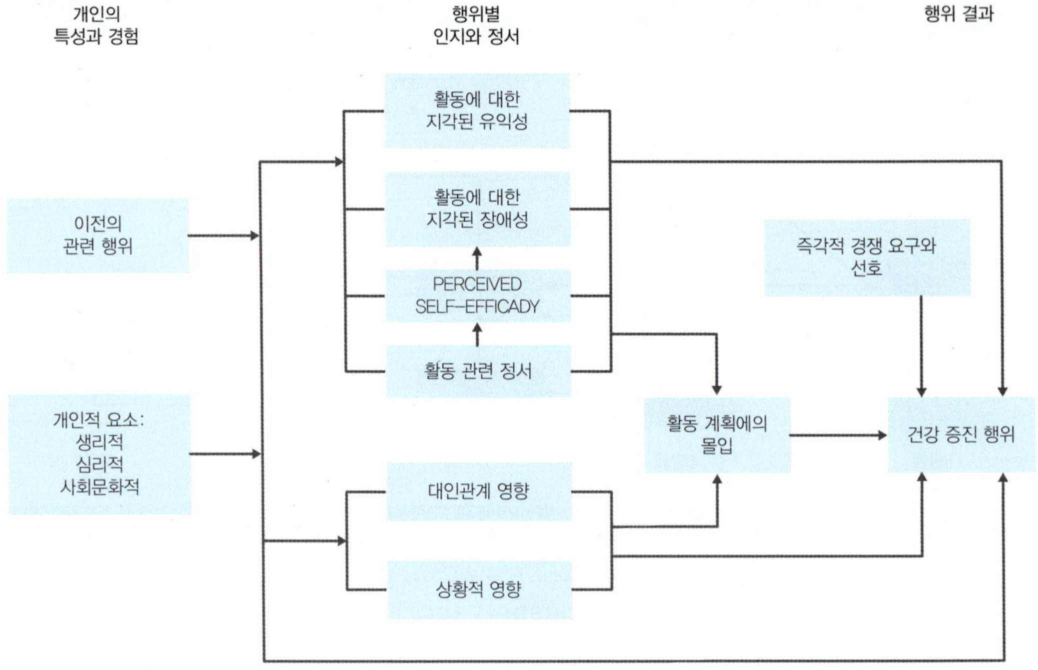

출처: Pender, N. et al. (2011). Health Promotion in Nursing Practice.

그림 5-3. **건강 증진 모형**

3-2-1. 건강 증진 모형의 요소

(1) 이전의 관련 행위

현재와 비슷하거나 같은 행위를 과거에 얼마나 자주 했는지를 의미하는 것으로, 행위의 주요 예측 요소가 된다. 이전의 행위는 현재의 건강 증진 행위에 직·간접적으로 영향을 미쳐 주의를 기울이지 않고도 자동적으로 행위를 하게 하는 습관을 만든다. 또한 이전의 행위는 지각된 자기효능감, 유익성, 장애성, 활동과 관련된 정서를 통해 건강 증진 행위에 간접적인 영향을 미친다.

(2) 개인적 요소

개인적 요소는 생리적·심리적·사회문화적 요소로 분류할 수 있다. 이러한 요소는 행위를 예측하는 요소이다. 생물학적 요인에는 연령, 성, 비만도, 사춘기 상태, 폐경 상태, 폐활량, 힘, 균형성 등이 포함된다. 심리적 요인에는 자존감, 자기동기화, 개인 능력, 지각된 건강 상태, 건강의 정의 등이 포함된다. 사회 문화적 요인에는 인종, 문화, 교육 수준, 사회 경제 수준 등이 포함된다.

(3) 활동에 대한 지각된 유익성

특정 행위에 대한 개인이 기대하는 이익이나 긍정적 결과를 말한다. 행위에 따른 긍정적 결과나 강화된 결과가 나타날 것이라는 신념은 구체적인 건강 행위를 하도록 한다는 것이다. 행위를 수행함으로써 얻을 수 있는 유익에는 내적인 것과 외적인 것이 있는데, 내적 유익성은 피로감 감소, 기민성 증가 등을 들 수 있고, 외적 유익성은 경제적 보상이나 사회적 상호 작용의 증가 등이 있다.

(4) 활동에 대한 지각된 장애성

이용하기가 불가능한 것, 불편함, 값이 비쌈, 어려움, 시간 소비가 많음이나 흡연, 고지방식이 섭취와 같은 행위를 포기함으로써 얻는 만족감 감소 등으로 어떤 행위를 할 때 발생하는 부정적인 측면을 말한다.

(5) 지각된 자기효능감

수행을 확실하게 성취할 수 있는 개인의 능력에 대한 판단이다. 직접적으로 건강 증진 행위를 동기화하고 지각된 장애에 영향을 미쳐 행위의 수행이나 유지에 간접적으로 영향을 미친다.

(6) 활동과 관련된 정서

행위에 대한 주관적 느낌으로 행위 시작 전 · 후 · 과정 중에 일어나며, 행위 자체가 가지는 자극적 특성에 기초한다. 긍정적인 정서를 동반한 행위는 반복될 가능성이 크지만, 부정적인 정서를 느끼게 하는 행위 다음에는 피할 가능성이 크다.

(7) 대인 관계 영향

다른 사람의 태도 · 신념 · 행위에 영향을 받는 것을 의미한다. 대인 관계 영향은 가족, 동료, 보건의료 제공자 등과 규범(의미있는 타인의 기대) · 사회적 지지(수단과 정서적 격려) · 모델링(특정 행위에 참여하는 타인을 관찰하여 학습함) 등이 있다. 사회적 압력이나 행동 계획 수립의 격려를 통해 행위에 직간접적으로 영향을 미친다.

(8) 상황적 영향(Situational Influences)

상황에 대한 개인적 지각과 인지로 행위를 촉진시키거나 방해할 수 있다. 사람들은 안전하고 편안한 환경에서, 또한 환상적이고 흥미로운 환경에서 행위 수행을 더 잘할 수 있다.

(9) 활동 계획에의 몰입

개인의 인지 과정을 포함한다. 즉 주어진 시간과 장소에서 특정한 사람과 함께 또는 혼자 구체적인 활동을 하거나 행위를 수행 또는 강화하기 위한 전략을 의미한다.

(10) 즉각적 경쟁 요구와 선호

계획된 건강 증진 행위를 하는 데 방해되는 다른 행위를 말한다. 개인이 경쟁적인 다른 요구를 얼마나 잘 처리하는지는 각자의 자기조절능력에 달려 있다. 경쟁 요구와 선호는 사람들의 활동 계획을 방해하므로 이를 억제하기 위해서는 자기 조절 및 통제 능력을 갖도록 훈련되어야 한다.

(11) 건강 증진 행위

이 모형의 최종 목적으로, 이를 통해 대상자가 건강 상태에 도달할 수 있게 된다. 즉, 건강 증진 행위가 삶의 모든 측면에서 건강한 생활 양식으로 통합되면 생애 전 기간 동안에 긍정적인 건강을 이룰 수 있다. 이 모형의 가장 큰 특징은 건강 증진 행위의 수행에 인지 · 정서 요인이 미치는 영향이 크다는 것을 강조하고 있다는 것이다. 특히 이러한 인지 요인은 고정된 것이 아니라 변화가 가능하므로 이를 변화시켜 건강 증진 행위를 촉진할 수 있다.

4 건강 증진 학교

4-1. 건강 증진 학교의 개념과 구성 요소를 말한다.
4-2. 우리나라 건강 증진 학교 운영 현황을 설명한다.

4-1. 건강 증진 학교 개요

4-1-1. 건강 증진 학교 개념

건강 증진 학교 움직임은 건강 증진을 위한 오타와 선언(1986)을 근간으로 하며, 1990년대초 유럽에서의 WHO 지역 회의에서 지지를 받음으로써 확산되었다.[15] 건강 증진 학교는 유럽에서 시작되어 점차 전 세계로 파급되었고, 영국 등에서는 이미 1990년부터 건강 증진 학교 지침을 적용하여 학교의 건강증진사업을 수행하고 평가하였다. WHO는 '학교는 생활하고 학습하며, 일하는 건강한 현장으로써의 능력이 강화되어야 한다'는 주장과 함께 건강 증진 학교(Health Promoting School)를 소개하였다.[15] 건강 증진 학교는 학교 구성원들의 신체적 · 정신적 · 사회적 그리고 영적 건강 및 안녕을 증진시키기 위해 학교와 지역사회의 협력된 노력을 통하여 체계적이고 포괄적인 서비스를 지속적으로 제공하는 총체적이며 포괄적이 접근법이다.[15]

건강 증진 학교는 학교 지역사회가 필요한 조치를 취하고 지속적으로 유지할 수 있도록 능력이 강화시켜야 한다. 이런 이유로 학교 운영을 위한 정책, 실무와 구조 모든 부분에서 건강 증진 학교의 접근법을 적용해야 한다.

건강 증진 학교의 장점은 다음과 같다. 첫째, 건강의 신체적 · 정신적 · 사회적 · 환경적 측면과의 상호 작용을 고려하는 총체적 모형이다. 둘째, 건강과 안녕을 증진시키는 활동에 대한 태도와 행위를 증진시킨다. 셋째, 건강에 기여하는 물리적 환경뿐만 아니라 학생이 책임감과 자기존중감을 얻을 수 있도록 긍정적인 학습 환경을 지지하는 사회적 환경 또한 중요시 한다. 넷째, 구체적인 건강 문제를 해결하기 위한 보건 의료 서비스를 제공한다. 다섯째, 공식적 · 비공식적 교육 과정에서 건강 습관 형성을 위한 기술, 지식 및 실무 습득에 있어 학생들의 능동적 참여에 중점을 둔다. 여섯째, 특수한 건강 요구를 가진 취약 계층의 역량 강화를 통해 교육과 건강의 형평성을 유지한다. 일곱째, 학교 교직원에게도 또한 긍정적이며 지지적인 근무 환경을 조성한다.

마지막으로 학교, 지역사회와 보건분야 인력이 학교 건강 증진을 위해 협력하며 가족 또한 자신의 아동과 청소년의 건강한 기술, 지식 및 실무 개발에 능동적으로 참여하게 된다는 장점이 있다.

4-1-2. 건강 증진 학교 구성 요소

세계보건기구에서는 건강 증진 학교 전략으로 6가지를 제시하고 있는데 건강한 환경 조성에서는 물리적 환경과 사회적 환경으로 구분하여 기술하고 있다.[15]

(1) 건강한 학교 정책(Healthy School Policies)

학생들의 건강 관리에 필요한 학교 정책을 말한다. 학교 정책은 학생, 교직원, 가족과 더 나아가 지역사회의 건강과 안녕을 증진시키기 위한 학교 활동에 영향을 미치는 실무로써 반드시 승인되고 문서화되어야 한다. 학교 정책에는 급식 정책, 흡연 예방 정책, 응급 처치 정책, 비상 정책 등을 말한다.

(2) 학교의 물리적 환경(Physical Environment)

물리적 환경은 건물, 운동장, 실내 · 외 시설, 학교 주변 구역을 말하는 것으로 학습을 위해 안전하고 위생적이며, 유지되며 건강한 환경을 말한다. 학교는 안전하고 건강한 환경을 제공해야 하며, 적절한 위생과 물을 제공하고 효율적 환경을 유지하기 위한 관리 지침이 마련되어야 한다.

(3) 학교의 사회적 환경(Social Environment)

사회적 환경은 학생, 교직원, 부모와 더 큰 지역사회와의 좋은 관계를 장려하는 환경을 말한다. 보호하고 신뢰적인 환경을 조성하며 도움이 필요한 학생들을 돕기 위해 적절한 도움과 지지가 제공되어야 한다. 또한 모든 개인이 가치있고 차이를 존중받는 분위기가 조성되어야 한다.

(4) 지역사회 유대 관계(Community Links)

지역사회는 학교와 학생들의 가족 그리고 학교와 지역의 주요 기관이나 개개인과 연결되어 있다. 따라서 적절한 지역사회의 참여와 의뢰는 건강 증진 학교 프로그램을 강화시키고, 학생들과 교직원들에게 지지를 제공한다.

(5) 건강한 생활을 위한 활동 역량(Action Competencies for Healthy Living)

공식적, 비공식적 교과 과정에서 학생들이 연령에 맞는 지식과 삶의 기술을 익힐 수 있도록 해야 한다. 교사는 건강 증진 학교에서 주요 역할을 담당할 수 있도록 교육받아야 한다. 학교는 지역사회에서 건강한 삶의 대해 학습할 수 있도록 다양한 기회를 제공해야 한다.

(6) 학교 의료 서비스 및 건강 증진 서비스(School Health Care and Promotion Services)

학교는 보건 의료 서비스와 건강 증진 서비스를 제공해야 한다. 학생과 교직원에게 기본적인 질병 예방, 건강 보호, 건강 증진 서비스를 제공해야 한다.

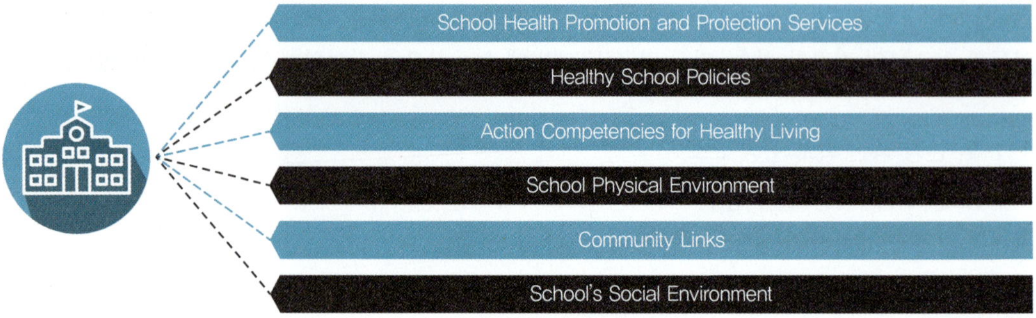
School Health Promotion and Protection Services
Healthy School Policies
Action Competencies for Healthy Living
School Physical Environment
Community Links
School's Social Environment

출처: WHO. (2009). Health Promoting Schools: A Framework for Action.

그림 5-4. **건강 증진 학교 구성 요소**

4-2. 우리나라 건강 증진 학교 운영 현황

우리나라는 2009년 교육부의 시범 사업을 거쳐 2012년 전국 초, 중, 고등학교 98개교, 2013년 85개교가 건강 증진 모델 학교를 운영하여 좋은 성과를 거두었다. 2015년에는 건강 증진 학교의 일반화를 위해 14개 학교가 건강 증진 학교 일반화 및 인증제 연구 학교로 운영되고 있으며, 2016~2017년에는 20개교로 확대 운영할 예정이다. 건강 증진 학교란 학생과 교직원의 건강 증진을 통해 교육의 목표를 효과적으로 달성하고 학교에서 건강한 생활 습관을 익히고 실천하게 함으로써 평생 건강의 기틀을 마련하는데 도움을 주는 것을 목표로 하는 학교이다. 본 사업의 목표는 학교 스스로 학교의 총제적인 건강 수준을 진단하고, 학교 건강 증진을 위해 전체 교직원, 학부모, 지역사회가 협력하여 학교의 건강 문제를 스스로 해결해 나갈 수 있는 풍토를 조성하고, 역량을 강화하는데 그 목적이 있다.[16)]

건강증진학교사업의 수행 절차는 그림과 같다. 모듈 1은 사업 추진 체계 구축을 위하여 사업 수행 흐름도를 작성하고 추진 체계 구축 및 업무 분장을 작성하며, 외부 자문 위원회를 구성하고 지역사회 연계를 추진한다. 모듈 2에서는 건강 증진 학교 운영 방침을 결정한다. 학교 및 지역사회 현황을 분석하고 운영 방침을 개발하고 사업의 우선순위를 설정한다. 모듈3에서는 건강증진사업을 실행한다. 사업별 계획서를 작성하고 학교건강증진사업을 교육 과정과 연계하여 사업을 실행한다. 모듈4에서는 자체 평가와 외부 평가를 통해 사업을 평가하고 성공 요인과 실패 요인을 분석하여 프로그램에 반영한다.

건강 증진 학교는 상명하달 방식의 학교보건사업이 아니라 학교의 보건문제와 학생, 교사 및 학보모의 요구를 기반으로 건강증진사업을 계획하고 수행하는 민주적 방식의 건강증진사업을 실시한다. 학교가 이와 같은 건강증진학교사업을 위한 모든 여건을 갖추고 있지 못할 뿐 아니라 학교는 지역사회의 한 부분이므로 지역사회의 관심과 지원 및 협력이 필요하다.

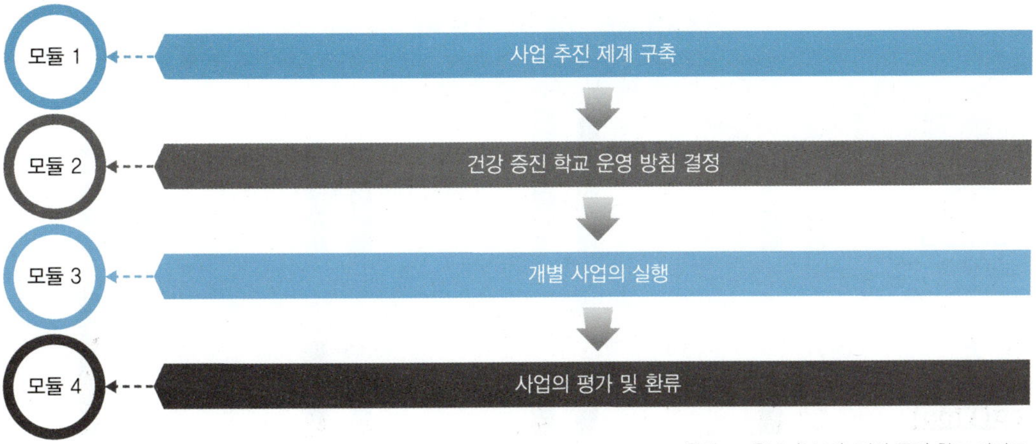

출처: 교육부. (2015). 건강 증진 학교 가이드.

그림 5-5. **우리나라 건강증진학교사업의 수행 절차**

5 학교건강증진사업

5-1. PRECEDE-PROCEED 모형에 근거한 학교건강증진사업을 수행한다.
5-2. 건강 문제별 학교건강증진사업을 수행한다.

학교건강증진사업은 학생의 건강 상태와 학교의 건강 수준을 진단하고 학교와 학생 및 교직원의 올바른 건강 관리 및 증진 능력을 강화하는데 그 목적이 있다. 전체 교직원·학부모·지역사회가 협력하는 보다 총체적인 학교건강증진사업의 실시를 위해 2009년부터는 학교건강증진학교를 운영하고 있다. 건강 증진 학교를 통한 학생들의 건강 생활 습관 변화와 학교 구성원의 만족도 변화를 통해 나타난 운영 효과는 건강증진사업의 필요성을 무엇보다 잘 나타내주고 있다.[17)]

표 5-6. **학생들의 건강 상태**

	2012	2013	2014	2015
비만율	20.4%	21.5%	21.0%	21.8%
시력 이상	56.0%	56.9%	55.1%	54.7%
치아우식증	30.9%	28.4%	31.4%	27.5%
현재 흡연율	11.4%	9.7%	9.2%	7.8%
현재 음주율	19.4%	16.3%	16.7%	16.7%
스트레스 인지	41.9%	41.4%	37.0%	35.4%

출처: 교육부. (2016). 건강 증진 학교 운영 방향.

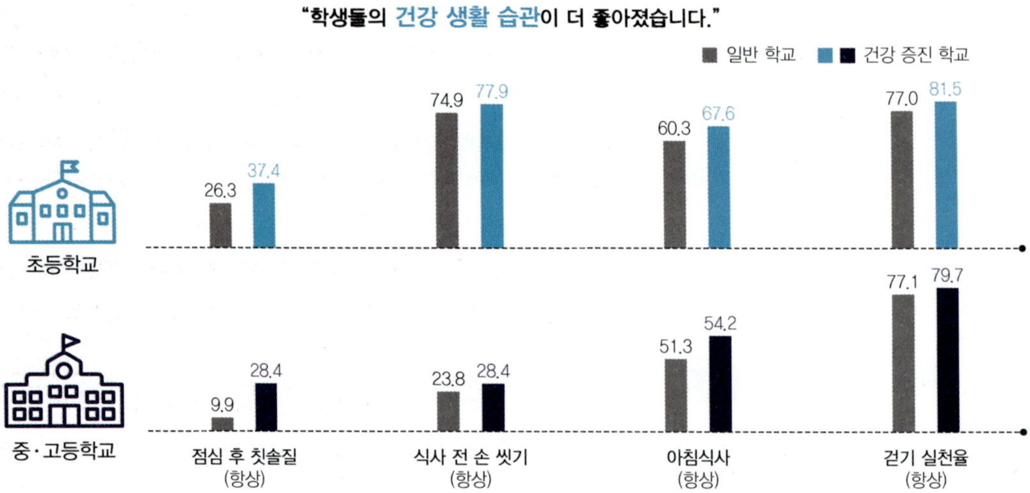

출처: 교육부. (2016). 건강 증진 학교 운영 방향.

그림 5-6. 건강 증진 학교 운영을 통한 건강 생활 습관의 변화

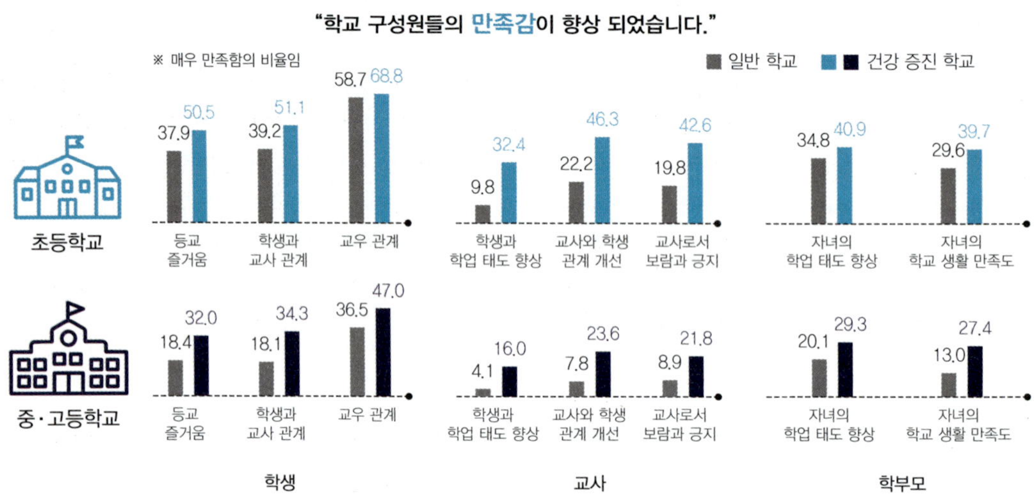

출처: 교육부. (2016). 건강 증진 학교 운영 방향.

그림 5-7. 건강 증진 학교 운영을 통한 학교 구성원들의 만족도

과거 학교는 교육의 장소로만 인식되어 왔으나 건강한 학생이 출석률도 높고 성적도 높다는 연구 결과에 따라 학생의 건강이 교육 목표의 달성에 매우 효과적임을 인식하고 학교를 통한 건강증진사업이 활발하게 진행되고 있다. 이러한 학교건강증진사업은 건강 증진 학교 운영 사례를 통해 보다 총체적이고 체계적인 다양한 프로그램들을 만날 수 있다. 건강 증진 학교에 대한 자료는 [학생건강정보센터(http://www.schoolhealth.kr)] – [건강 증진 학교][18]에서 찾아볼 수 있으며 건강 증진 학교 운영 매뉴얼, 학교별 운영계획서 및 결과보고서, 학교 건강 증진 프로그램 우수사례 공모전 수

상작 등 학교건강증진사업 계획 및 운영에 참고할 수 있는 다양한 사례들이 게재되어 있다. 그 중 PRECEDE-PROCEED 모형에 근거한 건강증진사업과 주요 학생 건강 문제에 대한 개별 운영 프로그램을 발췌하여 소개하고자 한다.

5-1. PRECEDE-PROCEED 모형에 근거한 건강증진사업

최근 교권 침해와 공교육 붕괴 등의 다양한 학교의 문제들로 인해 교사의 정신건강 문제가 주요한 문제로 대두되고 있으며 전나미 등(2012)이 일반 직장인과 교원의 외래 진료 순위를 비교한 연구에서 일반 직장인에 비해 교사의 우울병 에피소드 순위가 높은 것으로 나타나 교사의 정신건강 문제의 심각성을 보고하였다.[19] 교사의 정신건강 문제는 교사의 역량 감소와 학생 지도 과정에서 지속적으로 문제를 유발될 수 있음을 생각할 때 정신건강 증진 프로그램에 대한 요구도나 필요는 매우 높음을 알 수 있다. 이 사업은 PRECEDE-PROCEED 모형에 근거하여 체계적으로 교사 정신건강 프로그램을 운영한 사례이다.

5-1-1. 1단계 사회적 진단

국민건강영양조사 문항 중 삶의 질(EQ-5D)에 대한 온라인 설문조사를 실시하고 교직원의 건강 이슈와 주요 요인을 확인하기 위해 초점 집단 면접 조사를 실시하였다. 이러한 사회적 상황 분석을 실시한 결과 교사의 주요 건강 이슈는 정신건강 문제였으며 이러한 건강 문제가 유발하는 주요 원인은 잦은 민원이었다. 이를 바탕으로 주요 건강 문제, 비전, 목적을 설정하였다.

표 5-7. **사회적 상황 분석을 통해 도출한 건강 이슈, 비전, 목적**

구분	내용
Health Issue	각종 민원으로 인한 정신건강 저하와 이로 인한 교원의 삶의 질 저하
Vision	교사가 행복하게 교육 활동에 전념할 수 있는 신뢰가 있는 학교
Goal	교사의 정신건강 증진을 통해 삶의 질을 높인다.
Sub-Goal	1. 민원을 감소시킨다(학교와 학부모의 신뢰 관계 향상). 2. 교사의 정신건강 관리 능력을 향상시킨다. 3. 교사의 정신건강을 지원할 수 있는 환경을 조성한다.

5-1-2. 2~3단계 역학, 행위 및 환경적 진단과 교육 및 생태학적 진단

역학적 및 교육학적 · 환경적 진단의 목적은 교사의 정신건강의 수준을 확인하고 교사의 정신건강이 낮은 원인을 확인하기 위해 시도되었다. 또한 사회적 사정 단계에서 확인한 교사의 정신건강 문제의 주된 원인이 민원으로 확인되어 이러한 민원이 많이 발생하는 원인을 구체적으로 확인하였다. 또한 교사의 정신건강 증진 강화 요인과 촉진 요인을 확인하였다. 그 결과 교사들의 스트레스 인지율은 높았으며 교사의 정신건강이 낮은 원인은 민원, 물리적 · 제도적 지지적 자원 부족이었다. 민원이 많이 발생하는 원인으로는 학교에 대한 불신과 학부모간의 융화 부족으로 제시되었다. 교사의 정신건강 증진 강화 요인과 촉진 요인으로 논의된 것은 신뢰 회복, 지지적 물리적 · 환경 조성이었다.

5-1-3. 4단계 행정 및 정책적 진단 단계

교사 정신건강 증진과 관련하여 현재 지역 교육청 및 학교의 정책 및 제도를 분석하였다. 특히 이 지역 교육청에서는 교권 보호를 위한 정책 내용으로 회복력지원연수원을 설립하고 생애주기별 연수를 실시하고 있었다. 또한 교권 보호 지원을 위해 상근 변호사 1명, 전문 상담 1명이 상주하고 있으며 교권 침해 피해 교원 대상 힐링 프로그램과 마음 건강 캠프 직무 연수를 운영하고 있었다.

이 단계에서는 정신건강 관리 프로그램과 정신건강 지원 프로그램을 고찰하였으며 그 중 PIT 프로그램과 신뢰 회복 관련 프로그램 내용은 아래와 같다.

(1) PIT 프로그램

Lhospital와 Gregory(2009)는 교사의 스트레스는 학생들의 행동, 요구, 도전적 행동 등과 높은 상관 관계에 있기 때문에 이를 지원하는 사회적 지지 프로그램은 교사의 스트레스를 감소시키는데 효과가 있다고 하였다.[20] 조기 의뢰 팀 프로그램(PIT: Prereferral Intervention Teams Programs)은 동료와 지지적인 상호 작용의 기회를 제공하는 프로그램으로 사회적 지지 프로그램으로 개발되었다. PIT 모형은 의뢰된 교사의 문제를 해결하기 위해 동료, 부모, 학교 전문가, 행정가와 상호 작용하는 기회를 제공하고 긍정적 · 감정적 지지를 제공한다. PIT 프로그램을 적용한 결과 학교의 교사의 평균 스트레스는 유의하게 감소한 것으로 나타났다.

(2) 신뢰 회복 관련 프로그램

공교육 신뢰에 영향을 미치는 학교정보공시제도의 요인에 대한 이연주(2014)의 연구에서 신뢰에 영향을 주는 요인으로 '전문적 지식', '대응성', '절약', '능률', '도덕성', '정직', '청렴', '피해 감수의 의지', '믿음', '순응적 태도', '정부 신뢰의 정도', '일관성', '공공성' 등을 제시하였다. 학교정보공시제도는 학생 및 학부모의 알 권리를 충족시키고 학부모의 학교 교육 참여를 촉진한다고 하였다.[21] 이러한 연구 결과를 바탕으로 학교와 교사에 대한 학부모의 신뢰도 향상을 위해 소식지 및 홈페이지를 통하여 정보를 제공하고 소통할 수 있는 프로그램을 설계하였다.

5-1-4. 5단계 수행

각 목적에 따라 교사의 정신건강 악화 요인으로 분석된 민원을 감소하기 위한 프로그램으로 '신뢰 Up', 교사의 정신건강을 관리할 수 있는 능력을 향상시키기 위한 프로그램으로 '능력 Up', 교사의 정신건강을 지원하는 지지적 환경을 향상시키기 위한 프로그램으로 '지원 Up' 프로그램을 구성하였다.

(1) '신뢰 Up!' 프로그램

① 목적

민원을 감소시킨다(학교와 학부모의 신뢰 관계 향상).

② 목표

2017년 2월까지 연간 민원 발생 건수를 50%까지 줄인다.

표 5-8. '신뢰 Up!' 프로그램의 전략과 수행 활동

Strategies	Theory	SE Level	Activity	Partici-Pants
1.1 학교에 대한 홍보 횟수와 질 높이기 (Health Communication Strategies)	Diffusion Theory	학교 (정책)	1.1.1 홍보 전담팀 구성 및 홍보 활동 실시 – 홍보 전담팀 구성 – 홍보 전담팀 대상 홍보 전문 연수 실시 – 학교 홍보 전략 수립 – 학교 홍보 실시	교사
1.2 학부모의 학급 교육 활동 참여 증가시키기 (Community Strategies: Participation / Incentives)	Community Organization Theory: Community Participation	학부모 (관계)	1.2.1 정기적 학부모 참여 학급 교육 과정 협의회 실시 – 학부모 참여 중요성 교사 연수 – 학부모 참여 협의회 일정 마련 및 홍보 – 학부모 참여 협의회 실시 1.2.2 학급 SNS 구성 – 학급 SNS 안내 – 교육 활동에 대한 의견 수렴 1.2.3 학급 학부모 참여 점수제 실시 및 보상 – 학부모 참여 횟수 점수 제도 공지 – 참여 점수가 높은 학급에 대한 보상 실시	학부모, 교사
1.3 학부모간 유대 관계 강화하기 (Social Activities: Social Gatherings)	Theories Social Networks And Social Support	학부모 (관계)	1.3.1 부자녀 캠프 운영 – 부자녀 캠프 프로그램 담당자 지정 – 부자녀 캠프 프로그램 구성 – 프로그램 일정 확정 및 홍보, 운영 1.3.2 학급 대항 학부모 체육 대회 실시 – 담당자 지정 및 종목 선정 – 일정 발표 및 팀 구성 – 체육 대회 실시 및 시상	학부모

(2) '능력 Up!' 프로그램

① 목적

교사의 정신건강 관리 능력을 향상시킨다.

② 목표

- 2017년 2월까지 교사의 학부모 대응 지식을 통계적 유의한 차이까지 증가시킨다.
- 2017년 2월까지 교사의 부정적 스트레스 대처 전략 점수를 통해 교사의 스트레스 대처 능력을 향상시킨다.

표 5-9. '능력 Up!' 프로그램의 전략과 수행 활동

Strategies	Theory	SE level	Activity	Partici-pants
2.1 학부모 대응 지식 높이기 (Health Education Strategies: Lecture)	Learning Theory	교사 (개인)	2.1 학부모 대응 교직원 연수 실시 – 학교 법적 문제와 관련된 법률적 지식 제공 – 효율적 학부모 의사소통 지식 제공 – 학부모 민원 사례 제시	교사
2.2 교사의 스트레스를 대처 능력 향상시키기 (Self-Evaluation & Reevaluation / Environmental Strategies: Service Environment)	Cognitive Behavioral Theory	교사 (개인)	2.2.1 교사 대상 MBSR(Mindfulness-based stress reduction) 전문 상담 프로그램 – 전문상담사 MBSR 연수 받음 – 전문상담 프로그램 요청 방법과 내용을 홍보 – 전문상담 프로그램 적용	교사 (희망자)
	Relaxation Therapy	교사 (개인)	2.2.2 교사 스트레스 관리 프로그램 제공 – 교사 요가 명상 동아리 운영	교사

(3) '지원 Up!' 프로그램

① 목적

교사의 정신건강을 지원할 수 있는 환경을 조성한다.

② 목표

- 2017년 2월까지 교사의 민원 대응 지원 제도를 마련하여 운영한다.
- 2017년 2월까지 교사의 휴식 공간을 마련하여 운영한다.

표 5-10. '지원 Up!' 프로그램의 전략과 수행 활동

Strategies	Theory	SE level	Activity	Partici-pants
3.1 교사의 민원 대응을 지원한다. (Health Education Strategies: Coaching)	Theories Social Networks And Social Support	학교 (정책)	3.1 민원 대응 조기 의뢰 팀 프로그램(PIT : prereferral intervention teams programs) 운영 – 조기 의뢰 팀(PIT) 모집 및 구성(인센티브, 역할 안내) – 조기 의뢰 팀(PIT) 역량 강화 연수 실시 – 조기 의뢰 팀(PIT) 홍보 – 조기 의뢰 팀(PIT) 운영	교사
3.2 교사 휴식 공간을 조성한다. (Environmental Strategies: Physical Environment)	Physical Environment	학교 (환경)	3.2.1 교사 휴식 카페 조성 및 운영 – 교사 휴식 카페 장소(현재 회의실) 확보 – 교사 휴식 카페 마련을 위한 예산 확보 – 교사 휴식 카페 환경 구성(커피 머신, 안락의자, 다과 제공) 3.2.2 교사 휴게실 마련 및 청결한 운영 – 교사 휴게실 운영 담당자 지정 – 남교사 휴게실 장소(현재 방과 후 교실) 확보 및 마련	학부모

5-1-5. 6~8단계 과정, 영향, 결과 평가

사업 평가를 위해 먼저 평가 이론에 근거하여 평가 질문을 개발하고 과정, 영향, 결과 평가에 대한 평가 지표와 평가 방법을 구체적으로 계획하여 평가를 수행하고자 하였다. 효과 및 결과 평가를 위한 지표는 결과 비교를 위해 삶의 질, 스트레스 인지율, 우울감 지표는 국민 건강 영향 조사에 평가 지표를 사용였고 평가 설계는 단일 표본 사전 사후 설계로 하였으며 조사 방법은 설문지를 활용한 온라인 조사로 실시하였다.

표 5-11. **교사 정신건강 프로그램의 평가 계획**

Evaluation Question	Evaluation Type	Indicator	Method	Data Source	Frequency	Responsi-Bility
교사의 삶의 질은 좋아졌는가?	Outcome	교사의 삶의 질	온라인 설문조사	–	pre, post	총괄 기획 담당자
교사의 정신건강은 증진되었는가?	Impact (Median)	교사의 스트레스 인지율	온라인 설문조사	–	pre, post	총괄 기획 담당자
		교사의 우울감	온라인 설문조사	–	pre, post	총괄 기획 담당자
민원을 감소시켰는가?	Impact (Short Term)	민원 발생 횟수	2차 자료 분석	민원 등록부	pre, post	총괄 기획 담당자
	Process	홍보팀 구성 여부 / 홍보팀 연수 여부 / 홍보 전략 여부 / 홍보 횟수	2차 자료 분석	홍보팀 업무 일지	post	‘신뢰 Up!’ 기획 담당자
	Process	학부모 참여 교육 과정 협의회 실시 횟수 / SNS 의견 수렴 횟수	2차 자료 분석	협의회 자료, SNS자료	post	‘신뢰 Up!’ 기획 담당자
	Process	부자녀 캠프 실시 여부 / 학부모 체육 대회 실시 여부	2차 자료 분석	결과 보고서	post	‘신뢰 Up!’ 기획 담당자
		학부모 프로그램 만족도	설문조사	–	post	‘신뢰 Up!’ 기획 담당자
교사의 정신건강 관리 능력을 향상시켰는가?	Impact (Short Term)	학부모 대응 지식	온라인 설문조사	–	pre, post	총괄 기획 담당자
	Impact (Medium)	스트레스 대처 방식	온라인 설문조사	–	pre, post	총괄 기획 담당자
	Process	프로그램 실시 여부 / 프로그램 참여자 비율	2차 자료 분석	실적 결과(상담록, 실적 보고서) / 출석부		‘능력 Up!’ 기획 담당자
		프로그램 만족도	설문조사 참여자 개인 인터뷰	–	post	‘능력 Up!’ 기획 담당자
교사의 정신건강을 지원할 수 있는 환경을 조성하였는가?	Impact (Short Term)	교사 스트레스 지원 환경 증가 수	순회, 2차 자료 분석	업무 일지	pre, post	총괄 기획 담당자
	Process	민원 대응 PIT 구성 여부 / 활동 횟수	2차 자료 분석	업무 일지	post	‘지원 Up!’ 기획 담당자
		지원 환경에 대한 구성원 만족도	설문조사 참여자 개인 인터뷰	–	post	‘지원 Up!’ 기획 담당자

5-2. 건강 문제별 학교건강증진사업

5-2-1. 아토피 질환 예방 및 관리 사업

(1) 사례 1[22)]

학기 초 건강 기초 조사 결과 및 상담 내용을 통해 알레르기 질환을 가지고 있는 아동이 아토피 피부염(12.6%), 알레르기 비염(23.4%), 천식(2.2%), 식품 알레르기(5.6%)로 나타났다. 도시화, 생활 환경의 변화와 대기오염 등으로 인해 알레르기 질환이 있는 학생들이 건강하게 학습할 수 있도록 하기 위해 아토피 · 천식 안심 학교를 운영하였다. 다양하고 창의적인 체험 활동을 통하여 아토피 피부염, 알레르기 비염, 천식 등에 관한 정보를 제공하여 건강한 학교생활 및 자기 건강 관리 능력을 향상시키는 것을 목적으로 개별 프로그램을 운영하였다.

■ "꽃보다 아동, 꿈" 인형극 활동 운영
- 아토피 질환을 가지고 있는 학생들을 대상으로 자율 동아리 구성
- 아토피에 대한 이해를 돕는 '아리의 일기' 라는 인형극을 학생들이 직접 참여하여 공연 실시

■ '나는야 알레르기 서포터즈'
- 5학년 보건 체험 동아리 학생들이 직접 캠페인 활동 추진
- 지역 보건소에서 아토피 피부염, 알레르기 비염, 천식에 관한 자료를 대여하여 캠페인 개최
- 저학년들에게 알레르기 색칠 공부 책자를 배부하여 주며 아토피, 천식, 알레르기 비염에 관한 자료를 홍보함
- '아리와 토리의 촉촉 목욕', '아리와 토리의 튼튼 숨쉬기' 동화 구연 활동

■ 학부모 대상 알레르기 질환 교육
- 아토피 피부염, 천식, 알레르기 비염 이해를 위한 가정통신문 배포
- 식품 알레르기 및 알레르기 질환 대응 학부모 건강 강좌 개최

(2) 사례 2[16)]

학교가 택지 개발 지구 내 신축 아파트 단지가 들어선 신설 학교로 전국 통계와 비교하여 콧병(16.4%), 피부병(16.4%)의 발생 비율이 높았다. 아토피 및 각종 알레르기 질환을 학교 구성원 모두가 시급히 해결해야 할 건강관련 문제로 인식하여 가정-학교-지역사회를 연계하는 건강 증진 프로그램을 적용하여 운영하였다. 특히 전문 기관과 협약을 맺고 사업을 추진하는 노력은 자녀를 학교에 맡긴 부모들에게 신뢰감을 심어줄 수 있었다. 이 사례는 최근 새집 증후군으로 인한 질환이 증가하고 있는 상황에서 기관 연계를 통한 체계적인 관리를 제공하는 건강 증진 프로그램이라 할 수 있다.

■ 가정

– 알레르기 질환 정보 제공을 위한 학부모 연수 및 가정통신문 발송 등 홍보 활동

■ 학교

– 교육 과정과 연계한 체험 활동 실시
  : 피톤치드 교실(보건소 연계), 알레르기 체험관 운영, 자연 순환 유기농 체험 등

– 기관 연계 건강증진사업의 지속을 위한 업무 협약 유지
  : 기관과의 파트너쉽 형성을 위해 건강증진사업에 협조하고 도움을 준 기관에 감사장, 감사패 증정, 관련 사업에 대한 언론 홍보 등을 실시함

■ 전문 기관

– ○○대학교 환경보건센터와 연계
  : 전교생 알레르기 원인 진단을 위한 검사 실시, 폐기능 및 기관지 민감성 검사 → 검사 결과 가정통신문 및 상담, 가정과 연계 지도 실시

5-2-2. 건강한 체중 관리 사업

(1) 사례 1[23]

학교의 위치상 여가 및 놀이 등 문화시설이 부족하고 운동장이 매우 작고 학급당 학생수(38명) 및 전체 학생수가 많아 학생들의 활동 공간이 현저히 좁았다. 그것은 학교 내외를 막론하고 여가를 이용하여 운동과 놀이를 할 수 있는 공간과 시설이 매우 부족함을 의미하였다. 이러한 학생들의 육체적 활동의 저하로 PAPS 4~5등급의 저체력 학생과 비만 학생이 많아 학생과 교직원들이 언제 어디서나 즐겁게 육체적 활동을 할 수 있는 것을 프로그램의 목표로 설정하였다. 특히 사제동행 운동 프로그램은 신체 활동 증가 뿐 아니라 담임 및 동료 학생들과 친밀한 인간관계 형성 및 사회성을 함양하도록 하였다.

■ '나는 우리학교 건강왕'

– 나는 우리학교 피구왕, 나는 우리학교 쌩쌩이왕(이단 줄넘기)
  : 학급 단위로 출전이 가능한 종목을 선택하여 운영하였고 아침 시간과 점심 시간, 방과 후 시간 등 유휴 시간을 활용하여 학생들의 신체 활동의 기회를 적극적으로 증진시키고자 함

■ '함께 걷고픈 길'

– 서울 명소 걷기
  : 학생, 학부모, 교직원이 월 1회(셋째 주 토요일) 서울 명소를 함께 걸으며 학생, 학부모, 교사 간 상호 교류 확대를 통해 친밀도를 향상시키고 프로그램 참여를 통해 저체력 학생의 체력을 증진하고 학교 부적응 학생의 교우 관계를 개선시키고자 함

■ 학급 학생과 사제 동행 운동하기

– 신청한 학급 (24개 학급) 중 12개 학급을 선정하여 연 3회 이상 신체 활동 프로그램 진행하였으며 교내 운동장 및 체육관, 한강 뚝섬지구, 북한산 둘레길 산책, 볼링장, 아이스링크장 등 다양한 신체 활동을 제공함

(2) 사례 2[22)]

건강 조사 설문 결과 주3회 이상 운동 유무에서 전체 학생 중 43.5% 학생이 주 3회 이상 땀이 날 정도의 운동을 하지 않는 것으로 나타났고, 그 해 건강 검진에서는 전체 학생 중 14.6%의 학생이 비만 학생으로 판정되어 비만 관리 프로그램이 절실히 요구되어졌다. 신체 활동 강화를 위해 1인 1스포츠 클럽을 운영하여 모든 학생이 스포츠에 참여할 수 있도록 하였고 비만 학생 중 참여 희망자를 대상으로 체중 관리 프로그램을 집중 운영하였다.

■ PROJECT 체력 UP

– 행복한 아침 건강 걷기, 달리기

: 전교생 및 희망 교사와 가족이 참여하였으며 아침 등교 시 10~20분 정도 운동장을 걷거나 달리기를 실시 한 후 확인증을 받아 생활 실천표에 기록함. 매일 규칙적으로 운동장을 걷거나 달림으로써 운동 습관이 내면화 됨

– 협력 줄넘기

: 점심 시간 및 중간 체육 시간을 활용하여 2인 이상의 협력 줄넘기를 실시하였고, 신체 활동 증가와 함께 친구들과 협력하려는 인성이 함께 함양됨

– 선생님과 함께하는 점심 시간 F.C

: 점심 시간에 선생님과 함께 학년 구분 없이 무학년 축구 경기를 함

■ PROJECT 건강 UP

– 1인 1스포츠 클럽 운영

: 학급 담임이 1종목을 지정하여 운영하고 학생은 1인 1스포츠 클럽 가입을 함(축구부, 창작 댄스부, 플레어볼부, 풋살부 등)

: 스포츠 클럽을 통해 평생 건강의 초석이 될 수 있는 평생 스포츠를 연계하고 이를 통해 건강한 체력과 건강한 정신이 함양되도록 함

– 꿈둥이 튼튼 교실 운영

: 4~6학년 경도 비만, 중등도 비만, 고도 비만 학생 중 참여 희망자 14명을 대상으로 실시하였으며 배드민턴, 라인댄스를 운영하고 수요일 점심 시간은 체중 체크 및 영양 상담 등 건강 상담을 실시함. 학생들은 꿈둥이 튼튼 교실을 통해 체중 관리의 중요성과 비만의 심각성에 대해알게 되고 건강한 생활 습관을 형성시킴

5-2-3. 흡연 예방 및 금연 사업[24)]

이 사업은 남자고등학교에서 흡연 예방 및 금연을 위해 다양한 프로그램을 운영한 사례이며 특히 교사의 권위에 의지한 전통적인 훈육식 방법이 아닌 학생을 이해시키고 동참케 하는 민주적 방법을 강구하여 큰 성과를 이루었다.

흡연 예방 담당자에게 사업 운영이 집중되는 것이 아니라 많은 교사들이 직접 참여하여 학생들의 흡연과 금연을 유도한 것과 가정, 학교, 지역사회와 연계하는 금연 지도를 통해 다양한 금연 동기를 고취시킨 것이 차별화된 사업이라 할 수 있다.

실제로 사업 시작인 2011년 3월 흡연 설문조사에서 흡연하는 학생이 21명이었으나 12월 설문조사에서는 4명으로 현저히 줄어들어 효과 있는 사업임을 증명하였다.

■ **흡연 예방 및 금연 환경 조성**

- 교내 금연 홍보물 부착 및 캠페인 활동
- 교직원 금연 유도로 담배 연기 없는 환경 조성
  : 교직원의 자발적인 금연 의지로 학생들의 금연 환경 조성
  : 교직원의 금연으로 학생에 대한 간접흡연 욕구 차단
  : 학생들에게 모범을 보이고 금연 분위기를 확산시키기 위해 교직원을 대상으로 금연 교육 실시
- 학부모 금연 유도로 담배 없는 환경 조성
  : 가정통신문 발송
  : 학부모 대상 금연 교육 실시
- 흡연 예방 및 금연 관련 다양한 행사 개최
  : 금연 발대식 및 금연 결의 대회 개최
  : 흡연 예방 및 금연 관련 표어, 포스터, 글짓기 대회 실시하여 표창
  : 청소년 금연 건강 마라톤 대회 참가

■ **다양한 흡연 예방 및 금연 교육 프로그램**

- 흡연 예방 및 금연 관련 교과 지도 프로그램 구안 · 적용
  : 흡연 및 금연에 대한 신문 기사를 활용하여 토론회 실시
- 흡연 예방 및 금연 관련 전문가 초청 교육
  : 전교생, 교직원, 학부모를 대상으로 한 전문가 초청 교육
  : 금연 성공 교직원을 강사로 초빙하여 흡연 학생들을 대상으로 금연 교육
- 흡연 예방 및 금연 지도 프로그램 구안 · 적용
  : 교사와 흡연 학생 간 1:1 결연 지도
  : 흡연 학생에 대한 자체 프로그램 적용
  : 금연에 성공한 학생을 대상으로 금연 성공 사례 수기 대회
  : 청소년 금연 건강 마라톤 대회 참가
  : 금연 홍보 부스 설치 및 체험 학습실 운영
  : 이동 금연 클리닉 운영

■ **가정, 학교, 지역사회와 연계하는 금연 지도**

- 가정과 연계하여 흡연 예방 및 금연 프로그램 적용
  : 가정통신문을 통하여 흡연의 심각성과 금연의 필요성, 학교에서 운영되는 프로그램에 대한 안내
  : 학부모 대상 금연 교육 실시
  : 흡연 학생에 대하여 가정과 연결하여 학생 · 학부모 교사 릴레이 연계 지도
  → '나도 금연할 수 있다' 는 다짐록을 만들고 흡연 학생의 금연 다짐 글 작성, 학부모는 학생의 글을 읽고 조언의 글 작성, 담임은 학생 및 학부모의 글을 통하여 금연 지도 및 방법 제공
- 지역사회와 연계하여 금연 운동 전개
  : 교내 상담 뿐 아니라 보건소, 청소년종합상담실과 같은 외부 전문 기관과 연계
  : 학교 축제시 보건소와 연계하여 금연 홍보 부스 설치 및 체험 학습실 운영
  : 남부경찰서와 연계하여 학교 주변 담배 판매상 및 유해 업소 계도 및 청소년에게 담배 판매 금지 홍보

5-2-4. 구강 보건사업[24)]

건강 실태 조사 결과 학생들이 칫솔질을 잘하는 편이었으나 부정확한 방법으로 실시하고 있는 것이 문제점으로 나타났다. 그 해 구강 검진 결과 충치 발생율이 64.7%로 평균 이상으로 높게 나타났으며 또한 인근에 치과 병원이 없어서 충치 치료에 어려움이 있는 상황이었다. 바른 양치질 실천과 불소 용액 양치 등을 통해 치아우식증과 치주 질환을 예방하고 어려서부터 칫솔질을 생활화하도록 하고자 하였으며 지역 보건소와 연계하여 구강보건사업을 강화하였다.

■ **양치질 환경 조성**

- 지역 보건소의 지원으로 전교생의 칫솔, 치약을 무료로 제공하고 매일 점심 시간 양치질 지도 실시
- 급식실에 칫솔 살균기와 치약 보관함을 설치하고 급식실 바로 앞 수돗가에서 학생들이 점심 식사 후 곧바로 양치질을 할 수 있도록 함

■ **불소양치사업과 치과 무료 진료**

- 지역 보건소 지원으로 연 1회 전교생 불소겔 도포, 매주 월요일 점심 시간 양치질 후 불소 용액 양치를 실시
- 인근에 치과 병원이 없어 충치 치료를 받지 못하고 방치된 학생들이 많아 보건지소의 도움을 받아 충치나 치주염 치료를 원하는 학생들에게 무료 진료 실시

■ **양치질 서포터즈 운영 및 양치왕 수상**

- 학생들 대상으로 양치질 서포터즈를 운영하여 칫솔 살균기, 치약, 양치컵 정리 정돈, 양치질 검사 등 교내 구강 보건사업 운영을 위한 자발적 도우미 역할을 수행함
- 한학기가 끝나면 양치질 서포터즈 활동을 칭찬하여 '건강지킴이 봉사상' 수여
- 양치질 상태 검사를 통하여 가장 양치질을 깨끗하게 많이 한 학생에게 매월 '양치왕상' 과 함께 상품을 수여함

■ **충치 예방 인형극 관람**

- 충치 예방 인형극을 전교생이 관람하여 학생들이 칫솔질의 중요성과 건강한 음식의 중요성에 대해 재미있는 인형극을 통해 배워나갈 수 있도록 함

참고 문헌

1) World Health Organization. Regional Office for Europe. Health promotion: a discussion document on the concept and principles: summary report of the Working Group on Concept and Principles of Health Promotion Copenhagen, 9-13 July 1984 (ICP/HSR 602(m01)5 p). Copenhagen: WHO Regional Office for Europe; 1984.

2) Dhar N, Chaturvedi SK, Nandan D. Spiritual health scale 2011: defining and measuring 4th dimension of health. Indian Journal of Community Medicine. 2011;36(4):275-282.

3) World Health Organization: The Ottawa charter for health promotion [Internet]. Geneva: World Health Organization. [cited 2017 July 15]. Available from: http://www.who.int/healthpromotion/conferences/previous/ottawa/en/.

4) Rootman I. A framework for health promotion evaluation. In: Rootman I, Goodstadt M, Hyndman B, McQueen D, Potvin L, Springett J, Ziglio E. Evaluation in health promotion (WHO Regional Publications Europe Series, No. 92). Geneva: World Health Organization; 2001. p. 3-6.

5) World Health Organization: Health Promotion [Internet]. Geneva: World Health Organization. [cited 2017 July 15]. Available from: http://www.who.int/topics/health_promotion/en/

6) 법제처: 국민건강증진법 [Internet]. 세종: 법제처. [cited 2017 July 15]. Available from: http://www.law.go.kr/lsInfoP.do?lsiSeq=188082&efYd=20170603#0000.

7) 이종구. 우리나라 건강증진사업의 현황 및 향후 정책과제. 2005년 대한임상건강증진학회 춘계학술대회 발표자료; 2005 May 8; 대한임상건강증진학회, 서울: 대한임상건강증진학회; 2005. pS36-47.

8) 배상수. 건강증진의 이론과 접근방법. 서울: 계축문화사; 2016.

9) 보건복지부, 한국건강증진개발원. 제4차 국민건강증진종합계획 2016-2020. 세종: 보건복지부; 2015.

10) 법제처: 지역보건법 [Internet]. 세종: 법제처. [cited 2017 July 15]. Available from: http://www.law.go.kr/lsSc.do?menuId=0&p1=&subMenu=1&nwYn=1&section=&tabNo=&query=%EC%A7%80%EC%97%AD%EB%B3%B4%EA%B1%B4%EB%B2%95#undefined.

11) 이주열. 보건소 통합건강증진사업의 발전방향. 한국보건교육증진학회지. 2013;30(3):1-7.

12) 교육부, 한국교육개발원: 교육통계연보 2014 [Internet]. 충북: 교육통계연구센터. [cited 2017 July 15]. Available from: http://kess.kedi.re.kr/publ/view?survSeq=2014&publSeq=2&menuSeq=0&itemCode=02&language=en.

13) Glanz K, Rimer BK, Viswanath K. Health behavior: theory, research, and practice, 5th ed. San Francisco, CA;Jossey-Bass, a Wiley Brand: 2015.

14) Pender NJ. Health promotion model manual [Internet]. University of Michigan; 2011. [cited 2017 July 15]. Available from: https://deepblue.lib.umich.edu/handle/2027.42/85350.

15) World Health Organization. Health promoting schools: a framework for action [Internet]. Geneva: WHO; 2009. [cited 2017 July 15]. Available from: http://www.wpro.who.int/health_promotion/about/health_promoting_schools_framework/en/.

16) 교육부: 건강증진학교 가이드 [Internet]. 서울: 학생건강정보센터; 2015. [cited 2017 July 15]. Available from: http://www.schoolhealth.kr/shnhome/bbs/bbs01002v.php?LstNum1=2146&purl=bbs01001l&GbnCode=0501.

17) 교육부: 건강증진학교 운영방향 [Internet]. 서울: 학생건강정보센터; 2016 [cited 2017 July 15]. Available from: http://www.schoolhealth.kr/shnhome/bbs/bbs01002v.php?LstNum1=2293&GbnCode=0501&purl=bbs01001l.

18) 교육부: 건강증진학교 [Internet]. 서울: 학생건강정보센터; 2016. [cited 2017 July 15]. Available from: http://www.schoolhealth.kr/shnhome/bbs/bbs010011.php?GbnCode=0501.

19) 전나미 외. 서울시 교원의 다빈도 질환 및 관리실태 조사. 한국학교보건학회지. 2012;25(2):159-167.

20) Lhospital AS, Gregory A. Changes in teacher stress through participation in pre-referal intervention teams. Psychology in the Schools. 2009;46(1):1098-1112.

21) 이연주. 공교육 신뢰 제고에 영향을 미치는 학교정보공시제도의 요인. 서울: 서울대학교 행정대학원; 2014.

22) 한국교육개발원. 학교건강증진프로그램 우수사례집. 충북: 한국교육개발원; 2016.

23) 학생건강정보센터: 2014 삼각산중학교 건강증진학교 운영결과보고서 [Internet]. 서울: 삼각산중학교; 2014. [cited 2017 July 15]. Available from: http://www.schoolhealth.kr/shnhome/glib/SHDataFileDownload.php?GbnCd=Sch&fgbn=2&school_sno=196&file_no=1.

24) 한국교육개발원. 학교건강증진 우수사례집. 충북: 한국교육개발원; 2013.

참고 사이트

학생건강정보센터 http://www.schoolhealth.kr/

CHAPTER 6

보건교육

1. 학교보건교육의 주요 내용을 설명한다.
2. 학교보건교육 과정을 설명한다.
3. 학교보건교육을 수행한다.

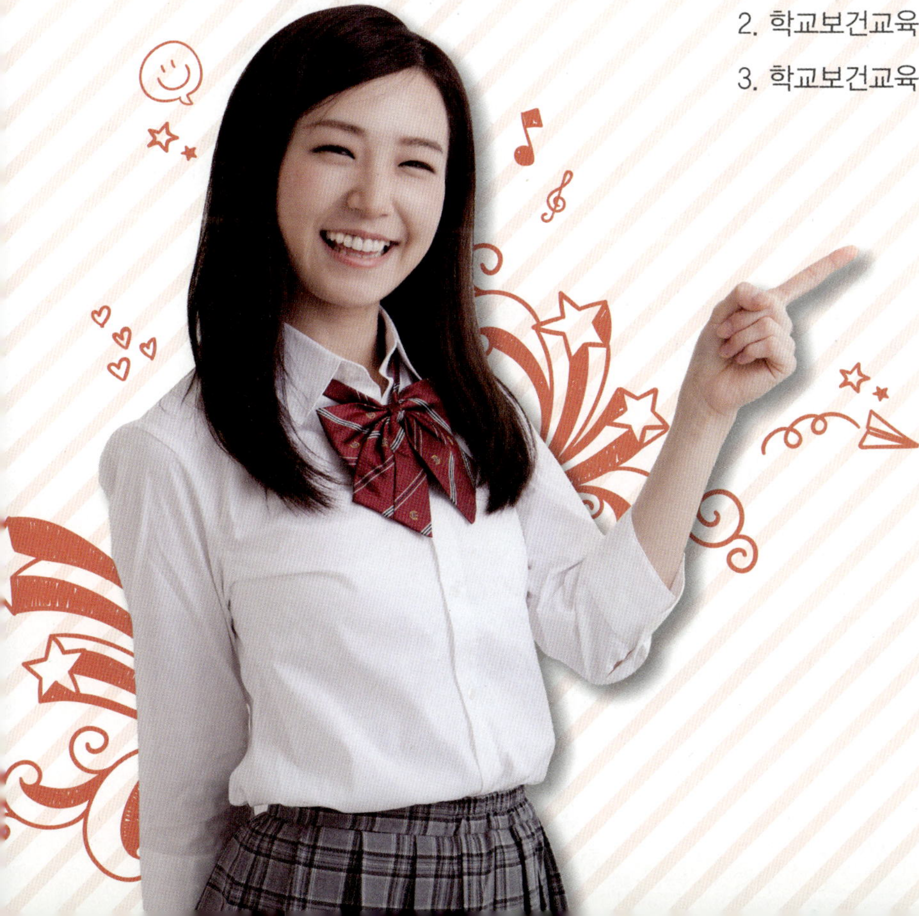

VI

보건교육

1 학교보건교육 개요

1-1. 학교보건교육을 정의한다.
1-2. 학교보건교육 목표를 말한다.
1-3. 학교보건교육의 필요성과 중요성을 설명한다.

1-1. 학교보건교육의 정의

보건교육(Health Education)은 건강(Health)과 교육(Education)의 합성어로, 미국의 보건교육 및 건강 증진 용어 제정 위원회(Joint Committee on Health Education and Promotion Terminology, 2011)에 의하면, 보건교육은 "건강한 생활 습관을 영위하는 데에 필요한 지식, 태도, 기술을 습득하기 위해 제공되는 근거 기반 실무 및 이론을 활용한 모든 경험들의 총합(Any combination of planned learning experiences using evidence based practices and / or sound theories that provide the opportunities to acquire knowledge, attitudes, and skills needed to adopt and maintain healthy behaviors)"이라고 정의하고 있다.[1] 즉, 보건교육은 개인 및 집단을 대상으로 질병의 원인에 대한 지식 및 질병 예방 활동에 대한 교육을 통해 질병을 예방하고, 건강을 유지 · 증진함으로써 적정 기능 수준을 유지할 수 있는 바람직한 지식, 태도, 기술 등을 습득할 수 있도록 하는 모든 행위라고 정의할 수 있다.

그 중 학교보건교육은 학생 스스로 자가 건강 관리 능력을 향상을 위해 필요한 지식, 태도, 기술 등을 함양하기 위해 제공되는 모든 학습 경험이라고 할 수 있다. 우리나라 학교보건교육은 학교보건법 제9조의2(보건교육 등)에 의거하여, 교육부장관은 모든 학교에서 모든 학생들을 대상으로 체계적인 보건교육을 실시하여야 한다. 우리나라 학교보건교육의 근간이 되는 학교보건법에 대해서는 다음 절에서 구체적으로 다루고자 한다.

1-2. 학교보건교육의 목표

본 책의 1장에서 언급하였다시피, 학교보건은 학생 · 가족 · 교직원 및 보건 의료 전문가가 참여해 보건 의료 서비스와 환경 관리 및 보건교육을 제공함으로써 각자의 신체적 · 정신적 · 사회적 기능 수준을 향상시키는 포괄적인 건강 사업이다. 이 중 최근 중요성이 증가하고 있는 것이 보건교육을 통한 학교건강사업이다.

학교보건교육의 목표는 학생들이 정확한 건강 관련 지식을 습득하고, 이를 통해 바람직한 태도를 형성하며, 건강을 관리하기 위해 바람직한 생활 기술 등을 습득하여 궁극적으로 개개인이 스스로 자신들의 건강 문제를 인식하고, 스스로 행동하고 해결할 수 있는 건강 관리 능력을 갖추는 데 있다. 즉, 학교보건교육은 학생들이 학교생활을 하는 동안 건강한 생활을 하는 것만이 목표가 아니라, 교육을 통해 형성된 건강 관리 능력을 바탕으로 가정 및 지역사회에서도 건강한 생활을 유지하며, 전 생애를 통하여 건강하고 행복한 삶을 영위해 나가는 데 필요한 능력을 기르는 것을 목표로 한다.

위와 같이 학교보건교육의 기본적인 목표를 바탕으로, 학교에서는 학교급에 따라 구성원들의 신체 · 정신적 성장 발달 및 교육 요구도에 맞추어 단계적으로 도달 목표를 달리 설정하고 이에 맞는 보건교육을 실시해야 한다. 예를 들어 초등학교의 경우, 자신의 몸과 주변을 청결히 하는 것이 얼마나 중요한가를 이해시키고, 건강 생활을 습관화하는 것을 목표로 한다. 중학교의 경우, 초등학교에서 획득한 기본 건강 생활을 확대하고 강화시킨다. 청소년기의 신체적 · 정신적 변화에 수반되는 여러 가지 신체 · 정신건강 문제, 성 문제, 약물의 오 · 남용 문제 등을 정확하게 이해하고 스스로 관리하고 실천할 수 있는 방안을 마련할 수 있도록 해주어야 한다. 고등학교의 경우에는 중학교에서 획득한 보건 관련 지식을 심화하고, 한층 발달한 학생들의 인지 수준에 맞추어 다양한 교수-학습 방법을 사용하고, 구체적인 내용들을 가르치면서 실제 생활에 적용할 수 있도록 돕는다. 자신의 건강 생활에 대해 스스로 판단하고 변화시켜 나갈 수 있는 능력을 키우는 동시에, 건강과 사회와의 관계에 대해서도 관심을 가질 수 있도록 한다.

1-3. 학교보건교육의 필요성 및 중요성

학생 및 교직원의 건강을 위한 학교보건사업의 기초는 보건교육이라고 해도 과언이 아니다. 학교보건사업은 주로 리벨과 클라크(1965)의 질병의 예방 활동 단계에서 질병 발생 사전 억제 단계인 일차 예방(Primary Prevention) 영역에 속하므로,[2] 건강 유지 및 증진, 질병 예방 사업을 효과적으로 수행하기 위한 주요 전략으로 보건교육이 선택되고 있다. 특히 초 · 중등 교육 제도에 포함된 아동 및 청소년은 성장 발달 단계 상, 성인기 이전에 삶에 대한 기본적인 가치, 태도 및 생활 습관들이 형성되는 시기이다. 성인기에 건강에 바람직하지 않은 행위들이 습관화되기 이전에 적극적인 보건교육을 통해 올바른 지식, 태도, 기술을 습득할 수 있는 효과적인 시기이다. 또한, 학교는 학령기 아동이 가족이라는 일차 집단 이외에 가장 많은 영향을 받는 대표적인 이차 집단으로서, 개인이 아닌 '우리' 라는 인간관계의 질서를 배우게 된다. 건강이라는 측면에서도 개개인의 건강 행위뿐만 아니라 학교 집단 전체의 건강 목표, 건강 관리 등에 대한 새로운 개념을 갖게 된다. 그리고 또래 관계의 영향을 많이 받는 학령기의 특성상, 효과적인 보건교육은 학생들 사이에 큰 파급 효과를 나타낼 수 있다.

구체적인 학교보건교육의 중요성으로는 첫째, 학교보건교육 대상자인 학생 및 교직원의 인구는 전체 국민의 1/4를 차지하며, 한 곳에 모여 있기 때문에 보건교육을 실시하기 용이하다. 둘째, 학교는 교육을 위한 기본적인 시설과 인력이 갖추어져 있고, 학생 및 교직원의 건강 증진 및 질병 예방을 위한 보건교육은 전반적인 학교보건사업 속에 포함되어 있으므로 교육의 기회를 활용하여 효율적으로 실시할 수 있다. 셋째, 학령기 학생들은 생의 주기에서 성장과 발달이 가장 왕성하고, 변화가 용이하며, 일생의 건강 기반이 확립되는 시기이므로 보건교육을 통한 건강 생활 습관 형성이 매우 중요하다. 넷째, 학령기 아동 및 청소년은 질병에 대한 저항력이 약하며, 집단 생활로 인해 질병의 전파가 쉬우므로, 공동 목표에 의한 건강 관리가 요구되는 집단이므로 보건교육을 통한 질병 예방이 매우 중요하다. 마지막으로, 학교는 교육 기관으로 사회의 중심적인 위치에 있으므로 가정 및 지역사회에 대한 파급 효과가 상당하므로 보건교육을 통한 학교보건사업은 지역사회 및 국민 건강 증진에 효과적인 수단이 된다.

2 학교보건교육 관련 법규

2-1. 학교보건법을 해석한다.
2-2. 초 · 중등교육법을 해석한다.

2-1. 학교보건법 해석

학교보건법은 학교보건 관리 및 학생 건강 보호 및 증진을 목적으로 한다. 학생의 신체 발달 및 체력 증진, 질병의 치료와 예방, 음주 · 흡연과 약물 오용 · 남용의 예방, 성교육, 정신건강 증진 등을 위하여 보건교육을 실시하고 있다.

구분	내용
학교보건법	1. 학생의 보건 관리(제9조) – 학교의 장은 학생의 신체 발달 및 체력 증진, 질병의 치료와 예방, 음주 · 흡연과 약물 오용(誤用) · 남용(濫用)의 예방, 성교육, 정신건강 증진 등을 위하여 보건교육을 실시하고 필요한 조치를 하여야 한다. 2. 보건교육 등(제9조 2) – 교육부장관은 유아교육법 제2조제2호에 따른 유치원 및 초 · 중등교육법 제2조에 따른 학교에서 모든 학생들을 대상으로 심폐소생술 등 응급 처치에 관한 교육을 포함한 보건교육을 체계적으로 실시하여야 한다. 이 경우 보건교육의 실시 시간, 도서 등 그 운영에 필요한 사항은 교육부장관이 정한다. – 유아교육법 제2조제2호에 따른 유치원의 장 및 초 · 중등교육법 제2조에 따른 학교의 장은 교육부령으로 정하는 바에 따라 매년 교직원을 대상으로 심폐소생술 등 응급 처치에 관한 교육을 실시하여야 한다. – 유아교육법 제2조제2호에 따른 유치원의 장 및 초 · 중등교육법 제2조에 따른 학교의 장은 제2항에 따른 응급 처치에 관한 교육과 연관된 프로그램의 운영 등을 관련 전문기관 · 단체 또는 전문가에게 위탁할 수 있다.

2-2. 초 · 중등교육법 해석

초 · 중등교육법에서 보건교육과 관련되어 다양하게 제시된 부분은 없다. 하지만 교육 과정이 개정되면서 보건교육 과정을 창의적 체험 활동과 선택 중심 교육 과정으로 편성 운영되고 있다.

구분	내용
초 · 중등 교육법	1. 학교의 종류(제2조): 초 · 중등 교육을 실시하기 위하여 다음 각 호의 학교를 둔다. – 초등학교 · 공민학교 – 중학교 · 고등공민학교 – 고등학교 · 고등기술학교 – 특수 학교 – 각종 학교 2. 교육 과정(제23조) – 학교는 교육 과정을 운영하여야 한다. – 교육부장관은 교육 과정의 기준과 내용에 관한 기본적인 사항을 정하며, 교육감은 교육부 장관이 정한 교육 과정의 범위에서 지역의 실정에 맞는 기준과 내용을 정할 수 있다. – 학교의 교과(敎科)는 대통령령으로 정한다. 3. 2015 개정 학교 급별 교육 과정 보건교육 편성 · 운영의 기준 – 범교과 학습 주제는 교과와 창의적 체험 활동 등 교육 활동 전반에 걸쳐 통합적으로 다루도록 하고, 지역사회 및 가정과 연계하여 지도한다. 안전 · 건강 교육, 인성 교육, 진로 교육, 민주 시민 교육, 인권 교육, 다문화 교육, 통일 교육, 독도 교육, 경제 · 금융 교육, 환경 · 지속 가능 발전 교육 4. 2015 개정 초등학교 교육 과정 보건교육 편성 · 운영 기준 – 정보 통신 활용 교육, 보건교육, 한자 교육 등은 관련 교과(군)와 창의적 체험 활동 시간을 활용하여 체계적인 지도가 이루어질 수 있도록 한다. 5. 2015 개정 교육 과정 중 · 고등학교 편성 · 운영 기준 – 중학교: 보건 선택 교과로 선택하여 교과 및 창의적 체험 활동 시간에 운영 – 고등학교: 교양 선택 교과에서 선택하여 교과 및 창의적 체험 활동 시간에 운영

❸ 학교보건교육 과정

3-1. 학교보건교육 교수-학습 이론을 이해한다.
3-2. 학교보건교육 과정에 대하여 설명한다.
3-3. 현행 초 · 중 · 고등 보건교육 과정을 설명한다.

3-1. 학교보건교육 교수-학습 이론[3)]

교수-학습(Teaching-Learning)이란 가르치고 배운다는 의미를 지닌다. 교수-학습 이론이란 가르침과 배움이 일어나는 현상을 설명하는 것으로, 효과적으로 학습자들에게 지식이나 기술을 학습시키는 효과적인 방법과 원리를 제시하여 준다. 보건교육에 있어 교수-학습 이론은 교수자로 하여금 새롭고 복잡한 행동 패턴을 학습자가 효과적으로 학습하기 위한 전략을 수립하는 데에 도움이 된다. 오늘날 일반적으로 행동주의(Behaviorism), 인지주의(Cognitivism), 인본주의(Humanism), 구성주의(Constructivism) 등이 대표적인 교수-학습 이론으로 널리 소개되고 있다.

3-1-1. 행동주의 학습 이론

행동주의는 인간 현상을 실제적으로 관찰할 수 있는 행동과 그 행동의 발생 원인이 되는 외부 환경에 주로 초점을 맞추는 이론이다. 인간의 행동은 자극(Stimulus)-반응(Response)의 상호 작용의 결과이므로, 궁극적으로 반응적인 행동은 자극을 통해 변화시킬 수 있다고 가정한다. 또한 인간에게 일어나는 현상은 측정이 가능하고 어느 정도 예측이 가능하다는 전제로부터 출발한다. 그러므로 학습자들의 지능은 측정이 가능하고, 그 결과에 따라 학습 방법이 달라져야 한다고 주장한다.

대표적인 행동주의 이론가에는 '고전적 조건화' 의 파블로프, '조작적 조건화' 의 스키너, '사회적 학습 이론' 의 반두라, '도구적 조건화' 의 이론을 발전시킨 손다이크 등이 있다. 행동주의 학습 이론의 조작적 조건이란 인간이나 다른 유기체가 환경과의 상호 작용에서 보여주는 능동적이고 적극적인 행동에 대하여 보상이나 벌을 줌으로써 학습이 이루어진다고 설명한다.

행동주의 학습 이론의 기본 가정은 첫째, 특정한 경험을 통해 유기체는 환경에 적응하여 살아남고자 행동을 변화시키고 통제한다. 둘째, 행동은 살아있는 유기체의 기본적 특성으로 측정 가능하다. 셋째, 행동은 주변 환경의 자극과 경험에 의하여 변할 수 있다. 넷째, 경험은 행동에 영향을 미치는 사건이나 물리적인 자극이 된다.

❖ 학교보건교육에의 접목

- 행동 수정 원리 활용: 학습 흥미 유발을 통하여 학습 동기 유발이 가능하고 이로 인한 외부의 자극 또는 강화가 행동 변화를 유발시키므로, 목표 행동을 구체적으로 제시한다.
- 계열화: 수업 내용은 쉬운 것에서 어려운 것으로 점진적으로 제시되어야 한다.
- 반복 연습과 피드백 제공: 수업 목표에 따라 계획된 행동은 반복해서 연습할 수 있는 기회가 주어져야 하고 계속적으로 평가되고, 그 평가 결과에 따라 즉각적인 피드백이 제공되어 강화가 이루어져야 한다.
- 외적 동기 강화: 교육 과정을 통하여 성공을 경험할 수 있도록 하고, 이로 인하여 외적 동기가 강화될 수 있도록 한다.
- 변별력 있는 자극 제공: 구체적인 교육 목표를 확인하고 그에 해당하는 행동을 정확히 유발시킬 수 있는 자극을 제공해야 한다. 반복 학습 기회를 제공하고, 변별력 있는 평가로 지속적인 자극을 제공하여야 한다.

3-1-2. 인지주의 학습 이론

인지주의 학습 이론은 행동주의 학습 이론에 저항하여 생겨난 인간 학습 이론으로, 행동주의 학습 이론에서 학습을 상황에 대한 반응으로 보는 것과는 달리 인지주의 학습 이론에서는 문제 해결과 같은 방법으로 정보를 조직하고 재정의하는 과정으로 본다. 그러므로 수업의 과정적 측면과 학습자의 인지 활동, 사고의 측면을 중요시한다. 인지주의 학습 이론에서는 인간의 마음은 자극이 오면 그에 적절한 반응을 하는 수동적 체계가 아니라, 사고하는 사람이 감각을 해석하고 자신의 의식을 기반으로 경험하는 사건에 의미를 부여한다. 즉 학습은 환경으로부터 오는 자극의 의미를 이해하기 위해 경험을 재조직하는 활동이라는 것이다.

대표적으로 쾰러의 '통찰 이론', 르윈의 '장 이론', 톨만의 '기호 형태 이론' 이 있다. 정보 처리 이론의 등장으로 인지주의 학습 이론이 본격적으로 주목을 받게 되었다. 1950년대에 이르러 인간의 인지 작용(학습)을 컴퓨터의 기능에 유추하여 재조명하려는 입장으로 발전하게 되었는데, 이러한 맥락에서 정보 처리 이론이 등장하게 되었다. 정보 처리 이론에서 기억은 정보의 유입으로부터 반응에 이르기까지 일어나는 일련의 정신적 조작 또는 정보 처리 과정으로 이해하고 해석한다. 기억은 감각 기관으로 유입된 정보를 기호화하고, 이를 저장하며, 반응을 위해 인출하는 일련의 과정으로 이해될 수 있다. 또한 이러한 기억 체계를 감각 기억 장치, 단기 기억 장치와 장기 기억 장치로 구분하여 설명한다.

인지주의적 학습 이론은 행동주의와는 대조적으로 외적 행동이 아니라 학습자의 통제 내에 있는 내적인 정신 활동의 과정에 초점을 두고 있다. 인지주의 이론은 학습의 내적인 행동을 중요하게 여기는데 이러한 인지란 지각, 사고, 기억, 정보 처리 등을 구성하는 것으로, 학습이 이루어지는 핵심은 개인 학습자의 인지 과정이라고 보는 견해이다.

❖ 학교보건교육에의 접목

- 사고 과정과 탐구 기능의 교육 강조: 정보를 제시할 때는 학습자가 스스로 문제를 해결하고 탐구해 나갈 수 있는 문제 해결 능력이나 창의력을 촉진하도록 설계해야 한다.
- 정보 처리 전략 강조: 교육자는 학습자가 새로운 정보를 처리할 수 있도록 인지 처리의 전략을 가르쳐 주어야 한다. 교육자는 학습자가 필요한 정보를 갖고 그것을 의미 있는 형태로 조직화하여 필요할 때 적절하게 정보를 활용할 수 있는 기술을 교육해야 한다.
- 내적 학습 동기 강조: 학습 효과를 극대화하기 위해서는 학습자가 학습 내용 자체에 흥미를 갖고 있어야 하고, 학습 내용이 학습자의 필요와 부합되어야 하며, 학습 활동이 학습자의 자발적 의지에 의해 이루어져야 한다. 그러므로 교육자는 이러한 학습자의 내재적 동기를 유발시킬 수 있는 전략들을 고민해야 한다.
- 학습 평가: 평가는 학습의 과정적 측면을 포함하고 있어야 한다. 평가의 대상은 학습자의 행동의 결과가 아니라 학습자의 인지 과정, 즉 문제를 탐구하는 능력과 발견하는 능력에 초점을 두어야 한다.

3-1-3. 인본주의 학습 이론

행동주의, 인지주의 학습 이론과 달리 인본주의 학습 이론은 인간의 성장 가능성의 관점에서 학습의 문제에 접근한다. 인본주의자들은 환경이나 개인의 잠재의식에 의해 행동이 미리 결정된다는 개념을 거부하고, 인간이 자기 자신의 운명을 통제할 수 있다고 본다. 그리고 인간은 선천적으로 선하며 보다 나은 세계를 위해 노력하며 인간은 성장과 발전을 위한 무한한 잠재 능력을 가지고 있다고 본다. 학습을 인지적인 차원뿐만 아니라 정서적인 차원에서 이루어지는 과정이라 여기는 인본주의는 학습 과정에 있어서 자기주도성과 경험의 가치를 강조하는 학습 이론의 기초가 되었다.

대표적으로 욕구 위계에 바탕을 둔 동기 이론을 제안한 매슬로우, 내담자 중심 치료와 같은 맥락 안에서 '학습자 중심 학습'을 개념화한 로저스가 있다. 인본주의 학습 이론의 핵심은 학습자가 교육 과정의 중심이 되고, 교육자는 촉진자(Facilitator)이며, 학습은 개인의 발견을 통해 이루어진다는 것에 있다. 학습은 개인의 개성과 존엄성, 자아실현을 돕는 것을 목적으로 인간의 속성, 인간의 잠재 능력, 인간의 감정 그리고 정의적 측면을 강조한다. 최근 강조되고 있는 자기주도학습의 개념 또한 인본주의적 학습 이론의 가정에 그 바탕을 둔다.

❖ 학교보건교육에의 접목

- 학습자 스스로가 참여하여 자신의 시각으로 학습이 진행되도록 한다.
- 자신의 경험을 통하여 무엇을 배우며 자신의 학습 과정을 어떻게 인식하는지 의식하며, 자신의 선택에 의한 형성 과정임을 학습하도록 한다.
- 학습 과정이 역동적이며 성찰을 특징으로 하며 학습자의 참여를 중요시한다.
- 프로젝트 기반 학습 및 비판적 학습과 같은 형태로 운영할 수 있다.

3-1-4. 구성주의 학습 이론

구성주의는 지식을 학습자가 외부 세계와 상호 작용하는 과정에서 개인적으로 구성하는 의미로 파악한다. 구성주의에서의 학습은 주어진 상황에서 학습자가 자신의 주관적 경험과 사회적 상호 작용을 통해 지식이 갖는 내적인 의미를 구성하는 과정, 즉 자신이 개인적인 경험에 근거해서 독특하게 개인적인 해석을 내리는 능동적이며 개인적인 과정이다. 즉 구성주의에서의 학습은 의미 있는 경험을 토대로 발전하는 활발한 구성 과정으로서 실제 세계를 반영하는 풍부한 맥락 속에서 상황을 구성한다는 것이다. 구성주의는 학습자가 어떻게 지식을 구성하느냐에 일차적 관심이 있다.

대표적으로 '인지 발달 이론'을 주창한 피아제, '사회적 구성주의'를 주창한 비고츠스키 등이 있다. 피아제가 개인의 인지적 작용에 중점을 두고 사회적 측면은 인지적 측면의 활성화와 객관적인 타당성을 위한 단계로 보는 반면, 비고츠스키는 개인이 속한 사회의 문화, 역사, 사회적 배경을 바탕으로 한 지식의 습득과 구성이라는 측면을 강조한다.

❖ 학교보건교육에의 접목

- 학습자 중심의 학습 환경 강조: 학습자는 학습의 주체이며 능동적으로 학습 과정에 참여하여 자신의 경험의 의미를 구성할 때 일어난다. 이때 교육자는 학습이 일어날 수 있도록 실제와 같은 복잡하고 역동적인 상황이나 문제를 제시하고 다양한 관점을 개발할 수 있는 기회와 학습 환경을 제공해야 한다.
- 실제적 과제와 맥락 강조: 학습이 유의미하기 위해서는 학습한 지식이 실제로 사용될 수 있는 맥락과 함께 제공되어야 한다.
- 문제 중심 학습: 학습자는 문제 상황에서 관련 정보를 회상하고, 문제 해결 과정에 집중하며, 문제 해결 과정에서 경험하는 사고력을 촉진하고자 실제와 같은 문제 상황을 제시한다.
- 교육자 역할: 교육자는 학습자의 흥미를 유발하고 질문을 유도하고, 지속적인 피드백과 지지를 통해서 학습자의 의미 구성 과정을 촉진한다.
- 협동 학습의 강조: 개인의 지적 발달은 그가 속한 공동체와의 상호 작용과 밀접한 관련이 있으므로, 학습자는 공동체 내에서 다른 사람들과 아이디어를 공유하고 다양한 관점을 접촉하도록 한다.
- 평가의 개념 및 원리 변화: 평가는 학습 과정에서 연속적으로 이루어지도록 하며, 학습자가 문제 해결 과정에서 지식과 기능을 새로운 상황에 적용할 수 있는 능력에 초점을 두고 이루어져야 한다.

3-2. 초등 보건교육 과정

3-2-1. 2015 개정 교육 과정의 이해[4)5)]

(1) 2015 개정 교육 과정의 의미

교육 과정(Curriculum)이란 초 · 중등학교의 교육 목적과 목표를 달성하기 위하여 국가 수준의 교육 과정을 마련하고, 이를 바탕으로 초 · 중등학교에서 편성 · 운영하여야 할 학교 교육 과정의 공통적이고 일반적인 기준을 제시한 것을 말한다. 즉 초 · 중등교육법 제23조 제2항에 의거하여 초 · 중등학교의 교육 목적과 교육 목표를 달성하기 위해 초 · 중등학교에서 편성 운영하여야 할 학교 교육 과정의 공통적이고 일반적인 기준을 제시해 주는 것이 국가 수준 교육 과정이다. 교육 과정은 시대의 변화에 따라 변화하며, 이에 따라 교육의 패러다임도 변하게 된다. 2009 개정 교육 과정을 실행하면서 문제점을 보완하고자 미래 사회가 요구하는 역량 중심의 교육 과정을 통해 배움을 즐기며 개인의 꿈과 끼를 키울 수 있도록 2015 개정 교육 과정을 수정하게 되었다.

(2) 2015 개정 교육 과정의 성격

첫째, 국가 수준의 공통성과 지역, 학교, 개인 수준의 다양성을 동시에 추구하는 교육 과정이다.

둘째, 학습자의 자율성과 창의성을 신장하기 위한 학생 중심의 교육 과정이다.

셋째, 학교와 교육청, 지역사회, 교원 · 학생 · 학부모가 함께 실현해 가는 교육 과정이다.

넷째, 학교 교육 체제를 교육 과정 중심으로 구현하기 위한 교육 과정이다.

다섯째, 학교 교육의 질적 수준을 관리하고 개선하기 위한 교육 과정이다.

(3) 2015 개정 교육 과정의 추구하는 인간상

첫째, 전인적 성장을 바탕으로 자아정체성을 확립하고 자신의 진로와 삶을 개척하는 자주적인 사람

둘째, 기초 능력의 바탕 위에 다양한 발상과 도전으로 새로운 것을 창출하는 창의적인 사람

셋째, 문화적 소양과 다원적 가치에 대한 이해를 바탕으로 인류 문화를 향유하고 발전시키는 교양 있는 사람

넷째, 공동체 의식을 가지고 세계와 소통하는 민주 시민으로서 배려와 나눔을 실천하는 더불어 사는 사람

(4) 2015 개정 교육 과정의 핵심 역량

첫째, 자아정체성과 자신감을 가지고 자신의 삶과 진로에 필요한 기초 능력과 자질을 갖추어 자기 주도적으로 살아갈 수 있는 자기 관리 역량

둘째, 문제를 합리적으로 해결하기 위하여 다양한 영역의 지식과 정보를 처리하고 활용할 수 있는 지식 정보 처리 역량

셋째, 폭넓은 기초 지식을 바탕으로 다양한 전문 분야의 지식, 기술, 경험을 융합적으로 활용하여 새로운 것을 창출하는 창의적 사고 역량

넷째, 인간에 대한 공감적 이해와 문화적 감수성을 바탕으로 삶의 의미와 가치를 발견하고 향유하는 심미적 감성 역량

다섯째, 다양한 상황에서 자신의 생각과 감정을 효과적으로 표현하고 다른 사람의 의견을 경청하며 존중하는 의사소통 역량

여섯째, 지역 · 국가 · 세계 공동체의 구성원에게 요구되는 가치와 태도를 가지고 공동체 발전에 적극적으로 참여하는 공동체 역량

3-2-2. 보건교육 과정의 변천

보건교육의 변천 과정은 앞서 제시되었으나 구체적인 국가 교육 과정 속에 흡수된 시기는 2008 수정 교육 과정부터이다. 보건교육은 해방 직후에는 위생 상태 개선을 위해 보건교과가 필수로 도입되었지만 점차 영역이 줄어들어 체육교과 속에 편제되어 보건교육이 체계적으로 이뤄지기는 어려웠다. 하지만 이후 2008 수정 교육 과정 속에 흡수되었으나 2009 개정 교육 과정에는 체계적인 보건교육이 퇴보하는 수준이 되어 현재에 이르게 되었다. 초등학교에서는 한 개 학년 이상 17차시 관련 교과와 창의적 체험 활동 시간에 이루어지며, 중학교는 선택 과목으로, 고등학교에서 교양 선택 과목으로 보건과목이 명시되어 있어 보건과목을 선택하는 중 · 고등학교에서는 체계적인 보건교육을 받을 수 있다.

표 6-1. **보건교육 과정 변천사**

구분	보건교육 변천 과정	변천 내용
1	1차 교육 과정 (1945. 9~1955. 7)	문교부 보건에 대한 관심을 갖고 초등학교와 중등학교에 교과목명을 보건과로 설정하여 보건교육 실시
2	제1차 교육 과정기 (1955. 8~1963. 2)	교과목명은 보건과로 남아 신체적 목표, 사회적 목표, 지적 · 정서적 목표, 안전 지도, 레크레이션 지도
3	제2차 교육 과정기 (1963. 2~1973. 2)	보건교과가 폐지되면서 '체육' 과목으로 통합되었고, 보건에 관한 교육은 체육교과의 일부로 삽입
4	제3차 교육 과정기 (1973. 2~1981. 12)	1979년 문교부의 직제 개정 시 '학교보건과'가 신설되어 1980년부터 보건교육이 비로소 공식화
5	제4차 교육 과정기 (1982. 1~1987. 6)	보건교육을 체육교과에서 지도
6	제5차 교육 과정기 (1987. 7~1992. 9)	서울특별시 교육청이 1주일에 6시간의 보건교육을 정규 교과 시간에 실시하도록 행정 지침을 정하여 시범 운영
7	제6차 교육 과정기 (1992. 10~1997. 12)	• 1996년부터 초 · 중 · 고등학교의 체육 교과서에 약물 관련 단원을 보강 및 신설하여 약물 관련 예방 교육의 기틀을 마련 • 보건학습 내용의 지도에는 양호교사가 참여
8	제7차 교육 과정기 (1998. 1 이후)	• 초등학교의 경우 통합적인 범 교과 학습으로서 재량 활동 시간에 보건교육, 성교육, 안전 교육 등을 실시 • 중학교의 경우에도 재량 활동 시간에 성교육과 안전 교육 실시 • 고등학교의 경우 전문 교과 중 가사와 실업에 관한 교과에서 공중 보건이 선택 과목으로 편성

9	2008 수정 교육 과정	학교보건법에 근거하여 5학년, 6학년 연간 각 17차시 이상 보건 의무 실시
10	2009 개정 교육 과정	보건교육은 관련 교과(군)와 창의적 체험 활동 시간을 활용하여 체계적으로 지도(2013학년도부터)
11	2015 개정 교육 과정	• 초 · 중 · 고 1개 학년이상 17차시 보건수업(관련 교과 및 창의적 체험 활동 연계) • 중 · 고등학교 보건 선택 교과 편성 운영

출처: 교육부. (2000). 학교보건(급식) 50년사.

3-2-3. 보건교육 목표 및 교육 내용 체계[7)8)]

우리나라의 체계적인 교육 과정을 바탕으로 학교보건교육의 목표도 많은 변화를 보였다. 하지만 보건교육이 지향하는 근본적인 목표인 자기 건강 관리 능력 향상을 달성하기 위하여 국가 교육과정으로 구체적으로 제시된 시기는 2008년 11월에 고시된 2008 수정 교육 과정부터 제시되었다. 2008 수정 교육 과정에서 보건교육은 다음과 같이 제시하였다.

첫째, 2009년 3월 1일부터 초등학교 5, 6학년에서 재량 활동 시간을 활용하여 연간 각각 17시간 이상의 보건교육을 실시한다.

둘째, 2010년 3월 1일부터 중학교에서 재량 활동 선택 과목으로 보건교육을 실시한다.

셋째, 2010년 3월 1일부터 고등학교에서 체계적인 보건교육을 실시하기 위해 선택 과목(교양 과목군)에 보건과목을 포함하여 적용한다.

넷째, 2009년 3월 1일부터 2010년 2월 28일까지는 중학교 1~3학년 중 1개 학년, 고등학교 1학년에서 재량 활동 시간을 활용하여 연간 17시간 이상의 보건교육을 실시한다.

하지만 위 내용은 2009년 12월에 고시된 2009 개정 교육 과정부터 삭제되어 초등학교에서는 보건교육과 관련하여 '보건교육은 관련 교과군과 창의적 체험 활동 시간을 활용하여 체계적인 지도가 이루어질 수 있도록 한다.' 로만 수정 제시되어 있다. 하여 앞서 고시되었던 2008 수정 교육 과정에 비하여 퇴보되었다는 의견이 나오게 되었다. 또한 2009 개정 교육 과정은 초등학교에서는 재량 활동 시간이 창의적 체험 활동 시간으로 변경되면서 교과와 상호 보완적 관계속에서 심신을 조화롭게 발달시키는 활동으로 구성되었으나 보건교육이 속할 수 있는 영역은 제한되어 있다. 창의적 체험 활동 내용은 자율 활동, 동아리 활동, 봉사 활동, 진로 활동의 4개 영역으로 구성되어 있으며, 이 중에서 보건은 자율 활동 중 자치 적응 활동에 속하고 있다.

따라서 초등학교 보건교육은 비록 보건교과로서 독자적인 교육 과정은 마련되어 있지 않지만, 중등 보건교육 과정을 기반으로 하여 관련 교과(군)과 창의적 체험 활동 시간을 통하여 실시되고 있다. 또한 보건교육은 형식적 · 분절적 운영이 아닌 실질적인 교육 내용, 방법, 시수, 대상 등을 고려하고 각 시 · 도 교육청의 별도 지침에 따라 최소 1개 학년 이상 17차시 이상 지속적으로 운영되고 있다.

(1) 초등학교 보건교육의 목표

초등학생은 올바른 생활 습관을 형성하는 능력을 키우는 것이 목표이다. 그러므로 초등학교 시절의 보건교육은 건강 습관과 태도를 증진시키는 경험을 토대로 습득할 수 있도록 하되 지식보다는 건강 태도나 습관 형성에 목표를 두고 있다.

표 6-2. **초등학교 보건교육 내용(체계)**

영역	학습 주제	세부 교육 내용	
		5학년	6학년
1. 건강의 이해와 질병 예방	• 건강의 기본 개념과 영향 요인 • 질병 예방과 관리	• 건강의 이해 • 눈, 치아 건강 관리 • 올바른 손 씻기 • 면역력 증진 등	• 척추 측만증 관리 • 식품 첨가물의 이해 • 생활 습관병 예방 • 감염병 예방 등
2. 생활 속의 건강한 선택	• 약물 오 · 남용 및 흡연 · 음주 예방 • 성과 건강 • 정서와 정신건강 • 안전과 응급 처치	• 올바른 약 사용법 • 담배의 해로움 • 사춘기 신체 변화 및 생리 현상 • 성폭력 예방 • 정신건강 관리 • 심폐소생술 및 응급 처치 등	• 흡연과 건강 • 음주와 건강 • 생명 탄생 • 성폭력 예방 • 음란물 예방 • 양성평등 • 정신건강 관리 • 심폐소생술 및 응급 처치 등
3. 건강 자원의 활용과 대처 기술	• 건강 자원의 활용 • 대처 기술	• 환경 호르몬 • 의료 정보 활용 등	• 보건 의료 시설 이용 • 올바른 의사 결정 등
4. 건강과 사회 · 문화	• 건강 및 안전에 대한 권리와 책임 • 문화와 건강	• 의료 소비자 • 건강한 가족 만들기	• 보건 의료 제도 • 폭력 없는 가족

(3) 중학교 보건교육 목표

중학교 보건교육의 목표는 건강의 가치와 올바른 건강 인식을 바탕으로 일상생활에서 건강한 선택을 할 수 있는 능력을 익히고 실천하며, 건강한 사회 · 문화의 가치 · 태도를 수용하고 개선할 수 있는 공동체 건강 의식의 함양에 중점을 둔다.

첫째, 건강의 개념, 중요성을 이해하고, 건강에 대한 바른 지식을 가지며, 건강한 생활 습관을 지닌다.

둘째, 생활 속에서 건강한 선택을 하고 적절한 건강 생활 기술을 익혀 건강 관리 능력을 함양한다.

셋째, 생활 속에서 위험 요인을 예측하여 안전하게 생활하고, 적절한 응급 처치 기술을 익혀 안전을 생활화하는 태도를 기른다.

넷째, 건강을 권리와 책임으로 이해하여 정보와 자원을 활용하고, 건강과 사회 · 문화의 관계 및 가치를 수용할 수 있는 능력을 기른다.

표 6-3. **중학교 보건교육 내용 체계**

영역	핵심 개념	일반화된 지식	내용 요소	기능
건강의 이해와 질병 예방	건강 증진	건강은 신체적 · 정신적 · 사회적으로 안녕한 상태의 총체적 개념이며, 다양한 요인과 관련되어 있으므로 개인 · 사회 · 국가의 건강 증진은 건강 수준 및 건강 지표 평가 등에 근거한 건강관리를 통해 가능하다.	• 건강의 중요성 • 건강 평가	• 이해하기 • 분석하기 • 평가하기 • 전략수립하기 • 탐색하기 • 제시하기
	생활 주기	건강은 생활 습관 및 생활 주기에 따라 변화하므로, 질병의 예방과 건강의 유지 · 증진은 생체리듬을 고려한 생활 주기 관리를 통해 가능하다.	• 건강한 생활 주기	
	질병 예방	질병은 각 기관의 항상성 균형이 깨질 때 발생하므로, 신체 기관별 병인의 특성을 고려하여 예방하고 관리해야 한다.	• 생활 습관과 질병 • 유행성 감염병 • 신체 기관별 건강 관리	
생활 속의 건강한 선택	약물 · 담배 · 술	약물의 오 · 남용과 흡연 · 음주는 건강에 위험을 일으키고, 주변의 권유 및 압력에 대응하는 태도가 건강에 영향을 미친다.	• 의약품의 안전한 선택 • 흡연 · 음주 예방과 대처	• 탐색하기 • 이해하기 • 분석하기 • 전략수립하기 • 제시하기 • 토론하기 • 모색하기 • 도출하기 • 설명하기 • 적용하기 • 계획하기
	성 건강	성은 생물학적, 사회 · 문화적으로 다양한 요인과 관련되어 있고, 성 문제는 성 가치관 및 성 윤리 의식과 관련되어 나타난다.	• 청소년의 성적 발달 • 이성교제와 성 역할 • 임신 · 출산과 피임 • 음란물과 성 상품화 • 성폭력 · 성매매	
	정서 · 정신 건강	감정과 정서를 이해하고, 자신의 감정과 생각을 표현하고 조절하는 것은 대인 관계 및 정신건강의 기초를 이룬다.	• 자아존중감 증진 • 스트레스와 과 몰입 • 분노 · 충동 등 감정 수용과 조절 • 죽음과 상실	
	건강 생활 기술	건강 생활 기술은 삶의 요구와 문제들을 효과적으로 관리하고 대처하도록 돕는 적응적, 긍정적 능력이다.	• 건강 의사소통 기술(주장, 거절, 공감하기) • 건강 의사 결정 • 건강 증진 옹호 활동(개인과 지역사회)	

안전과 응급 처치	생활 안전	개인의 생활 방식, 안전 · 위험 요인에 대한 예측 및 평가는 안전사고 예방에 영향을 미치므로, 행동 양식의 일차적 변화, 안전 제일의 가치관 정립, 안전 의식의 무의식적 표출이 안전 문화의 원칙이다.	• 건강 · 안전 위험 요인 예측과 안전 문화 운동 • 따돌림, 학대, 폭력 • 직업병 이해와 예방	• 제안하기 • 설명하기 • 모색하기 • 이해하기 • 탐색하기 • 시연하기
	응급 처치	상황에 따른 적절한 응급 처치 능력은 손상 악화 방지 및 질병 회복에 중요하다.	• 생활 속의 응급 처치 • 심폐소생술과 자동제세동기	
건강 자원과 사회문화	건강권과 건강 자원	건강할 권리는 인간의 기본권이자 사회 · 국가의 책무로, 건강권 보장을 위해서는 건강 정보 · 자원의 활용이 중요하다.	• 건강권과 책임(개인, 지역사회) • 건강 정보 · 자원 활용	• 설명하기 • 제안하기 • 제시하기 • 분석하기 • 모색하기 • 조사하기
	건강 문화	문화는 건강에 영향을 미치는 주요한 요인으로 생활 환경 · 미디어 · 신념 · 관행 등은 건강문화 형성뿐만 아니라 개인 · 지역사회 · 국가 건강에 영향을 미친다.	• 유행 · 미디어와 건강 • 또래 · 가족 문화와 건강 • 장애인, 다문화 가족 등 사회적 소수자 · 약자와 건강	

(4) 고등학교 보건교육 목표

고등학교 보건교육의 목표는 건강의 가치와 공동체 건강 의식의 중요성을 이해하고, 건강에 영향을 미치는 요인에 적절히 대처하며 올바른 건강 관리 방법을 실생활에 적용하는 능력과 건강한 사회 · 문화의 가치와 제도, 정책들을 개선 · 변화시킬 수 있는 공동체 건강 의식의 향상에 중점을 둔다. 구체적인 목표는 다음과 같다.

첫째, 건강에 대한 관점 및 영향 요인을 분석 · 평가하고, 개인 및 공동체의 건강 행위를 실천한다.

둘째, 생활 속에서 건강한 선택과 관련된 요인을 이해하여 대처하고, 적절한 건강 생활 기술을 공동체의 건강에 활용할 수 있는 능력을 기른다.

셋째, 생활 속에서 위험 요인을 평가하여 안전한 환경을 조성하고, 적절한 응급 처치 기술을 익혀 안전을 생활화하는 자세와 태도를 실천한다.

넷째, 건강의 권리 및 책임과 관련된 정책과 제도 등을 평가하고, 건강한 사회 · 문화로 변화시킬 수 있는 능력을 기른다.

표 6-4. 고등학교 보건교육 내용 체계

영역	핵심 개념	일반화된 지식	내용 요소	기능
건강의 이해와 질병 예방	건강 증진	건강은 신체적 · 정신적 · 사회적으로 안녕한 상태의 총체적 개념이며, 다양한 요인과 관련되어 있으므로 개인 · 사회 · 국가의 건강 증진은 건강 수준 및 건강 지표 평가 등에 근거한 건강 관리를 통해 가능하다.	• 건강 영향 요인 • 건강 지표, 평가	• 분석하기 • 해석하기 • 이해하기 • 제시하기 • 비교하기 • 제안하기 • 탐색하기
	생활 주기	건강은 생활 습관 및 생활 주기에 따라 변화하므로, 질병의 예방과 건강의 유지 · 증진은 생체 리듬을 고려한 생활 주기 관리를 통해 가능하다.	• 건강한 생애 주기	
	질병 예방	질병은 각 기관의 항상성 균형이 깨질 때 발생하므로, 신체 기관별 병인의 특성을 고려하여 예방하고 관리해야 한다.	• 비만, 암 등 만성 질환 • 신체 기관별 건강 • 감염병 예방 관리	
생활 속의 건강한 선택	약물 · 담배 · 술	약물의 오 · 남용과 흡연 · 음주는 건강에 위험을 일으키고, 주변의 권유 및 압력에 대응하는 태도가 건강에 영향을 미친다.	• 약물 오 · 남용 예방 • 흡연 · 음주 폐해와 건강한 선택	• 옹호하기 • 조사하기 • 탐색하기 • 제시하기 • 이해하기 • 고안하기 • 적용하기 • 평가하기 • 참여하기
	성 건강	성은 생물학적, 사회 · 문화적으로 다양한 요인과 관련되어 있고, 성 문제는 성 가치관 및 성 윤리 의식과 관련되어 나타난다.	• 섹슈얼리티(Sexuality) • 사랑 · 성적 자기 결정권 • 성희롱 · 성폭력 · 성매매와 성문화 • 성 매개 감염병 • 준비된 임신과 피임, 미혼모, 저출산	
	정서 · 정신 건강	감정과 정서를 이해하고, 자신의 감정과 생각을 표현하고 조절하는 것은 대인 관계 및 정신건강의 기초를 이룬다.	• 자아존중감과 회복 탄력성 • 불안 · 우울 등의 감정 대처 • 자살과 위기 관리 • 정신건강 문제와 편견	
	건강 생활 기술	건강 생활 기술은 삶의 요구와 문제들을 효과적으로 관리하고 대처하도록 돕는 적응적, 긍정적 능력이다.	• 건강 의사소통 기술(협상, 거절, 갈등 관리) • 공동체 건강 의사 결정 • 건강 증진 옹호(국가와 세계)	

안전과 응급 처치	생활 안전	개인의 생활 방식, 안전 · 위험 요인에 대한 예측 및 평가는 안전사고 예방에 영향을 미치므로, 행동 양식의 일차적 변화, 안전 제일의 가치관 정립, 안전 의식의 무의식적 표출이 안전 문화의 원칙이다.	• 건강 · 안전 위험 요인 평가와 안전 문화 운동 • 차별 · 학대 · 폭력 • 직업병의 예방 · 대처	• 평가하기 • 이해하기 • 제시하기 • 익히기 • 시연하기 • 탐색하기
	응급 처치	상황에 따른 적절한 응급 처치 능력은 손상 악화 방지 및 질병 회복에 중요하다.	• 생활 속의 응급 처치 • 심폐소생술과 자동심장충격기 • 구조 활동	
건강 자원과 사회문화	건강권과 건강 자원	건강할 권리는 인간의 기본권이자 사회 · 국가의 책무로, 건강권 보장을 위해서는 건강 정보 · 자원의 활용이 중요하다.	• 건강권과 책임(국가와 국제) • 건강 윤리, 건강 격차 • 보건 의료 서비스와 의료 보장 제도	• 이해하기 • 평가하기 • 제시하기 • 옹호하기 • 적용하기 • 조사 · 비교하기
	건강 문화	문화는 건강에 영향을 미치는 주요한 요인으로 생활 환경 · 미디어 · 신념 · 관행 등은 건강 문화 형성뿐만 아니라 개인 · 지역사회 · 국가 건강에 영향을 미친다.	• 건강 신념 · 관행 · 미디어 • 헌혈과 장기 기증, 장례 문화 • 문화적 다양성과 건강	

4 학교보건교육의 실제[9)10)11)12)]

4-1. 학교보건교육 요구도 사정에 대하여 설명한다.
4-2. 학교보건수업을 위한 학습 목표 및 학습 내용 선정 과정에 대하여 설명한다.
4-3. 학교보건수업을 위한 효과적인 교육 방법 및 교육 매체에 대하여 설명한다.
4-4. 학교보건수업을 위한 교수 학습 과정안을 작성한다.
4-5. 학교보건교육 평가에 대하여 설명한다.

4-1. 보건교육 수업 설계 과정

수업 설계 과정은 분석(Analysis), 설계(Design), 개발(Development), 실행(Implement), 평가(Evaluation)라는 핵심요소로 구성되어 있다.

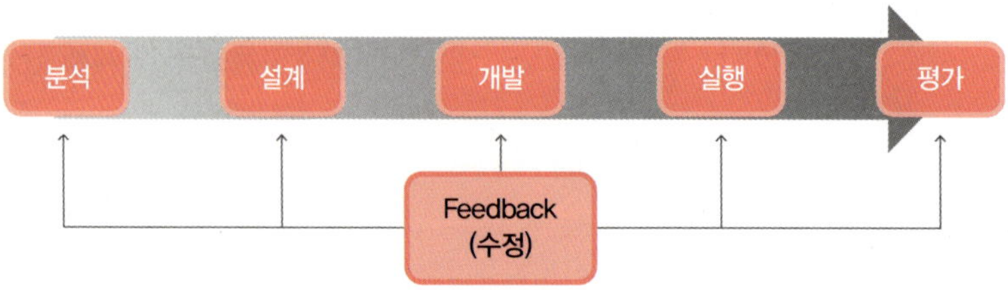

수업 설계 과정의 첫 번째 단계인 분석은 수업을 이루는 구성 요소인 학습자, 학습 내용, 학습 환경, 교사자의 특성이 무엇인지 파악하는 단계이다. 요구 분석 단계라고도 하며, 이러한 분석 결과를 토대로 구체적인 학습 목표를 도출한다.

설계는 수립한 목표에 도달하기 위해 수업을 어떻게 할 것인가를 계획하는 단계이다. 학습 내용을 선정하며, 학습 내용 전달을 위해 어떤 수업 방법으로 접근할 것인지, 어떤 교육 자료 및 매체를 활용할 것인지 등을 계획하는 것이다.

개발은 계획한대로 수업을 운영하기 위해 필요한 자료를 만들거나 확보하는 단계이다. 동영상 자료, PPT, 실험 도구, 토론과 토의를 돕는 붙임 딱지 등을 준비한다. 이 단계에서 학습자들이 문제를 해결하는 과정에 활용해야 하는 다양한 도구들을 충분히 꼼꼼하게 준비하는 것이 중요하다.

실행은 학습 목표를 달성하기 위하여 설계한 후 이에 따라 수업을 운영하는 단계이다. 따라서 실행 단계에서 학생들이 학습 문제를 잘 해결할 수 있도록 교사자의 역할이 매우 중요하다. 앞서 분석, 설계, 개발 단계에서 교사자로서의 역할이 중요하다면, 실행 단계에서는 러닝 코치로서의 역할이 매우 중요하다.

평가는 수업이 계획한 대로 잘 이루어졌는지 확인하는 단계이다. 평가 결과를 살펴보면 이전에 수행한 분석, 설계, 개발, 실행 과정이 적절하게 이루어진 것인지 수정이 필요한 지 파악할 수 있다. 평가는 실행이 모두 마무리 된 후 이루어질 수도 있지만 실행 과정에서 동시에 이루어질 수도 있다.

4-2. 보건교육 요구도 사정

보건교육 계획을 수립하는 데 있어 가장 먼저 해야 할 일은 교육 대상자의 보건교육 요구를 확인하는 일이다. 요구란 현재의 상태와 바람직한 상태와의 차이라고 정의하는데, 이러한 차이는 특정 건강 문제에 대한 지식, 태도, 기술이 부족함을 나타내므로 보건교육 요구를 명확히 사정하여 어느 부분이 부족한지 파악하여야 한다.

4-2-1. 요구의 유형

브래드쇼가 제시한 요구의 네 가지 유형을 살펴보면 전문가의 판단에 의해 인식되는 규범적 요구(Normative Needs), 대상자가 언행으로 표현하기 이전에 내면적으로 느끼고 있는 내면적 요구(Felt Needs)와 내면적 요구에서 비롯되어 말이나 행동으로 나타난 외향적 요구(Expressed Needs), 대상자 집단마다 갖는 고유한 특성에서 비롯되는 상대적 요구(Comparative Needs) 등으로 구분하고 있다. 이 네 가지 요구 중 필요에 따라 한 가지 이상의 요구 사정을 수행하여 보건교육 계획에 반영하는 것이 바람직하다.

4-2-2. 요구 사정 방법

보건교육 요구는 대상자의 주관적 정보(자료)뿐 아니라 합리적이며 객관적인 정보(자료)에 근거하여 결정해야 한다. 정보를 수집하는 방법은 교육 대상자의 보건교육 요구 특성에 따라 관찰, 면접, 초점집단, 자가보고, 시험, 기록과 문서의 검토 등이 이용된다.

4-2-3. 요구 사정 내용

보건교육 요구 사정 과정을 통해 다음과 같은 내용들을 파악해야 한다.

- 보건교육 주제 선정
- 학습자의 학습 요구 사정
- 학습자의 준비 상태
- 학습자의 건강 문해(Health Literacy) 수준
- 학습 환경

유호신 등(2013)이 수행한 중등학교 보건교사들을 대상으로 수행한 연구에서 청소년기의 신체발달 향상 및 심리적인 변화에 따라 체계인 학교보건교육의 요구가 더욱 높아지고 있다고 보고되었다. 특히 '사고방과 응급 처치', '성과 건강', '질병 예방 및 관리', '정신건강', '약물 오 · 남용 및 흡연 · 음주 예방' 과 같은 주제에 대한 보건교육의 필요성을 강하게 인식하고 있다.[13]

4-3. 학습 목표 설정

학습 목표는 단위 수업을 위하여 교사라면 누구나 한 번쯤은 고민하는 부분이다. 성공적인 수업을 위하여 가장 우선 시 해야 할 것이 학습 목표 설정이다. 학습 목표란 학생들이 한 단위 시간의 학습이 끝난 후 나타나게 되는 변화된 행동이며 교사의 입장에서는 학습자들이 도달되도록 해야 할 명확한 지향점이다. 학습 목표를 구체적으로 진술하게 되면 수업 설계의 방향이 결정이 되고, 학생의 학습 동기가 유발되며 학습의 효과를 높이고, 학습 과정 또는 결과의 평가 신뢰도 및 타당도를 높일 수 있다. 따라서 학습 목표 설정과 진술 방법에 대한 인식의 제고를 통하여 바람직한 학습 목표를 진술 할 수 있도록 해야 할 것이다.

4-3-1. 학습 목표의 범위

학습 목표는 일반적 목표와 구체적 목표로 구분된다. 일반적 목표는 학습 과정을 통하여 대상자들이 전반적으로 갖추어야 할 기능과 역할에 대한 기술로, 추상적이며 학습의 전반적인 방향을 제시한다. 구체적 학습 목표는 학습 과정을 마친 후 수행할 수 있는 과제나 임무에 해당되며, 그 결과를 관찰하고 측정할 수 있는 행동 지침으로 제공된다.

(1) 일반적 학습 목표의 예

보건교육 후 학생들은 금연의 중요성에 대하여 인식하고 금연을 실천할 수 있다.

(2) 구체적 학습 목표의 예

- 흡연이 건강에 미치는 영향을 설명할 수 있다.
- 흡연 유혹의 대처 전략을 나열할 수 있다.
- 금연의 장점과 단점을 구별할 수 있다.

4-3-2. 학습 목표의 영역과 수준

블룸(Bloom)은 학습 목표 영역을 인지적(Cognitive), 정의적(Affective), 심리 운동(Psychomotor) 영역으로 구분하였다.

표 6-5. **학습 목표의 영역과 수준별 동사**

영역		동사	구체적 목표
인지적 영역 (지적 영역)	암기 수준	• 정의하다, 확인하다, 열거하다. • 진술하다.	대상자는 흡연의 피해를 열거할 수 있다.
	이해	• 비교하다, 식별하다, 구분하다. • 예를 들다, 해석하다, 토의하다.	대상자는 흡연의 증상과 자신에게 나타나는 증상을 비교한다.
	문제 해결 능력	• 추론하다, 결정하다, 예측하다. • 연관시키다, 보여주다, 사용하다. • 분석하다, 분류하다, 창작하다. • 비평하다, 평가하다.	대상자는 심장 질환과 니코틴의 작용을 연관지어 말할 수 있다.
정의적 영역 (태도 영역)		• 선택하다, 조직하다, 반응하다. • 참여하다, 완성하다, 협력하다.	대상자는 흡연이 자신과 가족에게 매우 해롭다고 반응한다.
심리 운동 영역 (기술 영역)		• 조립하다, 측정하다, 연결하다. • 고정시키다, 조정하다, 분해하다. • 깨끗이 하다, 시작하다, 실시하다. • 만들다, 사용하다, 창조하다.	대상자는 운동 시범자의 지시에 따라 맨손 체조를 실시한다.

출처: 안양희 외. (2017). 보건 교육학.

4-3-3. 학습 목표 작성 원리[11]

학습 목표란 학생이 성취해야 할 행동 양식을 서술하는 것으로 가르칠 것과 학습할 것에 대해 학생이 명확히 알 수 있게 작성되어야 한다. 학습 목표는 수업 방향, 수업 내용의 선정과 조직에 대한 구체적인 시사점을 주며 수업 결과의 평가 기준, 피드백 면에서 효과적이고 수업 매체 선정에 대한 정보 제공에 원활해야 한다. 수업 목표가 교사 수준에서 도달해야 하는 목표 지향적으로 진술되는 반면, 학습 목표는 단위 시간의 수업 결과 학생들이 도달해야 하는 것에 관심을 갖고 '~을 알 수 있다', '~을 할 수 있다' 등으로 진술해야 한다.

학습 목표 설정 시 고려하여야 할 점을 다음과 같다.

- 단위 시간 내에 성취할 수 있는 분량이어야 한다.
- 학습 내용의 요소와 구조를 충분히 반영하여 서술하여야 한다.
- 학습 후에 나타날 학생의 행동 또는 학습의 결과로 서술한다.
- 관찰할 수 있는 분명하고 자세한 동사로 서술한다.
- 한 개의 목표 속에 두 개 이상의 성취 행동이 포함되지 않도록 서술한다.
- 목표가 성취 행동, 조건, 도달 기준의 3요소가 포함되도록 진술한다.

- 학습 문제로 제시한 경우 성취도 행동이나 중심 요소가 충분히 반영되도록 제시한다.
- 학습 목표는 수업 결과로 나타나는 학생의 행동 또는 학습의 결과로 진술하되 '안다', '이해하다' 등과 같은 암시적인 용어보다 '계산한다', '비교한다' 등과 같은 명시적 동사로 진술하여야 한다.

명시적 동사	암시적 동사
~을 말할 수 있다. ~을 구별할 수 있다. ~을 설명할 수 있다. ~을 발표할 수 있다. ~을 풀어 그 정답을 구할 수 있다.	~을 이해한다. ~을 암기한다. ~을 인식한다. ~을 감상한다. ~을 깨닫는다.

4-4. 학습 내용 선정

교사와 학습자간에 이루어지는 교육의 매개는 학습 내용이다. 학습자의 수준과 흥미를 고려한 학습 내용의 적절한 선정은 교육의 성패를 좌우할 정도로 중요하다. 학생이 배워야 할 내용의 초안은 교육 과정의 의사 결정에 관여하는 사람에 의해 결정되므로 학습 내용이 교육 과정의 중심적 부분이라는 것을 간과하지 말고 교육 과정에 앞서 무엇을 교육할 것인지에 대해 설명을 해야 한다. 정해진 시간에 무엇을 교육 과정에 포함해야 할 것인가를 결정하는 것은 매우 중요하다.

내용 선정에 있어서 고려할 점은 경제성, 중요성, 타당성, 흥미, 유용성, 학습 가능성, 실현 가능성, 인간 발달에 대한 고려 등이 있다. 그러나 모든 기준을 충족하여 내용을 선정하기에는 현실적으로 어려우므로 특별한 상황에서 특별한 기준에 더 많은 비중을 두고 내용을 선정하게 된다.

4-4-1. 학습 내용의 선정의 원리

교육학자 랄프 타일러는 교육을 위해 학습 경험을 선정할 때 활용하는 일반적인 기준으로 다섯 가지를 제안하고 있다.

구분	내용
기회의 원리	특정 학습 목표를 달성하기 위해 목표가 의도하는 행동을 학습자가 스스로 경험할 수 있는 기회를 제공할 수 있는 학습 내용을 선정한다.
만족의 원리	학습 목표가 시사하고 있는 행동을 학생들이 수행하는 과정에서 만족감을 느낄 수 있는 학습 내용이여야 한다.
가능성의 원리	학습 경험에서 요구하는 학생의 반응이 현재 그 학생의 능력 범위 안에 있는 것이어야 한다.
다경험의 원리	동일한 학습 목표를 달성하는데 사용할 수 있는 학습 경험은 여러 가지가 있을 수 있다.
다성과의 원리	여러 가지 학습 목표 달성에 도움이 되고 전이 효과가 높은 학습 경험을 선정해야 한다. 또한 학습 경험이 반드시 긍정적인 효과만을 가져온다고 할 수 없으므로 신중하게 선정하도록 한다.

4-4-2. 학습 내용 조직 시 고려할 점

- 학습 내용 또는 활동의 계열성이 유지되도록 하며 다양한 학습 내용이 위계가 있을 경우 그 순서를 바르게 제시한다.
- 학생들의 능력과 수준에 맞는 학습 내용으로 조직하여야 한다.
- 학습 목표를 충실히 달성할 수 있도록 반복이 필요하다면 반복적으로 조직하여야 한다.
- 단위 수업 시간 동안에 활동 가능한 내용으로 적정하게 조직하여야 한다.
- 학생들의 수준에 맞도록 수준별로 선택할 수 있는 내용도 제시하여야 한다.
- 타 교과와 통합성을 고려하여 다양하게 활용할 수 있는 내용으로 조직하도록 한다.

4-5. 교육 방법(수업 모형) 선정[9)11)]

교육 방법이란 교육을 수행하는 방법으로서 교육의 대상자인 개인, 집단, 지역사회가 지니고 있는 건강에 대한 지식, 태도, 행동의 수준을 바람직한 방향으로 향상시키기 위한 교육 내용의 전달 방식을 말한다. 최근에는 복잡한 수업 상황을 그 수업의 특징적 상황을 중심으로 단순화시킨 형태이며 수업의 실제를 기술하기 위하여 수업의 주요 특징을 요약해 좋은 설계도 또는 계획이라는 의미로 '수업 모형' 또는 '교수 학습 모형'이라고도 한다. 교과마다 또는 내용마다 각각 다른 교수 학습 모형이 있지만 학생 스스로 자기주도적 학습을 가능하게 하는 것이야 말로 성공적인 수업에서의 지향점이다. 따라서 수업 전문가인 보건교사는 다양한 학습 방법에 대해 폭넓은 인식을 기반으로 수업 내용에 적합한 모형의 적용 방법을 숙달해야 한다.

교육 방법(수업 모형)의 분류는 무엇을 분류기준으로 하느냐에 따라 다르며 시대의 변화와 요구에 따라 창의적으로 개발되기도 하고 사라지기도 한다. 최상의 결과를 가져오기 위해서는 고정되고 융통성 없는 수업 형식이 아니라 학습자들이 변하고 고정된 학습 스타일을 가지고 있지 않으므로 끊임없이 수업 모형은 변해야 한다. 특히 보건교육은 개인이나 집단의 건강에 관계되는 지식, 태도 및 행동에 영향을 미칠 목적으로 학습 경험을 제공하는 과정이므로 그 효율성을 높이기 위해서는 보건교과에 대한 분석과 이해를 바탕으로 학습 목표, 내용, 교수 상황의 맥락, 학생 수, 학생 능력, 흥미, 사전 경험 등을 고려하여 최상의 수업 모형을 선정하여 적용해야 한다. 현장에서는 학생의 반응에 따라서 특정 수업 모형의 온전한 적용보다는 다양한 변형되고 재구성한 수업 방법의 적용도 바람직하다.

표 6-6. 보건수업 수업 모형의 예

보건교육 영역	수업 주제	적합한 수업 모형
건강의 이해와 질병 예방	건강의 의미와 일상생활 습관의 중요성을 알고 실천하기	마인드맵 학습, 개념 학습
	다양한 질병을 예방하기 위한 방법을 알고 실천하기	경험 학습, 탐구 학습, 문제 해결 학습, 조사 학습, 과제 선택 학습

생활 속의 건강한 선택	약물의 올바른 사용법을 알고 음주 · 흡연 예방하기	소집단 토의 학습, 게임 놀이 학습, 프로젝트 학습 모형, 모의 놀이 학습, 의사 결정 학습
	사춘기 신체 변화를 이해하고 올바른 성의식 갖기	역할놀이 학습, 신문 이용 학습, 협동 학습, 사례 학습, 의사 결정 학습, 가치 탐구 학습
	정신건강을 위한 방법을 알고 실천하기	과제 해결 학습, 개별 학습, 의사 결정 학습
건강 자원과 사회 문화	건강하고 행복한 사회를 만들기 위한 노력과 현명한 의료 소비자 되기	가치 탐구 학습, 조사 학습, 주제 학습, 발견 학습, 탐구 학습
안전과 응급 처치	응급 처치 방법을 알고 응급 상황에 적절히 대처하기	직접 교수법, 경험 중심 학습, 개별 학습, 상황 관리 학습

출처: 서울특별시교육청연수원. (2016). 초등 1급 정교사 직무 연수 – 보건교육 및 성교육.[14]

4-5-1. 직접 교수법

직접 교수법은 도달하고자 하는 목표를 명시하고, 그 도달 과정에서 구체적인 방법적 전략과 결과를 설명, 예시, 시범을 보여 학습자들이 충분하게 인지할 수 있게 하는 장점이 있다. 다수의 학습자들을 대상으로 지식 기반의 기능 숙달에 적합하며 고등 정신 기능을 학습하는데 효과적이어서 우리나라 교실 상황에 유용한 측면이 있다.

과정	주요 활동
설명하기	• 전략 제시, 전략의 필요성과 중요성 설명 • 전략의 사용 방법 안내
시범보이기	• 전략이 사용된 예시 제시 • 교사의 시범
질문하기	• 세부 단계별 질문, 질문에 대한 답변 • 학생들의 질문 제기 및 교사의 응답
활동하기	• 실제 상황을 통해 반복적인 연습 • 다른 상황에 적용

직접 교수법 수업 모형은 교사의 과제 해결을 위한 구체적 전략이 필요하며 학생이 스스로 활동할 수 있는 충분한 시간이 주어져야 한다. 교사 스스로 학습 과제를 선정하고, 학업 동기 위축으로 인한 학습의 어려움을 예방하기 위해 학습 중 학습자의 행동을 비판하거나 질책하는 등 부정적인 영향을 주는 말과 행동은 삼가야 한다.

직접 교수법을 적용해 볼 수 있는 주제

생활 속의 건강한 선택 – 심폐소생술과 복부 밀치기법, 생활 속의 응급 처치법

4-5-2. 역할 놀이 학습

구체적인 상황을 설정하여 간접적으로나마 실제로 경험해 보게 함으로써 의도하고자 하는 목표에 도달하게 하는 학습 모형이다.

과정	주요 활동
상황 설정하기	문제 상황 확인 및 분석
준비 및 연습하기	역할 분석 및 선정과 연습
실연하기	실연 준비 및 실연하기
평가하기	정리 및 평가

역할에 대한 이해가 목적인 수업으로 학생들이 접하기 쉽지 않은 상황을 경험해 보도록 하거나 다른 사람의 역할을 실행해 보도록 함으로써 자신이나 타인의 행동에 대한 새로운 통찰을 얻도록 하는 교수 학습 방법이다.

역할 놀이 학습을 적용해 볼 수 있는 주제

생활 속의 건강한 선택 – 성교육, 흡연 예방 교육, 음주 예방 교육, 생활 속의 응급 처치법

4-5-3. 의사 결정 학습

건강 문제와 관련하여 아이디어와 제안, 관점, 절차 등에 대하여 기준을 제시하고 그 기준에 따라 판단하게 하는 학습 모형이다.

과정	주요 활동
문제 인식, 명료화	• 문제의 의미 파악 • 애매한 용어의 정의 및 문제의 특성 규명
자료의 수집	• 자료 수집, 관계 탐구 및 사실 분석 • 타당도 검토, 전망 규명
대안 제시	• 창의적인 문제 해결 방안 제시 • 쟁점 분석 및 토의 활동 전개
대안의 분석	• 표와의 관련, 실행 가능성, 비용, 장 · 단기적 결과 등의 측면에서 검토 분석
대안 평가, 결정	• 실현 가능한 정책이나 최정의 미래상 결정 • 객관적이며 민주적인 의사 결정

4-5-4. 탐구 학습

탐구 학습 수업 모형은 학생이 직접 가설을 설정하고 이 가설을 검증할 수 있는 실험 과정을 계획한 후 직접 실험을 수행하여 결과를 얻어 가설을 검증하는 단계를 거친다. 학습자의 기존 사고 체계를 흔들어 직면한 문제를 해결해 나감으로써 탐구력을 키우는데 적합한 학습 모형이므로, 고학년을 대상으로 적용하는 것이 바람직하다.

과정	주요 활동
문제 파악	• 전 차시 확인 및 과제 확인 • 학습 문제 파악 및 학습 활동 안내
정의	• 용어의 개념, 정의
가설	• 잠정적인 결론이나 해결책 세우기
탐색	• 해결책의 연역적 추론
증거 제시	• 가설 입증 • 부정하는 증거 찾기
결론 및 일반화	• 논리적 결론 • 장래의 문제 예견하기

탐구 학습 수업 모형 적용 시 학습 문제가 인과 관계로 진술될 수 있는지를 검토하여 모든 과정을 학습자에게 맡겨두지 말고 적절한 발문과 도움을 주어야 한다. 학습자가 가설을 잘 세우지 못하더라도 즉각적인 해답을 주지 말아야 하며 시행착오 학습은 탐구 활동의 중요한 요소의 하나임을 유의해야 한다.

탐구 학습 수업 모형을 적용해 볼 수 있는 주제

생활 속의 건강한 선택 – 흡연 예방 교육, 음주 예방 교육

4-5-5. 문제 해결 학습

문제 해결 수업 모형은 기본 학습을 통하여 얻어진 학습 결과를 적용하고 응용하기 위한 학습 활동으로 응용 문제 해결에 유용한 학습 모형이다.

과정	주요 활동
문제 파악	• 학습 동기 유발 • 학습 문제 파악 • 문제 사례 제시
문제 추구	• 문제 해결 과정 구상, 학습 방법 찾기 • 학습 계획 수립
문제 해결	• 문제 해결 실행 • 해결 내용 검토, 개발, 모둠별 학습 내용 발표, 질문, 답하기
적용 및 발전	• 적용, 생활 주변의 문제 해결하기
정리	• 학습 정리, 평가, 학습 내용 정리

문제 해결 수업 모형은 문제의 선정, 제시에서 여러 학생의 수준을 고려하고 학생이 스스로 문제를 만들고 선택하게 하는 수업 모형이다. 문제를 해결하는 사람은 학생이며 교사는 촉진자의 역할만 해야 하기 때문에 학생의 문제 해결 능력 신장을 위해 교사가 먼저 문제 해결 경험이 풍부하고

체험이 축적되어져 있어야 한다. 대체적으로 자신이나 주변인의 건강 문제 해결을 위해 전략을 수립하는 활동 주제가 효과적이다.

> **문제 해결 수업 모형으로 운영해 볼 수 있는 주제**
> - 건강의 이해와 질병 예방 – 질병 예방과 관리(수면, 식습관과 건강, 청소년 건강 관리, 만성 질병 이해와 관리 등)
> - 생활 속의 건강한 선택 – 성과 건강, 정서와 정신건강
> - 건강 자원의 활용과 대처 기술 – 대처 기술(타협의 기술, 위기 관리와 회복 등)

4-5-6. 발견 학습

발견 학습 수업 모형은 학문의 개념이나 원리를 발견 또는 재발견하는 과정을 학습자에게 직접 체험시킴으로써 결과보다 탐구의 과정 및 방법을 중시하고 개념 형성과 일반화에 초점을 두는 모형이다.

과정	주요 활동
탐색 및 문제 파악	• 탐색 활동, 자료 관찰, 문제 파악
자료 제시 및 관찰, 탐색	• 제시된 자료 관찰 • 탐색 활동
자료 추가 제시 및 관찰, 탐색	• 자료 추가 탐색 – 추가 자료 관찰 탐색하기 – 탐색 결과 추리하기, 기록하기
규칙성 발견 개념 정리	• 모형 사용, 일반화, 그래프화, 문장화, 수식화
적용 및 응용	• 적용, 응용, 설명

발견 학습 수업 모형은 학습자의 능동적 학습 과정을 중요시하므로 방만한 수업이 될 위험이 있으므로 직접, 간접 경험을 통한 개념 형성에 도움을 주기 위해 시청각 매체 사용을 고려해 볼 수 있다.

> **발견 학습 수업 모형을 적용해 볼 수 있는 주제**
> - 건강의 이해와 질병 예방 – 감염병 예방(손 씻기 교육)
> - 건강 자원의 활용과 대처 기술 – 건강 정보와 매체 활용

4-5-7. 새롭게 제시되는 교수 학습 모형[12)]

최근에는 학습자가 실제 상황의 문제를 해결할 수 있는 역량이 증진되는 교수 학습 방법으로 하부르타 수업(Havruta Learning), 거꾸로 수업(Flipped Learning), 비주얼 씽킹(Visual Thinking), 액션러닝(Action Learning), 문제 중심 학습(Porblem-Based Learning), 프로젝트 학습, 뇌기반 학습, 네트워크 상에서 일어나는 주제 중심 공동체 학습, 토의 토론 학습, 협동 학습 등 다양한 교수 학습 모형이 개발되고 있다.

(1) 하부르타 수업

하부르타 수업은 학습자가 스스로 질문하고 함께 대화하고, 토론, 논쟁하는 과정에서 생각하는 힘을 키우는 학습 방법이다. '하브루타' 란 친구 즉, 파트너를 의미하며 일방적으로 지식을 암기시키는 교육이 아니라 스스로 배움을 이끌어 가고, 즐기는 인재를 키우는 교육 방법이다.

하브루타 수업 과정	내용
도입(동기) 하브루타	도입에서 실행하는 하브루타로 목적은 뇌를 깨운다. 간단한 게임으로 사고를 자극하여 뇌를 깨운다.
내용(사실) 하브루타	본문에 대한 사실적 내용을 이해하는 하브루타이다. 본문을 읽고 질문을 만들고, 그 질문에 답하면서 내용을 이해한다.
심화(상상) 하브루타	내용을 확인하거나 확실하게 추리할 수 있는 단계를 넘어선 의견에 관한 질문으로 풀어갈 수 있다.
적용(실천) 하브루타	실생활에서 실천하고 적용하는 하브루타이다. 분문을 보고 나라면 어떻게 할 것인가? 나와는 어떤 점이 다른가? 등을 정리한다.
종합(메타) 하브루타	선생님이 되어 정리해서 가르치는 마무리의 단계이다. 오늘 배운 점을 서로에게 가르쳐줄 수 있다. 또는 이야기의 제목을 지어본다든지 더 나아가 뒷이야기를 나눌 수 있다. 이 단계에서 교사와 학생 간의 하브루타를 하게 되는 데 이 때 교사는 학생이 미쳐 생각하지 못한 내용이나 관점 등을 제시하도록 던질 수 있으면 그 수업을 마무리하여 정리할 수 있는데 이런 교사와 학생의 하브루타를 쉬우르라고 한다.

(2) 거꾸로 수업

거꾸로 수업은 교실에서 하는 강의식 수업을 동영상(약 10분 정도)으로 만들어 학생들에게 미리 예습 해 오도록 하고, 교실에서는 수업 대신 다양한 활동으로 공부의 재미와 깊이를 더해주는 수업 방법이다. 거꾸로 수업이 성공적으로 이루어지기 위해 중요한 것은 교사의 강의 영상 제작 실력이 아니다. 무엇보다 교실 활동에서 나타나는 아이들의 상호 작용이 중요하다. 일단 아이들이 바르게 앉아 조용히 책 읽는 과거 교실의 모습이 아니라, 아이들이 제 생각을 말하고 열렬히 토론하는 시끄러운 교실을 맞을 준비가 되어 있어야 한다. 거꾸로 수업에서 교사는 지식의 전달자가 아닌 상호 작용의 촉진자가 되어야 한다. 학생들의 활동이 성에 차지 않더라도 격려해주고, 스스로 문제를 해결할 수 있도록 보조해 주어야 한다.

전통적 수업	수업 중 강의 수업, 지식 전달	→	수업 후 개별 학습
거꾸로 수업	수업 전 교사의 강의 영상 시청	→	수업 중 학생 간 상호 작용 (예: 문제 해결 학습, 토론 학습)

(3) 비주얼 씽킹[15)]

비주얼 씽킹은 생각과 정보를 글과 그림으로 표현, 기록하는 활동을 말한다. 여기에서 간단한 그림이란 글과 도형, 기호, 화살표 등으로 쉽게 그리는 것으로 이러한 간단한 시각적 표현 방법을 활용하여 학습자의 생각을 체계화할 수 있으며 학습 내용에 대한 기억력과 이해력을 키울 수 있다. 기존에 많이 활용되던 마인드맵 학습 방법과 비교하면 다음과 같다.

	마인드맵	비주얼 씽킹
의미	생각 지도 방사형 사고를 표현	생각을 글과 그림으로 표현하여 공유하기
레이아웃	중심 이미지에 구체화(대체로 가운데 중심 키워드나 이미지를 바탕으로 방사형으로 뻗어 나가는 구조를 지님)	여러 가지 레이아웃을 사용할 수 있음
구성	주로 키워드를 사용(글, 그림) 상위 가지와 하위 가지로 구분	글, 그림
특징	주로 개인의 생각을 정리(폴더)	공유하는 힘이 큼(폴더+스토리텔링)

(4) 토의 토론 학습

토의란 여러 사람이 모여서 어떤 공동의 문제에 대하여 가장 좋은 해답을 얻기 위하여 협의하는 말하기의 한 형태로 협동적인 사고의 과정이다. 토론은 어떤 논제에 대하여 찬성자와 반대자가 각각 논리적인 근거를 발표하고 상대방의 논거에 대하여 부당하다는 것을 명백하게 말하기의 한 형태이다. 따라서 토의와 토론은 비슷하게 보이지만 다른 학습 방법이다.

구분	토의	토론
개념	특정 주제에 대해 여러 사람들이 정보와 의견을 교환하여 학습하거나 문제를 해결하는 것	특정 주제에 대해 서로 다른 주장을 하는 사람들이 논증이나 검증으로 자기주장을 정당화화고 설득하려는 것
정답의 개념	여러 사람이 정답을 만들어 가는 것	주장하는 이 마다 각자 정답을 가지고 자신이 옳다고 설득하는 것
목표	정보 교환과 합의	상대방 설득, 승패
규칙	덜 엄격함	엄격함(입론, 반론, 심문, 최종 변론의 방법)
참여 인원	소수 또는 다수	소수
교수 학습 적용 형태	직접 적용(직소우, Jigsaw)	교육 과정에 적합하도록 재구성 후 적용(포럼, 심포지엄, 찬반 대립 토론)
접근 방법	통합적, 다수 주제	분석적, 단일 주제
강조	유연성	논리성
입장	유연함	정해짐
사고	배려적	비판적
활용 예시	담당자 회의, 어린이 교직원 회의	국회 토론회, 쟁점 토론

토의 학습의 효과는 비판적 사고력과 논리적 분석력, 종합적인 사고력을 길러주지만 토론 학습은 언어 사고력과 순발력을 향상시키며 확산적 사고의 비판적 사고 능력을 향상시킨다. 또한 참여 의식과 의사 표현 및 결정 능력을 향상시킨다.

(5) 문제 기반 학습(Problom-Based Learning)

문제 기반 학습은 학습자 주도적, 학습자 중심적 학습 모형이다. 실제적이고 비구조화 된 복잡한 문제 상황으로부터 문제를 찾아내고, 학생은 해결책을 모색하기 위해 많은 정보와 지식들을 직접 다루면서 개별 학습과 팀별 학습 등의 활동을 통해 문제를 해결하고 그 과정에서 다양한 지식을 구성해 나가는 교수 학습의 형태를 말한다.

즉 학습 결과를 공유와 평가를 통해 새로운 학습으로 확산되도록 발표와 성찰 과정이 있다.

단계	과정	주요 활동
도입	문제 제시 문제 파악 학습 계획서 작성	• 시나리오 작성하여 문서, PPT, 동영상 등으로 흥미롭게 제시 • 동기 유발, 문제 파악하고 문제 발견할 수 있게 한다. • 알고 있는 것, 알아야하는 것, 구분하고 알아내는 방법을 찾고 결과를 생각하여 발표 계획을 세운다.
전개	자기 주도적 학습 및 모둠 활동 해결 방법 완성하여 적용	• 문제 해결에 필요한 지식과 자료 등을 수집하고 정리한다. • 교사는 이 과정에서 부족한 학생을 파악하여 개별 지도하고 자기 주도적 학습 과정에 대한 피드백을 실시한다. • 학습자의 개별 학습의 결과를 공유하고 모둠 토의를 통해 해결책을 완성한다.
정리	발표 및 평가	• 모둠에서 PPT, 프레지 동영상 전시 시연 등으로 발표한다. • 학습 성찰 일지, 동료, 자기 평가, 모둠 평가 등을 실시한다.

(6) 액션 러닝

액션 러닝은 개인과 과제나 팀의 공동 과제를 교수자와 함께 해결하는 과정으로 4~8명 소집단으로 학생을 구성하여 문제 해결 과정으로서의 학습이다. 교사 중심이 아닌 학생 중심의 학습 방법으로 지식 습득과 자기 성찰의 학습 과정이다. 액션 러닝은 실천할 것을 요구한다. 액션 러닝의 코치는 팀원이 무엇을 배우고, 어떻게 문제를 해결할 수 있는지를 도와주는 보조자, 촉진자의 역할을 하게 된다.

단계	내용
과제 명확화	해결해야 할 과제의 범위와 구체적인 내용, 최종 해결안의 형태 등을 정의한 것
과제 해결을 위한 연구	과제를 해결하기 위해 필요한 자료를 수집, 정리, 분석하는 것
해결안 개발과 타당성 검증	수집, 분석된 자료를 토대로 과제에서 요구하는 해결안을 도출하고 그 아이디어가 타당한지 검증하는 것
실행 또는 최종 결과물 도출 및 성찰	도출된 아이디어를 실행하고 그 결과를 평가하는 것

4-6. 교육 매체 선정

매체(Media)란 메시지를 전하는 수단이다. 오늘날 교육 현장은 매체의 홍수 속에 있다고 해도 과언은 아니다. 교수 학습 과정에서 교사가 준비된 매체를 효과적으로 사용할 수 있는 능력을 갖추는 것이 무엇보다 중요하다. Media는 라틴어의 Medium으로 'Between' 의 뜻으로 두 가지의 개체를 이어주는 어떤 수단으로 교육과 훈련에서 교수적인 기능에 도움이 되는 시청각 및 관련된 자료들을 말한다. 교수 매체를 적절히 활용한 수업은 학습자의 수업 참여도 및 성취도를 높일 수 있으며, 결과적으로 수업의 완성도를 높이는데 기여할 수 있다.

4-6-1. 교육 매체의 활용 효과

- 교수 활동이 표준화 될 수 있다.
- 가르치는 것을 재미있게 해준다.
- 교수 이론을 적용하여 학습을 보다 재미있게 해 준다.
- 수업에 소요되는 시간이 줄여준다.
- 학습의 질을 높여준다.
- 필요할 때 필요한 장소에서 수업을 할 수 있다.
- 학습자는 학습 과정 자체에 긍정적인 태도를 갖게 된다.
- 교사의 역할이 긍정적으로 바뀔 수 있다.

4-6-2. 교육 매체를 선택 시 고려할 사항

- 교사는 매체에 익숙해야 한다. 필요한 매체의 장단점과 사용 방법을 확인해야 한다.
- 학습자를 위해 배려하도록 내용은 모든 학습자가 보고 들을 수 있게 구성해야 한다.
- 매체 활용 시간을 절제하고 매체를 주도적, 내용을 일방적으로 제시하는 것을 지양한다.
- 교사는 학습자 참여를 최대화 하여 학습자들의 직접 참여하는 경험을 유도한다.
- 매체를 활용하여 사고력을 자극하고 학습자 주도적으로 학습을 할 수 있는 환경으로 매체를 구성한다.

4-6-3. 교육 매체의 종류

교육 매체는 여러 가지 방법에 의해 분류될 수 있지만 주로 제공하는 정보의 형태에 따라 시각 매체, 청각 매체, 시청각 매체, 복합 매체, 교수 공학 매체로 볼 수 있다. 그러나 기재의 성격에 따른 분류로 보면 다음과 같다.

- 비투사 매체: 그림, 사진, 포스터, 인형 등
- 투사 매체: 슬라이드, 필름, OHP, 실물 환등기
- 간이 매체: 그림, 사진, 게시판 등

• 입체 매체: 모형, 표본, 실물 등
• 영사 매체: 슬라이드, 실물 환등기, 필름
• 전자 매체: TV, 컴퓨터, 라디오, CD 등

따라서 매체를 활용하여 수업의 도입부에서는 학습자의 주의 환기를 할 수 있으며, 흥미 유발을 끌 수 있는 매체를 활용한다. 또한 수업의 전개부에서는 구체적인 자료 제시 단계로 내용에 따라 다양하고 효과적인 매체를 활용한다. 그리고 수업의 정리부는 학습 목표 성취 여부 확인을 할 수 있는 매체를 활용한다.

영역	다양한 수업 방법 및 매체를 활용한 보건수업 사례		
1. 건강의 이해와 질병 예방	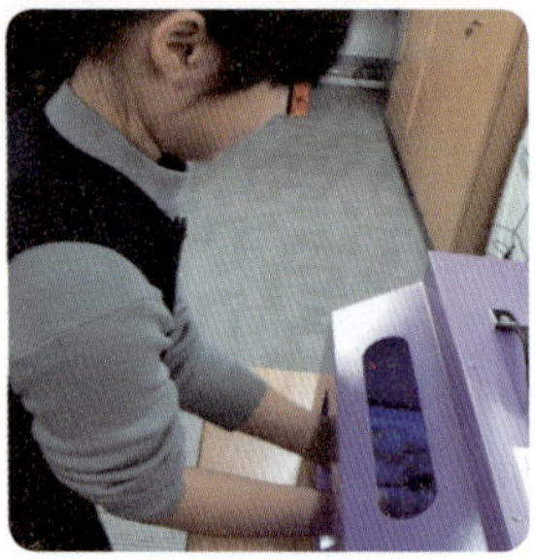 손 씻기 실험	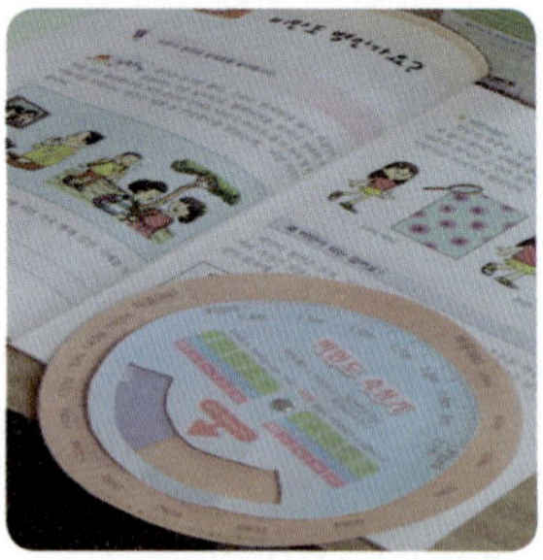 비만 예방 (비만도 빙글이 만들기)	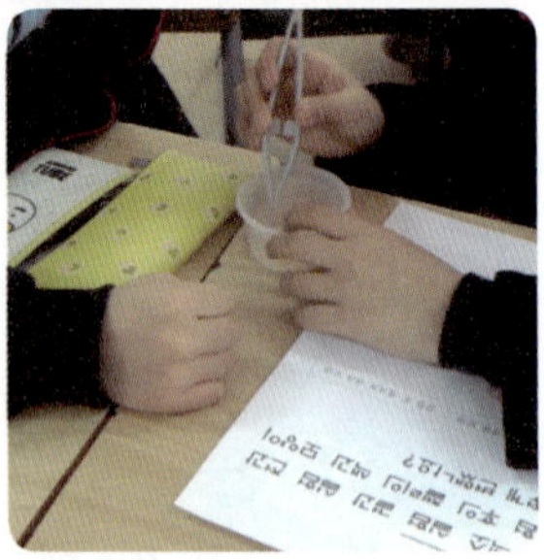 식품 첨가물 실험
	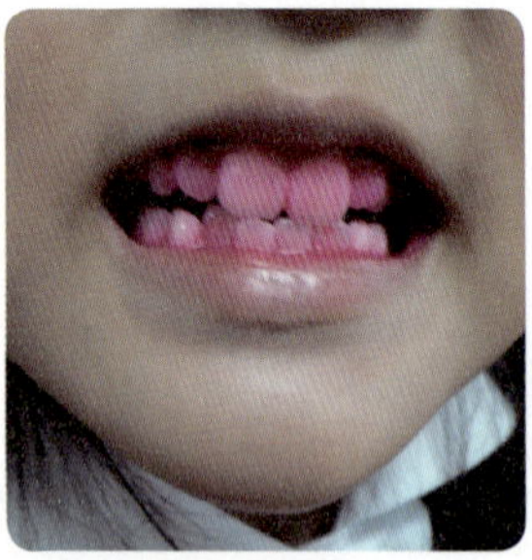 올바른 칫솔질(치태 실험)	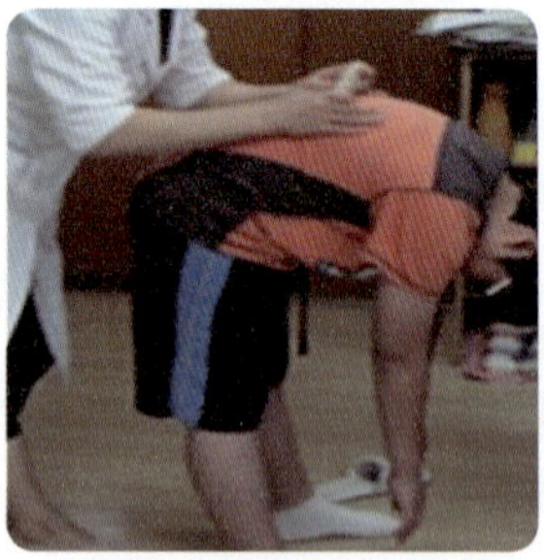 척추 측만증 검사	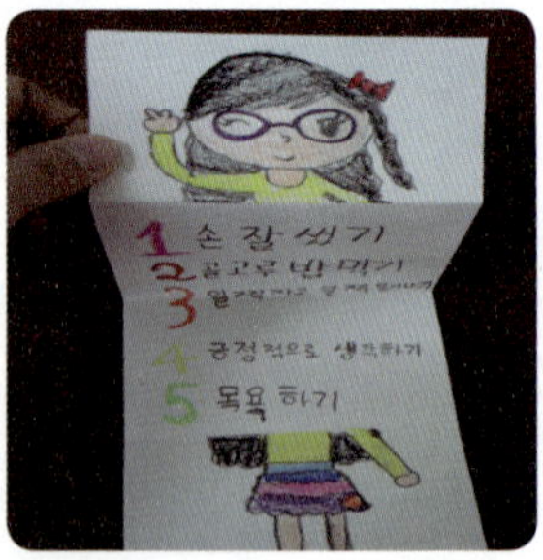 면역력 증가(미니북 만들기)
2. 생활 속의 건강한 선택	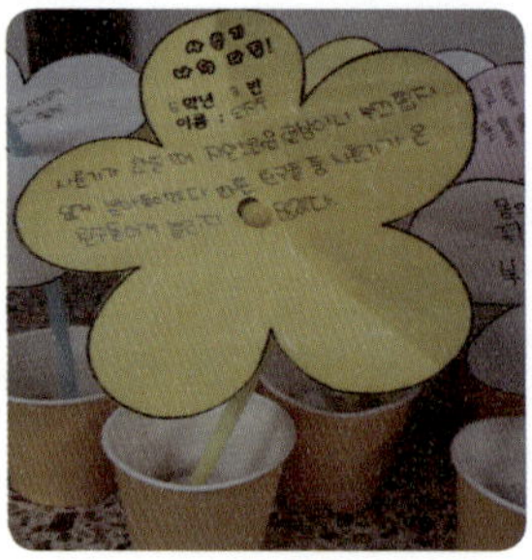 사춘기 신체 변화 (미니북 만들기)	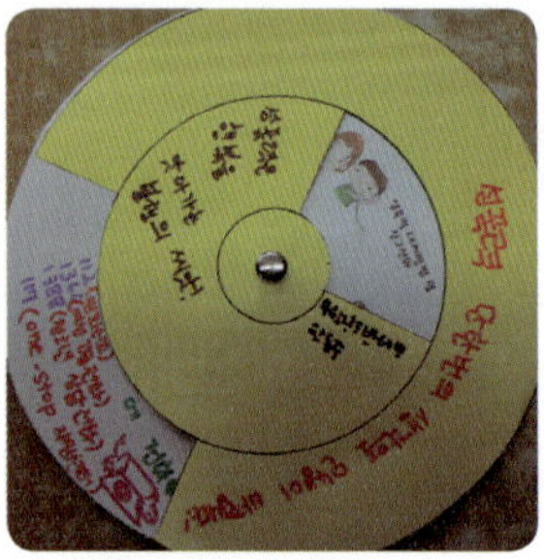 성폭력 예방 교육 (미니북 만들기)	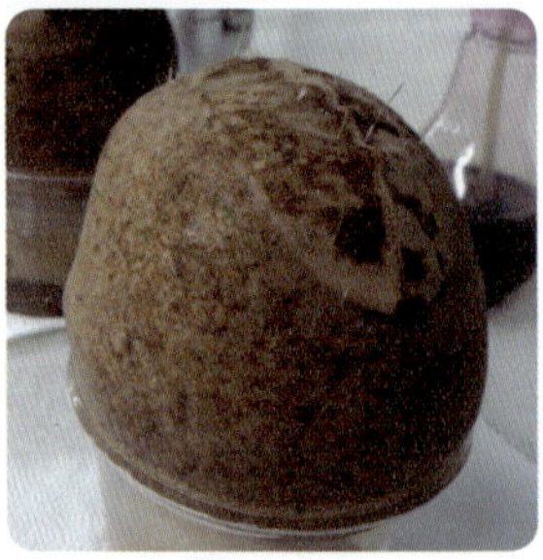 흡연 예방 교육 (잔디 인형 키우기)

2. 생활 속의 건강한 선택	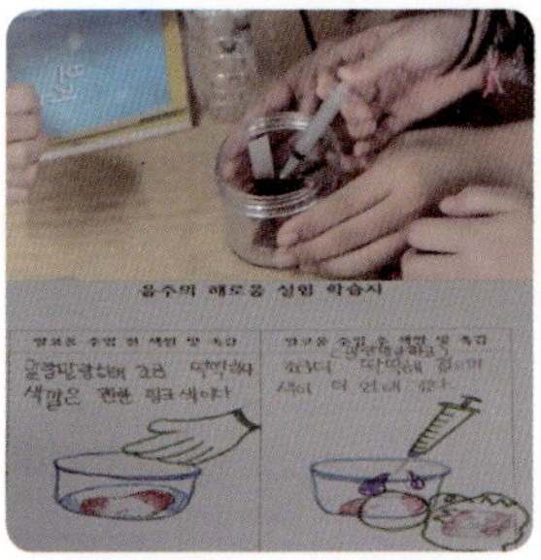 음주 예방(소간 알코올 실험)	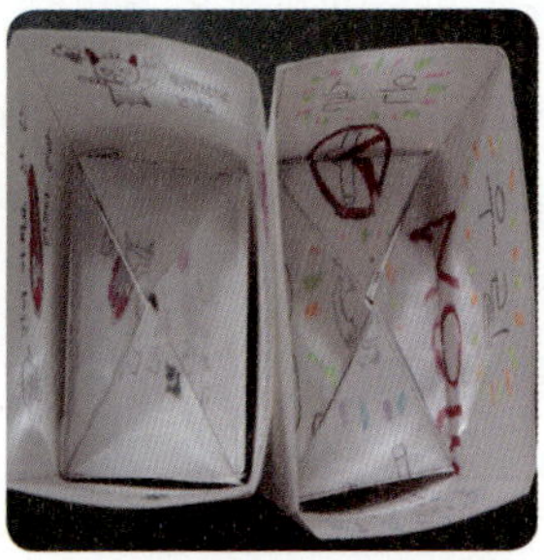 음주 예방(만화경 만들기)	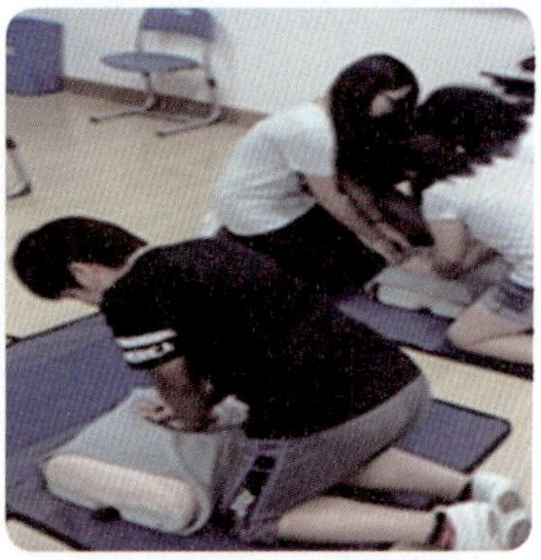 심폐소생술
	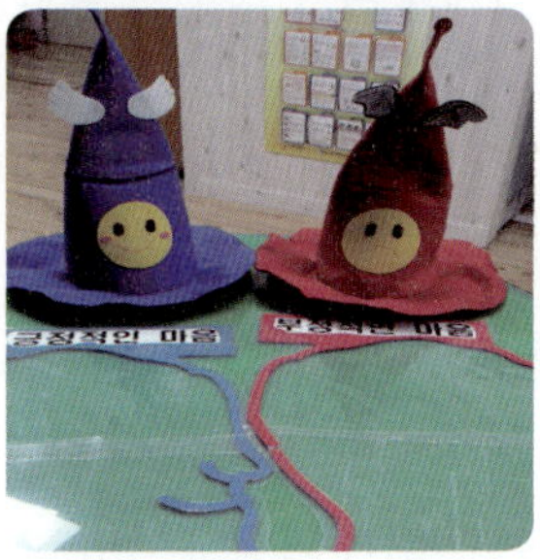 정신건강 증진(생각 모자)	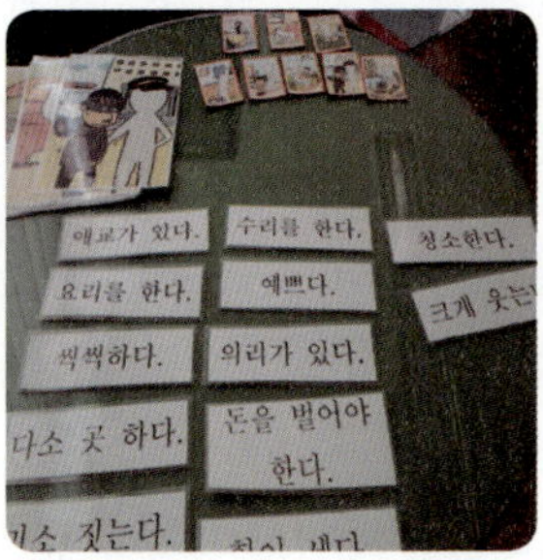 양성평등 수업 카드	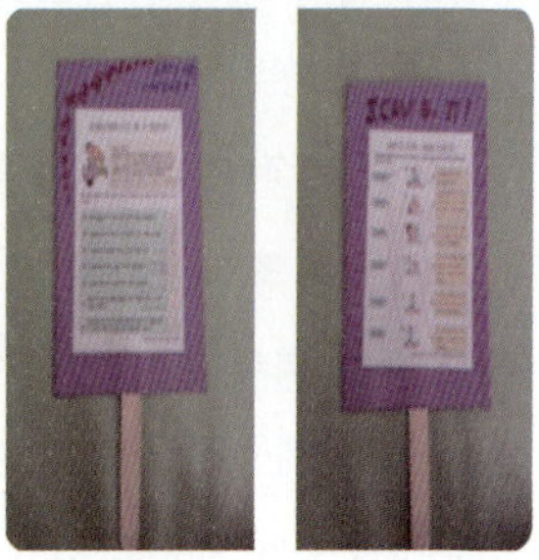 응급 처치(부채 만들기)

〈초등학교 보건교육 수업 사례〉

4-7. 보건교육 교수 학습 과정안[16)]

건축가들이 설계도를 보고 집을 짓듯이 교사는 사전에 준비된 수업 설계도 즉 교수 학습 과정안에 의하여 수업을 진행한다. 교수 학습 과정안은 기존에 수업 계획서라고 불리던 것으로, 학습 목표 도달을 위한 일련의 학습 전략화한 내용들을 구조적으로 작성하는 것으로 매우 중요한 수업 준비의 과정이다. 위에서 제시한 학교보건교육을 수행하기 위하여 요구도를 파악하고, 학습 목표를 설정하며, 학습 내용, 교육 방법, 교육 매체 등을 모두 선정하여 한 차시의 보건교육을 수행할 수 있도록 구체적으로 작성해야 한다. 교수 학습 과정안은 학습 목표에 도달하기 위하여 자기만 알아볼 수 있는 언어와 형식으로 작성되어서는 안되며, 다른 교사가 그 수업안을 가지고도 그대로 수업을 할 수 있을 정도로 세세하게 작성해야 한다.

4-7-1. 교수 학습 과정안의 필요성

교수 학습 과정안은 교사의 재량권이 부여된 부분이므로 학습 내용에 따라 교사의 재량에 의해 작성할 수 있다. 따라서 교수 학습 과정안은 가르치는 전문인으로서의 교사가 주어진 학습 시간에 학습 목표를 가장 효율적으로 달성시킬 수 있는 방안을 준비한 고도의 전문성을 띤 수업 전략이라고 할 수 있다. 그러므로 교수 학습 과정안의 필요성을 살펴보면 다음과 같다.[17)]

- 학습 목표의 효과적인 달성을 위한 전략이다.
- 수업의 경제성을 높이기 위해 필요하다.

- 학습 목표를 선정하여 교수 학습 활동의 방향을 분명히 한다.
- 학생들의 수업의 실패나 오류를 차단하기 위하여 준비가 이루어져야 한다.
- 학습 상황에 가장 알맞은 최적의 학습 조건이 마련되어야 한다.

4-7-2. 교수 학습 과정안 중점을 두어야 할 사항

- 교과의 학습은 단편적 지식의 암기를 지양하고 핵심 개념과 일반화된 지시의 심층적 이해를 바탕으로 둔다.
- 교과의 핵심 개념과 일반화된 지식 및 기능이 학생의 발달 단계에 따라 그 폭과 깊이를 심화할 수 있도록 수업을 체계적으로 설계한다.
- 학생의 융합적 사고를 기를 수 있도록 교과 내, 교과 간 내용 연계성을 고려하여 작성한다.
- 실험, 관찰, 조사, 실측, 수집, 견학 등의 직접 체험 활동이 충분히 이루어지도록 작성한다.
- 개별 학습 활동과 함께 소집단 공동 학습 활동을 통하여 협력적으로 문제를 해결하는 협동 학습의 경험이 제공되도록 작성한다.
- 학생이 능동적으로 수업에 참여하고 자신의 생각을 표현하는 기회를 가질 수 있도록 토의 토론학습이 활성화 되도록 작성한다.
- 학생에게 학습 내용을 실제적 맥락 속에서 적용하고 활용할 수 있는 기회를 충분히 제공되도록 작성한다.
- 학생이 스스로 자신의 학습 과정과 학습 전략을 점검하고 개선하며 자기주도적으로 학습할 수 있도록 작성한다.

4-7-3. 교수 학습 과정안 작성 요령

교수 학습 과정안 작성 요령은 다음과 같으며,[17] 부록의 (실무 예시 6-1~6-3)에 교수 학습 과정안 예시를 수록하였다.

표 6-7. **교수 학습 과정안 작성 요령**

순	지도안의 형식	내용
1	교재 및 단원	단원의 제목을 쓴다. 교재는 일반적으로 교과서인 경우가 대부분이고 단원은 대단원과 본시 단원을 함께 적는다.
2	단원 지도의 기초	• 단원의 성격과 지도의 기초라는 두 항목으로 나누어서 단원의 성격에서는 단원 전체를 개관하면서 그 성격이나 중요성, 가치성 등을 진술한다. • 지도의 기초에서는 과제 분석의 결과를 제시하는 교재관, 학생관, 지도관을 진술하는 것이 좋다. • 다양한 그림과 표를 제시하고 이에 대한 적절한 해석이 덧붙여져야 한다.

3	단원의 목표 (교재관)	• 교재에 대한 교사의 견해, 수용 방법을 쓴다. 대단원을 말하고 목표는 지식, 이해, 적용 등으로 나누어 진술할 수도 있다. • 진술의 형식은 본시 단원의 목표와는 다르게 어느 정도의 일반성과 추상성을 가진 용어를 사용하는 것이 좋다.
4	단원의 지도 계획	무엇을 가르치고 싶은가에 입각하여 만들어낸 내용의 요소로 구조화하고 시간 배당을 한다.
5	본시의 목표	그 시간에 어떻게 해서라도 이해시키고 싶은 것, 이를 위한 수업의 방향성 등에 대하여 쓴다.
6	관련 단원	본시 수업과 관련된 단원을 페이지까지 구체적으로 표시한다. 관련 단원은 주로 동일 교과인 경우가 대부분이겠지만 따라서는 간혹 다른 교과의 단원일 수도 있다.
7	본시의 지도 계획	수업을 전개해 나가는데 있어 본시 내용의 핵이 되는 것을 주제별로 쓴다.
8	수업에 즈음하여	수업에 즈음하여 학생들이 그 교재에 대하여 어떠한 사전 지식이 있고 어떠한 관심, 반응 등 학생 파악이나 지도시 유의점에 대하여 쓴다.
9	수업의 지도 계획표	• 주된 학습 내용: 내용적 핵이 될 만한 것을 쓴다. • 교사의 활동: 내용 즉 핵에 학습자들을 끌어내어 집중시키고 접근 시키기 위하여 교사가 어떠한 작용을 하는가에 대하여 쓴다. • 학습자의 예상되는 반응: 교사의 작용에 대한 학습자의 반응에 대하여 예상이나 그의 가능성에 대하여 쓴다. • 예상되는 문제점: 학습자의 반응을 예상해서 특히 이런 '실패'나 '문제점'이 나올 것이라는 예상을 쓴다
10	판서의 계획	본시 수업의 전개 과정에 포함시킬 수도 있겠지만 학습의 요점만을 간단하게 구조화시켜 판서하기 위해서는 별도의 항목으로 독립시켜 계획해 두는 것도 바람직하다.
11	형성 평가 계획	형성 평가 문항도 사전에 학습 지도안에 작성해 두는 것이 좋다.

4-8. 학교보건교육 평가

평가는 교육을 통해 학습자에게 기대한 변화가 얼마나 성취되었는지를 측정하는 활동이다. 학습자 평가는 학생들의 학습 수행을 포함한 성취 정도를 확인하기 위해 학습 목표와 일관된 평가 방법을 구안하고 평가 결과를 활용함으로써 학습자의 성취 수준을 높이고, 교사에게는 보다 개선된 수업을 실시할 수 있는 기초 자료를 제공하는 것이다.[9]

학교와 교사는 성취 기준에 근거하여 학교에서 중요하게 지도한 내용과 기능을 평가하며 교수 학습과 평가 활동이 일관성을 갖추어야 한다. 또한 학교는 교과의 성격과 특성에 적합한 평가 방법을 활용해야 한다.

2015 교육 과정 성취 기준은 교과별 국가 교육 과정에 진술되어 있는 성취 기준을 의미한다. 교과별 국가 교육 과정에서는 '성취 기준'이라는 항목을 두고 성취 기준과 성취 기준 해설을 제시하고

있다. 위의 정의에 의하면 교육 과정 성취 기준이란 수업 활동의 기준이 되는 것으로서 학생들이 교과 학습을 통하여 성취해야 할 내용과 능력을 진술한 것이라고 할 수 있다. 여기에서 능력이란 각 교과의 핵심 역량을 비롯하여 각 교과에서 기르고자 하는 기능과 역량을 모두 포함하는 것이라고 할 수 있다. 보건교육의 평가는 건강에 대한 개념에 대한 이해를 통해 총체적이고 통합적으로 사고하고 이해할 수 있으며, 건강을 위해하는 요인에 직면했을 때 자기 건강 관리 능력이 향상되는데 중점을 둔다. 또한 학년군이 높아짐에 따라 평가 기준 간의 위계가 나타나도록 진술한다. 특히 초등학교 보다는 중학교가, 중학교보다는 고등학교가 높게 진술되어야 한다.

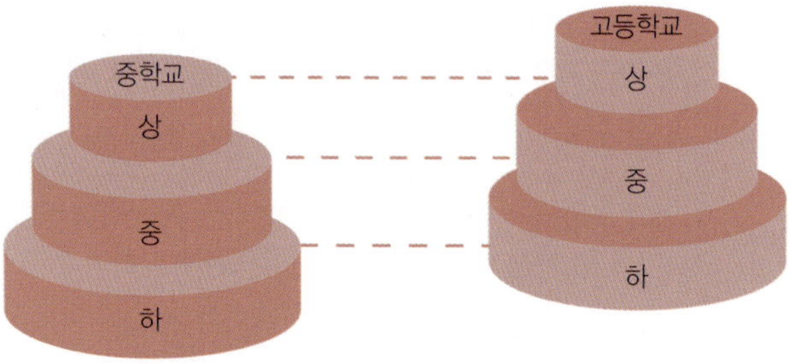

출처: 한국교육과정평가원. (2015). 2015 개정 교육 과정에 따른 보건 평가 기준 개발 연구.[18]

그림 6-1. **평가 기준 상, 중, 하의 학년군 간 관계 모형**

4-8-1. 평가 방향

평가는 학습자의 장단점을 파악하여 교수 학습 방법의 개선에 기여하고, 학습자의 성장과 발달 정도를 판단할 수 있다. 또한 학습자의 인지뿐 아니라 아는 것을 실제로 적용하는 능력을 파악하는데 필요하다.

학습자의 평가의 방향은 다음과 같은 평가의 방향으로 변화되어야 한다.[9][16]

- 학습자의 발달적 교육관에 기초한 평가여야 한다.
- 교수 학습 방법 개선에 기여하는 평가여야 한다.
- 인지적 학습과 정의적 학습의 균형 있는 평가여야 한다.
- 학습자의 장단점을 파악할 수 있는 과정 중심의 평가여야 한다.
- 명백하게 진술된 객관적인 준거에 의한 평가여야 한다.
- 학습자의 성장과 발달 정도를 판단할 수 있는 평가여야 한다.
- 평가 목표와 내용에 적합한 다양한 평가 방법과 형식을 사용하는 평가여야 한다.
- 서술형과 논술형 평가 및 수행 평가의 비중을 확대한다.
- 정의적, 기능적, 창의적인 면이 중요시된다면 타당한 평정 기준과 척도에 따라 평가한다.
- 실험, 실습의 평가는 교과목의 성격을 고려하여 합리적인 세부 평가 기준을 마련해야 한다.

4-8-2. 평가 유형[10)]

(1) 시점에 따른 분류

① 진단 평가

사전 평가라고 불리며, 대상자의 교육에 대한 이해 정도를 파악하고 교육 계획 시 무엇을 교육할 것인지를 알아보기 위해 실시한다. 진단 평가를 통해 대상자의 지식, 태도, 동기, 준비도, 흥미 등을 파악할 수 있고 어떤 주제의 교육이 필요한지 확인할 수 있다.

② 형성 평가

형성 평가는 교육이 진행되고 있는 동안 교육 내용, 교육 방법, 교육 효과를 향상시키기 위하여 무엇을 조정하거나 추가하는 것이 필요한지 확인하는 과정이다. 중간 목표 도달 정도를 점검하여 효과적인 학습에 영향을 미치는 요인을 알아보고 교육 목표에 도달하기 위한 대안 등을 모색하는 것이다.

③ 총괄 평가

총괄 평가는 보건교육이 끝났을 때 이루어지는 것으로, 교육 목표가 달성되었는지에 대해서 학습자가 교육 주제에 대한 지식, 태도의 변화가 있었는지, 행동에 동기 부여가 되었는지를 확인한다. 또한 교육 방법과 학습자의 요구 충족, 장단점 등 교육 과정에 대한 점검을 통해 다음 교육 시에 활용할 사항들을 찾기 위한 평가이다. 교육 종료 후 실시하는 최종 평가로서 대상자의 목표 달성 정도를 파악할 수 있다.

(2) 교육 성과에 따른 분류

① 과정 평가

과정 평가는 교육이 진행되는 동안 교육 전반에 걸쳐서 평가하는 것으로서 교육 진행에 관한 정보를 수집하며 교육 중간에 문제점을 파악하고 수정할 수 있어 효과적인 피드백을 이끌어 낼 수 있다. 교육 주제의 정당성, 교수 방법의 적절성, 교육의 양과 질, 학습자와의 상호 작용, 교육 환경, 예산의 확보 및 사용 등을 평가할 수 있다.

② 영향 평가

교육 결과로 대상자의 지식, 태도, 신념, 행동이나 실천 양상의 변화 정도를 측정하는 것이다. 즉각적으로 관찰이 가능한 교육의 효과에 해당하는 사업의 수용도, 접근성, 지식 · 태도 · 기술의 변화 정도 등을 측정한다.

③ 결과 평가

교육 결과로 얻은 건강상의 변화나 사회적 요인의 개선 정도를 측정하는 것이다. 이 평가는 교육의 당위성과 필요성을 증명하는 최종 수단이 되므로 보건 교육자는 가능하면 성과 평가를 반드시 수행하는 것이 바람직하다. 사망률, 이환율, 발생률, 삶의 질 등을 평가할 수 있다.

④ 효과 평가

교육의 근원적 문제점에 대한 최종적 효과를 평가하는 것으로서 교육의 목적과 밀접한 관계가 있다. 목표 설정은 앞으로의 지향성을 결정하는 것이며 현재 무엇이 문제이고 문제의 원인이 무엇이며 이를 해결하기 위해 어떤 중재 방법을 투입하였는가를 단계적으로 분석하는 과정으로서, 기획 단계의 역과정이라고 할 수 있다. 효과 평가를 수행하기 위해서는 단기 효과 평가 지표로 단기 목표, 중기 효과 평가 지표로 영향 목표, 장기 효과 평가 지표로 결과 목표의 성취 정도를 평가하게 된다.

(3) 기준에 따른 분류

① 절대 평가

기준에 따른 평가로서 보건교육 계획 시에 미리 달성해야 하는 목표를 설정해 놓고, 교육을 실시한 후 목표 달성 여부를 확인하는 목표 지향적 평가이다. 이 평가는 학습자가 무엇을 할 수 있는지를 파악하려고 하는 것에 목적을 두기 때문에 학습자의 점수를 비교하지 않는다.

② 상대 평가

다른 사람에 비해 어느 정도 성취하고 있는지를 평가하는 것으로서 평가의 초점은 학습자가 '무엇을 얼마나 알고 있는지, 학습의 성취 정도를 평가하는 것' 이 아니라 '다른 사람과 비교할 때 무엇을 얼마나 아는가' 를 평가하는 것에 있다. 따라서 학습자 개인의 상대적인 위치와 우열의 파악이 가능하며 경쟁을 통해 학습 동기를 유발하는 방법이다.

4-8-3. 평가 도구

(1) 평가 도구의 조건

① 타당도

타당도(Validity)는 평가 도구가 평가하려는 내용을 잘 측정하고 있는지, 즉 교육 목표나 기준을 제대로 측정하는지를 의미한다.

② 신뢰도

신뢰도(Reliability)는 평가 도구의 정확성을 의미하는 것으로서 그 도구가 측정하려는 내용을 오차 없이 얼마나 정확하고 일관성 있게 측정하는지와 관련된 개념이다. 즉, 도구가 믿을만한 도구인지를 말해주는 것이며, 동일한 도구를 동일한 대상자에게 다시 적용하여 평가할 때 동일한 결과를 얻을 수 있는지를 말한다.

③ 객관도

평가 결과가 평가자의 주관성과 검사횟수 등에 관계없이 일치된 평가를 할 수 있는지를 의미한다. 즉, 평가 결과를 결정하는 사람에 의해 발생하는 오차로서, 평가자의 일관성을 의미한다. 객관도를 높이기 위해서는 평가자의 의도나 주관이 개입되지 않도록 선택형 문항을 사용할 수 있으며 평가 기준을 명확히 하고 평가자의 자질을 향상시키는 것이 요구된다.

④ 실용도

실제로 사용하는 것과 관련된 개념이다. 즉, 평가 도구의 경제성, 간편성, 편의성을 나타내는 것으로서 실제로 그 평가 도구가 교육자나 학습자에게 쉽게 적용될 수 있는지를 의미한다. 즉, 실용도는 얼마나 쉽게 그 평가 도구를 적용할 수 있는지와 관련된 사항이다.

(2) 평가 도구의 종류

① 질문지법

질문을 읽고 이해할 수 있는 사람에게 사용할 수 있는 방법으로서 질문지의 항목을 읽고 답을 할 수 있는 정도의 집중력을 갖고 있을 때에 가능하다. 이 방법은 지적 영역의 모든 수준의 학습을 평가할 수 있다. 질문지의 각 문항은 측정하고자 하는 내용이 정확히 포함되도록 논리성을 갖고 있어야 한다. 질문지의 유형으로는 선택형 질문지와 서답형 질문지가 있다. 선택형 설문지는 질문에 대한 답을 보기로 제시하여 보기 중에서 선택하게 하는 것으로서 진위형(True-False Type), 배합형(Matching Type), 선다형(Multiple Choice Type)이 있다. 서답형 질문지는 질문에 대한 학습자의 생각을 직접 서술하는 것으로서 단답형(Short Answer Type), 완결형(Completion Type), 논문형(Essay Type)이 있다.

② 관찰법

대상자의 행동 측정에 매우 유용한 방법으로서 평가 계획 시 평가의 대상, 시기, 방법 등 구체적인 방법을 계획해야 한다. 관찰법은 다른 평가 방법으로 측정하기 어려운 정의적 행동, 상호 작용이나 기술, 감수성 등을 평가할 수 있다. 또한 대상자의 변화 정도를 연속적으로 측정할 수 있어 언제든지 학습자의 전반적 변화를 평가할 수 있다.

③ 구두 질문법

관찰과 함께 사용할 수 있는 방법으로서 교육자가 학습자의 이해 정도를 즉시 확인하거나 질문지에 기록된 응답을 확인할 수 있는 방법이다. 교육 내용의 기초가 되는 원리가 배경 지식을 이해했는가와 관련된 부분은 관찰로는 어렵기 때문에 구두 질문을 통해 확인할 수 있다.

④ 평정 척도

3~5단계로 구분하여 목표 달성 정도를 구분하여 바람직한 것에서부터 바람직하지 않은 정도까지 순위에 의해 측정하고자 하는 행동을 측정할 수 있도록 만들어진 것이 척도이다. 척도를 만들 때는 일련의 활동들을 요약하도록 고안되어야 하며 달성해야 하는 목표와 관련된 행동의 중요한 요소가 척도 안에 포함되어야 한다.

4-8-4. 과정 중심의 수행 평가[11)]

2015 개정 교육 과정에서는 학생의 창의성이나 문제 해결력 등 고등 사고 기능을 신장시킬 수 있는 평가 방법으로 과정 중심 평가를 강조하고 있다. 이러한 평가 방법은 학습자가 활동에 대한 피드백을 받아서 자신의 수준을 확인한 후 새로운 목표를 설정하여 스스로 학습 전략을 수립하는 학생 중심 수업을 가능하게 하는 방법이다.

표 6-8. **전통 평가와 과정 평가로서의 수행 평가**

	전통적 평가 체계	지도 조언 개선, 여러 줄 세우기
학습관	• 직선적 위계적 연속적 과정 • 추상적 객관적 상황 중시 • 학습자의 기억 재생산 중시	• 절차적 지식(방법적 지식) • 학습의 과정 중시 • 실천적 지능의 구성요소
평가 목적	• 선발 분류 배치, 한 줄 세우기	• 지도 조언 개선, 여러 줄 세우기
평가 내용	• 명제적 지식(내용적 지식) • 학습의 결과 중시 • 학문적 지능의 구성 요소	• 절차적 지식(방법적 지식) • 학습의 과정 중시 • 실천적 지능의 구성 요소
평가 대상 (지식의 종류)	• 결과로서의 지식	• 과정으로서의 지식 • 결과로서의 지식
평가 대상 (사고 능력)	• 암기하고 있는 지식의 양(낮은 수준의 암기, 이해력)	• 비판적 창의적 사고력(고등 정신 능력)
평가 방법	• 선택형 평가 위주 • 표준화 검사 중시 • 대규모 평가 중시 • 일회적 부분적인 평가 • 객관성 일관성, 공정성 강조	• 관찰자 판단 위주 • 개별 교사에 의한 평가 중시 • 소규모 평가 중시 • 지속적, 종합적인 평가 • 전문성 타당도 적합성 강조
교사의 역할	• 지식의 전달자	• 학습의 안내자, 촉진자
학생의 역할	• 수동적인 학습자 • 지시의 단순 재생산자	• 능동적인 학습자 • 지식의 창조자
교과서의 역할	• 교수 학습 평가의 핵심 내용	• 교수 학습 평가의 보조 역할
교수 학습 활동	• 교사 중심 • 인지적 영역 중심 • 암기 위주 • 기본 학습 능력 강조	• 학생 중심 • 지 · 정 · 체 모두 강조 • 탐구 위주 • 창의성 등 고등 사고 기능 강조
	• 간접적, 일회적, 부분적 • 선발, 분류, 서열화(양적 평가) • 암기하고 있는 지식의 양 • 직선적, 위계적, 연속적 과정 • 추상적, 객관적 상황 중시	• 직접적, 지속적, 전면적 • 지도, 조언, 개선(질적 평가) • 비판적, 확산적 사고력 • 인지 구조의 계속적 변화 • 구체적, 주관적 상황 중시

출처: 성태제. (2014). 교육 평가의 기초.

참고 문헌

1) Gold RS, Miner KR, Liori F, Glazer E, Hager B, Harlan W, Johnson-Lloyd L, et al. Report of the 2011 Joint Committee on Health Education and Promotion Terminology. American Journal of Health Education. 2012;43(Suppl 2):1-19. doi.org/10.1080/19325037.2012.11008225

2) Leavell HF, Clark EG. Preventive medicine for the doctor in his community: An epidemiologic approach. NY: McGraw-Hill; 1965.

3) 이영란 외. 보건교육학. 경기: 수문사; 2014.

4) 교육부. 2015 초중등학교 교육 과정 총론. 세종: 교육부; 2015.

5) 서울특별시교육청연수원. 2016 초등 모두가 참여하는 교육 과정 편성 · 운영직무연수. 서울: 서울특별시교육청연수원; 2016.

6) 교육부. 학교보건(급식)50년사. 세종: 교육부; 2000.

7) 교육부. 중학교 선택교과 교육과정. 세종: 교육부; 2015.

8) 교육부. 고등학교 교양 교과 교육과정. 세종: 교육부; 2015.

9) 서울특별시교육청연구정보원. 단위수업 자기장학 매뉴얼. 서울: 서울특별시교육청연구정보원; 2008.

10) 안양희 외. 보건교육학, 경기: 수문사; 2017.

11) 서울특별시교육청. 손에 잡히는 보건업무 관리. 서울: 서울특별시교육청; 2016.

12) 서울특별시교육청연수원. Action Learning으로 수업하기. 서울: 서울특별시교육청연수원; 2015

13) 유호신 외. 중등학교 보건교사가 인지한 보건교과교육 필요성과 자신감. 한국보건교육학회지, 2013;27(2):280-292.

14) 서울특별시교육청연수원. 초등1급정교사 직무연수 - 보건교육 및 성교육. 서울: 서울특별시교육청연수원; 2016.

15) 김해동. 교실속 비주얼 씽킹. 맘에 드림; 2016.

16) 교육부. 초등학교 교육과정. 서울: 교육부; 2015.

17) 경기도교육청. 학교행정업무 매뉴얼 제6편 신규교사. 수원: 경기도교육청; 2017.

18) 한국교육과정평가원. 2015개정 교육과정에 따른 보건 평가기준 개발 연구. 서울: 한국교육과정평가원; 2015.

19) 성태제. 교육평가의 기초. 서울: 학지사; 2014.

참고 사이트

법제처 http://www.moleg.go.kr/ [2017. 6. 3.]

서울특별시교육청 https://www.sen.go.kr/ [2017. 7. 13.]

CHAPTER 7

보건실 운영

1. 학교안전 관리를 설명한다.
2. 폭력 발생 시 대처 방법을 설명한다.
3. 재난 대비에 대해 설명한다.

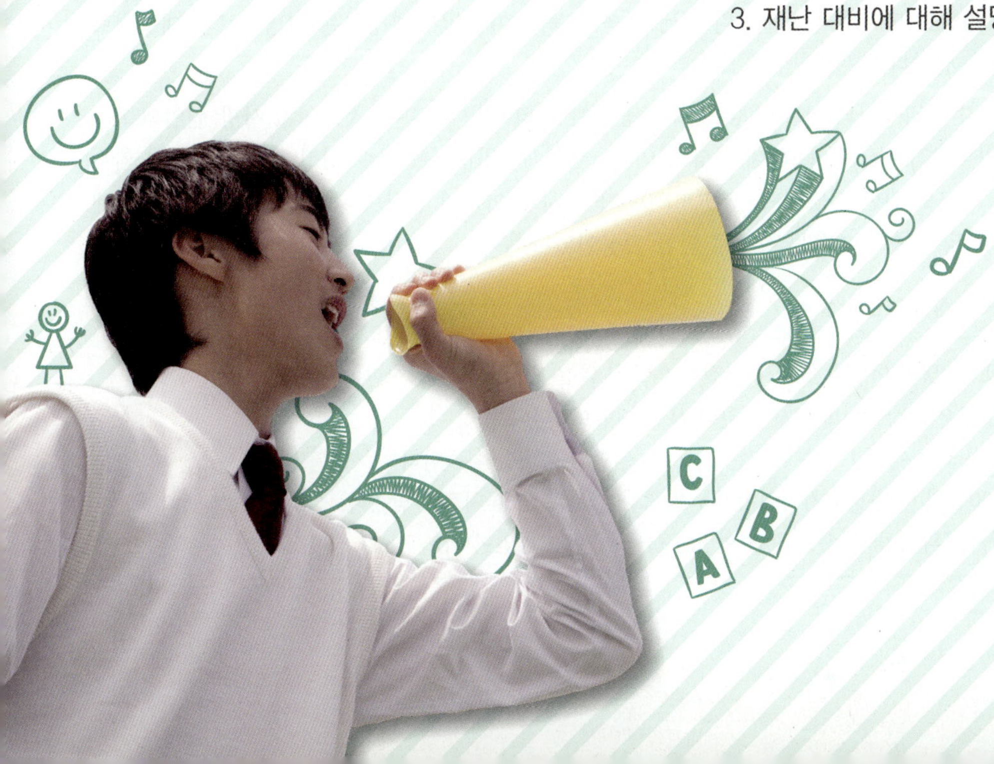

VII

학교안전

1 학교안전 관리

1–1. 학교안전의 개념을 설명하고 중요성을 이해한다.
1–2. 학교안전을 위한 사고 예방의 원칙과 실제를 적용한다.
1–3. 학교안전공제 제도를 이해한다.

1–1. 학교안전의 개념과 중요성

현재 우리나라에서는 학교안전에 대한 정의를 명확히 규정하고 있지는 않다. 그러나 안전의 의미와 연결하여 학교안전을 정의하면 학교안전은 학생을 위험 또는 사고로부터 보호함으로써 학생을 심리적으로 평온하게 하거나 인적 · 물적으로 온전하게 하는 것 또는 그런 상태로 있도록 하는 것을 의미한다. 그리고 통상의 생활 안전 외에도 시설 안전, 재해 안전, 심신 건강, 학교폭력, 범죄 안전, 환경 안전, 교통안전 등 학생의 건강과 생명에 위협이 되는 요소들을 학교안전의 영역으로 포함한다.[1] 그리고 "학교안전사고"라 함은 교육 활동 중에 발생한 사고로서 학생 · 교직원 또는 교육 활동 참여자의 생명 또는 신체에 피해를 주는 모든 사고 및 학교 급식 등 학교장의 관리 · 감독에 속하는 업무가 직접 원인이 되어 학생 · 교직원 또는 교육 활동 참여자에게 발생하는 질병으로서 대통령령이 정하는 것을 말한다.[2]

청소년기 건강 관리에서의 사고 예방은 매우 중요한 영역이다. 0~19세 청소년기 사망 원인의 75%는 의도적, 비의도적 사고이며, 10대 사망 원인의 1위에서 3위까지는 운수 사고, 자살, 사고성 익수 등으로 모두 사고로 인한 사망이다. WHO(2009)가 제시한 어린이 손상에 대한 사실을 보아도 18세 이하 어린이 사망의 주요 이유는 사고로 인한 손상이었다.[3]

표 7–1. **어린이 손상에 대한 사실**

대체로 830,000명의 어린이가 18세 이전에 의도치 않은 손상으로 사망한다.

- 의도하지 않은 손상은 9세 이상 어린이 사망 원인의 1위이다.
- 도로에서의 교통사고와 익수 사고는 이 사고 원인의 절반을 차지한다.
- 매년 1,000만의 어린이가 치명적이지는 않으나 사고로 병원 치료를 받는다.
- 도로교통사고와 추락은 손상 관련 어린이 불구의 주요 원인이다.

- 손상을 받은 어린이의 95%는 소득 수준이 중 이하인 나라에 속한다.
- 고소득층 국가에서도 어린이 사망의 40%가 손상으로 인한 것이며, 이 국가들은 지난 30년간 다부처 간 여러 접근법을 적용하여 손상으로 인한 어린이 사망을 50%이상 줄여왔다.

출처: Harvey, A. et al. (2009). Injury Prevention and The Attainment of Child and Adolescent Health.

또한 청소년기의 사고는 사망하지 않더라도 타 건강 문제보다 후유 장애나 사회에 대한 비용 손실이 크기 때문에 중요한 보건 의료 문제이다. 10대 전반기의 청소년은 신체적 · 정신적으로 급격히 성장하는 시기에 있는 만큼 심신이 미성숙하고 심리적으로 모험적이며, 충동적 성향이 크고 우발적 사고가 일어날 가능성도 크다. 이렇듯 사고가 돌발적이고 의외성을 갖고 있으나 그 원인을 살펴보면 예측될 수 있는 결과이기 때문에 예방 또한 가능하다. 교육을 통한 위험 행위의 감소는 청소년 사고 발생을 줄이는 효과가 크므로 이 시기의 발달 단계상 위험 행위(Developmental Risk Behavior)와 위험 감수 행위(Risk-Taking Behavior)를 이해하고 이를 줄이도록 노력해야 한다.

11세에서 15세 정도의 초기 청소년기에는 인지적 변화가 단순 명료해서 행위의 결과가 즉각적으로 보이는 것은 이해하지만, 미래에 나타날 결과에 대해서는 감각이 없다. 또한 신체적으로도 급속히 성장하고 호르몬의 변화가 커서 변덕스러운 정서를 나타내기 때문에 사고의 위험성이 크다. 심리적으로도 상황에 순종하는 수준에서 난폭해지는 것까지 이행의 폭이 크며, 독립된 해방감을 누리려는 성향과 동료를 중심으로 사회성을 발전시키는 성향을 보인다. 또한 이 집단들과 위험을 감수하는 여러 운동, 놀이, 행위를 한다.

표 7-2. **사고 예방과 관련된 청소년 초기의 발달**

구분	발달 내용
인지적 변화	단순 명료한 사고: "현재-여기"에 대한 사고가 초점 행위의 즉각적 결과는 이해하나 장기적 결과에 대한 감각 떨어짐
신체적 변화	사춘기의 급속한 성장, 호르몬의 급격한 변화, 변덕스러운 정서감, 사고 가능성 큼
심리적 변화 (독립적, 기존 틀에서의 해방, 동료 중심의 사회성, 정체성, 가치관)	순종에서 반항까지 이행
	어른에 대항하면서 감정이 양가적으로 불안정하지만 기존 규칙에 대해 저항, 영웅 숭배 의식이 일반적으로 팽배, 경험이 부족하여 의사 결정 미흡
	필사적으로 친구와 그룹이 되기를 원함, 계속적인 비교를 하면서 "자신이 정상임을 확인", 호기심이 강함, 위험 감수 행위를 실험적으로 쉽게 행함
	낮은 자아상 가지고 있음, 어린이로서 역할 못하고 어른으로서의 정체성도 확보 못함, 부정 성향을 강하게 보임("내게는 일어 날수 없는 일이다"), 동료 · 청소년에게 무조건적인 갈채를 보내면서 무모한 행동을 함
	타협적임: 보상과 바꾸는 좋은 타협적 행위 보임
사고 손상의 위험 높음	자동차 · 오토바이 사고 손상(벨트를 하지 않음, 음주 · 약물과 동반된 주행) 폭력으로 인한 비의도적인 손상, 자해 미숙한 수영 등으로 인한 사고성 익수 자전거, 스케이트보드, 야구, 농구, 달리기 등의 경쟁적 경기에서 오는 운동 손상이 많음

이러한 발달 단계에서 오는 위험 행위는 음주, 약물의 복용, 안전 도구를 착용하지 않는 행위, 경쟁적 운동과 놀이를 즐기는 행위적 특성과 복합적, 상승적으로 작용하여 초기 청소년기는 사고 위험이 높다.

학교는 위와 같은 특성을 가진 청소년들이 하루 일과 중 대다수의 시간을 보내는 공간이며 다양한 형태의 교육이 이루어지 곳으로 학교 안팎에서의 각종 안전사고가 발생할 위험이 높다할 수 있다.

최근 우리나라의 학교안전사고는 2010년 77,496건에서 2014년 116,547건으로 지속적으로 증가하고 있는 추세를 보이고 있다.[4] 청소년기의 특성과 학교안전사고의 원인 분석을 통하여 각 학교 실정에 맞는 안전 관리 계획을 수립하고 실제적인 안전 관리가 이루어져야 한다.

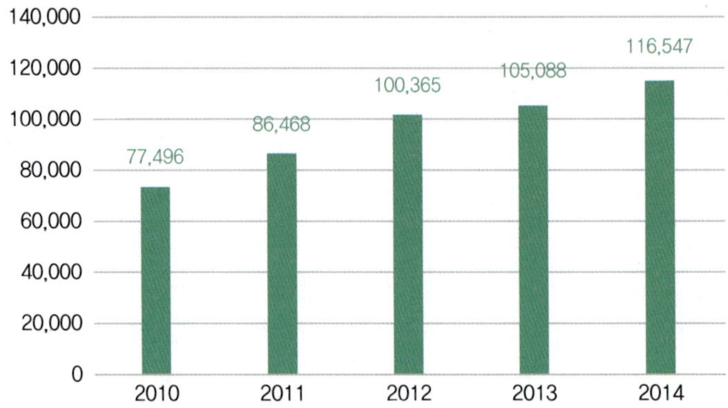

출처: 경기도교육원. (2015). 학교 안전 교육 진단을 통한 효율적 안전 교육 방안.

그림 7-1. **연도별 안전사고 추이**

1-2. 학교안전 관리의 원칙과 실제

1-2-1. 안전사고 예방을 위한 원칙

(1) 안전 관리의 기본 원칙

사고는 예측 불가능하고 통제할 수 없다고 믿어져 왔지만, 지금은 사고의 발생을 예측할 수 있고 감소시킬 수 있다는 것을 이해하게 되었다.

사고 예방을 위한 노력은 일반적으로 세 가지 접근법으로 분류될 수 있다.

- 개인이 위험을 주의하고 피할 수 있도록(그리고 정책 결정자가 보다 현명한 결정을 내릴 수 있도록) 행위 변화를 촉진할 수 있는 설득적 · 교육적 도구를 사용
- 위험을 감소시키기 위해 법적인 요구와 규제를 이용
- 보다 안전한 환경을 만들기 위해 환경 수정을 이용

이 접근법들은 일반적으로 사고예방의 "Three Es"라고 불린다(교육 Education, 법적 규제 Enforcement, 공학적 기술의 적용 Engineering).

위의 기본적인 전략은

- 행위를 변화시킴으로써 사고 위험으로부터 자신을 보호할 수 있음을 설득 · 교육 하는 것으로, 예를 들어 안전띠 착용이나 연기 탐지기 설치 등의 예방적 행동의 이행이다.
- 법률이나 행정적 규제를 가하는 것으로 개인의 행위 규제를 통한 변화 촉구 즉, 안전띠 착용이나 새로 짓는 건물에 연기 탐지기를 설치하도록 법적으로 강요하는 것이다.
- 제품과 환경 설계등 공학적 기술을 적용하여 자동적인 보호를 제공 –탑승하면 자동적으로 안전띠가 착용되는 장치, 자동적으로 화재를 진압하는 스프링 쿨러를 설치– 하는 것을 말한다.
  기존 연구 결과에 의하면 두 번째 전략(법적 규제로 행위 변화를 요구)이 첫 번째 전략보다 효과적이며, 세 번째 전략(기계에 의한 자동적 보호)이 가장 효과적이었다. 그러나 사실 이 접근법들은 단독으로 사용되는 것 보다는 각각의 중재를 병합해서 사용할 때 가장 효과적이고, 특히 지역사회에서 서로 다른 두 접근법을 동시에 전개하는 것이 중요하다.

(2) 교육적 접근 전략

사고 예방에 있어 교육적 접근법은 사고가 종종 불충분한 지식, 기술, 태도에서 기인한다고 가정하는데서 출발한다. 교육적 전략은 개인의 지식을 향상시키고 태도를 변화시켜서 보다 안전한 행위를 촉진시키고 위험한 행위를 감소시키는데 목적이 있다. 교육 내용은 온수로 인한 화상, 헬멧을 쓰지 않고 자전거를 타는 것, 충분한 경험이 없는 10대 운전 등 흔하지만 과소평가되고 있는 위험으로부터 자녀들을 보호하고 감독할 수 있도록 부모들을 각성시키고, 대중적 홍보를 통해 전달되는 많은 내용이 위험을 상기시키고 안전한 예방 조치를 격려하는 것이다.

교육적 지침이 옹호되는 이유와 그것을 실행할 수 있는 방법을 이해하기만 한다면 개인은 올바른 것을 행할 것이라는 가정에서 시작한다. 교육자의 역할은 대상자에게 가능한 한 명확하고 자연스런 방법으로 사실을 전달하는 것이다.

❖ 사고 예방에 있어 교육적 노력의 4가지 과정

① 위험에 대한 정보를 얻은 사람은 그 정보를 잊지 않으며, 위험을 감소시키기 위해 추천되는 활동을 한다.
② 기존의 위험한 행위에 대해 잘 훈련된 사람은 그렇지 않은 사람보다 사고를 덜 당한다.
③ 교육자는 정보나 기술을 교육하고 정서, 태도, 가치관과 관련된 행위 변화를 유발할 수 있는 유용한 수단을 가지고 있다.
④ 위험한 활동을 하는 사람들을 훈련함으로써 획득되는 안전 행위는 새로운 기술을 사용함으로써 증가되는 사고 위험도 감소시킬 수 있다.

교육적 접근은 특히 다음 4가지 상황에서 유용하다.

- 아동들에게 성인기까지 지속될 수 있는 기초적인 안전 행위와 기술을 교육한다. 예를 들어, 화재 경보기가 울릴 때 어떻게 해야 하는지, 응급 시에 구조를 요청하는 법, 안전띠 착용법 등.

- 어떤 유형의 사고나 사고 원인, 연령 집단에서는 교육이 유일한 전략일 수 있다. 예를 들어, 영아나 유아가 당근, 땅콩, 기타 음식물을 흡인한다고 해서 음식물의 형태를 변형시키거나 슈퍼에서 이 음식물을 제거할 수는 없다.
- 위험에 대한 대중의 지각과 수용이 사회적 규범과 태도를 바꿀 수 있는 경우. 이는 음주 운전과 자전거용 헬멧 착용에서 나타난다.
- 정책 변화를 촉진하고 소비자가 보다 안전한 생산품을 요구하도록 교육한다. 보건교육은 우리가 알고 있는 것을 체계적으로 수행할 수 있도록 광범위한 지지를 얻어내는데 사용할 수 있다.

(3) 법적 규제 강화

대부분 법적 규정은 안전사고를 예방하기 위한 규제적 내용을 담고 있다. 그러나 이를 관장하고, 집행하는 부서와 내용이 분산되어 있다는 점에서 적용의 한계를 지닌다.

(4) 공학적 조치를 적용한 환경 수정 전략

대부분의 환경은 설계되고 만들어지며, 상해를 유발하는 환경 또한 우리가 만든 것 중 하나이다. 이러한 환경을 안전하게 재설계한다는 것은 잠재적인 위험을 최소화 또는 제거하여 보다 안전한 물리적 환경을 설계하는 것이며, 보다 안전한 소비 상품 설계하고, 작동 방식과 실무를 재설계함으로써 소비자의 사용에 대한 사회적 태도를 변화시키는 것이다.

표 7-3. **사고 예방 중재로서 효과가 입증된 항목들**

사고 유형	어린이 사고 예방에 입증된 중재	적용 원칙
도로 사고	음주 최소 연령 규제를 강화	법적 규제
	초보 운전자들에 대해 혈액 내 알코올 농도 제한 강화	법적 규제
	오토바이와 자전거 승차에 헬멧 사용 의무화	법적 규제
	안전벨트, 어린이 승차 의자 장착, 헬멧 사용을 입법화 혹은 강화	법적 규제
	학교, 운동장, 주거 지역에 감속 제한 속도 적용	법적 규제
	자전거 길과 승용차 도로 등을 구분 사용	법적 규제, 기술적 조치
	낮 시간에도 오토바이에 주행등이 들어오도록 강화	법적 규제, 기술적 조치
	운전자에 대한 자격증 소지 강화	법적 규제
수영장	수영장의 수질 위험 요소가 없도록 규제 강화	법적 규제, 기술적 조치
	수영장 풀 4면에 모두 안전바 설치	법적 규제, 기술적 조치
	구명조끼 착용 의무화	법적 규제, 교육
	구조 요원의 배치와 즉각적인 응급 조치 의무 강화	법적 규제, 교육
화재(상)	연기 탐지기 설치	법적 규제, 교육
	어린이가 사용 가능한 안전 라이터 개발과 적용	교육
	목욕물 최상 온도 규제 적용과 이에 대한 교육	교육
	지정된 화상 센터에서 치료받도록 권고	교육

추락	유아용 가구와 기타 사용 물품의 재설계	기술적 조치
	적절한 운동장의 바닥 재질 설계, 놀이 기구의 높이 제한 등을 규정하는 표준 조건 확립	법적 규제
	창문에 보호 틀 설치 의무화	법적 규제
	"어린이가 높은 곳에서 아래로 날아서 뛰는 것 금지"와 같은 어린이 안전 행동 정착을 위한 지역사회 프로그램 적용	교육
중독	생활 환경에서 독성 물질을 제거하는 노력	기술적 조치
	약물과 중독 물질을 담은 용기의 마개를 어린이가 열수 없는 것으로 만들도록 법적 강화	법적 규제, 기술적 조치
	약의 단위 포장을 비치명적인 양을 담도록 규정	법적 규제
	중독 조절 센터 설치	법적 규제

출처: Harvey, A. et al. (2009). Injury Prevention and The Attainment of Child and Adolescent Health.

(5) 학교안전 관리

학교는 아이들이 성공적인 성인, 시민으로 되어가는 과정을 교육하는 장으로서 학교 중심 프로그램을 교육과 함께 적용하는 것은 효율적이다. 또한 학교는 학교 환경 내에서 발생하는 사고와 손상을 예방할 책임을 가지며, 학생들이 학교, 가정, 지역사회 그리고 자신의 삶에서 발생하는 사고, 폭력, 자살 상황에 안전하게 대처하고, 스스로를 보호할 수 있는 지식과 기술 역량을 증진시키는 것이 책임이기도 하다.[5)]

미국 질병관리본부는 문헌 고찰을 통해 거의 200개의 학교 중심 안전 예방 프로그램 전략을 검토하고, 이를 2라운드의 델파이 조사를 통해 경험적 효과가 있다는 증거가 있고, 현장에서 적용 가능한 전략의 순위를 매겨 권고하였다.

① 권고 1

불의의 사고, 폭력, 자살을 예방하고, 안전을 증진시키는 사회 환경 구축에 기여한다. 사회 환경이란 학생, 교사, 교직원이 상호 작용하는 공식적 · 비공식적 정책, 규범, 분위기, 관계 맺기 기전 등을 총괄하는 학교 환경을 의미한다.

- 학교는 충분한 학습적 분위기를 만들고, 교사는 학생들을 지원하며, 학습 효과, 건강, 안전을 성취하도록 관리적 리더십을 발휘한다. 학생들은 다방면에서 스스로가 학습 수준을 성취했음을 확인하는 기회를 제공하여 자존감을 유지시켜준다.
- 학생들이 학교와 연관성을 갖는다는 감정을 잘 격려하는 것이 필요하다.
- 학교의 건강 관리자, 상담교사, 학교 책임자 중에서 안전 활동 조정의 책임을 가진 교사를 지정한다.
- 상호 존중, 지원, 돌보는 학교 분위기를 조성하고, 따돌림이나 놀림을 허용하지 않는다.
- 불의의 사고, 폭력, 자살 예방에 대한 명시된 정책을 개발하고 적용한다.
- 불의의 사고, 폭력, 자살 예방에 대한 학교 활동과 수업을 접목하여 실시한다.

• 애매모호한 규정이나 학교 정책은 학생, 교사, 교직원, 학부모와 논의 과정을 통해 명확히 하고, 모두에게 일관성 있게 적용한다.
• 불의의 사고, 폭력, 자살 예방에 대한 명시된 정책과 전략은 주기적으로 평가한다.

② 권고 2

불의의 사고, 폭력, 자살을 예방할 수 있도록 학교 내부, 외부의 물리적 환경을 조성한다.

• 학교 환경의 안정성과 위해 정도를 규칙적으로 모니터 한다. 평가에서 문제가 있는 부분은 곧 바로 수정한다.
• 학교 운동장의 표면과 기구는 표준 지침에 적합한지 체크 리스트를 만들어 안전성을 점검한다.
• 학습 활동에서 필요하다면 안전 장비를 비치하고, 장비를 위생적으로 관리한다.
• 모든 학생 활동에서 안전이 보장되도록 적극적으로 지도 감독 한다.

③ 권고 3

건강과 안전 교육 과정을 적용하고, 학생들이 지식, 기술, 안전한 태도를 형성하도록 지도하며, 안전한 생활 방식을 유지하고 수용하는데 자신감을 주며, 옹호적으로 조치한다.

• 효과가 입증된 안전과 건강 프로그램을 교육 과정에서 채택한다.
• 교육은 학생들의 생활 속에서 문제 해결, 의사소통, 의사 결정, 충동 조절, 거부 · 저항의 기술, 갈등 해소, 공감, 스트레스 관리, 분노 관리, 사회적 관점의 수용 그리고 부모로서의 기술을 익히는 것을 포함한다.

④ 권고 4

안전한 체육 교육과 신체 활동(운동) 프로그램을 제공한다. 이 교육 속에서 비폭력적이고 의도하지 않은 사고를 예방하는 방법을 지도한다.

⑤ 권고 5

학생들의 신체 · 정신 · 정서 · 사회적 요구를 충족시키기 위한 건강 · 상담 · 정신적 · 사회적 서비스를 제공한다.

⑥ 권고 6

학교나 학생에게 영향을 주는 사고, 위기, 재난에 대응하는 단기, 장기의 계획을 구축한다.

⑦ 권고 7

의도치 않은 사고, 폭력, 자살을 예방하기 위해 학생, 가족, 학교, 지역사회가 함께 노력한다.

⑧ 권고 8

모든 학교 구성원은 사고, 폭력, 자살에 대한 예방을 지원하고, 이를 위한 지식, 기술, 자신감을 증진하는 교육 기회를 정기적으로 가진다.

이러한 권고적 조치는 학교 건강 증진, 보건교육 프로그램과 융합적으로 그리고 우선적으로 시행되어야 한다고 주장하고 있다. 학교 중심의 이러한 프로그램은 학교와 학생의 가족, 지역사회가 노력하여 사고 예방을 위한 조치로 정착되어야 한다.

1-2-2. 학교안전 관리의 실제

(1) 학교안전사고 예방에 관한 계획 수립

교육부 장관은 3년마다 학교안전사고 예방에 관한 기본 계획을 수립 · 시행하여야 하며 기본 계획에는 학교 안팎의 안전사고 예방 정책의 기본 방향 및 목표, 학교안전사고를 예방하기 위한 학교 안팎의 교육 활동 운영의 기본 지침에 관한 사항, 학교안전사고 예방 및 재난 대비 훈련 등 학교안전 교육에 관한 사항, 학교 시설 안전 점검 · 관리 및 안전 조치에 관한 사항, 학교안전 문화 확산에 관한 사항, 그 밖에 학교안전사고 예방을 위하여 필요한 사항을 포함하여야 한다. 각 시 · 도 교육감은 매년 기본 계획에 따라 학교안전사고 예방에 관한 지역 계획을 수립 · 시행하여야 하고 학교장은 기본 계획과 지역 계획을 바탕으로 학교의 교육 과정 또는 학교장이 정하는 교육 계획에 따라 매년 학교안전사고 예방에 관한 학교 계획을 학교운영위원회의 심의를 거쳐 수립 · 시행하여야 한다.

(2) 학교안전 교육

학교안전법 시행규칙[6] 제2조 따라 학교의 장은 학생 · 교직원 및 교육 활동 참여자를 대상으로 아래와 같은 내용의 학교안전 교육을 실시하여야 한다.

① 일상생활에서 발생할 수 있는 안전사고 예방을 위한 생활 안전 교육
② 교통수단 등으로 발생할 수 있는 안전사고 예방을 위한 교통안전 교육
③ 폭력 예방 및 신변 보호를 위한 안전 교육
④ 약물 및 사이버 중독 예방을 위한 안전 교육
⑤ 화재 · 재난 등의 예방 및 대비를 위한 재난 안전 교육
⑥ 일터에서 발생할 수 있는 안전사고 예방을 위한 직업 안전 교육
⑦ 응급 처치에 관한 교육
⑧ 그 밖에 안전사고 예방을 위하여 필요한 교육

교육부는 체계화된 안전 교육의 실시를 위해 2015년 학교안전교육 7대 표준안을 개발 · 보급하였고 현장 적합성과 내용 보완을 거쳐 최근에는 그 수정본을 발표하였다. 7대 표준안은 교육 대상을 유치원, 초등학교 3개 학년군, 중학교, 고등학교 급별로 구분하여 발달 단계에 맞는 내용 체계를 구성하고 학교에서의 활용도를 높이기 위해 교사용 지도안 및 학생 활동지를 함께 개발하였다. 일반 교과와 통합하거나 재량 시간을 활용하여 선택하여 교육을 진행할 수 있으며 [교육부 학교안전 정보 센터(http://www.schoolsafe.kr)] – [안전 교육 자료실]에서 급별 7대 안전 교육 자료를 다운로드하여 활용할 수 있다.

(3) 생활 지도

학교안전사고의 시간별 발생률 분포를 보면 체육 시간, 점심시간, 휴식 시간 등 학생들의 활동이 많은 시간과 교사가 현장에 없는 시간대에 안전사고가 많이 발생한 것을 알 수 있다. 따라서 이 시간대의 학생 활동에 대한 생활 지도는 매우 중요하며 학생들이 위험 요인에 대해 자각을 하고 스스로 안전 활동을 수행할 수 있도록 지도해야 한다.

(4) 학교안전사고 분석을 통한 예방 방안

지난 2013년 시간대별 안전사고 발생 통계 현황을 살펴보면 체육 시간이 전체의 28.35%로 가장 많은 사고가 발생하였고 그 외 점심시간, 휴식 · 청소 시간, 수업 시간 등의 순으로 사고가 많이 발생하였다.[7] 또한 사고 발생 원인을 보면 학생 자신에 의한 사고가 73,578건, 타인에 의한 사고가 31,024건으로 사고의 대부분을 차지하는 반면 의도와 질병에 의한 사고는 각 301건, 450건으로 극히 미미한 수준이라 할 수 있다.[7]

이는 체육 시간 안전 지도 강화와 함께 점심시간, 휴식 · 청소 시간 등 교사의 임장 지도가 약해지고 학생들의 주의력이 분산되는 시간대의 생활 지도가 강조되어야 하며, 비의도 사고 빈발에 대응하는 세심한 안전 지도 강화가 필요함을 알 수 있다.[8]

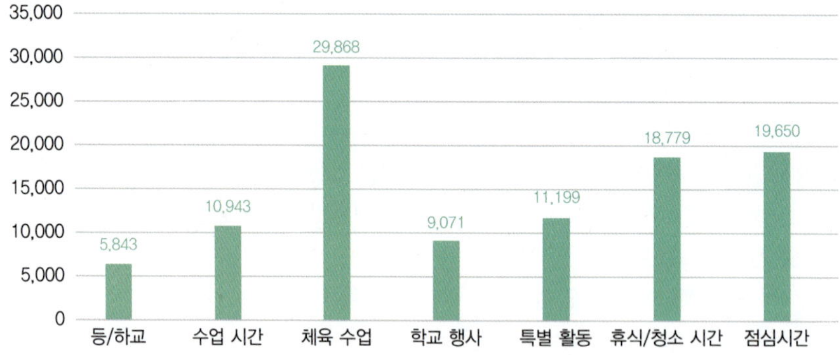

출처: 학교안전공제중앙회. (2014). 학교 안전사고 통계 분석 및 예방 정책 수립 방안.

그림 7-2. **시간대별 안전사고 발생 현황**

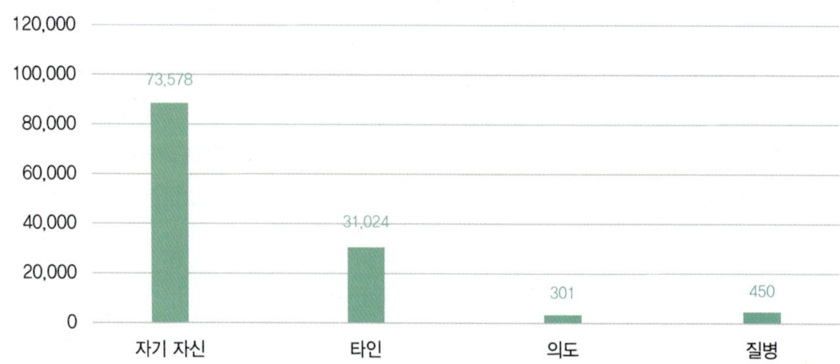

출처: 학교안전공제중앙회. (2014). 학교 안전사고 통계 분석 및 예방 정책 수립 방안.

그림 7-3. **사고 의도별 사고 현황**

표 7-4. **체육 시간 내 안전사고의 주요 원인과 예방 방안**

	주요 원인과 예	예방 방안과 사례
시설	1. 부족한 체육 공간 • 하나의 체육관 공간에서 두 개 이상의 운동 시 서로 간섭 • 가속도로 인한 사고 위험을 고려하지 않은 시설 배치 2. 체육 안전 시설 부족 • 야구 배트를 휘두르는 타석에 펜스 없음 3. 체육 안전사고 위험 요인 잔존 • 운동장 바닥에 요철이 있음	1. 체육 공간 확장, 안전을 고려한 효율적 사용 • 단거리 달리기에서는 결승선 이후 감속에 필요한 충분한 공간 필요 • 배트, 라켓 사용 시 충분한 안전 공간 확보 필요 2. 체육 안전 시설 확충 • 야구 배트 사용 시 주변에는 안전 펜스를 반드시 설치
장비	1. 신체 조건에 맞지 않는 체육 장비 • 학생들의 신체 조건에 맞추어 뜀틀이 높이 조절 2. 안전사고 예방을 위한 보호구 · 보호 장비 미착용	1. 신체 조건에 맞는 체육 장비 사용 • 조건에 맞는 체육 장비의 사용 및 높이, 크기 조절이 필요함 2. 보호구 · 보호 장비 착용 • 미끄럼 방지(축구화 등), 보호구(헬멧, 고글 등) 등의 장비를 갖추고 진행하도록 함
관리	1. 체육교사 관련 • 1인 체육교사의 관리 한계, 사고 발생 인지 부족 • 비체육 교사가 체육 수업을 진행 • 충분한 스트레칭 후에 뜀틀 실시 2. 부적절한 공간 사용 3. 체육 공간 상시 위험 요소 점검 부족 4. 부적절한 응급 처치	1. 체육교사 안전사고 주의 · 관리 능력 강화 • 운동 전 충분한 스트레칭, 2개 이상의 구기 운동 진행 시 각 운동에 대한 책임 교사 필요 2. 적절한 공간 사용 3. 체육 공간 상시 안전 점검 4. 응급 처치 능력 강화
교육	1. 체육 안전 교육 부족	1. 체육 안전 교육 강화 • 체육 중 안전사고 사례 소개 및 사고 예방 교육 강화(체육 수업 진행 뿐만 아니라 평생 운동의 입장에서)
개인	1. 학생 관련 • 지나친 승부욕으로 무리한 운동	1. 체육 안전 교육 강화 • 지나친 승부욕 자제

출처: 학교안전공제중앙회. (2015). 학교 안전사고 원인의 심층 분석에 관한 연구 보고서.

표 7-5. **학교 내 전도 사고의 원인과 예방 방안**

구분	학교 내 전도 사고 예방 방안
시설 원인	• 계단에 미끄럼 방지 패드 설치 및 노후화 된 패드 사전 교체 • 미끄러움이 심한 바닥(대리석, 경사진 면)의 경우에는 미끄럼 방지를 위한 사전 조치 시행 (카펫 등)
관리 원인	• 급식실에서 점심을 먹는 경우 점심식사 이동에 필요한 충분한 시간 부여 • 점심식사를 위해 급식실로 이동하는 등 대규모 학생 이동이 있을 때에는 교사가 적절한 지점에서 임장 지도를 해야 함 • 물, 빙판 등 미끄럼 유발 요인에 대해 빠른 제거, 조치를 위한 보고 체계 및 표지판 구비
교육 원인	• 복도, 계단, 화장실 등 미끄럼 위험이 있는 시설 이용 시 전도 사고 사례 제공 및 교육 강화
개인 원인	• 미끄럽거나 사고 발생 위험이 큰 슬리퍼 착용 금지 • 신발 바닥이 노후화 된 경우 빠르게 교체

출처: 학교안전공제중앙회. (2015). 학교 안전사고 원인의 심층 분석에 관한 연구 보고서.

표 7-6. **학교 인근 교통사고의 원인과 예방 방안**

구분	학교 인근 교통사고 예방 방안
시설 원인	• 안전 통학로 확보 • 차량 과속 방지 턱 설치
관리 원인	• 학교 인근 교통사고 발생 시 철저한 원인 파악 및 재발 조치 강화 • 학생의 등 · 하교 시간에 학교 공사 차량 통행 금지 • 등 · 하교 교통안전 지도 강화
교육 원인	• 학교 인근 교통사고 사례 제공 및 교육 강화 필요
개인 원인	• 가정에서 교통사고 주의 강화

출처: 학교안전공제중앙회. (2015). 학교 안전사고 원인의 심층 분석에 관한 연구 보고서.

1-3. 학교안전공제 제도

1-3-1. 학교안전공제 제도의 이해

학교안전공제 제도란 학교안전사고를 예방하고 학생 · 교직원 및 교육 활동 참여자가 학교안전사고로 인하여 입은 피해를 신속 · 적정하게 보상하기 위해 마련된 제도로 학교안전사고 예방 및 보상에 관한 법률에 근거하여 시행되고 있다.

(1) 학교안전사고 관련 용어의 정의

① 교육 활동(학교안전사고 예방 및 보상에 관한 법률 제2조제4호)

- 학교의 교육 과정 또는 학교장이 정하는 교육 계획 및 교육 방침에 따라 학교의 안팎에서 학교장의 관리 · 감독하에 행하여지는 활동

- 학교장이 인정하는 각종 행사 또는 대회 등에 참가하여 행하는 활동
- 통상적인 경로 및 방법에 의한 등·하교 시간 중 활동
- 휴식 시간 및 교육 활동 전후의 통상적인 학교 체류 시간 중 활동
- 학교장의 지시에 의하여 학교에 있는 시간 중 활동
- 학교장이 인정하는 직업 체험, 직장 견학 및 현장 실습 등의 시간 중 활동
- 기숙사에서 생활하는 시간 중 활동
- 학교 외의 장소에서 교육 활동이 실시될 경우 집합 및 해산 장소와 집 또는 기숙사 간의 합리적 경로와 방법에 의한 왕복 시간 중 활동

② 교육 활동 참여자(학교안전사고 예방 및 보상에 관한 법률 제2조제5호)

- 학생 또는 교직원이 아닌 사람으로서 학교장의 승인 또는 학교장의 요청에 따라 교직원의 교육 활동을 보조하거나 학생·교직원과 함께 교육 활동을 하는 사람
  - 단, 학교장의 명시적인 의사에 반하여 교육 활동에 참여한 경우 제외

③ 학교안전사고(학교안전사고 예방 및 보상에 관한 법률 제2조제6호)

- 사고: '교육 활동' 중 발생한 사고로 학생·교직원·교육 활동 참여자의 생명 또는 신체에 피해를 주는 모든 사고

❖ 학교장의 관리·감독하의 질병

학교 급식이나 가스 등에 의한 중독, 일사병, 이물질의 섭취 등에 의한 질병, 이물질과의 접촉에 의한 피부염, 외부 충격 및 부상이 직접적인 원인이 되어 발생한 질병

(2) 공제 급여의 종류

학교안전공제회에서 보상받는 공제 급여로는 요양 급여, 장해 급여, 간병 급여, 유족 급여, 장의비, 위로금이 있다.[9)]

표 7-7. **공제 급여의 종류와 내용**

종류	내용
요양 급여	학교안전사고로 인하여 피공제자가 부상을 당하거나 질병에 걸린 경우
장해 급여	요양 급여를 받은 피공제자가 요양을 종료한 후에도 장해가 있는 경우
간병 급여	요양 급여를 받은 자가 치료를 받은 후에도 의학적으로 상시 또는 수시로 간병이 필요한 경우 ※ 의료 기관에서 치료 중인 경우는 해당되지 않음
유족 급여	학교안전사고로 인하여 사망한 경우
장의비	학교안전사고로 인하여 사망한 경우 장의를 행하는 자
위로금	피공제자인 학생이 교육 활동 중 학교안전사고 이외의 원인을 알 수 없는 이유로 사망한 경우

출처: 인천광역시 학교안전공제회. (2015). 인천 학교안전공제회 보상 제도 안내.

(3) 공제 급여 지급 범위에 대한 주의 사항

① 교육 활동과의 인과 관계

- 학교에서 결과가 발생한 사고일지라도 교육 활동과의 인과 관계가 성립되어야 인정
- 질병의 경우 학교장의 관리 · 감독에 속하는 업무가 직접 원인이 되어 발생하는 질병으로 대통령이 정하는 것으로 제한됨
- 학교안전사고는 급격성, 우연성, 외래성, 사고 원인의 독립성, 신체 상해의 발생 등 일정한 요건을 구비하여야 함

② 등 · 하교 중 발생한 사고

등 · 하교 중 발생한 사고에 대한 공제 급여 지급 여부는 사안마다 개별적으로 검토하여 통상의 경로와 방법에 의해 등 · 하교 중 발생한 사고로 인정되는 경우에 한함

③ 교육 활동 전후의 학교 체류 시간 중 사고

교육 활동 전후 통상적인 학교 체류 시간을 벗어난 사고는 공제 급여 지급 대상에서 제외(예: 종례 후 하교하지 않고 축구를 하던 중 부상)

④ 소풍, 수학여행, 수련 활동 및 교외 학습 활동 등

해당 시설(숙소, 체육 시설, 수련 시설, 자동차 등)에서 가입한 영업 배상 책임 보험, 자동차 보험 등으로 보상받아야 함

⑤ 공제 급여 청구권 소멸 시효 기간(학교안전사고 예방 및 보상에 관한 법률 제65조)

공제 급여를 받을 권리는 3년간 행사하지 아니하면 소멸 시효 완성

⑥ 사고 발생일과 병원 내원일이 상이할 경우

사고가 교육 활동 중 발생하였다는 사실을 입증할 수 있는 자료를 반드시 제출(예: 보건일지, 목격자 진술서, 초진 진료 기록지 등)

⑦ 체육 특기생의 훈련 또는 대회 출전 중 발생한 사고

훈련 일지, 대회 참가 확인서 등 반드시 첨부

⑧ 교내외 특별 활동 및 방과 후 교육 활동 중 발생한 사고

야외 활동, 특별 활동 및 현장 학습 등 실시 계획서 및 참가를 확인할 수 있는 증빙 서류 반드시 첨부(예: 방과 후 교육 계획서, 출석부 등)

(4) 공제 급여 제외 대상

- 교직원 등은 공무원연금법, 사립학교교직원연금법, 산업재해보상보험법에 의해 보상을 받은 경우
- 자동차 사고, 각종 수련원 사고 등 관계 법령에 따라 그 보상 또는 배상을 받은 경우
- 공제료를 납부하지 않은 경우
- 학교안전사고와 관련이 없는 비관 등에 의해 자해 · 자살의 경우

1-3-2. 안전공제회 공제 급여 처리 절차

학생에게 사고가 발생하면 학교에서는 지체 없이 공제급여관리시스템을 통하여 통보하여야 공제 급여를 청구할 수 있다. 이 때 청구는 학교나 학부모가 신청할 수 있다.

사고 발생

↓

사고 발생 통지
(담임교사 또는 교과담당교사)

- 학교에서만 가능
- 사고 발생 시 지체 없이 통지
- 공제급여관리시스템(http://www.schoolsafe.or.kr) 로그인 → 사고 내용 작성 → 학교장 결재 → 통보

↓

공제 급여 청구
(학교 또는 학부모)

- 학교에서 신청하는 경우
  - 공제급여관리시스템 학교 사용자 로그인
  - 공제 급여 청구 후 구비 서류 우편(등기) 발송
- 학부모가 신청하는 경우
  - 공제급여관리시스템 학부모 사용자 로그인
  - 공제 급여 청구 후 구비 서류 우편(등기) 발송 또는 직접 사무국으로 제출 가능

〈제출 서류〉

- 청구 금액 50만원 미만
  - 공제 급여 청구서, 진료비 계산서 영수증 원본, 청구자(보호자) 통장 사본
- 청구 금액 50만원 이상
  - 공제 급여 청구서(학부모 날인), 진료비 계산서 원본, 진단서 원본, 청구자(보호자) 통장 사본, 가족관계증명서 또는 주민등록등본
  - 장애 급여의 경우 장해 진단서 원본을 유족 급여의 경우 사망 진단서 또는 사체 검안서 원본을 제출해야 함

↓

공제 급여 지급
(공제회)

- 공제회 접수일로부터 14일 이내 처리 완료
- 학부모에게 송금 및 학교에 결정 내역 공문 통지(공제급여관리시스템에서 실시간 상태 확인 가능)
- 공제 급여에 이의 있을 시 공제 급여 결정일로부터 90일 이내 보상 심사 청구 가능

그림 7-4. **사고 발생 통지 및 청구 절차**

2 폭력 관리

2-1. 학교폭력 발생 시 대처 방법을 설명한다.
2-2. 성폭력 발생 시 대처 방법을 설명한다.
2-3. 아동학대 발생 시 대처 방법을 설명한다.

2-1. 학교폭력

1990년대 들어 우리나라에서도 학교폭력이 심각한 사회 문제로 부각되어 왔으며 최근 학교폭력으로 인한 피해자들의 자살이 연이어 발생하면서 학교에서의 관리와 대응의 중요성이 더욱 부각되고 있는 상황이다.

최근에 와서 학교폭력이 집단화, 행위의 조직화, 저연령화, 도시화, 재범 증가의 경향, 성범죄의 증가 경향이 있으며, 그 대상이 학생에서 교사에게까지 확대되고 있을 뿐 아니라 그 피해 또한 심각한 지경에 이르는 등 큰 사회적 문제로 대두되고 있다.[10]

학교폭력의 문제는 개인, 가정, 학교, 지역사회, 정부 등 범국민적 차원에서 적극적으로 해결해야하는 과제이다. 즉, 학교폭력을 예방하고 근절하기 위해서는 국가와 가정 그리고 사회가 동일한 관점에서 책임감을 가지고 보다 깊은 관심과 고민하에 그 문제점을 해결하고자 하는 노력이 절실하다.[11]

2004년 학교폭력의 예방과 대책에 관하여 필요한 사항을 규정함으로써 '학교폭력 예방 및 대책에 관한 법률안' 이 통과되었고, 2005년에는 교육인적자원부에서 범정부차원의 학교폭력 예방 · 근절 대책을 추진할 계획을 발표하였다. '학교폭력 예방 및 대책에 관한 법률' 에는 학교폭력의 예방과 대책에 필요한 사항을 규정하고 있으며 여러 차례의 개정을 통해 개선되어 왔다. 학교에서는 이 법률에 근거하여 학교폭력 예방 활동과 학교폭력 발생 시 대처 방안을 마련하고 있다.

2-1-1. 학교폭력의 정의[12]

학교폭력이란 학교 내 · 외에서 학생을 대상으로 발생한 상해, 폭행, 감금, 협박, 약취 · 유인, 명예훼손 · 모욕, 공갈, 강요 · 강제적인 심부름 및 성폭력, 따돌림, 사이버 따돌림, 정보 통신망을 이용한 음란 · 폭력 정보 등에 의하여 신체 · 정신 또는 재산상의 피해를 수반하는 행위를 말하며 신체적 · 정신적 · 재산적 피해가 있어야 학교폭력이 성립된다.

2-1-2. 학교폭력의 유형

학교폭력의 유형은 신체폭력, 언어폭력, 금품 갈취, 강요, 따돌림, 성폭력, 사이버폭력 등으로 분류할 수 있으며 실제 현장에서는 학교폭력이 단일 유형으로만 나타나는 것이 아니라 여러 유형들이 복합적으로 작용하여 나타나기도 한다.

표 7-8. **학교폭력의 유형**

종류	내용
신체폭력	• 신체를 손, 발로 때리는 등 고통을 가하는 행위(상해, 폭행) • 일정한 장소에서 쉽게 나오지 못하도록 하는 행위(감금) • 강제(폭행, 협박)로 일정한 장소로 데리고 가는 행위(약취) • 상대방을 속이거나 유혹해서 일정한 장소로 데리고 가는 행위(유인) • 장난을 빙지한 꼬집기, 때리기, 힘껏 밀치기 등 상대 학생이 폭력으로 인식하는 행위
언어폭력	• 여러 사람 앞에서 상대방의 명예를 훼손하는 구체적인 말(성격, 능력, 배경 등)을 하거나 그런 내용의 글을 인터넷, SNS 등으로 퍼뜨리는 행위(명예 훼손). ※ 내용이 진실이라 하더라도 범죄이고, 허위인 경우에는 형법상 가중 처벌 대상이 됨 • 여러 사람 앞에서 모욕적인 용어(생김새에 대한 놀림, 병신, 바보 등 상대방을 비하하는 내용)를 지속적으로 말하거나 그런 내용의 글을 인터넷, SNS 등으로 퍼뜨리는 행위(모욕) • 신체 등에 해를 끼칠 듯한 언행('죽을래?' 등)과 문자 메시지 등으로 겁을 주는 행위(협박)
금품 갈취	• 돌려줄 생각이 없으면서 돈을 요구하는 행위 • 옷, 문구류 등을 빌린다며 되돌려주지 않는 행위 • 일부러 물품을 망가뜨리는 행위 • 돈을 걷어오라고 하는 행위
강요	• 속칭 빵 셔틀, 와이파이 셔틀, 과제 대행, 게임 대행, 심부름 강요 등 의사에 반하는 행동을 강요하는 행위(강제적 심부름) • 폭행 또는 협박으로 상대방의 권리 행사를 방해하거나 해야 할 의무가 없는 일을 하게 하는 행위(강요)
따돌림	• 집단으로 상대방을 의도적이고 반복적으로 피하는 행위 • 지속적으로 싫어하는 말로 바보 취급 등 놀리기, 빈정거림, 면박주기, 겁주는 행동, 골탕 먹이기, 비웃기 등의 행위 • 다른 학생들과 어울리지 못하도록 막는 행위
성폭력	• 폭행 · 협박을 하여 성행위를 강제하거나 유사 성행위, 성기에 이물질을 삽입하는 등의 행위 • 상대방에게 폭행과 협박을 하면서 성적 모멸감을 느끼도록 신체적 접촉을 하는 행위 • 성적인 말과 행동을 함으로써 상대방이 성적 굴욕감, 수치감을 느끼도록 하는 행위
사이버폭력	• 특정인에 대해 모욕적 언사나 욕설 등을 인터넷 게시판, 채팅, 카페 등에 올리는 행위. 특정인에 대한 '저격글'이 그 한 형태임 • 특정인에 대한 허위 글이나 개인의 사생활에 관한 사실을 인터넷, SNS 등을 통해 불특정 다수에 공개하는 행위 • 성적 수치심을 주거나 위협하는 내용, 조롱하는 글, 그림, 동영상 등을 정보 통신망을 통해 유포하는 행위 • 공포심이나 불안감을 유발하는 내용, 조롱하는 글, 그림, 동영상 등을 정보 통신망을 통해 유포하는 행위

출처: 교육부. (2014). 학교폭력 사안 처리 가이드북.

2-1-3. 학교폭력의 예방

(1) 학교폭력 예방 교육

학교폭력 예방 교육은 자신의 인권에 대한 철저한 인식과 공동체 내에서 타인의 인권을 존중할 줄 아는 의식, 자신의 행동에 부여되는 법적인 의미와 그에 따르는 책임에 대한 인식을 확고히 해주는 것에서 시작해야 한다. 방과 후 활동이나 자율 활동, 자유 학기제 등을 활용함으로써 상당한 기간 동안 정기적인 교육이 가능하도록 시간을 배분하는 것이 필요하다. 한편, 학교폭력 예방을 위해서는 학생에 대해서 뿐 만 아니라 학교와 더불어 학생에 대해 매우 직접적인 영향을 미치는 교육 주체인 학부모, 기타 보호자에 대한 교육 역시 강조되어야 한다.[13] 학교폭력 예방 교육의 내용은 '학교폭력 예방 및 대책에 관한 법률' 에 근거하여 구성한다.

표 7-9. **학교폭력 예방 교육 대상 및 방법**

대상	횟수	방법
학생	학기별 1회 이상	• 학급 단위로 실시함이 원칙 • 강의, 토론, 역할 연기 등 다양한 방법 활용 • 교과 및 창의적 체험 활동 교육 과정 활용하여 실시
교직원	학기별 1회 이상	• 학교폭력 관련 법령에 대한 내용, 발생 시 대응 요령, 학생 대상 예방 프로그램 운영 방법 등을 포함
보호자	학기별 1회 이상	• 학교폭력 징후 판별, 발생 시 대응 요령, 가정에서의 인성 교육에 관한 사항 포함

교육부에서는 학교에서의 다양한 학교폭력 예방 교육 실시를 위해 아래와 같이 예방 교육 자료들을 탑재하여 활용하도록 하고 있다.

- [학교폭력예방누리집 '도란도란' http://www.dorandoran.go.kr] – [예방과 대처], [자료실]
- [학교안전정보센터 http://www.schoolsafe.kr] – [안전 교육 자료] – [폭력 및 신변 안전] – [급별 폭력 예방 교육]

(2) 학교폭력 실태 조사

교육감은 학교폭력의 실태를 파악하고 학교폭력에 대한 효율적인 예방 대책을 수립하기 위하여 학교폭력 실태 조사를 연 2회 이상 실시하고 실태 조사를 근거로 하여 학교의 여건을 고려한 예방 대책 수립을 추진해야 한다.

(3) 학교폭력 전담 기구 및 학교폭력대책자치위원회 구성

학교의 장은 교감, 전문상담교사, 보건교사 및 책임교사(학교폭력 문제를 담당하는 교사를 말한다.) 등으로 학교 문제를 담당하는 전담 기구를 구성하여야 한다. 전담 기구는 학교폭력 사태를 인지한 경우 지체 없이 전담 기구 또는 소속 교원으로 하여금 가해 및 피해 사실 여부를 확인한다. 학교폭력에 대한 실태 조사 및 학교폭력 예방 프로그램을 구성 · 실시하며, 학교폭력에 관련된 조사 결과 등 활동 결과를 보고하여야 한다.

(4) 학교폭력 신고 창구 개설

학교 홈페이지 비밀 게시판, 담임교사의 문자 · 메일 등 다양한 신고 체계를 마련하고 피해 · 목격 학생들이 적극적으로 신고하도록 지도한다.

(5) 교사의 관찰 및 상담 실시

담임교사 등이 학교폭력 징후를 보이는 학생이 없는지 세심하게 관찰하고 담임교사, 전문상담(교)사 등의 상담을 통해 학교폭력을 인지하도록 해야 한다.

(6) 교내 · 외 순찰

점심시간, 쉬는 시간, 방과 후 시간 등 취약 시간에 순찰하고 학부모, 자원봉사자, 학생 보호 인력, 학교 전담 경찰관 등과 유기적으로 협력하여 실시한다.

2-1-4. 학교폭력의 대처

(1) 학교폭력 징후 감지

학교폭력 징후는 교사 뿐 아니라 보호자도 파악할 수 있다. 학교폭력 징후를 통해 학교폭력을 초기에 감지하여 차단할 수 있다. 다만 어느 한 가지 징후에 해당된다고 해서 학교폭력의 피해 · 가해 학생으로 특정 지을 수는 없으며 여러 가지 상황을 고려하여 판단해야 한다.[12)]

표 7-10. **학교폭력 피해 학생의 징후**

구분	징후
가정	• 갑자기 학교에 가기 싫어하고 전학을 가고 싶어한다. • 괴롭힘에 의한 다른 아이들의 피해에 대해 자주 말한다. • 몸에 상처나 멍 자국이 있다. • 머리나 배 등이 자주 아프다고 호소한다. • 내성적이고 소심하며 초조한 기색을 보인다. • 작은 일에도 깜짝깜짝 놀라고 신경질적으로 반응한다.
학교	• 평상시와 달리 수업에 집중하지 못하고 불안해 보인다. • 수련회, 수학여행 및 체육대회 등 학교 행사에 참석하지 않는다. • 불안하고 어두운 표정을 짓는다. • 무엇인가 말하고 싶어하는데 주저한다.

출처: 교육부. (2014). 학교폭력 사안 처리 가이드북.

(2) 법률에 따른 신고 의무, 보고 의무, 신고자 · 고발자 비밀 누설 금지 의무

① 신고 의무

학교폭력 예방 및 대책에 관한 법률 제20조 제1항 학교폭력 신고 의무에 따라 학교폭력 현장을 보거나 그 사실을 알게 된 자는 학교 등 관계 기관에 이를 즉시 신고하여야 한다. 즉 학교폭력을 알게 된 사람은 누구라도 지체 없이 신고해야 한다.

② 교원의 보고 의무

누구라도 학교폭력의 예비 · 음모 등을 알게 된 자는 이를 학교의 장 또는 자치위원회에 고발할 수 있다. 다만, 교원이 이를 알게 되었을 경우에는 학교의 장에게 보고하고 해당 학부모에게 알려야 한다.

③ 신고자 · 고발자에 대한 비밀 누설 금지 의무

학교폭력 신고자 및 고발자와 관련된 자료를 누설하여서는 안 된다. 학생들은 학교폭력 발견 시 신고를 잘 하지 않는다. 자신의 신고 사실을 가해 학생과 그 친구들이 알게 되면 보복을 당할 수도 있다는 두려움을 학생들은 가지고 있다. 신고자를 절대 노출하지 않아야 하며 가해 학생이 물어도 끝까지 이야기해서는 안 된다. 피해 학생이나 사안을 인지 목격한 학생이 신고했을 때 교사들이 꼭 '비밀 보장'을 할 것이며 최선을 다해서 적절한 대처를 해주겠다는 것을 인식시켜 주어야 한다.

(3) 전담 기구 운영

학교장은 교감, 전문상담교사, 보건교사 및 책임교사(학교폭력 문제를 담당하는 교사) 등으로 학교폭력 문제를 전담하는 기구를 구성하여 상시 운영하여야 하며 전담 기구는 학교폭력과 관련한 신고 접수, 사안 조사, 실태 조사, 학교폭력 예방 등의 업무를 수행하게 된다. 전담기구 구성원의 역할과 학교폭력 발생 시 전담 기구의 구체적인 역할을 알고 학교폭력에 대처해야 한다.[12)]

표 7-11. **전담 기구 구성원의 역할(예시)**

구성원	역할
교감	• 총괄
책임교사	• 학교폭력 신고서 관리 및 접수 • 담임교사 및 상담교사 등의 협조를 얻어 사안 파악 • 학교폭력, 진행 상황 등을 기록하고 증인 및 증거 자료 확보 후 자치위원회에 보고
전문상담교사	• 관련 학생 관찰 및 면담 • 관련 학생들과의 상담을 통해 심리적 · 정서적 상황을 파악 • 학생들의 상태에 대한 소견 제시
보건교사	• 피해 학생 피해 상황 파악

표 7-12. **전담 기구의 역할(예시)**

역할	내용
사안 접수 및 보호자 통보	• 전담 기구는 학교폭력 신고 접수 대장을 비치하고 117 신고 센터, 학교장, 교사, 학생, 보호자 등 학교폭력 현장을 보거나 그 사실을 알게 된 자 및 기관으로부터 신고 받은 사안에 대해 기록하고 관리함 • 학교폭력 신고 접수 대장은 학교장, 교원의 학교폭력 은폐 여부를 판단하는 중요한 기초 자료로 활용되므로 사소한 폭력이라도 신고한 것은 접수하여야 함 • 접수한 사안에 대해서는 즉시 관련 학생 보호자에게 통보하고 통보 일자, 통보 방법 등 통보 사실 등을 기록함

학교폭력 사안 조사	• 학교폭력을 인지한 경우 피해 및 가해 사실 여부에 대해 조사하여야 함. 이 경우 담임교사의 협조를 구할 수 있음
조사 결과 보고	• 신고된 학교폭력 사안에 대해 조사를 실시하고 조사 결과를 보고서로 작성하여 학교장 및 자치위원장에게 보고함
집중 보호 또는 관찰 대상 학생에 대한 생활 지도	• 해당 학생 담임교사와 함께 지속적인 상담 및 기록을 진행함

출처: 교육부. (2014). 학교폭력 사안 처리 가이드북.

(4) 자치위원회 운영

자치위원회는 폭력의 예방 및 대책을 위한 학교의 체계 구축, 피해 학생의 보호, 가해 학생에 대한 선도 및 조치, 피해 학생과 가해 학생 간의 분쟁 조정, 학교폭력의 예방 및 대책과 관련하여 책임교사 또는 학생회 대표가 건의하는 사항에 대해 심의를 하기 위해 설치된 기구이다. 자치위원회는 분기별 1회 이상 개최하여야 하며 학교폭력 관련 신고가 접수되었을 때에는 사건 인지 후 14일 내에 개최하여야 한다.

(5) 학교폭력 사안 처리 절차

학교폭력은 예방이 최우선이지만, 만약 사안이 발생한다면 법령에 근거한 절차에 따라 신속하게, 적극적으로 대응하는 것이 중요하다. 학교폭력 사안이 발생한 경우 공정하고 객관적인 자세를 끝까지 견지하며 축소 · 은폐하거나, 성급하게 화해를 종용하지 않도록 하여야 하며, 학교폭력 사안 처리 절차에 따라 처리한다.[14]

표 7-13. **학교폭력 사안 처리 절차**

순서	해야 할 일
신고 접수	• 신고 접수 즉시 접수 대장을 기록
초기 대응	• 치료를 요하는 경우 신속히 응급 조치 • 추가 학교폭력 예방을 위해 관련 학생 신속히 분리 • 관련 학생 보호자에게 사실 그대로 신속히 통보
접수 보고	• 학교장 보고 및 교육청(지원청) 1차 사안 접수 보고 • 성폭력 사안은 반드시 수사 기관 신고 및 담당 장학사에게 보고
긴급 조치	• 피해 학생 보호를 위한 긴급 조치(심리 상담, 일시 보호 등 그밖에 필요한 조치) • 가해 학생 선도를 위한 긴급 조치(서면 사과, 접촉 · 협박 · 보복 행위 금지, 학교에서의 봉사, 특별 교육 또는 심리 치료, 출석 정지 등)
사안 조사	• 사안 접수 대장 기록 이후 보호자 면담, 사실 확인, 치료, 상담 등 진행되는 모든 절차 • 전담 기구 업무 협의 및 기록 유지 • 구체적 사안 조사
보호자 면담	• 보호자에 대한 사안 조사 결과 통보 • 향후 절차 및 학교안전공제회 안내

자치위원회 개최	• 자치위원회 개최 후 피해 학생 및 가해 학생에 대한 조치 결정
자치위원회 조치 결과 통보	• 학교장 보고 및 교육청 보고 • 관련학생 및 보호자에 대한 조치 결과 통보
조치 집행 및 사후 관리	• 피해 학생 보호 조치 및 가해 학생 선도 조치의 집행 • 학생생활기록부 기재 • 피해 학생과 가해 학생에 대한 추수 지도 • 소속 학급 학생 및 전체 학생 대상 학교폭력 예방 교육 실시 • 피해 학생 조치 집행 사항 자치위원회 보고

출처: 인천광역시교육청. (2016). 학교폭력 사안 처리 가이드북.

(6) 학교폭력 예방과 대처에서의 보건교사 역할

교사는 학교에서 많은 시간을 학생들과 같이 보내므로 주의를 기울인다면 학교폭력 발생 전에 그 징후를 발견할 수 있으며 학교폭력 상황을 감지 · 인지했을 때에는 신속하고 적극적으로 개입해야 한다. 보건교사 또한 교과 수업 중이나 보건실을 방문하는 학생들의 외상 및 심신의 상태 관찰로 초기 학교폭력의 징후를 발견할 가능성이 높다. 학교폭력의 징후를 발견했다면 학교폭력 전담 기구에 이를 알리고 보건교사는 전담 기구의 구성원으로써 피해 · 가해 학생의 신체적 피해 상황을 파악하고 치료 및 치료를 위한 의료 기관 연계 등의 지원을 제공해야 한다.

신체폭력으로 상해가 발생한 경우 가벼운 상처는 학교 보건실에서 1차적으로 치료하고 상처의 정도가 심해 학교 보건실에서 치료할 수 없을 때에는 2차적으로 병원으로 신속히 이송한다. 탈골, 기도 막힘, 기타 위급 상황이라고 판단된 경우에는 자리에서 움직이지 않고 119, 1339 등 응급의료정보센터에 연락하여 도움을 받는다. 응급 조치 후 병원으로 이송하는 경우 동승하여 차량 내에서 요원의 응급 치치에 도움을 주고 병원에서는 피해 학생의 상태를 설명해야 한다. 학교폭력 관련 자료들은 추후 법적 · 의료적 분쟁이 있을 시 중요한 근거 자료가 될 수 있으므로 학교에서 응급 조치한 내용은 학교 자체 서식의 [응급 환자 기록지]에 빠짐없이 기록한다. 응급 상황이 아니라 하더라도 보건교사가 처음 학교폭력을 발견 했을 때의 상황과 징후 또는 치료 과정에 발견한 신체적 상태와 치료 시 학생과 상담한 내용들을 학교폭력 책임교사에 정확히 전달하여 [학교폭력 사안 보고서]에 빠짐없이 기록될 수 있도록 하여야 한다.

2-2. 성폭력

1990년대 이후 아동 · 청소년 성폭력이 급속하게 증가하면서 사회적 쟁점으로 부각되어왔다. 아동 · 청소년 성폭력 가해자에 대한 처벌을 강화하는 방안을 도입하였음에도 불구하고 아동 · 청소년을 대상으로 하는 성폭력 범죄는 늘어나고 있다. 2013 성폭력실태조사에 따르면 19세 미만에 발생한 성폭력 피해의 비율이 성폭력 유형별로 30%~39.3%에 달하는 것으로 분석되었다.[15] 또한 교육부의 2012~2015학년도 학교폭력 현황에서는 전국 초 · 중 · 고교에 설치된 학교폭력대책자치위원회에서 심의한 학생 간 성희롱, 성추행, 성폭행 등 성폭력 건수가 지난 2013년 878건에서 2014년 1,429건, 2015년 1,842건으로 급증한 것으로 나타났다.[16] 성폭력 피해는 성폭력 시간 발생 상황 직후 뿐 아니라 장 · 단기적으로 신체적 · 심리적 · 사회적인 후유증을 남기기 때문에 성폭력 발생을 예방 · 방지하기 위해 실효성 있는 성폭력 예방 교육을 실시하고 성폭력 발생에 대한 초기 대응 및 정확한 사안처리로 성폭력 피해자가 발생하지 않도록 예방에 최선을 다해야 한다.

2-2-1. 성폭력의 정의

상대방의 의사에 반하여 성을 매개로 가해지는 신체적 · 심리적 · 언어적 · 사회적 모든 행위를 말하며 성추행, 성폭력 뿐만 아니라 개인의 성적 자기 결정권을 침해하는 모든 행위를 포괄한다.

2-2-2. 성폭력의 유형

성폭력은 행위 유형별, 대상별, 관계별, 법률상으로 분류될 수 있으나 이 책에서는 행위에 따른 성폭력의 유형을 설명하고 그 구체적인 내용을 살펴보고자 한다.[17]

표 7-14. **성폭력의 유형별 내용**

유형	내용
강간	폭행 · 협박으로 성기를 상대방의 성기에 강제 삽입하는 행위
유사강간	폭행 · 협박으로 구강 · 항문 등 신체(성기 제외)에 성기 삽입하는 행위나, 성기 · 항문에 손가락 등 신체(성기 제외) 일부 또는 도구를 넣는 행위
강제추행	폭행 · 협박으로 가슴 · 엉덩이 · 성기 부위 접촉 행위, 키스, 음란 행위, 성기 노출 등 성적 수치심을 가지게 하는 행위
준강간 준강제추행	폭행 · 협박 없이도 술 · 약물에 취하거나 깊은 잠에 빠져 이미 저항이 곤란한 상태에 있는 피해자를 간음 · 추행하는 행위
위계, 위력에 의한 간음	미성년자 · 장애인 · 업무상 피감독자(성적 자기 결정권 행사 곤란)에게 착각 · 오인 · 부지를 일으켜 범행(위계)하거나, 사회적 · 경제적 · 정치적인 지위나 권세를 이용하여(위력) 간음 또는 추행하는 행위
미성년자 의제강간 · 추행	13세 미만의 미성년자를 간음하거나 추행하는 행위 ※ 폭행, 협박, 위계, 위력 유무, 합의 불문
공중밀집 장소에서의 추행	대중교통수단, 공연 · 집회 장소, 그 밖에 공중(公衆)이 밀집하는 장소에서 사람을 추행하는 행위
성적 목적을 위한 공공장소 침입	성적 욕망을 만족시킬 목적으로 공중화장실 · 목욕장 등 공공장소에 들어가거나 퇴거 요구를 받고도 불응하는 행위
통신매체 이용 음란 행위 (사이버 성폭력)	성적 욕망을 유발 · 만족 목적으로 통신 매체를 통하여 그러한 말 · 음향 · 사진 · 그림 · 물건 등을 상대방에게 도달하게 하는 행위
카메라 등 이용 촬영	카메라 등을 이용하여 성적 욕망 또는 수치심 유발 가능한 타인의 신체를 그 의사(意思)에 반하여 촬영하거나 유포하는 행위
성희롱	업무 또는 고용, 기타 관계에서 성적 언동 등으로 성적 굴욕감, 혐오감을 느끼게 하거나 성적 언동 또는 그 밖의 요구에 따르지 않았다고 불이익을 주는 행위
성학대	보호하거나 양육하는 대상인 청소년에 대한 성적 가혹 행위
성매매	불특정인을 상대로 금품이나 그 밖의 재산상의 이익을 수수하고 성행위를 하는 경우

출처: 서울시교육청. (2016). 대상별 학교 성폭력 사안 처리 매뉴얼.

2-2-3. 성폭력의 예방

(1) 체계적인 성교육의 실시

아동 및 청소년 대상으로 발생한 성폭력은 피해 학생에게 육체적 · 정신적으로 매우 큰 상처를 남기게 된다. 성폭력을 방지하기 위하여 그간 여러 차례 법령이 개정되어 왔고 그 결과 현재에는 성인을 대상으로 한 성폭력 범죄보다 아동 및 청소년을 대상으로 한 성폭력 범죄에 대하여 더욱 엄중한 처벌을 내리고 있다. 그러나 아직 성에 대하여 언급하는 것을 어려워하거나 부담스러워 하는 인식이 있어 이에 대한 접근은 매우 조심스럽게 이루어져야 할 것이다. 또한 정신적으로 미성숙한 아동과 청소년들이 건전한 성의식을 갖도록 하고 성폭력을 예방하기 위하여 성폭력 예방 교육은 매우 중요하게 다루어져야할 교육 중 하나이며, 성폭력으로부터 자신을 지킬 수 있는 성숙한 인간으로 성장할 수 있도록 지도하는 것은 교사에게도 중요한 의무이다. 아동 · 청소년기 발달 단계에 맞는 체계적이고 내실 있는 성교육을 실시하기 위하여 2015년 2월, 국가 수준의 학교 성교육 표준안 및 운영 모형이 개발 · 보급되었다. 학교 성교육 표준안에 근거한 체계적인 성교육을 통하여 건강한 성가치관 형성을 지도하고 유해환경으로부터 자신을 보호하며, 문제를 스스로 해결할 수 있는 대처능력 함양이 필요하다.

① 교육 과정과 연계한 성교육

국가 수준 「학교 성교육 표준안」에 근거하여 성교육 기본 계획을 수립하여야 하며 학교 교육 계획서에도 반드시 포함되어야 한다. 중 · 고등학교의 선택 교과, 관련 교과(보건, 기술 · 가정, 과학, 체육, 사회, 도덕, 생활과 윤리 등), 창의적 체험 활동과 연계하여 교육을 실시할 수 있다.

② 성교육 시수 확보

성폭력 방지 및 피해자 보호 등에 관한 법률 제5조와 성폭력 방지 및 피해자 보호등에 관한 법률 시행령 제2조에서 학교에서의 성폭력 예방 교육 실시를 규정하고 있다. 초 · 중등학교 교육 과정 및 관련 법령에 따라 2013학년도부터 모든 학교에서 학년별 15차시(2012년까지 10차시) 이상 성교육을 의무 실시하여야 하여야 하며 성폭력 예방 교육을 3시간 포함하도록 되어있다. 또한 각각의 예방교육의 실시 결과를 다음 년도 2월 말까지 여성가족부 장관에게 제출하여야 한다.

표 7-15. 성폭력 예방 교육의 구성

■ 교육 대상

- 학생, 학교장, 재직 중인 전 교직원(비정규직, 사회복무요원, 무기계약, 기간제 교사, 강사, 급식 조리사, 조리원, 배식원 등 포함), 외부 상주 인원(외부 기관에서 파견 온 직원 포함) 등을 대상으로 연 1회 이상, 1시간 이상의 교육을 실시
- 학부모 대상의 교육은 의무 사항은 아니나 가정에서의 성폭력 예방 활동 또한 매우 중요한 요소이므로 학부모 대상의 교육 계획을 함께 포함하여야 함

■ **성희롱 예방 교육 내용**

- 성희롱 예방에 관한 법령
- 성희롱 발생 시 처리 절차 및 조치 기준
- 성희롱 피해자에 대한 고충 상담 및 구제 절차
- 성희롱을 한 자에 대한 징계 등 제재 조치
- 그 밖에 성희롱 예방에 필요한 사항

■ **성폭력 예방 교육 내용**

- 건전한 성 의식 및 성 문화의 창달에 관한 사항
- 성 인지(性 認知) 관점에서의 성폭력 예방에 관한 사항
- 성폭력 방지를 위한 법령의 소개 및 홍보에 관한 사항
- 그 밖에 성에 대한 건전한 가치관 함양과 성폭력 예방에 필요한 사항

※ 성폭력 위기 상황에 대응할 능력을 향상시킬 수 있는 교육 내용이 포함되어야 함

■ **성매매 예방 교육 내용**

- 성 평등 관점에 따른 건전한 성 의식 및 성 문화에 관한 사항
- 성매매 방지 및 처벌에 관한 법령의 내용
- 성매매 목적의 인신매매 예방에 관한 사항
- 그 밖에 성에 대한 건전한 가치관 함양과 성매매 예방에 필요한 사항

■ **성폭력 예방 교육 자료**

- [여성가족부(http://www.mogef.go.kr)] – [교육 안내] – [우리부 교육 자료] – [폭력 예방 교육 자료]
- [학교안전정보센터(http://www.schoolsafe.kr)] – [안전 교육 자료] – [폭력 및 신변 안전] – [급별 성폭력 예방 교육]

(2) 성희롱 방지 조치

① 성희롱 예방 지침 마련

기관별 실정에 맞게 구체적이고 실무 중심으로 작성하여야 한다. 여성가족부의 「폭력 예방교육 운영안내서」에서 제시한 '성희롱 예방 지침 표준안 및 해설'을 참고하여 각 학교 실정에 맞게 재구성할 수 있으며 고충심의위원회의 의견 수렴을 거쳐 그 지침을 확정한다.

② 고충 상담 창구 및 고충 상담원 지정

성희롱 예방을 위한 업무의 처리와 소속 직원의 성희롱 관련 고충에 대한 상담 · 처리를 위하여 성희롱 고충 상담 창구를 두고 조직 내외적으로 인지할 수 있도록 하여야 한다. 고충 상담 창구에는 고충 접수 처리 대장 및 성희롱 고충 신청서를 작성 · 비치하여야 하며 작성된 내용에 관하여는 담당자 외에 공개 또는 열람되지 않도록 한다. 피해자가 고충 신청 및 상담을 용이하게 할 수 있는 직원을 고충 상담원으로 지정하되 남 · 녀 각 1인 이상을 고충 상담원으로 지정하고 고충 상담은 신청자와 동일한 성(性)이 상담토록 해야 한다.

③ 고충 상담원 전문 교육

공공기관은 고충 상담원의 직무역량 강화를 위해 고충 상담원 전문 교육을 이수할 수 있도록 교육을 신청하고 여비 지급 등 필요한 조치를 취하여야 한다.

④ 고충심의위원회 구성 및 운영

기관의 특성을 고려하여 별도 또는 기존의 위원회를 활용하여 구성할 수 있다. 위원장은 기관장 또는 기관장이 지명하는 자로 하고 위원은 남성 또는 여성 비율이 전체 위원의 10분의 6을 초과하지 않도록 구성한다.

2-2-4. 성폭력의 대처 방법

(1) 성폭력 피해 발생 징후[12)]

① 신체적 후유증

수면 장애나 섭식 장애가 나타나기도 하며 처녀막 파열, 성병 감염, 질 확대, 회음부 상처, 생식기 염증 등의 신체적 고통을 호소한다.

② 심리 · 사회적 후유증

자기 비난(혐오), 소외감, 고립, 타인에 대한 신뢰 부족, 급성 불안, 분노, 우울 등 의 정서적 문제가 나타나며 대인 관계를 회피하고 집에만 머물고 야외 활동을 기피하는 증상이 나타난다.

③ 문제 행동 표출

문제적인 성적 행동들을 미성숙하게 노출하거나 행동화하는 증상이 나타나며 잦은 분노 폭발 행동, 자해, 자살 충동 같은 공격 행동이 표출되기도 한다.

(2) 성폭력 신고 의무 및 비밀 준수 의무

① 성폭력 신고 의무

아동 · 청소년의 성보호에 관한 법률 제34조 제2항에 따라 학교(유치원)에서 근무하는 단체의 장과 그 종사자는 직무상 아동 · 청소년 대상 성범죄 발생 사실을 알게 된 때에는 즉시 수사 기관에 신고하여야 한다. 성폭력 피해는 한 개인의 성적 자기 결정권이 침해되는 일이기 때문에 정신적 후유증이 심각하다. 따라서 성폭력 사건이 발생했을 때 학교에서는 최대한 신속히 수사 기관에 신고하거나 성폭력 전문 상담기관과 연계하여 사건을 해결하고자 하는 노력이 필요하다. 성폭력범죄의 처벌등에 관한 특례법 제3조에서 9조까지, 형법 제301조 및 제301조의2의 성폭력에 해당하는 경우에는 즉시 수사 기관에 신고하여야 할 의무가 있으며 미신고 시에는 과태료가 부가된다.

피해 학생이 신고를 원치 않는 경우라도 신고 의무자는 피해자의 의사와 무관하게 성범죄 발생 사실을 수사 기관에 신고해야 하며 피해자의 고소권 행사 여부와 신고 의무는 전혀 별개의 문제이다. 단, 신고하기 전에 피해 학생에게 충분히 신고의 의미와 중요성을 이해시켜 마음의 준비가 가능하도록 하여야 한다. 만약 피해 학생이 준비가 되지 않는 상태에서 신고하게 되면 해당 학생이 가출하거나 교사에 대한 불신을 드러낼 수 있다. 그리고 반드시 피해 학생의 보호자에게도 성폭력 사건의 발생을 알려야 한다. 만약, 피해 학생이 이를 극구 반대한다면 학생을 설득하여야 하며, 또 다른 피해(피해 학생의 자살 등)가 우려되는 상황이라면 학생에게 이를 충분히 설명하고 부모에게 알리도록 한다.

② 비밀 준수 의무

아동 · 청소년의 성보호에 관한 법률 제31조에 따라 누구든지 피해 아동 · 청소년 및 대상 아동 · 청소년의 주소 · 성명 · 연령 · 학교 또는 직업 · 용모 등 그 아동 · 청소년을 특정하여 파악할 수 있는 인적 사항이나 사진 등을 신문 등 인쇄물에 싣거나 방송법 제2조 제1호에 따른 방송 또는 정보통신망을 통하여 공개해서는 아니된다고 규정하고 있다. 비밀 준수 의무는 학교폭력 예방 및 대책에 관한 법률에도 규정하고 있으며 이를 위반 시에는 벌금에 처해질 수 있다.

(3) 성폭력 사안 조사 및 자치위원회 개최

① 전담 기구의 사안 조사

성폭력 사고 피해자는 정신적으로 매우 불안한 상태에 있는 경우가 많다. 따라서 사고 조사에 있어서도 세심한 주의를 기울여야 한다. 사안 조사 및 관리에서의 학교 구성원의 역할 분담은 매우 중요하다.

표 7-16. **학교 구성원의 역할 분담(예시)**

구성원	역할
학교장	성폭력 사안 해결의 총지휘자로 사안을 정확하게 파악할 필요가 있으며 구성원을 소집하여 업무 지시를 하고 그 결과의 보고를 받음
책임교사	사안 조사를 총괄하고 조사 방향을 정하며 조사한 결과를 학교장 및 자치위원회에 보고
담임교사	피해자와 가해자의 정서적 지지와 초기 조사에 대하여 적극적으로 지원하고 학부모와 협력 체계를 구축
보건교사	피해 · 가해 학생의 신체적 · 정신적 피해 상황을 확인하고 유관 기관과 연계하여 의료 및 상담을 지원하고 성폭력 예방 교육 실시
전문상담교사	피해 · 가해 학생 상담을 통해 심리적 · 정서적 상황을 파악하고 유관 기관과 연계하여 상담을 지원

사안 조사 시에는 가해 학생 및 피해 학생의 인권 보호에 더욱 신경을 써야하며 강압적인 분위기로 확인 · 조사를 실시해서는 안된다. 관련 학생이 진술을 거부할 경우 그 의사를 존중해주어야 하고 피해 학생이 신뢰할 수 있는 자(보호자, 법정 대리인 등)를 동석할 수 있게 하여 심리적으로 안정된 상태에서 조사받을 수 있도록 조치해주어야 한다. 또한 피해 학생과 가해 학생 조사 시 철저히 분리하여 관련 학생들이 대면하는 일이 없도록 하여야 한다. 만약 학교폭력 가해 · 피해 학생 중 장애 학생이 있을 경우 진술권 제약에 따른 장애 학생 인권 침해 논란이 발생할 수 있으므로 이 경우 사안 조사, 상담, 자치위원회 개최 시 장애 특성을 감안하여 특수교육 전문가(교육지원청 특수교육지원센터에 요청)를 참여시키는 것이 바람직하다.

② 자치위원회 개최

학교폭력 예방 및 대책에 관한 법률 제2조 제1호는 성폭력을 학교폭력의 유형에 포함하고 있다. 따라서 피해자가 학생인 성폭력 사안의 경우 학교폭력에 해당된다. 각급 학교 자치위원회는 성폭력 사안이 발생한 경우 학교폭력예방 및 대책에 관한 법률 제12조 제2항에 따라 자치위원회를 개최하여 피해 학생의 보호와 가해 학생에 대한 선도 및 징계를 심의하여야 하므로, 피해자가 학생인 성폭력 사안이 발생한 경우, 자치위원회를 개최하여 조치를 심의 · 결정하여야 하는 것이 원칙이다.

(4) 전문 상담 기관으로 의뢰

성폭력 사안이 발생하면 신속하게 117 학교폭력신고센터, 여성긴급전화(1366), 성폭력상담소, ONE-STOP 지원센터, 해바라기 여성아동센터 등 성폭력 전문 기관에 연계하여 필요한 조치를 받도록 해야 한다.[12] 다만, 성폭력 사건에 대한 전문 상담 기관의 연계와 성폭력 사건에 대한 신고 의무 이행은 별개의 문제로 전문 상담 기관에 연계하였다 하더라도 반드시 수사 기관에도 신고를 하여야 한다.

표 7-17. **성폭력 전문 상담 기관**

기관	내용
학교폭력 신고센터(117)	• 대상: 성폭력, 학교폭력, 성매매 피해 청소년 • 내용: 법률 정보 및 상담 안내
여성긴급전화 (1366)	• 대상: 성폭력, 가정폭력, 성매매 피해 청소년 • 내용: 긴급 구조 및 보호를 위한 전화 상담 안내(365일 24시간 상담)
성폭력상담소 (장애인 성폭력상담소)	• 대상: 성폭력 피해 청소년 • 내용: 의료 지원 연계(응급 처치, 산부인과 진료, 정신과 진료, 외상 치료), 상담 법률 지원 연계(사례 접수 및 관리, 24시간 응급 상담, 법적 자문), 수사 연계 지원(진술 녹화 동행 지원, 고소 지원)
ONE-STOP 지원센터	• 대상: 성폭력, 가정폭력, 성매매 피해 청소년 • 내용: 의료 지원(응급 처치, 산부인과 진료, 정신과 진료, 기타 외상 치료), 상담 법률 지원 연계(사례 접수 및 관리, 24시간 응급 상담, 법적 자문), 수사 지원(피해자 조서 작성, 진술 녹화 동행 지원, 고소 지원)
해바라기 아동센터	• 대상: 19세 미만 성폭력 피해를 입은 아동 · 청소년 및 장애인 • 내용: 의료 지원(성폭력 외상 치료, 심리 상담, 심리 치료, 놀이 치료), 법률 지원(법적 절차 지원, 피해자 조사 지원), 상담 지원(사례 접수, 면담 조사, 연계 지원 서비스, 가족 상담)
해바라기 여성 · 아동센터 (1899-3075)	• 대상: 성폭력, 가정폭력, 성매매 피해 아동 · 청소년 • 내용: 의료 지원(응급 처치, 산부인과 진료, 정신과 진료, 기타 외상 치료), 수사 지원(피해자 조서 작성, 진술 녹화 지원, 증거 채취, 고소 지원), 상담 법률 지원(사례 접수 및 관리, 24시간 응급 상담, 법적 자문), 심리 지원(심리학적 평가, 심리 치료, 부모 및 가족 치료)

출처: 교육부. (2014). 학교폭력 사안 처리 가이드북.

(5) 피해 학생 보호 조치

학교폭력 예방 및 대책에 관한 법률에 따라 피해 학생에 대해서는 심리 상담 및 조언, 일시 보호, 치료 및 치료를 위한 요양, 학급 교체, 그 밖에 피해 학생의 보호를 위하여 필요한 조치를 하여야 한다.

❖ 성폭력 피해 학생 보호 시 유의 사항

① 성폭력 사건이 발생하면 피해 학생이 지속적인 성폭력이나 협박 등을 당하고 있지는 않은지 피해 학생의 안전 여부를 파악하고 위험하다고 판단되는 경우에는 가해 학생과 즉시 분리하고 보호해야 한다.

② 피해자 중심의 사안 처리를 한다.

③ 비밀 보장을 위해 최소한의 학교폭력 전담 기구가 대책을 수립한다.

④ 2개 이상의 학교 학생의 성폭력 사안인 경우 학교 간 공동 대응책을 모색한다.

⑤ 교사는 피해 학생의 보호자와 협의하여 피해 학생이 학교생활에 적응할 수 있도록 가능한 범위 내에서 최대한의 보호 조치를 강구한다.

⑥ 피해 학생이 치료받는 기간은 학생생활기록부 작성 지침의 '기타 부득이한 사유로 학교장의 허가를 받아 결석하는 경우' 로 처리하여 출석으로 인정한다.

⑦ 학생이 일시적인 일탈로 성매매 대상이 되어 검사의 수강 명령에 의한 교육 또는 상담 과정을 이수한 경우 '특별교육이수' 기간으로 간주하여 출석으로 인정한다.

(6) 가해 학생 선도

가해 학생에 대한 선도 조치로는 피해 학생에 대한 서면 사과, 피해 학생 및 신고 · 고발 학생에 대한 접촉, 협박 및 보복 행위 금지, 학교에서의 봉사, 사회봉사, 학내외 전문가의 특별 교육 이수 · 심리 치료, 피해 학생과의 격리와 가해 학생에 대한 반성의 기회를 주는 출석 정지, 학급 교체가 있으며 퇴학 처분은 고등학생의 경우에만 가능하다.

(7) 성폭력 사안 처리 절차

학교 성폭력 발생 시 피해 대상에 따라 주관 위원회가 달라지며 피해 대상이 학생인 경우 학교폭력대책자치위원회에서, 가 · 피해 대상이 모두 교직원인 경우는 성희롱심의위원회에서 그 사안을 처리하게 된다.[17]

표 7-18. **성폭력 발생 시 사안 처리(피해 대상이 학생인 경우)**

순서	해야할 일
초기 대응	• 사건 발생 인지 • 학교폭력 전담 기구에 신고 • 신고 대장 기록 • 학교장에 보고 • 관련 학생 격리 및 안전 조치(가 · 피해자 분리) • 필요시 긴급 조치 • 응급 조치(병원 이송, 심리적 안정 등) • 보호자 연락 • 교육청 유선 보고 및 수사 기관 신고
사안 조사	• 학교폭력 전담기구 사안조사 • 관련 학생 면담, 주변 학생 조사, 설문조사, 객관적인 입증 자료 수집 등 • 보호자 면담 • 비밀 유지 유의 • 자치위원회 개최 준비(사안 발생 14일 이내) • 교육청 사안 보고
위원회 개최	• 학교폭력 대책 자치위원회 소집 • 사안 조사 보고 • 피해 측, 가해 측 의견 진술 및 질의응답 • 피해 학생 조치 • 가해 학생 선도 및 교육 조치 • 서면 결과 통보 • 교육청 결과 보고
종결 및 조치 이행	• 피해 학생 보호 및 가해 학생 선도 이행 • 조치 결과 – NEIS 입력 • 가 · 피해 학생 추수 지도 • 주변 학생 교육 • 재발 방지 노력

출처: 서울시교육청. (2016). 대상별 학교 성폭력 사안 처리 매뉴얼.

표 7-19. **성폭력 발생 시 사안 처리(피해 대상이 교사인 경우)**

순서	해야할 일
초기 대응	• 성 고충 상담 창구 상담 신청 • 신청 접수 및 상담 실시 • 관련 교직원 의견 청취 • 피해 교직원 심리적 안정 지원, 의료 및 상담 지원 • 행위 교직원 긴급 격리 조치

사안 조사	• 성 고충 상담 창구 조사 개시 • 소환 및 조사 • 피해 교직원 요구 사항 파악 • 목격자 등 제3자와 상담 • 학교장에게 결과 보고 • 교육청 사안 보고(수사 기관 신고는 피해자가 원할 경우)
위원회 개최	• 성희롱심의위원회 개최 • 조사 결과 보고 • 심의 및 의결 • 심의 결과 당사자 통보 • 수용 시 조사 종결 • 불복 시 외부 해결 안내 • 교육청 결과 보고 ※ 학생(가해) – 교직원(피해) 사안은 교권보호위원회 개최
종결 및 조치 이행	• 가해 교직원 조치 • 피해 교직원의 심리적 · 신체적 안정을 위한 조치 • 재발 방지대책 수립

출처: 서울시교육청. (2016). 대상별 학교 성폭력 사안 처리 매뉴얼.

(8) 성폭력 예방과 대처에서의 보건교사 역할

① 성교육 운영

성교육은 학교 성교육 표준안에 근거하여 관련 교과와 연계한 포괄적인 성교육 과정을 편성 · 운영하여야 한다. 보건교사가 성교육 담당교사라면 보건교사를 중심으로 관련 교과 협의회를 구성하여 성교육 과정에 대한 편성과 운영을 논의할 수 있다. 성교육 시에는 담당교사 개인의 성 가치관이 아닌, 학교 성교육 표준안의 범위에서 지도하고 외부 강사를 초빙하여 성교육을 실시하는 경우에도 성교육 표준안 범위에서 교육이 이루어지도록 담당교사의 임장 지도가 필요하다. 학교 성교육 표준안의 전체 맥락을 이해하고 양성평등의 관점을 유지하며 각 학생의 개인차를 존중하여 학생들을 지도하는 것이 매우 중요하다.

여성가족부에서는 각급 학교에서의 성희롱 방지 조치, 성매매 예방 교육, 성폭력 예방 교육의 효과적 추진을 위해 필요한 사항과 기관별 추진 실적 점검을 위한 세부 지침을 마련하고 있다. 따라서 이 지침에 근거하여 성교육을 계획하고 실시하여야 하며 정확한 실적 입력 등의 운영과 관리를 철저히 해야한다. [예방교육통합시스템(http://shp.mogef.go.kr)] – [공공기관 예방교육운영지침]에 당해 연도의 〈폭력예방교육 운영 안내〉가 탑재되어 있다. 이 지침서에는 계획 수립 여부, 교육 내용, 교육 참여도와 교육 방법에 따라 배점이 다르며 실적에 따라 합계가 70점 미만인 경우나 예방교육추진실적을 기간 내 [예방교육통합시스템]에 입력하지 않은 기관은 부진 기관으로 분류되어 학교 관리자가 특별 교육을 받아야 한다. 기관장 책임하에 내실 있는 성희롱 · 성폭력 · 성매매 예방 교육이 실시될 수 있도록 하는 노력이 필요하다.

② 성폭력 감지 및 인지

성폭력 사안은 피해 학생이 상담을 통해 진술하거나 앞서 제시한 성폭력 피해 징후가 관찰됨으로써 발견될 수 있다. 따라서 교사는 일상적으로 학생과의 상담이나 평소의 행동 관찰 및 면담 등을 통해 성폭력 피해를 의심할 수 있는 징후를 알아차릴 수 있어야 한다. 특히 신체적 증상으로 인해 보건실을 방문하는 경우 피해 학생이 안심하고 피해 사실을 알릴 수 있도록 독립된 공간에서의 상담 등의 세심한 대응을 취해야 한다. 성폭력 피해 징후로 의심되는 변화가 관찰되었다면 사실 확인과 원인파악을 위해 성폭력 피해 지원 상담 기관과의 전문적인 검사와 상담을 받도록 연계해야 한다.

③ 성폭력 발생 시의 대응

성폭력은 인지 즉시 수사 기관에 신고해야 하며 성폭력 신고를 하기 전 피해 학생에게 신고의 의미와 중요성을 이해시켜 심리적 안전을 도모해야 한다.

성폭력은 특성상 물적 증거가 제한되고 피해 학생의 기억력 소실 가능성이 있기 때문에 성폭력이 발생한 경우 무엇보다 신속하고 적절한 대응으로 학생의 신체적 · 정신적 피해를 최소화해야 한다. 이를 위해서는 학교에서 시간을 지체하기보다 전문성을 갖춘 기관에 의뢰하여 피해의 객관적인 증거를 확보하는 것이 좋다.

피해 학생 면담 시에는 조용하고 독립된 공간을 면담 장소로 선택하여 피해 학생이 안정감을 느낄 수 있도록 하고 면담을 시작하기에 앞서 면담한 내용에 대하여 비밀이 보장된다는 점을 반드시 알려야 한다. 피해 학생의 이야기를 믿어주고 경청하며 학생이 말하는 내용에 대해 침착하게 반응해야 한다. 성폭력의 피해가 발생한 것이 피해 학생의 잘못이 아님을 인식시키며 학생이 겪는 고통을 이해하고 지지해 준다.

성폭력 피해 사실에 대한 내용을 파악하였다면 피해 사실과 관련한 증거들을 확보해야 한다. 이때에는 다음의 내용을 지켜야 한다.

- 가해자의 체모, 정액, 흉기 등 증거 물품은 종이봉투에 넣어 보관하고 수사를 위해 현장을 훼손하지 않고 그대로 보존한다.
- 외상이 남아 있는 경우 사진 촬영하여 저장을 한다.
- 의학적인 도움이 필요한 때는 손상 부위에 대한 적절한 치료와 검사를 위해 병원 진료가 필요하다는 것을 피해 학생에게 미리 알려준다.
- 병원이나 전문 기관에 갈 때 긴급한 응급 조치 이외에는 목욕이나 상처의 치료 등 피해의 증거를 없앨 수 있는 행위는 하지 않도록 하고 피해 당시 입었던 옷차림 그대로 방문한다.
- 신체적 피해는 피해 직후 12시간 이내에 증거 확보를 위한 검사를 받아야 하며 늦어도 72시간 이내에는 피해 내용을 확인 받아야 법적 대응 시 도움이 된다.

2-3. 아동학대

2015년 아동학대 사례에 대한 분석에 따르면, 아동학대 발생 장소로 가정 내에서 발생한 사례가 전체 아동학대 사례의 82.3%에 해당하는 9,641건으로 압도적인 수치를 보였고 그 외에 어린이집,

학교, 유치원 사례는 각각 432건(3.7%), 258건(2.2%), 207건(1.8%)으로 전체 사례 중 7.7%에 해당되었다. 거의 매일 학대가 발생한 경우는 전체의 24.3%인 2,845건이었으며, 2~3일에 한 번 발생한 경우는 1,546건(13.2%), 일주일에 한 번인 경우가 1,361건(11.6%)으로 즉, 일주일에 한 번 이상 빈번하게 학대를 경험한 아동은 49.1%로 전체 사례의 절반 정도를 차지하였다. 아동학대 사례 유형별 건수를 살펴보면 중복 학대가 5,347건(45.6%)으로 가장 많았고, 정서 학대 2,046건(17.5%), 방임 2,010건(17.2%), 신체학대 1,884건(16.1%), 성학대 428건(3.7%)의 순으로 나타난다. 한편 중복 학대를 별도로 구분하지 않고 아동학대 사례 유형의 분포를 살펴보면 정서학대가 7,197건(40.7%)으로 가장 많았고, 신체학대와 방임이 각각 6,661건(37.7%), 3,175건(18.0%)으로 나타났으며, 성학대는 629건(3.6%)으로 이 중 가장 적게 발생한 것으로 조사되었다.[18]

아동권리헌장에는 "아동은 모든 형태의 학대와 방임, 폭력과 착취로부터 보호받을 권리가 있다." 라고 명시하고 있다. 아동의 권리가 중요하게 대두되고 있지만 아동학대 피해는 해마다 증가하고 있으며 최근 발생한 초등학교 장기 결석 아동의 학대 및 사망 사건은 아동학대 문제에 대한 학교 차원의 예방과 대처의 중요성을 잘 나타내주고 있다.

아동학대를 예방하기 위해서는 아동학대의 유형과 징후 등 그 특성을 잘 파악하고 아동보호서비스를 적절하게 진행할 수 있도록 해야 하며 가정 내 아동학대 예방을 위한 학부모 교육이 적절히 이루어져야 할 것이다.

2-3-1. 아동학대의 정의와 유형[19]

(1) 아동학대의 정의

"아동학대란 보호자를 포함한 성인이 아동의 건강 또는 복지를 해치거나 정상적 발달을 저해할 수 있는 신체적 · 정신적 · 성적 폭력이나 가혹 행위를 하는 것과 아동의 보호자가 아동을 유기하거나 방임하는 것을 말한다." 라고 규정하여 적극적인 가해 행위 뿐만 아니라 소극적 의미의 방임 행위까지 아동학대의 정의에 명확히 포함하고 있다.

여기에서 학대 행위란 아동에게 가해진 행위로 인하여(우연한 것은 제외) 아동의 건강 혹은 복지를 해치거나 혹은 정상적인 발달을 저해할 수 있는 모든 신체적 · 정신적 상해, 성적 행위 및 방임을 포함한다.

이는 아동의 복지나 아동의 잠정적 발달을 위협하는 보다 넓은 범위의 행동으로 학대하며 신체적 학대 뿐만 아니라 정서적 학대나 방임, 아동의 발달을 저해하는 행위나 환경, 더 나아가 아동의 권리 보호에 이르는 매우 포괄적인 경우를 규정하고 있다.

(2) 아동학대의 유형

① 신체학대

보호자를 포함한 성인이 아동에게 우발적인 사고가 아닌 상황에서 신체적 손상을 입히거나 또는 신체 손상을 입도록 허용한 모든 행위를 말한다.

> 예 직접적으로 신체에 가해지는 행위(손, 발 등으로 때림, 꼬집고 물어뜯는 행위, 조르고 비트는 행위, 할퀴는 행위 등), 완력을 사용하여 신체를 위협하는 행위(강하게 흔듦, 신체 부위 묶음, 벽에 밀어붙임, 떠밀고 움켜잡음, 아동 던짐, 몸을 거꾸로 매닮, 물에 빠뜨림 등)

② 정서학대

정서학대란 보호자를 포함한 성인이 아동에게 행하는 언어적 모욕, 정서적 위협, 감금이나 억제, 기타 가학적인 행위를 말하며 언어적 · 정신적 · 심리적 학대라고도 한다.

> 예 원망적 · 거부적 · 적대적 또는 경멸적인 언어폭력 등, 아동의 정서 발달 및 연령상 감당하기 어려운 것을 강요하는 행위(감금, 약취 및 유인, 아동 노동 착취)

③ 성학대

성학대란 보호자를 포함한 성인이 자신의 성적 충족을 목적으로 18세 미만의 아동에게 행해지는 모든 성적 행위를 말한다.

> 예 자신의 성적 만족을 위해 아동을 관찰하거나 아동에게 성적인 노출을 하는 행위, 아동을 성적으로 추행하는 행위, 성교를 하는 행위, 성매매를 시키거나 성매매를 매개하는 행위

④ 방임

방임이란 보호자가 아동에게 위험한 환경에 처하게 하거나 아동에게 필요한 의식주, 의무 교육, 의료적 조치 등을 제공하지 않는 행위를 말하며, 유기란 보호자가 아동을 보호하지 않고 버리는 행위를 말한다.

> 예 기본적인 의식주를 제공하지 않는 행위, 불결한 환경이나 위험한 상태에 아동을 방치하는 행위, 보호자가 아동을 특별한 사유 없이 학교(의무 교육)에 보내지 않거나 아동의 무단결석을 방치하는 행위, 아동에게 필요한 의료적 처치 및 개입을 하지 않는 행위, 아동을 보호하지 않고 버리는 행위

2-3-2. 아동폭력의 예방 및 대처 방법

(1) 「아동학대 방지 대책」의 이해[20)21)]

아동학대를 뿌리 뽑기 위해서는 중앙정부, 지자체, 학교, 가정, 시민 사회 등 모두의 노력이 필요하다. 이러한 상황에서 2016년 3월 29일 관계부처 합동으로 「아동학대 방지 대책」을 수립하였다. 2017년까지 선진국 수준의 아동학대 근절 시스템 구축을 목표로 하고 있으며 크게 '예방 및 조기발견', '신속 대응 및 처벌 강화', '보호지원 및 재학대 방지' 로 구분된다.

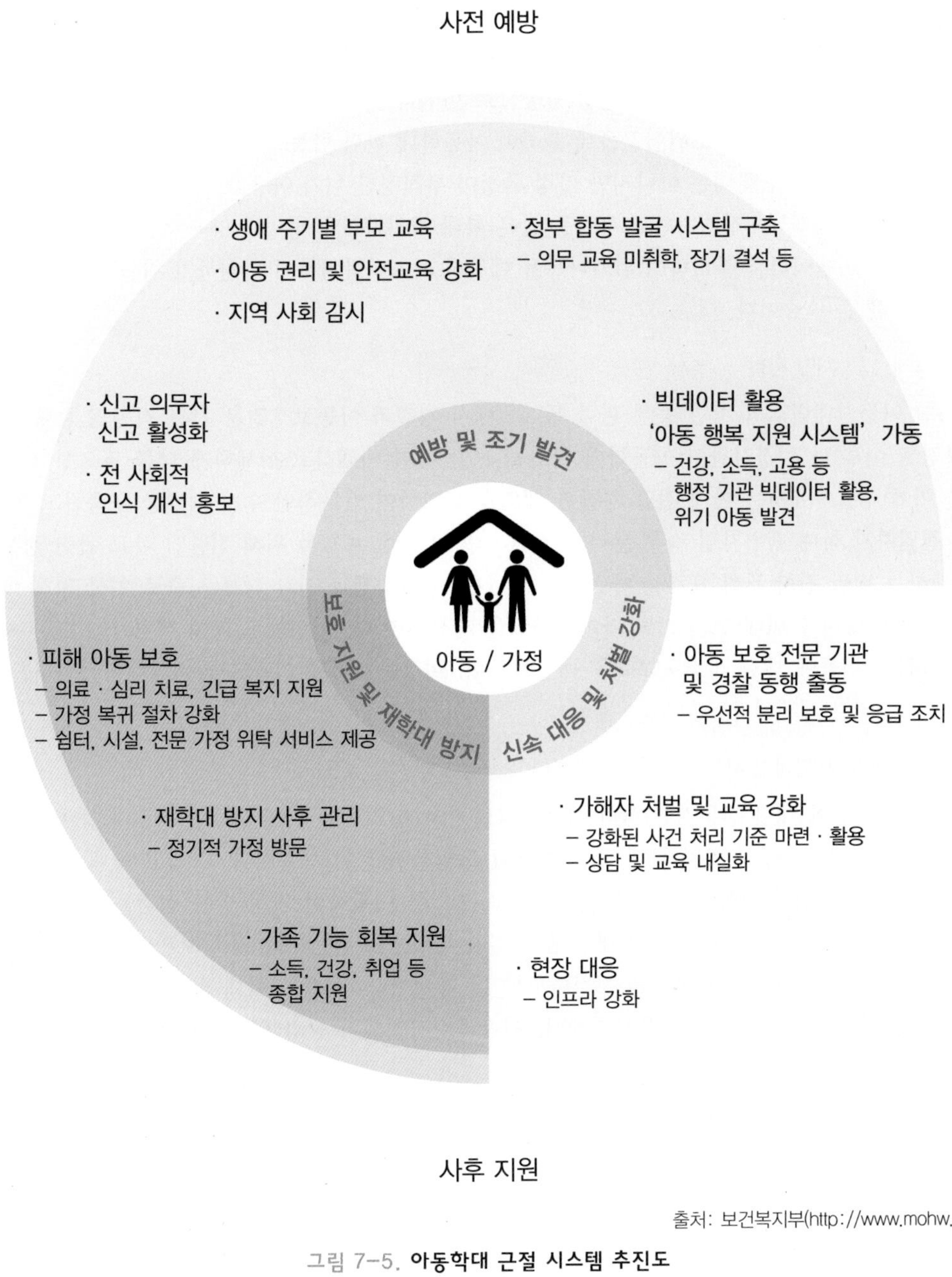

출처: 보건복지부(http://www.mohw.go.kr)

그림 7-5. **아동학대 근절 시스템 추진도**

① 예방 및 조기 발견

아동학대 관련 문제 해결의 핵심은 예방이다. 특히 가정 내에서 부모에 의해 이루어지는 학대가 80% 이상인 점을 고려할 때, 부모 교육 강화가 필수라 할 수 있다. 결혼 전 · 임신 · 출산 · 자녀 학령기 등 생애 주기를 고려해 아동학대 예방에 대한 부모 교육을 학교 교과목에 반영하고, 혼인 · 출생 신고 및 보육료 신청 시에도 실시할 예정이다. 한편 우리나라 아동학대 신고 의무자에 의한 신고 비율은 29.3%로 미국(58.3%), 일본(68%)에 비하면 미흡한 상황이므로 신고 의무자 직군 확대, 의무 불이행 시 과태료 철저 부과, 신고자 보호 및 교육 강화를 본격 추진한다. 조기 발견의 경우, 2016년 4월까지 보건복지부 · 교육부 · 경찰청 합동으로 미취학, 장기 결석, 국가 예방접종 미실시 등의 다양한 데이터를 통해 학대 고위험군을 추출하여 아동학대 관련 합동 점검을 실시한 바 있다. 그 결과 학대 사례 20여건과 학대는 아니지만 가정 환경이 부적정한 위기 아동을 찾아낼 수 있었다. 이러한 점검을 보다 체계화 · 정례화하고 우울증 같은 학대 행위자의 특성이나 양육수당 미신청, 사회보험료 체납 등 빅데이터를 분석하여 위기아동을 예측하고 조기발견하여 지원하기 위한 '아동 행복지원 시스템' 을 준비 중이다.

② 신속대응 및 처벌 강화

2014년 아동학대범죄의 처벌 등에 관한 특례법에서 경찰과 아동보호전문 기관 직원의 동행 출동이 규정된 이후 담당 경찰관이 아동학대 사건을 보다 깊이 이해하고 섬세하게 다룰 필요성이 높아졌다. 이에 경찰청에서는 학대 전담 경찰관 제도를 운영하여 전문적인 수사 체계를 구축하고 있다. 또한 친권자가 학대 행위자일 경우 분리 보호된 아동의 신변 보호를 위해 전출입 학교 관련 정보를 비공개하는 비밀 전학 관련 요령을 마련하고 지나친 취재 경쟁과 민감 정보 노출로 인한 피해 아동의 트라우마 방지를 위해 언론 보도 가이드라인을 제작 중이다. 이외에도 학대 행위자에 대한 처벌을 강화하고 이들에 대한 상담 · 교육을 내실화하며, 아동보호전문 기관과 학대피해아동쉼터를 지속적으로 늘려갈 계획이다.

③ 보호지원 및 재학대 방지

학대 피해 아동에 대한 전문적인 심리 치료 · 의료 서비스 지원을 위해 의료인 경력자 등이 포함된 전문가정위탁제도와 대형 병원 학대 아동 보호팀 도입을 검토할 예정이다. 그리고 학대 위험이 감소하여 가정에 복귀한 아동의 경우 드림스타트로 보호를 이관하여 가정 방문 점검을 정례화 하는 사후 관리를 추진 중이다. 또한 사례 개입 종결 절차와 방법에 관한 매뉴얼을 보완하여 위험도 평가 결과에 따라 사례 관리 종결 여부를 결정하도록 할 계획이다. 끝으로 학대 발생 가정이 제 기능을 회복하고 건강해질 수 있도록 고용복지센터, 건강가정지원센터 등과 연계하여 심신 건강 · 일자리 서비스 등을 종합적으로 지원한다.

(2) 아동학대 신고 의무

직무상 아동학대 범죄를 인지할 가능성이 높은 직군에게 아동학대 범죄의 신고 의무를 부과하였으며 교사 직군으로는 보육 교직원, 유치원 교직원 및 강사, 초 · 중 · 고등 교직원, 전문상담교사 및 산학 겸임교사, 학원 및 교습소 종사자가 해당된다. 그 외 의료인 직군과 시설 종사자 등의 직군이 포함된다. 신고 의무자들은 직무상 아동학대를 알게 된 경우에는 즉시 아동보호전문 기관 또는 수사 기관에 신고하여야 한다.[22] 아동학대를 '알게 된 경우' 뿐 아니라 '의심이 있는 경우' 에도 신고해야 하며 아동학대를 신고하지 않은 경우 500만원 이하의 과태료가 부과된다.[23]

(3) 아동학대 신고 요령

아동학대가 의심되는 경우에는 지체 없이 아래와 같이 신고하여야 한다.

아동학대 의심 및 발견

아동학대 유형 및 징후 인지
아동학대 의심 사항 확인
응급 상황 시 아동 안전 우선 확보
(예: 긴박한 상황인 경우 아동을 병원에 데려간 이후에 신고)

↓

아동학대 신고 112

가능한 많은 정보를 파악하여 즉시 신고
학대 의심 내용, 아동 및 학대 행위자 · 신고자 정보 전달

↓

아동보호전문기관과 협력 유지

피해 아동에 대한 재학대 여부 지속 관찰
의심스런 상황 발생 시 아동보호전문기관에 신속 전달

그림 7-6. **아동학대 신고 요령**

(4) 아동학대 유형별 징후

아동학대는 신체학대, 정서학대, 성학대, 방임으로 유형화 할 수 있으며 유형별 징후는 다음과 같다.[19]

표 7-20. **아동학대 유형별 징후**

유형	징후
신체학대	• 설명하기 어려운 신체적 상흔 · 발생 및 회복에 시간차가 있는 상처(지속적으로 학대가 일어나고 있을 가능성이 있음) • 사용된 도구의 모양이 그대로 나타나는 상처 • 담배 불 자국, 뜨거운 물에 잠겨 생긴 화상 자국 • 겨드랑이, 팔뚝 안쪽, 허벅지 안쪽 등 다치기 어려운 부위의 상처 • 공격적이거나 위축된 극단적 행동 • 부모에 대한 지나친 두려움
정서학대	• 수면 부족으로 인한 후유증 • 언어장애, 비행, 기행(퇴행, 반사회적 행동 등) • 스트레스로 인한 원형 탈모 등 • 특정 물건을 계속 빨고 있거나 물어뜯음 • 행동 장애(반사회적, 파괴적 행동 장애) • 실수에 대한 과잉 반응, 극단 행동, 과잉 행동, 자살 시도

성학대	• 걷거나 앉는데 어려움 • 나이에 맞지 않는 성적 행동, 해박하고 조숙한 성 지식 • 타인, 동물, 장난감을 대상으로 하는 성적인 상호 관계 • 위축, 환상, 퇴행 행동, 특정 유형의 사람들 또는 성에 대한 두려움 • 회음부의 통증과 가려움, 찢기거나 손실된 처녀막, 질에 생긴 상처나 긁힌 자국 또는 홍진, 항문 주변의 멍이나 찰과상 • 성병 감염 및 임신
방임	• 발달 지연, 성장 장애 • 비위생적인 신체 상태(아동에게 머릿니 등이 있거나 악취가 지속적으로 나는 경우) • 예방접종과 의학적 치료 불이행, 건강 상태 불량 • 계절에 맞지 않는 옷, 청결하지 못한 외모 • 학교에 일찍 등교하고 집에 늦게 귀가, 특정한 사유 없이 무단 결석 • 지속적 피로 · 불안정감 호소, 수업 중 조는 태도 • 음식을 구걸하거나 비행 또는 도둑질

출처: 중앙아동보호전문기관(http://www.korea1391.go.kr)

(5) 아동학대 예방을 위한 학부모 교육

가정에서의 아동학대 사례는 80%에 이른다. 경기도가족연구원이 2015년에 실시한 도민 폭력 허용 태도를 조사한 결과 자녀에 대한 폭력을 학대로 인지하는 경우가 낮게 나타났는데 상황에 따라 부모가 자녀에게 폭력을 허용해도 된다는 합리화 기제가 우리사회 내에 잔존하고 있기 때문이라고 분석했다.[24) '훈육' 과 '체벌' 에 대한 가치 혼란이 아동학대의 원인이 되기도 하는데 최근 개정된 아동복지법 제5조 2항에는 '아동의 보호자는 아동에게 신체적 고통이나 폭언 등의 정신적 고통을 가하여서는 아니 된다.' 는 것을 분명히 명시함으로써 가정 내 체벌을 금지하고 있다. 따라서 아동의 문제행동을 수정하기 위해 체벌을 사용하기 보다는 대안적 훈육 방법을 사용하는 것이 바람직하다.[25)]

① 정중한 요청

문제나 갈등이 생길 때마다 엄격하게 훈육할 필요는 없다. 특히 아동과의 관계가 긍정적으로 맺어져 있다면 요청하는 것만으로도 충분하다. 그러나 우리는 아동에게 함부로 말하는 경향이 있는데 아동에게 어떤 요청을 할 때에는 정중하게 해야 한다는 것을 잊지 말아야 한다.

② 전달법

정중한 요청을 하여 아동의 행동을 변화시킬 수 없을 때, 조용하고 단호한 목소리로 표현하면 효과적이다. 이때 아동의 문제 행동이나 상황을 그대로 말하되 행위와 행위자를 분리하여 아동이 나쁜 것이 아니라 취하고 있는 행동에 문제가 있음을 인식할 수 있게끔 아동의 인격이나 자존감을 공격하지 않는다. 오직 아동의 잘못된 행동에만 집중해야 한다.

③ 보상

긍정적인 행동에 대해서는 즉각적으로 자주 보상해 준다. 아동이 특정 행동을 하고 보상받으면 그 행동은 강화된다. 부정적인 행동에 대해서는 어떠한 경우라도 우연히 보상하지 않으며 적극적으로 무시한다. 즉 부정적인 행동에 대해서는 전혀 관심을 나타내지 않는 것이 효과적이다.

④ 논리적 결과

아동을 지도할 때 정중한 요청과 전달법이 매번 효과적이진 않다. 때에 따라서 문제 행동을 다루면서 동시에 책임감을 교육시키기 위해 논리적 결과를 이용하는 것도 효과적이다. 즉 아동이 그릇된 행동을 했을 때 그와 관련되어 나타나는 결과에 대하여 논리적으로 수반되는 대가를 받도록 하는 것이다. 이 때, 논리적 결과를 고의적인 보복 행위와 구분하여야 한다. 이아가 책임감 있는 행동을 하게끔 가르치기 위한 의도라는 것을 명심한다(예: 숙제를 해 오지 않으면 방과 후 교실에 남아서 숙제를 다 하고 집에 간다).

⑤ 타임아웃

'타임아웃' 이란 아동이 바람직하지 못한 행동을 했을 때, 즐거운 상황에서 즉시 격리시켜 조용하고 지루한 타임아웃 장소에 두어, 바람직하지 못한 행동에 대하여는 관심이나 그 밖의 보상을 받지 못하도록 하는 것이다. 이 훈육 방법은 3~13세 아동에게 적절하고 어린 아동일수록 효과적이다.

(6) 아동학대 예방과 대처에서의 보건교사 역할

아동 안전을 위한 방안으로 교육부에서는 2016년 1학기부터 「미취학 및 무단결석 등 관리 · 대응 매뉴얼」[26]을 보급하고 매뉴얼에 따라 결석 당일에서 2일, 3~5일, 6일, 7~8일 등으로 나누고 각 단계에 따라 필요한 조치를 하도록 하고 있다. 결석 1일차에는 담임교사는 유선으로 결석 사유와 학생의 안전을 확인하고 출석을 독려하며 3~5일차에는 유선 연락 유지와 함께 가정을 방문하여 학생의 소재나 안전을 확인하고 학생의 소재 · 안전이 확인되지 않는 경우 학교장은 경찰에 즉시 수사 의뢰해야 한다. 그러나 이는 사후적 접근이며 학생의 아동학대 징후를 즉각 발견하고 보호 조치를 취하는 것이 긴박한 위기와 응급 상황을 예방할 수 있는 보다 적극적인 방법이라 할 수 있다. 보건실을 방문한 학생들의 치료 과정이나 관찰 등을 통해 아동학대의 징후들을 발견했다면 아동과의 면담을 통해 아동학대 가능성을 파악하고 담임교사와의 상호 협조를 통해 가능한 많은 정보를 파악하여 즉시 신고해야 한다. 상담 중에는 아동을 안정시키고 아동의 잘못이 아님을 확인시키는 것이 매우 중요하다.

성학대가 의심되나 확실하지 않은 경우에는 징후만으로 임의로 피해를 단정 짓거나 사건을 해결하려 하지 말고 1366, ONE-STOP 지원센터, 해바라기 아동센터 혹은 성폭력상담소에 연락하여 문의 및 상담을 한다. 아동 성학대 피해를 알게 되었다면 수사 기관에 즉시 신고하고 친족 성폭력 등으로 인해 보호자로부터 긴급 격리가 필요한 경우 아동보호전문기관 혹은 성폭력 피해자 보호시설로 연계한다.

응급 상황의 경우 입은 옷차림 그대로, 몸을 씻지 않고 가능한 빨리 ONE-STOP 지원센터나 시 · 군 · 구청장이 지정한 성폭력 전담 의료 기관을 찾는다. 병원 진찰 과정은 피해 아동에게 공포와 불안을 줄 수 있으므로 동행 시 아동이 심리적 안정을 찾을 수 있도록 최선을 다해야 한다. 왜 병원에 왔는지, 진찰을 받고 나면 어떤 부분을 예방할 수 있는지 설명해 준다.

아동학대는 사후 조사보다 예방에 주력해야하며 학교보건 현장에서의 세심한 관찰과 대응이 아동의 권리와 안전을 보호 하는 실질적인 노력이 될 수 있음을 인지하여야 한다.

3 재난 관리

3-1. 학교 재난의 개념을 설명한다.
3-2. 학교의 재난 대응 계획을 수립한다.

3-1. 학교 재난의 개념

모든 학생들은 학교 환경에서 안전하게 학습하고 생활해야 한다. 학교가 위기에 처하는 재난이란 갑자기 예기치 못하게 학교생활을 중단하게 하는 위중한 상황을 말한다. 이로 인해 학생, 교사, 교직원, 기타 지역사회 주민은 단순히 학교 혹은 지역 전체가 영향을 받아 학습, 출석 및 일상적인 삶에 저해를 받는다. 이 때 발생하는 트라우마는 노출된 개인이 자기 극복 능력을 넘어 삶에 위협을 받는 공포로 느끼게 되는 상황을 일컫는다.

2014년도 교육 시설 재난 발생 현황을 살펴보면 학교 재난이란 학교에 국한된 재난이라기보다는 지역사회 전반의 재난으로 학교도 피해를 받은 것이 일반적으로 나타나고 있다.[27] 특히 최근에는 기후 변화에 따른 자연 재난 피해가 커진 것을 알 수 있다.

표 7-21. 재난으로 인한 학교 시설 보상 건수 및 복구 비용 (복구비: 천원)

구분	국립		공립		사립		합계	
	학교 수	복구비	학교 수	복구비	학교 수	복구비	학교 수	복구비
화재	16	637,364	152	4,796,857	40	655,731	208	6,089,952
풍해	3	9,078	110	568,019	16	60,850	129	637,947
수해	1	155,343	59	2,267,022	13	636,017	73	3,058,382
설해	1	30,929	79	3,552,129	4	173,540	84	3,756,598
기타	–	–	6	14,754	–	–	6	14,754
합계	21	832,714	406	11,198,781	73	1,526,138	500	13,557,633

출처: 교육시설재난공제회. (2015). 교육 시설 재난 사례집.

3-1-2. 학교 재난 대응 계획

재난의 발생은 누구도 예측하기 어려운 일로 모든 학교는 예기치 않은 일의 발생을 예방하고, 피해가 최소화되도록 대응 하여야 한다. 또한 조속한 시일 안에 복구할 수 있는 학교구성원의 건강과 안전에 목표를 둔 계획을 세워야 한다.

학교는 학생들이 하루의 1/3이상을 지내는 공간이며 높은 밀집도로 인해 자연재해, 감염성 질환의 확산, 테러리즘 등의 모든 위험 요소에 노출될 가능성이 높다. 그러므로 학교는 독자적인 재난 계획을 수립해야하며, 지역사회 보건기관에서 세운 재난 계획도 수용해야만 한다.

재난 계획은 대응하는 시점을 기준으로 재난의 대비(준비)기, 대응기, 회복기로 구분하여 대응 전략과 구체적인 활동 내용을 계획하고, 그 계획에 따라 학생과 교직원은 익숙하게 훈련하며, 계획은 주기적으로 검토하여 수정되어야 한다.[28)]

재난 대비기는 경감 단계, 훈련 단계, 대비 단계를 포함하며, 이 시기에는 평소에 노출 가능한 위험 요인에 대한 평가, 재난에 대응할 인력의 훈련, 재난 의료 물자 비축과 관련 기관간의 네트워크를 구축하고, 이 네트워크 간의 원활한 활동을 위해 훈련하며, 이를 통해 재난 계획을 수정하는 회환 과정을 갖는 것이 원칙이다.

재난 대응기에는 재난 통제 본부를 활성화하고, 재난 현장의 문제에 대응하는 활동을 한다. 이와 함께 회복 단계에는 지역사회 각 기관과 조직이 기본 기능을 회복하도록 지원하며, 재난 후 건강 문제에 대한 증상 관리와 재활에 중점을 둔다.

이러한 계획을 검토하는 위원 내에는 위에서 제시한 대응 조직의 대표인 학교 구성원과 학부모 대표는 물론 지역사회 기관은 소방, 경찰, 보건소와 지역 병원, 그리고 지역사회 주민 대표가 포함되어야 한다.

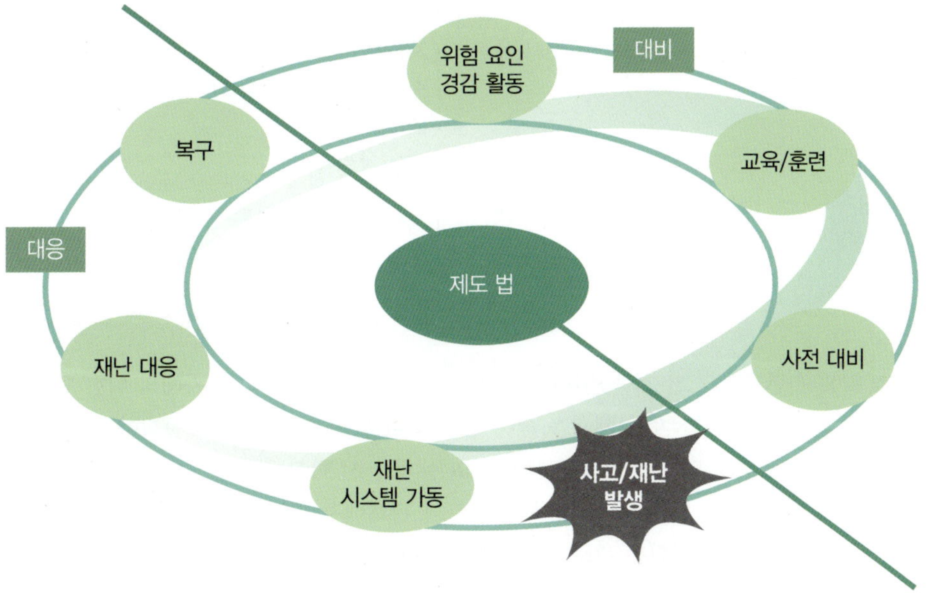

그림 7-7. **재난 대응의 시기적 구분과 활동**

표 7-22. **대응 시기별 구체적 활동**

단계	시간	활동
경감 단계 (Mitigation)	위험 요인 제거 및 예방(상시)	• 위험의 평가(Risk Assessment) • 위험 요인의 제거(Mitigation)
훈련 단계 (Training)	재난 의료 인력 선발 및 훈련(상시)	• 재난 의료 인력의 사전 확보 • 재난 의료 지원단의 구성 DMAT(Disaster Medical Assistant Team) • 교육 및 훈련의 제공
대비 단계 (Preparedness)	재난 의료 물자 비축 및 전달 체계 구축(상시)	• 재난 의료 전략 물자의 비축(Stockpile) • 물자의 전달 체계(Logistics) • 지역사회 대비(Public Preparedness)
활성화 단계 (Activation)	재난 통제 본부 구성(<= 6시간)	• 재난의 인지(Detection) • 재난 통제 본부 구성(Incident Commander System) • 재난 의료 지원체계 요청
반응 단계 (Response)	구조 – 안정화(6~48시간)	• 현장 안전 확보(Scene Security) • 위해 물질에 대한 분석(Assess Hazards) • 지원(Support) • 중증도 분류 및 현장 치료(Triage and Treatment) • 대피(Evacuation)
회복 단계 (Recovery)	안정화 – 회복(48시간 – 수일/수개월)	• 보건 의료 체계 회복(Recovery) • 재활 • 외상 후 스트레스 증후군

출처: 임경수 외. (2013). 재난의학.

미국의 경우 2020년까지의 건강 증진(Healthy People 2020) 목표 중 "학교 자체의 위험 요인에 대해 위기 준비, 대응, 회복에 대한 재난 계획을 세운 학교의 비율(%) 높이기"가 포함되어 학교 기반 재난 계획의 중요성을 강조하고 있다.[29] 이러한 재난 계획은 재난 시 학교에 있는 학생들은 가족과 분리될 수 있으므로 반드시 학교가 위치한 지역사회와 파트너 관계에서 함께 세워야한다고 강조하고 있다. 미국에서 학교 기반의 재난 계획은 주로 자연재해, 신종 감염병, 그리고 테러에 대한 재난을 포함하고 있다. 각 주제에 대해 내용의 비중은 다르나 ① 가족과의 재회, ② 범 유행적 인플루엔자나 다른 감염병의 집단 발생 시 대응 과정, ③ 학생과 교직원 요구에 입각한 서비스 제공, ④ 재난 이후 학생과 교직원에게 정신적 안정 서비스 제공하기를 포함하고 있다. 학교의 재난 계획에 포함된 내용을 분석한 자료에 의하면 학교는 대체적으로 80% 이상 재난 계획의 필수 항목을 포함하고 있었다.[30]

표 7-23. 학교 재난 계획의 표준 내용을 계획서에 포함하고 있는 비율

내용	주 단위 계획(%)	지역 단위 계획(%)	학교 계획(%)
대피 계획	78.0	83.2	96.3
화재 훈련 이외에 재난 대피를 위한 규칙적 훈련 계획	69.4	75.2	87.5
학교 건물의 출입을 제한하는 계획	68.0	79.7	95.3
주기적으로 응급 재난 계획에 대한 재평가 · 수정	66.0	75.5	90.0
학생과 교직원의 특별한 요구에 부합하는 서비스 제공	65.3	77.4	81.4
학교 구성원 간의 의사소통 기전	64.6	82.9	94.0
학교 재난 명령 체계의 구축	63.3	75.1	89.2
화학적 · 생물학적 · 방사선 재난 시 즉각적 대피처 마련과 대피소 유지 방안	61.2	71.6	86.4
통신 매체를 활용하는 과정	60.0	80.2	89.0
학생의 가족과 의사소통하는 방안 확보	59.2	73.8	83.4
학교 건물 내외의 물리적 환경 조정	56.0	71.2	84.6
재난 이후 학생, 교직원에 대한 정신건강 서비스 제공	55.3	73.0	82.2
학교 건물 및 기구를 정상 복원하는 계획	48.9	61.1	65.3
학교 재난 시 가족에게 학생을 인도하는 과정 명시	47.9	65.3	79.4

출처: Jones, S. E. et al. (2007). Healthy and Safe School Environment, Part II.

우리나라의 학교 재난 계획은 서울시 교육청에서 수립한 교육 안전 관리 종합 계획을 예로 들 수 있다 이 계획은 재난 및 안전관리기본법 제22조, 제24조, 서울시 교육청 교육안전기본 조례 제8조에 의거하여 서울특별시 소재 학교 및 교육기관에서의 안전 보호 및 강화를 위해 수립된 계획이다.[31] 교육활동안전, 생활안전, 시설안전, 교통안전, 보건안전, 급식안전, 교육환경안전, 현장체험학습 안전 등 8개 영역을 포함하고 있으며 계획의 목적은 교육 안전 관리를 목표로 체험 위주 교육 · 훈련을 통한 재난 · 안전의식 강화, 종합적이고 체계적인 교육안전시스템 구축 · 운영, 학생 중심의 안전한 교육환경 확보하는 것으로 설정하고 있다.

학교 재난은 재난으로 인한 피해의 규모에 따라 그리고 학교가 스스로 대처 가능한지의 여부에 따라 대체로 3단계로 구분한다.[32]

- 1단계: 한명 혹은 소수의 학생과 교직원의 손상, 손상의 범위는 크지 않음, 학교 자원으로 감당하는 것이 가능한 수준을 말한다.
- 2단계: 사상자가 여러 군데서 발생하고, 현장 치료소부터 다단계 집중케어가 필요한 단계로, 소방, 경찰 등의 협동 작업으로 수습이 가능한 상황이다.
- 3단계: 심한 지진, 홍수 등 지역사회 전반의 문제로 확산되어 장기적인 추구 관리가 필요한 상황을 말한다.

우리나라 학교에 적용되는 지침에서는 재난 발생 시의 단계를 주의 단계, 경계 단계, 심각 단계로 구분하고 각 단계별 대응 체계를 설명하고 있다.[31)]

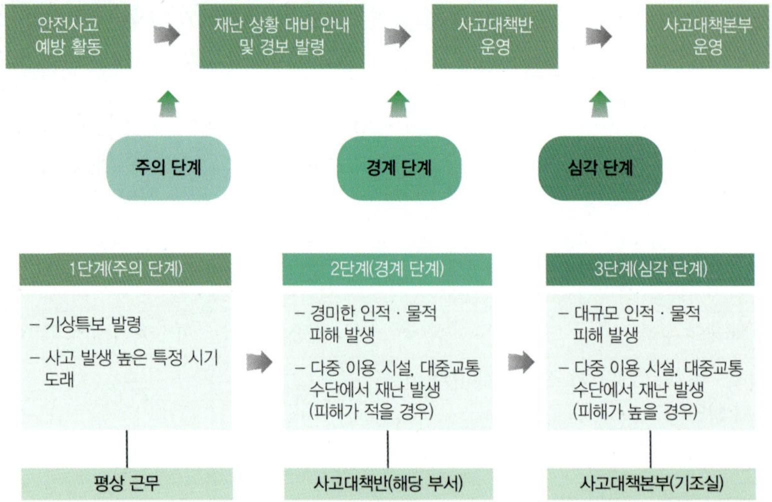

출처: 서울시교육청. (2016). 교육 안전 관리 종합 계획.

그림 7-8. **상황별 대응 체계**

사고대책본부는 심각 단계 시 현장 중심의 재난·안전사고 예방 대책 수립 및 신속한 복구 지원, 재난·안전 예방-대비-대응-복구를 위한 안전 관리 컨트롤 타워 역할을 수행하기 위해 교육청에 설치·운영된다. 또한 각 단위 학교에서는 현장 체험 학습이나 학교 내 사고 등 학생사고 발생 시 신속하고 체계적인 대응을 위해 재난대책반을 편성하여 운영하여 한다.[31)]

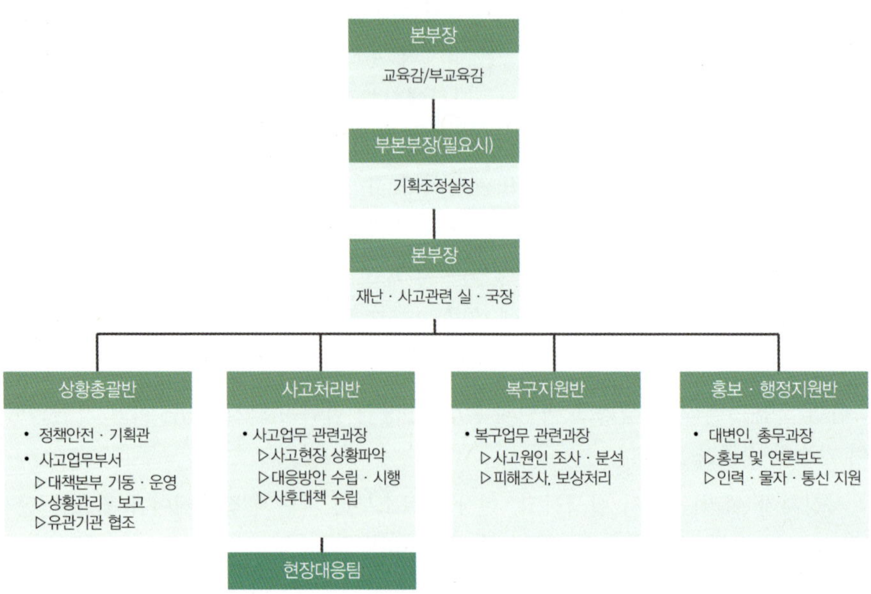

출처: 서울시교육청. (2016). 교육 안전 관리 종합 계획.

그림 7-9. **상황별 대응 체계**

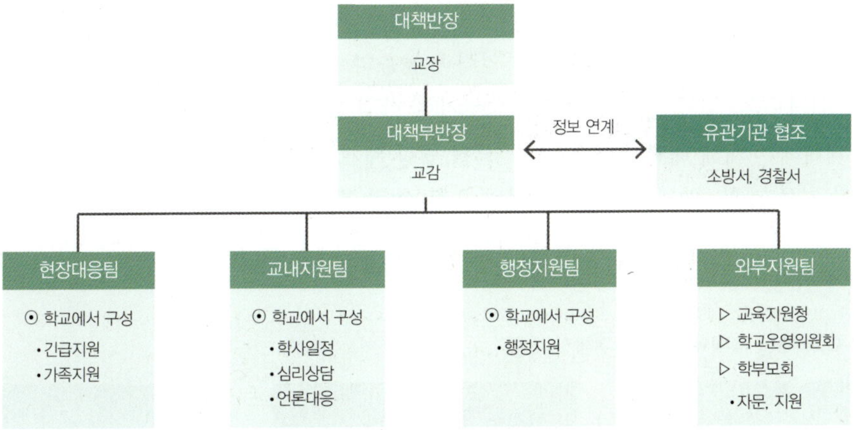

출처: 서울시교육청. (2016). 교육 안전 관리 종합 대책.

그림 7-10. **단위 학교 재난대책반 구성**

종합적이고 체계적인 재난 · 안전 관리 기반 조성을 위하여 재난 대응 협력 네트워크의 강화는 매우 중요한 요소라 할 수 있다. 국가 기관과의 협력은 물론 민간 기관과의 협력이 긴밀하도록 서울시 교육청에는 아래와 같이 대책을 수립하였다.

■ **안전 관리 네트워크 구축**

– 국민안전처, 서울시(서울소방재난본부), 기상청, 119 구조대 등
– 재난 위기관리 유관 기관 연락 체계 구축 및 업무 유대 강화
– 기업 및 기관 방문을 통한 벤치마킹 및 안전 관리 체계 보완

■ **지역사회 인프라를 이용한 안전 체험 프로그램 지원(보라매안전체험관)**

– 체험 시설을 통한 초 · 중 · 고등학교 교직원 재난 체험 교육 실시
– 형식적인 안전 교육에서 벗어나 실천 · 체험적 안전 교육 실시
– 사전 교육, 재난 체험(지진, 화재, 태풍, 교통사고), 전문 체험(심폐소생술)

■ **학교폭력 예방을 위한 시민 네트워크 구축**

– 서울시 · 서울중앙지방검찰청 및 10개의 시민 단체
– 아동 · 청소년 폭력 및 범죄예방을 위한 시민 네트워크 발족

■ **자치구 CCTV 통합관제센터와 초등학교 CCTV 연계 · 모니터링 강화**

※ 9개 구청 운영 지원(강남, 구로, 노원, 성북, 도봉, 동대문, 서초, 강동, 중구)

■ **지역사회와 협력하여 '학교 주변 안전지원 협의체' 구성**

– 학교폭력 및 범죄 예방을 위하여 교직원 및 학생 보호 인력, 학부모, 지역사회 유관 기관 인력을 활용한 협의체 구성 · 운영

학교의 재난 계획 수립 시에는 대비기, 대응기, 회복기 계획을 모두 포함하고 있어야 한다.

대비기 계획에는 위원회 구성, 정기적인 인력과 물품의 점검, 재난 관련 교육, 대비 훈련 계획, 훈련을 위한 시나리오, 협조 체계 구축 및 안전공제회 가입 등의 계획을 포함해야 한다.

대응기 계획에는 재해 대책 본부의 운영, 특히 명령 체계 일원화를 위한 합의된 조직도, 부상자 후송 및 현장 치료 계획, 학생 귀가 조치, 지원 요청, 현장 관리 기록에 대한 계획을 포함한다. 회복기 계획에는 부상자 추구 관리 및 심리지원서비스 계획, 복구 및 보상 대책, 합동조사단의 운영 등이 포함되어야 한다.

표 7-24. **학교 재난 계획에 포함할 구체적 내용**

대비기	→	대응기	→	회복기
• 재난기획위원회 구성 및 재난대책 본부 편성 • 정기적 물품 및 인력 점검 – 인력 배치 및 연락처 – 재난 대비 물품 점검 – 시설물 안전 점검 • 재난 관련 교육 –교직원, 학생 • 재난 대비 훈련 실시 – 유관기관 협조 하에 시나리오에 따른 훈련, 비상훈련 실시 • 유관 기관 협조 체제 구축 • 학교재해복구공제회, 학교안전공제회 가입		• 재난대책본부 구성 운영 – 일원화된 보고, 명령 체계 – 지휘대, 후송로 확보를 위한 공간배치 계획 – Triage 및 부상자 이송에 대한 계획 – 학생 귀가조치 계획 – 지원요청 계획 – 관리기록에 대한 계획		• 심리적 지지 및 부상자 추후 관리 계획 • 피해 시설 복구 및 정비 대책 수립 • 합동조사단 운영 • 재난피해 배상(보상) 대책 수립

구분	주요 내용
기본 계획	• 긴급 대책 본부 편성 운영 • 비상사태 발생 시 경보 전파 및 사태 수습 요령 – 화재경보 발령 1, 2단계 • 비상 연락망 체계 유지 • 재난 관련 교육과 재난 대비 훈련
학생 대피 유도 계획	• 학생 대피 명령 지시: 교장 → 교감 → 지휘 본부장 명령에 의거 – 대피 순서: 의존 정도를 기준으로 우선순위에 따라 질서있게 대피 • 각 반별 요양호 학생 파악 및 학생 대피 가용 인원, 대피 소요 시간 파악 • 각 층별로 대피 유도 요원 임명

후송 계획	• 환자 후송을 위한 이송자의 행동 지침에 대한 교육 • 후송의 우선순위 파악 • 후송에 필요한 물품 점검
물품 반출 계획	• 물품 반출 우선순위 점검 – 교무실: 학생생활기록부, 공문서철, 각종 장부 – 행정실: 학교시설물에 관련된 장부, 기타 공문서철 – 특별실: 기타 장부 • 도난 방지 및 분실 방지를 위한 경계 대책 강구 • 주요 부서 물품 반출량 및 운반 소요 시간, 인원 파악
경계 계획	• 외부 인원 통제를 위한 인원 배치, 가이드라인 설치 – 1단계: 교문, 2단계 저지선: 교문 밖 중앙 도로 • 경찰서와 연계한 효율적인 통제
보건교사 업무	• 각 반별로 요보호자를 파악하여 효율적인 인력, 물자 배치 • 중증도 분류법에 대한 교직원 교육

우리나라는 2015년 중동호흡기증후군으로 휴교를 했던 이후 국가 재난 수준의 감염병 관리에 대한 계획을 철저히 하고 있다.

국가 위기 상황 시 감염병에 대한 체계적 대비 · 대응을 위해 예방 단계와 국가 위기 단계, 복구 단계로 나누어져 있다. 학생 감염병 예방 · 위기 대응을 위해 유관 기관이 협조 체계를 구축하여 각 기관마다 해야 할 역할을 수행해야한다. 교육부는 중앙사고수습본부의 국가위기경보 발령에 따라 시 · 도 교육청과 교육지원청을 경유하여 유치원, 초 · 중 · 고등학교, 특수학교 등 산하 교육 기관에 관련 정보를 배포하여 학생 감염병 예방 · 위기 대응과 관련하여 유관 기관이 조직을 구성하고 역할을 분담하게 된다. 이때 학교는 유관 기관의 조직과 역할을 이해하고 학교에서 수행해야할 역할을 파악해야 한다.[33)]

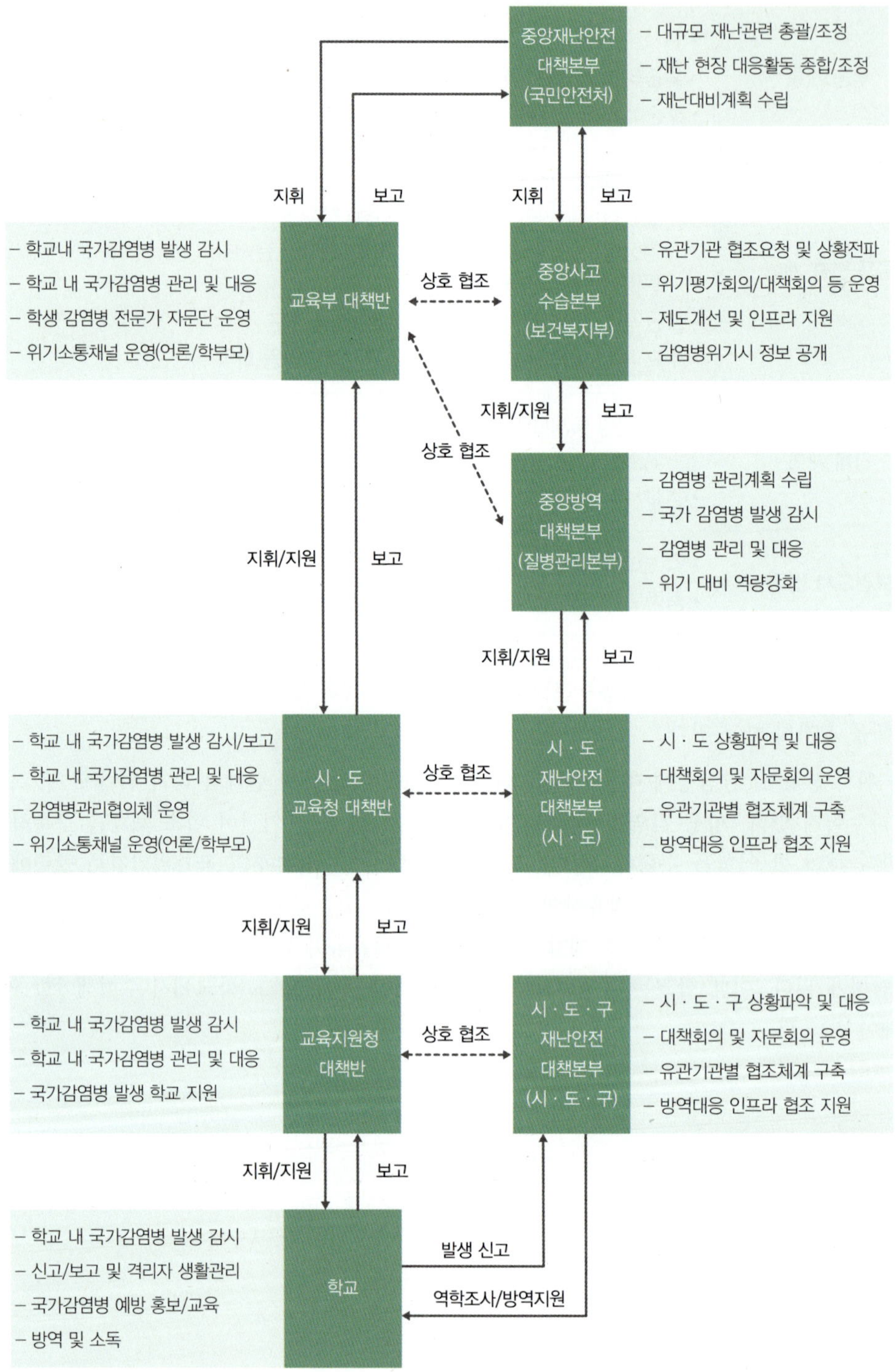

출처: 교육부. (2016). 학생 감염병 예방 · 위기 대응 매뉴얼 제2차 개정판.

그림 7-11. 학생 감염병 예방·위기 대응 관련 유관 기관 조직 구성 및 역할(국가 위기 시)

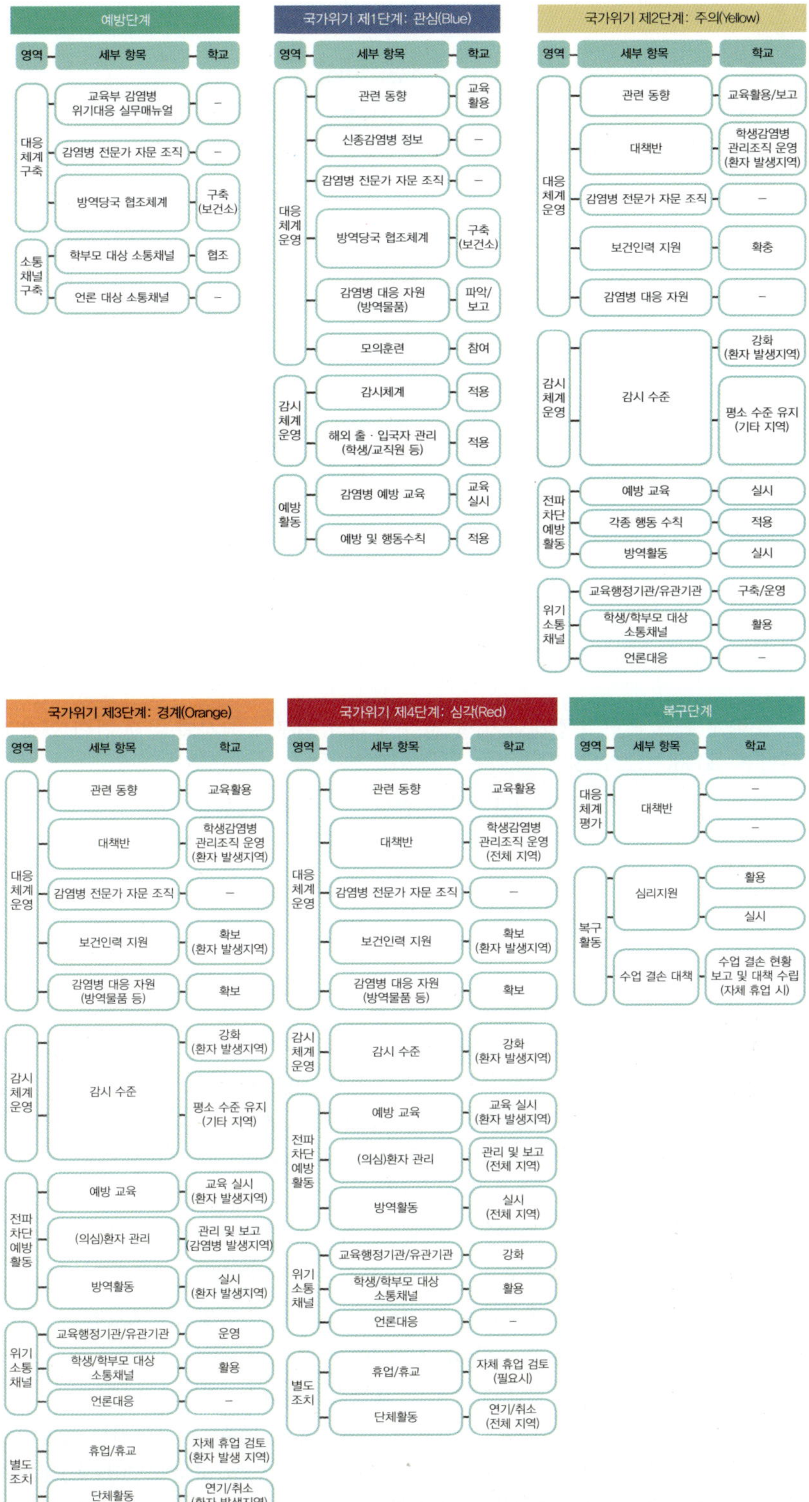

출처: 교육부. (2016). 학생 감염병 예방 · 위기 대응 매뉴얼 제2차 개정판.

그림 7-12. 국가 위기 단계별 학교의 대비 대응 주요 활동

참고 문헌

1) 차우규 외. 학교 안전관리와 안전교육. 경기: 양서원; 2016.

2) 학교안전사고 예방 및 보상에 관한 법률, 법률 제13947호. 일부 개정 2016. 2. 3.

3) Harvey A, Towner E, Peden M, Soori H, Bartolomeos K. Injury prevention and the attainment of child and adolescent health. Bulletin of the World Health Organization. 2009;87(5):390.

4) 이재삼 외. 학교 안전교육 진단을 통한 효율적 안전교육 방안 연구. 수원: 경기도교육연구원; 2015.

5) Centers for Disease Control and Prevention: School Health Guidelines to Prevent Unintentional Injuries and Violence [Internet]. Atlanta: CDC; 2001. [cited 2017 July 15]. Available from: https://www.cdc.gov/mmwr/preview/mmwrhtml/rr5022a1.htm.

6) 학교안전사고 예방 및 보상에 관한 법률 시행규칙, 교육부령 제96호. 일부 개정 2016. 4. 20.

7) 학교안전공제중앙회: 학교안전사고 통계분석 및 예방정책 수립 방안 [Internet]. 서울: 학교안전공제중앙회; 2014. [cited 2017 July 15]. Available from: http://www.ssif.or.kr/06_participation/part10_04.html.

8) 학교안전정보센터: 학교안전사고 원인의 심층 분석에 관한 연구 보고서 [Internet]. 서울: 학교안전공제중앙회; 2015. [cited 2017 July 15]. Available from: http://schoolsafe.kr/main5/data_view/d/10/1/?seq=805&orderby=.

9) 인천광역시 학교안전공제회. 인천학교안전공제회 보상제도 안내. 인천: 인천광역시 학교안전공제회; 2015.

10) 박경일 외. 중학교 학교 폭력의 실태와 예방 전략에 관한 연구 – 교사와 학생 간의 인식 비교를 중심으로. 경주연구. 2006;14:227–53.

11) 신성대 외. 학교폭력의 영향요인과 예방방안에 관한 연구: 중 · 고등학생 간 인식차이 분석을 바탕으로. 국가정책연구. 2016;30(3):205–34.

12) 교육부. 학교폭력 사안처리 가이드북. 세종: 교육부; 2014.

13) 홍석한. 학교폭력 예방의 헌법적 의미와 학교폭력예방법상 예방교육에 대한 고찰. 法과 政策. 2016;22(1): 219–247

14) 인천광역시 교육청. 학교폭력 사안처리 가이드북. 인천: 인천광역시 교육청; 2016.

15) 여성가족부: 2013 성폭력 실태조사 [Internet]. 서울: 여성가족부; 2013. [cited 2017 July 15]. Available from: http://www.mogef.go.kr/mp/pcd/mp_pcd_s001d.do?mid=plc504.

16) 교육부: 교육부 보도자료(2017. 2. 24.) [Internet]. 세종: 교육부; 2017. [cited 2017 July 15]. Available from: http://www.moe.go.kr/boardCnts/view.do?boardID=294&boardSeq=70555&lev=0&searchType=S&statusYN=C&page=20&s=moe&m=0503&opType=N.

17) 서울시교육청. 대상별 학교 성폭력 사안처리 매뉴얼. 서울: 서울시교육청; 2016.

18) 보건복지부. 2015 전국아동학대 현황보고서. 세종: 보건복지부; 2016.

19) 중앙아동보호전문기관: 아동학대 정의와 유형 [Internet]. 서울: 중앙아동보호전문기관. [cited 2017 July 15]. Available from: http://korea1391.go.kr/new/page/type.php

20) 이준석. 아동학대 예방 및 대응을 위한 정책방안. 교육정책포럼. 2016;275:9–11.

21) 보건복지부: 보건복지부 보도자료(2016. 3. 29.) [Internet]. 세종: 보건복지부; 2016. [cited 2017 July 15]. Available from: http://www.mohw.go.kr/front_new/al/sal0301vw.jsp?PAR_MENU_ID=04&MENU_ID=0403&page=87&CONT_SEQ=330746.

22) 교육부: 교육부 보도자료(2017. 3. 31.) [Internet]. 세종: 교육부. [cited 2017 July 15]. Available from: http://www.moe.go.kr/boardCnts/view.do?boardID=294&boardSeq=70912&lev=0&searchType=null&statusYN=C&page=18&s=moe&m=0503&opType=N.

23) 아동학대 범죄의 처벌 등에 관한 특례법, 법률 제14224호. 타법 개정 2016. 5. 29.

24) 경기도가족여성연구원: 자녀학대 방지 관련 보도자료(2016. 3. 21.) [Internet]. 수원: 경기도가족여성연구원; 2016. [cited 2017 July 15]. Available from: http://www.gfwri.kr/.

25) 중앙아동보호전문기관: 아동학대예방을 위한 바람직한 훈육방법 [Internet]. 서울: 중앙아동보호전문기관. [cited 2017 July 15]. Available from: http://korea1391.go.kr/new/bbs/board.php?bo_table=edu_print&wr_id=9686.

26) 교육부. 미취학 및 무단결석 등 관리 · 대응 매뉴얼. 세종: 교육부; 2016.

27) 교육시설재난공제회. 교육시설 안전현황과 68가지 사례로 보는 교육시설 재난 사례집. 서울: 교육시설재난공제회; 2015.

28) 임경수 외. 재난의학. 서울: 군자출판사; 2009.

29) Silverman B, Chen B, Brener N, Kruger J, Krishna N, Renard P, et al. School district crisis preparedness, response, and recovery plans – United States, 2012. Morbidity and Mortality Weekly Report. 2016;65(36):949–53.

30) Jones SE, Axelrad R, Wattigney WA. Healthy and Safe School Environment, Part II, Physical School Environment: Results from the School Health Policies and Programs Study 2006. Journal of School Health. 2007;77(8):544–56.

31) 서울시교육청. 교육안전관리 종합계획. 서울: 서울시교육청; 2016.

32) Marin County Office of Education: Model Emergency Management Plan [Internet]. California: MCOE; 2013. [cited 2017 July 15]. Available from: http://www.marinschools.org/SafeSchools/Documents/EmergencyServices/MCOE2013EmerPlan.pdf.

33) 교육부. 학생 감염병 예방 · 위기대응 매뉴얼 제2차 개정판. 세종: 교육부; 2016.

참고 법률

학교안전사고 예방 및 보상에 관한 법률, 법률 제13947호. 일부 개정 2016. 2. 3.

참고 사이트

국민안전처 http://www.mpss.go.kr/home/mpssIntro/orgIntro/history

공제급여관리시스템 http://www.schoolsafe.or.kr/

NASBE http://www.nasbe.org/healthy_schools/hs/bytopics.php?topicid=1100&catExpand=acdnbtm_catC

CHAPTER 8

학교 감염병 관리

1. 감염병의 주요 내용을 설명한다.
2. 학교 감염병 관리 체계를 설명한다.
3. 학교 예방접종을 설명한다.
4. 주요 학교 감염병 관리 방법 및 예방 교육을 설명한다.

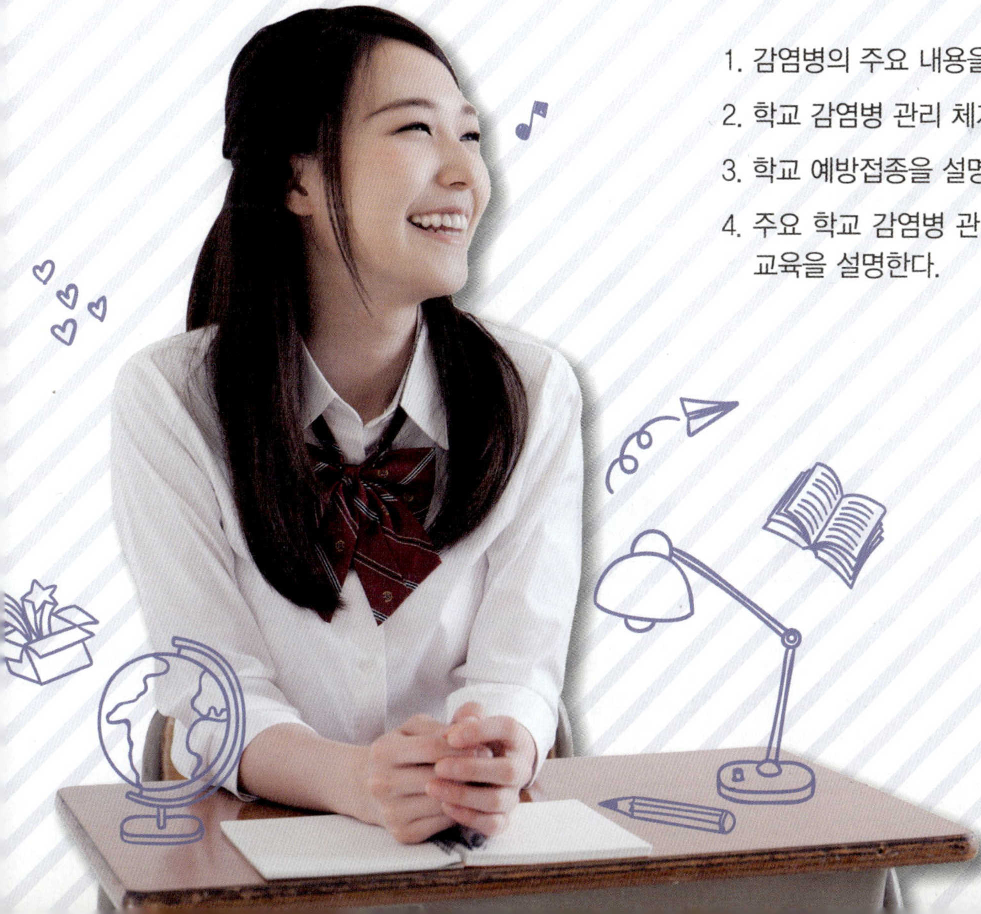

VIII

학교 감염병 관리

1 감염병 개요

1-1. 감염병의 생성과 전파 과정을 설명한다.
1-2. 감염병 역학 조사 과정을 설명한다.
1-3. 법정 감염병을 나열한다.

감염병(Infectious Disease)이란 사람에게 침입한 특정 병원체(바이러스, 세균, 곰팡이 등) 또는 병원체가 생산하는 독성 물질(독소) 때문에 일어나는 질환이다. 감염병과 유사한 용어로 전염병(Communicable Disease)이라는 용어가 있는데, 전염병은 전파 과정을 거쳐 발생하는 감염병을 의미한다.[1] 교육행정정보시스템(NEIS)을 통해 보고된 국내 초 · 중 · 고교생의 감염병 발생자는 2013년 50,936명, 2014년 87,727명, 2015년 113,433명으로 최근 3년간 꾸준히 증가하고 있다. 특히 2015년 가장 많이 발생한 감염병은 인플루엔자(72,749명), 수두(16,231명), 유행성이하선염(11,897명), 유행성각결막염(4,141명), 수족구병(2,888명), 결핵(815명) 순이며, 이들 6개 주요 감염병이 전체 감염병 발생 건수의 95%에 달한다.[2]

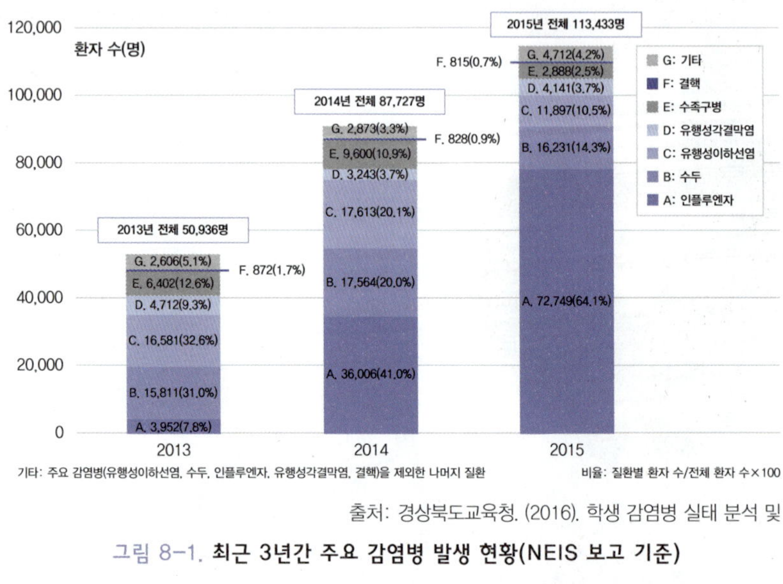

출처: 경상북도교육청. (2016). 학생 감염병 실태 분석 및 종합 대책 수립.

그림 8-1. **최근 3년간 주요 감염병 발생 현황(NEIS 보고 기준)**

학교 감염병 관리를 위해 교육부는 2010년에 「학교 감염병 예방 관리 매뉴얼(호흡기 감염병)」, 2011년에 「감염병 예방 · 위기 대응 매뉴얼」 등을 제작 · 배포하였다. 2015년 국내 메르스 유행으로 상세한 학교 감염병 대응 매뉴얼의 필요성이 제기됨에 따라 2016년에는 학교보건법에 학교 감염병 대응 매뉴얼 개발에 대한 의무 조항이 신설되었으며 기존 매뉴얼보다 체계적이고 상세하게 기술된 「학교 감염병 예방 · 위기 대응 매뉴얼 제2차 개정판」이 개발되었다.

또한 「인플루엔자 관리 지침」(보건복지부, 질병관리본부, 2014), 「조류인플루엔자 인체 감염 예방 및 관리 지침」(보건복지부, 질병관리본부, 2011), 「백일해 통합 관리 지침」(질병관리본부, 2015), 2011년 「말라리아 관리 지침」(질병관리본부, 2011), 2013 「학교 결핵 관리 지침」(교육부, 질병관리본부, 2013) 등을 개발하여 배포하였다.

1-1. 감염병의 생성과 전파

1-1-1. 감염병 발생 단계

감염병의 발생 단계는 병원체, 병원소, 병원체의 탈출, 전파, 숙주 내 침입, 숙주의 대응 등 6단계로 이루어진다. 이중 한 단계라도 거치지 않으면 감염은 형성되지 않는다. 감염병 대응 전략 수립을 위해서는 감염병 발생 과정에 대한 충분한 이해가 선행되어야 한다. 즉 발생 단계별로 특징과 속성에 대한 이해를 통해 적절한 조치를 취할 수 있으면 감염병 발생 단계의 고리를 끊을 수 있게 된다.

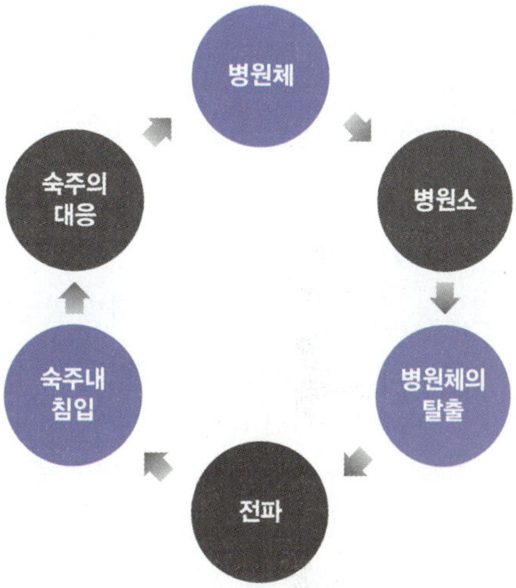

그림 8-2. **감염병 발생 단계**

(1) 병원체

병원체는 우리가 흔히 알고 있는 세균(Bacteria), 바이러스(Virus), 기생충(Parasite), 진균(Fungi), 리켓차(Rickettsia), 클라미디아(Chlamydia) 등을 말한다. 병원체의 생존 능력은 얼마나 넓은 범위의 숙주를 보유하고 있는지, 불리한 온도, 습도, 방사능 등의 외부 환경에서 생존 능력이 얼마나 되는지, 병원체 증식에 필요한 조건은 무엇인지 등에 따라 달라진다.

(2) 병원소

병원소는 병원체가 증식하고 생존을 지속하며, 다른 감수성 있는 숙주에 전파될 수 있는 장소를 제공하는 사람, 동물, 물, 흙 등을 의미한다. 인간 병원소에는 환자, 무증상 감염자, 잠재 감염자, 보균자 등이 있다.

(3) 탈출

병원소로부터 병원체가 외부로 탈출하는 과정으로 기침을 하거나, 설사를 할 때 인체 병원소로부터 외부로 병원체가 쉽게 탈출한다. 병원소 탈출 종류에는 호흡기계 탈출, 소화기계 탈출, 비뇨생식기계 탈출, 개방 병소로 직접 탈출, 기계적 탈출 등이 있다.

(4) 전파

전파는 침(비말), 성적 접촉, 피부 접촉, 수직 감염 등의 직접 전파와 모기, 공기, 혈액 등을 매개로 하는 간접 전파가 있다.

(5) 침입

새로운 숙주로의 침입에는 호흡기계 침입, 경구적 침입, 경피 침입, 기계적 침입이 있다. 우리가 흔히 알고 있는 메르스는 호흡기계 침입이며, 장티푸스, 콜레라 등 설사 증상을 나타내는 감염병들은 경구적 침입 형태를 띠게 된다.

(6) 숙주의 대응

숙주의 대응은 면역으로 설명되며 자연 면역, 인공 면역으로 크게 나눌 수 있다. 자연 면역에는 어머니로부터 항체를 직접 받는 자연 수동 면역과 직접 병을 앓고 나서 획득된 자연 능동 면역이 있다. 인공 면역은 항체를 직접 투여 받는 인공 수동 면역과 예방접종을 통해 획득되는 인공 능동 면역으로 구분된다. 한편 숙주의 건강 및 영양 상태 등도 감염병 발생에 영향을 미친다.

1-1-2. 감염병 관리 방법

감염병 관리는 위의 6단계 감염병 발생 단계 중 어느 하나라도 차단하는 것이다.

첫째, 병원체와 병원소를 없애는 방법이다. 그러나 현실적으로 자연계의 모든 병원체를 없애는 일은 불가능하다. 다만 수술, 항생제, 항바이러제 등으로 제한적으로 제거하거나 또는 감염력을 약화시킬 수는 있다. 병원소의 경우에도 동물, 물, 흙 등의 경우 일부는 없앨 수 있지만 사람을 없앨 수는 없기 때문에 인간 병원소의 경우에는 감염병이 의심 되는 사람을 격리하거나, 외국에서 감염병이 들어오지 못하도록 검역을 하는 것이 이 과정을 차단하기 위한 조치이다.

둘째, 전파 과정을 차단하는 것이다. 전파 차단은 환경 위생과 밀접한 관련이 있으며, 사람과 병원체가 공존하는 환경을 깨끗하게 관리하면 병원체가 병원소를 탈출하더라도 생존하지 못하고, 인체에 침입할 수가 없게 된다.

셋째, 새로운 숙주로의 침입 과정을 차단하는 방법이다. 즉, 병원체가 몸에 들어오지 못하도록 하는 것으로 손 씻기를 자주 하고, 사람들이 많이 모이는 곳에 갈 경우 마스크를 착용하며, 기침 예절을 지키는 등의 활동이 포함된다. 이는 새로운 숙주로의 침입 과정을 차단하는 행동이기도 하지만 동시에 병원체가 병원소를 탈출하지 못하게 하는 방법이기도 하다.

넷째는 숙주의 면역을 증강시키는 방법이다. 숙주의 건강 상태가 좋으면 병원체가 숙주로 침입되어도 균이 증식하지 못하고, 감염이 생성되지 않기 때문에 평소 건강한 체력을 유지하고, 필요한 예방접종을 완료하는 것이 중요하다.

1-2. 감염병 역학 조사

감염병의 예방 및 관리에 관한 법률 제18조에 의하면 '감염병이 발생하여 유행할 우려가 있다고 인정하면 지체 없이 역학 조사를 하여야 한다.' 고 명시되어 있다. 역학 조사란 법정 감염병이 신고 되면 해당 환자의 임상 경과, 감염 경로 및 감염원, 유행 여부 판단 등을 위하여 실시하는 조사이다.[3)]

역학 조사는 역학 조사반이 구성되어 이루어지는데, 역학 조사반을 두는 위치에 따라 중앙 역학 조사반(질병관리본부), 시 · 도 역학 조사반, 시 · 군 · 구 역학 조사반으로 구분된다.

역학 조사의 착수 시기는 개별 사례인지 유행 사례인지에 따라 구분되는데, 개별 사례인 경우에는 감염병 종류에 따라 신고 접수 후 지체 없이 또는 3일 이내(휴일 제외)에 착수되어야 하고, 유행 사례는 유행 인지 후 지체 없이 역학 조사에 착수하여야 한다.

역학 조사 실시 방법은 환자, 보호자, (필요시)접촉자 및 담당 의사 설문조사, 면접 조사, 환경 조사 및 검체 채취, 확진 진단 검사, 전문가 자문 등이 이용되며 역학 조사는 다음 8단계[4)]로 이루어진다.

표 8-1. **역학 조사 단계 및 내용**

단계		내용
1	유행 인지	• 의료 기관 신고, 언론 보도, 환자 신고 등 다양한 방법으로 사건 발생 인지된 사건 접수
2	발생 보고	• 유행 발생 판단 즉시 • 유행으로 판단된 경우 즉시 질병관리본부 대량 환자 관리 시스템 입력
3	기초 자료 수집 조사 디자인 결정	• 유행 발생 판단 즉시 • 환자 발생 규모, 발병일, 기타 특이 사항 등에 대한 기초 자료 수집 및 역학 조사관 보고 • 역학 조사관의 지시를 받아 조사 디자인, 역학 조사서 결정
4	현장 역학 조사	• 기초 자료 수집 및 디자인 결정 후 즉시 실시 • 감염병 담당 부서와 식품 위생 담당 부서 합동 역학 조사 실시 • 환례 · 접촉자(1군 감염병) · 조리 종사자 · 음용수 · 식품 · 보존식 · 식재료 · 유통 경로 등 조사 및 검사
5	유행 여부 판단	• 현장 역학 조사 완료 후 • 현장 역학 조사 완료 후 시 · 도 역학 조사반이 유행 여부 결정
6	역학 조사 보고서 제출	• 유행 종료 후 14일내 질병관리본부 제출 • 시간, 공간, 사람 등 역학적 정보를 빠짐없이 기입
7	검토 및 환류	• 질병관리본부의 역학 조사 보고서 검토 의견에 따라 역학 조사 추가 수행 및 보고 결과 재분석
8	역학 조사 종결	• 질병관리본부 최종 평가 결과 1개월 내에 평가 · 환류 및 역학 조사 종결

출처: 보건복지부 · 질병관리본부. (2016). 2016년도 수인성 및 식품 매개 질환 관리 지침.

학교에서는 주로 식중독과 같은 집단 환자 발생이나 결핵 환자 발생으로 인해 보건소 신고를 통해 역학 조사에 착수하게 된다. 특히 최근에 고등학교에서 결핵 환자가 빈번히 발생함에 따라 결핵 환자 발생 시 역학 조사에 대한 이해가 필요하다.

❖ 결핵 역학 조사[5)]

- 집단 시설 결핵 역학 조사의 필요성: 학교와 같은 집단 시설 내에서 전염성 결핵 환자가 발생하는 경우 다수에게 결핵균이 전염될 수 있기 때문에 집단 내 결핵 환자 발생 시 밀접 접촉자에 대하여 신속하게 역학 조사를 실시하고 추가 결핵 환자 및 잠복 결핵 감염자를 확인하여 대상자별로 적정한 치료를 시행하는 것은 결핵의 확산을 막기 위하여 매우 중요
- 결핵 역학 조사: 집단 시설에서 전염성 결핵 환자가 발생한 경우 접촉자 조사를 통해 진단되지 않은 다른 결핵 환자와 잠복 결핵 감염자를 찾아 치료하기 위한 조사
- 밀접 접촉자: 발견된 환자와 같은 밀폐된 실내 공간을 사용하며 장시간 동안 직접 접촉한 적이 있는 사람
- 잠복 결핵 감염: 결핵균에 감염되어 있지만 현재 결핵이 발병하지 않은 상태. 전염성이 없어 타인에게 전혀 전파시키지 않으며, 치료로 결핵이 발병되는 것을 예방할 수 있음
- 결핵 검진: 흉부 엑스선 검사 시행 후 결핵이 의심되거나 기침, 가래, 미열, 객혈 등의 증상이 있는 유증상자를 대상으로 가래 검사를 시행하여 확진
  - 흉부 엑스선 검사(X-ray): X-선 사진을 촬영하여 폐결핵을 진단하는 검사 방법
  - 가래 검사: 가래를 이용하여 결핵균 유무를 진단하는 검사 방법
- 잠복 결핵 감염 검진: 피부 반응 검사나 혈액 검사로 확인
  - 피부 반응 검사(투베르쿨린 검사, Tuberculin Skin Test, TST): 결핵균의 배양액으로부터 정제한 결핵균 항원(PPD)을 피부에 주사하여 면역 반응이 일어나는지 확인하는 방법으로 주사 후 48~72시간 사이에 주사한 자리가 부풀어 오른 정도를 측정하여 결핵균 감염 여부를 진단하는 검사 방법
  - 혈액 검사(인터페론 감마 분비검사, Interferon-Gamma Releasing Assay, IGRA): 결핵균에 감염 되었을 때 몸에서 분비되는 인터페론 감마라는 물질을 측정하여 결핵균 감염 여부를 확인하는 검사 방법으로 혈액을 채취하여 검사하는 방법

1-2-1. 유병률과 발생률

유병률(Prevalence Rate)은 특정 시점 혹은 일정한 기간 동안 특정한 질병을 앓고 있는 사람이 얼마나 존재하는 지에 대한 비율이다. 즉, 일정 기간(시점)에 전체 인구 수를 분모로, 특정한 질환을 앓고 있는 총 환자 수를 분자로 하여 나눈 값이다. 유병률은 기간 유병률과 시점 유병률로 분류한다.

유병률 = 일정 기간(시점)의 환자 수 / 일정 기간(시점)의 평균 인구 수

발생률(Incidence Rate)은 특정한 기간 동안 위험에 처한 사람들 중에서 새로이 질병이 발생한 사람의 수를 계산한 비율이다. 유병률과 달리 발생률은 새로 발생한 환자 수에 초점을 맞춘다.

발생률 = 일정 기간(시점)에 새로 발생한 환자 수 / 일정 기간(시점)의 위험에 폭로된 평균 인구 수

1-2-2. 환례 정의[6)7)]

환례 정의는 감염병 유행 역학 조사에서 유행의 규모를 파악하기 위하여 역학 조사 대상(Case Group)의 특성을 정의하는 것이다. 환례 정의에는 반드시 장소, 시간, 사람, 증상의 4가지 요소를 포함하여야 하며, 추정 폭로 기간 내에 추정 발생 장소에서 추정 폭로원에 노출된 사람으로서 임상적인 증상이 해당 질환에 부합하는 경우를 뜻한다.

❖ 환례 정의의 예

환례는 전반적인 검토 결과 3월 11일 ○○중학교에서 급식을 섭취한 자로서 3월 11일 16:00 이후 '설사 환자(24시간내 3회 이상의 수양변이 있는 경우)', '설사와 복통'이 있었던 자, '인체 검체에서 추정 원인 병원체가 검출된 자'로 정의하였다.

1-3. 법정 감염병

1-3-1. 법정 감염병의 정의와 종류

법정 감염병의 정의와 종류는 감염병의 예방 및 관리에 관한 법률에 명시되어 있다. 제2조(정의)에서 법정 감염병은 11가지로 구분하는데, 제1군 감염병, 제2군 감염병, 제3군 감염병, 제4군 감염병, 제5군 감염병, 지정 감염병, 세계보건기구 감시 대상 감염병, 생물 테러 감염병, 성매개 감염병, 인수(人獸) 공통 감염병, 의료 관련 감염병이다.

표 8-2. **법정 감염병의 정의와 종류***

구분	정의	종류
제1군 감염병	마시는 물 또는 식품을 매개로 발생하고 집단 발생의 우려가 커서 발생 또는 유행 즉시 방역 대책을 수립하여야 하는 감염병	콜레라, 장티푸스, 파라티푸스, 세균성이질, 장출혈성대장균감염증, A형간염
제2군 감염병	예방접종을 통하여 예방 및 관리가 가능하여 국가예방접종사업의 대상이 되는 감염병	디프테리아, 백일해, 파상풍, 홍역, 유행성이하선염, 풍진, 폴리오, B형간염, 일본뇌염, 수두, b형헤모필루스인플루엔자, 폐렴구균
제3군 감염병	간헐적으로 유행할 가능성이 있어 계속 그 발생을 감시하고 방역 대책의 수립이 필요한 감염병	말라리아, 결핵, 한센병, 성홍열, 수막구균성수막염, 레지오넬라증, 비브리오패혈증, 발진티푸스, 발진열, 쯔쯔가무시증, 렙토스피라증, 브루셀라증, 탄저, 공수병, 신증후군출혈열, 인플루엔자, 후천성면역결핍증(AIDS), 매독, 크로이츠펠트-야콥병(CJD) 및 변종크로이츠펠트-야콥병(vCJD)
제4군 감염병	국내에서 새롭게 발생하였거나 발생할 우려가 있는 감염병 또는 국내 유입이 우려되는 해외 유행 감염병. 다만, 갑작스러운 국내 유입 또는 유행이 예견되어 긴급히 예방·관리가 필요하여 보건복지부장관이 지정하는 감염병을 포함	페스트, 황열, 뎅기열, 바이러스성 출혈열, 두창, 보툴리눔독소증, 중증 급성호흡기 증후군(SARS), 동물인플루엔자 인체감염증, 신종인플루엔자, 야토병, 큐열, 웨스트나일열, 신종감염병증후군, 라임병, 진드기매개뇌염, 유비저, 치쿤구니야열, 중증열성혈소판감소증후군(SFTS), 중동 호흡기 증후군(MERS)

제5군 감염병	기생충에 감염되어 발생하는 감염병으로서 정기적인 조사를 통한 감시가 필요하여 보건복지부령으로 정하는 감염병. 다만, 갑작스러운 국내 유입 또는 유행이 예견되어 긴급히 예방 · 관리가 필요하여 보건복지부장관이 지정하는 감염병을 포함	회충증, 편충증, 요충증, 간흡충증, 폐흡충증, 장흡충증
지정 감염병	제1군 감염병부터 제5군 감염병까지의 감염병 외에 유행 여부를 조사하기 위하여 감시 활동이 필요하여 보건복지부장관이 지정하는 감염병	C형간염, 수족구병, 임질, 클라미디아 감염증, 연성하감, 성기단순포진, 첨규콘딜롬, 반코마이신내성황색포도알균(VRSA) 감염증, 반코마이신내성장알균(VRE) 감염증, 메티실린내성황색포도알균(MRSA) 감염증, 다제내성녹농균(MRPA) 감염증, 다제내성아시네토박터바우마니균(MRAB) 감염증, 카바페넴내성장내세균속균종(CRE) 감염증, 장관감염증, 급성호흡기감염증, 해외유입기생충감염증, 엔테로바이러스 감염증
세계 보건기구 감시 대상 감염병	세계보건기구가 국제 공중 보건의 비상사태에 대비하기 위하여 감시 대상으로 정한 질환으로서 보건복지부장관이 고시하는 감염병	두창, 폴리오, 신종인플루엔자, 중증급성호흡기증후군(SARS), 콜레라, 폐렴형 페스트, 황열, 바이러스성 출혈열, 웨스트나일열
생물 테러 감염병	고의 또는 테러 등을 목적으로 이용된 병원체에 의하여 발생된 감염병 중 보건복지부장관이 고시하는 감염병	탄저, 보툴리눔독소증, 페스트, 마버그열, 에볼라열, 라싸열, 두창, 야토병
성매개 감염병	성 접촉을 통하여 전파되는 감염병 중 보건복지부장관이 고시하는 감염병	매독, 임질, 클라미디아, 연성하감, 성기단순포진, 첨규콘딜롬, 사람유두종바이러스 감염증
인수 공통 감염병	동물과 사람 간에 서로 전파되는 병원체에 의하여 발생되는 감염병 중 보건복지부장관이 고시하는 감염병	장출혈성대장균감염증, 일본뇌염, 브루셀라증, 탄저, 공수병, 동물인플루엔자 인체감염증, 중증급성호흡기증후군(SARS), 변종크로이츠펠트-야콥병(vCJD), 큐열, 결핵
의료 관련 감염병	환자나 임산부 등이 의료 행위를 적용받는 과정에서 발생한 감염병으로서 감시 활동이 필요하여 보건복지부장관이 고시하는 감염병	반코마이신내성황색포도알균(VRSA) 감염증, 반코마이신내성장알균(VRE) 감염증, 메티실린내성황색포도알균(MRSA) 감염증, 다제내성녹농균(MRPA) 감염증, 다제내성아시네토박터바우마니균(MRAB) 감염증, 카바페넴내성장내세균속균종(CRE) 감염증

출처: 감염병의 예방 및 관리에 관한 법률, 법률 제13474호, 일부 개정 2015. 8. 11.

1-3-2. 법정 감염병의 신고

학교 관리자는 법정 감염병 신고 의무가 있다. 법정 감염병으로 신고를 해야 하는 경우는 ① 제1군 감염병 환자 등, ② 제1군 감염병이나 그 의사증으로 인한 사망자가 있을 경우, ③ 제2군 감염병부터 제4군 감염병까지에 해당하는 감염병 중 보건복지부령으로 정하는 감염병(홍역, 결핵)이 발생한 경우의 세 가지이다. 이런 상황이 발생했을 경우 관할하는 보건소에 신고하여야 한다.**

* 보건복지부장관이 지정한 감염병은 2016년 5월 31일 현재의 상황임

** 감염병의 예방 및 관리에 관한 법률, 법률 제13474호, 제12조, 일부 개정 2015. 8. 11.

또한 법정 감염병이 아니더라도 학교의 장은 해당 학교에 감염병에 걸렸거나 의심이 되는 학생 및 교직원이 있는 경우에도 즉시 교육감을 경유하여 교육부장관에게 보고해야 할 의무가 있다.*

1-3-3. 법정 감염병 예방접종

학교보건법 제10조(예방접종 완료 여부의 검사)에 의해 초등학교와 중학교의 장은 학생이 새로 입학한 날부터 90일 이내에 예방접종 증명서를 받아 학생이 예방접종을 모두 받았는지를 검사한 후 이를 교육정보시스템에 기록하여야 한다.

또한 필요시에는 시장 · 군수 · 구청장이 학교의사 또는 보건교사(간호사 면허 소지자)를 접종 요원으로 위촉하여 학생 또는 교직원에게 감염병 예방접종을 할 수 있다.**

2 학교 감염병 관리 체계[8)]

2-1. 학교 감염병 관리 체계의 주요 내용을 설명한다.
2-2. 평상시 대비, 대응 방법을 설명한다.
2-3. 국가 위기 상황 시 대비, 대응 방법을 설명한다.
2-4. 학교 감염병 관리 조치 방법을 설명한다.

학교에서 감염병이 발생하면 빠르고 광범위하게 확산될 우려가 높으며, 학생들의 건강과 학습권을 저해할 수 있으므로 학교 감염병의 체계적인 관리가 필요하다. 2016년 학교보건법 제14조의4(감염병 대응 매뉴얼의 작성 등)***가 신설되어 체계적인 학교 감염병 관리를 위한 감염병 대응 매뉴얼 개발이 의무화 되었으며, 이에 따라 교육부에서는 재난 대응 틀에 기반하여 기존의 매뉴얼보다 체계적이고 상세한 「학생 감염병 예방 · 위기 대응 매뉴얼 제2차 개정판」을 개발하여 보급하였다. 매뉴얼은 감염병 예방을 위한 최선의 대비와 함께 감염병 발생 시 유행 방지를 위한 신속한 조치를 할 수 있도록 학교 일선에서부터 교육부에 이르기까지 연계성을 갖춘 체계적인 대응이 가능하도록 내용이 제시되어 있다. 학생 감염병 대비 및 대응이 필요한 제반 사항을 평상시와 국가 위기 상황으로 구분하였으며 감염병 유형별 행동 요령과 예방 · 대응 및 복구 단계별 조치 사항 등이 구체적으로 제시되어 있다.

2-1. 학교 감염병 관리 체계 개요

학교 감염병 관리의 목적은 감염병의 위협으로부터 학생과 교직원을 보호하고 정상적인 학교 기능을 유지하는데 있다. 즉 학생과 교직원의 감염병 이환을 예방하고 학교 내 감염병을 조기 발견 하

* 학교보건법, 법률 제14055호, 제10조, 일부 개정 2016. 2. 3.
** 학교보건법, 법률 제14055호, 제14조의2, 일부 개정 2016. 2. 3.
*** 학교보건법, 법률 제14055호, 제14조의4, 일부 개정 2016. 2. 3.

여 신속히 사후 조치 함으로써 유행 확산을 방지하며, 학교 내 감염병 유행 시 체계적으로 대응함으로써 학교 기능을 유지하고 지역사회 전파를 차단하기 위함이다.

학교 감염병 관리 체계는 감염병 발생 수준에 따라 '평상시'와 '국가 위기' 상황으로 구분되며 각 상황에 대해 예방 단계, 대응 단계, 복구 단계로 구성된다. '평상시' 상황은 학교에 감염병이 발생하지 않은 상황에서부터 감염병 (의심)환자의 발생, 유행, 확산, 종료 상황으로 국가 위기 상황을 제외한 모든 감염병 발생 상황을 의미한다. '국가 위기' 상황은 해외 신종 감염병 환자가 공항, 항만 등을 통해 국내에 유입, 확산되는 경우와 국내에서 원인 불명 · 재출현 감염병 환자가 대규모로 발생하는 경우로 보건복지부 자체 위기 평가 회의에서 국가 감염병 위기 관리가 필요하다고 판단하여 기관별로 체계적 대응이 필요한 상황을 의미한다.

이때 교육지원청, 시 · 도 교육청은 지역 유행 감시 체계와 감염병 관리 체계를 구축하여 운영한다. 특히 시 · 도 교육청에서는 관내에서 감염병이 유행하는 경우 「학교 유행 경보제」를 운영하여 해당 학교의 능동 감시 전환, 보건교육, 가정통신문 안내 등의 다양한 조치를 실시하도록 지도한다. 「학교 유행 경보제」 발령은 관내 2개교 이상에서 특정 감염병이 유행하는 경우를 기준으로 하나 감염병의 종류, 지역적 특성 등을 고려하여 시 · 도 교육청의 감염병 관리 협의체에서 판단한다.

교육부는 학교 감염병 종합 대책을 수립하고, 매뉴얼, 교육 자료, 감염병 대응 모의 훈련 모형 등을 개발하여 배포하고 2개 이상의 시 · 도에서 유행이 확인된 경우 감염병 전문가 자문단, 질병관리본부 등으로부터 자문을 받아 협조 체계를 강화한다.

2-2. 평상시 대비, 대응

학교의 평상시 감염병에 대한 대비 및 대응은 예방 단계, 대응 단계, 복구 단계로 구성된다. '예방 단계'는 학교 내 감염병이 없거나 감기 혹은 단순한 설사 등 특이 사항 없이 일반적인 상황을 유지하는 경우이며 '대응 단계'는 학교 내 감염병이 발생하였을 때 감염병의 발생 상황에 따라 단계별로 대응하는 것을 의미한다.

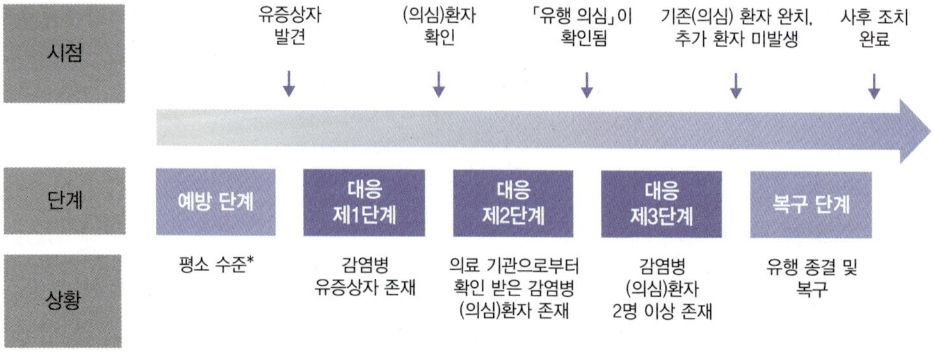

*학교 내 감염병이 없거나 감기 혹은 단순한 설사 등 특이 사항 없이 일반적인 상황을 유지하는 경우

출처: 교육부. (2016). 학생 감염병 예방 · 위기 대응 매뉴얼 제2차 개정판. p7.

그림 8-3. **평상시 학교 감염병 발생 단계**

2-2-1. 예방 단계

학교 감염병 예방 단계에서는 학생 감염병 예방 · 관리 계획 수립, 학생 감염병 관리 조직 구성, 예방접종 관리, 감염병 예방 교육 실시, 수동 감시 체계 운영, 방역 활동을 수행한다.

(1) 「학생 감염병 예방 · 관리 계획」 수립

매년 3월말까지 학교 감염병 예방 · 관리 계획을 수립하며 수립 내용으로는 학생 감염병 관리 조직 구성, 감염병 예방 교육 연간 실시 계획, 방역 물품 비축 및 방역 실시 계획, 감염병 (의심)환자를 격리 관찰할 수 있는 공간인 일시적 관찰실 설치 · 운영 계획이 포함되어야 한다. 「학생 감염병 예방 · 관리 계획」은 매뉴얼에서 제시한 기준에 근거하여 학교 실정에 맞게 수립하며 작성한 감염병 예방 · 관리 계획은 학교 교육 과정에 포함하여 모든 학교 구성원이 숙지하고 확인할 수 있도록 하는 것이 추천된다(실무 예시 8-1).

(2) 학교 내 학교 「학생 감염병 관리 조직」 구성

「학생 감염병 관리 조직」은 학교 실정에 따라 학생 감염병 예방과 관리를 위한 상시 조직으로 유행이 의심되는 대응 제3단계부터 운영이 가능하지만 필요시 조정도 가능하다. 학교 교직원 전원이 참여하는 것이 바람직하며 평소 각자의 역할을 잘 숙지하여 감염병 유행 시 적절한 역할을 수행할 수 있어야 한다.

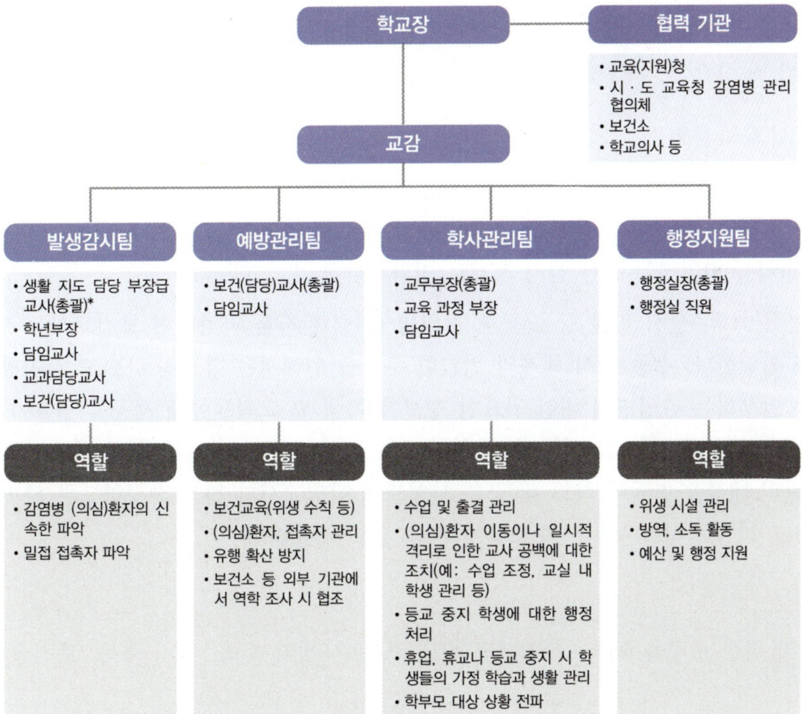

*학생 생활 지도를 담당하는 부장급 교사(생활부장, 학생부장 등)

출처: 교육부. (2016). 학생 감염병 예방 · 위기 대응 매뉴얼 제2차 개정판. p11.

그림 8-4. **「학생 감염병 관리 조직」 구성(예시)**

(3) 예방접종 관리

초등학교 입학시에는 만 6세까지 완료해야 하는 국가 예방접종 11종*을 모두 접종해야 하며 학교에서는 이를 확인한다. 특히 필수 접종 대상 4종**에 대해서는 미접종 학생을 파악하여 그 내용을 확인하고 접종하도록 하는 사업을 시행한다. 또한 재학 중 접종해야 하는 Td/Tdap 6차, 일본뇌염 사백신에 대해 가정통신문을 통해 예방접종을 안내하고 접종 내용을 건강기록부(나이스)에 기록하여 중학교 입학 시 확인 할 수 있도록 한다.

중학교에서는 초등학교 재학중 접종해야 하는 Td/Tdap 6차, 일본뇌염 사백신 미접종자에 대한 현황을 파악하고 접종을 안내한다.

해외 전입 학생에 대해서도 국가 예방접종 증명서를 제출하도록 하여 접종 여부를 확인하고 국가 예방접종 중 권고 대상 7종***에 대해서는 접종 할 수 있도록 안내한다.

(4) 감염병 예방 교육 실시

학교 내 감염병 예방 및 대처 능력의 향상을 위해 학생, 학부모, 교직원을 대상으로 감염병 예방 교육을 실시한다. 교육 내용으로는 감염병 일반 예방 수칙(손 씻기, 기침 예절 등), 학생 빈발 감염병의 예방 · 관리 방법, 감염병 증상 발생 시 행동 요령 뿐만 아니라 심리적 피해 예방 교육(감염병 환자의 낙인 효과를 예방하는 교육) 등도 함께 포함한다. 교직원 대상 교육은 학교 감염병 관리 체계 및 행동 요령 등에 대해 연수 자료를 만들어 교육한다(실무 예시 8-2). 또한 교사 연수 자료, 감염병 발생 시 교육 자료를 학교 내 공유 사이트에 탑재하여 필요시 확인할 수 있도록 하면 편리하다. 교육 방법 및 시간은 학교 여건에 맞게 계획하여 시행한다.

(5) 수동 감시 체계 운영

수동 감시란 평소에 학생들을 관찰하거나 보건실 방문 학생을 통해 감염병 (의심)환자를 조기 발견하는 것을 말한다. 유행이 의심되면 감염병 증상 유무를 일정 기간 동안 확인하여 적극적으로 감염병 (의심)환자를 파악하는 능동 감시 체계로 전환된다.

담임교사는 결석생, 상시 관찰 등을 통해 감염병 (의심)환자를 파악하며 보건교사는 보건실 방문 학생을 통해 확인한다. 수동 감시 체계의 원활한 운영을 위해서는 학교의 다빈도 감염병이나, 해당 계절에 자주 발생하는 감염병에 대한 필요한 정보를 학생 및 교직원에게 제공할 필요가 있다. 또한 학교의 감염병 (의심)환자 신고 의무에 대한 의식을 높이기 위한 지속적인 연수가 필요하다. 학교 내 감염병 관리 대장을 만들어 학교 내 공유 사이트에 담임교사가 직접 작성하도록 하면 감시 체계를 공식화하고 책임 의식을 높이는데 도움이 된다(실무 예시 8-3).

(6) 방역 활동

방역 물품의 적정 수량을 확보 · 유지하고 방역(소독)은 정기 소독, 임시 소독, 보건실 소독, 일시

---

* ① BCG ② B형간염 3차 ③ DTaP 5차 ④ 폴리오 4차 ⑤ b형 헤모필루스인플루엔자 4차 ⑥ 폐렴구균 4차 ⑦ MMR 2차 ⑧ 수두 1차 ⑨ A형간염 2차 ⑩ 일본뇌염 사백신 4차(또는 생백신 2차) ⑪ 인플루엔자(입학 전년도)

** ① DTaP 5차 ② 폴리오 4차 ③ MMR 2차 ④ 일본뇌염 사백신 4차(또는 생백신 2차)

*** ① B형간염 ② 폴리오 ③ A형간염 ④ MMR ⑤ 수두 ⑥ 일본뇌염 ⑦ Tdap/Td

적 관찰실 소독으로 분류하여 실시한다. 정기 소독은 4~9월은 2개월에 1회, 10~3월은 3개월에 1회 이상 실시한다. 학교에서 사용할 수 있는 소독 방법은 소각, 끓는 물 소독, 약물 소독, 일광 소독 등이며 질병 매개 곤충과 쥐의 방제를 위한 환경 위생 관리 또한 요구된다.

2-1-2. 대응 단계(학교 내 감염병 발생 단계)

학교 내 감염병 대응 단계는 감염병 의심 환자 발생 시부터 유행 여부를 확인하고 대응하는 과정으로 3단계로 세분화되어 있다.

표 8-3. **대응 단계의 기간 및 후속 조치**

단계	상황	시작 시점	종료 시점	후속 조치
대응 제1단계	감염병 유증상자 존재	유증상자 발견	의료 기관 진료 결과 감염병 (의심)환자 발생을 확인	→ 대응 제2단계
			감염병이 아닌 것으로 확인	→ 예방 단계
대응 제2단계	의료 기관으로부터 확인받은 감염병 (의심)환자 존재	의료 기관 진료 결과 감염병 (의심)환자 발생을 확인	추가 (의심)환자 발생 확인을 통해 유행 의심 기준을 충족	→ 대응 제3단계
			기존 (의심)환자가 완치되고 추가 (의심)환자가 미발생	→ 예방 단계
대응 제3단계	감염병 (의심)환자 2명 이상 존재	추가 (의심)환자 발생 확인을 통해 유행 의심 기준 충족	기존의 모든 (의심) 환자가 완치되고 추가 (의심)환자가 미발생	→ 복구 단계

출처: 교육부. (2016). 학생 감염병 예방 · 위기 대응 매뉴얼 제2차 개정판. p20.

(1) 대응 제1단계: 학교 내 감염병 유증상자의 발견 및 확인 단계

감염병 유증상자가 발생한 상황으로 기간은 감염병 유증상자를 발견한 후부터 의료 기관 확인을 통해 감염병 여부를 확인할 때까지를 말한다.

학교 내에서 감염병 유증상자를 발견했을 때는 감염병 전파 방지를 위한 마스크 착용 필요 여부를 결정하고 적절한 격리 조치를 통해 환자를 이동 및 보호 조치하여 학부모를 통해 의료 기관에 진료를 의뢰한다. 해당 학급에서는 교실 소독과 학생 대상 예방 수칙을 실시한다.

학교 밖에서 감염병 유증상자를 발견한 경우는 감염병 확인을 위해 병원 진료를 안내하고 의사의 진료 결과에 따라 등교 중지 여부를 결정하고 필요한 절차를 학부모에게 안내한다.

활동	담당	활동 내용
감염병 유증상자 발견	담임교사/ 교과담당교사/ 보건(담당)교사	• 보건실에서 보건(담당)교사가 발견한 경우 마스크 착용 필요 여부 직접 확인
보건(담당)교사에게 연락	담임교사/ 교과담당교사	
마스크 착용 필요 여부 확인	담임교사/ 교과담당교사	• 마스크 착용이 필요한 경우 마스크 착용하게 함 – 마스크 착용이 필요한 감염병으로 진단받은 경우 – 주증상이 기침, 발열 또는 발열을 동반한 두통, 인후통, 침샘 비대인 경우
보건실로 감염병 (의심)환자 이동	담임교사/ 교과담당교사	• 감염병 환자 이동 수칙 준수 – 감염병 (의심)환자가 교내에서 혼자 이동하는 것 금지 – 이동 시에는 담당교사가 동행하며 2m 정도의 거리 유지 – 담당교사는 담임교사를 권장함(만약 임산부 등 감염병 고위험군인 경우 다른 교사로 대체) – 필요시 감염병 (의심)환자와 이동 담당 교사 모두 마스크 착용
감염병 여부 확인(의심 증상, 진료 여부, 질환명)	보건(담당)교사	• 감염병 의심 증상 확인 후 의료 기관 진료 여부를 확인 • 담임교사에게 필요 조치 요청(일시적 격리, 학부모 연락 및 진료 요청, 교실 환기 등)
일시적 격리 필요성 판단 및 실시	보건(담당)교사	• 보건(담당)교사가 일시적 격리가 필요한 상황과 (실무 예시 8-4 붙임 2) 자료를 참고하여 판단 • 보건(담당)교사 요청에 의해 담임교사는 감염병 유증상자가 의료 기관 진료를 받으러 가기 전까지 별도의 공간(일시적 관찰실)에 일시적 격리 실시
학부모에게 연락하여 의료 기관 진료 요청	담임교사	• 진료 받은 학생은 보호자를 통해 진료 여부 및 결과 확인 • 진료 받지 않은 학생은 보호자에게 의료 기관 진료 받도록 안내(등교 중지 안내서, 진료 확인서 배부)
교실 환기, 소독	담임교사/ 교과담당(전담)교사	• 환기나 소독이 필요하다고 판단하거나 보건(담당)교사로부터 요청이 있는 경우 실시 • 환기는 최소한 2~3시간 동안 창문 및 문을 열어 실시 • 소독은 학교 소독 지침에 따라 임시 소독을 실시함(소독제를 이용하여 오염 가능성이 높은 물체 표면을 닦음)
학생 대상 위생 수칙 교육	보건(담당)교사/ 담임교사	• 학생 대상 위생 수칙(손 씻기, 기침 예절 등) 교육 • 해당 증상 발생 시 담임교사/보건(담당)교사에게 알리도록 교육
일시적 관찰실 환기, 소독	시설담당교직원	• 학교 소독 지침에 따라 소독 실시
의료 기관 진료 결과 확인 및 조치	담임교사	• 의료 기관 진료 결과 확인 후 결과를 보건(담당)교사에게 알림 – 등교 중지가 필요한 감염병으로 확진된 경우 격리 기간(의사 소견에 따름)동안 등교 중지 – 등교 중지가 필요한 감염병이 의심되는 경우 확진 여부를 확인 시 까지 등교 중지 – 등교 중지가 필요 없는 감염병의 확진 또는 의심인 경우 학교에 복귀함 – 정상이거나 비감염성 질환인 경우 학교에 복귀함
	보건(담당)교사	• 감염병 (의심)환자 발생을 확인한 즉시 추가(의심)환자 파악 등 대응 제2단계 활동 수행

출처: 교육부. (2016). 학생 감염병 예방 · 위기 대응 매뉴얼 제2차 개정판. p23~28.

그림 8-5. **대응 제1단계의 학교 내 유증상자 발견 시 업무 흐름도**

활동	담당	활동 내용
감염병 증상으로 결석한 사실 인지	담임교사	• 즉시 보건(담당)교사에게 연락
의료 기관 진료 여부 및 결과 확인과 조치	담임교사	• 보호자에게 의료 기관 진료 여부 확인 및 미 진료 시 진료 받도록 안내 • 출석 인정을 위한 서류를 안내하고 관련 서식은 학교 홈페이지에서 다운받아 사용하도록 안내 • 의료 기관 진료 결과 확인 후 의사 소견에 따라 등교 중지 여부를 판단하고 판단이 어려운 경우 보건(담당)교사와 상의 • 등교 중지 시에는 보호자에게 생활 지도 방법과 필요한 행정 조치를 안내
	보건(담당) 교사	• 감염병 확진(의심) 사실을 확인한 즉시 대응 제2단계 활동 수행

• 위생 수칙 교육 등 기타 활동은 학교 안에서 감염병 유증상자를 발견한 경우와 동일하게 수행

출처: 교육부. (2016). 학생 감염병 예방 · 위기 대응 매뉴얼 제2차 개정판. p30.

그림 8-6. **대응 제1단계의 학교 밖 유증상자 발견 시 업무 흐름도**

(2) 대응 제2단계: 학교 내 감염병 유증상자의 발견 및 확인 단계

의료 기관으로부터 확인 받은 감염병 (의심)환자는 존재하나 아직 추가 (의심)환자가 발생하지 않아 감염병이 유행하지 않는 단계이다. 이 단계에서의 주요한 활동은 유행 여부를 감시하고 판단하는 것이다.

감염병이 발생하면 교육(지원)청에 보고하고 신고가 필요한 법정 감염병인 경우* 보건소에 신고한다. 기존의 수동 감시 체계는 일정 기간 증상을 확인하여 환자를 발견하는 능동 감시 체계로 전환되며 이때 보건교사는 능동 감시 체계의 범위와 방법을 결정하며 「학교 감염병 관리 조직」 발생 감시팀에서 능동 감시가 이루어지게 된다. 또한 감염병 예방 교육과 해당 학급에 대한 위생 및 감염병 발생 감시 조치를 실시한다.

보건교사는 감염병의 유행 여부를 판단하여야 하며 필요시에는 보건소의 역학 조사 결과에 따른다. 유행 여부가 불확실한 경우는 선제적으로 유행시 대응하는 대응 3단계 활동을 시작하는 것이 바람직하다.

❖ 유행 의심 기준

- 동일 학급에서 특정 감염병의 공통 증상(발열, 설사, 발진 등)을 호소하는 학생이 비슷한 시기에 2명 이상 확인되는 경우(단, 평소에 해당 증상을 가지고 있는 학생은 제외)
- 최대 잠복기 이내에 동일 학급에서 의심 또는 확진 환자가 2명 이상 발생한 경우
- 최초 (의심)환자와 동일 학급은 아니지만 추가 (의심)환자가 이동식 수업이나 급식 등 공통된 폭로에 노출되어 관련성이 의심되는 경우

출처: 교육부. (2016). 학생 감염병 예방 · 위기 대응 매뉴얼 제2차 개정판. p34.

* 제1군 법정 감염병(콜레라, 장티푸스, 파라티푸스, 세균성이질, 장출혈성 대장균 감염증, A형간염), 홍역, 결핵

활동	담당	활동 내용
보고 및 신고	보건(담당)교사	• 학교장과 나이스(NEIS)를 통해 교육(지원)청에 보고
	학교장	• 신고가 필요한 법정 감염병의 경우 관할 보건소장에게 신고
능동 감시 실시 지시	보건(담당)교사	• 학교 내 능동 감시 체계 운영 방안에 따라 검사 범위와 방법을 결정한 후 학교장에게 보고
	학교장	• 생활 담당 부장급 교사를 통해 추가 (의심)환자 파악을 위한 능동 감시를 실시할 것을 지시
능동 감시 실시	생활 담당 부장급 교사	• 발생 감시팀에 능동 감시 지시 및 결과를 보건(담당)교사에게 통보하도록 함
	담임교사(능동 감시 대상 학급만)	• 결석, 조퇴, 지각 학생 사유 확인, 학급 학생 증상 유무 관찰 후 추가 (의심)환자 발생 여부 파악 후 보건(담당)교사에게 통보
	보건(담당)교사	• 보건실 이용 학생 중 추가 (의심)환자 발생을 파악함
해당 질환 예방 및 관리 교육 자료 준비 및 교육 요청	보건(담당)교사	
해당 질환 예방 및 관리 교육 실시	보건(담당)교사	• 해당 감염병에 대한 교육 자료와 가정통신문 작성 후 담임 교사에게 제공 • 담임교사에게 학생 대상 예방 교육 실시와 가정통신문(안)을 작성하여 배부하도록 함 • 학생 및 교직원을 대상으로 필요시 감염병 예방 교육 실시
	담임교사	• 조례 또는 종례 시간 등을 이용하여 5분 내외 간단한 교육을 주기적으로 실시하고 해당 증상 발생 시 담임교사/보건(담당)교사에게 알릴 것을 교육 • 가정통신문을 배부하여 학부모에게 학교 내 감염병 발생 사실을 알리고 자녀 생활 지도를 당부
감염병 (의심)환자가 속한 학급 관리	보건(담당)교사	• 감염병의 종류를 고려하여 담임교사에게 예방 교육, (의심)환자 발생 감시, 마스크 착용 등 필요한 조치(밀접 접촉자 관리 방안 참고)를 요청함
	담임교사[감염병 (의심)환자 발생 학급]	• 최대 잠복기 동안 추가 (의심)환자 발생 감시 • 보건(담당)교사 요청에 따라 예방 교육, 마스크 착용 등 조치
유행 의심 여부 확인	보건(담당)교사	• 유행 의심 기준에 따라 판단함

출처: 교육부. (2016). 학생 감염병 예방 · 위기 대응 매뉴얼 제2차 개정판. p31~34.

그림 8-7. **대응 제2단계 업무 흐름도**

(3) 대응 제3단계: 학교 내 유행 확산 차단

감염병 (의심)환자가 2명 이상 확인되어 학교 내 감염병이 유행하는 상황으로 대응 제3단계에서는 학교 내 감염병 확산을 방지하기 위한 활동이 주요하게 이루어진다. 「학생 감염병 관리 조직」이 활성화 되어 각 팀은 학교 내 유행 확산을 차단하기 위해 필요한 조치를 실시하게 된다. 발생 감시팀에서는 능동 감시를 한층 강화하며, 예방 관리팀에서는 적극적인 감염병 예방 교육을 실시하고 행정 지원팀은 학교 방역을 실시한다. 또한 보건교사는 담임교사와 함께 감염병 유증상자를 의료 기관에 의뢰하고, 밀접 접촉자와 고위험군을 파악하여 관리한다.

활동	담당	활동 내용
「학생 감염병 관리 조직」 활성화	학교장	• 「학생 감염병 관리 조직」의 기능 강화 조치 및 전 교직원 담당 업무 수행
보고 및 신고	보건(담당)교사	• 유행 의심 기준을 충족하는 「유행 의심」 상황임을 학교장과 교육(지원)청에 보고 • 환자 발생 현황을 정기적으로 학교장과 교육(지원청)에 보고
	학교장	• 신고가 필요한 법정 감염인의 경우 관할 보건소장에게 신고
	담임교사	• 나이스(NEIS)의 [보건–감염병 환자 관리–감염병 환자 등록]에 모든 환자 발생 등록
능동 감시 체계 강화 (발생 감시팀)	생활 담당 부장급 교사	• 능동 감시 체계 운영 업무 지휘, 조정 등 발생 감시팀 총괄
	학년부장	• 담임교사로부터 (의심)환자 발생 현황 수집 후 「감염병 관리 대장」에 입력, 취합하여 매일 2교시 전 보건(담당) 교사에게 전달
	담임교사	• 결석, 조퇴, 지각 학생 사유 확인, 학급 학생 증상 유무 관찰 후 추가 (의심)환자 발생 여부 파악 후 매일 1교시 후 학년부장에게 보고
	보건(담당)교사	• 보건실 이용 학생의 감염병 증상 여부 매일 확인 • (의심)환자, 완치자 등 일일 현황 집계
환자, 유증상자 관리 (예방관리팀)	보건(담당)교사	• 담임교사를 통해 보호자에게 의료 기관에서 진료 받도록 안내
	담임교사	• 보호자에게 학교 내 감염병 유행 의심 상황 및 의료 기관 진료 안내 • 의료 기관 진료 결과 확인 후 의사 소견에 따라 등교 중지 여부 판단 • 등교 중지 학생에게 생활 지도 실시 및 등교 중지 관련 필요한 행정 조치를 학부모에게 안내
	상담교사	• (의심)환자와 주변 학생의 불안감 해소 및 낙인 효과가 발생하지 않도록 심리 지원
밀접 접촉자 파악 및 관리	보건(담당)교사	• 담임교사에게 「밀접 접촉자 관리 방안」에 따라 조치 요청 및 보건 교육 자료 제공
	담임교사 (감염병 (의심)환자 발생 학급)	• 최대 잠복기 동안 (의심)환자 발생 감시 • 가정통신문 배부 및 보건교육 실시 • 그 외 마스크 착용, 격리 등 보건(담당)교사(방역당국)의 요청에 따라 실시

활동	담당	활동 내용
고위험군 파악 및 관리	보건(담당)교사	• 보건학적 고위험군 관리 대책 수립 후 각 담임교사에게 조치 사항 요청
	담임교사	• 보건학적 고위험군 학부모에게 연락하고 조치 결과를 보건(담당)교사에게 통보 • 사회적 취약층 관리: 생활 지도 관리 강화, 등교 중지가 필요한 경우 급식 제공 방안 마련, 지자체 복지 서비스 연계 의뢰 등 관련 부서나 교사와 협의
↓		
감염병 예방 교육 실시	보건(담당)교사	• 해당 감염병에 대한 교육 자료와 가정통신문 작성 후 담임교사에게 제공 • 담임교사에게 학생 대상 예방 교육 실시와 가정통신문(안)을 작성하여 배부 • 학생 및 교직원을 대상으로 필요시 감염병 예방 교육 실시
	담임교사	• 조례 또는 종례 시간 등을 이용하여 5분 내외 간단한 교육을 주기적 실시하고 해당 증상 발생 시 담임교사/보건(담당)교사에게 알릴 것을 교육 • 가정통신문을 배부하여 학부모에게 학교 내 감염병 발생 사실을 알리고 자녀 생활 지도 당부
↓		
방역 활동	행정 지원팀	• 보건실, 교실, 일시적 관찰실 등의 환기 및 소독 • 전체 시설 소독
↓		
전파 차단을 위한 별도 조치	학교장	• 학사 일정 조정: 유행 확산 정도에 따라 단축 수업 및 자체 휴업 실시 필요성 검토 • 각종 행사(현장 체험 학습, 교내 행사 등) 제한 여부 검토
↓		
역학 조사 지원	보건(담당)교사	• 교육(지원)청을 통하거나 직접 보건소에 역학 조사 요청 후 방역 당국 역학 조사 시 적극적 협조
↓		
출결 관리 및 수업 결손 대책 마련	교무부장	• 학사 관리와 관련된 제반 업무 지휘 조정 • 등교 중지 학생의 수업 결손 대책 마련 및 수업 결손에 대한 수업 보충 지휘
	담임교사	• 수업 결손 학생 수업 보충 실시(교과담당교사도 동일함) 및 구비 서류 확인하여 등교 중지 학생에 대한 출석 인정 처리

출처: 교육부. (2016). 학생 감염병 예방 · 위기 대응 매뉴얼 제2차 개정판. p36~42.

그림 8-8. **대응 제3단계 업무 흐름도**

2-2-3. 복구 단계: 학교 내 유행 종결 및 복구

기존 감염병 (의심)환자가 모두 완치되어 유행이 종결되는 단계로 유행 종료 선언 및 보고를 통해 유행 시 대응 활동을 중단하고 평상시 예방 단계로 돌아간다. 유행 종료 사실은 가정통신문, SNS, 학교 홈페이지 등을 통해 공지한다. 감염병 유행으로 발생한 수업 결손을 보충하고 필요시 Wee 센터와 연계한 심리 지원과 같은 사후 조치를 실시한다.

❖ 유행 종료 기준

- 학교 내 해당 감염병 (의심)환자가 모두 완치되고, 최대 잠복기까지 추가 (의심)환자가 발생하지 않은 경우
- 방역 당국에서 역학 조사를 실시한 경우 방역 당국의 판단에 따름

출처: 교육부. (2016). 학생 감염병 예방 · 위기 대응 매뉴얼 제2차 개정판. p44.

활동		담당	활동 내용
유행 종료 판단과 보고		보건(담당)교사	• 발생 현황 및 조치 결과를 학교장과 교육(지원)청에 보고
사후 조치 실시	수업 결손 보충	교무부장	• 대응 3단계에서 수립한 수업 결손 대책에 따라 수업 보충 지휘
		담임교사	• 수업 결손 학생에 대한 수업 보충을 실시함(교과담당교사도 포함) • 심리 지원이 필요한 학생을 파악하여 상담교사에게 연계(필요시 심리 지원)
	심리 지원	상담(담당)교사/보건(담당)교사	• (의심)환자와 주변 학생의 불안감을 해소하고 낙인효과가 발생하지 않도록 심리지원을 실시(Wee 센터 연계 등)
유행 종료 선언		학교장	• 학생 감염병 관리 조직의 유행 시 대응 활동을 중단하고 예방 단계로 복귀 명령
		보건(담당)교사	• 유행 종료 가정통신문을 작성하여 담임교사에게 제공
		담임교사	• 학교 내 유행 종료를 SNS, 게시판, 학교 홈페이지 탑재, 가정통신문 등 학교 여건에 맞게 다양한 방법으로 알림

출처: 교육부. (2016). 학생 감염병 예방 · 위기 대응 매뉴얼 제2차 개정판. p44~45.

그림 8-9. **복구 단계 업무 흐름도**

2-3. 국가 위기 상황 시 대비, 대응

국가 위기 상황 시 감염병 관리 체계는 신종 감염병 국내 유입, 국내 원인 불명 · 재출현 감염병이 대규모로 발생하는 상황을 대비한 감염병 관리 체계이다. 관리 체계는 예방 단계, 국가 위기 단계, 복구 단계로 구성되어 있으며 각 단계별로 교육부, 시 · 도 교육청, 학교 차원에서의 역할을 명시하고 있다.

예방 단계는 학교 내 발생 가능성이 없는 평상시 상황으로 교육부, 시 · 도 교육청, 교육지원청, 학교는 감염병 대응 체계와 소통 채널을 구축한다.

국가 위기 단계는 관심(Blue), 주의(Yellow), 경계(Orange), 심각(Red)의 4단계로 세분화 되어 있다.

관심(Blue) 단계는 해외 신종 감염병이 발생했거나 국내의 원인 불명 · 재출현 감염병이 발생했을 때이며 각 기관별 감시 체계를 운영하고 각종 예방 활동을 강화한다.

주의(Yellow) 단계는 해외 신종 감염병이 국내 유입되었거나 국내의 원인 불명 · 재출현 감염병이 제한적으로 전파된 상황으로 해당 지역에 있는 학교 내 감염병의 발생 가능성이 있는 경우이다. 각

기관별 대책반이 운영되며 환자 발생 지역에 대한 감시가 강화된다. 또한 신속하고 정확한 정보의 교환을 위해 위기 소통 채널이 운영된다.

경계(Orange) 단계는 해외 신종 감염병이나 국내의 원인 불명 · 재출현 감염병이 지역 전파가 된 상황으로 주의(Yellow) 단계와 마찬가지로 해당 지역의 학교 내 감염병의 발생 가능성 또한 있는 경우이다. 환자 발생 지역의 각종 학교 행사는 금지, 취소되고 환자 미발생 지역에서도 단체 행사는 자제한다. 또한 휴업 및 휴교에 대한 검토가 추가적으로 이루어진다.

심각(Red) 단계는 해외 신종 감염병이나 국내의 원인 불명 · 재출현 감염병이 전국적 확산의 징후가 있는 상황으로 전국의 학교에 감염병 발생 가능성이 있는 경우이다. 대응 역량을 총동원하여 범정부적 협조 체계를 강화하고 전국적으로 감시 및 대응을 강화한다.

복구 단계는 유행 종료 상황으로 산발적으로 학교 내 발생 가능성은 남아 있다. 대응 체계에 대해 평가하고 필요시 환자, 격리자에 대한 심리 지원을 검토하고 수업 결손에 대한 대책을 마련한다.

표 8-4. **감염병으로 인한 국가 위기 단계별 학교 및 교육 행정 기관 대응**

<table>
<tr><th colspan="2">단계</th><th>판단 기준</th><th>학교 내 발생 가능성</th><th>대응</th></tr>
<tr><td colspan="2">예방</td><td>평상시</td><td>없음</td><td>• 일반적 대비
• 대응 체계 구축</td></tr>
<tr><td rowspan="8">국가위기단계</td><td rowspan="2">관심(Blue)</td><td>해외 신종 감염병 발생(세계보건기구: '국제 공중 보건 위기 상황' 선포)</td><td>없음</td><td>• 감염병 발생 동향 파악
• 구체적 대응 방안 검토</td></tr>
<tr><td>국내의 원인 불명 · 재출현 감염병 발생</td><td>산발적</td><td>• 구체적 대응 방안 검토
• 징후 감시 활동(필요시)</td></tr>
<tr><td rowspan="2">주의(Yellow)</td><td>해외 신종 감염병의 국내 유입 및 제한적 전파(세계보건기구: '감염병 주의보' 발령)</td><td rowspan="2">해당 지역</td><td rowspan="2">• 구체적 대응 방안 마련
• 유관 기관 협조 체계 가동
• 환자 발생 지역에 대한 감시 및 대응 실시</td></tr>
<tr><td>국내에서 원인불명 재출현 감염병의 제한적 전파</td></tr>
<tr><td rowspan="2">경계(Orange)</td><td>해외 신종 감염병의 국내 유입 후 추가 전파에 따른 지역사회 전파</td><td rowspan="2">해당 지역</td><td rowspan="2">• 대응 체제 가동
• 유관 기관 협조 체계 강화
• 환자 발생 지역에 대한 감시 및 대응 강화</td></tr>
<tr><td>국내 원인 불명 · 재출현 감염병의 추가 전파에 따른 지역 전파</td></tr>
<tr><td rowspan="2">심각(Red)</td><td>해외 신종 감염병의 전국적 확산 징후</td><td rowspan="2">전국적</td><td rowspan="2">• 대응 역량 총동원
• 범정부적 협조 체계 강화
• 전국으로 감시 및 대응 강화 확대</td></tr>
<tr><td>국내 원인 불명 · 재출현 감염병의 전국적 확산 징후</td></tr>
<tr><td colspan="2">복구</td><td>유행 종료</td><td>산발적</td><td>• 평가 및 보완
• 복구
• 감시 활동 유지</td></tr>
</table>

출처: 교육부. (2016). 학생 감염병 예방 · 위기 대응 매뉴얼 제2차 개정판. p7.

2-4. 학교 감염병 관리 조치

감염병 대응 단계에서 학교의 조치 사항으로 학교보건법* 제8조에서는 감염병(의심) 학생 및 교직원에 대한 등교 중지 조치를, 제14조에서는 휴업 또는 휴교 조치를 명시하고 있다. 또한 유행시에는 각종 학교 행사의 실시 여부를 검토하고 고위험군에 대한 보호 조치가 이루어진다.

2-4-1. 등교 중지 조치

등교 중지 조치는 감염병 (의심)환자에 대한 학교의 격리 조치로 전파의 가능성이 있는 기간 동안 학교에 등교하지 않도록 하며 그 기간은 출석으로 인정해주는 제도이다. 등교 중지는 의사의 진단 결과 감염병 (의심)환자라는 판단 하에 이루어져야하기 때문에** 의사의 진단 결과를 확인할 수 있는 진단서, 소견서, 진료 확인서 등의 서류가 필요하다.

(1) 등교 중지 대상

등교 중지의 대상은 의사의 진료 결과 감염병 (의심)환자 뿐만 아니라, 감염병이 의심되어 병원에서 검사를 받았으나 검사 결과 감염병이 아닌 것으로 확인된 경우에도 검사를 기다리는 그 기간은 등교 중지 기간으로 인정된다. 또한 감염병 유행으로 인해 고위험군 학생의 보호 조치를 위한 역격리 또한 등교 중지로 처리할 수 있다.

학생뿐만 아니라 교직원 또한 등교 중지의 대상이 되며 교직원이 감염병(의심)으로 인해 등교가 중지된 경우는 공가로 처리된다.

❖ 등교 중지가 되는 경우

- 학생 및 교직원이 등교 중지가 필요한 감염병에 감염되었거나 감염된 것으로 의심되는 경우
- 감염병으로 의심되어 관련 검사 혹은 진료 받았으나 그 결과 감염병이 아닌 것으로 확인된 경우, 결과가 나오기까지의 기간
- 고위험군 보호 조치를 위한 역격리 기간

하지만 모든 감염병이 등교 중지 대상이 되는 것은 아니다. 일본뇌염, B형간염, 파상풍 등과 같이 감염병의 전파 방식에 따라 격리 조치가 필요하지 않거나 감기와 같이 격리 조치의 기능적 의미가 없는 경우는 등교 중지 조치가 필요하지 않기 때문이다.

* 학교보건법, 법률 제14055호, 일부 개정 2016. 2. 3.

** 학교보건법, 법률 제14055호, 제8조(등교 중지), 일부 개정 2016. 2. 3.

표 8-5. **감염병별 등교 중지 대상 여부**

구분	감염병
등교 중지 대상	A형간염, b형 헤모필루스 인플루엔자, 결핵, 공수병, 급성 출혈성결막염, 급성 출혈열군, 노로바이러스, 뇌수막염, 동물 인플루엔자 인체감염증(조류인플루엔자), 두창(천연두), 디프테리아, 발진티푸스, 백일해, 성홍열, 세균성이질, 수두, 수막구균성수막염, 수족구병, 유행성이하선염, 인플루엔자(유행차단을 위한 등교중지는 의미 없지만 환자상태에 따라 실시), 장출혈성 대장균 감염증, 장티푸스, 중동호흡기증후군, 중증급성호흡기증후군, 콜레라, 탄저, 파라티푸스, 페스트, 폐렴구균, 폴리오, 풍진, 한센병, 홍역
등교 중지 비대상	B형간염, C형간염, 감기군, 뎅기열, 라임병, 레지오넬라증, 렙토스피라증, 말라리아, 발진열, 보툴리눔독소증, 브루셀라증, 살모넬라균감염증, 신증후군출혈열, 요충증, 웨스트나일열, 유비저, 일본뇌염, 장관감염병군, 중증열성 혈소판감소증후군, 진드기매개뇌염, 쯔쯔가무시증, 큐열, 크로이츠펠트야콥병, 파상풍, 황열, 급성 출혈성결막염 · 유행성각결막염

출처: 교육부. (2016). 학생 감염병 예방 · 위기 대응 매뉴얼 제2차 개정판. p67~70.

(2) 등교 중지 절차

학교 내외에서 감염병 (의심)환자를 인지한 경우 등교 중지 안내 가정통신문, 진료 확인서 서식을 배부하여 의료 기관 진료를 안내한다(실무 예시 8-4).

진료 결과에 따라 등교 중지 필요 여부와 기간을 확인하고 등교 중지 절차를 안내한다. 이때 등교 중지 기간 동안 가정에서 지켜야 할 생활 수칙과 함께 등교 중지 기간 동안 자율 학습이 이루어질 수 있도록 지도한다.

명시된 기간까지의 등교 중지 기간이 끝나서 전파의 가능성이 없다는 의사의 판단이 있는 경우 학교에 등교할 수 있으며 등교 시에는 진료 확인서, 소견서, 진단서, 처방전 중 1개를 학교에 제출해야 한다. 담임교사는 감염병 환자가 등교한 사실을 보건(담당)교사에게 알려 감염병 유병 현황 및 완치 여부를 확인할 수 있도록 한다.

등교 중지로 인한 출석 인정 절차도 학교 교무부에서 실시하는 출석 인정 절차에 따라 담임교사가 직접 내부 기안을 작성하여 다른 사유의 출석 인정 서류들과 함께 보관하도록 하여 출결 관련 문서는 한 곳에서 확인할 수 있도록 하는 것이 바람직하다.

감염병 여부 확인을 위한 진료 요청 및 안내서 배부

- 학교 안에서 발견한 경우
  - 담임교사가 「등교 중지 안내서」와 「진료 확인서」를 배부
- 학교 밖에서 발견한 경우
  - 담임교사가 「등교 중지 안내서」와 「진료 확인서」를 학교 홈페이지에서 다운 받아 이용하도록 안내

등교 중지 필요 여부, 기간 확인

- 담임교사가 보호자와의 통화를 통해 진료 결과 확인
  - 등교 중지 기간을 확인할 수 있는 경우 해당 기간 동안 등교 중지
  - 등교 중지 기간 미확인 시 질환명(의심 포함)을 확인할 수 있는 경우 보건(담당)교사가 「전파 차단을 위한 등교 중지 기간」 적용

등교 중지 안내

- 담임교사의 학부모 안내 사항
  - 등교 중지 기간 동안 학교에 오지 않으며, 학교 밖 교육시설 및 사람이 많이 모이는 곳에 가지 않도록 안내
  - 감염병 전파를 막기 위한 예방수칙 및 생활 격리 방법의 행동 지침 준수
  - 등교 재개 시 진료 확인서, 의사 소견서, 진단서, 처방전 중 1개 제출(등교 중지 필요 여부와 등교 중지 기간을 파악하기 위해 진료 확인서, 의사 소견서나 진단서 중 한 가지를 제출하는 것을 권장하지만 부득이한 경우 처방전도 인정)

등교 중지 해제

- 등교 재개 여부 판단
  - 원칙적으로 의사나 보건소의 의견에 따름
  - 진단서 등의 등교 중지 기간 혹은 처방전 등으로 판단한 「등교 중지 기간」이 종료되면 등교를 재개하되 증상 소실을 확인
- 등교 재개 방법
  - 등교 중지 기간 후 감염병 증상이 소실되면 교실로 복귀할 수 있으며 이 때 담임교사는 해당 사실을 보건(담당)교사에게 통보
  - 등교 중지 종료 시점 이후에도 감염병 증상이 남아 있는 경우 진료 확인서나 소견서 등을 제시하면 등교 중지 기간을 연장할 수 있음
  - 등교 중지 종료 시점 이전에도 감염성이 소실되었다는 의사의 진료 확인서 또는 소견서를 제시하면 등교할 수 있음

그림 8-10. **등교 중지 절차**

2-4-2. 휴업 및 휴교 조치

학교보건법 제14조에 근거하여 교육부, 시 · 도 교육청은 보건 당국과의 협의를 통해 감염병 관리에 필요한 경우 휴업 및 휴교 조치를 명할 수 있으며, 학교의 장은 필요한 경우 학교 자체 휴업을 할 수 있다.*

휴업(휴교) 조치는 감염병의 전파를 차단하기 위한 목적으로 실시될 뿐만 아니라, 감염병의 유행으로 많은 학생들의 등교 중지로 인해 정상적인 수업이 어렵다고 판단되는 경우도 실시할 수 있다. 하지만 휴업(휴교) 조치는 사회적 파급이 크고, 특히 학교 밖에서 학생들이 통제가 되지 않아 오히려 유행을 확산할 수 있으므로 권고된 휴업 및 휴교의 기준에 근거하여 신중하게 시행되어야 한다.

* 학교보건법, 법률 제14055호, 제14조(질병의 예방). 일부 개정 2016. 2. 3.

표 8-6. **휴업 및 휴교 기준 권고 사항**

구분	내용
전파 차단 휴업	• 인플루엔자, 수두, 유행성이하선염, 수족구병, 유행성각결막염 등의 학생 빈발 감염병에 대해서는 전파 차단을 위한 휴업은 권장하지 않음 • 방역 당국의 역학 조사 결과 휴업을 권고하는 경우에는 실시함 • 신종 감염병과 같이 치명률이 높은 감염병으로 방역 당국의 권고가 있는 경우에는 학교 내에 단 한 명의 환자가 발생하여도 휴업을 실시함
기능상 휴업	• 1개 학급에서 일정 수준 이상의 학생들이 등교 중지 시 해당 학급을 휴업 조치 • 1개 학년 중 2개 학급 이상이 휴업하는 경우 해당 학년 전체를 휴업 조치 • 전체 학년 중 2개 학년 이상이 휴업하는 경우 학교 전체를 휴업 조치 ※ 외국의 경우 학급 학생 중 20%~30% 이상이 등교 중지 되었을 때를 기능상 휴업의 기준으로 사용하고 있음.

출처: 교육부. (2016). 학생 감염병 예방 · 위기 대응 매뉴얼 제2차 개정판. p102~103.

휴업(휴교)의 기간은 일반적으로 휴일을 포함한 7일 이하를 권고하나 감염병의 특성을 고려해 수업 일수 확보에 지장이 없는 범위 내에서 연장할 수 있다. 그 기간이 15일 이하인 경우는 방학 일수, 자율 휴업일 등을 조정하여 확보하며 15일을 초과한 경우 수업 일수 감축이 허용된다.

휴업(휴교) 기간 중에 학생들의 생활 지도와 학습 보충에 대한 대책을 마련하여 시행하며 등교가 불가피한 학생들, 결식 우려가 있는 학생들에 대한 프로그램도 운영해야 한다.

수업 재개 시에는 학교 자체적으로 혹은 필요시 방역 당국의 요청으로 방역 업체에 의뢰하여 종료 1일 전까지 환기 및 소독을 실시한다. 학교 자체적으로 소독을 시행할 경우 에틸 알코올 또는 이소프로필 알코올 70~90% 또는 염소 100ppm(1:500 희석)을 이용하여 소독할 수 있다.

2-4-3. 각종 행사에 대한 조치

학교에 감염병이 발생하여 「유행 의심」 상황(대응 제3단계)이 지속되거나 지역사회 감염병 유행이 확산되어 방역 당국이 단체 활동의 자제를 요청한 경우 가급적 단체 행사는 취소하거나 연기한다.

국가 위기 상황 시 각종 행사에 대한 조치는 국가 위기 단계별로 방역 당국의 방침에 따라 교육부 학생 감염병 전문가 자문단의 검토를 통해 결정된 권고 사항을 따르는 것을 원칙으로 하되, 상황에 따라 시 · 도 교육청에서 자율적으로 조정하여 결정한다. 야외 축제 및 행사는 교육 기관에서 자율적으로 결정하되, 감염병 예방 수칙을 충실히 지켜서 진행해야 한다.

2-4-4. 고위험군에 대한 관리

평상시 학생 감염병 발생 대응 제3단계인 감염병(의심) 환자가 2명 이상 존재할 때 보건학적 고위험군, 특수 학교(학급)의 장애 학생, 사회적 취약 계층에 대한 보호 조치 및 관리가 이루어져야 한다.

(1) 보건학적 고위험군 관리

보건학적 고위험군은 감염병 발생 위험이 높거나 감염 발생 시 합병증, 사망의 위험이 상대적으로 높은 만성 질환자, 면역 저하자, 임신부 등이다.

표 8-7. **보건학적 고위험군 범위**

구분	질환
폐 질환자	만성폐쇄성폐질환(만성기관지염, 폐기종), 기관지확장증, 진폐증, 기관지폐형성이상, 천식 등
만성 심혈관 질환자	선천성심장질환, 부정맥, 만성심부전, 허혈성 심질환 등(※단순고혈압 제외)
당뇨병 환자	인슐린이나 경구 혈당강하제를 필요로 하는 당뇨병
신장 질환자	콩팥증후군, 만성신부전증, 신장이식환자 등
만성 간 질환자	간경변증 등
악성 종양 환자	교직원: 갑상선암, 위암, 폐암, 유방암 등 학생: 림프종, 백혈병, 뇌종양, 신경모세포종, 횡문근육종, 골육종 등
면역 저하자	무비장증, 비장기능이상, HIV 감염자, 조혈모세포이식, 방사선 치료, 자가면역질환자, 화학 요법 치료로 면역 저하 유발, 스테로이드 복용, 기타 면역억제 치료자
발달 장애 학생	척추이분증, 뇌성마비, 다운증후군
임신부	현재 임신 중이거나 임신의 가능성이 높은 여성
기타	인지장애, 척수손상, 경련장애, 기타 신경근육질환 등으로 인해 흡인의 위험이 있는 자

출처: 교육부. (2016). 학생 감염병 예방 · 위기 대응 매뉴얼 제2차 개정판. p107.

학년 초 보건학적 고위험군을 파악하고 고위험군이 감염되었거나 감염이 의심되는 경우는 즉시 진료를 의뢰한다. 또한 학교 내 감염병 유행 시에는 유행 사실을 고위험군 보호자에게 알려 적절한 예방 조치를 취할 수 있게 하고 필요시에는 보호를 위해 역격리를 실시한다. 수족구병, 전염성홍반, 풍진, 수두, 지카바이러스와 같이 임신부에게 문제를 일으킬 수 있는 감염병이 유행 시에는 임신 교직원에게 알리고 감염이 의심되는 경우 즉시 진료를 의뢰한다.

표 8-8. **보건학적 고위험군 관리**

환자, 접촉자 관리	위험 경고	역격리
고위험군 학생이 감염이 의심되거나 감염병 (의심)환자와 접촉한 경우 즉시 의료 기관에 진료 의뢰	학교 내 감염병 유행 시 학생과 보호자에게 알려, 주치의와 상담하여 적절한 예방 조치 취함	학교 내 감염병 유행 시 고위험군 학생의 감염 예방을 위해 주치의가 권고하거나 보호자가 원할 경우 격리(등교 중지) 실시

(2) 특수 학교(학급) 관리

특수 학교(학급)의 장애 학생은 장애 및 기타 질환으로 인해 예방접종을 받지 못했을 가능성이 높고, 감염병에 대한 저항력이 낮을 수 있으므로 기본적으로 보건학적 고위험군 관리 원칙에 따른다.

(3) 사회적 취약 계층 관리

시설 아동, 다문화 가정 아동, 결손 가정 아동 등의 사회적 취약 계층은 감염병 유행 시 의료 기관 이용에 제한이 있으며, 위생 및 영양 상태가 좋지 않고 등교 중지로 인한 식사 제한 등의 문제가 있을 수 있다. 위생 수칙 등에 대한 생활 지도를 실시하고 등교 중지가 필요한 경우는 급식을 제공할 수 있는 방안을 마련하거나 지자체 복지 서비스에 의뢰하기 위해 관련 부서와 협의한다.

3 학교 예방접종

3-1. 예방접종의 기본 원리를 말한다.
3-2. 예방접종의 종류를 나열한다.
3-3. 학교예방접종사업을 실시할 수 있다.

학교는 밀접 접촉 상태에서 장시간 집단 생활을 하는 특성상 감염병이 발생하면 급속히 확산되기 때문에 감염병이 발생하지 않도록 예방하는 것이 매우 중요하다. 예방접종은 감염병을 예방하는 가장 효율적인 방법으로 학교 인구의 집단 면역 수준을 높여 학교 내 감염병 유행을 차단할 수 있다.

3-1. 예방접종의 기본 원리[9)]

예방접종이란 개인의 면역계를 자극하여 병원체에 대한 면역성을 높이기 위한 목적으로 백신을 인체에 주입하는 것이다. 면역은 자기 자신의 물질과 외부 물질을 구별하여 외부 물질에 대항함으로써 이를 제거하는 인체의 능력을 일컫는다. 대부분의 병원체는 면역 체계에 의해 외부 물질로 인식되므로 면역은 감염 질환으로부터 인체를 보호하는 역할을 수행한다. 미생물에 대한 면역은 대개의 경우 항체의 존재 여부로 알 수 있다.

면역은 획득 방법에 따라 수동 면역과 능동 면역으로 구분된다. 수동 면역은 다른 사람이나 동물에게서 이미 만들어진 항체를 투여 받아 얻게 되는 면역이다. 수동 면역의 예방력은 항체가 수주에서 수개월에 걸쳐서 소실되기 때문에 일시적이다. 능동 면역은 항원에 특이적인 체액성 면역 반응 및 세포성 면역 반응을 생성하도록 면역 체계를 자극하는 것이다. 수동 면역과 달리 능동 면역은 대개 수년간 지속되며 평생 지속되기도 한다. 능동 면역은 자연 면역과 예방접종에 의해 획득이 가능하다. 특정 미생물에 의한 감염 질환을 앓고 난 후 획득될 수 있는 자연 면역은 평생 동안 지속된다. 백신은 면역 체계와 상호 작용을 하며 흔히 자연 감염과 비슷한 정도의 면역 반응을 유발하면서 그 질병으로 인한 잠재적 합병증의 위험에 노출시키지는 않는다. 많은 백신들은 자연 감염과 유사한 면역 기억 반응을 생성할 수 있다.

3-2. 예방접종의 종류[9)]

예방접종은 제조 방법에 따라 생백신과 사백신이 있으며 감염병 예방 및 관리에 관한 법률에 근거한 국가 권고 수준에 따라 국가 예방접종과 기타 예방접종으로 구분할 수 있다.

3-2-1. 생백신과 사백신

예방접종에 사용되는 백신은 제조 방법에 따라 약독화 생백신과 불활성화 백신으로 나뉜다. 약독화 생백신은 야생 세균 또는 바이러스의 병원체를 실험실에서 변형하여 제조한 것으로, 체내에서 증식하여 면역력을 생성할 수는 있지만 질병을 일으키지는 않는다. 대부분의 약독화 생백신은 바이러스 백신이지만 세균 백신도 있다. 사백신이라고 불리는 불활성화 백신은 병원체를 배양한 후 열이나 화학 약품(주로 포르말린을 사용)으로 불활성화시킨 백신이다. 불활성화 백신은 수회의 접종이 필요하다. 일반적으로 1회 접종으로는 예방적 면역력을 유도할 수는 없지만 면역 체계를 초기화할 수는 있다. 예방적 면역 반응은 2차 또는 3차 접종 후에 생성 된다. 생백신과는 달리 불활성화 백신에 의해 유도되는 면역 반응은 대부분 체액성 면역 반응*이며, 세포 매개성 면역 반응**은 거의 생성되지 않는다. 불활성화 백신의 항원에 대한 항체가는 시간이 지남에 따라 감소한다. 따라서 일부 불활성화 백신의 경우에는 항체가를 상승시키기 위해서 정기적인 추가 접종이 필요하다.

3-2-2. 국가 예방접종과 기타 예방접종

예방접종은 국가 예방접종과 기타 예방접종으로 분류한다.

국가 예방접종은 국가가 권장하는 예방접종으로 감염병 예방 및 관리에 관한 법률에서 예방접종 대상 감염병과 실시 기준, 방법에 관한 권장 사항을 규정하고 있으며 국민과 의료 제공자는 이를 준수해야한다. 정부는 예방 접종률을 높이기 위해 만 12세 이하 어린이(2017년의 경우 2004년 1월 1일 이후 출생자)들의 국가 예방접종 비용을 지원하고 있으며 예방접종은 보건소와 의료 기관에서 가능하다. 국가 예방접종은 11종이었으나 2016년 사람유두종바이러스 예방접종이 추가되어 현재 12종에 이른다. 각 예방접종별 적정 연령에 접종을 누락한 경우는 청소년 예방접종 따라잡기 지침에 따라 접종을 실시할 수 있다.

기타 예방접종은 국가에서 지원하는 국가 예방접종 대상 이외에 민간 의료 기관에서 접종이 가능한 예방접종으로 경피용 결핵과 로타바이러스가 있다.

* 체액성 면역 반응: 사람 또는 동물의 혈중항체와 항원(抗原)이 반응하여 외래 항원(外來抗原)을 배제하는 면역 반응(간호학대사전)

** 세포 매개성 면역 반응: 세포가 직접 표적에 작용하여 발현하는 면역 현상 반응(생명과학대사전)

표 8-9. **표준 예방접종 일정표**

<table>
<tr><th>구분</th><th>대상 전염병</th><th>백신 종류</th><th>0
개월</th><th>1
개월</th><th>2
개월</th><th>4
개월</th><th>6
개월</th><th>12
개월</th><th>15
개월</th><th>18
개월</th><th>24
개월</th><th>36
개월</th><th>만
4세</th><th>만
6세</th><th>만
11세</th><th>만
12세</th></tr>
<tr><td rowspan="16">국가
예방
접종</td><td>결핵</td><td>BCG
(피내용)</td><td>1회</td><td></td><td></td><td></td><td></td><td></td><td></td><td></td><td></td><td></td><td></td><td></td><td></td><td></td></tr>
<tr><td>B형간염</td><td>HepB</td><td>1차</td><td>2차</td><td></td><td></td><td>3차</td><td></td><td></td><td></td><td></td><td></td><td></td><td></td><td></td><td></td></tr>
<tr><td rowspan="2">디프테리아, 파상풍, 백일해</td><td>DTaP</td><td></td><td></td><td>1차</td><td>2차</td><td>3차</td><td></td><td colspan="2">추4차</td><td></td><td></td><td colspan="2">추5차</td><td></td><td></td></tr>
<tr><td>Td/Tdap</td><td></td><td></td><td></td><td></td><td></td><td></td><td></td><td></td><td></td><td></td><td></td><td></td><td colspan="2">추6차</td></tr>
<tr><td>폴리오</td><td>IPV</td><td></td><td></td><td>1차</td><td>2차</td><td>3차</td><td></td><td></td><td></td><td></td><td></td><td colspan="2">추4차</td><td></td><td></td></tr>
<tr><td>b형헤모필루스 인플루엔자</td><td>PRP-T/
HbOC</td><td></td><td></td><td>1차</td><td>2차</td><td>3차</td><td colspan="2">추4차</td><td></td><td></td><td></td><td></td><td></td><td></td><td></td></tr>
<tr><td rowspan="2">폐렴구균</td><td>PCV
(단백결합)</td><td></td><td></td><td>1차</td><td>2차</td><td>3차</td><td colspan="2">추4차</td><td></td><td></td><td></td><td></td><td></td><td></td><td></td></tr>
<tr><td>PPSV
(다당질)</td><td></td><td></td><td></td><td></td><td></td><td></td><td></td><td></td><td colspan="6">고위험군에 한하여 접종</td></tr>
<tr><td>홍역, 유행성이하선염, 풍진</td><td>MMR</td><td></td><td></td><td></td><td></td><td></td><td colspan="2">1차</td><td></td><td></td><td></td><td colspan="2">2차</td><td></td><td></td></tr>
<tr><td>수두</td><td>Var</td><td></td><td></td><td></td><td></td><td></td><td colspan="2">1회</td><td></td><td></td><td></td><td></td><td></td><td></td><td></td></tr>
<tr><td>A형간염</td><td>HepA</td><td></td><td></td><td></td><td></td><td></td><td colspan="5">1~2차</td><td></td><td></td><td></td><td></td></tr>
<tr><td rowspan="2">일본뇌염</td><td>JE(사백신)</td><td></td><td></td><td></td><td></td><td></td><td colspan="5">1~3차</td><td></td><td>추
4차</td><td></td><td>추
5차</td></tr>
<tr><td>JE(생백신)</td><td></td><td></td><td></td><td></td><td></td><td colspan="5">1~2차</td><td></td><td></td><td></td><td></td></tr>
<tr><td>사람유두종바이러스</td><td>HPV2/
HPV4</td><td></td><td></td><td></td><td></td><td></td><td></td><td></td><td></td><td></td><td></td><td></td><td></td><td colspan="2">1~2차</td></tr>
<tr><td rowspan="2">인플루엔자</td><td>Flu(사백신)</td><td></td><td></td><td></td><td></td><td colspan="7">매년 접종</td><td></td><td></td><td></td></tr>
<tr><td>Flu(생백신)</td><td></td><td></td><td></td><td></td><td></td><td></td><td></td><td></td><td colspan="3">매년 접종</td><td></td><td></td><td></td></tr>
<tr><td rowspan="3">기타
예방
접종</td><td>결핵</td><td>BCG
(경피용)</td><td>1회</td><td></td><td></td><td></td><td></td><td></td><td></td><td></td><td></td><td></td><td></td><td></td><td></td><td></td></tr>
<tr><td rowspan="2">로타바이러스</td><td>RV1
(로타릭스)</td><td></td><td></td><td>1차</td><td>2차</td><td></td><td></td><td></td><td></td><td></td><td></td><td></td><td></td><td></td><td></td></tr>
<tr><td>RV5
(로타텍)</td><td></td><td></td><td>1차</td><td>2차</td><td>3차</td><td></td><td></td><td></td><td></td><td></td><td></td><td></td><td></td><td></td></tr>
</table>

출처: 교육부. (2016). 학생 감염병 예방 · 위기 대응 매뉴얼 제2차 개정판. p126.

표 8-10. **7~18세 청소년 예방접종 따라잡기 지침**

백신	첫번째 접종 최소 연령	최소 접종 간격		
		첫번째 접종 후 두번째 접종	두번째 접종 후 세번째 접종	세번째 접종 후 네번째 접종
B형간염	해당 없음	4주	8주 (첫번째 접종 16주 후)	
폴리오	해당 없음	4주	4주	6개월
A형간염	해당 없음	6개월		
MMR	해당 없음	4주		
수두	해당 없음	• 13세 미만: 3개월 • 13세 이상: 4주		
일본뇌염	해당 없음	• 불활성화 백신: 7일 • 생백신: 12개월(마지막 접종)	불활성화 백신: 6개월	불활성화 백신: 2년
Tdap/Td	7세	4주	• 첫 접종을 12개월 미만에 받은 경우: 4주 • 첫 접종을 12개월 이후에 받은 경우: 6개월	• 첫 접종을 12개월 미만에 받은 경우: 6개월 • 첫 접종을 12개월 이후에 받은 경우: 10년
사람유두종 바이러스	9세	권장 접종 간격	권장 접종 간격	

출처: 교육부. (2016). 학생 감염병 예방 · 위기 대응 매뉴얼 제2차 개정판. p127.

3-3. 학교 예방접종 사업

학교 예방접종 사업은 학교보건법 제10조(예방접종 완료 여부의 검사)*에 따라 초등학교와 중학교 신입생은 입학한 날로부터 90일 이내 예방접종 완료 여부를 확인해야 하며 접종을 완료하지 못한 입학생들에게는 필요한 예방접종을 받도록 지도해야 한다. 또한 재학 중 접종해야 하는 예방접종을 안내하고 접종을 확인한다.

3-3-1. 취학 아동 예방접종 확인 사업[10)]

취학 아동 예방접종 확인 사업은 예방접종 대상 감염병의 예방접종률을 95% 이상으로 향상하여 감염병 발생을 예방하기 위해 단체 생활을 시작하는 초등학교 입학시 예방접종 여부를 확인하여 접종 미완료자가 접종할 수 있도록 관리하는 것이다. 확인 대상 예방접종은 만 4~6세 추가 접종을 해야 하는 4종으로 DTaP 5차, 폴리오 4차, MMR 2차, 일본뇌염 사백신 4차(또는 생백신 2차)이다.

취학 아동의 예방접종 확인 사업의 효율적 운영을 위해 교육부와 질병관리본부는 예방접종 정보를 연계하도록 시스템을 구축하여 운영하고 있다. 학교는 질병관리본부로부터 전송받은 취학 아동의 예방접종 현황을 바탕으로 미완료자를 파악하여 그 이유에 따른 적절한 조치를 실시하고 관할 보건소에 관련 사항을 제출하는 업무를 실시한다. 또한 전송받은 취학 아동의 예방접종 현황을 건강기록부에 입력한다.

---

* 학교보건법, 법률 제14055호, 제10조(예방접종 완료 여부의 검사). 일부 개정 2016. 2. 3.

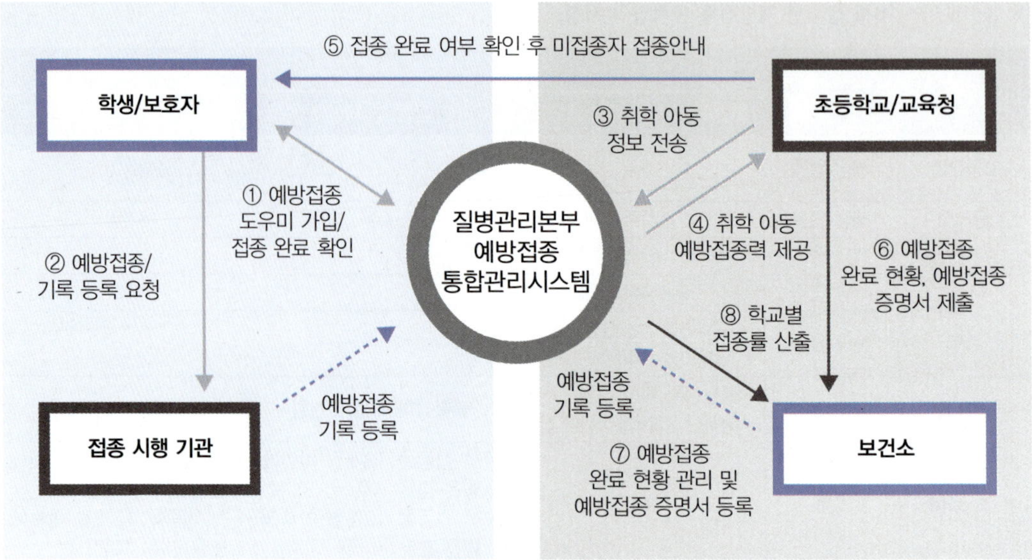

출처: 질병관리본부. (2016). 2017년도 취학 아동 예방접종 확인 사업 지침. p3.

그림 8-11. **취학 아동 예방접종 확인 사업 추진 체계**

(1) 취학 아동 예방접종 확인 사업 절차

취학 아동 예방접종 확인 사업은 신입생을 대상으로 안내하고 감염병 통합 관리 스시템으로 전송받은 정보를 확인하여 미완료자를 확인하고 조치 사항을 안내하여 최종보고 하는 순으로 시행한다.

취학 아동
예방접종
완료 안내
미완료자 확인
(1차 전송)
미완료자
조치 사항 안내
최종 확인 및
보고
(2차 전송)
완료 현황 및
예방접종 증명서
제출

그림 8-12. **취학 아동 예방접종 확인 사업 수행 체계도**

① 취학 아동 예방접종 완료 안내

취학 아동 예방접종 정보를 전송받기 전에 신입생 학부모에게 4종의 예방접종 완료 여부를 '예방접종 도우미' 사이트를 확인하고 전산 입력이 안되어 있거나 미접종 시 접종을 완료 할 수 있도록 안내한다. 가정통신문을 1학년 학부모에게 배부하거나 학교 신입생 학부모 연수 시간을 이용하여 직접 연수를 실시할 수 있다.

② 미완료자 확인

4월 중 1차 취학 아동 예방접종 자료를 전송받는다. 전송받은 정보는 건강기록부에서 확인할 수 있다. 전송받은 정보에서 미접종 현황과 함께 주민등록정보 오류자도 함께 확인한다. 주민등록정보 오류자는 학생 정보 오류 코드에서 '주민등록 확인 필요'로 표시되며 해당 학생은 학적의 주민등록번호를 올바르게 수정하거나 입력한다. 미접종자는 '접종 내역 확인 필요' 오류 코드로 표시된다.

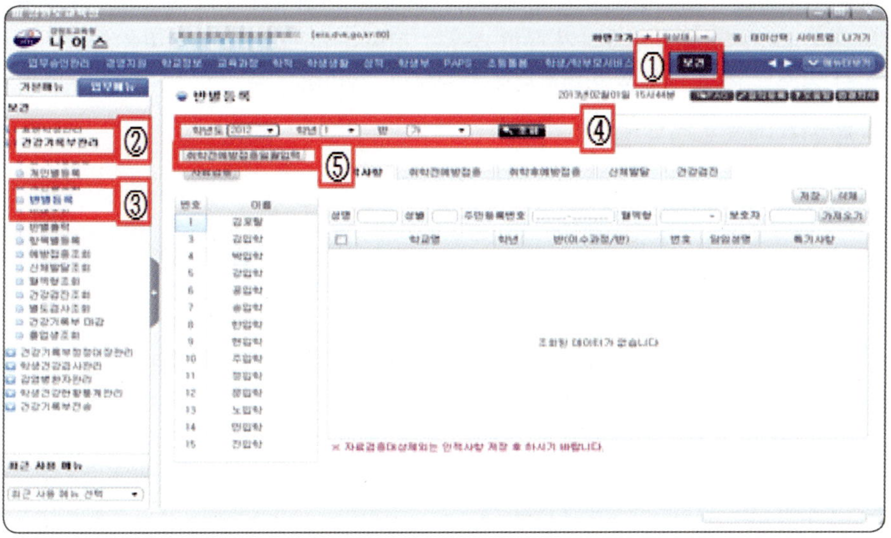

- [보건] – [건강기록부 관리] – [반별 등록] 클릭
- [학년도, 학년, 반] 설정 – [조회] 클릭 – [취학 전 예방접종 일괄 입력] 클릭

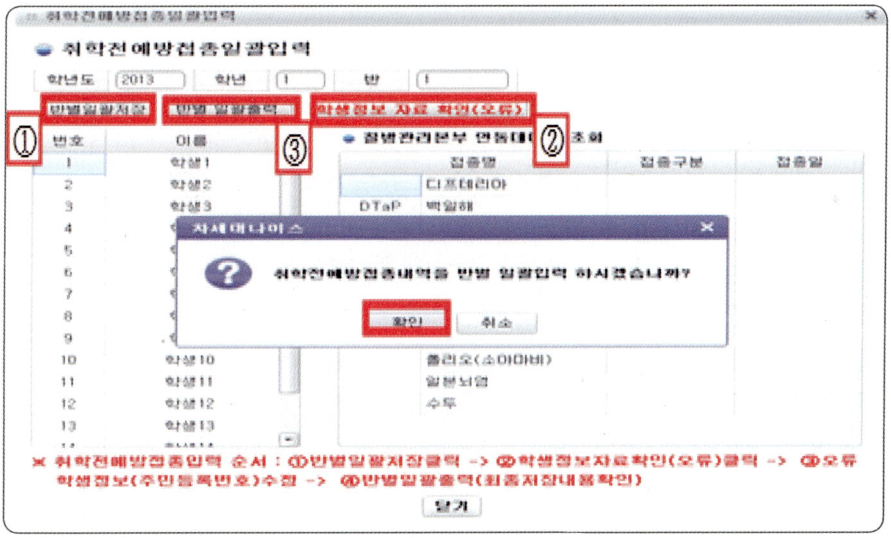

- [반별 일괄 저장] 클릭, [학생 정보 자료 확인(오류)] 클릭 후 오류 내용 확인
- 학생의 주민등록번호가 잘못된 경우에는 [학적] – [기본 학적 관리] – [기본 신상 관리]에서 주민등록번호 수정 후 [반별 일괄 출력]

그림 8–13. **취학 아동 예방접종 전송 자료 나이스 확인 방법**

③ 미완료자 조치사항 안내

미완료자는 접종을 완료하지 못한 경우, 전산 입력이 누락된 경우, 예방접종 금기자인 경우이다. 조치 사항을 안내하는 가정통신문을 발송해 2차 자료 전송 이전까지 조치 사항을 완료할 수 있도록 한다(실무 예시 8-5). 접종을 완료하지 못한 경우는 접종을 하도록 하고, 접종을 하였으나 전산 입력이 누락된 경우는 접종 내용을 입력하도록 요청한다. 예방접종 금기자*인 경우는 「취학 아동 예방접종 증명서」를 학교에 제출하도록 안내한다.

표 8-11. **미완료자의 조치 사항에 대한 안내 내용**

미완료자	조치 내용
접종 미완료	• 병 · 의원, 보건소 등에서 접종 후 전산 입력 요청
전산 미등록시 (접종은 완료함)	• 접종했던 기관에 전산 입력 요청 • 접종했던 기관이 폐업했거나 해외에서 접종했던 등의 이유로 전산 입력이 불가능한 경우 예방접종 확인서를 갖고 보건소에 방문하여 전산 등록 요청
예방접종 금기자	• 예방접종통합관리시스템(http://is.cdc.go.kr)의 [예방접종 등록], 인터넷 '민원24'(http://www.minwon.go.kr)의 [예방접종 증명서]에서 「취학 아동 예방접종 증명서」 발급받아 학교에 제출 • 전산 미등록자는 가정통신문 뒷면의 「취학 아동 예방접종 증명서」를 접종받은 의료기관에서 작성하여 학교에 제출

지연 접종으로 추가 접종이 생략되는 경우는 「취학 아동 예방접종 증명서」를 제출하지 않는다.

❖ 접종이 지연되어 추가 접종이 생략되는 경우와 확인 예시

- DTaP 4차 접종이 만 4세 이후에 실시된 경우 5차 접종 생략
- 폴리오(IPV) 3차 접종이 만 4세 이후에 실시된 경우 4차 접종 생략
- 일본뇌염 불활성화 백신 3차 접종이 만 4~9세 이후에 실시된 경우 4차 접종 생략

지연 접종으로 추가 접종이 생략된 경우 나이스에서 확인 방법

– 아동의 '접종 구분(최종 접종 차수)' 과 '접종일' 을 통해 확인

(예시) 이름	접종명	접종 구분	접종일
김○○	폴리오(소아마비)	3차 접종	2015. 6. 11

– 2010년 출생아인 김○○ 아동은 폴리오 3차 접종을 2015. 6. 11. (만 4세 이후)에 접종하였으므로 폴리오 4차 접종 생략 대상임

출처: 질병관리본부. (2016). 2017년도 취학 아동 예방접종 확인 사업 지침. p11.

④ 최종 확인(2차 전송) 및 완료 현황, 예방접종 증명서 제출

1차와 동일한 방법으로 취학 전 아동 예방접종 정보를 입력하여 최종 접종 현황을 확인한다. 「취학 아동 예방접종 증명서」를 제출해야 하는 대상 및 미완료자에 대한 접종 현황을 최종 확인한 후

* 백신 성분에 대해서 또는 이전 백신 접종 후에 심한 알레르기 반응(아나필락시스)이 발생했던 경우, 백일해 백신 투여 7일 이내에 다른 이유가 밝혀지지 않은 뇌증이 발생했던 경우, 면역 결핍자 또는 면역 억제제 사용자

보고 서식에 따른 통계를 작성하여 완료 현황 및 수합한 증명서를 외부 결재를 통해 보건소로 송부한다. 2차 전송 이후 접종을 한 경우는 나이스로 확인할 수 없기 때문에 「취학 아동 예방접종 증명서」를 받도록 한다. 최종 접종률은 전산 등록 및 전산 미등록자 수를 합하여 계산하며 95%이상 유지할 수 있도록 한다.

취학 아동 예방접종 완료 현황

학교명:
작성자명:
연락처:
작성일: 년 월 일

학교명	취학 아동수	4종 백신 접종자 수	4종 백신 접종 완료율(%)

구분	계	접종자					접종제외자			미접종자	접종률(%)
		소계	전산 등록 확인자		전산 미등록자		소계	생략자	금기자		
			나이스 연계	기타	증명서 제출자	증명서 미제출자					
DTap 5차											
폴리오 4차											
MMR 2차											
일본뇌염 불활성화 백신 4차 (또는 약독화 생백신)											

- (흰 칸) 〈취학 아동 예방접종 증명서〉를 제출받을 필요가 없는 학생
- (회색 칸) 해당되는 모든 학생에게 〈취학 아동 예방접종 증명서〉를 제출받아 확인
- (빗금 칸) 지연 접종으로 DTaP 5차, 폴리오 4차, 일본뇌염 불활성화 백신 4차가 생략된 아동 중 DTaP 4차, 폴리오 3차, 일본뇌염 불활성화 백신 3차 접종내역이 전산 등록 되어 있지 않은 아동, 만 7세 이후 DTaP 대신 Td로 접종한 경우만 〈취학 아동 예방접종 증명서〉를 제출받아 확인

출처: 질병관리본부. (2016). 2017년도 취학 아동 예방접종 확인 사업 지침. p22.

그림 8-14. **취학 아동 예방접종 완료 현황 서식**

(2) 결핵, 수두, B형간염 예방접종 확인

취학 아동 예방접종 확인 사업 대상 4종 이외에 결핵, 수두, B형간염에 대한 접종 현황 또한 확인하여 건강기록부에 기록하여야 한다. 결핵, 수두, B형간염의 접종 현황도 자료 전송 시 함께 전송되지만 확인 사업 대상 4종과 같이 현황을 보고하지는 않는다. 송부된 자료를 건강기록부에 반영 한 후 결핵, 수두, B형간염의 접종 내용이 없는 경우는 부모에게 유선 및 가정통신문을 통해 접종 여부를 최종 확인하여 건강기록부에 입력한다. 학기 초 건강 상태 조사서에 해당 예방접종 항목을 추가하여 접종 여부에 대한 내용을 미리 조사해 두었다가 확인하면 더 간편하다.

3-3-2. 학령기 및 중학교 입학생 추가 국가 예방접종

학령기에 추가 접종해야 하는 예방접종은 Td 또는 TdaP 6차, 일본뇌염(사백신) 5차이며, 2016년부터는 초등학교 6학년 여학생(만 12세 여성 청소년)을 대상으로 한 사람유두종바이러스 접종이 추가되었다.

(1) Td 또는 TdaP 6차, 일본뇌염(사백신) 5차 접종 안내

학령기 아동 중 만 11~12세 아동으로 Td 또는 TdaP 6차, 일본뇌염(사백신) 5차 접종 시기임을 보건교사가 가정통신문을 통해 안내한다. 일반적으로 6학년을 대상으로 가정통신문을 배부하며 가정통신문 하단에는 접종 확인서 서식을 추가하여 접종 후 확인서를 담임교사에게 제출할 수 있도록 한다(실무 예시 8-6). 담임교사는 수합한 접종 확인서의 내용을 나이스 건강기록부의 [취학 후 예방접종란]에 입력하고 수합한 접종 확인서는 보건실로 제출한다.

중학교에서는 입학생에 대해 Td 또는 TdaP 6차, 일본뇌염(사백신) 5차 접종 완료 여부를 나이스 건강기록부에서 확인하여 미접종자에 대해서는 접종을 완료할 수 있도록 가정통신문 등을 통해 안내하고 추가 접종한 내역은 건강기록부에 입력한다. 하지만 별도의 예방접종 증명서는 제출받지 않는다.

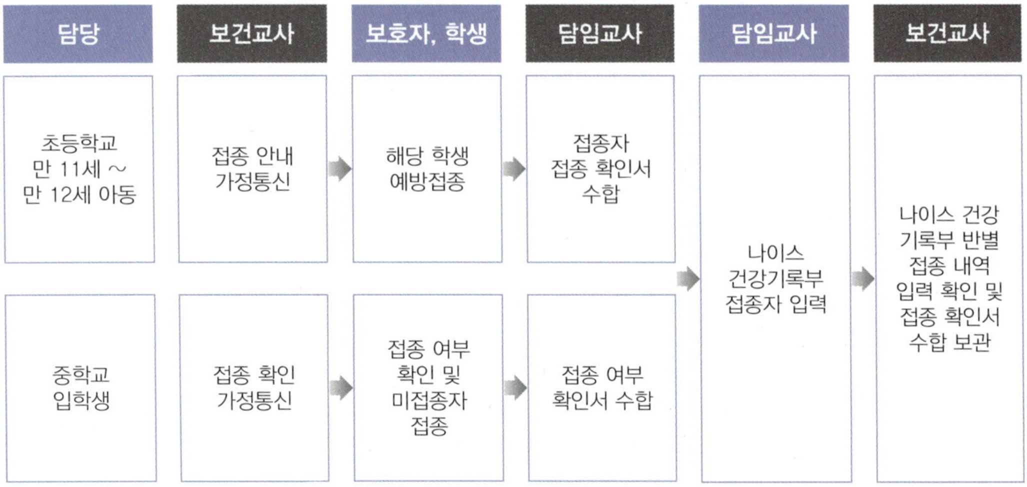

그림 8-15. **Td 또는 TdaP 6차, 일본뇌염(사백신) 5차 접종 안내 흐름도**

(2) 사람유두종바이러스 접종 안내

2016년부터 국가 필수 예방접종으로 포함된 사람유두종바이러스 접종에 대해 초등학교 6학년 여학생(만 12세 여성 청소년)을 대상으로 가정통신문을 배부하여 안내한다(실무 예시 8-7).

4 주요 학교 감염병 관리 방법 및 예방 교육[1)8)]

4-1. 호흡기 감염병 관리 방법 및 예방 교육을 설명한다.
4-2. 수인성 및 식품 매개 감염병 관리 방법 및 예방 교육을 설명한다.
4-3. 접촉 및 매개체 감염병 관리 방법 및 예방 교육을 설명한다.
4-4. 신종 및 재출현 감염병 관리 방법 및 예방 교육을 설명한다.
4-5. 해외여행 감염병 관리 방법 및 예방 교육을 설명한다.

학교 내에서 감염병이 발생하게 되면, 학생, 교사, 학부모 등을 통해 지역사회로 감염병이 전파될 수 있기 때문에 이러한 전파를 막기 위해서 학교 내에 감염병 발생 정보를 신속하게 파악하여 발생한 감염병에 맞는 적절한 관리가 중요하다. 감염병의 예방과 관리 방법은 병원체와 병원소의 관리, 전파 과정의 차단, 숙주 관리 등 3가지로 구분할 수 있으며 효과적인 감염병의 예방과 관리를 위해 감염병별 역학적 특성과 감염병 생성 과정을 정확하게 파악해야 한다.

4-1. 호흡기 감염병 관리 방법 및 예방 교육

호흡기 감염병은 병원체가 환자나 보균자의 기침과 재채기를 통해 배출되는 비말핵에 실려 다른 사람의 호흡기로 들어가서 감염을 일으킨다. 감염력이 매우 강하므로 환자 발생 시 즉각적 대응 방안 수립이나 격리를 통해 대량 유행을 막는 것이 매우 중요하다. 초기에 적극적인 방역 조치 여부에 따라 조기 전파 차단으로 유행 기간을 줄일 수 있으며 평소 집단 면역 수준을 높이기 위한 예방접종이 요구된다.

4-1-1. 주요 호흡기 감염병 관리 방법

최근 학교에서 문제가 되고 있는 각종 감염병은 대체로 호흡기계 전파 감염병이며 유행성이하선염, 수두, 홍역, 풍진을 비롯하여 결핵, 디프테리아, 백일해, 뇌수막염, 각종 인플루엔자 등이 있다.

호흡기 감염병은 비말 또는 공기 매개 전파를 포함하며, 잠복기 말기부터 증상 발현 기간의 초기에 전파력이 강하고, 이 시기가 지나면 전파력이 감소된다. 비말을 통해 전파되는 경우는 대부분 주변 약 1m 이내의 접촉자에게 전파되므로 밀접 접촉자에 대한 관리가 필요하다. 공기 매개 전파인 경우, 동일 공간에 있었던 모든 사람에게 전파가 가능하기 때문에 유행 초기의 적극적 대응과 환자뿐만 아니라 밀접 접촉자에 대한 적극적인 관리가 필요하다.

환자는 격리를 위해 등교 중지 조치를 취하고, 밀접 접촉자의 경우도 최대 잠복기 동안 증상 발생 여부를 감시하고 격리가 필요하다면 등교 중지 시킨다. 학교에서의 밀접 접촉자는 관리의 효율성을 위해 (의심)환자가 포함된 학급 전체로 정의하고 관리해야 한다.

표 8-12. **주요 호흡기 감염병 관리 방법**

질병	전파 경로	환자 관리	접촉자 관리
유행성 이하 선염	비말	• 등교 중지: 침샘 비대 발생 후 9일까지 또는 붓기가 모두 호전될 때 까지 • 합병증 발생 유무 관찰	• 접촉자는 잠복 기간 동안 발병 여부 감시, 호흡기 에티켓 준수 교육 • 건강한 사람 중 과거에 유행성이하선염을 앓은 적이 있거나 예방접종을 받은 기왕력이 있으면 유행성이하선염에 대한 면역이 있음 • 면역력이 없는 사람은 예방접종을 받을 수 있으나 유행성이하선염 발병을 막아준다는 근거는 없음

수두	비말 에어로졸	• 수포성 발진이 관찰되면 즉시 조퇴 후 의료 기관 진료 의뢰 • 임신부와 접촉하지 않도록 주의 • 등교 중지: 모든 수포에 가피가 형성될 때까지	• 접촉자(같은 학급 학생, 특히 환자 주변 및 환자와 얼굴을 맞대고 접촉한 학생)는 잠복 기간 동안 발병 여부를 감시하고 기침 예절 준수 교육 • 건강한 사람 중 과거에 수두를 앓은 적이 있거나 예방접종을 받은 기왕력이 있으면 수두에 대한 면역이 있음 • 수두에 대한 면역력이 없는 사람은 노출 후 3일 이내에 예방접종을 받으면 예방이 가능하며 발병하여도 증상이 경하게 옴 • 면역 저하 환자(면역 억제제 투여자, 조혈모세포 이식 환자 등, 학생과 교직원 모두 해당) 및 임신부는 수두 환자와 접촉하지 않도록 주의 • 면역 저하 학생 혹은 교직원의 학급에서 환자가 발생한 경우 면역 상태에 따라 예방접종 혹은 면역 글로불린 투여(대학 병원급 진료 의뢰). 환자가 격리되고 학급에 충분히 환기 및 소독이 된 후 등교 가능
홍역	비말 에어로졸	• 등교 중지: 발진이 시작된 후 5일까지 • 합병증 발생 유무 관찰	• 접촉자는 잠복 기간 동안 발병 여부를 감시하고 기침 예절을 준수하도록 교육 • 건강한 사람 중 과거에 홍역을 앓은 적이 있거나 예방접종을 받은 기왕력이 있으면 홍역에 대한 면역력이 있음 • 홍역에 대한 면역력이 없는 사람은 노출 후 3일 이내에 예방접종을 받으면 예방이 가능 • 면역 저하 또는 임신부 중 홍역에 대한 면역력이 없는 경우 노출 후 6일 이내에 면역 글로불린을 투여. 면역이 저하된 경우 면역 글로불린 투여 3개월 후 신체 면역 상태가 괜찮으면 홍역 예방접종 시행 • 임신부는 예방접종 금기
풍진	비말 태반	• 등교 중지: 발진이 시작된 후 7일까지 • 합병증 발생 유무 관찰 • 임신부와 접촉하지 않도록 각별히 유의	• 접촉자는 잠복 기간 동안 발병 여부를 감시하고 기침 예절 준수 교육 • 건강한 사람 중 과거에 풍진을 앓은 적이 있거나 예방접종을 받은 기왕력이 있으면 풍진에 대한 면역이 있음 • 임신부(특히 12주 미만)가 접촉한 경우 풍진에 대한 면역력이 있는지 혈청학적 검사를 확인하고 결과에 따라 임신 지속 여부 등 향후 방침 결정(즉시 의사와 상의)
인플루엔자	비말	• 등교 중지: 통상적인 경우 환자 격리는 의미가 없음 • 기침 예절 철저히 준수하도록 교육	• 발병 여부 관찰 • 고위험군(대응 3단계 참고)의 경우, 예방 목적으로 항바이러스제 복용이 필요할 수 있으므로 의사와 상의
디프테리아	비말	• 등교 중지: 항생제 투여 종결 24시간 후 부터 인두 혹은 비강에서 24시간 이상 간격으로 시행한 배양 검사가 2회 이상 음성일 때까지	• 모든 밀접 접촉자에게 인두와 비강 배양 검사를 시행, 예방접종 유무와 상관없이 Erythromycin(7~10일간투여) 혹은 Penicillin(1회 주사)을 예방 투여, 7일간 발병 여부 관찰 • 배양 검사 결과가 음성임이 확인될 때 까지 등교 중지 • 배양 양성인 경우 항생제 투여 후 배양 검사를 다시 시행하여 음성으로 전환된 것을 확인 • 환자와 같은 학급의 학생, 교직원 및 밀접한 접촉자 모두는 디프테리아 예방접종 유무를 확인하여 5년 이내에 예방접종을 3회 모두 받은 적이 있었는지 확인하고 없으면 다시 예방접종 시행

백일해	비말	• 등교 중지: 항생제 치료 후 5일까지(치료받지 않은 경우 기침이 멈출 때까지 최소한 3주)	• 밀접한 접촉자(전염기에 있는 환자와 얼굴을 맞댄 적이 있는 경우, 환자의 호흡기 분비물에 직접 접촉이 있었던 경우)는 예방접종 여부와 상관없이 예방적 항생제(Erythromycin 14일) 투여 • 예방접종을 하지 않은 밀접한 접촉자는 접종 시행 • 예방접종을 받은 밀접한 접촉자는 예방적 항생제 투여하면서 등교 가능, 접종을 받지 않은 접촉자는 예방적 화학 요법 기간 중 초기 5일간 격리
성홍열	비말	• 치료를 시작하고 하루가 지날 때까지 호흡기 격리 • 화농성 분비물과 오염된 물건은 소독 • 조기에 발견과 조기 치료로 합병증을 줄이는 것이 중요함	• 유행 상태에 있는 환자와 접촉한 가족은 검사해 봐야 하고, 잠복기 동안 관찰해야 함 • 가정이나 학교 내에서 류마티스열이나 급성 사구체신염이 집단으로 발생한 경우 등 고위험 상황과 유행 발생 시에는 보균자를 찾아 치료
뇌수 막염	비말	• 뇌수막염 환자는 입원 치료 • 호흡기 분비물 격리: 세균성 뇌수막염의 경우 항생제 투여 24시간 동안	• 발병하는지 잠복 기간 동안 관찰 • Haemophilus Influenzae 뇌수막염: 예방접종을 받지 않았으면 접종 시행 • Neisseria Meningitidis 뇌수막염: 밀접한 접촉자는 예방적 항생제(Rifampin, Ciprofloxacin, Ceftriaxone) 투여
수족 구병	비말 수포액	• 등교 중지: 수포 발생 후 6일간 또는 가피가 형성될 때까지	• 발병하는지 잠복 기간 동안 관찰
조류 인플루엔자 인체 감염증	감염된 가금류와 접촉	• 등교 중지: 치료가 종결되고 더 이상 전염성이 없다고 판명될 때 까지	• 환자의 가족, 환자가 방문한 의료 기관 종사자 등의 접촉자에게는 항바이러스제를 예방적으로 투여 • 5일, 10일 능동 감시를 통하여 증상 발생 여부를 확인 • 의심 증상 발생 시 즉시 검체를 채취하고 격리하여 치료
중증 급성 호흡기 증후군	비말	• 등교 중지: 치료가 종결되고 더 이상 전염성이 없다고 판명될 때 까지	• 접촉 후 10일 이내에 발열 또는 호흡기 증상이 있는 경우는 1차로 72시간 자택 격리를 시행하며 관찰 • 고위험 접촉자 관리 • 자택 격리 권고: 환자와 마지막 접촉한 날로부터 10일간 직장이나 학교 등 집밖에 나가지 않도록 하며 잠복 기간 중에는 외부인이 방문하지 않도록 함 • 매일 발병 여부를 관찰하며, 체온을 측정하도록 함
결핵	비말에어로졸	• 등교 중지: 항결핵약제 복용 후 14일까지 • 항결핵약제를 꾸준히 복용할 수 있도록 복약지도 • 기침이나 재채기를 할 때 입과 코를 가리고 기침하도록 교육	• 접촉자(학생, 교사) 및 학부모 교육: 잠복 결핵 감염 · 치료 설명 • 접촉자 검사: 보건소와 상의하여 결핵 검진 및 잠복 결핵 감염 치료자 관리

출처: 교육부. (2011). 학교 감염병 예방관리 매뉴얼, p60~71.

결핵은 별도의 결핵 환자 관리 지침에 따라 역학 조사 및 접촉자 관리가 이루어진다. 학생 및 교직원이 전염성 결핵 환자*로 진단받은 경우 등교 중지 된다. 도말 양성 환자는 항결핵제 투약 후 객담 도말 검사에서 음성이 확인되거나 담당 주치의의 소견상 전염성이 없다고 인정된 경우에 등교 중지가 해제된다. 도말 음성, 배양 양성 환자의 경우는 항결핵제가 2주 이상 투여되고 있는 상황에서 배양 양성이 확인된 경우에 등교가 가능하다.

표 8-13. **결핵으로 인한 등교 및 출근 제한 해제 기준**

구분	기준
도말 양성 환자	최소 2주 이상 항결핵제 투약 후 객담 도말 검사에서 음성이 확인된 경우 또는 담당 주치의가 전염성 상실에 대한 소견서를 발부한 경우
도말 음성이면서 배양 양성인 환자	항결핵제가 2주 이상 투여되고 있는 상황에서 배양 양성이 확인된 경우: 추가로 출근 또는 등교를 제한할 필요 없음
	항결핵제가 투여 되고 있지 않은 상황에서 확인된 경우: 등교 및 출근을 제한하고 최소 2주 이상 항결핵제 투약 후 담당 주치의가 전염성의 상실에 대한 소견서를 발부한 경우 등교 및 출근 제한 해제

출처: 교육부 · 질병관리본부. (2013). 학교 결핵 관리 지침. p41.

결핵 환자가 발생하면 보건소에 신고해야 하며 보건소는 역학 조사 실시 여부를 판단하여 역학 조사를 실시해야 하는 경우 즉시 실시하게 된다. 학교는 접촉자 범위에 따라 학사 일정을 중단하고 역학 조사를 받을 수 있도록 보건소의 지시에 따라 학교에 대기한다.

표 8-14. **학교 내 결핵 발생 시 역학 조사 대상 범위**

발생 구분	접촉자 범위
학생 중 전염성 결핵 환자 1명 또는 학급 수업에 들어가는 교직원 중 전염성 결핵 환자 1명	해당 학급(반)생(교직원 포함)
교직원 또는 학생에 관계없이 동일 학년에서 6개월 이내 결핵 환자 2명	동일 학년 전원(교직원 포함)
교직원 또는 학생에 관계없이 한 학교에서 6개월 이내 결핵 환자 3명 이상	해당 학교 전원(교직원 포함)

- 전염성 결핵 환자: 도말 양성 또는 배양 양성인 결핵
- 6개월 이내 결핵 환자: 폐외 결핵 포함
- 같은 실내 공간을 사용하는 접촉자를 기본으로 하고, 접촉자 조사의 구체적 범위 및 확대 여부 등은 결핵 역학 조사반의 현장 조사 후 그 결과에 따라 정함
- 환자인 학생이 이동 수업을 하는 경우, 같은 학급에 이동 수업의 학급까지 포함
- 접촉자 조사 대상 범위는 환자 발생 양상에 따라 조정 가능
- 접촉자 조사 후 추가 환자가 발생하는 경우 대상 범위 확대 가능
- 흉부 X-선 검사 상 유소견자 및 유증상자는 객담(도말 및 배양)검사를 추가로 실시

출처: 교육부 · 질병관리본부. (2013). 학교 결핵 관리 지침. p43.[11]

* 전염성 결핵: 객담 도말 및 배양에서 양성인 결핵을 의미

4-1-3. 호흡기 감염병 예방 교육 자료

호흡기 감염병 (의심)환자가 발생한 학급에서는 밀접 접촉자로 인한 감염병 전파 방지를 위해 손 씻기, 마스크 사용, 기침 예절 등의 예방 교육을 실시한다. 또한 각 감염병의 증상과 역학적 증상에 대한 교육도 함께 실시한다.

(1) 손 씻기

① 손을 씻어야 하는 경우

- 식사를 하거나 식사를 먹여주기 전
- 식탁을 차리기 전
- 음식물을 조리하기 전
- 기침, 재채기, 콧물 닦기 등 호흡기 분비물에 노출된 후
- 화장실에서 용변을 본 후
- 렌즈를 끼기 전
- 눈에 보이게 손이 더러워졌을 때
- 환자와 접촉 후, 환자의 옷을 만진 후
- 동물 혹은 동물의 분비물과 접촉한 후, 애완동물 집을 청소한 후

② 효과적인 손 씻기 방법

- 물과 비누를 이용한 손 씻기
  - 비누를 사용하기 전에 흐르는 물에 손을 충분히 적신다.
  - 충분한 시간(30초 이상) 동안 비누와 함께 손을 비빈다(손을 씻는 동안 부를 수 있는 노래를 가르치는 것이 도움이 된다).
  - 손을 씻을 때는 손목, 손바닥, 손등, 손가락, 손가락 사이 및 손톱 밑을 철저히 씻는다.
  - 손을 씻은 후에는 일회용 타월로 닦고 완전히 말린다.
- 손 소독제를 이용한 손 씻기
  - 물과 비누의 사용이 어렵고 눈에 보일 정도의 오염물이 묻어 있지 않으면 알코올 성분이 포함된 손 소독제를 사용할 수 있다.
  - 소독제의 알코올 농도가 60~90%일 때 최적의 살균력을 보인다.
  - 한 손바닥에 적정량(보통 1~3cc)의 손 소독제를 던다.
  - 손과 손가락 표면 전체에 골고루 바르고 소독제가 마를 때까지 문지른다.

건강을 위한 3가지 약속! 올바른 손 씻기 6단계, 5늘부터 실천하세요!

자주 씻어요! 올바르게 씻어요! 깨끗하게 씻어요!

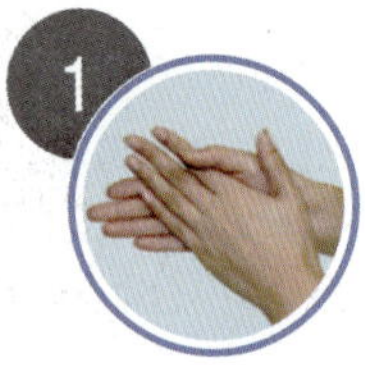

1 손바닥과 손바닥을 마주 대고 문질러 줍니다.

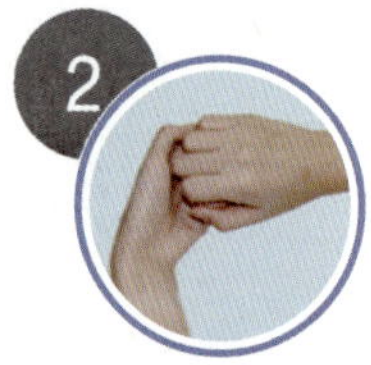

2 손가락을 마주 잡고 문질러 줍니다.

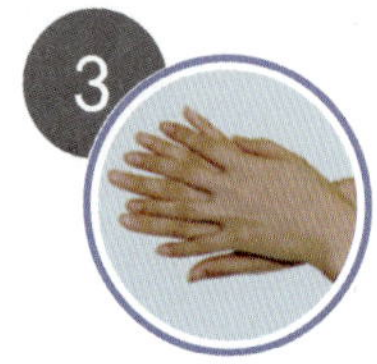

3 손등과 손바닥을 마주 대고 문질러 줍니다.

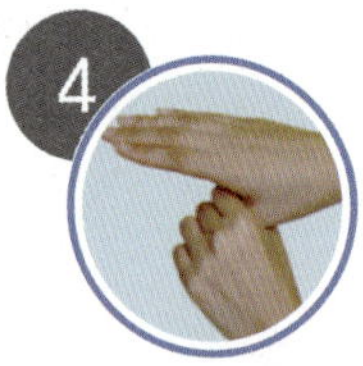

4 엄지 손가락을 다른 편 손바닥으로 돌려주면서 문질러 줍니다.

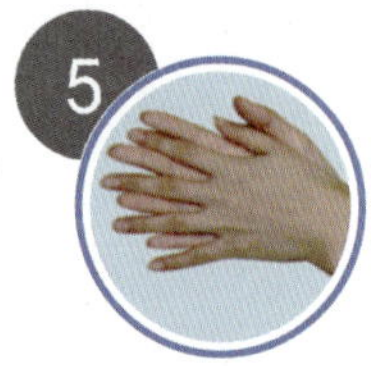

5 손바닥을 마주 대고 손깍지를 끼고 문질러 줍니다.

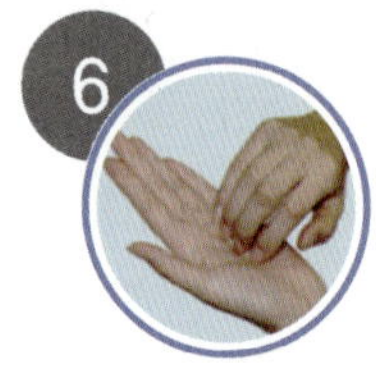

6 손가락을 반대편 손바닥에 놓고 문지르며 손톱 밑을 깨끗하게 합니다.

출처: 교육부. (2016). 학생 감염병 예방 · 위기 대응 매뉴얼 제2차 개정판. p206.

그림 8-16. **올바른 손 씻기 6단계**

(2) 마스크 사용[12)]

① 착용 방법

〈접이형 제품〉

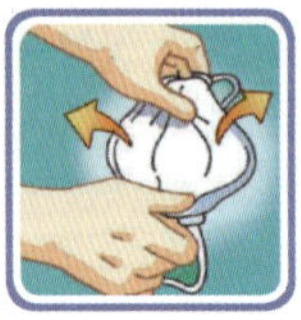

양손으로 날개를 펼친 후 양쪽 날개 끝을 잡고 오므려주세요.

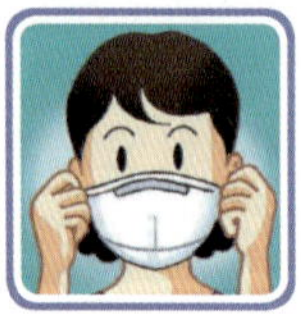

고정심(클립)이 내장된 부분을 위로하여 잡고 턱쪽에서 시작하여 코쪽으로 코와 입을 완전히 가리도록 착용하세요.

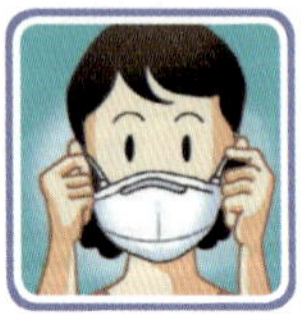

머리끈을 귀에 걸어 위치를 고정 시키거나, 끈을 머리 뒤쪽으로 하여 연결고리에 양쪽 끈을 걸어주세요.

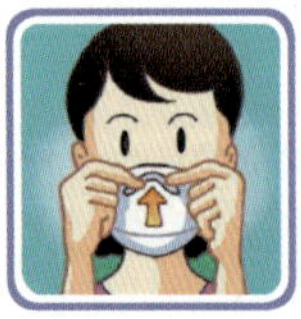

양손의 손가락으로 코편 부분이 코에 밀착되도록 고정심(클립)을 눌러주세요.

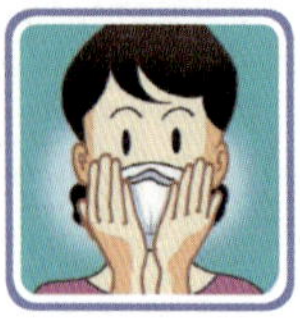

양손으로 마스크 전체를 감싸고 공기 누설을 체크하면서 안면에 밀착되도록 조정하세요.

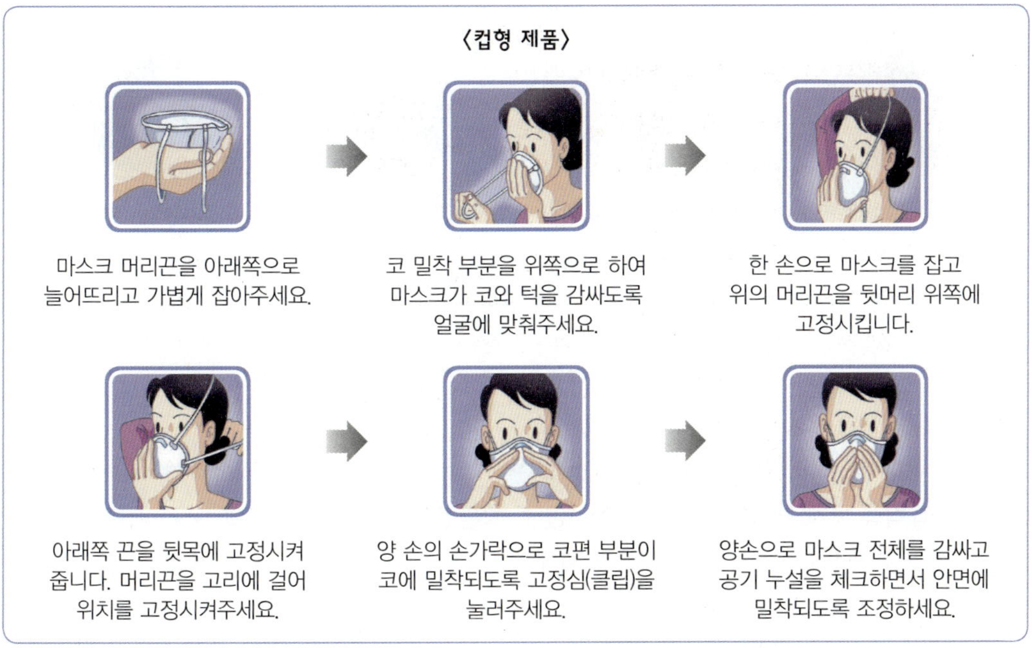

출처: 식품의약품안전처. (2014). 마스크의 올바른 선택과 사용법.

그림 8-17. **마스크 올바른 착용 방법**

② 탈의 방법

- 마스크를 30cm이상 앞으로 당긴 후 머리 뒤로 젖힌다.
- 안경을 착용하고 있는 경우 마스크를 30cm이상 앞으로 당긴 후 다른 손으로 마스크 쪽의 고무줄을 옆으로 벌려서 안경이 떨어지지 않도록 하며, 이 과정 중에 장갑이 얼굴에 닿지 않도록 주의한다.
- 손을 비누와 물로 씻거나 알코올 손 소독제로 소독한다.

(3) 기침 예절

호흡기 감염 증상이 있는 사람은 기침이나 재채기를 할 때는 코와 입을 휴지로 가리고, 없을 경우에는 소매로 가린다. 사용한 휴지는 즉시 휴지통에 버리고 흐르는 물에 비누나 소독제를 사용하여 손을 씻거나 물 없이 사용하는 알코올 제제를 사용하여 손을 닦는다. 호흡기 감염 증상이 있는 사람은 가급적 마스크를 착용하도록 한다. 일회용 마스크는 젖으면 필터링 능력이 떨어지므로 바로 교환하고 재활용하지 않도록 한다.

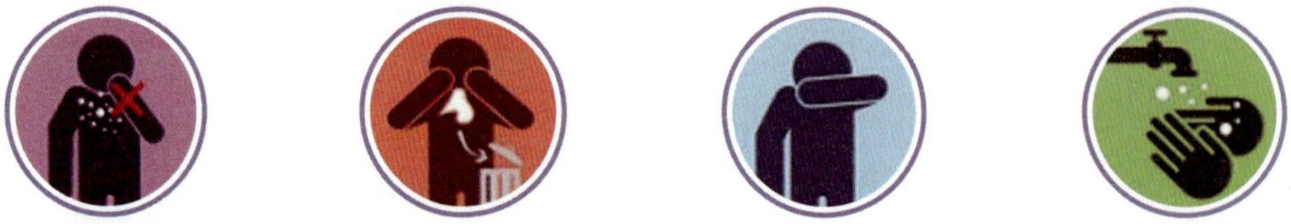
기침, 재채기를 할 때 손으로 가리지 않기
휴지나 손수건으로 입과 코를 가리고 하고, 사용한 휴지는 휴지통에 버리기
휴지나 손수건이 없을 때는 옷소매 위쪽으로 입과 코를 가리고 하기
기침 후에는 흐르는 물에 비누로 손 씻기

출처: 식품의약품안전처. (2014). 마스크의 올바른 선택과 사용법.

그림 8-18. **올바른 기침 예절**

4-2. 수인성 및 식품 매개 감염병 관리 방법 및 예방 교육

수인성 및 식품 매개 감염병은 장관 감염증 원인 병원성 미생물(바이러스) 또는 독성 물질에 오염된 물·식품 섭취 또는 감염자와의 접촉에 의해 설사, 복통, 구토 등의 위장관 증상이 발생하는 질환이다. 질환에 따라 설사, 구토, 발열 등 주 증상이 다르지만, 환례 정의에 필요한 임상 증상 중 '설사'는 1일 3회 이상 또는 평소에 비해 더 많이 수양성 변이나 무른 변을 보는 경우로 감염병의 예방 및 관리에 관한 법률 제2조에 규정된 '제1군 감염병' 및 지정 감염병 중 '장관 감염증'의 감염에 의하여 발생하는 질환을 말한다.

수인성 및 식품 매개 질환 유행의 정의는 특정한 질환이 평상시의 발생 수준을 상회하는 것 또는 2명 이상의 사람이 동일한 음식물(음용수 포함)을 섭취한 것과 관련되어 유사한 질병 양상을 나타내는 것을 말한다. 수인성·식품 매개 감염병은 병원체에 따라 세균, 바이러스, 원충으로 분류한다.

4-2-1. 수인성 및 식품 매개 감염병 관리 방법

수인성 및 식품 매개 감염병은 증상이 가장 심한 시기가 지난 뒤 병원체가 배출되기 시작하기 때문에 환자 발견 뒤 시행하는 격리 조치가 전파 예방에 효과적이다. 하지만 증상 소실 후에도 지속적으로 병원체를 배출하기 때문에 이 기간 중에도 격리 조치가 필요하다. 따라서 환자 발생 시 즉각적인 격리와 주변 방역·소독을 통해 대규모 유행을 예방해야 한다. 오염된 음식이나 식수 등을 공동으로 섭취하여 집단 발생하는 경우가 많아 역학 조사를 통한 원인 파악 및 개선이 필요하다.

경미한 설사, 구토와 같은 소화기 증상이 있는 경우 증상 악화 시 병원 진료를 권고하나 진단받기 전에도 학교에서는 선제적으로 대응할 필요가 있다. 교실 배식을 하는 학교에서는 해당 학생을 증상이 소실된 후 1주일까지 배식 당번에서 제외하고 급식을 받는 순서도 가장 마지막으로 조정한다.

표 8-15. **주요 수인성 및 식품 매개 감염병 관리 방법**

질 병	전파 경로	환자 관리	접촉자 관리
A형간염	분변-구강 경로, 오염된 음식	• 의학적 판단에 따라 입원 치료 또는 자가 격리 • 격리: 개인위생을 스스로 관리할 수 없는 사람(대소변을 가리지 못하는 영유아, 장애인, 고령자, 중증 질환자), 보육 교직원, 요양 시설 종사자, 조리 종사자, 의료 종사자, 황달 발생 후, 황달 없는 경우는 입원일로부터 1주간 격리	• A형간염 바이러스에 노출된 후 2주 이내이면, 생후 12개월부터 40세까지의 건강한 사람에게는 A형간염 백신 접종을 하고, 40세 이상의 건강인은 면역 글로불린이 추천되며, 이를 구하기 어려울 경우 백신 접종 • 12개월 미만 영아, 면역 저하자, 만성 간 질환자, 백신에 금기 사항이 있는 사람은, A형간염 바이러스에 노출된 후 2주 이내이면 면역 글로불린(0.02 ml/kg, 최대 5ml) 근육 주사 • 노출된 지 2주 이상 경과한 경우에는 면역 글로불린과 A형간염 백신 모두 현증 감염 예방 효과가 불확실하여 노출 후 예방 조치로는 일반적으로 권고하지 않고, 지속적 노출이 예상되는 경우 12개월 이상 연령에서 금기 사항이 아닌 경우 백신 접종
노로바이러스	분변-구강 경로	• 환자 대변이나 토사물의 위생적 처리 • 탈수 예방 및 수분 보충 • 회복 후 일주일간 음식 취급 및 조리 금지	• 환자가 증상 소실 후 24~72시간 집단 생활 제한 또는 가정에서도 구분하여 생활 권고 • 환자의 구토물, 접촉 환경, 사용한 물건 등에 대한 소독(1,000~5,000ppm 염소 소독) • 소독에 사용한 휴지 및 걸레를 쓰레기 봉투에 넣은 후 염소를 부은 후 버림

출처: 보건복지부 · 질병관리본부. (2016). 2016년도 수인성 및 식품 매개 질환 관리 지침. p149~150.
질병관리본부(http://www.cdc.go.kr)

4-2-2. 수인성 및 식품 매개 감염병 예방 교육

개인위생과 함께 식품 위생에 대한 교육을 함께 실시한다. 또한 조리 종사자에 대한 위생 교육이 필요하다.

- 음식 조리 및 섭취 전, 배변 후에 손 씻기를 생활화한다.*
- 물은 반드시 끓여먹고, 음식물은 철저히 끓이거나 익혀서 먹는다.
- 유통 기한이 지난 식재료 등 의심 식재료 조리를 금지한다.
- 육류 제품은 반드시 익혀서 먹고, 날 것으로 섭취하는 채소류는 흐르는 물에 깨끗이 씻어 섭취한다.
- 설사 증상이 있는 경우 상처 난 손으로 조리를 금지한다.
- 위생 해충이 발생하지 않도록 주위 환경을 청결하게 유지한다.
- 유행 지역 해외여행 시 개인위생 및 음식물 섭취를 주의한다.
- 병원체 보균자는 식품을 다루는 업무나 환자 간호 등에 종사하지 않도록 주의한다.

* 호흡기 감염병 예방 교육 손 씻기 자료 참고

4-3. 접촉 및 매개체 감염병 관리 방법 및 예방 교육

접촉성 감염병은 환자와의 직접 접촉(피부나, 점막 등)을 통한 직접 전파와 환자가 사용한 책상, 의자, 수건 등의 매개 물질을 통한 간접 전파를 포함한다. 학교에서 자주 발생하는 접촉성 감염병은 유행성각결막염과 급성출혈성결막염이다.

매개체 감염병은 모기, 들쥐, 흙 등을 매개로 하여 전염되거나 전염된 사람을 직접 접촉함으로써 발병되는 감염병이다. 일본뇌염, 말라리아, 신증후군출혈열, 렙토스피라증, 쯔쯔가무시증 등이 있다.

4-3-1. 주요 접촉 및 매개체 감염병 관리 방법

(1) 접촉 감염병 관리 방법

접촉성 감염병 관리 방법은 접촉성 감염병이 환자와의 직접 접촉을 통한 직접 전파와 환자가 사용한 책상, 의자, 수건 등의 매개 물질을 통한 간접 전파를 포함한다. 관리가 어려운 어린이집이나 유치원에서는 격리를 권장하지만 초 · 중 · 고등학교에서는 환자에 대한 격리 조치는 하지 않고 개인위생의 철저한 준수를 강조하도록 권고하고 있다. 공동으로 사용하는 물건이나 환자의 개인 물품 등에 대한 소독 및 위생적 관리 또한 필요하다. 유행성각결막염과 같은 안과 감염병들은 손 씻기와 수건, 비누 등 개인위생 용품 관리가 중요하다. 아직 개발된 예방 백신은 없다.

표 8-16. **유행성각결막염 환자 관리 방법**

질 병	전파 경로	환자 관리
유행성 각결막염	환자와 직 · 간접 접촉	• 등교 중지 대상 아님: 초 · 중 · 고등학생은 격리 없이 개인위생 준수를 통한 전파 차단을 권장 • 감염 시 눈을 피로하게 하는 일을 제한하고 안정을 취함 • 환자 자신이 다른 사람에게 전염시키지 않도록 유의함 • 안대는 눈의 온도를 높여 세균 증식을 유발시키므로 꼭 필요한 경우를 제외하고는 착용하지 않음 • 눈 분비물을 닦을 때는 청결한 자기 손수건을 사용 • 손 씻기 등 개인위생을 철저하게 지킴 • 치료용 안약은 다른 사람과 함께 사용하지 않음

출처: 교육부. (2016). 학생 감염병 예방 · 위기 대응 매뉴얼 제2차 개정판. p67~68.
교육부. (2011). 학교 감염병 예방 관리 매뉴얼. p83.

(2) 매개체 감염병 관리 방법

매개체 감염병 환자는 격리가 필요하지 않지만 매개체에 의해 집단으로 발생하는 경향이 있기 때문에 대응, 전파 확산 방지 등에 대한 노력이 필요하다. 인수 공통 감염병의 경우 동물 병원소의 배설물을 위생적으로 처리하여야 하며, 쥐나 진드기, 모기 등을 통하여 전파가 되는 경우 매개 동물이나 곤충에 대한 위생 관리가 중요하다. 창에 방충망을 설치하고 모기 서식지를 소독 하는 등의 환경 관리와 개인별 환자 관리에 중점을 두어야한다.

표 8-17. **매개체 감염병 환자 관리 방법**

질 병	전파 경로	환자 관리
일본뇌염	집모기속 (Culex)의 모기	• 격리는 필요 없으며 완치될 까지 안정 요함 • 치료: 특이적인 치료법은 없고 호흡 장애, 순환 장애, 세균 감염에 대한 보존적인 치료
쯔쯔가무시증	감염된 털 진드기 유충	• 격리는 필요 없으며 완치될 때까지 안정 요함 • 치료: 의사의 처방에 따른 약물 요법

4-3-2. 접촉 및 매개체 감염병 예방 교육

(1) 접촉 감염병 예방 교육

유행성 눈병이 유행하는 경우는 손 씻기 교육과 함께 손으로 눈을 만지지 않도록 하는 것이 중요하다. 또한 환자도 학교에 지속적으로 나오기 때문에 환자에 대한 행동 수칙을 철저히 교육해야 한다.

❖ 유행성 눈병 감염 예방 및 관리 수칙

- 비누를 사용하여 흐르는 수돗물에 손을 철저히 씻도록 한다.
  - 비누와 물을 사용할 수 없는 경우, 60% 이상 알코올 성분의 손 세정제를 사용한다.
  - 유행성 눈병 환자와 접촉 후 반드시 손을 씻는다.
- 눈을 만지거나 비비지 않는다.
- 수건이나 베개, 담요, 안약, 화장품 등 개인 소지품 등을 다른 사람과 함께 사용하지 않는다.
- 환자가 사용한 수건 등은 반드시 뜨거운 물과 세제에 세탁해야 한다.
- 유행성 눈병이 의심될 경우 안과 전문의 진료를 받도록 한다.
- 환자는 사람들이 많이 모이는 장소나 수영장 등은 가지 않도록 한다.

(2) 매개체 감염병 예방 교육

모기나 진드기에 물리지 않도록 환경 관리 및 야외 활동 예방 수칙에 대한 교육을 실시한다.

표 8-18. **매개체 감염병 예방 교육**

구분	환자 관리	
모기 매개 감염병	야외 활동 시 올바른 의복 착용과 주의 사항	• 야외 활동 시 밝은색의 긴바지와 긴소매 옷 착용 • 모기가 흡혈하지 못하도록 품이 넓은 옷 착용 • 바지 밑단을 신발이나 양말 속으로 접어 넣어 착용 • 신발의 상단, 양말, 바지 밑단에 기피제 처리 • 해질 무렵부터 새벽 사이에 외출 자제
	개인 청결 유지 및 모기장 사용	• 숲 등 야외 활동 시 향수나 화장품의 사용 자제 • 야외 활동 후 반드시 샤워를 하고 땀을 제거 • 야외 취침 시 텐트 내 기피제가 처리된 모기장 사용 • 땀 흘린 후 잘 씻고, 강한 향수 및 로션 등 사용은 자제

모기 매개 감염병	기피제 사용	• 식품의약품안전처에 등록된 기피제 사용 • 기피제 사용 시 제조 회사에서 제시하는 농도와 처리 시간 준수 • 2세 이하 어린이에게는 기피제 사용 금지 • 모든 어린이에게 30% 이상의 디에칠톨루아미드(DEET) 사용 금지 • 얼굴 부위는 눈, 코, 입 주위에 기피제를 문질러 사용
진드기 매개 감염병	야외 활동 시 주의 사항	• 풀밭 위에 옷을 벗어놓거나 눕지 말 것, 앉아서 용변을 보지 말 것 • 소매와 바지 끝을 단단히 여미고 신(장화)을 신을 것 • 야외 활동 후 샤워나 목욕을 하고 겉옷, 속옷, 양말 등을 세탁할 것

출처: 교육부. (2011). 학교 감염병 예방 관리 매뉴얼. p85, p88.
질병관리본부(http://www.cdc.go.kr)

4-4. 신종 및 재출현 감염병과 관리 방법 및 예방 교육

전 세계적으로 감염병의 진단, 치료, 백신 등의 개발에도 불구하고 사람, 동물, 물건 등의 해외 이동이 쉬워지고, 도시의 발달, 환경 파괴, 기후, 환경, 생태계의 변화 등으로 신종 · 재출현 해외 유입 감염병 발생이 증가하고 있다. 우리나라도 신종 · 재출현 해외 유입 감염병이 증가하여 공중 보건에 위협이 되고 있어 감염병의 예방 및 관리에 관한 법률에 제4군 감염병으로 지정하여 보고하도록 하고 있다. 제4군 감염병에는 페스트, 황열, 뎅기열, 바이러스성 출혈열, 두창, 보툴리눔독소증, 중증급성 호흡기 증후군(Severe Acute Respiratory Syndrome, SARS), 동물인플루엔자 인체 감염증, 신종인플루엔자, 야토병, 큐열, 웨스트나일열, 신종감염병증후군, 라임병, 진드기매개뇌염, 유비저, 치쿤구니야열, 중증열성혈소판감소증후군(SFTS), 중동호흡기증후군(MERS), 지카바이러스감염증이 지정되었다. 또한 질병관리본부는 기후 변화 등 거시적인 환경 변화와 국가 간 교류로 인한 국내 유입 가능성, 질병 자체의 치명률 등 사회적 파급 효과를 고려하여 2017년 상반기에 주의해야 할 5대 신종 · 재출현 감염병에 중동호흡기증후군(MERS), 모기매개 감염병, 조류인플루엔자 인체 감염증, 병원성 비브리오감염증, 바이러스성 출혈열을 선정하였다. 따라서 본 장에서는 2015년 국내에 유행했던 중동호흡기증후군 및 2016년 2월 WHO에서 국제 공중 보건 위기 상황 단계로 선언한 바 있는 지카바이러스에 대해 기술하였다.

4-4-1. 주요 신종 및 재출현 감염병 관리 방법

신종 및 재출현 감염병은 발생 시 그 파급 효과가 크기 때문에 철저한 관리가 필요하다. 감염병 환자를 조기에 발견할 수 있도록 의심 감염병 증상에 대한 교육을 통해 조기에 병원을 방문할 수 있도록 해야 하며 병원 방문 시에는 여행력을 의료 기관에 이야기할 수 있도록 지도하는 것이 중요하다.

표 8-19. **주요 신종 및 재출현 감염병 관리 방법**

질 병	전파 경로	환자 관리	접촉자 관리
중동 호흡기 증후군	• 비말 접촉에 의한 전파	• 환자 격리 및 환자의 증상에 따라 적절한 내과적 치료	• 밀접 접촉자 격리: 자가 격리, 시설 격리, 병원 격리 • 밀접 접촉자 모니터링: 능동 감시, 수동 감시
지카 바이러스	• 숲 모기에 의한 전파로 감염되며 감염자와 일상적인 접촉으로 감염되지 않음 • 성 접촉 및 수혈	• 추적 관리 기간 동안 검체 채취 • 치료: 충분한 휴식 및 수분 섭취하면 대부분 회복, 증상이 있을 경우 진통제, 해열제 치료 가능	• 귀국한 뒤 2주 이내 의심 증상(발진을 동반한 관절통, 관절염, 근육통 또는 결막염)이 발생하면 의료 기관 방문 • 의료 기관 방문 시 의료진에게 최근 해외 여행력 알려줌 • 귀국 후 1개월 간 헌혈 금지 • 성 접촉에 의한 전파를 예방하기 위한 잠정적 권고안(2016. 10. 11) – 방문자는 남녀 모두, 증상에 상관없이 귀국 후 6개월 동안 임신 연기, 성관계를 피하거나 콘돔 사용 – 방문자의 배우자가 임신 중인 경우, 임신 기간 동안 성관계를 피하거나 콘돔 사용 – 확진 환자는 회복 후 6개월 동안 임신 연기, 성관계를 피하거나 콘돔 사용 – 성전파 예방 권고안은 새로운 근거가 확인되면 변경 가능함 • 방충망 또는 모기장이 있고 냉방이 잘 되는 숙소에서 생활 • 야외 외출 시에는 긴팔 상의와 긴바지 의류를 착용하고, 모기는 어두운 색에 더 많이 유인되므로 가능한 밝은 색 옷을 착용 • 모기 기피제는 허용량을 초과하지 않도록 노출된 피부나 옷에 엷게 바르고, 눈이나 입, 상처에는 사용하면 안됨 • 기타 모기 퇴치 제품 사용 시 주의 사항 확인 후 사용 • 지카바이러스 감염이 의심되는 경우, 기타 궁금한 사항이 있을 때 질병관리본부 콜센터(국번없이 1339) 또는 보건소로 연락

출처: 질병관리본부(http://www.cdc.go.kr)

4-4-2. 주요 신종 및 재출현 감염병 예방 교육

중동 호흡기 증후군은 호흡기 감염병이므로 일반적인 예방 수칙은 호흡기 감염병 예방 방법과 동일하다. 손 위생(손 씻기 또는 손 소독), 마스크 착용, 기침 예절 등의 개인위생에 대해 교육한다. 또한 유행 지역에 방문하는 것을 자제하도록 하고 감염 의심 증상에 대한 인지 및 격리 준수에 대한 내용 또한 강조한다. 상세한 내용은 보건복지부와 질병관리본부에서 만든 메르스 포털(http://www.mers.go.k)에서 확인 할 수 있다.

지카바이러스 예방 수칙은 임산부가 지카바이러스 발생 지역으로 해외여행을 계획하는 경우 안내한다. 최신 지카바이러스 환자 발생 국가 정보 및 예방수칙은 질병관리본부 홈페이지(www.cdc.go.kr, m.cdc.go.kr) 및 해외여행 질병정보센터(travelinfo.cdc.go.kr)에서 확인 할 수 있다.

4-5. 해외여행 감염병 관리 방법 및 예방 교육

우리나라의 해외여행자 수가 빠르게 증가하면서 해외여행 중에 감염병에 감염되는 경우도 함께 증가하고 있다. 2015년 해외 유입 감염병 신고 사례는 491명으로 2014년의 400명 대비 23% 증가하였다. 특히, 중동 지역의 메르스, 남아메리카 및 동남아시아 지역의 지카바이러스 감염증 등 세계 곳곳에서는 신종 감염병이 지속적으로 발생하고 있어 그에 맞는 예방법을 알고 실천하는 것이 중요하다. 따라서 해외여행 2개월 전에 질병관리본부 해외여행 질병관리센터 사이트(http://travelinfo.cdc.go.kr)를 미리 찾아보고 해외여행 전 받아야할 예방접종과 예방약이 있는지 또는 여행 전, 여행 후 주의 사항 등을 꼼꼼히 확인하도록 교육한다.

표 8-20. **예방접종(예방약)이 있는 해외 감염병**

질 병	전파 경로	증상	예방 요령	예방접종 및 예방약 처방 기관
황열	바이러스에 감염된 모기에 물려 생기며, 사람간 전파 없음(잠복기 3~6일)	대부분 경증이며, 심한 경우 발열, 황달, 출혈 등	• 황열 위험 국가 여행객은 황열 예방접종 실시 • 항체 형성 기간이 필요하므로 최소 출국 10일 전까지 예방접종 받고, 국제 공인 예방접종 증명서 발급받기(1회 접종, 평생 유효) • 모기에 물리지 않도록 주의 • 모기장, 모기 기피제, 보호복(긴소매, 긴바지, 모자 등) 착용	전국 13개 국립 검역소 및 국립중앙의료원, 분당 서울대병원, 충남대학교 병원 등 국제 공인 예방접종 기관 26개소
말라리아	열원충에 감염된 모기에 물려 생기며, 사람간 전파 없음 잠복기: 열대열 말라리아(7~14일), 삼일열 말라리아(7~20일)	주기적으로 고열, 근육통, 오한, 두통, 구역, 설사 등	• 말라리아 위험 국가 여행객은 최소 출발 2주 전 예방약을 처방받고 처방 기간 동안 복용하기 • 모기에 물리지 않도록 주의 • 모기장, 모기 기피제, 보호복(긴소매, 긴바지, 모자 등) 착용	예방약은 종합 병원(감염 내과, 해외여행 클리닉) 또는 가까운 보건소(미리 사전 문의 후 방문 권고)
A형간염	바이러스에 감염된 환자의 대변에 의해 오염된 음식과 물을 통해 전파 가능(잠복기 평균 28일)	발열, 피로, 식욕 부진, 복통, 구역, 구토, 황달 등	• A형간염 예방접종 받기(2회 접종 필요) • 반드시 끓인 물, 생수 등을 마시고 음식은 완전히 익혀 먹기 • 손 씻기 등 개인위생 철저히 하기	종합 병원, 병 · 의원, 가까운 보건소(성인의 경우, 사전에 보건소 문의 필요)

파상풍	흙, 먼지, 동물의 대변 등에 포함된 파상풍의 포자가 피부의 상처를 통해 침투하여 전파됨(잠복기 3~21일)	골격근의 경직과 더불어 근육 수축(입주위 근육 수축)	• 파상풍 예방접종 받기 • 10년마다 재접종 권고	종합 병원, 병 · 의원, 가까운 보건소(성인의 경우, 사전에 보건소 문의 필요)
공수병 (광견병)	바이러스에 감염된 야생동물(개, 고양이, 원숭이, 박쥐 등)에 물려서 감염됨(잠복기 13일~2년)	발열, 두통, 권태감, 물린 부위 감각이상 등	• 야생 동물 등에게 물리거나 할퀴지 않도록 주의 • 예방접종을 받지 않고 동물에게 물린 경우 즉시 병원을 방문하여 면역 글로불린 주사 및 예방접종 받기	국립중앙의료원, 한국희귀의약품센터, 종합 병원(감염내과, 해외여행 클리닉)

출처: 질병관리본부 해외여행 질병정보센터(http://travelinfo.cdc.go.kr)

참고 문헌

1) 교육부. 학교 감염병 예방관리 매뉴얼. 세종: 교육부; 2011.

2) 경상북도교육청. 학생 감염병 실태분석 및 종합대책 수립. 경북: 경상북도교육청; 2016.

3) 질병관리본부. 감염병 관리 사업 지침. 충북: 질병관리본부; 2015.

4) 보건복지부, 질병관리본부. 2016년도 수인성 및 식품매개질환 관리지침. 세종: 보건복지부; 2016.

5) 질병관리본부: 집단시설역학조사 [Internet]. 충북: 질병관리본부. [cited 2017 February 25]. Available from: http://cdc.go.kr/CDC/contents/CdcKrContentView.jsp?menuIds=HOME001-MNU1130-MNU1890-MNU1900-MNU1905&cid=71069.

6) 질병관리본부. 수인성 · 식품매개질환 역학조사 지침. 충북: 질병관리본부; 2015.

7) 질병관리본부. 감염병 역학조사 연보. 충북: 질병관리본부; 2014.

8) 교육부. 학생 감염병 예방 · 위기대응 매뉴얼 제2차 개정판. 세종: 교육부; 2016.

9) 질병관리본부, 대한의사협회, 예방접종전문위원회. 예방접종 대상 감염병의 역학과 관리 제 4판 수정판. 충북: 질병관리본부; 2013.

10) 질병관리본부. 2017년도 취학아동 예방접종 확인사업 지침. 충북: 질병관리본부; 2016.

11) 교육부, 질병관리본부. 학교 결핵관리 지침. 세종: 교육부; 2013. p. 43.

12) 식품의약품안전처. 마스크의 올바른 선택과 사용법. 충북: 식품의약품안전처; 2014.

13) Lee M. Diagnosis for Imported Cases of Emerging and Reemerging Infectious Diseases in Korea, The Ewha Medical Journal; 2016.

참고 법률

감염병의 예방 및 관리에 관한 법률, 법률 제13474호. 일부 개정 2015. 8. 11.

학교보건법, 법률 제14055호, 제10조. 일부 개정 2016. 2. 3.

참고 사이트

보건복지부 국가건강정보포털 감염병 정보 http://health.mw.go.kr/HealthInfoArea/HealthInfo/List.do [2017. 07. 15.]

질병관리본부 감염병 정보 http://www.cdc.go.kr/CDC/contents/sub1.jsp [2017. 7. 15.]

예방접종도우미 https://nip.cdc.go.kr/ [2017. 7. 15.]

식품의약품안전처 http://www.mfds.go.kr/ [2017. 7. 15.]

학생건강정보센터 http://www.schoolhealth.kr/ [2017. 7. 15.]

질병관리본부 해외여행질병정보센터 http://travelinfo.cdc.go.kr/ [2017. 7. 15.]

법제처 http://www.moleg.go.kr/ [2017. 7. 15.]

CHAPTER 9

학생 건강 검사

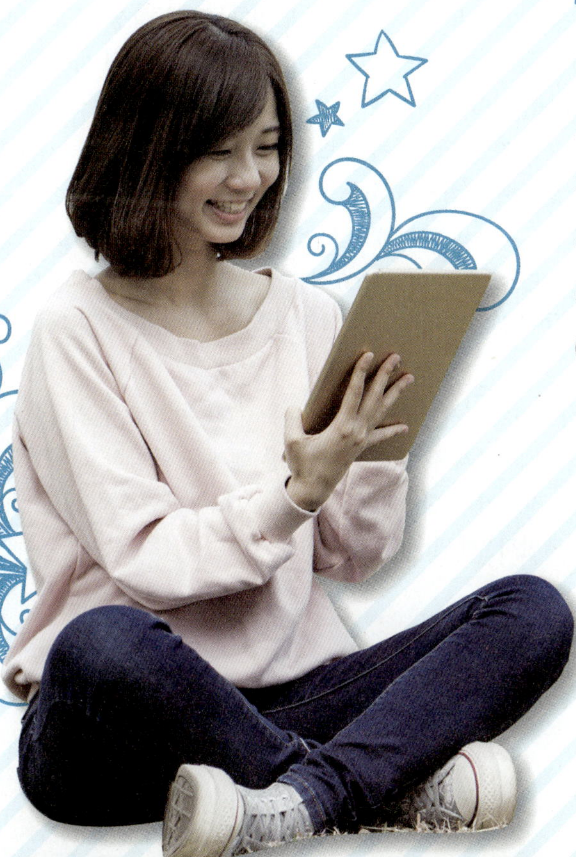

1. 학생 건강 검사의 주요 내용을 설명한다.
2. 학생 신체의 발달 상황 검사를 실시한다.
3. 학생 건강 조사를 실시한다.
4. 학생 건강 검진을 실시한다.
5. 별도 검사를 실시한다.
6. 정신건강 상태 검사를 실시한다.

IX

학생 건강 검사

1 학생 건강 검사 개요

1–1. 학생 건강 검사 목적을 말한다.
1–2. 학생 건강 검사의 발달 과정을 설명한다.
1–3. 학생 건강 검사 관련법을 해석한다.
1–4. 학생 건강 검사 종류와 방법을 확인한다.

1–1. 학생 건강 검사 목적

학생 건강 검사는 학생들의 건강 상태를 평가하는 주요 학교보건사업이다. 학생 건강 검사의 목적은 학생들의 건강 행태 및 신체적 · 정신적 건강 상태를 파악하여 이에 따른 보호 조치와 건강 증진 계획 및 정책을 수립하여 학생의 건강을 보호 · 유지 · 증진하는데 있다. 또한 학생 건강 검사를 통해 학생 및 학부모의 건강에 대한 인식을 높이는 기회를 제공하는 건강 교육 활동의 목적을 갖는다. 이는 학생 건강 검사를 통해 확인된 결과뿐만 아니라 학생 건강 검사 실시 과정 또한 중요한 건강교육의 가치를 갖는 것을 의미한다. 구체적인 목적은 다음과 같다.

첫째, 학생의 질병 또는 건강 문제를 조기에 발견하여 치료 및 예방에 필요한 적절한 조치를 실시하기 위함이다. 학생 건강 검사 결과 이상 소견을 발견하여 적절한 치료를 받을 수 있도록 의료 기관에 연계하고 발견된 건강 문제의 관리 및 예방을 위해 필요한 교육, 건강 상담 등을 실시한다. 이를 통해 만성 질환으로의 이행을 예방하여 궁극적으로 국민 의료비의 증가 및 삶의 질 저하 등의 문제점을 개선할 수 있다.[3]

둘째, 건강 검사 결과 분석을 통해 학교건강증진계획을 수립하여 시행, 평가하기 위함이다. 학생 건강 검사의 내용에는 신체적 · 정신적 건강 문제 뿐만 아니라 건강 행태를 포함하고 있어 학교 건강 문제를 파악하는데 주요한 2차 사정 자료가 된다. 분석된 건강 문제를 바탕으로 이를 개선하기 위한 학교건강증진계획을 수립하고 시행한다. 매년 시행되는 학생 건강 검사의 결과는 학교건강증진사업을 평가하는 지표로 활용된다.

셋째, 국가의 학교보건 정책을 수립하기 위한 근거를 마련하기 위함이다. 학생 건강 검사 표본 학교를 지정하고 이를 분석하여 학교보건 정책의 방향과 효과를 지속적으로 모니터 한다.

넷째, 학생들 자신의 건강 상태에 대한 올바른 이해와 관심을 증대하기 위함이다. 학생 건강 검사를 시행하는 과정에서 학생들은 자신의 건강 상태를 이해하게 되고 건강에 대한 관심을 갖는 기회를 갖게 된다. 예로 정상 체중이지만 스스로 비만하다고 생각하는 잘못된 신체상을 갖은 학생은 건강 검사를 통해 자신의 몸무게가 정상 범위에 속한 다는 것을 인식하게 된다.

다섯째, 학생 건강 검사는 학생 및 학부모에게 건강 지식, 태도, 기술을 습득할 수 있는 보건교육 활동의 목적을 갖는다. 학생 건강 검사를 계획하고 시행하는 과정에서 보건교육 과정과의 연계 및 사전 교육을 통해 건강 검사 항목에 대한 이해를 갖게 된다. 건강 검사 결과에 대한 긍정적인 보상을 통해 건강 생활을 실천할 수 있는 태도와 실천을 도모할 수 있다. 예로 결핵 검사를 감염병 보건교육과 연계시키고 소변 검사를 생활 습관병 보건교육과 연계하여 실시함으로서 학생들은 보건 수업 시간에 배운 지식을 적용시킬 수 있는 기회를 갖게 된다. 또한 시력 검사 시 좋은 시력을 갖은 학생에 대한 긍정적 보상을 통해 시력 증진 생활을 강화할 수 있다.

1-2. 학생 건강 검사의 발달 과정

1951년 학교신체검사규정[4] 제정으로 체격 검사, 체질 검사, 체능 검사로 구성된 학생 건강 검사가 시작하게 되었다. 1967년에는 신체검사의 실시와 보고를 의무화하는 항목이 포함된 학교보건법[5]이 제정되었다. 1979년 학교신체검사규정은 학교신체검사규칙[6]으로 변경되었다.

1996년 학교신체검사규정[7]에 소변 검사, 혈액 검사, 결핵 검사 실시에 대한 조항이 신설되었으며 체질검사 항목에서의 일부 명칭의 변경이 있었으나 항목의 변화는 거의 없었다.

교의가 학교에 방문하여 실시하는 체질검사의 효과성에 대한 문제와 약 55년 간 지속되어온 건강 검사 항목에 대한 수정의 필요성이 지속적으로 제기됨에 따라 2006년 학생 건강 검사에 대한 전면적인 개정이 이루어지게 되었다. 학생신체검사는 학생 건강 검사로 명칭이 변경되었으며 특정 학년의 학생들에 한해 학교에서 지정한 검진 기관에 학생들이 직접 방문하는 내용을 주요 골자로 학교보건법[8]이 개정되었다. 체질검사는 건강 검진으로 변경되었으며 영양 상태, 정신 장애, 언어 장애 등에 대한 건강 검진 항목이 삭제되고 병리검사가 추가되었다. 또한 기존의 소변 검사와 결핵 검사에 시력 검사, 구강 검사를 추가하여 별도 검사로 구분하였다. 체격 검사는 신체 발달 상황으로 변경하고 가슴둘레와 앉은키 항목은 삭제되었다. 병력, 식생활 및 건강 생활 행태에 대한 건강 조사가 별도로 신설되었다. 체력검사는 신체 능력으로 변경되었으며 측정 항목 또한 필수 평가와 선택 평가로 구분하고 전면 수정되었다.

자살, 우울, 학교폭력 등 학생들의 정신건강 문제가 대두됨에 따라 2012년에는 정신건강에 대한 항목이 학교보건법[9]에 신설되어 학생들의 신체 및 정신건강을 모두 포괄하는 현재의 건강 검사 제도로 발전하게 되었다.

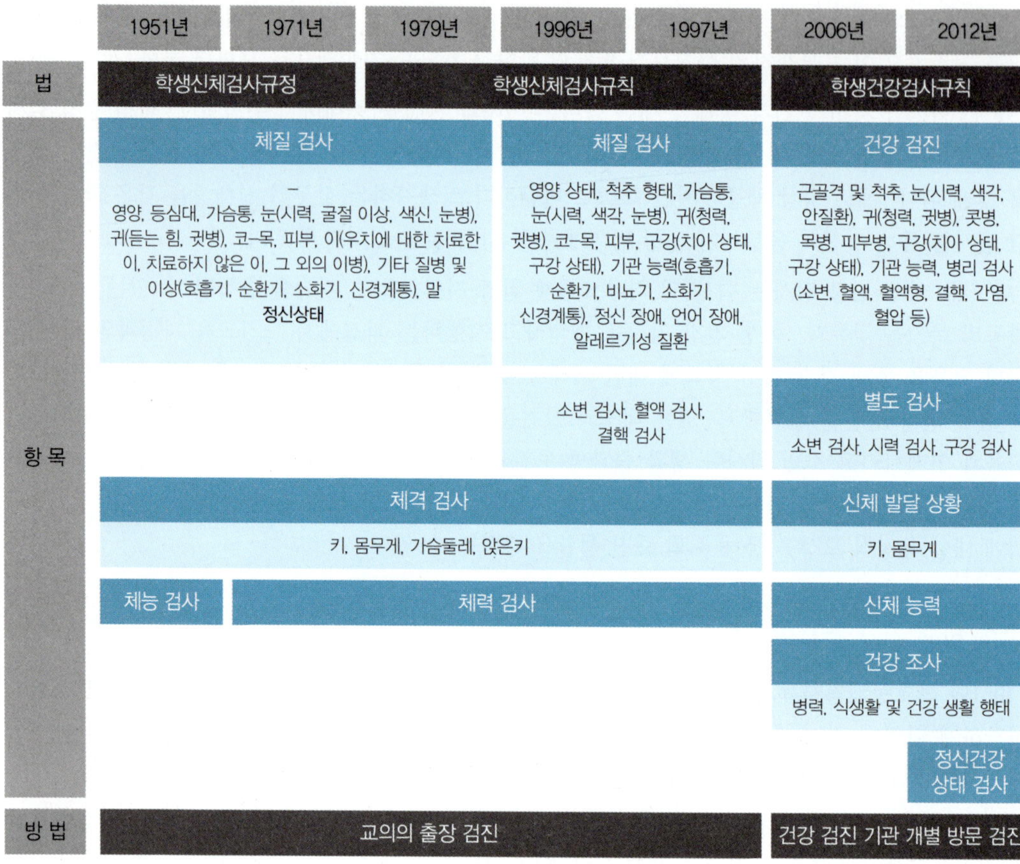

그림 9-1. **학생 건강 검사 발달 과정**

1-3. 학생 건강 검사 관련법

학생 건강 검사와 관련된 법은 학교보건법, 학교건강검사규칙, 학생 건강기록부 전산 처리 및 관리 지침이다.

학교보건법에서는 학생 건강 검사의 정의(제2조), 학생에 대한 건강 검사의 의무와 검진 기관에 의뢰하여 실시하는 대상 및 방법(제7조), 건강 검사 기록 의무 및 기록 항목(제7조의3)에 대해 명시하고 있다.

학교건강검사규칙은 학교보건법의 건강 검사와 관련된 세부 사항을 규정한 교육부령으로 학교 건강 검사의 실시 및 그 결과의 기록에 관한 사항이 명시되어 있다. 또한 학생 건강 검사의 실무에 필요한 각종 서식과 평가 방법 등이 별표 및 실무 예시로 포함되어 있다(부록).

학생 건강기록부 전산 처리 및 관리 지침은 교육부훈령*으로 학교건강검사규칙에서 정한 학생 건강기록부와 건강 검사 통계에 관한 사항을 세부적으로 규정하고 있다(부록).

* 교육부훈령은 교육부 내에서 행정의 사무 처리 기준을 위해 제정된 행정 규칙이다. 행정 규칙에는 훈령, 통법, 예규 등이 있으며 행정 규칙은 법규에 포함되지는 않는다(위키백과, 2016).[10]

❖ 학교보건법[11)]

제2조 정의

1. "건강 검사"란 신체의 발달 상황 및 능력, 정신건강 상태, 생활 습관, 질병의 유무 등에 대하여 조사하거나 검사하는 것을 말한다.

제7조 건강 검사 등

① 학교의 장은 학생과 교직원에 대하여 건강 검사를 하여야 한다. 다만, 교직원에 대한 건강 검사는 국민건강보험법 제52에 따른 건강 검진으로 갈음할 수 있다.

② 학교의 장은 제1항에 따라 건강 검사를 할 때에 질병의 유무 등을 조사하거나 검사하기 위하여 다음 각 호의 어느 하나에 해당하는 학생에 대하여는 국민건강보험법 제52에 따른 건강 검진 실시 기관에 의뢰하여 교육부령으로 정하는 사항에 대한 건강 검사를 한다.

1. 초 · 중등교육법 제2조제1호의 학교와 이에 준하는 특수학교 · 각종학교의 1학년 및 4학년 학생. 다만, 구강 검진은 전 학년에 대하여 실시하되, 그 방법과 비용 등에 관한 사항은 지역 실정에 따라 교육감이 정한다.
2. 초 · 중등교육법 제2조제2호 · 제3호의 학교와 이에 준하는 특수학교 · 각종학교의 1학년 학생
3. 그 밖에 건강을 보호 · 증진하기 위하여 교육부령으로 정하는 학생

③ 학교의 장은 제2항에 따른 건강 검사 외에 학생의 건강을 보호 · 증진하기 위하여 필요하다고 인정하면 교육부령으로 정하는 바에 따라 그 학생을 별도로 검사할 수 있다.

④ 학교의 장은 제1항과 제2항에도 불구하고 천재지변 등 부득이한 사유로 관할 교육감 또는 교육장의 승인을 받은 경우에는 교육부령으로 정하는 바에 따라 건강 검사를 연기하거나 건강 검사의 전부 또는 일부를 생략할 수 있다.

⑤ 제2항에 따라 건강 검사를 한 검진 기관은 교육부령으로 정하는 바에 따라 그 검사 결과를 해당 학생 또는 학부모와 해당 학교의 장에게 알려야 한다.

⑥ 학교의 장은 제2조제1호의 정신건강 상태 검사를 실시함에 있어 필요한 경우에는 학부모의 동의 없이 실시할 수 있다. 이 경우 학교의 장은 지체 없이 해당 학부모에게 검사 사실을 통보하여야 한다.

⑦ 제1항과 제2항에 따른 건강 검사의 시기, 방법, 검사 항목 및 절차 등에 관하여 필요한 사항은 교육부령으로 정한다.

제7조의3 건강검사 기록

① 학교의 장은 제7조에 따라 건강 검사를 하였을 때에는 그 결과를 교육부령으로 정하는 기준에 따라 작성 · 관리하여야 한다.

② 학교의 장이 제1항에 따라 건강 검사 결과를 작성 · 관리할 때에 초 · 중등교육법 제30조의4에 따른 교육정보시스템을 이용하여 처리하여야 하는 자료는 다음과 같다.

1. 인적 사항
2. 신체의 발달 상황 및 능력
3. 그 밖에 교육 목적을 이루기 위하여 필요한 범위에서 교육부령으로 정하는 사항

③ 학교의 장은 소속 학교의 학생이 전출하거나 고등학교까지의 상급학교에 진학할 때에는 그 학교의 장에게 제1항에 따른 자료를 넘겨 주어야 한다.

1-4. 학생 건강 검사 종류와 방법

1-4-1. 학생 건강 검사 종류

학생 건강 검사는 신체의 발달 상황 및 능력, 정신건강 상태, 생활 습관, 질병의 유무 등에 대하여 조사하거나 검사하는 것을 의미한다.[11] 학교건강검사규칙[11]에서 학생 건강 검사는 신체의 발달 상황, 신체의 능력, 건강 조사, 정신건강 상태 검사, 건강 검진으로 구분하고 있다.

또한 학교보건법에서 정해진 건강 검사 내용 및 대상 이외에 교육부령으로 학생의 건강 보호 · 증진에 필요한 검사를 별도로 지정할 수 있음을 명시하고 있고 학교건강검사규칙에서는 이를 별도 검사로 정의하였다. 상위법인 학교보건법에서 그 대상을 명시하고 있는 건강 검진과는 달리 별도 검사는 교육부령인 학교건강검사규칙에서 그 내용과 대상을 정한다는 측면에서 구분된다고 할 수 있다. 즉 별도 검사는 건강 검진과 동일한 검사 항목이라 할지라도 시대 상황과 지역 실정에 맞게 좀 더 유연하게 대상과 방법을 변경 시행할 수 있다. 교육부령으로 제시하고 있는 별도 검사는 4개 항목으로 소변 검사, 시력 검사, 결핵 검사, 구강 검사이다.

1-4-2. 학생 건강 검사 방법

학생 건강 검사는 학교의 장에 의해 실시하도록 되어 있으며 학교보건법에 의해 정한 대상[12]의 건강 검사는 검진 기관에 의뢰하여 실시함을 원칙으로 한다. 하지만 초등학교 전 학년을 대상으로 실시하는 구강 검진의 경우는 교육감이 그 방법을 정할 수 있도록 학교보건법 제7조 2항의 단서 조항으로 명시하고 있다. 이는 지역교육청에 따라 방문 검진, 출장 검진 등의 방법을 달리할 수 있는 근거가 된다. 그러나 대부분의 시 · 도 교육청에서는 구강 검진 또한 치과에 학생들이 개별적으로 방문하여 검진하는 방식으로 운영하고 있다.

검진 기관에 의뢰하여 실시하게 되는 건강 검사 항목은 건강 검진, 문진표로 갈음되는 건강 조사, 신체의 발달 상황이다. 그 외 학년의 신체의 발달 상황, 건강 조사는 학교에서 자체적으로 매년 실시하며, 신체 능력은 교육부령으로 정해진 초등학교 5, 6학년, 중학교 및 고등학교 학생을 대상으로 실시한다. 초등학교 4학년은 학교장이 실시 여부를 자율적으로 선택할 수 있다.

정신건강 상태 검사는 학교보건법, 학생 건강 검사규칙에서 해당 대상을 명시하고 있지는 않다. 하지만 교육부 지침[12]에 의거 건강 검진 대상 학년과 동일 대상으로 온라인 검사를 통해 학교 자체적으로 실시하고 있다.

별도 검사는 시 · 도 교육청에 따라 대상 학년과 시행 방법에 차이가 있으나 대부분의 교육청에서는 시력, 소변, 결핵 검사를 시행하고 구강 검사는 별도로 대상을 지정하지 않고 있다. 시력 검사는 초등학교 건강 검진 대상 학년 이외의 전 학년을 대상으로 학교 자체적으로 실시하고 있다. 소변 검사는 전학년을 대상으로 결핵 검사는 고등학교 전 학년을 대상으로 출장 검진으로 시행되고 있다.[13]

표 9-1. **학생 건강 검사 종류와 방법**

검사 항목	대상 학년	실시 기관	검사 항목 및 방법
신체 발달 상황	전 학년 (단, 건강 검진 학년 제외)	학교 자체(교직원) * 건강 검진 대상 학년 은 검진 기관에서 실시	• 키, 몸무게(체질량지수, 상대체중 산출)
건강 조사	전 학년 (단, 건강 검진 학년 제외)	학교 자체(교직원) * 건강 검진 대상학년 은 검진 기관에서 실시	• 병력, 식생활 및 건강 생활 행태에 대한 구조화된 설문지로 실시(건강 검진 대상 학년은 문진표로 갈음함)
건강 검진	초 1, 4 / 중 · 고 1 * 구강 검진은 초 전 학년 실시	검진 기관	• 근 · 골격 및 척추, 눈, 귀, 콧병, 목병, 구강, 피부병, 기관 능력, 병리 검사 등에 대해 검진 기관에 방문하여 검사 또는 진단(대상자 별로 검진 항목에 차이 있음) • 초등학교의 구강 검진 실시 방법은 교육감이 정함
정신건강 상태 검사	초 1, 4 / 중 1 / 고 1	학교 자체(교직원)	교육정보시스템을 통해 온라인으로 검사
신체 능력	초 5~6 / 중 · 고 1~3 * 초 4는 학교장이 실시 여부 결정	학교 자체(교직원)	• 필수 평가 1개 항목과 학교장이 선택하는 선택평가 항목을 실시 • 필수 평가: 심폐지구력(왕복오래달리기, 오래달리기, 걷기, 스텝검사), 유연성(앉아윗몸앞으로굽히기, 종합 유연성 평가), 근력 · 근지구력(팔굽혀펴기-남, 무릎대고 팔굽혀펴기-여, 윗몸말아올리기, 악력), 비만(체질량지수) • 선택 평가: 심폐지구력 정밀 평가, 비만 평가, 자기 신체 평가, 자세평가

정신건강 상태 검사 대상자는 법에 명확하게 명시되어 있지 않으며 교육부의 학생 건강 증진 기본 방향에서 지정한 학년에 대해 실시하고 있음

출처: 고영 외. (2017). 지역사회보건간호학.[14]

표 9-2. **별도 검사 종류와 방법**

검사 항목	검사 대상	검진 기관	검사 내용 및 방법
시력	초등학교 전 학년 (단, 건강 검진 학년 제외)	학교 자체	• 공인 시력표에 의한 검사, 나안시력(좌, 우) 검사 • 교정시력(좌, 우) 검사
소변	전 학년 (단, 건강 검진 학년 제외)	전문 기관 (출장 검진)	• 요컵 또는 시험관 등 이용, 신선한 요 채취 후 시험지 사용 측정 • 뇨단백, 뇨당, 뇨잠혈 검사
결핵	고등학교 전 학년 (단, 건강 검진 학년 제외)	전문 기관 (출장 검진)	• 흉부 X-선 촬영 및 판독
구강 검사	– (별도 지정 학년 없음)	전문 기관	• 우식 치아, 우식 발생 위험 치아, 결손 치아, 구내염 및 연조직 질환, 부정교합, 구강 위생 상태 등 검사 • 진찰 및 상담은 치과의사가 직접 실시

출처: 고영 외. (2017). 지역사회보건간호학.[14]

2 학생 신체의 발달 상황

> 2-1. 학생 신체의 발달 상황 검사 대상과 항목을 나열한다.
> 2-2. 학생 신체의 발달 상황 검사 실시 방법을 설명한다.
> 2-3. 학생 신체의 발달 상황 결과 관리에 대해 설명한다.

2-1. 검사 대상 및 항목

학생 신체의 발달 상황은 매년 전 학년을 대상으로 키와 몸무게를 측정하고 이를 체질량지수(BMI, Body Mass Index: kg/㎡)와 상대체중의 두 가지 방법으로 모두 산출하여 평가한다. 건강 검진 대상 학년의 신체의 발달 상황은 검진 기관에서 측정한다.

2-2. 검사 방법

학생 신체의 발달 상황 검사는 계획 수립, 검사 실시, 검사 기록 및 추후 관리의 순으로 수행된다.

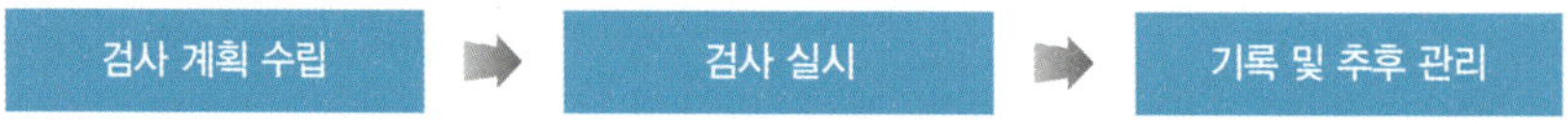

그림 9-2. **학생 신체의 발달 상황 수행도**

2-2-1. 검사 계획 수립

신체 발달 검사의 일정, 장소, 인력을 확인하여 신체 발달 검사 계획을 수립한다.

(1) 검사 일정

학사 일정을 확인하여 검사 일정표를 작성한다. 학사 일정에 건강 검사 기간이 사전에 명시되어 있다면 가능한 그 기간에 실시할 수 있도록 준비한다.

검사 일정표는 학급의 검사 날짜와 시간까지 상세하게 작성한다. 1시간에 2학급까지 검사가 가능하지만 여유 있게 실시하기 위해서는 가능하면 1시간에 1학급으로 시간표를 작성하는 것이 바람직하다.

초등학교의 경우는 신체 발달 검사와 함께 별도 검사인 시력 검사를 함께 실시하기 때문에 1시간에 1학급이 검사할 수 있도록 일정을 계획한다. 또한 초등학교 저학년의 경우 수업 시간이 적은 요일이 있기 때문에 학년별 시간표도 함께 확인하여 학년을 배정해야 한다.

학년별로 검사일만 정하고 학년부장에게 상세한 검사 시간은 학년별로 협의하여 정해서 알려주기를 요청할 수 있다.

검사 일정표를 완성하면 내부 결재를 받기 전에 해당 학년의 담임교사에게 공지해서 일정이 가능한지 확인받는다.

표 9-3. **검사 일정표 예시**

	4/14(월)	4/15(화)	4/16(수)	4/17(목)	4/18(금)	4/21(월)
1교시	5-1		6-2	6-3	3-1	3-6
2교시			6-5	6-1	3-2	3-7
3교시	5-5					
4교시	5-3	5-4	6-8	6-6	3-3	3-5
5교시	5-6	5-7	6-4	6-7	3-4	
6교시	5-2					

(2) 검사 장소와 인력

검사 장소를 한 곳으로 지정하여 검사 기구를 설치하고 학생들이 해당 시간에 내려와서 검사받을 수 있도록 계획하는 것이 추천된다. 검사 기구를 학년별로 이동시키면서 각 학급에서 측정하도록 계획할 수도 있으나 이때는 검사 기구가 파손될 수 있으며 부정확하게 측정될 수 있기 때문에 바람직하지 않다.

검사 장소를 선정할 때는 학생들이 대기할 수 있는 공간이 확보되는 곳으로 한다. 학교 규모가 작은 경우는 보건실을 검사 장소로 사용할 수 있다. 그러나 대부분의 학교에서는 검사 학생들로 인해 보건실이 혼잡해지면 보건실 방문 학생들의 건강 관리에 어려움이 발생하기 때문에 보건실을 검사 장소로 잘 이용하지는 않는다. 시청각실, 강당, 교과교실, 보건교육실 등을 측정 장소로 주로 이용하며 사전에 장소를 사용할 수 있는지 확인해야 한다.

필요한 검사 인력을 확인한다. 검사, 기록, 검사 동안 학생들 관리 등의 역할이 필요하다. 학생들을 측정이나 기록에 참여시키지 않도록 한다. 검사 기간 동안 측정을 지속적으로 도와줄 수 있는 인력을 1명 정도 확보하는 것이 좋다. 신체 능력 검사의 필수 항목으로 체질량지수(BMI)가 포함되어 있기 때문에 체육부장과 상의하여 검사 인력을 확보한다. 초등학교에서는 시력 검사를 함께 실시하기 때문에 정확한 검사를 위해 시력 검사를 전담할 검사자를 지정하여 교육한 후에 실시하는 것이 바람직하다.

(3) 검사 기안문 작성

건강 검사 기안문에는 검사 일시, 장소, 항목, 대상, 일정, 방법, 결과 처리에 대한 내용이 포함되며 붙임 자료로 검사 결과를 안내하는 가정통신문, 교원 연수 자료가 포함된 계획서를 첨부한다(실무 예시 9-1~9-4).

검사 결과 안내 가정통신문에는 검사 결과를 쓸 수 있는 칸을 만들고 비만, 저체중에 대한 교육 내용으로 작성한다. 검사 결과에는 비만도를 함께 작성해 주는 것이 좋다. 건강기록부에 키와 몸무게를 기록하면 비만도가 자동으로 계산되기 때문에 그 결과를 출력하여 해당 학생의 내용을 오려서 붙일 수 있도록 가정통신문을 구성하면 편리하다.

교직원 교육 자료에는 검사 결과를 건강기록부에 기록하는 방법, 가정통신문에 검사 결과를 작성하여 배부하는 방법에 대한 내용으로 구성한다.

2-2-2. 검사 실시

검사 장소 설치 및 검사 장비 점검 등을 위해 공문은 검사 시행 1주전에는 결재가 완료되도록 하는 것이 좋다. 검사를 실시하기 전에 검사 장소에 준비물과 검사 기구를 설치하고 장비를 점검한다.

검사 장소에 검사에 필요한 준비 물품과 검사 기구를 설치한다. 검사 하루 전에는 해당 학급에 검사에 대해 다시 한 번 더 교내 메신저를 이용해 검사를 안내한다.

(1) 검사에 필요한 물품 준비

① 검사 결과 안내 가정통신문 및 교사 기록 안내 자료

검사 결과에 대한 안내 가정통신문은 학교의 가정통신문 배부 절차에 따라 번호를 적고 검사 대상자 수 만큼 인쇄를 의뢰한 후 인쇄한 가정통신문은 각 학급으로 배부하지 않고 검사 장소에 준비한다. 담당 학급 수 만큼 담임교사용 교육 자료도 복사하여 함께 준비한다.

② 검사 기록지 및 필기구

검사시에는 출력한 명부에 기록하고 측정 결과를 건강기록부에 기록하도록 계획했다면 결과를 기록할 수 있는 학생명부를 교육행정정보시스템에서 출력하여 준비한다(Chapter 3 참조). 검사 시에 교육행정정보시스템에 접속하여 건강기록부에 측정과 동시에 입력할 수 있도록 계획한다면 명부는 별도로 필요하지 않다.

③ 검사 방법 안내 교육 자료

학생들이 올바른 방법으로 검사를 받을 수 있도록 검사 방법에 대한 내용과 주의 사항에 대한 교육 자료를 유인물 혹은 게시 자료로 만들어 검사 장소에 비치한다.

(2) 검사 장비 설치 및 점검

학교에서 보유중인 검사 기구를 확인하여 검사 장소에 설치한다. 체중계와 수동으로 작동하는 수평판으로 된 신장계를 사용하기를 권고하고 있으나 많은 학교에서 자동 신장체중계가 사용되고 있다.[13] 자동 신장체중계의 전원을 연결하고 수평과 영점을 조절하고 잘 작동하는지 확인한다.

신체의 능력 검사의 선택 평가 항목으로 체지방을 선택한 학교에서는 검진 기구로 인바디 기구를 사용하기도 한다. 이때는 컴퓨터와의 연결 상태, 입력 프로그램이 잘 작동하는지도 함께 확인해야 한다. 인바디의 경우 오작동이 자주 발생하기 때문에 이에 대비해서 검사 기구 회사의 A/S 담당자의 연락처를 확인해 둔다.

검사 기구는 기록하는 장소 바로 옆에 설치하여 측정자가 기록을 함께 할 수 있도록 한다. 또한 검사 결과가 대기 학생들에게 노출되지 않도록 대기 공간과 측정 공간의 거리와 방향을 고려하고 검사 기구의 검사 결과 표시창을 대기 학생들이 볼 수 없는 방향으로 검사 기구를 설치한다.

(3) 검사 사전 교육

검사를 실시하기 전에 준비된 검사 장소에서 담임교사 혹은 검사자가 지정된 경우에는 검사자에 대한 사전 교육을 실시한다. 사전 교육 시에는 측정 방법 및 주의 사항, 기록 방법 등에 대해 교육한다. 체중 검사를 위해 가벼운 복장을 입고 오도록 사전에 학생들에게 안내한다.

(4) 검사 실시

검사 장소로 온 학생들에 대해 검사 방법 및 검사시 주의 사항에 대해 준비한 교육 자료를 이용하여 간단한 교육을 실시한 후에 검사를 진행한다. 검사 기구에 올라가기 전에 신발과 외투는 벗도록 하고 머리를 묶은 경우는 머리끈을 풀도록 안내한다. 보건교사가 직접 검사에 참여하지 않는 경우는 이를 사전 교육 내용에 포함 한다. 조용하게 검사가 진행될 수 있도록 대기하는 학생들에게 대기하는 동안 볼 수 있는 책 등을 준비해 오도록 한다. 가능한 경우에는 영화나 교육 동영상 등을 틀어주면 좋다.

① 키 측정 방법[13)]

- 검사 기구에 올라가기 전에 신발과 외투는 벗도록 한다.
- 수평면에 곧바로 서서 발뒤꿈치, 엉덩이, 등, 머리의 뒷부분이 수직판에 닿도록 한다.
- 머리는 정면을 보고 'Frankfort Horizontal Plane' 에 위치하게 한다.
- 양팔은 손바닥을 다리를 향하게 하여 힘을 빼고 자연스럽게 늘어뜨린다.
- 팔꿈치를 모으고 발의 내측선(Medial boarders)이 약 60° 가 되게 벌리고 무릎이 내측은 겹치지 않고 접촉되게 한다.
- 숨을 깊게 들여 마신 상태로 있게 한 후 수평판이 머리의 정점에 닿게 한다. 이때 머리카락을 누를 정도의 압력만 가하게 한다.
- 측정 수치는 소수 첫째자리까지 기록하고 측정값이 소수 둘째자리 이상 나오는 경우는 둘째자리에서 반올림한다.

② 몸무게 측정 방법[13)]

- 검사 기구에 올라가기 전에 신발과 외투는 벗도록 한다.
- 체중이 양쪽 발에 골고루 분포되도록 가만히 서 있도록 한다.
- 측정한 체중에서 옷의 무게는 빼고 측정 수치는 소수 첫째자리까지 기록한다.

2-3. 검사 결과 관리

2-3-1. 검사 결과의 해석

신체 발달 상황 검사 결과는 상대체중과 체질량지수로 비만도를 산출하여 평가한다. 키와 몸무게를 건강기록부에 기록하면 상대체중과 체질량지수가 모두 자동 산출된다. 두 비만도의 산출 결과는 다를 수 있으며 국내외적 비만의 평가로 체질량지수가 널리 쓰이고 있다.[15)]

(1) 체질량지수(BMI, Body Mass Index: kg/m²)

체질량지수는 신장과 체중으로 계산된 체질량지수로 비만을 판정하는 방법으로 일반적으로 18.5 kg/m² 는 저체중, 18.5~25kg/m²는 정상체중, 25~30kg/m²는 과체중, 30kg/m²이상은 비만으로 평가한다.[16)] 하지만 이러한 평가 기준은 국가, 연령, 성별에 따라 다르다. 학생 건강 검사에서의 체질량지수(BMI)는 산출된 체질량지수를 2007 소아청소년 성장도표(질병관리본부, 대한소아과학회)[17)] 에 근거하여 백분위수로 비만도를 판정한다. 성별, 나이별, 백분위수와 상관없이 체질량지수(BMI)가 25kg/㎡ 이상인 경우에도 '비만'으로 분류해서 관리한다.

$$체질량지수(kg/㎡) = 실측체중(kg) / 신장(㎡)$$

표 9-4. **체질량지수의 판정기준**

기준	판정
85% 이상 95% 미만	과체중
95% 이상	비만
성인 비만 기준인 체질량지수 25kg/㎡ 이상인 경우는 백분위수와 무관하게 "비만"으로 판정	

출처: 학교건강검사규칙, 교육부령 제93호, 일부 개정 2016. 3. 4.[1]

(2) 상대체중

상대체중(Degree of Obesity Index)은 표준체중에 의해 산출되며 비만을 3단계로 분류하여 판정한다. 비만에 대한 세부 분류로 학교 비만 아동 관리에서 주로 사용되는 지표이다.

$$상대체중(\%) = \frac{실측체중(kg) - 신장별\ 표준체중(kg)}{신장별\ 표준체중(kg)} \times 100$$

표 9-5. **상대체중의 판정 기준**

기준	판정
20% 이상 30% 미만	경도비만
30% 이상 50% 미만	중등도비만
50% 이상	고도비만

출처: 학교건강검사규칙, 교육부령 제93호, 일부 개정 2016. 3. 4.[1]

2-3-2. 결과 안내 및 추후 관리

키, 몸무게, 비만도 판정 결과를 준비했던 가정통신문에 기록하여 검사 결과를 안내한다. 건강 검사 결과에 대한 추후 관리는 의무 사항으로 비만 학생의 명단을 건강기록부에서 확인하고 비만 학생들을 위한 건강 교실, 상담 등 건강 증진 프로그램을 기획하여 운영한다. 고도비만 학생의 경우는 개별적인 치료적 접근이 필요하므로 전문 기관에 의뢰하여 관리될 수 있도록 하고 학교 요보호자 명단에 포함하여 정기적인 상담과 치료 상황을 확인하다.[15]

학교보건 계획 수립 시 학교 비만율은 간강 평가 자료로 활용한다.

2-3-3. 건강기록부 기록

검사 실시 후에는 교육 업무 포털(나이스)내 건강기록부의 '신체의 발달 상황' 란에 키, 몸무게를 입력한다. 입력 시에는 소수 첫째 자리까지 입력한다. 검사 시 동시에 건강기록부에 입력하지 않고 종이 명부에 검사 결과를 기록한 경우에는 건강기록부에 입력 후 명부는 보건실로 제출하도록 안내하고 검사 명부는 건강 검사 보조 장부 파일을 만들어 1년 간 보관했다가 폐기한다.

3 학생 건강 조사

3-1. 학생 건강 조사 대상과 항목을 나열한다.
3-2. 학생 건강 조사 방법을 설명한다.
3-3. 학생 건강 조사 결과 관리에 대해 설명한다.

3-1. 조사 대상 및 항목

건강 조사는 모든 학생을 대상으로 건강 검사 규칙에 명시되어 있는 건강 조사 항목 및 내용을 포함하는 구조화된 설문지로 실시한다. 건강 검진 대상 학년은 건강 검진 시 사용하는 문진표로 검진기관에서 실시한 것으로 간주한다.

건강 조사 항목은 병력, 식생활 및 건강 생활 행태에 대한 12개 항목, 28개 세부 내용으로 구성된다. 각 항목과 세부 내용이 포함된 구조화된 설문지는 시 · 도교육감이 마련하도록 명시되어 있기 때문에 시 · 도 교육청에서 설문지를 마련하고 각 학교에서는 교육청에서 만든 건강 조사 설문지를 이용하여 조사한다.

표 9-6. **건강 조사 항목 및 내용**

조사 항목(12개)	조사 내용(28개)
1. 예방접종 / 병력	가. 전염병 예방접종 나. 가족 병력 다. 개인 병력
2. 식생활 / 비만	가. 식습관 나. 인스턴트 및 그 밖에 식품의 섭취 형태 다. 다이어트 행태
3. 위생 관리	가. 손 씻기 나. 양치질
4. 신체 활동	가. 근지구력 향상을 위한 운동 나. 심폐기능 향상을 위한 운동 다. 수면
5. 학교생활 / 가정생활	가. 가족 내 지지 정도 나. 학교생활 적응 정도 다. 교우 관계

6. 텔레비전 / 인터넷 / 음란물의 이용	가. 텔레비전 시청 나. 인터넷 이용 다. 음란물에의 노출 여부 및 정도
7. 안전 의식	가. 안전에 대한 인식 나. 안전사고의 발생
8. 학교폭력	가. 학교폭력에의 노출 여부 및 정도
9. 흡연 / 음주 / 약물의 사용	가. 흡연 나. 음주 다. 흡입제의 사용 여부 및 약물의 오 · 남용 여부 등
10. 성 의식	가. 성 문제 나. 성에 대한 인식
11. 사회성 / 정신건강	가. 사회성(자긍심, 적응력 등) 나. 정신적 건강(우울, 자살, 불안증, 주의력 결핍 등)
12. 건강 상담	가. 건강에 대한 상담의 요구 등
※ 조사 방법: 시 · 도교육감은 위 조사 항목 및 내용을 포함한 구조화된 설문지를 마련하고, 학교의 장을 통하여 조사할 수 있도록 한다.	

출처: 학교건강검사규칙, 교육부령 제93호, 일부 개정 2016. 3. 4. 제4조의2 제2항 관련, 별표 1의 2.[1)]

3-2. 조사 방법

학생 건강 조사는 계획 수립, 가정통신문 및 설문지 배부, 회수 및 분석, 추후 관리 및 결과 활용, 결과 보고의 순으로 시행한다.

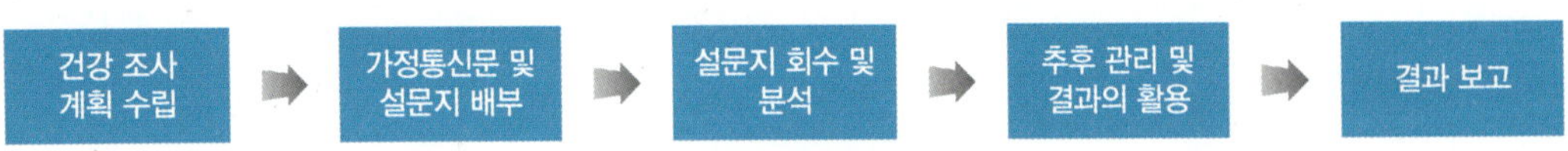

그림 9-3. **건강 조사 수행도**

3-2-1. 건강 조사 계획 수립

건강 조사를 계획 할 때는 조사된 결과를 분석하는 방법에 대한 고려가 필요하다. 특히 큰 학교에서는 조사 내용 중 상담이 필요로 되는 대상을 선별할 항목이 무엇이며, 통계 처리는 어떻게 할지를 사전에 점검해야 한다.

건강 조사의 병력 항목을 통해 요보호자를 1차 선정하기 때문에 건강 조사는 학기 초에 바로 준비하여 실시해야 한다. 건강 검진 대상 학년은 건강 검진 시 문진표로 건강 조사를 대신할 수 있지만 요보호자 선정 문제 때문에 전교생을 대상으로 실시하게 된다.

(1) 건강 조사 방법 선택

많은 학교에서 종이 설문지를 통해 건강 조사를 실시하고 있다. 하지만 건강 조사 결과를 통계 처리하여 학교보건 계획 수립에 반영하기 어렵다는 단점이 있어 이에 대한 보완이 필요하다. 간편한 통계 분석을 위해 중 · 고등학교에서는 OMR 카드를 이용하여 조사하기도 하고 온라인 조사 방법을 활용하기도 한다.

① 종이 설문지로 건강 조사를 실시하는 방법

시 · 도 교육청에서 제시한 설문지를 배부하고 이를 담임교사가 수거한다. 보건교사가 수거된 원자료를 모두 검토하는 것은 학교 규모가 아주 작은 경우를 제외하고는 불가능하다. 담임교사에 의해 1차 분석 과정을 거쳐 보건교사는 정리된 자료를 바탕으로 2차 분석을 실시한다.

담임교사가 산출해야 하는 각 학급의 통계 내용, 통계 산출 방법, 통계 서식 등이 안내 시 함께 담임교사에게 제공되어야 한다. 중 · 고등학교에서는 OMR 카드를 이용하여 설문지 결과를 간편하게 통계 처리할 수 있다. 하지만 초등학교에서는 OMR 카드를 사용하고 있지 않기 때문에 수기로 직접 통계 처리해야 하는 불편함이 있다.

또한 건강 조사 설문지의 항목에서 담임교사가 상담을 통해 확인해야 하는 문항, 보건교사가 확인해야하는 문항이 있는지 파악하고 명단을 작성하여 추후 관리 하는 방법 또한 함께 포함되어야 한다.

■ 건강 조사 설문지 학생 상담 명단 작성 방법

- 다음 문항에 '예' 라고 응답한 학생들은 담임교사가 상담을 실시하고 그 내용을 기록합니다.
  [5-4] 지난 1년 동안 친구에게 괴롭힘이나 따돌림을 당한 적이 있습니까?
  [8-1] 돈을 빼앗은 친구가 있습니까?
- 다음에 해당하는 학생들의 명단은 제공된 서식에 작성하여 보건교사에게 건강 조사 설문지 원본과 함께 제출합니다.
  [1-3] 치료적 목적으로 학생이 계속 복용하는 약이 있습니까?
  [1-4] 건강상 이유로 학교에서 특별히 배려해야 할 점이 있습니까?

그림 9-4. **건강 조사 결과 관리 기준 안내문(예시)**

② 온라인 조사로 건강 조사를 실시하는 방법

최근에는 온라인 조사를 지원하는 다양한 사이트가 있어 온라인으로 건강 조사를 실시할 수 있다. 온라인으로 조사를 실시하는 경우는 통계 처리가 간편하고 결과를 엑셀 서식으로 다운받아 필터 기능을 통해 상담이 필요한 학생의 명단을 손쉽게 구성할 수 있다. 모든 분석을 보건교사가 직접 수행할 수 있기 때문에 빠르게 업무를 처리할 수 있는 장점이 있지만 온라인으로 수행하기 때문에 지역에 따라 학부모가 답변하기 어려운 경우도 있다. 지역의 현황을 파악하여 적용 가능한지 판단해야 한다.

온라인 조사를 실시하는 경우는 온라인상에 건강 조사 설문지를 등록하고 응답 주소(URL)를 학교 홈페이지의 배너창에 링크시킨다. 각 학교 홈페이지 담당자에게 응답 주소(URL)와 조사 기간을 알려주면 탑재해 준다.

응답자의 현황을 수시로 확인하면서 담임교사에게 응답을 독려하며, 조사가 끝난 경우에는 조사 결과를 다운받고 온라인에 탑재된 조사는 개인 정보 유출의 가능성을 사전에 예방하기 위해 반드시 삭제한다.

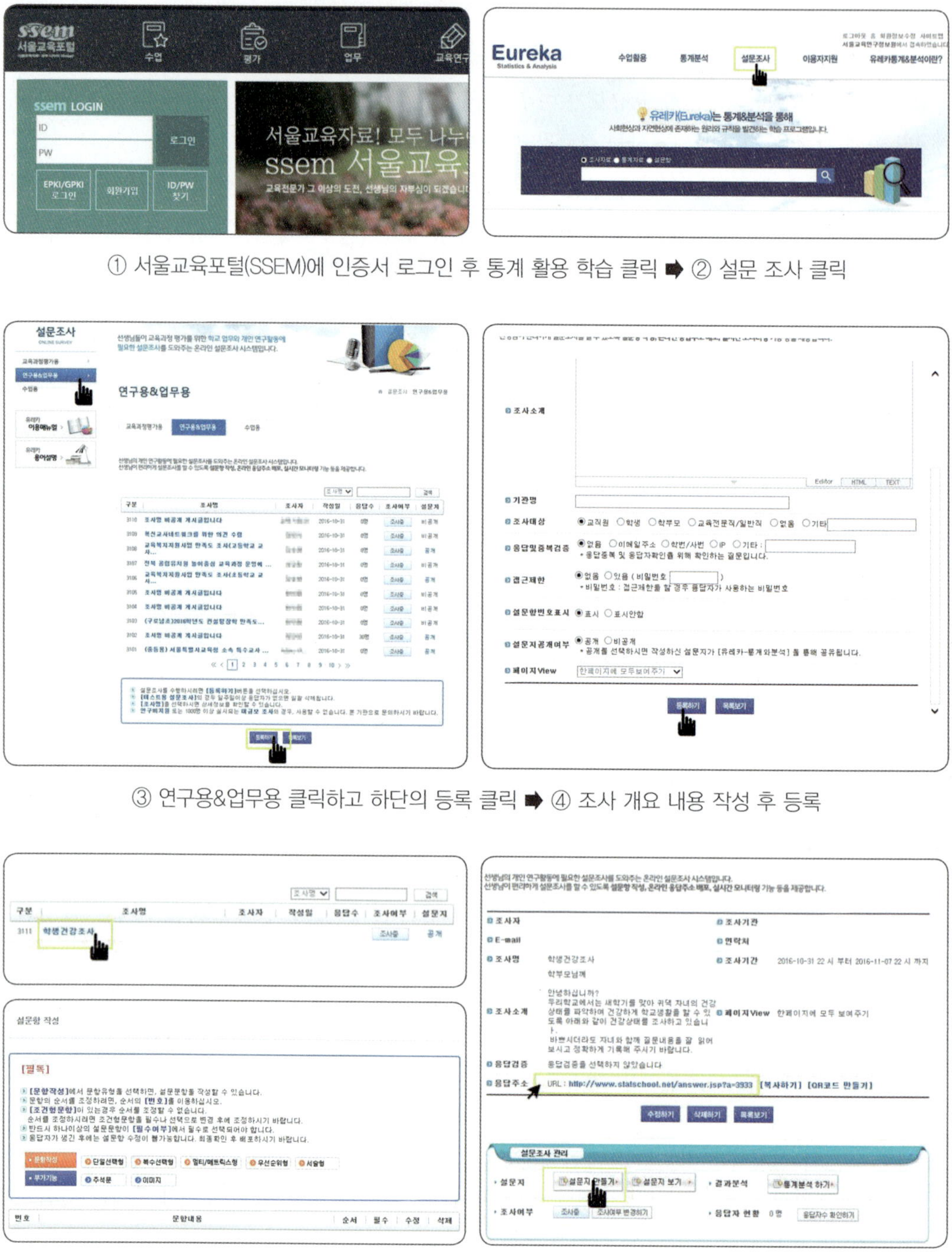

① 서울교육포털(SSEM)에 인증서 로그인 후 통계 활용 학습 클릭 ➡ ② 설문 조사 클릭

③ 연구용&업무용 클릭하고 하단의 등록 클릭 ➡ ④ 조사 개요 내용 작성 후 등록

⑤ 등록된 조사명 클릭 ➡ ⑥ 설문지 만들기를 클릭하여 설문지 등록 후 저장 ➡ ⑦ 응답 주소를 복사하여 학교 홈페이지 담당자에게 링크 요청 하여 설문지 연결

그림 9-5. **온라인 조사 방법을 활용한 건강 조사 방법**

(2) 건강 조사 기안문 작성

건강 조사 기안문에는 건강 조사의 근거, 조사 내용, 대상, 방법, 자료의 활용이 포함되며 붙임 자료로 건강 조사에 대한 안내 가정통신문과 건강 조사 설문지를 첨부한다.

건강 조사 설문지는 각 시 · 도 교육청에서 배부하는 학교보건 지침에 포함되어 있는 설문지를 이용한다. 요보호자 선정 시 필요한 상세 병력에 관한 설문 내용을 추가할 수 있다. 또한 응급 대응 체계와 관련된 항목들(학부모 응급 연락처. 응급 이송에 대한 동의), 보건실 방문 학생에 대한 투약과 관련된 동의, 개인 정보 수집에 관한 동의 등 학교보건 사업 전반에서 필요로 되는 항목을 추가하여 설문지를 작성할 수 있다.

건강 조사 안내 가정통신문은 조사 내용, 대상, 기간, 방법 등을 상세하게 기술하여 학부모나 학생이 이해하기 쉽게 작성한다.

본 책에서는 건강 조사와 함께 요보호자 선정 및 응급 대응 체계, 보건실 운영에 필요한 문항들을 함께 조사한 건강 조사 서식을 포함하였다(실무 예시 9-5~9-7).

3-2-2. 가정통신문, 설문지의 배부 및 회수

기안문 결재가 완료되면 가정통신문은 학교의 가정통신문 배부 절차에 따라 학교 번호를 기입하고 등사실에 의뢰하여 인쇄하고 각 학년으로 배부한다. 종이 설문지로 조사하는 경우에는 설문지도 함께 배부한다.

가정통신문을 학생들에게 배부하기 전에 학내 메신저, 부장 회의, 교직원 회의 등을 통해 담임교사에게 건강 조사의 중요성과 회수 및 분석 절차를 안내한다. 건강 조사를 통해 학생들의 병력과 같은 학교생활에서 고려해야 할 중요한 정보들이 수집되기 때문에 이를 담임교사와 학생들이 충분히 인지할 수 있는 사전 설명이 필요하다.

건강 조사에 대한 미응답에 대한 고려 또한 필요하다. 원칙적으로 모든 학생이 건강 조사서를 제출하기를 기대한다. 하지만 이를 위해서는 많은 시간과 노력이 필요하다. 건강 조사서를 제출하지 않은 경우를 대비한 방안이 사전에 준비되어야 한다. 계획 시 가정통신문에 '건강 조사서를 제출하지 않는 경우 학교생활에 특이 사항 없음으로 간주한다.'는 문구를 추가하는 방법, 건강 조사서를 제출하지 않은 학생들을 대상으로 담임교사가 직접 건강 조사서를 학교에서 작성하게 하는 방법 등을 사용할 수 있다.

신입생의 건강 조사에 있어서는 매우 철저하게 수행되어야 한다. 매년 건강 조사를 실시하기 때문에 재학생들에 대한 건강 정보는 기본적으로 파악이 되어 있다. 하지만 신입생의 경우는 학생들의 상세한 건강 정보가 진급 시 이관되지 않기 때문에 어떤 건강 문제를 갖고 있는지 건강 조사로 파악하기 전에는 알 수가 없다.

3-3. 건강 조사 결과 관리

3-3-1. 건강 조사 결과의 활용

건강 조사 결과는 학교보건 계획 수립과 요보호자 선정을 위한 자료로 활용된다.

(1) 학생 식습관 및 건강 행태에 대한 통계 분석을 통한 학교보건 계획에 반영

각 항목별 빈도를 산출하여 학생들의 식습관 및 건강 행태 수준을 전체적으로 파악한다. 청소년 조사, 이전의 건강 조사 결과 추이를 함께 비교함으로써 건강 문제를 평가하고 이를 학교 간호 사정 자료로 활용한다.

(2) 요보호자 및 상담 학생 선정 자료로 활용

건강 조사를 통해 건강과 관련된 요보호자 선정을 위한 학생 명단, 학교폭력과 같이 생활 지도와 관련된 상담이 필요한 학생 명단을 작성하게 된다.

병력과 관련된 내용에서 질환, 건강상의 이유로 주의가 필요한 항목에 '예' 라고 응답한 학생들의 명단을 작성한다. 보건교사는 학생, 학부모와 직접적인 상담이 필요한 학생을 선정하고 상담을 실시하여 요보호자를 확정한다.

학교폭력, 약물 오 · 남용 등과 관련된 항목에 '예' 라고 응답한 학생들의 명단을 작성하여 담임교사에 의해 1차 상담을 실시한다. 필요시 상담교사, 생활 지도부에 의뢰하여 추후 관리한다.

3-3-2. 건강 조사 결과의 보관

건강 조사 결과는 건강기록부에 기록되지 않으며 건강기록부와는 별도로 관리한다. 건강 조사 결과 보관에 대해서 법적으로 명확하게 명시되어 있지 않다. 하지만 다른 건강 검사 결과와 마찬가지로 건강기록부의 보조 장부로 간주하여 학생 건강기록부 전산처리 및 관리지침[18]에 따라 관리하도록 한다. 학생 건강기록부 전산처리 및 관리지침 14조(자료의 보관)의 3항에는 보조부의 사용 용도가 소멸된 경우 즉시 폐기함을 명시하고 있다. 본 조항에서 사용 용도의 소멸의 해석은 통상적으로 다음 건강 조사서를 실시하는 1년까지로 볼 수 있다. 하지만 실제로 건강 조사서를 모든 학생들에게 매년 100% 회수 받지 못한다는 측면과 매년 조사된 건강 조사 결과를 종합하여 관리한다는 측면에서는 해당 학생이 졸업하는 시점까지 보관할 수 있다는 해석이 가능하다. 또한 건강 조사서가 진급 학교에서 건강 문제로 인한 학교안전사고 발생 시 중요한 문서로 활용된 사례가 있기 때문에 해당 학생이 졸업한 후 1년까지는 자료의 사용 기간으로 볼 수도 있다.

3-3-3. 건강 조사 결과의 보고

학생 건강 검사의 결과를 평가하여 학생 건강 증진 계획을 수립하여 추진해야 함을 명시하고 있다. 건강 조사 결과는 학생 건강 증진 계획 수립 시 평가 자료로 활용되어야 하며 이를 전체 학생 건강 검사 결과와 함께 학생 건강 증진 계획에 반영했는지에 대한 결과를 12월까지 교육청에 보고한다. 그러나 건강 조사 결과의 세부 항목에 대한 분석 결과는 보고하지는 않는다.

학생 건강 검사 결과 처리 현황

기관명: 학교

1. 학생 건강 증진 계획 수립 시 학생 건강 검사 결과 반영 현황

학교명	학생 건강 증진 계획 수립 여부(○, ×)	계획 수립 시 건강 검사 결과 반영 여부(○, ×)

출처: 서울시교육청. (2016.) 학교보건 업무 안내 Part 1.[13]

그림 9-6. **학생 건강 검진 결과 보고 형식**

4 학생 건강 검진

4-1. 학생 건강 검진 대상과 항목을 나열한다.
4-2. 학생 건강 검진 방법을 설명한다.
4-3. 학생 건강 검진 결과 관리에 대해 설명한다.

4-1. 검진 대상 및 항목

학교보건법 제7조에 따라 건강 검진 대상 학년은 각종 학교의 초 1, 4학년, 각종 중 · 고등학교의 1학년이다. 그러나 초등학생의 구강 검진은 전교생을 대상으로 한다.

건강 검진 항목은 기본 공통 항목과 학년별, 대상자 별로 차이가 있는 추가 항목으로 구분된다. 또한 초등학교 4학년 이상의 경도 비만 이상의 학생에 대해서는 혈당, 콜레스테롤, 간 기능 검사(AST, ALT)가 추가되어 해당 학생은 검사 전 금식이 필요하다.

	초등학교 1학년	초등학교 4학년	중학교 1학년	고등학교 1학년
기본 공통 항목	근 · 골격 및 척추, 눈 · 귀, 콧병 · 목병 · 피부병, 구강, 기관 능력, 소변 검사, 혈압 ※ 구강 검사는 초등학교 전 학년을 대상으로 실시			
추가 항목	혈액형	색각 검사	색각 검사 간염 검사 결핵 검사	결핵 검사 혈색소(여학생)
		비만 학생(혈당, 총콜레스테롤, AST, ALT)		

출처: 한국교육개발원. (2015). 학생 건강 검사 항목 개선 연구. p58.[15]

그림 9-7. **건강 검진 내용 및 대상**

학생 건강 검진은 건강 검진 기관 선정, 검진 계획 수립, 실시, 결과 안내 및 추후 관리, 검진 비용 청구, 만족도 조사, 결과 보고 순으로 진행한다.

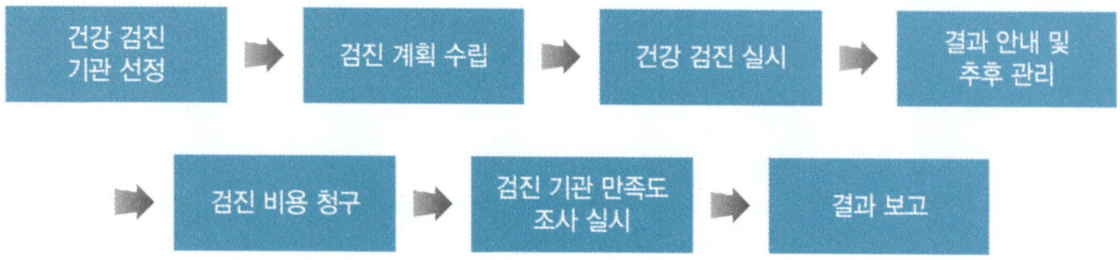

그림 9-8. **학생 건강 검진 수행 체계도**

4-2-1. 건강 검진 기관 선정

학교보건법에 따라 학생 건강 검진은 건강 검진 기관에 의뢰하여 실시해야 하며 학교건강검사규칙에 따라 2개 이상의 검진 기관을 선정해야 한다. 하지만 지역에 따라 2개 이상의 건강 검진 기관을 선정할 수 없는 경우에는 해당되는 시도교육감(혹은 권한을 위임한 경우는 교육장)의 사전 승인을 얻어 1개 검진 기관만 선정할 수 있다.

서울시교육청에서는 아래와 같은 기준에 해당하는 학교는 1개 검진 기관을 선정할 수 있도록 하고 있다.[13]

- 검진 대상 각 학년이 3학급 이하인 경우
- 학교 소재 자치구내 건강 검진에 참여하는 검진 기관이 적거나 없는 경우
- 학교 건강 검사 표본 학교로 제시하고 있다.

(1) 검진 기관 목록 작성

의뢰 가능한 건강 검진을 파악하기 위해 학교에서 기존에 선정했던 건강 검진 기관과 함께 건강검진기관포털(http://hi.nhis.or.kr)에서 건강 검진 기관 찾기 메뉴를 통해 학교 주변 검진 기관을 확인하여 건강 검진 기관 목록을 만든다. 건강검진기관포털(http://hi.nhis.or.kr)에서 기존에 학교에서 선정했던 병원도 건강 검진 기관이 맞는지 반드시 확인한다.

해당 검진 기관의 학생 건강 검사 담당자와 연락하여 검사 실시 가능 여부, 일정, 실시 방법 등을 확인한다.

(2) 검진 기관 선정

병원 위치, 병원 시설, 검진 가능한 일자, 전년도 건강 검진 기관이라면 만족도 조사 결과와 해당 병원에서 검사한 비율 등을 종합적으로 고려하여 2개 이상의 건강 검진 기관을 선정한다. 건강 검진 기관 선정 시 학교운영위원회의 심의 및 자문을 받을 수 있으나 필수 사항은 아니다.

> ❖ 학교건강검사규칙 제5조의2(건강 검진의 절차 등) 2항[1]
>
> ② 학교의 장은 제1항의 규정에 의하여 검진 기관을 선정하고자 하는 때에는 초 · 중등교육법 제31조의 규정에 의한 학교운영위원회의 심의 또는 자문을 받을 수 있다.

건강 검진 기관 선정을 위해 운영위원회에 심의를 받는 경우는 운영위원회 담당자에게 운영위원

회 회의 날짜를 확인하고 사전에 안건을 작성하여 내부 결재를 받는다. 안건은 건강 검진 실시 근거, 병원 선정 기준, 병원에 대한 정보 등의 내용으로 구성한다(실무 예시 9-8~9-9). 결재받은 안건은 운영위원회 담당자에게 제출하고 운영위원회 당일은 순서에 따라 회의에 참석하여 안건의 내용을 설명한다.

초등학교의 경우는 구강 검진을 위한 치과병원을 함께 선정해야 한다. 구강 검진 방법에 대해서 시도교육감이 그 방법을 정하도록 하고 있으나 대부분의 시 · 도 교육청에서는 건강 검진과 동일하게 2개 병원 이상을 선정하도록 하고 있다. 1, 4학년 건강 검진 기관과 동일한 병원으로 선정할 수도 있으나 대부분 많은 검진 인원과 접근성 문제로 학교 주변의 치과병원을 따로 선정하게 된다.

(3) 검진 기관과 계약

검진 기관이 선정되면 계약서를 작성하여 내부 결재를 통해 학교장의 승인을 받는다. 최근에는 계약 간소화를 위해 마련된 '학교 건강 검진 승낙서'로 계약서를 대신하고 있다. 계약서에 작성해야 하는 검진 기간과 검진 완료일은 추후 미검진 학생을 파악하여 검진을 받을 수 있는 기간까지 고려하여 작성해야 한다. 검진 일자는 사전에 검진 기관과 협의한다(실무 예시 9-10~9-11).

일인당 검진 비용은 인상될 수 있기 때문에 당해 연도 교육청에서 배부한 안내 매뉴얼에 있는 검진 비용을 확인 후 기록한다.

결재가 완료되면 행정실의 협조 하에 검진 기관과 계약을 체결한다. 계약서(혹은 학교 건강 검진 승낙서)를 2부 준비하여 검진 기관장의 도장을 받고 검진 기관과 학교가 각각 1부씩 보관한다.

4-2-2. 건강 검진 계획 수립

학교건강검사규칙에 따라 예외 조항에 해당되는 지역을 제외*하고는 검진 기관을 방문하여 건강 검진을 받는 것을 원칙으로 하고 있다.

건강 검진 계획을 수립할 때에는 학생들의 검진 기간, 검진 시간, 문진표의 사전 제공, 검진 병원에 방문한 학생이 해당 학교의 학생임을 증명할 수 있는 방안 등에 대해 검진 기관과 사전에 협의한다.

(1) 건강 검진 방법 선택

건강 검진 실시 방법은 학교 교육 활동 시간에 학생들을 학교에서 인솔하여 병원에 방문하는 방법, 학생들 개별적으로 방과 후, 주말, 방학 기간을 이용하여 방문하도록 하는 방법으로 계획할 수 있다.

① 학교에서 학생들을 인솔하여 검진 기관에 방문하는 방법

초등학교보다는 중 · 고등학교에서 주로 선택하게 되는 방법이다. 학교에서 집단으로 학생을 인솔하기 때문에 단시간에 건강 검진을 완료할 수 있으며 검진율도 높은 장점이 있다. 하지만 교육 활동 시간을 할애해야 하기 때문에 사전에 학사 일정과 인솔 교사 또한 조율되어야 한다. 학생들 이동 시 안전사고에 대한 대비도 필요하다.

---

* 1개 건강 검진 선정, 출장 검진을 할 수 있는 경우: 학교가 소재한 지역(읍 · 면 · 동을 말한다)에 검진 기관이 없는 경우, 장애인 등에 대한 특수교육법에 따른 특수 학교 및 특수 학급의 학생을 대상으로 검진을 실시하는 경우, 그 밖에 부득이한 사유로 출장 검진이 불가피하다고 교육감이 승인한 경우(학교건강검사규칙, 제93호, 일부 개정 2016. 3. 4.)

② 학생 개별적으로 검진 기관에 방문하는 방법

학생들이 방과 후, 토요일, 방학을 이용하여 검진 기관에 개별적으로 방문하여 검진을 받는 방법이다. 대부분의 초등학교에서 이 방법을 선택하고 있다. 학년별로 검진 기간을 정해주어 한꺼번에 몰리지 않도록 하고, 정해진 검진 기간 이외에도 검진을 받을 수 있도록 사전에 검진 기관과 협의한다. 또한 토요일 검진이 가능한지도 확인해야 한다. 학생들의 개별적인 방문 검진으로 계획할 때는 방학 기간에 검진을 받을 수 있도록 방학 기간을 검진 일정 내에 포함시켜서 계획을 수립한다.

미검진 학생에 대해 파악하여 독려해야 하기 때문에 미검진 학생을 어떻게 파악할 지에 대한 사항도 계획 시 고려되어야 한다. 검진 기간은 검진 계약 기간보다 2~3주 짧게 하여 안내된 검진 기간 종료 후 미검진 학생들이 추가적으로 검진을 받을 수 있도록 기간을 확보한다.

(2) 건강 검진 실시 기안문 작성

건강 검진 기안문에는 실시 근거, 검진 대상, 검진 기관, 검진 비용, 검진 방법, 결과 처리 등에 대한 내용이 포함되며 붙임 문서로 건강 검진에 대한 안내 가정통신문, 문진표가 첨부된다(실무 예시 9-12~9-15).

건강 검진 안내 가정통신문에는 검진 대상, 검진 비용(무료 검진), 검진 방법, 검진 항목, 검진 기간, 검진 기관에 대한 안내(병원 위치, 검진 시간, 연락처 등)의 내용으로 작성한다. 담임교사가 검진 현황을 파악하여 학생들을 독려하고 추후 검진 일자와 검진 기관을 건강기록부에 작성할 수 있도록 가정통신문 하단에 확인서를 포함한다. 초등학교 4학년 이상의 비만 학생은 검진 전 금식이 필요함을 가정통신문 내용에 포함한다. 초등학교의 구강 검진 안내 가정통신문도 동일한 형식으로 작성한다.

학교에서 집단으로 학생들을 인솔하여 건강 검진을 실시하는 경우에는 가정통신문에 건강 검진 실시하는 것에 대한 안내 사항만 포함하면 된다.

문진표는 학교건강검사규칙 5조의2 5항에 따라 검진 기관에서 준비하도록 규정하고 있다. 검진 기관에서 문진표 작성 시 혼잡을 우려하여 검진 기관에서 문진표를 사전에 학교로 송부하여 학교에서 배부하기를 요청하는 경우가 있으며 이때는 서식에 있는 문진표를 공문에 함께 첨부 혹은 별첨 문서로 하여 문진표를 함께 배부한다는 사실을 기안에 명시한다. 첨부로 문진표를 넣을 경우는 학교건강검사규칙에 있는 서식을 사용 한다. 학교에서 문진표가 배부되지 않는 경우는 기안문에 문진표에 대한 내용을 넣지 않아도 된다.

4-2. 건강 검진 방법

4-2-1. 건강 검진 실시

기안문 결재가 완료되면 학교 내 가정통신문 발송 절차에 따라 가정통신문 번호를 부여하여 인쇄를 요청하고 건강 검진 대상 학년에 배부한다. 각 검진 기관에서 안내문과 문진표를 학교로 보내 기관 방문 전 사전 작성을 요청한 경우에는 문진표를 가정통신문과 함께 발송한다.

건강 검진 해당 학년의 담임교사에게 건강 검진 실시에 대한 설명과 함께 가정통신문과 문진표 배부에 대한 사전 안내를 학내 메신저, 부장 회의, 교직원 회의 등을 통해서 실시한다.

개인별로 기관에 방문하여 건강 검진을 실시하는 경우는 검진 진행 상황을 확인하고 검진을 독려해야한다. 가정통신문으로 안내된 검진 기간 종료 시 미검진 학생 파악과 미검진 학생들에 대한 검진 독려와 관련된 내용을 담임교사에게 안내한다.

4-2-2. 건강 검진 방법

검진 기관에서는 학교건강검사규칙에 따라 의사의 문진 · 진찰, 병리 검사, 시력표, 색각표, 청력계, 혈압계를 이용한 검사 등의 방법으로 검사를 실시한다. 학생의 키와 몸무게도 함께 측정한다.

표 9-7. **건강 검진 항목 및 방법**

검진 항목		판정 검진 방법(세부 항목)
1. 근 · 골격 및 척추		가) 근 · 골격계 • 가슴에서는 흉골과 늑골의 연결 부위 종창, 사지의 외형, 근육의 긴장도, 다리길이, 관절의 운동 범위, 대칭성 검사 나) 척추: 척추측만증 • 우선 똑바로 선 환자의 뒤에서 시진 • 양측 장골능(iliac crest)의 높이, 어깨선, 엉덩이나 견갑골의 돌출, 늘어뜨린 각각의 팔과 몸통과의 거리 비교 • 환자가 옷을 벗은 상태에서 양손을 몸 중앙선에서 잡고 앞으로 90도 허리를 구부리게 한 뒤 후부 흉곽의 대칭성을 보고(Adams test) 만일 한 쪽이 다른 쪽보다 높으면 측방만곡을 시사하며 scoliometer를 사용할 수도 있음 • 10도 이상의 외측척추만곡을 척추측만증으로 진단 • 환자의 옆에서도 관찰하여 척추의 앞뒤 굴곡을 살펴봄
2. 눈	2-1. 시력 측정	• 공인시력표에 의한 검사 • 오른쪽과 왼쪽의 눈을 각각 구별하여 검사 • 안경 등으로 시력을 교정한 경우에는 교정 시력만 검사하고 교정 시력 기록란에 기록 • 검사하지 않는 눈은 보이지 않게 확실히 가리고 측정 • 동일 줄에서 50% 이상을 맞추면 해당 시력 확인, 기재
	2-2. 색각 이상 유무	• 공인색각표에 의한 검사
	2-3. 안 질환	• 결막염, 사시 등 검사 • 시진으로 외안부의 이상 유무를 확인함. 결막의 충혈이나 창백함, 눈곱 유무, 각막의 혼탁 여부를 손전등을 이용하여 관찰 • 안구 조절 마비 유무, 홍채의 색이나 침윤, 안구진탕, 안검(하수, 퇴축, 부종, 색소침착), 공막의 황달, 수정체 혼탁 유무 관찰 • 양측 동공의 크기가 대칭인지 대광반사가 즉시 유발되는지, 양쪽 눈의 동공의 위치가 같은지 관찰 • 각막반사는 면봉 끝으로 각막을 살짝 건드려서 깜박이면 정상 • cover test는 한 눈은 가리고 다른 눈은 약 3m 전방의 한 점을 고정 응시하도록 한 뒤 가렸던 눈의 가리개를 치워서 그 눈이 가리지 않았던 다른 쪽 눈과 같은 방향을 응시하는지 관찰하여 어떠한 안구의 움직임이라도 있으면 사시에 대한 정밀 검사 의뢰 • ophthalmoscope를 사용하여 망막의 optic disc와 혈관 분포 관찰 • simultaneous red reflex test(Bruckner test)는 동공의 색, 크기, 투명도가 비대칭이면 비정상으로 보고 정밀 검사 의뢰

3. 귀	3-1. 청력	• 순음 청력 검사 또는 귓속말 검사 방법을 사용하여 검사 • 오른쪽과 왼쪽의 귀를 각각 구별하여 검사
	3-2. 귓병	• 외이의 모양, 위치, 외이와 외이도의 염증이나 종괴 유무 확인 • 고막은 귀를 외상방으로 당기면서 이경을 이용하여 관찰하며 고막의 천공이나 함몰, 고막 내 삼출물 등 확인
4. 콧병		• 부비동염, 비염 등 검사 • 코의 모양, 분비물, 코에서 나는 냄새 등을 확인하고 코 점막의 충혈이나 이물, 종양 여부를 관찰
5. 목병		• 편도선 비대, 임파절 종대, 갑상선 비대 확인 • 구개, 볼쪽 점막, 혀와 표면의 유두, 편도 비대나 삼출물, 후비루 등을 관찰 • 구강 내 염증, 감염, 출혈의 소견 유무를 관찰하며 청소년의 경우 치아 상태도 주의하여 관찰
6. 피부병		• 전염성 피부병, 기타 피부병을 포함하여 조사 • 흉터, 화상, 멍이 많은지, 위치와 각 손상 부위의 진행 단계를 관찰 • 건조하거나 인설, 삼출액 등의 아토피 피부염 소견이 있는지 연령을 감안하여 호발 부위 관찰 • 사춘기 남자는 피지 분비가 많아지므로 여드름 여부나 정도 검사 • 피부의 발진 여부, 색소 침착, 점이나 줄, 진균이나 세균의 감염 소견이 있는지 관찰
7. 구강	7-1. 치아 상태	• 우식 치아, 우식 발생 위험 치아, 결손 치아 검사 • 진찰 및 상담은 치과의사가 직접 실시하여야 한다. • 종합 소견 및 조치 사항에 따라 구강 보건교육(잇솔질 교육) 실시
	7-2. 구강 상태	• 구내염 및 연조직 질환, 부정교합, 구강 위생 상태 등 검사
8. 기관 능력		※ 문진표를 바탕으로고 해당 문항별 문진과 진찰을 실시한 후 건강 상태를 평가한다. (1) 전신 상태 • 신체 계측과 활력 징후를 측정하고 학생의 태도와 행동, 창백하거나 무기력한지 전신적인 영양 상태, 아파하는 기색 등을 관찰 (2) 호흡기 • 흉곽 좌우가 대칭인지 새가슴이나 오목가슴이 아닌지 보고 천명이나 수포음이 들리는지 청진함. 호흡음이 저하되어 있는 경우 타진으로 탁음 유무 관찰 (3) 순환기 • 심장의 박동이 규칙적인지, 심음이 정상인지, 심잡음 유무 및 특징 등 청진 • 양측 목의 경동맥, 손목의 요골동맥에서 맥박 확인 (4) 비뇨기 • 비뇨 · 생식기 이상 증상이 있거나 검진을 희망하는 자에 한해 다음 사항을 검진할 수 있다.(비뇨기계 검진 시 반드시 보호자 또는 간호사가 입장한다.) • 사춘기 성장 발달 단계 특성 및 질환 여부 확인 (5) 소화기(복부 진찰 포함) • 시진을 통해 피부 백선의 착색 유무, 음모의 확장 부위, 배의 윤곽을 파악하고 압통이 있는지, 기관(간, 비장)이 만져지는지, 그 외에 배에서 다른 종괴가 만져지는지 확인

8. 기관 능력		(6) 신경계 • 사지의 근력을 관찰함 • 물건을 잡으려 할 때나 finger-to nose test할 때 진전이 있는지, 안구진탕 여부, 심부 건반사, 대운동과 소운동의 조화, 혀, 얼굴, 목, 상지의 경련이나 비틀림이 있는지 관찰
9. 병리 검사 등	9-1. 소변	• 요컵 또는 시험관 등을 이용하여 채취하여야 하며, 시험지(Urine Test Strip)을 사용하여 측정하며 요 채취 후 1시간 이내에 시행하여야 한다. • 1회 검사하여 검사에 이상이 발견될 경우 동일 방법으로 재검 • 사춘기 여학생의 경우 월경이 없는 상태를 확인하고 검체를 접수
	9-2. 혈액	• 1회용 주사기나 진공시험관으로 채혈하여 다음의 검사 – 비만 학생: 혈당, 총콜레스테롤, AST, ALT – 여고학생: 혈색소 • 비만 학생의 혈액 검사는 수검자의 공복 상태(8시간 이상)를 확인 한 후 1회용 주사기나 진공시험관으로 채혈 • 검진 기관은 당일 채취한 검체를 당일 중 분석 완료하며, 혈당의 경우 자가 혈당측정기 측정 가능
	9-3. 혈액형	ABO 및 RH식
	9-4. 결핵	흉부 X-선 촬영 및 판독
	9-5. 간염	B형간염 항원
	9-6. 혈압	• 자동 진동 혈압계와 수은 수동 혈압계를 같이 사용할 수 있지만 현재 우리나라에 제시된 소아 청소년 혈압 기준치가 자동 진동 혈압계를 통해 마련된 것이기 때문에 가능한 자동 혈압계를 통한 계측결과 사용 • 자동 진동 혈압계의 계측치가 수은 수동 혈압계보다 수축기에는 7~10mmHg 정도 높게 나올 수 있지만 이완기 혈압은 비슷하거나 오히려 낮게 나올 수 있다는 점을 감안 • 혈압 측정 전 5분간 수검자를 앉은 자세로 휴식 시킨 후, 우측 상박에서 5분 간격으로 총 2회 측정 • 자동 진동 혈압계로 고혈압이 의심되면 수은 수동 혈압계로 확인 • 혈압은 측정하는 방법이 중요하므로 피측정자는 앉은 자세에서 우측 상박을 심장 높이에 펴놓고 압박대는 상박의 길이 2/3 이상을 덮고 완전히 감싸는 것을 사용하여 측정 • 불안하면 혈압이 높아지기 쉬우므로 처음에 혈압이 높은 경우는 진찰 끝에 어느 정도 안정되면 다시 측정 • 혈압 측정치가 90백분위수 이상인 경우는 별개로 3번 측정하여 계속 높은지 확인한 뒤 판정 필요 • 혈압 판정은 먼저 성장 도표에서 키의 백분위를 먼저 확인하고 이후 해당 혈압 도표에 맞는 위치를 확인하여 혈압의 백분위수를 구함
10. 그 밖의 사항		검사 항목 제1호부터 제8호까지의 검진 항목 외에 담당 의사가 필요하다고 판단하여 추가하는 항목(검진 비용이 추가되지 않는 경우에 한한다)

출처: 교육과학기술부고시, 제2012-24호. 일부 개정 2012. 9. 23. 학교 건강 검진 결과 판정 및 기재 방법 등에 관한 기준.[19]

4-3. 검진 결과 관리

4-3-1. 건강 검진 결과안내 및 추후 관리

학생 건강 검진이 끝나면 결과 통보, 요보호자에 대한 추후 관리, 건강기록부 기록 등의 업무를 실시한다.

(1) 검진 결과의 안내

건강 검진이 종료되면 검진 기관은 30일 이내에 검진 결과를 학생 또는 학부모와 해당 학교에 각각 통보하여야 한다.[2] 검진 기관에서 학생 통보용과 학교 보관용을 학교에 보내면 학생 통보용은 분반하여 해당 학급으로 배부하고 학교 보관용은 학생 건강 검사 보조 장부 파일을 만들어 보관한다.

(2) 검진 결과 추후 관리

건강 검사 결과에 대한 추후 관리는 의무 사항으로 반드시 건강 상담, 의뢰, 예방 조치 등을 통해 적절할 조치를 해야 한다.

❖ 학교건강검사규칙 제10조(건강 검사 등의 실시결과에 따른 조치)[1)]

① 학교의 장은 건강 검사 등의 실시 결과에 따라 보건 의료 기관, 체육 단체 및 대학 등의 협조를 받아 소속 학생 및 교직원에 대한 건강 상담, 예방 조치 및 체력 증진 등 적절한 보호 또는 양호의 대책을 강구하여야 한다.

② 학교의 장은 건강 검사 등을 실시한 결과 수업 면제 · 휴학 · 치료 · 보호 또는 교정 등을 필요로 하는 학생에 대해서는 본인 또는 그의 보호자에게 적정한 조치를 강구하도록 요청하여야 한다.

검진 기관은 개별 결과서와 함께 2차 정밀 검사가 필요하거나 질환이 의심되는 학생들의 명단을 작성하여 함께 학교에 제출한다. 이 명단을 바탕으로 해당 학생 혹은 학부모에게 결과가 의미하는 바와 건강 관리 방법 등에 대해 건강교육을 실시한다. 2차 검진이 필요한 경우는 2차 검진을 안내하고 그 결과를 반드시 확인한다. 추후 관리 내용은 건강 상담록에 기록한다.

표 9-8. 건강 검진 종합 결과 판정 기준

구분	판정 기준
정상	검진 결과 건강이 양호한 자
정상(경계)	• 검진 결과 건강에 이상이 없으나, 생활 습관, 환경 개선 등 자기 관리 및 예방 조치가 필요한 자 • 검진 결과 질환으로 발전할 우려가 있어 추적 검사가 필요한 자
정밀 검사 요함	검진 결과 질환 가능성이 높아 전문 의료 기관을 통한 정확한 검진이 필요한 자

출처: 교육과학기술부고시, 제2012-24호. 일부 개정 2012. 9. 23. 학교 건강 검진 결과 판정 및 기재 방법 등에 관한 기준.[19)]

표 9-9. 건강 검진 항목별 판정 기준

질환별	검진 항목		단위	판정 기준	
				판정	참고치
근 · 골격 및 척추	근 · 골격 및 척추만곡 이상			정상	없음
				정밀 검사 요함	있음
청력이상 및 귓병	청력	귓속말 검사	개수	정상	양쪽 귀 모두 각각 불러준 6개 숫자 중 3개 이상을 정확히 따라할 경우
				정밀 검사 요함	한쪽 귀라도 6개 숫자 중 3개 미만을 맞출 경우
		순음 청력 검사	dB	정상	40dB 미만
				정밀 검사 요함	40dB 이상
	귓병			정상	이상 소견이 하나도 없는 경우
				정밀 검사 요함	이상 소견이 1개 이상인 경우
콧병	콧병			정상	이상 소견이 하나도 없는 경우
				정밀 검사 요함	이상 소견이 1개 이상인 경우
눈	시력			정상	양쪽 눈 모두 각각 나안 시력이 0.8 이상인 경우
				정밀 검사 요함	한 쪽 눈이라도 나안 시력 0.7 이하인 경우
	색각			정상	이상 소견이 하나도 없는 경우
				정밀 검사 요함	이상 소견이 1개 이상인 경우
	안 질환			정상	이상 소견이 하나도 없는 경우
				정밀 검사 요함	이상 소견이 1개 이상인 경우
목병	목병			정상	이상 소견이 하나도 없는 경우
				정밀 검사 요함	이상 소견이 1개 이상인 경우
피부병	피부병			정상	이상 소견이 하나도 없는 경우
				정밀 검사 요함	이상 소견이 1개 이상인 경우
구강	치아 상태			정상	검진 결과 치아 건강이 양호한 경우
				정상(경계)	우식증은 없으나 예방 치료가 필요한 경우
				정밀 검사 요함	검진 결과 치아 치료가 필요한 경우
	구강 상태			정상	검진 결과 구강 건강이 양호한 경우
				정상(경계)	구강 질환이 없으나 예방 관리가 필요한 경우
				정밀 검사 요함	구강 질환이 의심되어 상담 또는 추적 검사가 필요한 경우
기관이상	기관 능력			정상	검진 결과 기관 능력이 양호한 경우
				정상(경계)	검진 결과 건강에 이상은 없으나 예방조치가 필요한 경우
				정밀 검사 요함	검진 결과 상담 또는 추적 검사가 필요한 경우

<table>
<tr><td rowspan="2">폐결핵 및 기타 흉부 질환</td><td rowspan="2">흉부방사선 촬영</td><td rowspan="2"></td><td colspan="2">정상</td><td colspan="2">비활동성</td></tr>
<tr><td colspan="2">정밀 검사 요함</td><td colspan="2">정상 및 비활동성 이외의 자
(사진 불량, 미촬영 등은 제외)</td></tr>
<tr><td rowspan="4">고혈압</td><td rowspan="4">혈압
– 수축기
– 이완기</td><td rowspan="4">mmHg</td><td colspan="2">정상</td><td colspan="2">수축기/이완기 혈압 성별, 연령별,
신장 대비 90백분위수 미만</td></tr>
<tr><td colspan="2" rowspan="2">정상(경계)*</td><td colspan="2">수축기/이완기 혈압 성별, 연령별,
신장 대비 90~95백분위수</td></tr>
<tr><td colspan="2">단, 90백분위 미만이라도
130/80mmHg 이상인 경우 포함</td></tr>
<tr><td colspan="2">정밀 검사 요함</td><td colspan="2">95백분위수 초과</td></tr>
<tr><td rowspan="3">고지혈증</td><td rowspan="3">총콜레스테롤</td><td rowspan="3">mg/dL</td><td colspan="2">정상</td><td colspan="2">≦ 170</td></tr>
<tr><td colspan="2">정상(경계)**</td><td colspan="2">171 ~199</td></tr>
<tr><td colspan="2">정밀 검사 요함</td><td colspan="2">200 이상 또는
정상 참고치 95백분위수 이상</td></tr>
<tr><td rowspan="6">간장 질환</td><td rowspan="4">AST
(SGOT)</td><td rowspan="4">U/L</td><td rowspan="2">10세 미만</td><td>정상</td><td colspan="2">≦ 55</td></tr>
<tr><td>정밀 검사 요함</td><td colspan="2">> 55</td></tr>
<tr><td rowspan="2">10세 이상</td><td>정상</td><td colspan="2">≦ 45</td></tr>
<tr><td>정밀 검사 요함</td><td colspan="2">> 45</td></tr>
<tr><td rowspan="2">ALT
(SGPT)</td><td rowspan="2">U/L</td><td colspan="2">정상</td><td colspan="2">≦ 45</td></tr>
<tr><td colspan="2">정밀 검사 요함</td><td colspan="2">> 45</td></tr>
<tr><td rowspan="4">신장 질환</td><td rowspan="2">요단백</td><td rowspan="2"></td><td colspan="2">정상</td><td>음성(–), 약양성(±)</td><td rowspan="4">동시 양성인 경우도 신장 질환 의심</td></tr>
<tr><td colspan="2">정밀 검사 요함</td><td>양성(1+, 2+, 3+, 4+), 양성과 신장 질환 증상 동반</td></tr>
<tr><td rowspan="2">요잠혈</td><td rowspan="2"></td><td colspan="2">정상</td><td>음성(–), 약양성(±)</td></tr>
<tr><td colspan="2">정밀 검사 요함</td><td>양성(1+, 2+, 3+, 4+), 양성과 신장 질환 증상 동반</td></tr>
<tr><td rowspan="2">빈혈증 질환</td><td rowspan="2">혈색소
– 여</td><td rowspan="2">g/dL</td><td colspan="2">정상</td><td colspan="2">≧ 12.0</td></tr>
<tr><td colspan="2">정밀 검사 요함</td><td colspan="2">< 12.0</td></tr>
<tr><td rowspan="3">당뇨 질환</td><td rowspan="3">혈당</td><td rowspan="3">mg/dL</td><td colspan="2">정상</td><td colspan="2">< 100</td></tr>
<tr><td colspan="2">정상(경계)***</td><td colspan="2">100 ~ 125</td></tr>
<tr><td colspan="2">정밀 검사 요함</td><td colspan="2">≧ 126</td></tr>
</table>

* 고혈압으로 발전할 가능성이 있어 운동 및 식생활 관리 등을 필요로 하는 경우
** 고콜레스테롤증으로 발전할 가능성이 있어 사전 예방적 조치가 필요한 경우
*** 공복 시 혈당 조절이 원활하지 않은 경우
※ 검진 기관이 사용하는 시약 등의 차이로 자체 판정 참고치를 갖고 있는 경우에는 검사 결과와 문진 등을 종합하여 자체 판정 참고치를 기준으로 판정

출처: 교육과학기술부고시, 제2012-24호, 일부 개정 2012. 9. 23. 학교 건강 검진 결과 판정 및 기재 방법 등에 관한 기준.[19]

검진 결과를 바탕으로 학기 초에 작성한 요보호자 명단에 추가로 포함되어야 하는지 확인하고 관리한다. 전산보건일지를 사용하는 경우는 메모창에 해당 학생의 검진 결과를 기록하여 보건실 방문 학생 건강 관리에 참고한다.

4-3-2. 건강기록부 기록 및 결과 보관

교육 업무 포털(나이스)을 구축하고 전산 건강기록부를 개발하는 과정에서 개인의 민감 정보인 건강 검사 결과가 전산 기록에 입력되는 것에 대한 우려가 제기되었다. 이로 인해 기존 종이 건강기록부에 있던 각 건강 검진 항목에 대한 결과 항목은 삭제하고 실시 여부만 확인할 수 있는 검사 일자 및 검진 기관만 입력하도록 서식이 변경되었다. 그리고 건강 검사 결과지는 건강기록부와 별도로 관리한다.

(1) 건강기록부 기록

건강 검진 실시 후에는 교육 업무 포털(나이스)을 이용하여 검진 일자, 검사 기관명만 건강기록부에 입력하여 실시 여부만 확인할 수 있도록 기록한다. 이때 구강 검진과 건강 검진을 구분하여 입력하도록 되어 있다. 또한 건강 검진 대상 학년은 검진 기관에서 키, 몸무게를 측정하기 때문에 그 결과도 함께 기록한다. 초등학교 1학년 학생의 경우 혈액형 검사 결과를 입력한다.

모든 건강 검진이 끝나 각 기관으로부터 학교 보관용 학생 결과지를 받으면 각 학급별로 구분하여 담임교사에게 배부하고 건강기록부에 기록해야 할 항목과 방법을 안내한다. 기록이 끝나면 학교 보관용 결과지는 보건실에 반납하도록 안내한다.

구강 검진만 실시한 초 2, 3, 5, 6 학년의 결과 기록은 안내 가정통신문에 포함되어 있던 확인서로 입력 하도록 담임교사에게 안내하는 것이 구강 검진 결과를 각 학급에 배부하여 입력 후 회수하는 것보다 더 간편하다. 건강기록부 입력은 [별도 검사] 메뉴의 [구강 검사]에 입력하도록 되어 있다.

건강 검진 결과 건강기록부 입력 안내(메신저 안내문 예시)

※ 배부해 드린 학생 건강 검진 결과지를 보고 아래의 항목을 건강기록부에 기록한 후 ○월 ○일 까지 결과지는 보건실로 반납해 주시기 바랍니다.

항목	내용
건강 검진 일자 및 검진 기관	[건강기록부] – [건강 검진]에 등록
구강 검진 일자 및 검진 기관	[건강기록부] – [건강 검진]에 등록 ※ 초 2, 3, 5, 6학년의 구강 검진은 별도 검사에 입력 [건강기록부] – [별도 검사] – [구강 검사]에 등록
키, 몸무게	[건강기록부] – [신체 발달 상황]에 등록 ※ 아라비아 숫자로 소수 첫째 자리까지 입력
혈액형(초 1학년만 해당)	[건강기록부] – [인적 사항]에 등록

그림 9-9. **건강 검진 결과 건강기록부 입력 안내문**

(2) 건강 검사 결과지 보관

검진 결과지는 건강 검사 보조 장부 파일에 별도 관리하고 사용 용도 소멸 시 까지 보관 후 폐기한다. 사용 용도 소멸 시점은 통상 다음 건강 검진을 할 때까지로 본다. 즉 초등학교 1학년은 다시 건강 검진을 하는 4학년이 되는 시점 까지, 다른 학년은 졸업할 때까지 보관했다가 폐기한다.

4-3-3. 검진 비용 청구

검진이 완료되면 검진 기관에서 검진 비용 청구서를 받는다. 청구서에 포함된 검진 인원과 금액을 확인하여 교육 업무 포털(에듀파인)을 통해 청구하고 관련 서류는 행정실에 제출한다(Chapter 3 참조).

4-3-4. 검진 기관 만족도 조사 실시

건강 검진의 만족도 향상을 위해 검진이 완료되면 학생 혹은 학부모에게 검진을 받은 검진 기관에 대한 만족도를 실시하고 그 결과를 홈페이지, 가정통신문, 보건 신문 등을 통해 안내하도록 하고 있다.[13]

종이 설문지 조사 방법 혹은 온라인 조사 방법으로 할지 조사 방법을 결정하고 설문지를 작성 혹은 등록한다. 만족도 조사 대상을 검진을 받은 학생 전수로 할 지 몇 개 학급만 선정한 표본 조사로 할지 결정한다.

만족도 조사 실시에 관한 내부 기안문을 작성하고 설문지와 만족도 조사 안내 가정통신문을 붙임 문서로 첨부한다(실무 예시 9-16~9-18).

결재가 완료되면 가정통신문을 배부하고 조사가 완료되면 결과를 분석한다.

만족도 조사 결과는 홈페이지에 탑재하거나, 가정통신문, 보건신문을 통해 안내한다. 만족도 조사 결과는 종합결과로 안내하고 기관별 만족도는 포함하지 않는다. 기관별 만족도는 차기 연도 검진 기관 선정 시 참고 자료로 활용한다.

검진 기관의 만족도 향상을 위해 해당 검진 기관에 만족도 결과를 송부할 수 있다. 이때는 외부 공문으로 만족도 조사 결과 송부에 대한 기안문을 작성하고 결재 완료 후에는 기안문을 출력하여 만족도 결과와 함께 우편으로 해당 기관에 발송한다(실무 예시 9-19~9-20).

4-3-5. 결과 보고

건강 검사 종료 후 건강 검진 통계표, 학생 건강 검사 결과 처리 현황, 학생 건강 검사 추진 현황을 자료집계시스템을 이용하여 보고한다.

건강 검사 통계표는 건강 검사 규칙 제11조4항과 관련된 별지 3호의 서식의 내용을 작성한다. 각 검진 기관에서 통계표를 학교에 제출하며 학교에서는 각 기관이 제출한 통계표의 내용을 합산하여 최종 통계표를 작성하여 보고한다.

학생 건강 검사 결과 처리 현황에서 건강 검진과 관련된 항목은 추후 조치 사항과 관련된 내용이다.

2. 학생 건강 검진(구강 검진 포함) 결과에 따른 조치 현황

학교명	검진 결과 이상 소견*이 있는 학생 수	이상 소견 학생 조치 현황(단위: 명) ※중복 표기 가능			
		학부모 통보	학교 내 상담	의료 기관 연계	기타

* 학교 건강 검진 결과 판정 및 기재 방법 등에 관한 기준 별표 2)에 따른 "정상(경계)" 및 "정밀 검사 요함" 판정

출처: 서울시교육청. (2016). 학교보건 업무 안내 Part 1.[13]

그림 9-10. **학생 건강 검사 결과 처리 현황 중 건강 검진 관련 보고 사항**

학생 건강 검사 추진 현황에서 관련 항목은 건강 검진의 추진 인원과 비용에 관한 사항이다.

1. 초 1 · 4학년, 중 · 고 1학년 건강 검진

(단위: 명, 천원)

학교급	학년	전체 학생 수		검진 완료 학생 수		검진 소요 비용
		남	여	남	여	

※ 서식에 행을 추가하여 작성(초등학교의 경우, 1 · 4학년)

2. 초등학교 2 · 3 · 5 · 6학년 구강 검진

(단위: 명, 천원)

학년	전체 학생 수		검진 완료 학생 수		검진 소요 비용
	남	여	남	여	

※ 서식에 행을 추가하여 작성(2 · 3 · 5 · 6학년, 소요 비용은 학년 구분 없이 총액 기재)

출처: 서울시교육청. (2016). 학교보건 업무 안내 Part 1.[13]

그림 9-11. **학생 건강 검사 결과 추진 현황 중 건강 검진 관련 보고 사항**

표 9-10. **학생 건강 검진 통계표(건강 검사규칙 제11조 4항 관련 별지)**

학생 건강 검진 통계표

연도
□초 □중 □고 □남 □여

기관명:

<table>
<tr><th colspan="3" rowspan="2">구분</th><th colspan="6">초등학교</th><th rowspan="2">중학교
1학년</th><th rowspan="2">고등학교
1학년</th><th rowspan="2">계</th></tr>
<tr><th>1학년</th><th>2학년</th><th>3학년</th><th>4학년</th><th>5학년</th><th>6학년</th></tr>
<tr><td colspan="3">근 · 골격 및 척추</td><td></td><td rowspan="10">공란</td><td rowspan="10">공란</td><td></td><td rowspan="10">공란</td><td rowspan="10">공란</td><td></td><td></td><td></td></tr>
<tr><td rowspan="5">눈</td><td rowspan="2">시력</td><td>교정 대상</td><td></td><td></td><td></td><td></td><td></td></tr>
<tr><td>교정한 학생 수</td><td></td><td></td><td></td><td></td><td></td></tr>
<tr><td colspan="2">색각 이상</td><td>공란</td><td></td><td></td><td>공란</td><td></td></tr>
<tr><td colspan="2">눈병</td><td></td><td></td><td></td><td></td><td></td></tr>
<tr><td rowspan="2">귀</td><td colspan="2">청력 장애</td><td></td><td></td><td></td><td></td><td></td></tr>
<tr><td colspan="2">귓병</td><td></td><td></td><td></td><td></td><td></td></tr>
<tr><td colspan="3">콧병</td><td></td><td></td><td></td><td></td><td></td></tr>
<tr><td colspan="3">목병</td><td></td><td></td><td></td><td></td><td></td></tr>
<tr><td colspan="3">피부병</td><td></td><td></td><td></td><td></td><td></td></tr>
<tr><td rowspan="3">구강</td><td colspan="2">치아우식증</td><td></td><td></td><td></td><td></td><td></td><td></td><td></td><td></td><td></td></tr>
<tr><td colspan="2">치주 질환</td><td></td><td></td><td></td><td></td><td></td><td></td><td></td><td></td><td></td></tr>
<tr><td colspan="2">부정교합</td><td></td><td></td><td></td><td></td><td></td><td></td><td></td><td></td><td></td></tr>
<tr><td rowspan="6">기관 능력</td><td colspan="2">호흡기 질환</td><td></td><td rowspan="10">공란</td><td rowspan="10">공란</td><td></td><td rowspan="10">공란</td><td rowspan="10">공란</td><td></td><td></td><td></td></tr>
<tr><td colspan="2">순환기 질환</td><td></td><td></td><td></td><td></td><td></td></tr>
<tr><td colspan="2">비뇨기 질환</td><td></td><td></td><td></td><td></td><td></td></tr>
<tr><td colspan="2">소화기 질환</td><td></td><td></td><td></td><td></td><td></td></tr>
<tr><td colspan="2">신경계 질환</td><td></td><td></td><td></td><td></td><td></td></tr>
<tr><td colspan="2">그 밖의 질환</td><td></td><td></td><td></td><td></td><td></td></tr>
<tr><td>혈압</td><td colspan="2">고혈압</td><td></td><td></td><td></td><td></td><td></td></tr>
<tr><td rowspan="2">소변</td><td colspan="2">요단백</td><td></td><td></td><td></td><td></td><td></td></tr>
<tr><td colspan="2">요잠혈</td><td></td><td></td><td></td><td></td><td></td></tr>
<tr><td colspan="3">검사 인원 수</td><td></td><td></td><td></td><td></td><td></td></tr>
<tr><td rowspan="10">각종 검사</td><td rowspan="4">혈액 (I)</td><td>혈당(식전)</td><td rowspan="10">공란</td><td rowspan="10">공란</td><td rowspan="10">공란</td><td></td><td rowspan="10">공란</td><td rowspan="10">공란</td><td></td><td></td><td></td></tr>
<tr><td>총콜레스테롤</td><td></td><td></td><td></td><td></td></tr>
<tr><td>AST, ALT</td><td></td><td></td><td></td><td></td></tr>
<tr><td>검사 인원 수</td><td></td><td></td><td></td><td></td></tr>
<tr><td rowspan="2">혈액 (II)</td><td>혈 색 소</td><td rowspan="6">공란</td><td rowspan="2">공란</td><td></td><td></td></tr>
<tr><td>검사 인원 수</td><td></td><td></td></tr>
<tr><td rowspan="2">간염</td><td>B형간염</td><td></td><td rowspan="2">공란</td><td></td></tr>
<tr><td>검사 인원 수</td><td></td><td></td></tr>
<tr><td rowspan="2">흉부 방사선</td><td>결핵</td><td></td><td></td><td></td></tr>
<tr><td>검사 인원 수</td><td></td><td></td><td></td></tr>
</table>

※ 작성 방법

1. 이 통계표는 항목별 질환 또는 이상이 있는 학생 수를 기재합니다.
2. 시력의 교정 대상은 어느 한쪽의 나안 시력이 0.6이하인 학생 수를 기재합니다.

출처: 학교신체검사규칙, 교육부령 제93호, 일부 개정 2016. 3. 4.[1]

5 별도 검사

5-1. 시력 검사 방법과 결과 관리에 대해 설명한다.
5-2. 소변 검사 방법과 결과 관리에 대해 설명한다.
5-3. 결핵 검사 방법과 결과 관리에 대해 설명한다.

별도 검사는 학교보건법 제7조제3항과 학교건강검사규칙 제6조에 근거하여 실시하고 있다.[1)][20)] 별도검사의 대상 학년과 검사의 시기 및 방법 등 검사에 필요한 사항은 교육감이 정하는 것으로 시 · 도 교육청마다 상이할 수 있으므로 각 시 · 도의 학생 건강 검사 실시 계획을 참고하여 별도 검사를 시행해야 한다. 별도 검사의 구강 검사는 건강 검진의 구강 검진과 동일하게 시행한다.

■ **학교보건법 제7조(건강 검사 등)**

③ 학교의 장은 제2항에 따른 건강 검사 외에 학생의 건강을 보호 · 증진하기 위하여 필요하다고 인정하면 교육부령으로 정하는 바에 따라 그 학생을 별도로 검사할 수 있다. 〈개정 2008. 2. 29., 2013. 3. 23.〉

■ **학교건강검사규칙 제6조(별도의 검사)**

① 학교의 장은 법 제7조제3항에 따른 별도의 검사를 다음 각 호의 학생에 대하여 실시할 수 있다. 〈개정 2006. 1. 10., 2009. 5. 22.〉

1. 소변 검사 및 시력 검사: 초등학교 · 중학교 및 고등학교의 학생 중 교육감이 지정하는 학년의 학생
2. 결핵 검사: 고등학교의 학생 중 교육감이 지정하는 학년의 학생
3. 구강 검사: 중학교 및 고등학교의 학생 중 교육감이 지정하는 학년의 학생

② 제1항의 규정에 의한 검사의 시기 및 방법 등 검사에 필요한 사항은 교육감이 정한다. 〈개정 2006. 1. 10.〉 [제목개정 2006. 1. 10.]

그림 9-12. **별도 검사 관련 법**

5-1. 시력 검사 방법

시력 검사는 공인시력표에 의한 검사를 통하여 정확한 시력을 확인하여 개인의 체계적인 시력 관리로 건강한 학교생활을 하기위해 실시한다.

5-1-1. 검사 수행

검사 계획 수립 ➡ 검사 장소 및 기구 준비 ➡ 검사 실시 ➡ 결과 통보 및 추후 관리 ➡ 결과 보고

그림 9-13. **시력 검사 수행도**

5-1-2. 검사 계획 수립

시력 검사의 일정, 대상, 검사 장소 및 인력, 검사 항목, 검사 방법, 검사 결과 관리 등 에 대한 내용을 구체적으로 포함하여 시력 검사 계획을 수립한다.

(1) 검사 일정

검사 일정을 정할 때는 학사 일정을 확인하여 검사 일정을 정하고 검사 일정표는 학급의 검사 날짜와 시간까지 상세하게 작성한다. 시력 검사의 경우 별도의 일정을 정할 수도 있지만 신체 발달 검사와 함께 실시하여 효율성을 높일 수 있다.

(2) 검사 대상

시 · 도 교육감이 정하는 초 · 중 · 고등학교의 학년으로 대부분 초등학교 전 학년을 대상으로 실시하고 있다.

(3) 검사 장소 및 인력

검사 장소는 해당 학교의 시력표 및 관련 검사 도구의 준비 정도에 따라 한 곳 이상의 장소를 선정할 수 있다. 검사 장소는 학생들이 대기할 수 있는 공간이 확보되어야 하며 시력 검사의 특성상 조명이 고르게 되어 있는지를 확인하여야 한다. 시력 검사는 해당 학교의 교직원이 실시하여야 하며 검사자와 검사 기간 동안 학생들을 관리할 인력을 포함하여 충분한 인력을 계획하는 것이 좋다. 또한 검사 방법에 대한 사전 연수를 실시하여 정확한 검사가 이루어질 수 있도록 해야 한다.

(4) 검사 기안문 작성

시력 검사 기안문에는 검사 일시, 장소, 항목, 대상, 방법, 결과 처리에 대한 내용이 포함되며 붙임자료로 검사 실시에 대한 안내문, 검사 결과 안내문, 검사 방법과 기록에 대한 교직원 연수 자료를 첨부한다. 일반적으로 신체의 발달 상황 검사 시 함께 추진한다.

5-1-3. 검사 방법

(1) 검사 항목

좌우 나안 시력을 검사하며 교정한 학생은 교정 시력만 측정한다.

(2) 교내 검사 준비

- 공인 시력표(3m, 5m), 줄자, 차안기가 준비되었는지 확인한다.
- 시력표는 그 종류에 따라 3m, 5m의 거리를 두고 수검자의 눈높이와 비슷한 위치에 부착한다.
- 조명이 고르게 되어있는지 확인한다.
- 검사 결과 기록을 위한 시력 검사 기록지를 준비한다.

(3) 검사 방법

- 수검자가 시력표에 따라 5m 또는 3m의 측정 거리에서 시력표를 읽게 한다.
- 눈가리개로 검사하지 않는 쪽의 눈을 가릴 때 너무 세게 누르면 다음에 검사할 때 잘 보이지 않으므로 눈에 닿지 않게 살짝 가려야 한다.
- 우안부터 검사하고 다음에 좌안을 검사한다.

- 동일 줄에서 50% 이상을 맞추면 해당 시력으로 확인하고 기록한다.
- 안경과 콘택트렌즈로 시력을 교정한 경우에는 교정 시력만 검사하여 교정 시력란에 기록하고 안경, 또는 렌즈를 착용하지 아니한 학생은 나안 시력란에 기록한다.

5-1-4. 검사 결과 관리

시력 검사가 끝나면 결과 통보, 건강기록부 기록 등의 업무를 실시한다.

(1) 검사 결과의 안내

시력 검사가 끝나면 검사 결과를 포함한 아래의 내용을 학생과 학부모에게 안내한다(실무 예시 9-3).

- 시력 검사 결과(오른쪽, 왼쪽 각각의 나안 시력 혹은 교정 시력)
- 양안 시력 중 어느 한쪽이라도 0.7 이하인 경우[13)]
- 학교에서의 시력 측정 수치는 검사자, 검사 기구, 조명 등의 이유로 병원과 다소 차이가 있을 수 있음

(2) 검사 결과 추후 관리

시력 관리에 대한 교육을 실시하고 안과 검진이 필요한 학생의 경우 가정에서의 관리가 잘 이루어지고 있는지 확인하여야 한다.

나안 시력과 교정 시력에 차이가 있으면 안경을 착용해야 한다. 교정 시력이 정상이면 안경을 착용하고 일상생활을 정상적으로 할 수 있으므로 일반 시력 검사에서는 교정 시력도 중요하다. 나안 시력이 좋지 않아도 교정 시력이 1.0 이상으로 좋으면 굴절 이상(근시, 원시, 난시)에 의한 시력 감소인 경우가 많고, 대체로 이런 경우에는 망막과 시신경에도 크게 이상이 없다. 교정 시력이 나쁘면 안경이 안 맞거나, 다른 질병이나 약시를 의심해보아야 한다.[21)]

(3) 건강기록부 기록

시력 검사 실시 이후에는 교육행정시스템(나이스)를 이용하여 건강기록부 [별도 검사] 메뉴의 [시력 검사]에 검사 일자, 검사 기관명을 입력하여 실시 여부만 확인할 수 있도록 기록한다.

5-2. 소변 검사 방법

소변 검사는 성장기 학생의 신장 질환 및 소아 당뇨병 등 소아 성인병의 조기 발견과 적절한 치료 및 관리를 통하여 성인병으로의 이환 예방과 건강한 학교생활을 위함을 목적으로 한다.

5-2-1. 검사 수행도

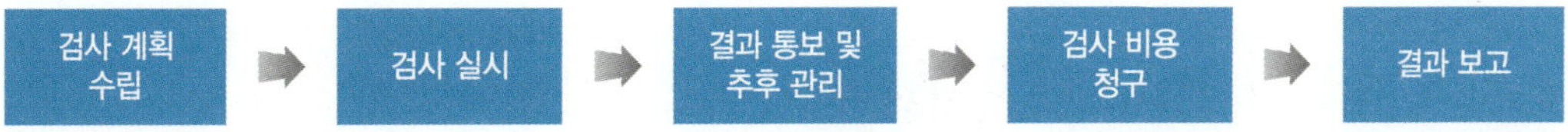

그림 9-14. **소변 검사 수행도**

5-2-2. 검사 계획 수립

소변 검사의 일정, 대상, 검사 기관, 소요 예산, 검사 항목, 검사 방법, 검사 결과 관리 등에 대한 내용을 구체적으로 포함하여 소변 검사 계획을 수립한다.

(1) 검사 일정

소변 검사는 출장 검사로 진행되며 검사 일정은 학사 일정을 고려하여 검사 기관과의 협의를 통해 정한다.

(2) 검사 대상

초등학교 · 중학교 및 고등학교의 학생 중 교육감이 지정하는 학년

(3) 검사 기관

별도 검사의 검진 기관은 비영리 검사 기관 또는 건강검진기본법 제14조에서 정한 검진(의료)기관 중 검사 인력의 확보 및 기타 사후 관리 능력 등을 고려하여 학교장이 선정한다. 대부분의 학교에서는 한국학교보건협회의 출장 검진으로 실시하고 있다.

(4) 소요 예산

별도 검사의 대상 학년과 검사의 시기 및 방법 등 검사에 필요한 사항은 교육감이 정하는 것으로 대부분의 시도에서는 한국학교보건협회와의 협의를 통해 검사 비용을 책정하고 있다. 시 · 도마다 검사 비용이 상이할 수 있으니 각급 학교에서는 각 시 · 도의 별도검사 실시 계획을 참고하여 그 예산을 책정해야 한다.

(5) 기안문 작성

소변 검사 기안문에는 검사 일시, 검사 기관, 항목, 대상, 방법, 결과 처리, 소요 예산 등에 대한 내용이 포함되며 붙임 자료로 검사 결과 안내문을 첨부한다(실무 예시 9-21~9-22).

5-2-3. 검사 방법

(1) 검사 항목

학교에서 실시하는 소변 검사는 요시험지봉 검사로서 검사 항목은 당, 단백, 잠혈, PH(요산도)이다. 잠혈은 적혈구의 헤모글로빈이 시험지 시약과 반응하여 발색 반응을 보이며 1+ 이상인 경우 '잠혈 양성' 으로 판정한다. 또한 소변에 단백질이 비정상적으로 많거나 당뇨병이나 세뇨관 기능장애로 인해 소변에 당이 섞여 나오는 경우도 학교 소변 검사로 발견할 수 있다.

표 9-11. **소변 검사 항목별 판정 기준**

항목	정상치	비정상치
당	또는 ±	1+ ~ 4+
단백		
잠혈		
PH(요산도)	비정상치 〈 4.5 ~ 8 〈 비정상치	

출처: 한국학교보건협회 소변 검사 결과 안내문.

(2) 검사 방법

일반적인 소변 검사를 위한 소변 채취는 아무 때나 가능하지만 가장 좋은 것은 아침 첫 소변이다. 아침 첫 소변은 가장 농축된 상태이므로 이상 결과를 발견하기 용이하여 소변 검사에 있어 가장 좋은 검체로 여겨지고 있다. 그러나 학교 출장 검사로 실시되는 특성 상 첫 소변으로 검사가 이루어지기는 어렵다. 그러나 검사 결과상 재검사가 필요한 경우에는 반드시 첫 소변으로 검사를 실시할 수 있도록 안내해야 한다. 학교에서 실시하는 검사 방법은 아래와 같다.

- 요컵 등을 이용하여 채취 후 시험지(Urine Test Strip)로 측정하며 요채취 후 1시간 이내에 시행하여야 한다.
- 1회 검사하여 검사에 이상이 발견될 경우 동일 방법으로 재검한다.
- 여학생의 경우 월경이 없는 상태를 확인하고 검사를 시행한다.

5-2-4. 검사 결과 관리

소변 검사가 끝나면 결과 통보, 건강기록부 기록 등의 업무를 실시한다.

(1) 검사 결과의 안내

소변 검사가 끝나면 검사 결과를 포함하여 아래의 내용으로 학생과 학부모에게 안내하며 재검사가 필요한 이상 소견의 경우에만 가정통신문을 발송하면 된다.

- 검사 항목별 비정상치에 대한 결과
- 소변 검사 당일 일시적 불균형으로 인해 나타날 수 있는 이상 소견일 수 있으므로 충분한 신체적 안정을 취한 후 20~30일 이상 경과 후 재검사 실시
- 재검사 후 진료의사의 소견을 학교로 회신
- 검사 결과 별 주의해야 할 질환 및 유의 사항

표 9-12. **소변 검사 결과에 따른 주의 질환**

검사 결과 구분	주의해야 할 질환 및 유의 사항
당양성	당뇨병, 췌장염, 갑상선기능항진 등
단백양성	신염, 신우신염, 방광염, 신부전, 당뇨성신증 등 ※ 피로, 지나친 고단백 식사로 인해 일시적으로 검출될 수 있음
잠혈양성	신염, 신우신염, 방광염, 전립선염, 신뇨로종양, 신뇨관결석, 신부전증 등 ※ 격한 운동, 심한탈수, 출혈 소인 등에 의하여 일시적으로 검출되는 경우도 있음
PH(요산도)	낮은 PH(산성뇨)는 대사성 및 호흡성 산증, 설사, 고열, 탈수, 중증당뇨병, 과도한 산성 음식 섭취 시 나타날 수 있으며 높은 PH(알칼리성뇨)는 급·만성 신장 질환, 대사성 및 호흡성 알카리증, 구토, 요로감염, 과도한 알카리성 음식 섭취 시 나타날 수 있음 ※ PH는 섭취한 음식물 및 소변의 농축 상태에 따라 변동폭이 심하므로 비정상치라 해도 큰 의미는 없으나 지속적으로 비정상치를 보이면 질환을 의심할 수 있음

출처: 한국학교보건협회 소변 검사 결과 안내문.

집단 뇨검사 시 이상 소견을 보여도 병·의원에서의 재검사 및 정밀 검사 결과는 정상으로 나타나는 경우도 많다. 그러나 성인이 되어 위와 같은 질환을 겪는 사례가 보고되고 있어 가정에서 이점을 유의하여 학생의 건강 관리에 지속적인 관심을 갖도록 안내한다.

(2) 검사 결과 추후 관리

2차 정밀 검사 결과에 따라 추후 관리가 필요한 경우 요보호자로 선정하여 지속적인 관리가 이루어지도록 한다.

(3) 건강기록부 기록

소변 검사 실시 이후에는 교육행정시스템(나이스)를 이용하여 건강기록부 [별도 검사] 메뉴의 [소변 검사]에 검사 일자, 검사 기관명을 입력하여 실시 여부만 확인할 수 있도록 기록한다.

5-3. 결핵 검사 방법

결핵 검사는 결핵을 조기에 발견해 전파를 감소시켜 학생의 건강을 보호·증진하기 위함이 목적이다. 또한 결핵 검사를 위한 흉부 X-선 촬영은 결핵의 발견 뿐 아니라 폐 부위, 심장, 종격동, 흉추 등의 이상을 함께 검사할 수 있다.

최근 3년 간(13년~15년) 결핵 환자 발생이 보고된 고등학교는 1,093개교로 전국 2,300여개 고등학교의 절반 수준인 48%에 달하는 것으로 나타나 철저한 결핵 예방과 추후 관리가 필요함을 알 수 있다.[22)]

표 9-13. **2013~2015년 학교 내 결핵 발생 현황**

구분	2013년	2014년	2015년
전체 고등학교 수(A)	2,322개교	2,326개교	2,344개교
결핵 발생 고등학교(B)	539개교	480개교	430개교
B/A*100	23.2	20.6	18.3
학생 결핵 환자 발생 수	757명	594명	538명
3년 평균(2013~2015년)	1,093개교(1,166명)*		

* 중복 발생 제외

5-3-1. 검사 수행도

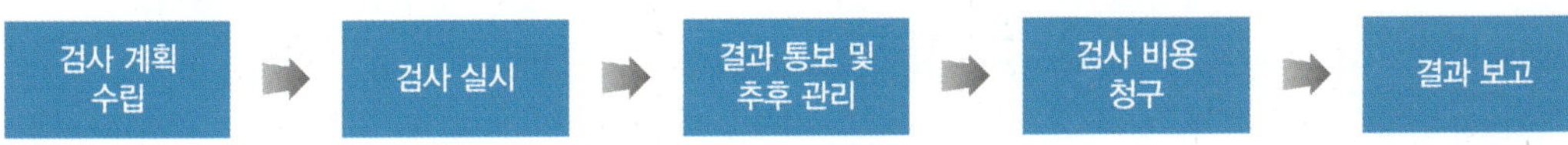

그림 9-15. **결핵 검사 수행도**

5-3-2. 검사 계획 수립

결핵 검사의 일정, 대상, 검사 기관, 소요 예산, 검사 항목, 검사 방법, 검사 결과 관리 등에 대한 내용을 구체적으로 포함하여 결핵 검사 계획을 수립한다.

(1) 검사 일정

결핵 검사는 출장 검사로 진행되며 검사 일정은 학사 일정을 고려하여 검사 기관과의 협의를 통해 정한다. 부득이한 경우로 학생들이 출석하지 못한 경우에는 보건소 및 의료 기관을 통하여 개별적인 검사를 실시하고 검사 결과에 대해 회신할 수 있도록 안내해야 한다.

(2) 검사 대상

고등학교의 학생 중 교육감이 지정하는 학년

(3) 검사 기관

별도 검사의 검진 기관은 비영리 검사 기관 또는 건강검진기본법 제14조에서 정한 검진(의료)기관 중 검사 인력의 확보 및 기타 사후 관리 능력 등을 고려하여 학교장이 선정한다. 대부분의 학교에서는 대한결핵협회의 출장 검진으로 실시하고 있다.

(4) 소요 예산

별도 검사의 대상 학년과 검사의 시기 및 방법 등 검사에 필요한 사항은 교육감이 정하는 것으로 대부분의 시도에서는 대한결핵협회와의 협의를 통해 검사 비용을 책정하고 있다. 시 · 도마다 검사 비용이 상이할 수 있으니 각급 학교에서는 각 시 · 도의 별도검사 실시 계획을 참고하여 그 예산을 책정해야 한다.

(5) 기안문 작성

결핵 검사 기안문에는 검사 일시, 검사 기관, 항목, 대상, 방법, 결과 처리, 소요 예산 등에 대한 내용이 포함되며 붙임 자료로 검사 실시에 대한 안내문, 검사 결과 안내문, 검사 기록에 대한 교직원 연수 자료를 첨부한다(실무 예시 9-23~9-25).

5-3-3. 검사 방법

(1) 검사 항목

결핵, 폐 부위, 심장, 종격동, 흉추 등의 이상

(2) 검사 방법

흉부 X-선 이동 검진 차량에서의 촬영으로 검사가 실시되며 촬영 시 방법은 아래와 같다.

- 촬영기를 가슴에 밀착시키고 촬영하는 동안 방사선사의 지시에 따라 숨을 깊이 들이마시고 참은 상태에서 촬영한다.
- 목걸이 등 사진에 나올 수 있는 금속류를 제거한다.

5-3-4. 검사 결과의 관리

(1) 검사 결과의 안내

결핵 검사가 끝나면 재검사가 필요한 이상 소견의 결과를 학생과 학부모에게 안내한다. 그러나 결핵이 의심되는 경우에는 학부모의 이해를 돕기 위해 유선 및 대면 상담을 실시하는 것이 좋다. 이 경우 해당 학생이 보건소 및 의료 기관을 방문하여 객담검사 등의 결핵 진단 검사를 받을 수 있도록 안내하고 감염병 관리 및 결핵 관리 지침을 따라 학교에서의 관리가 이루어짐을 안내한다. 직접 상담을 실시한 경우는 상담 일시와 학부모에게 안내한 내용을 작성하여 추후 결핵 확진 시 관리의 근거가 되도록 한다.

(2) 검사 결과 추후 관리

결핵이 아닌 기타 흉부 질환으로 정밀 검사를 받은 결과에 따라 추후 관리가 필요한 경우 요보호자로 선정하여 지속적인 관리가 이루어지도록 해야 한다. 또한 결핵의 의심 및 확진의 경우 결핵 관리 지침을 따라 철저히 추후 관리를 해야 한다(Chapter 3. 참조).

(3) 건강기록부 기록

결핵 검사 실시 이후에는 교육행정시스템(나이스)를 이용하여 건강기록부 [별도 검사] 메뉴의 [결핵 검사]에 검사 일자, 검사 기관명을 입력하여 실시 여부만 확인할 수 있도록 기록한다.

6 학생 정신건강 상태 검사

6-1. 학생 정신건강 상태 검사 대상 및 항목을 설명한다.
6-2. 학생 정신건강 상태 검사 방법과 결과 관리에 대해 설명한다.

학생 정신건강 상태 검사는 학생정서 · 행동특성검사로 명명되고 있으며 2006년 학교보건법 개정과 학생 정신건강 문제 파악 및 조기 개입 요구의 증가로 시작되었다. 교육과학기술부는 2007년 '학생정신건강사업'을 시범 운영하면서 전국 96개교를 대상으로 검사를 진행하였고 2008년에는 전국 245개교 초 · 중 · 고 고등학교를 대상으로 확대 실시하였다. 그리고 2012년에는 학교폭력 징후 및 자살 생각 등에 대한 조기 발견 · 관리를 위하여 학생정서 · 행동특성검사 대상을 모든 학생으로 확대하였다. 2013년부터는 검사 편의를 위해 온라인 검사 시스템이 구축되었다. 2017년에는 검사의 선별 도구 자체의 개선에 대한 필요성이 대두되면서 검사 도구가 개선 및 보완되었으며 성격 검사가 추가되었다.[23] 기존 도구에서는 검사 문항을 이해하지 못하여 증상이 과소 평가 혹은 과대 평가되는 경우가 있어 검사 문항에서 사용되는 용어를 보다 쉽고 의미를 명확히 하는 것이 필요하였다. 또한 낮은 신뢰도를 보이는 일부 항목(예: AMPQ의 품행, 정신 신체화 관련 문항)들이 지적되어 왔고 최근 심각한 문제로 떠오르고 있는 인터넷, 게임 중독 등에 대해 평가할 수 있는 새로운 항목을 포함할 필요성이 대두되었다. 기존에 학생정서 · 행동특성검사에 사용되었던 도구인 CPSQ와 AMPQ-Ⅱ는 학생의 정서 · 행동 문제를 선별하고자 정신 병리에 초점을 맞추어 제작되었으나 사회 · 정서적 능력 등을 반영하는 학생의 성격적 특성 또한 이들의 정신건강 및 긍정성 등에 영향을 미치기 때문에 학생의 성격 특성을 평가하는 것의 중요성이 제기되었다. 개정 검사에서는 학생들이 자신의 성격적 강점에 대해 보다 명료하게 이해할 수 있는 기회를 제공하고 자신에 대한 긍정적 인식과 자기 계발에 도움이 될 수 있도록 하였다.

6-1. 검사 대상 및 도구

6-1-1. 검사 대상

학교보건법에 학년이 지정되어 있지 않지만, 교육부 지침에 의거 현재 건강 검진 대상 학년인 초등학교 1 · 4학년과 중 · 고등학교 1학년 학생을 대상으로 실시하고 있다.

6-1-2. 검사 도구 및 판정 기준

(1) 검사 도구

2017년 개정판 학생정서 · 행동특성검사는 초등학생은 CPSQ-Ⅱ, 중 · 고등학생은 AMPQ-Ⅲ를 사용한다. 개정판은 학생들의 성격 특성 검사를 포함하여 자신의 성격적 강점에 대해 보다 명료하게 이해할 수 있는 기회를 제공함으로써 학생정서 · 행동특성검사에 대한 부정적 선입견을 감소시키고자 하였다.

표 9-14. 2017년 개정판 학생정서·행동특성검사의 유형과 요인별 내용

초등학생		중 · 고등학생	
CPSQ-II(Child Personality and Mental Health Screening Question, Second Version)		AMPQ-III(Adolescent Personality and Mental Health Problems Screening Questionnaire, Third Version)	
유형	내용	성격 특성	내용
성격 특성	개인 내적(성실성, 자존감, 개방성), 개인 외적(타인 이해, 공동체 의식, 사회적 주도성)	자살 관련	개인 내적(성실성, 자존감, 개방성), 개인 외적(타인 이해, 공동체 의식, 사회적 주도성)
외부 요인	학교폭력 피해, 부모 자녀 관계	심리적 부담	자살 사고, 자살 계획, 자살 시도력
집중력 부진	주의력결핍과잉행동장애(ADHD), 품행 장애	기분 문제	자해, 자살, 학교폭력 피해, 피해 의식 · 관계 사고, 반항성향, 폭식
불안, 우울	불안 장애, 우울증, 심리적 외상 반응, 신체화 성향, 강박 성향	불안 문제	우울증 · 파탄적 기분 조절 장애 · 조울증 등의 기분 장애, 신체화 성향, 강박 성향
학습, 사회성 부진	언어 장애 및 사회적(화용) 의사소통 장애, 학습 장애, 지적 장애, 자폐 스펙트럼 장애, 강박 성향 등	자기 통제 부진	시험 · 사회적 상황 등에 대한 공포증, 강박 성향, 심리적 외상 반응, 환청 · 관계 사고
과민, 반항성	우울증 및 파탄적 기분 조절 장애, 적대적 반항 장애, 품행 장애	자살 관련	학습 부진, 주의력결핍과잉행동장애(ADHD), 품행 장애, 인터넷 또는 스마트폰 중독
기타	전반적 삶의 질, 상담 경험, 지원 선호도	기타	자살 사고, 자살 계획, 자살 시도력
			전반적 삶의 질, 상담 경험, 지원 선호도
황준원 등(2016), 교육부		황준원 등(2016), 교육부	

출처: 교육부. (2017). 학생정서 · 행동특성검사 및 관리 매뉴얼. p17(23).

(2) 2017년 개정판 학생정서 · 행동특성검사의 판정 기준

검사 결과는 정서 행동 문제 총점으로 결과를 판정한다. 다만 CPSQ-II에서는 개인 성격 특성, 학교폭력 피해, 부모 자녀 관계, 기타에 해당하는 문항과 3개의 신뢰도 문항을 정서 행동 특성 문제 총점 산정에 포함하지 않으며 AMPQ-Ⅲ에서도 개인 성격 특성, 기타에 해당하는 문항과 신뢰도 문항에 대한 결과를 총점 산정에 포함시키지 않는다.

표 9-15. 초등학생용 CPSQ-II의 요인별 문항 및 절단점

하위 척도		점수 범위	문항	절단점
개인 내적 성격 특성	성실성	0~12	5, 9, 12, 17	
	자존감	0~12	1, 13, 15, 16	
	개방성	0~12	3, 8, 14, 24	
개인 외적 성격 특성	타인 이해	0~12	4, 7, 21, 22	
	공동체 의식	0~12	2, 6, 20, 23	
	사회적 주도성	0~12	10, 11, 18, 19	

외부 요인	학교폭력 피해	0~6	39, 56	1점
	부모 자녀 관계	0~12	59, 60, 61, 62	초1 남학생 6점 / 여학생 5점 초4 남학생 6점 / 여학생 5점
정서 행동 문제	집중력 부진	0~21	34, 35, 36, 37, 44, 47, 53	초1 남학생 7점 / 여학생 5점 초4 남학생 8점 / 여학생 6점
	불안, 우울	0~30	28, 29, 30, 31, 32, 45, 48, 51, 52, 54	초1 남학생 7점 / 여학생 8점 초4 남학생 8점 / 여학생 8점
	학습, 사회성 부진	0~24	27, 33, 40, 41, 42, 51, 52, 53	초1 남학생 5점 / 여학생 5점 초4 남학생 6점 / 여학생 5점
	과민, 반항성	0~12	25, 26, 31, 51	초1 남학생 4점 / 여학생 4점 초4 남학생 5점 / 여학생 5점
기타		-	57, 58, 63, 65	-
정서 행동 문제 총점		0~84	25~38, 40~42, 44~48, 50~55	초1 남학생 20점 / 여학생 17점 초4 남학생 21점 / 여학생 19점

출처: 교육부. (2017). 학생정서 · 행동특성검사 및 관리 매뉴얼. p29(23).

표 9-16. 초등학생용 CPSQ-II 결과 판정 기준

판정 기준	결과 판정	점수 범위
정서 행동 문제 총점	일반 관리	초1 남학생 20~22점 / 여학생 17~19점 초4 남학생 21~24점 / 여학생 19~21점
	우선 관리	초1 남학생 23점 이상 / 여학생 20점 이상 초4 남학생 25점 이상 / 여학생 22점 이상
문항 39, 52 점수 총점	학교폭력 피해	1점 이상

출처: 교육부. (2017). 학생정서 · 행동특성검사 및 관리 매뉴얼. p29(23).

- CPSQ-II 검사 결과 점수가 높을수록 해당 요인의 성향이 높을 가능성 있다. 판정 기준인 정서 행동 문제 총점에 따라 관심군과 정상군으로 분류된다. 관심군은 정서 행동 문제 총점이 초1 남학생 20점, 여학생 17점, 초4 남학생 21점, 여학생 19점 이상일 때 관심군으로 판정되며 관심군 중에서 CPSQ-II 총점이 초1 남학생 23점, 여학생 20점 이상, 초4 남학생 25점, 여학생 22점 이상인 경우에는 우선 관리군에 해당하게 된다.
- 2016년도 개정판 학생정서 · 행동특성검사 표준화 연구에 따르면 100명의 학생 중 약 6~7명의 학생이 관심군으로 선별될 수 있는데, 이는 정서나 행동상의 어려움을 호소할 가능성이 높다는 것을 의미한다. 만일 관심군으로 판정되었다면 주로 집중력 부진, 불안이나 우울, 학습 부진 또는 사회성 부진, 이과민성 및 반항적 태도 등의 문제에 대해 세심한 관심을 가져야 하며 심층 평가를 통해 문제의 원인과 정도를 보다 명확히 파악하는 것이 필요하다. 특히 우선 관리군에 속할 경우에는 정서 · 행동의 문제를 가질 가능성이 보다 높으므로 우선적인 개입이 필요할 수 있다.

• 학교폭력 피해 관련 문항에 응답한 학생의 검사 자료와 결과는 생활 지도 담당교사에게 전달하여 개인 면담 등을 통해 폭력 정도를 확인(진위 규명 등)하고 면담 결과에 따라 추가 조치가 필요한 경우 '학교폭력 전담 기구'에 의뢰하여 학교폭력 근절 대책 추진 계획에 의거하여 조치할 수 있어야 한다.

표 9-17. **중·고등학생용 AMPQ-Ⅲ의 요인별 문항 및 절단점**

하위 척도		점수 범위	문항	절단점
개인 내적 성격 특성	성실성	0~12	3, 7, 10, 17	
	자존감	0~12	1, 11, 14, 15	
	개방성	0~12	2, 6, 12, 24	
개인 외적 성격 특성	타인 이해	0~12	5, 13, 21, 22	
	공동체 의식	0~12	8, 9, 18, 19	
	사회적 주도성	0~12	4, 16, 20, 23	
위험 문항	학교폭력 피해	0~6	27, 51	2점
	부모 자녀 관계	0~6	53, 57	2점 * 자살 면담지 결과 중간 이상의 위험도 또는 문항 60에 '예'라고 답하면 즉각 조치
정서 행동 문제	집중력 부진	0~30	27, 31, 34, 47, 51, 52, 53, 55, 56, 57	중1 남학생 6점 / 여학생 7점 고1 남학생 7점 / 여학생 7점
	불안, 우울	0~21	26, 29, 32, 35, 48, 53, 54	중1 남학생 10점 / 여학생 11점 고1 남학생 10점 / 여학생 11점
	학습, 사회성 부진	0~27	35, 36, 37, 38, 39, 41, 43, 44, 45	중1 남학생 13점 / 여학생 11점 고1 남학생 13점 / 여학생 11점
	과민, 반항성	0~24	28, 30, 32, 33, 34, 40, 48, 55	중1 남학생 10점 / 여학생 10점 고1 남학생 11점 / 여학생 10점
기타		–	58. 59. 61. 63	–
정서 행동 문제 총점		0~93	25~41, 43~48, 50~57	중1 남학생 31점 / 여학생 33점 고1 남학생 33점 / 여학생 31점

출처: 교육부. (2017). 학생정서 · 행동특성검사 및 관리 매뉴얼. p36(23).

표 9-18. **중·고등학생용 AMPQ-Ⅲ의 결과 판정 기준**

판정 기준	결과 판정	점수 범위
정서 행동 문제 총점	일반 관리	중1 남학생 31~36점 / 여학생 33~38점 고1 남학생 33~38점 / 여학생 31~36점
	우선 관리	중1 남학생 37점 / 여학생 39점 이상 고1 남학생 39점 / 여학생 37점 이상
문항 53, 57 점수 총점	우선 관리 (자살 위기)	2점 이상 * 자살 면담지 결과 중간 이상의 위험도 또는 문항 60에 '예' 라고 답하면 즉각 조치
문항 27, 51 점수 총점	학교폭력 피해	2점 이상

출처: 교육부. (2017). 학생정서 · 행동특성검사 및 관리 매뉴얼. p36(23).

- AMPQ-III 검사 결과 점수가 높을수록 정서나 행동 상의 어려움이 많음을 의미하며 정서 행동 문제 총점에 따라 관심군과 정상군으로 분류된다. 성별과 연령에 따라 관심군의 기준이 달라지며 관심군 중에서 정서 행동 문제 총점이 중학교 1학년 남학생 37점, 여학생 39, 고등학교 1학년 남학생 39점, 여학생 37점 이상인 경우에는 우선 관리군에 해당된다.
- 2016년도 개정판 학생정서 · 행동특성검사 표준화 연구에 따르면 100명의 학생 중 약 8명의 학생이 관심군으로 선별될 수 있으며 이는 정서나 행동상의 어려움을 호소할 가능성이 높다는 것을 의미한다. 만일 관심군으로 판정되었다면, 심리적 부담이나 스트레스, 우울한 생각이나 자살에 대한 생각 및 계획, 불안 문제, 학습 · 주의력 · 품행 · 인터넷 사용의 문제 등과 같은 문제들에 대해서 세심한 관심을 가져야 하며 심층 평가를 통해 문제의 원인과 정도를 보다 명확히 파악하는 것이 필요하다. 특히 우선 관리군에 속할 경우에는 정서 · 행동의 문제를 가질 가능성이 보다 높으므로 우선적인 개입이 필요할 수 있다.
- 자살 위기 관련 문항인 AMPQ-III 53, 57의 점수 합이 2점 이상으로 응답한 학생은 반드시 자살 관련 면담 기록지를 이용하여 개인 면담을 실시하고 문제 경향을 확인하여야 한다. 면담 결과 이상이 있다고 판단되는 경우에는 관련 전문가 의뢰 및 학부모에게 통보하고 학생에 대한 심층 사정 평가 및 필요한 지원을 할 수 있도록 조치한다.
- 학교폭력 피해 관련 문항인 AMPQ-III 27, 51 문항 점수 합이 2점 이상으로 응답한 학생의 검사자료와 결과는 생활 지도 담당 교사에게 전달하여 개인 면담 등을 통해 폭력 정도를 확인(진위 규명 등)한다. 면담 결과에 따라 추가 조치가 필요한 경우 '학교폭력 전담 기구' 에 의뢰하여 학교폭력 근절 대책 추진 계획에 의거하여 조치할 수 있어야 한다.

6-2. 검사 방법 및 결과 관리

6-2-1. 검사 수행도

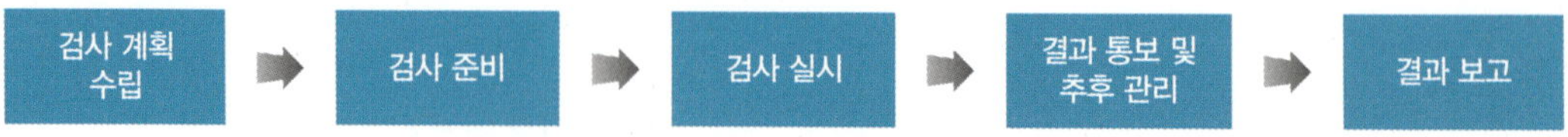
검사 계획 수립
검사 준비
검사 실시
결과 통보 및 추후 관리
결과 보고

그림 9-16. **학생정서·행동특성검사 수행도**

6-2-2. 검사 계획 수립 및 검사 준비

학생정서 · 행동특성검사는 검사뿐만 아니라 교내 상담 및 추후 관리를 위한 의뢰 등으로 상담 담당, 생활 지도, 학교폭력, 학습 부진 등 각 부서의 담당자와 협의체를 구성하여 실시해야 한다. 검사의 총괄 및 계획서는 담당 부장이 수립하고 각 협의체 구성원에게 업무를 배당하여 실시한다.

(1) 검사 일정

검사는 매년 4. 1.~4. 30. 기간에 실시하며 온라인 검사의 경우 기간 내 교육청에서 설정한 학교 검사 기간 중 실시한다.

(2) 검사 대상

초등학교 1 · 4학년, 중학교 및 고등학교 1학년

(3) 기안문 작성

정서 · 행동특성검사 계획서에는 협의체 구성, 검사, 추후 관리 등 사업 전반에 대한 내용을 포함하여 사전에 수립하고 이를 근거로 검사를 위한 기안문을 작성한다. 기안문에는 검사 일시, 대상, 검사 항목 및 검사 도구, 사전 연수, 협의회, 결과 송부 방법 등에 대한 내용이 포함되며 붙임 자료로 검사 실시에 대한 안내문 교직원 사전 연수 자료를 첨부한다. 정서 · 행동특성검사는 진행 및 결과에 대한 충분한 숙지와 주의가 필요하기 때문에 검사 대상 및 협의체 구성원에 대한 사전 연수가 매우 중요하다. 특히 사전 연수와 1차 협의회를 함께 실시해서 검사 진행상에 필요한 부분을 협의체에서 결정하는 과정이 갖는 것이 바람직하다. 이때 검사 진행과 관련된 1차 협의회의 내용을 기록하여 결과를 보고하는 내부 결재를 받아 협의회에서 결정된 사항을 공식화하는 것이 좋다(실무 예시 9-26~9-28).

6-2-3. 검사 실시

(1) 검사 항목

초등학교의 경우 CPSQ-II, 중학교 및 고등학교의 경우에는 AMPQ-Ⅲ를 사용하여 개인 내적 · 개인 외적 성격 특성, 주의력결핍과잉행동장애(ADHD), 우울, 불안, 학교폭력 피해, 자살 생각 · 계획 · 시도력 등 주요 정서 행동 문제 전반 등을 검사를 실시한다.

(2) 검사 방법

개정판 학생정서 · 행동특성검사는 주로 온라인 검사로 실시되며 온라인 검사가 어려운 경우 서면검사도 가능하다. 초등학생은 학부모가 자녀의 성격 특성과 정서 · 행동 영역을 평가하게 되며, 중 · 고등학생은 학생 스스로 자신의 상태에 대해서 평가한다. 초등학교의 경우 주 양육자아 부모가 아닐 경우(조부모님 등) 부모보다는 주 양육자가 작성하기를 권해야 한다. 검사 결과에 따라 학생 개별 면담을 실시하며 전문 기관의 추가 검사가 필요하다고 판단된 학생은 학부모의 동의하에 Wee 센터, 정신건강증진센터, 의료 기관 등의 전문 기관으로 연계되어 심층 평가를 받게 된다.

(3) 관심군 선정

응답자의 성향이나 신뢰도에 따라 검사 결과의 정확성이 떨어질 수 있기 때문에 1차 검사 결과에서 관심군으로 선정된 학생들에 대해 확정하는 과정이 필요하다. 필요시 재검사를 추가로 실시하며 사전 협의회시 재검사 기준을 미리 정하면 편리하다. 재검사는 서면 검사로만 가능하며 회수 봉투와 함께 배부하고 응답한 서면 검사 결과는 온라인 검사 시스템에 입력하여 판정한다.

■ 재검사 기준안

- 1차 검사 결과 관심군으로 선정되었으나 신뢰도가 낮은 경우(불량, 매우 불량)
- 관심군으로 선정되었으나 담임 및 학부모가 검사 결과가 학생의 상태와 상당히 일치하지 않는다고 생각되는 경우
- 정상군이지만 담임교사의 소견 상 재검사가 필요하다고 생각되는 학생이면서 신뢰도가 낮은 경우(불량, 매우 불량)

그림 9-17. **재검사 기준 예시**

관심군을 확정하는 것은 추후 관리에 있어 매우 민감하고 중요한 부분이므로 협의회를 실시하여 확정하는 것이 추천된다. 관심군 확정을 위한 2차 협의회에서는 담임교사, 상담(교)사, 학교폭력 담당자, 보건교사 등 정서 · 행동특성검사 협의체 구성원이 모두 참석하여 1차 검사에서 관심군으로 선정된 학생들에 대한 논의를 통해 최종 관심군을 확정한다.

관심군 확정을 위한 협의회 시에는 1차 검사 결과, 재검사 시행 시는 재검사 결과, 담임교사가 학부모와 1차검사 결과에 대해 상담한 내용, 담임교사의 교실 내 관찰 내용 등을 사전에 준비하고, 교내 전문 상담사가 있는 경우는 1차 상담 소견도 함께 준비하면 좀더 정확하게 관심군을 선정할 수 있다. 협의회 결과는 1차 협의회와 마찬가지로 결과를 내부 결재하여 공식화하며 이때 반드시 기안문은 비밀 문서로 설정한다.

6-2-4. 검사 결과의 관리

(1) 검사 결과의 안내

개정판 학생정서 · 행동특성검사는 성격 특성 검사가 추가되어 결과에 대한 가정통신문은 검사에 참여한 모든 학생에게 배부한다. 결과지를 봉인하여 서면으로 발송하되 지속 관리가 필요한 학

생의 경우 학부모의 이해 증진 및 당혹감 완화 등을 위하여 사전 유선 안내를 실시하는 것이 좋다. 결과 통보 과정에서 결과지가 학생 간에 공개되어 낙인에 의한 피해 상황이 발생되지 않도록 각별히 유의하여야 하며 검사 결과 및 사후 관리(심층 평가 및 상담 치료 등)를 안내 자료로 첨부하여 발송한다.

결과지 출력 시 재검사를 시행한 학생에 대해 재검사 결과를 최종 협의회에서 채택한 경우는 재검사를 검사 시스템에서 반영하여 재검사 결과를 출력해야 한다.

(2) 검사 결과 추후 관리

정서 행동 문제에 대해 검사 도구별 기준 점수 이상인 경우(관심군) 학교 내 상담 또는 면담 후 문제 수준별 심층 평가를 위한 전문 기관 연계하여 지원하고 자살 위기의 경우 즉각 조치를 취하여야 한다. 학교 내 상담 등 지속 관리에 대한 내용은 (Chapter 11)에서 자세히 기술되어 있다.

(3) 검사 결과 및 추후 관리 보고

검사율과 검사 결과 관심군 현황을 1차 보고하고 추후 관리 현황을 2차 보고한다. 1차 관심군 현황에서는 내부 논의 과정에서 최종 선정된 관심군 현황으로 보고하고 결과지 출력과 마찬가지로 재검사 결과를 반영한 경우는 재검사를 반영해야 통계가 정확하게 시스템 내에서 생성된다.

참고 문헌

1) 학교건강검사규칙, 교육부령 제93호. 일부 개정 2016. 3. 4.
2) 학교신체검사규칙, 교육부령 제93호. 일부 개정 2016. 3. 4.
3) 오영호. 우리나라 건강검진 종합계획의 정책방향과 과제. 보건복지포럼. 2004:51-61.
4) 학교신체검사규정, 문교부령 제15호. 제정 1951. 3. 10.
5) 학교보건법, 법률 제1928호. 제정 1967. 3. 30.
6) 학교신체검사규칙, 문교부령 제446호. 일부 개정 1979. 6. 25.
7) 학교신체검사규칙, 교육부령 제676호. 전부 개정 1996. 2. 7.
8) 학교보건법, 법률 제7396호. 일부 개정 2005. 3. 24.
9) 학교보건법, 법률 제11220호. 일부 개정 2012. 1. 26.
10) 위키백과. 교육부훈령 2017 [Internet]. [cited 2017 July 3]. Available from: https://ko.wikipedia.org/w/index.php?search=%EA%B5%90%EC%9C%A1%EB%B6%80%ED%9B%88%EB%A0%B9&title=%ED%8A%B9%EC%88%98:%EA%B2%80%EC%83%89&go=%EB%B3%B4%EA%B8%B0&searchToken=3yw96q6xo3cobwb4cs2gpaewa.
11) 학교보건법, 법률 제14055호. 일부 개정 2016. 2. 3.
12) 교육부. 학생건강증진 기본방향. 세종: 교육부; 2016.
13) 서울시교육청. 학교보건 업무 안내 Part 1. 서울: 서울시교육청; 2016.
14) 고영 외. 지역사회보건간호학. 경기: 수문사; 2017.
15) 한국교육개발원. 학생건강검사 항목 개선 연구. 충북: 한국교육개발원; 2015.
16) 위키백과. Body mass index 2017 [Internet]. [cited 2017 February 15]. Available from: https://en.wikipedia.org/wiki/Body_mass_index.
17) 한국교육개발원. 학생 건강검진기준(가이드라인) 개발연구. 충북: 한국교육개발원; 2008.
18) 학생건강기록부 전산처리 및 관리지침, 교육부훈령 제80호. 일부 개정 2014. 4. 1.
19) 교육과학기술부고시, 제2012-24호. 일부 개정 2012. 9. 23.
20) 학교보건법, 법률 제14402호. 일부 개정 2016. 12. 20.
21) 김영배 외. 건강검진의학. 서울: 군자출판사; 2013.
22) 교육부: 지난 3년간 전체 고등학교 절반에서 결핵환자 발생, 잠복결핵검진으로 학교 내 결핵발생 사전차단 [Internet]. 세종: 교육부. [cited 2017 July 15]. Available from: http://www.moe.go.kr/boardCnts/view.do?boardID=294&boardSeq=70912&lev=0&searchType=null&statusYN=C&page=18&s=moe&m=0503&opType=N.
23) 교육부. 학생정서행동특성검사 및 관리매뉴얼. 세종: 교육부; 2017.

참고 법률

학교신체검사규정, 문교부령 제15호. 제정 1951. 3. 10.

학교신체검사규칙, 문교부령 제446호. 일부 개정 1979. 6. 25.

학교신체검사규칙, 교육부령 제676호. 전부 개정 1996. 2. 7.

학교건강검사규칙, 교육부령 제93호. 일부 개정 2016. 3. 4.

학교보건법, 법률 제1928호. 제정 1967. 3. 30.

학교보건법, 법률 제7396호. 일부 개정 2005. 3. 24.

학교보건법, 법률 제11220호. 일부 개정 2012. 1. 26.

학교보건법, 법률 제14055호. 일부 개정 2016. 2. 3.

학생건강기록부 전산처리 및 관리지침, 교육부훈령 제80호. 일부 개정 2014. 4. 1.

교육과학기술부고시, 제2012-24호. 일부 개정 2012. 9. 23. 학교 건강검진 결과 판정 및 기재방법 등에 관한 기준.

참고 사이트

교육부 학생건강정보센터 http://www.schoolhealth.kr/

법제처 http://www.moleg.go.kr/

위키백과 https://en.wikipedia.org/

CHAPTER 10

학교간호과정

1. 요보호자를 관리한다.
2. 통상 건강 문제별 직접 간호 서비스를 제공한다.
3. 외상 및 피부 관련 환자별 직접 간호 서비스를 제공한다.
4. 응급 환자별 응급 간호를 제공한다.

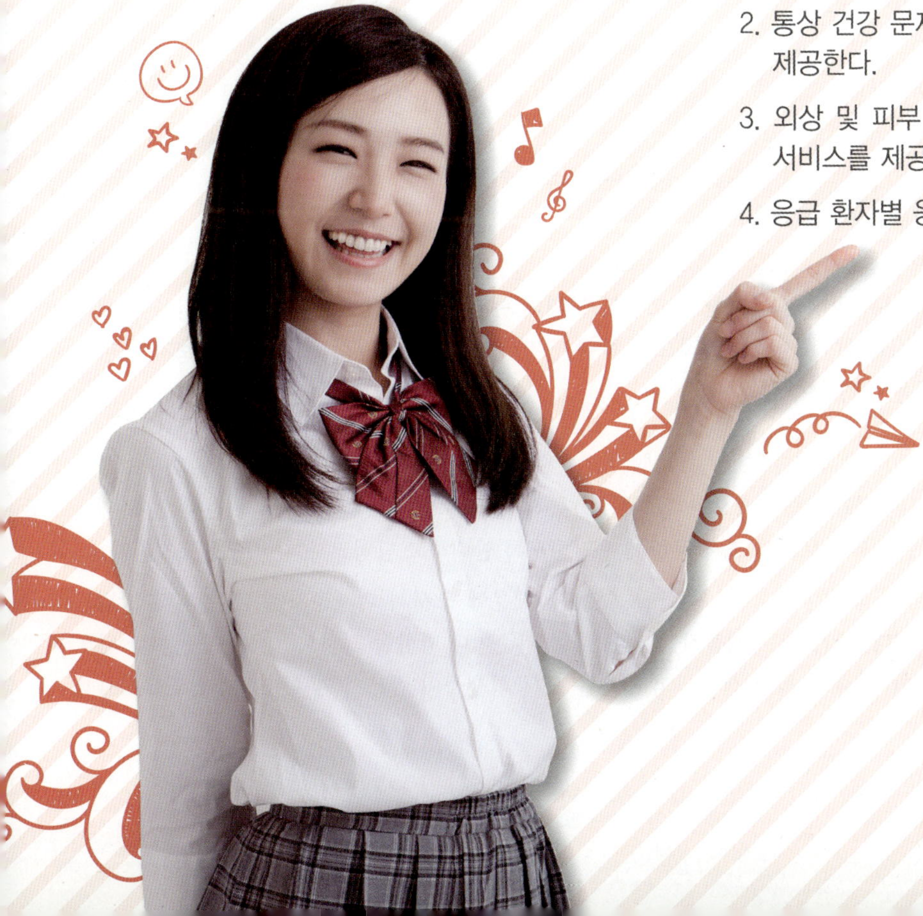

X

신체 건강 문제 관리

1 요보호자 관리

1-1. 요보호자 관리의 주요 내용을 설명한다.
1-2. 주요 질환별 요보호자 관리 방법을 설명한다.

1-1. 요보호자 관리 개요

개인의 건강 문제로 인해 학교생활에서 특별한 주의가 필요한 경우 안전한 학교생활을 위해 요보호자로 지정하여 관리한다. 필요한 자원을 미리 확보하고 정기적인 건강 상담과 담임교사, 가정과의 협력을 통해 특별 관리가 이루어진다.

1-1-1. 요보호자 관리 수행도

요보호자 조사 → 요보호자 선정 → 요보호자 관리

그림 10-1. **요보호자 관리 수행도**

1-1-2. 요보호자 조사

정확한 요보호자 조사는 학생의 안전한 학교생활을 위해 매우 중요한 업무이며 빠른 파악을 위해 학기가 시작한 즉시 시행해야 한다. 일반적으로 학생 건강 검사 항목인 건강 조사에 요보호자를 파악할 수 있는 문항들을 추가하여 실시한다.

(1) 조사 대상

요보호자 조사는 매년 전교생을 대상으로 실시한다. 특히 신입생의 경우 건강 정보가 전혀 없기 때문에 모든 신입생이 반드시 요보호자 조사 문항에 응답하도록 안내하고 담임교사의 협조를 요청한다.

요보호자 파악은 추후 학교안전사고와 연관될 수 있기 때문에 조사서 미제출자에 대한 처리 방법을 사전에 고려해야 한다. 조사 전 미제출자 처리에 대한 기준이나 방향을 정하여 가정통신문이나 담임교사 협조 시 안내한다. 예를 들어 신입생의 경우는 모든 학생들이 반드시 제출하도록 담임교사들에게 안내하고, 그 외 학년의 미제출자는 학교생활에 특별한 건강 문제가 없는 것으로 간주하고 이에 대한 내용은 요보호자 조사 안내 가정통신문에 명시하는 방법으로 미제출자에 대해 처리할 수 있다.

(2) 조사 내용

요보호자 조사는 학교생활에 주의를 요하는 학생을 파악하기 위한 목적으로 실시하기 때문에 건강 문제를 갖고 있더라도 학교생활에 특별한 주의가 필요하지 않다면 요보호자에 해당하지 않는다. 그러므로 학교생활에 건강상의 이유로 주의가 필요한지를 확인하는 조사 문항을 만드는 것이 중요하다.

1. 건강상의 이유로 학교에서 특별히 배려해야 할 점이 있습니까? 있다면 그 내용을 상세하게 적어주십시오.
   ※ 건강상 이유: 심질환, 호흡기 질환, 심장 질환, 알레르기, 근골격계 질환, 신경계 질환, 암 등

① 아니오
② 예: ______________________________

2. 만성적인 건강 문제로 지속적으로 복용하고 있는 약이 있습니까? 있다면 그 내용을 상세하게 적어주십시오.

① 아니오
② 예: ______________________________

3. 지난 1년 동안 다음 질병을 앓았거나 병원진료를 받은 적이 있습니까? 해당 내용을 정확하게 입력해 주십시오.

내용	아니오	예/완치	예/관찰 중	예/치료 중
아토피 피부병				
천식				
발작(경기)				
암				
당뇨병				
고혈압				
심장질환				

그림 10-2. **요보호자 조사 문항 예시**

(3) 조사 방법

요보호자 조사를 위해 별도로 가정통신문을 배부할 수도 있으나 일반적으로 건강 조사서에 관련 문항을 포함하여 조사하는 방법으로 시행되고 있다.

종이 가정통신문으로 요보호자를 조사한 경우 각 학급에서 수합한 조사서는 담임교사가 1차로 조사 문항을 확인하여 각 학급의 요보호자 명단을 작성하고 해당 학생들의 조사 설문지를 가장 첫 번째 장에 묶어서 보건실에 제출한다. 보건교사는 수합한 각 학급의 1차 요보호자 명단과 조사서를 확인한다. 추가적인 정보 확인이나 응답 오류 여부를 확인하기 위해 학부모나 해당 학생과 건강 상담을 실시하여 최종 요보호자를 선정한다.

온라인 조사를 통해서 요보호자를 조사할 수 있으며 관련 상세 내용은 (Chapter 9-3. 학생 건강 조사)에 소개되어 있다. 온라인으로 요보호자를 조사한 경우는 응답이 완료된 경우 응답 파일을 다운 받는다. 엑셀 파일로 되어 있는 응답 파일에서 요보호자 조사 항목에 대한 필터 기능을 활용하면 담임교사의 1차 스크린 과정 없이 손쉽게 1차 요보호자 명단을 생성할 수 있다.

1-1-3. 요보호자 선정 및 관리

요보호자는 신체 허약이나 만성 질환으로 학교 교육 활동 중 건강상 문제가 발생할 가능성이 있거나, 3개월 이상의 장기 입원이나 통원 치료를 받는 등 지속적 의료 지원이 필요한 학생, 기타 학교에서 보호가 필요하다가 인정되는 학생을 의미한다. 요보호자 선정 시에는 아래의 내용을 참고하여 선정한다.

❖ 요보호자 선정 기준 참고 예시

- 약이나 음식으로 인한 알레르기가 있는 경우
- 병원 치료를 자주 받는 경우
- 현재 면역 억제제나 호르몬제 치료를 받고 있는 경우
- 심혈관계 질환의 진단 및 치료를 받는 경우
- 근골격계 질환의 치료를 받은 적이 있는 경우
- 신장계통의 질환으로 1주일 이상 입원치료 혹은 매일 투약 중인 경우
- 간 질환으로 처방된 약을 복용하고 있는 경우
- 만성 소모성 질환(결핵, 당뇨 등)으로 치료 중인 경우
- 뇌 수술, 뇌전증, 정서 장애, 기타 심한 행동 장애(틱 장애)가 있는 경우
- 기타 학교생활에서 운동 제한을 요하는 경우
- 기타 현재 병원 치료를 요하는 특이 질환이나 희귀병이 있는 경우

출처: 서울특별시교육청. (2016). 손에 잡히는 보건 업무 관리. p94.[1)]

(1) 요보호자 명단 작성

조사 내용과 학부모 및 학생 건강 상담 내용, 담임교사 상담 내용 등을 종합하여 당해년도 요보호자 명단을 작성한다. 전년도의 요보호자 명단에서 누락된 학생이 있는 경우는 그 내용을 확인하여 당해년도 요보호자 명단에 추가할지를 결정한다. 또한 매년 영양(교)사가 조사하는 식품 알레르기 현황 자료를 받아서 요보호자 명단에 추가해야 할 학생이 있는지도 검토하여 최종 요보호자 명단을 완성한다.

최종 선정된 요보호자 학생에 대해 학부모가 작성한 학교생활에서의 주의 사항 외에 질환이 갖고 있는 특성에 따라 주의할 점이나 발생할 수 있는 응급증상 등에 대해 보건교사의 의견을 추가하여 관리 방법을 작성한다.

건강 문제 수준이나 특성에 따라 요보호자 관리 단계를 구분하면 좀 더 체계적으로 관리할 수 있다. 예를 들어 천식이 있는 학생은 대기오염 시, 체육 활동, 감염병 유행 시 요관찰자로 구분하여 관

리한다. 견과류 알레르기를 갖고 있는 학생은 급식 시 주의가 요구되지만 그 외 학교활동에는 지장이 없다. 면역 억제제를 받고 있는 학생의 경우는 감염병 유행 시 요관찰자에 해당되지만 그 외 상황에서는 요관찰자에 포함되지 않는다. 중증의 질환을 갖고 있거나 학교생활에 매우 주의가 요하는 학생들만 고위험군으로 분류하여 집중 관리한다. 이와 같이 요보호자를 구분하여 관리하면 큰 부담 없이 학생 건강 문제에 맞는 관리가 이루어 질 수 있다.

- 요보호자 관리 구분
  - 대기오염 시 요관찰자: 호흡기 질환(천식, 기관지염 등), 아토피 등의 병력이 있는 학생
  - 체육 활동 시 요관찰자: 천식, 모야모야, 심장 질환 등의 병력이 있는 학생
  - 감염병 유행 시 요관찰자: 면역 억제제 복용자, 천식, 암, 열성경기, 심장 질환 등의 병력이 있는 학생
  - 급식 시 요관찰자: 식품 알레르기가 있는 학생
  - 고위험군: 대부분의 학교생활이나 주의가 필요하거나 중증의 질환으로 특별한 관리가 필요한 학생으로 판단되는 경우
- 요보호자 관리 구분을 적용한 명단 예시

학년	반	이름	학교에서 배려해야 하는 내용 (학부모가 작성한 내용)	보건교사 생활 지도 요청 사항 (보건교사가 작성한 내용)	구분	비고
1	1	윤○○	뇌이소증 있어 간질 발생 가능성 있으나 아직 발생한 적 없음. 잦은 두통과 구토 증상 있어 진통제 갖고 다님. 뇌이소증으로 간질이 나타날 수 있으나 아직 기왕력 없음. 두통 및 구토 증상 있을 때는 학부모에게 연락하여 진통제 투여 등 추후 방법 논의. 심장 누공으로 수술하여 완치됨. 체육 활동에 제한 없음.	두통과 구토 증상 있을때 보건실로 이송. 간질로 의심되는 증상이 나타나면 응급으로 대응할 것(119 호출, 호흡이 편안한 자세, 보건교사 연락)	요관찰자	*고위험군 (학부모 상담으로 추가)
1	1	이○	머리에 뇌척수액 배액 보조 장치가 있으며 머리를 심하게 부딪히거나 자기성 물질이 직접적으로 닿는 것은 좋지 않습니다. 주의할 점 입니다.	체육 활동 시 충돌, 두부 손상 오지 않도록 주의 요함	요관찰자 (체육 활동 시)	*고위험군
1	6	최○○	심실중격 결손이 있으나 성장하면서 자연 치유된다고 하여 관찰 중입니다. 평상시의 운동에 영향을 미치지는 않습니다. 오래달리기 등 격렬한 운동을 해본 적은 없습니다.	체육 활동 시 활동 가능 여부 확인 요함(격렬한 운동 제한), 가슴 통증과 호흡 곤란 증상 있을 때 보건실 이송	요관찰자 (대기오염, 감염병 유행, 체육 활동 시)	*고위험군
6	6	원○○	전복에 대해 아나필락시스가 있습니다. 에피네프린 투여 요합니다.	– 급식 시 주의 요구됨: 전복 절대 섭취 금지, 기타 해산물은 섭취 가능. 하지만 섭취 시에는 알레르기 증상(피부 가려움, 얼굴 부종, 호흡 곤란 등)이 발생 하는지 관찰 요함 – 알레르기 증상(가려움, 얼굴 부종, 호흡 곤란)이 조금이라도 있다면 체육 절대 금지하고 다른 사람 동반하여 즉시 보건실로 이송 요함	요관찰자 (급식, 대기오염, 체육 활동 시)	*고위험군
1	3	이○○	음식 알레르기(들깨가루, 메밀)	급식 시 주의 요함	요관찰자 (급식 시)	

그림 10-3. **요보호자 관리 방법 예시**

(2) 요보호자 관리

최종 선정된 요보호자 명단 및 관리 방법은 내부 기안을 통해 공식화하고 담임교사 및 관련 교과교사에게 요보호자 명단을 배부한다. 이때 요보호자 명단이 외부에 노출되지 않도록 보안 문서로 결재하고 비밀번호를 부여한 보안 문서로 공유하고 관리한다. 명단 관리 방법 및 학생 주의 사항, 지도 사항 등에 대한 교사 자체 연수를 실시한다(실무 예시 10-1~10-3).

요보호자 학생 명단과 관리 방법은 담임교사뿐만 아니라 교과교사도 숙지하도록 한다. 보건실에서는 요보호자 명단을 건강 상담록에 기록하여 별도의 장부로 관리한다. 보건실 방문 학생의 건강 문제 관리 시 요보호자 현황을 참고할 수 있도록 보건일지의 메모창에 별도로 기록한다.

대기오염 시, 감염병 유행 시에는 요보호자 학생에 대한 보호 조치 사항 등을 안내하고 고위험군 학생들에 대해서는 정기적으로 건강 상태의 변화를 확인하고 건강 상담 일지에 기록한다. 필요 시에는 고위험군 학생의 담임교사에게 학생 건강 문제와 응급 처치에 대한 교육을 실시하고, 학부모와 협의하여 응급 시 사용해야 하는 약품을 보건실에 보관할 수 있다. 미국에서는 요보호자 학생들의 개별 건강 관리 카드를 만들어 학부모, 담임교사, 학교 간호사가 학생의 건강 문제와 학교생활에 대해 협의회를 실시하고 학교에서의 건강 관리 계획을 수립하기도 한다.

1-2. 주요 질환별 요보호자 관리

1-2-1. 알레르기 질환 요양호자 관리

(1) 알레르기 병태 생리

① 면역 체계와 알레르기 반응

알레르기는 IgE 생성에 관여하는 Th2 Type의 면역이 비정상적으로 활성화된 상태를 말한다. 즉, 해롭지 않은 외부 물질을 항원으로 인식하고 이에 대해 특이 항체(IgE)가 형성되어 항원이 체내로 들어올 때마다 증상이 재발하고 만성화되는 독특한 임상 양상을 가지고 있는 질환이다. 알레르기란 제1형 과민 반응이라고도 하는데, IgE는 체내로 유입된 알레르기 원인 물질인 항원(Allergen)을 비만 세포(Mast Cell)로 운반하는 역할을 한다. 이때, 비만 세포가 분비한 히스타민과 ECF(Eosinophil Chemotactic Factor) 등의 화학물질은 특정 조직에 부착하여 모세 혈관을 확장시키고 분비선을 자극하며 근육을 수축시키는 증상을 일으킨다. 모세 혈관이 확장되면 혈관 내의 액체가 조직 내로 흘러나와 부종이 생기게 된다. 부종은 피부나 점막이 부풀어 오르는 현상으로 대부분 가려움을 동반하는 것이 특징이다.

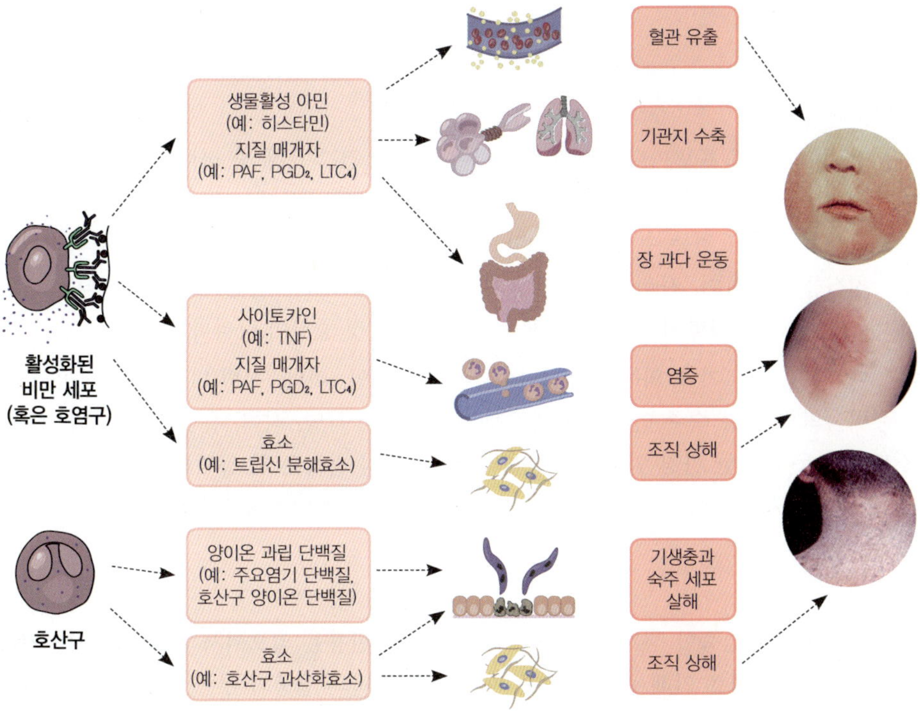

출처: 서울특별시 식품안전과. (2010). 식품 알레르기 교육 및 급식 관리 매뉴얼. p17.[2)]

그림 10-4. **IgE와 비만세포 활성**

② 알레르기 행진

알레르기 체질을 가지고 있는 아동이 성장하면서 일련의 알레르기 질환들이 나타나는 현상을 알레르기 행진이라고 한다. 알레르기 질환은 연령에 따라 변화하게 되는데 주로 영유아기의 식품 알레르기에서 시작되어 아토피 피부염, 천식, 알레르기 비염으로 이어지는 경향을 보인다. 이와 같이 알레르기 질환은 서로 연계되어 일련의 순서로 발생하기 때문에 적극적인 예방 관리로 조기에 질환 발생을 차단하는 것이 매우 중요하다.

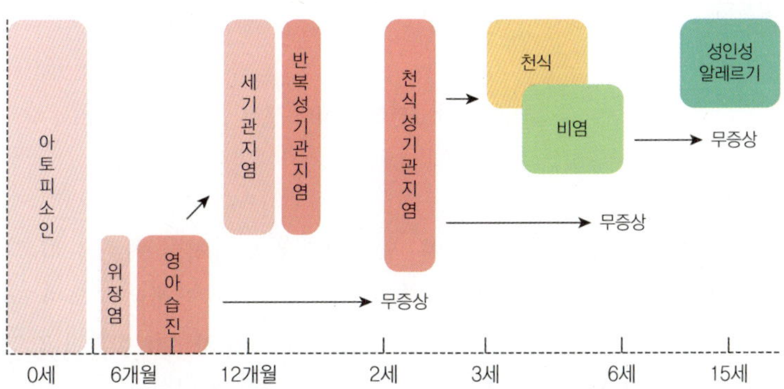

출처: 교육부. (2016). 식품 알레르기 교육 참고 자료. p21.[3)]

그림 10-5. **알레르기 행진**

(2) 천식의 특성 및 관리

① 천식의 병태 생리

• 발생 빈도와 원인[4)5)]

천식은 전 세계적으로 10년마다 50%씩 증가하는 중요한 건강 문제 중 하나이다. 국가별 유병률은 0.8~37.6%로 나라마다 큰 차이를 보이고 있다. 우리나라의 경우에도 천식 증상을 보이는 아동의 수가 꾸준히 증가하고 있는 추세이다. 소아 천식이란 일반적으로 사춘기가 끝날 때까지의 기간에 발생한 천식을 의미하며, 사춘기에 접어들 때까지 약 50~60%는 자연적으로 치료되는 경향이 있다. 모든 연령에서 발병할 수 있지만 대체로 5세 이전에 첫 증상이 나타나게 된다.

천식은 대부분 알레르기에 의해서 나타나며, 유전적 소인, 비만, 성별(14세 이전 남아의 천식 유병률은 여아의 2배) 등 숙주 인자와 알레르겐(항원 물질), 감염, 식이, 흡연, 대기오염, 식품, 그리고 스트레스 등 다양한 환경 인자의 영향을 받는다. 천식 발작은 찬 공기와 연기, 증기, 바이러스 감염, 스트레스, 운동, 향기, 아스피린과 비스테로이드성 항 염증제 약물의 투여 등 다양한 자극에 의해 촉발된다.

• 병태 생리

기도에 만성적으로 염증이 생기고 기관지가 쉽게 과민 반응을 일으켜서 기도가 좁아지거나 경련이 일어나게 된다. 이로 인해 좁은 기도를 싸고 있는 점막의 염증과 부종, 기도 내 진한 분비물의 축적이 나타나 숨쉬기가 힘들어진다.

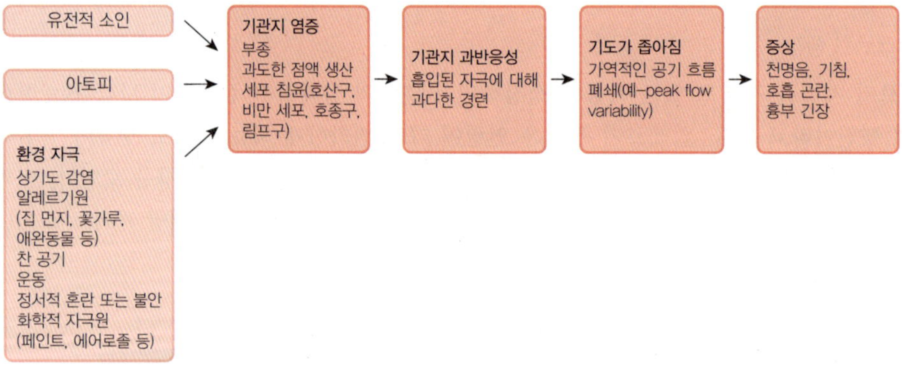

출처: 방경숙 외. (2014). 아동간호학. p344.[5)]

그림 10-6. **천식의 병태 생리**

• 천식의 진단[6)]

5세 이하 소아에서 천식 진단은 쉽지 않으며, 일반적으로 임상적인 기준을 따른다. 천명이 반복적이면서 ① 부모 중 최소한 1명이 천식의 진단을 받은 경우, ② 알레르겐 특이 IgE 양성, ③ 아토피 피부염의 과거력이나 동반력, ④ 혈청 내 총 IgE 수치의 증가, ⑤ 호흡기 감염을 동반하지 않은 천명, ⑥ 기관지 확장제나 전신적 스테로이드제에 의하여 천명이나 호흡 곤란이 호전된 경우에는 천식일 가능성이 높다.

6세 이상 소아 또는 청소년의 천식 진단 방법은 성인에서와 동일하다. 병력과 진찰에서 천식이 의심되는 경우 병원에서는 폐 기능 검사를 시행하여 가역적인 기류 제한 유무를 확인하고 있다.

- 임상 증상

천식의 주요 증상은 기침, 호흡 곤란, 천명, 가슴 답답함 등이다. 이러한 증상은 만성적일 수도 있고, 반복적인 급성 악화의 형태로 나타날 수도 있다. 호흡기 바이러스 감염이 있을 때 증상이 악화되는 경우가 많으며 천명을 동반한 기침은 천식의 전형적인 증상이다. 그러나 증상이 없는 시기 또는 천식이 조절되고 있는 시기뿐 아니라 심한 기류 제한이 있으면 천명이 오히려 들리지 않을 수도 있으므로 유의하여야 한다. 소아 천식 환자의 경우 알레르기 비염이나 아토피 피부염이 동반되거나 알레르기 질환의 가족력이 있는 경우가 많다. 만약 심각한 천식 발작이 있는 경우는 응급 상황이므로 적절한 응급 조치가 필요하다.

표 10-1. **천식 증상**

천식의 증상	
• 반복되는 기침	• 흉부견축
• 기관지 부종에 의한 마르고 발작적인 기침	• 비익확장, 협착음
• 쌕쌕거림	• 안절부절못함
• 천명	• 발한
• 짧은 호흡, 빈호흡, 기좌호흡	• 두 팔로 지지하고 앉는 삼각 자세
• 호흡 곤란, 호기의 지연	• 피로
• 가슴 답답함	

출처: 방경숙 외. (2014). 아동간호학. p345.[5]

② 천식 치료 및 간호[7]

천식 치료의 목표는 증상의 해소, 속효성 흡입 β_2 항진제 주 2회 이하 사용, 정상 폐 기능 유지, 정상 활동 유지 등으로 둔다. 또한 급성 발작, 응급실 내원이나 입원, 폐 기능 손실, 약제 부작용 등의 손상을 최소화하는 것이 중요하다. 즉 천식으로 인한 불편감을 최소화하여 정상적인 폐기능과 일상생활을 유지시켜 주어야 하며, 향후 발생할 수 있는 천식의 재발을 최소화하고 영구적인 폐 기능 장애를 예방하는 것에 중점을 두고 있다.

천식의 일반적인 치료는 특수한 알레르기원 또는 자극 되는 요인을 확인하여 제거하거나 피하도록 하며, 적절한 약물을 투여하는 것이다. 천식은 장기적인 관리가 요하는 경우가 많아 성장기 아동의 소아 천식은 신체적 · 정서적 장애를 최소화할 수 있도록 빨리 조절해주어야 한다. 아동이 우울이나 무력감을 흔히 느끼기 때문에 정서적 상담이 필요할 수 있다.

- 알레르기원의 통제

천식을 유발하는 알레르기원과 자극 물질에의 노출을 예방하거나 최소화하는 것이 우선 필요하다. 피부 반응 검사를 통해 특이성 알레르기원이 확인되면 최대한 알레르기원을 제거하거나 피하도록 조절한다. 개인에 따라 개나 고양이를 키우지 않거나 알레르기 반응을 유발하는 음식을 식사에서 제외하는 것 등이다.

• 약물 요법

급성 천식을 완화하는 증상 완화제는 단기 작용 약물이다. 증상이 없을 때에도 지속적으로 투여하여 염증 반응을 조절할 수 있는 조절제는 장기 작용, 또는 항염, 항알레르기 약물이다. 증상 조절제는 약물 부작용을 최소화하기 위해 가능하면 흡입용 약물을 사용하고, 부득이한 경우 구강이나 주사 약물을 이용한다. 대부분의 천식 약물은 흡입기(Inhaler) 혹은 분무기(Nebulizer)를 통해 투여된다.

아동에게는 스페이서가 달려 있는 정량식 흡입기(Metered Dose Inhaler, MDI)와 보조 흡입기 사용법을 교육한다. 스페이서는 좀 더 쉽게 약물을 흡입할 수 있게 해주며, 약물의 흡입과 확산을 용이하게 해준다. 약물의 종류와 양은 증상의 빈도와 중증도에 따라 결정된다. 흡입 스테로이드(Inhaled Glucocorticosteroids, ICS)는 가장 효과적인 천식 조절제로 경구 · 비경구 분무 형태로 투여된다. 증상의 완화, 조절, 항염증뿐만 아니라 장기간의 예방을 위해 사용되는데 기침이나 아구창 등의 부작용이 거의 없으며, 경증으로 지속되는 천식의 장기적인 치료에 주로 사용된다.

구강 스테로이드제는 조절되면서 지속되는 천식이나 심하게 지속되는 천식의 신속한 조절을 위해 단기간 동안 최저 용량이 투여된다. 코르티코스테로이드 제제를 정량식 흡입기를 사용하여 투여하는 경우 구강에 침전된 약물의 작은 분말이 칸디다 구강 염증의 원인이 되므로 사용 후 반드시 구강을 헹구도록 교육해야 한다. 경구 또는 정맥으로 투여하는 코르티코스테로이드와 한 시간 이상 지속적으로 사용하는 속효성 β_2-Agonist 흡입기(Albuterol, Terbutaline) 치료는 증상이 심한 아동에게 사용된다.

응급 상황에서는 항콜린성 약물인 아벤트로 흡입액(Ipratropium Bromide)을 사용할 수 있다. 테오필린(Theophylline)은 천식 발작 예방과 증상 조절, 그리고 항염증 효과가 있다. 그러나 단독 요법의 효과가 저용량 흡입 스테로이드보다 적어 응급 상황에서만 일차적으로 사용하는 추세이다. 항콜린제(Anticholinergics)에는 아트로핀(Atropine), 아트로벤트(Atrovent) 등이 있으며, 급성 천식 발작에서 보조 약물로 사용할 수 있다.

③ 학교에서의 천식 아동 관리

• 일상생활에서의 관리

교사는 천식 발작의 예방, 천식 유발 물질, 초기 증상과 치료법, 적절한 약물, PEF와 정량식 흡입기 사용 방법 등에 대해 아동과 가족이 알고 있는지 확인하고 아동에게는 발작 증상이 발현할 때 취해야 하는 조치에 대해 알려준다. 평소 천식 발작을 유발하거나 증상을 악화시킬 수 있는 호흡기 감염에 대해 주의시키고 만일 발작의 초기 징후인 천명음, 잦은 기침, 빠른 호흡, 흉부 답답함과 같은 징후가 있다면 즉시 보건실로 오도록 교육한다.

천식이 적절히 조절되고 있다면 운동의 종류를 제한할 필요는 없으나 운동에 의해 천식이 악화될 수 있으므로 예방과 관리에 대하여 미리 확인해 두는 것이 필요하다. 규칙적인 운동이 폐 기능 지표 또는 천식 증상 자체를 호전시키지는 않지만 전반적인 건강에 도움이 된다. 운동 유발성 기관지

경련(Exercise-Induced Bronchospasm)의 예방을 위해서는 호흡 운동으로 호흡근을 강화시키는 것이 필요하며, 처방이 있다면 운동 전 처방 약물을 투여하고 준비 운동을 하도록 한다. 마스크나 머플러 등을 이용하여 공기를 따뜻하고 습하게 하며 적절한 수분을 섭취하는 것도 필요하다.

또한 아동과 성인 모두에서 과체중 또는 비만이 천식 발생 위험을 증가시키므로 비만한 천식 아동에게는 체중 감량을 권고한다. 예방접종 자체가 천식 예방 효과가 있는지는 불확실하지만 예방접종이 천식 발생을 증가시킨다는 근거 또한 없기 때문에 모든 소아 예방접종은 정상적으로 시행하도록 하며 호흡기 감염 예방을 위해 독감 예방접종을 실시하도록 한다. 천식 환자에게는 이전에 아스피린 또는 비스테로이드 항염증제(NSAID)를 사용한 후 천식 악화를 경험한 적이 있는지 확인하고 투약하여야 한다.

실외 흡입 항원을 피할 수 있는 방법으로 꽃가루와 곰팡이가 많이 날리는 계절에는 창문을 닫고 실외 활동을 자제하도록 한다. 혹한기나 너무 건조한 경우, 대기오염이 심각한 경우에도 야외활동을 자제하여야 한다. 식품 항원의 회피와 관련해서는 특정 식품에 의한 천식 악화가 확실하게 규명되지 않은 경우 식품이나 첨가제 섭취를 제한할 필요는 없지만 경구 유발 시험으로 입증된 식품 알레르기가 있는 경우에는 특정 식품의 섭취를 제한함으로써 천식 악화를 감소시킬 수 있다.

• 응급 시 관리

천식 증상이 심할 때는 일단 호흡 시 입을 모아 내쉬도록 하고, 말을 하는 것만으로도 쉽게 피곤해질 수 있으므로 필요한 것만 짧게 대답할 수 있도록 질문한다. 정서적 요인도 천식 증상 악화와 관련이 있으므로 불안을 경감시키고 안정할 수 있도록 조용하고 편안한 분위기를 제공하며 보건교사가 옆에 있어줌으로써 안정감을 주는 것이 필요하다.

천식 아동 관리를 위해서는 스페이서를 이용하여 약물을 투여하는 방법을 알아야 한다. 일반적으로 천식 급성 악화 때는 속효성 베타2 항진제를 2회 분사하는데 스페이서를 통해 한 번에 1회 분사한 후 흡입하고 다시 한 번 1회 분사 후 흡입하도록 한다. 증상이 호전되지 않은 경우 이러한 과정을 20분 간격으로 반복할 수 있으나 상태에 따라 병원으로 이송이 필요할 수 있다.

흡입 스테로이드 사용법 동영상 자료는 한국천식알레르기협회(www.kaaf.org) 또는 경기도 아토피 · 천식 교육정보센터(www.e-allergy.org) 홈페이지를 통해 확인할 수 있다.

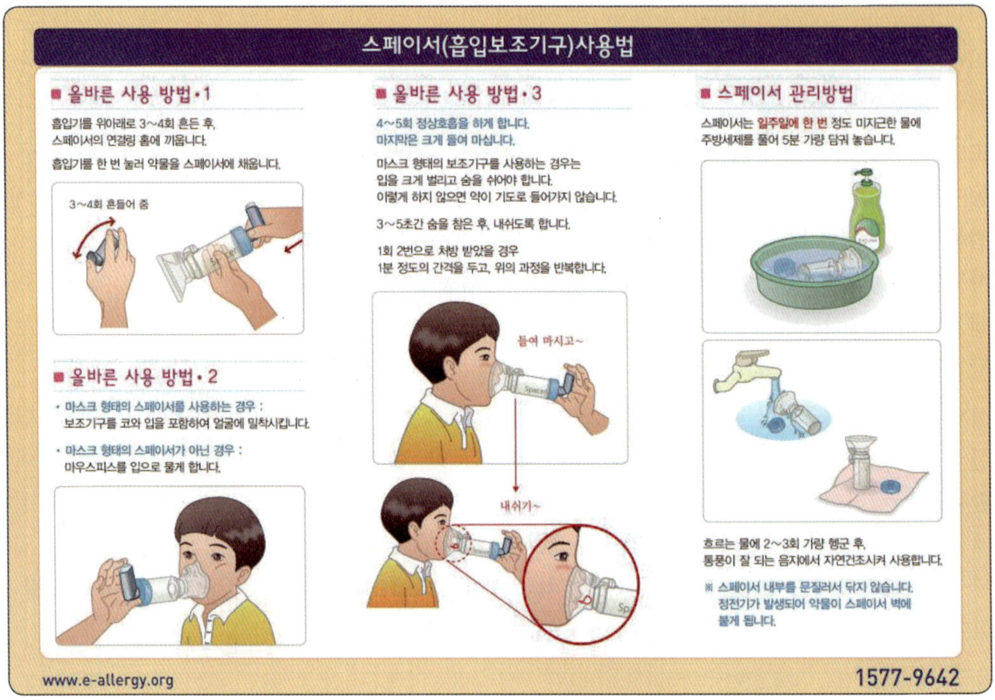

출처: 경기도 아토피 · 천식 교육정보센터. (2017).[8)]

그림 10-7. **스페이서 사용법**

(3) 아토피 피부염의 특성 및 관리

① 아토피 피부염의 병태 생리

• 발생 빈도[9)]

아토피 피부염은 만성적으로 진행되는 염증성 피부염으로 전염되지는 않으나 가려움증이 심한 질환이다. 전 세계적으로 약 10~30%의 이환율을 보이고 있으며, 2010년 국내 설문 조사에 의하면 초등학생의 35.6%가 아토피 피부염으로 진단받았던 병력이 있는 것으로 보고되었다. 주로 5세 이전에 발생하여 성인까지 지속되는 경우도 있으며, 주기적으로 증상이 반복되어 나타난다. 약 50%의 환자가 1세 이전에 증상이 나타나고, 80%의 환자가 5세 이전에 증상이 나타난다. 또한 아동기에 아토피 피부염이 발병한 대상자 중 75% 정도는 청소년기까지 진행되고, 25% 정도는 성인기까지 진행된다.

• 병인 및 병태 생리

아토피 피부염의 병태 생리는 확실하지 않으나 가족력이 있는 경우가 많아 유전적인 소인이 있는 것으로 받아들여지고 있다. 환경오염, 식품첨가물의 증가, 집먼지 진드기 등의 알레르기 요인도 관여하는 것으로 보고 있다. 결국 유전, 환경, 면역학적 요인이 복합적으로 관여한다고 볼 수 있으며, 따라서 천식, 알레르기성 결막염 등 다른 알레르기 질환을 동반하는 경우도 흔하다.

• 임상 증상 및 진단

증상은 매우 다양하나 주로 발진과 구진을 보이면서 소양증이 매우 심한 것이 특징이다. 병변 부위는 주로 손, 발, 발목, 손목, 얼굴, 목, 가슴 등이며 연령별로 다른 분포를 보이는 경향이 있다. 소아기(2세부터 10세 사이) 아토피 피부염은 팔꿈치 앞 부위, 오금부와 같은 굽힘 쪽의 피부염이 발생하는 것이 특징이며, 엉덩이, 눈꺼풀, 손목, 발목에도 나타날 수 있다. 증상은 습한 기후에서는 호전되며 가을이나 겨울에 난방에 의해 습도가 낮아질 때 더 심해진다.

표 10-2. **아토피 피부염의 진단 기준**

주증상	부증상
• 가려움증 • 특징적 발진 모양 및 호발 부위 • 만성 및 재발 경과 • 아토피 질환의 동반 및 가족력	• 피부 건조증 • 잦은 피부 감염 • 눈 주위 색소 침착 • 구순염, 안면 창백, 얼굴 피부염, 목주름 • 백색 피부 묘기증 • 식품, 환경이나 감정 요인에 의한 악화 • 혈청 IgE의 증가, 피부 시험 양성

출처: 안효섭 외. (2016). 홍창의 소아과학. p1243.[4]

② 아토피 피부염 치료 및 간호

• 사정

아동의 가족력, 과거력, 악화와 관련된 환경이나 식이 등을 확인하고, 피부 병변의 형태, 부위와 2차 감염 유무를 파악한다. 아동의 행동, 특히 긁기 정도, 과민성과 수면 양상에 대해 면담하고 어떻게 대처하고 있는지도 확인한다. 심한 소양증을 조절하는 것이 매우 중요한데, 이는 가려운 피부를 긁음으로써 상처가 생기면 2차 감염을 일으킬 수 있기 때문이다.

• 관리

아토피 피부염 관리의 주 목표는 악화 인자의 회피를 통해 증상 유발을 최소화하고 피부 보습을 유지하며 소양증을 경감시키고 2차 감염을 예방하는 것이다.

구분	내용
악화 인자의 회피	소양증을 일으키는 요인을 피하기 위해 양모 의류나 담요, 거친 섬유, 털이 있는 동물 등 자극 물질과의 직접적인 접촉을 피한다. 열과 습기가 발한을 일으켜 소양증이 심해지므로, 기후에 적절한 옷을 입도록 하는 것이 필요하다. 긴 소매 옷과 긴 바지는 피부와 자극 물질의 직접적인 접촉을 감소시킨다. 비누, 세제, 섬유 유연제, 향수, 파우더 등과 같은 자극원에 노출될 경우 소양증이 심해지기도 하므로 이를 피하고 부드러운 면제품을 입도록 한다. 알레르기를 유발하는 음식도 삼가야 한다.
피부 보습 소양증 경감	아토피성 피부염 치료의 가장 일반적인 관리는 소양증을 감소시키는 것이다. 항상 피부의 습기를 유지하고 건조함을 예방하기 위해 순한 비누를 사용하고 보습제를 바르도록 한다. 심하게 건조한 피부의 아동에게는 실내 가습기나 분무기가 도움이 된다.

X. 신체 건강 문제 관리

소양증 경감과 약물 투여	자극 물질이나 알레르기원에 피부 노출을 삼가고, 과열을 피하며, 2차 감염을 예방하기 위해 손 · 발톱을 짧게 자르고 깨끗하게 한다. 소양증이 있을 경우에는 항히스타민제나 국소 스테로이드제, 경한 진정제 등을 투여한다. 소양증의 정도가 심한 경우 Hydroxyzine이나 Diphenhydramine과 같은 경구용 항히스타민제가 사용되며, 낮 동안의 소양증 경감에는 Loratadine(Claritin)이나 Fexofenadine(Allegra)과 같이 진정 효과가 없는 항히스타민제가 쓰인다. 발적 증가 시에는 염증을 감소시키기 위해 국소 스테로이드제를 사용하기도 한다.
염증 감소와 2차 감염의 예방	피부 병변의 감염 증상은 홍반 주변의 가피나 농포와 같은 증상으로 나타나는데, 이러한 감염을 예방하는 것 또한 매우 중요하다. 스테로이드제 사용 시 과용은 위험하다는 것을 알려주고, 아토피 피부염을 가진 아동은 악화와 경감이 반복되므로 가족의 지지 간호가 필요하다. 또한 스트레스가 상태를 악화시키므로 아동의 불안을 덜어주어 정서적 · 신체적으로 편안하게 한다.

③ 학교에서의 아토피 피부염 질환 아동 관리

보건교사는 아토피가 심한 아동을 파악하여 개인별 악화 요인을 확인하고 이에 대한 노출을 최소화하도록 한다. 일반적인 소양증 감소를 위한 관리와 2차 감염 방지를 위한 내용을 교육하며 아토피 피부 병변이 심할 경우 이로 인한 스트레스와 자존감 저하가 있을 수 있으므로 절절한 정서적 지지가 필요하다.

(4) 알레르기성 비염의 특성 및 관리[10)]

① 알레르기 비염 병태 생리

- 발생 빈도, 원인

  알레르기성 비염은 비강에 나타나는 알레르기성 염증 반응으로 약 20~40%의 아동이 알레르기성 비염을 겪고 있다. 집먼지 진드기, 애완동물, 곰팡이, 화분 등의 알레르기를 일으키는 물질에 의해 나타날 수 있으며 환경적 요인뿐 아니라 가족력이 있어서 부모가 알레르기성 비염이 있는 경우 자녀에서의 유병률도 높다.

- 병태 생리

  알레르기성 비염은 알레르기가 생기는 가족적 소인과 특정 알레르기원에 민감한 사람이 이에 노출되어 발생한다. 꽃가루나 먼지 등의 항원이 비강 점막에 접촉되면 그 항원에 이미 감작되어 IgE 항체를 가지고 있던 비만 세포(Mast Cell)가 활성화되고, 히스타민 등의 화학적 매개체가 방출된다. 활성화된 히스타민은 국소적인 혈관 확장, 점막의 부종, 분비물의 과잉 생산을 일으켜 알레르기성 비염의 증상이 나타나게 된다.

- 임상 증상 및 진단

  알레르기성 비염은 증상이 특별한 계절에만 나타나면 계절성 알레르기성 비염이라 하고, 증상이 계절과 관계없이 계속 나타나면 연속성 알레르기성 비염이라고 한다. 임상 증상은 맑은 콧물과 코막힘, 재채기 등이다. 연구개 및 인두 부위의 가려움증 때문에 코를 킁킁거리거나 코끝을 손바닥으로 위로 미는 버릇이 생기기도 한다. 비강 폐색이 심할 때는 구강 호흡을 하기 때문에 인후통, 쉰 목소리, 만성 기침, 피로와 수면 장애를 호소할 수 있으며, 결막에 발적이 있고 가려우면서 눈물이 나는 알레르기성 결막염이 나타날 수 있다. 병력과 신체 검진을 통해 진단하며 알레르기 질환 시 IgE와 호산구 수치가 증가한다.

② 알레르기 비염 치료 및 간호

알레르기성 비염의 치료 목표는 알레르기원을 제거하고 증상을 경감시켜 주는 것이다. 확인된 알레르기원이 음식물이거나 동물의 털이라면 식사에서 제외하거나 집에서 애완동물을 키우지 않도록 하는 등의 방법을 사용할 수 있으나, 알레르기원이 먼지, 꽃가루라면 이를 효과적으로 제거하기가 쉽지 않다. 아동에게 이러한 알레르기원을 제거하고 알레르기를 유발하는 환경을 조절할 수 있도록 정보를 제공한다.

알레르기원을 제거하는 것이 힘들 때는 증상 완화를 위해 약물을 투여하기도 한다. 항히스타민제는 점막의 분비물 감소와 소양증을 완화시켜 재채기, 콧물, 비강 자 극 감소에 효과가 있다. Diphenhydramine(Benadryl), Chlorpheniramine(Chlortrimeton)은 효과가 우수하지만 진정, 안절부절못함, 구강 건조, 요정체, 변비, 학습 능력 저하와 같은 부작용이 있으므로, 최근에는 진정 작용이 없고 심혈관계 부작용이 적은 Astemizole(Hismanal), Loratadine(Claritin), Cetirizine Hydrochloride(Zyrtec)를 많이 사용한다. 비강 점막의 부종을 감소시키는 Ephedrine이 함유된 코막힘 완화제가 단독으로 처방되기도 하고, 항히스타민제와 병행하여 처방되기도 한다. 항알레르기 제제로는 Cromolyn Sodium이 있으며, 이는 예방 약제로 유행시기 수 주 이전부터 사용하여야 한다.

환경 내에서 알레르기원을 제거할 수 없고 약물 요법이 효과가 없을 경우 피부 반응 검사를 통해 알레르기원이 확인되었을 때 면역 요법이 고려된다. 이 요법은 항원을 탈 감작시키는 것으로, 아동이 항원에 대한 내성을 가질 때까지 알레르기 백신을 소량씩 증량하여 투여하는 것이다. 약 1년 간 무증상이면 치료를 종료하며, 대개 최소 3~5년이 걸린다.

진정 작용이 있는 항히스타민 제제를 투여받는 아동은 학교에서의 학습 변화를 모니터하여야 하며, 아동이 약용량과 투약 방법 (특히, 흡입제)을 잘 지킬 수 있도록 교육한다.

③ 학교에서의 알레르기 비염 아동 관리

알레르기 비염의 증상이 심한 경우는 복용 중인 약을 확인하고 필요시에는 항히스타민제를 투약한다. 복용 중인 약물의 부작용으로 인한 졸음 등을 호소하는 경우는 보건실에서 일정 시간 안정할 수 있도록 한다.

(5) 식품 알레르기 특성 및 관리

① 식품 알레르기의 특성

여러 종류의 알레르기 중에서도 원인 물질(항원)이 식품인 경우를 식품 알레르기라 한다. 식품이나 식품첨가물 섭취 후 발생되는 이상 반응을 통칭하여 '식품 이상 반응' 이라 하며, 그중 면역학적인 반응에 의해 발생되는 경우를 식품 알레르기, 면역 반응과는 관련 없이 나타나는 경우는 식품 불내성이라고 한다.

우리나라에서 식품 알레르기의 발생 빈도는 4~5% 정도이며 성인보다 영유아와 아동에서 유병률이 더 높다. 우유나 계란 알레르기는 대부분 24개월 미만의 영아기에 시작되나, 생선이나 갑각류 알레르기는 어릴 때에는 문제없이 지내다가 청소년기나 성인기에 시작되기도 한다. 주요 식품 알레르겐에는 달걀 흰자, 우유, 땅콩, 견과류, 갑각류와 조개, 생선, 밀, 대두, 키위, 사과, 당근, 복숭아 등이 있다.

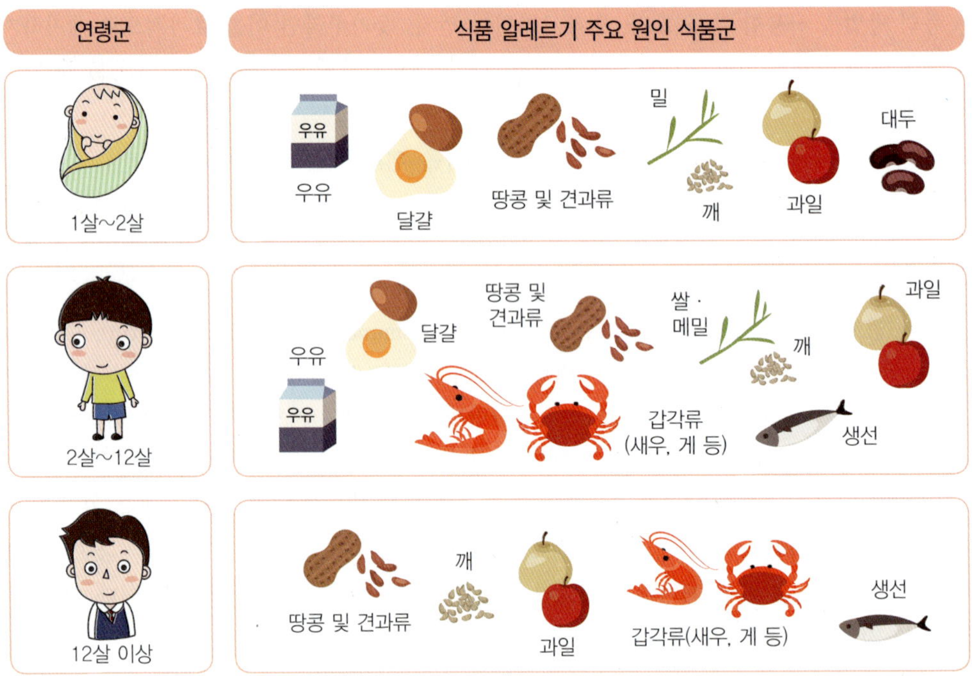
연령군
식품 알레르기 주요 원인 식품군
1살~2살
우유
우유
달걀
땅콩 및 견과류
밀
깨
과일
대두
2살~12살
우유
우유
달걀
땅콩 및
견과류
쌀 ·
메밀
깨
과일
갑각류
(새우, 게 등)
생선
12살 이상
땅콩 및 견과류
깨
과일
갑각류(새우, 게 등)
생선

출처: 교육부. (2016). 식품 알레르기 교육 참고 자료. p34.[3]

그림 10-8. **연령별 우리나라 식품 알레르기의 주요 원인 식품**

식품 알레르기는 호흡기, 소화기, 피부, 전신적 반응 등 모든 기관에서 알레르기 증상을 일으키며, 가벼운 반응에서 생명을 위협하는 반응까지 매우 다양하다. 반응 시간도 매우 다양해서 식품 섭취 몇 분 후 일으키는 즉시형 반응에서 1~2일 후 나타나는 반응까지 있으며, 반응을 일으킬 수 있는 식품의 양도 개인에 따라 큰 차이가 있다.

표 10-3. **알레르기 증상**

증상 경험	심한 반응	중간 반응	약한 반응
호흡기	창백, 청색증	목이 조여옴, 쌕쌕거림, 숨가쁨, 발작적 기침	코막힘, 맑은 콧물, 약한 기침, 재채기
소화기		혀의 부종, 구역, 구토, 복통, 설사	입의 가려움, 입술 부종, 이상한 맛이 느껴짐

피부			붉어짐, 가려움, 부종, 두드러기, 습진이 심해짐
심혈관계	저혈압, 착란, 실신	가슴 통증	
기타	금방 죽을 것 같은 느낌	어지러움, 발한	결막 충혈

출처: 교육부. (2016). 식품 알레르기 교육 참고 자료. p31.[3)]

피부 및 점막에 나타나는 증상은 가려움, 붉어짐, 두드러기, 부종 등이며, 소화기 증상으로는 구토, 설사, 복통, 혈변 등이 있다. 호흡기에서는 기침, 콧물, 재채기, 숨가쁨, 쌕쌕거림 등이 나타나며, 가슴 통증, 저혈압, 실신 등의 심혈관계 증상, 기타 어지러움, 발한, 결막 충혈 등도 나타날 수 있다.

② 치료와 관리

- 원인 식품의 제한

식품 알레르기의 가장 확실한 치료와 예방법은 원인 식품을 제한하는 것이다. 원인 식품을 피할 때는 아주 적은 양이라도 철저히 제한해야 하며, 다른 식품에 아주 소량 들어있는 경우는 물론, 가공 처리된 것도 피해야 한다. 그러나 잘못 진단하여 과다한 식품 제한을 하는 경우 영양 장애를 초래할 수 있으므로 정확한 진단이 필요하다. 학교에서는 식품 알레르기 아동을 위해 기존에 제시하는 식단 이외에 음식에 들어가는 식품 원료를 상세히 알려주는 식단을 제공해 주어야 한다.

- 아나필락시스와 응급 대처 방법

아나필락시스란 원인 물질에 노출된 후 짧은 시간 동안에 여러 기관에서 증상들이 동시에 나타나는 현상을 말한다. 즉, 식품 알레르기에 의한 아나필락시스에서는 원인 식품을 섭취한 후에 입과 피부, 위장, 호흡기 계통, 심장과 혈관 계통 등 우리 몸의 여러 조직과 기관이 한꺼번에 영향을 받을 수 있다.

아나필락시스 중에서는 항원에 맞서는 반응이 갑작스럽고 격렬하여 기도가 완전히 닫히면서 호흡 곤란, 청색증, 혈압 저하, 실신 등이 나타나는 아주 심한 경우들도 있는데, 이를 알레르기 쇼크라고도 하며 생명을 위협할 수도 있는 응급 상황이다.

식품 의존성, 운동 유발성 아나필락시스란 식품을 섭취했을 때는 아무 문제가 없으나, 식품 섭취 후 운동을 한 경우에만 아니필락시스 증상이 나타나는 경우를 말하며, 밀가루에 의한 경우가 대표적이다. 이러한 식품 의존성 운동 유발성 아나필락시스는 높은 강도의 운동뿐 아니라 가벼운 걷기 등의 활동에 의해서도 발생할 수 있다. 초기 증상으로는 피로감, 가려움, 두드러기, 홍조 등이 발생하다가 이후 입술이나 눈 주위가 붓거나, 호흡 곤란, 쌕쌕거림, 그리고 복통 등이 나타날 수 있으며, 심하면 심혈관계 증상으로 어지럼증과 실신이 나타날 수 있다. 특정 식품이 운동과 연관되어 문제가 되는 경우는 운동 6~8시간 전에 섭취를 삼가야 한다.

심각한 알레르기 반응이 나타나서 아나필락시스에 빠지게 된다면 재빨리 에피네프린 약물을 주입해야 한다. 에피네프린은 우리 몸에 빠르게 작용해서 기관지를 확장시킴으로써 숨을 잘 쉴 수 있도록 해주고, 혈압도 다시 오르게 도와준다.

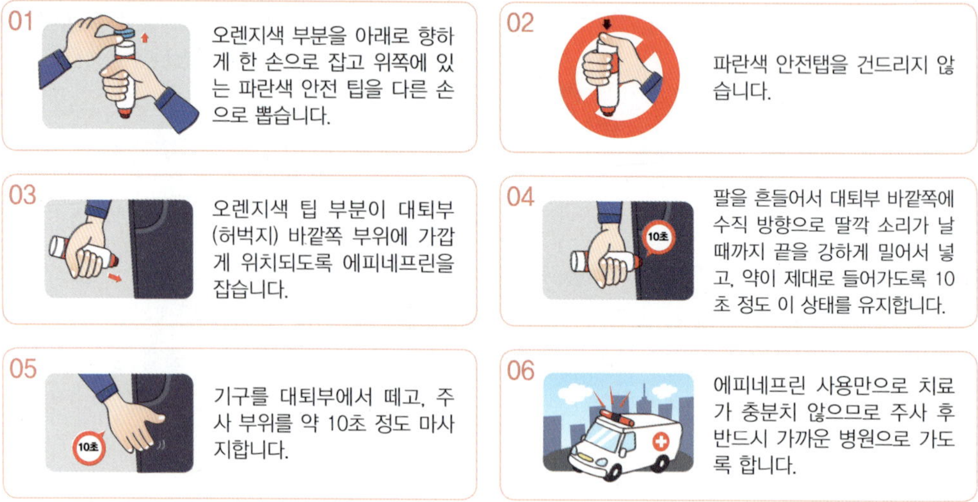
01
오렌지색 부분을 아래로 향하게 한 손으로 잡고 위쪽에 있는 파란색 안전 팁을 다른 손으로 뽑습니다.
02
파란색 안전탭을 건드리지 않습니다.
03
오렌지색 팁 부분이 대퇴부(허벅지) 바깥쪽 부위에 가깝게 위치되도록 에피네프린을 잡습니다.
04
10초
팔을 흔들어서 대퇴부 바깥쪽에 수직 방향으로 딸깍 소리가 날 때까지 끝을 강하게 밀어서 넣고, 약이 제대로 들어가도록 10초 정도 이 상태를 유지합니다.
05
10초
기구를 대퇴부에서 떼고, 주사 부위를 약 10초 정도 마사지합니다.
06
에피네프린 사용만으로 치료가 충분치 않으므로 주사 후 반드시 가까운 병원으로 가도록 합니다.

출처: 경기도 아토피 · 천식 교육정보센터[8)]

그림 10-9. **자가주사용 에피네프린 사용 방법**

③ 학교에서의 식품 알레르기 아동 관리

식품 알레르기가 있는 학생의 원인 식품, 증상의 중증도, 증상의 발현 시기 및 진행 정도, 학생 스스로 조절 가능한지 여부 등을 정확하게 파악한다. 얼굴 부종, 호흡 장애 등의 기도 폐쇄를 유발하는 증상이 있는 학생은 응급 상황에서의 대처 방법에 대해 사전에 학부모와 논의하고 담임교사에게도 그 내용을 교육한다. 응급 상황 시 사용할 수 있는 처방받은 에피네프린 주사제 혹은 약 등이 있는지 확인하고 학부모와 상의하여 학교 비치 여부를 결정한다. 또한 응급 상황 시 이송 병원에 대해서도 확인한다.

영양(교)사는 알레르기 식품에 대해 성분 표시 및 주의 사항 등을 식단에 표시하고, 담임교사는 해당 학급의 학생들이 갖고 있는 알레르기 식단에 대해서 주의시킨다.

1-2-2. 경련 질환 요양호자 관리

발작(Seizure) 또는 경련(Convulsion)이란 대뇌의 비정상적인 과흥분 및 과동기화 전기 활동에 의해 발생되는 돌발적이고 일시적인 운동, 감각 또는 행동 변화 증상을 말한다.[11)]

(1) 경련 질환 병태 생리[12)]

뇌전증 또는 간질은 발열과 관계없이 발작이 반복되는 만성적 상태를 말한다. 발작(Seizure)은 뇌 기능의 이상 상태나 질병 상태로, 중추 신경계에서 뉴런의 비정상적인 전기적 방출 결과로 발생하는 갑작스럽고 불수의적이며 일시적인 기능 변화이다. 발작은 전형적인 행동 증후군으로 갑작스럽게 발병하며, 외부 자극에 의해 유발되기보다는 반응성 소실에 대한 결과이다.

① 발생 빈도, 원인

전체 아동의 0.5~1%가 비발열성 발작을 한 번 이상 경험한다. 발작의 예후는 원인, 유형, 최초 발병 연령에 따라 달라질 수 있다. 발작은 선천적 결손, 대사 장애, 뇌 손상, 종양, 중추 신경계 감염, 저혈당 또는 내분비 기능 장애, 독성 물질의 섭취나 노출, 뇌의 일부나 혈관 기형으로 인한 후천적 요인 유전 질환 또는 독성 물질 등 다양한 원인에 의해 발생한다. 그러나 발작의 원인은 대부분 알 수 없거나 특발성인 경우가 많다. 또한 식이, 수면 상태의 변화, 피로, 약물 복용의 불이행으로 발작 활동이 증가될 수 있다.

② 병태 생리

발작은 특정 영역 뇌세포의 과다 흥분으로 인한 전기 방출로 나타나는 결과이며, 이 특정 영역을 간질 발생 초점 부위라고 한다. 발작은 환경적 자극이나 스트레스, 불안과 같은 감정적 요소, 피로, 감염, 대사 장애와 같은 생리적 자극에 의해 유발된다. 간질 발생 초점 부위의 위치와 이에 포함된 세포 수가 발작의 특징을 결정한다. 만약 뇌의 작은 부분이 영향을 받으면 국소 발작(Focal, Localized Seizure)이 발생할 수 있다. 그러나 전기적 방출이 계속되면 전신 발작(Generalized Seizure)으로 진전될 수 있다.

③ 발작 유형과 임상 증상

임상 증상은 발작의 유형에 따라 다르다. 측두엽, 후두엽, 두정엽의 피질 등에 비정상적인 전기적 활동이 일어나는 부분 발작(Partial Seizure)은 피해를 입은 부분에 따라 그 증상이 달라진다. 반면 전신 발작(Generalized Seizure)은 전기적 활동이 대뇌피질에서 뇌간으로 확산됨에 따라 부수적으로 일어나며, 아동이 의식을 잃을 뿐만 아니라 움직임을 조절할 수 없고, 양측성이며 대칭적인 경련을 일으킨다.

1981년 국제뇌전증기구에서 임상 증상과 뇌파 소견을 토대로 뇌전증 발작을 분류하였으며 현재도 이 분류를 따르고 있다. 크게 부분 발작과 전신 발작, 그리고 그 이외의 발작으로 구분되며, 부분 발작은 대뇌피질의 일부 국소부의에서 기인한 발작을 의미하고 전신 발작은 대뇌의 광범위한 부위에서 동시에 양측이 대칭적으로 시작하는 것을 말한다.

종류		약한 반응
부분 발작	단순 부분 발작	의식의 소실 없이 침범된 뇌 영역에 따른 다양한 증상이 나타난다. 즉, 한쪽 손이나 팔을 까딱까딱하거나 입고리가 당기는 형태의 단순 부분 운동 발작, 한쪽의 얼굴, 팔, 다리 등에 이상 감각이 나타나는 단순 부분 감각 발작, 속에서 무언가 치밀어 올라오거나, 가슴이 두근거리고 모공이 곤두서고 땀이 나는 등의 증상을 보이는 자율신경계 증상, 이전의 기억이 떠오른다던지 물건이나 장소가 친숙하게 느껴지는 증상 등의 정신 증상이 나타날 수 있다.
	복합 부분 발작	이때는 단순 부분 발작과는 달리 의식의 손상이 나타나는데, 하던 행동을 멈추고 초점 없는 눈으로 한 곳을 멍하게 쳐다보는 증상이 대표적이다. 비교적 흔하게 입맛을 쩝쩝 다시던가 물건을 만지작거리거나 단추를 끼웠다 풀었다 하는 등의 의미 없는 행동을 반복하는 경우를 볼 수 있는데 이를 자동증이라 한다.
	부분 발작에서 기인하는 이차성 전신 발작	발작 초기에는 단순 부분 발작이나 복합 부분 발작의 형태를 보이다가 이상 전위가 뇌반구의 양측으로 퍼지게 되면 쓰러져서 전신이 강직 되고 얼굴이 파랗게 되며(청색증) 소변을 바지에 지리거나 혀를 깨무는 증세가 나타나다 팔다리를 규칙적으로 떨게되는 발작이 나타나는 형태이다.

<table>
<tr><td rowspan="4">전신 발작</td><td>전신긴장간대 발작</td><td>발작 초기부터 갑자기 정신을 잃고 호흡 곤란, 청색증, 근육의 지속적인 수축이 나타나다 몸을 떠는 간대성 운동이 나타나는 형태이다.</td></tr>
<tr><td>결신 발작(소발작)</td><td>갑자기 하던 행동을 중단하고 멍하니 바라보거나 고개를 떨어뜨리는 증세가 5~10초 정도 지속되는 발작이다. 가끔 눈 주위나 입 주위가 경미하게 떨리는 것도 관찰할 수 있다. 숨을 몰아쉴 때 잘 나타나는 특징이 있다.</td></tr>
<tr><td>간대성근경련 발작</td><td>깜짝 놀라는 듯 한 불규칙한 근수축이 양측으로 나타나는 발작으로 식사 중 숟가락을 떨어뜨리거나 양치질시 칫솔을 떨어뜨리거나 하는 것을 볼 수 있다.</td></tr>
<tr><td>무긴장 발작</td><td>근육의 긴장이 갑자기 소실되어 머리를 반복적으로 땅에 떨어뜨리던지 길을 걷다 푹 쓰러지는 발작의 형태로 나타나 머리나 얼굴에 외상을 많이 입는 것이 특징이다. Lennox-Gastaut 증후군에서 많이 볼 수 있으며 이 경우는 예후가 좋지 않다.</td></tr>
</table>

④ 진단

아동이 확실히 발작이 있는지 확인한 뒤 발작의 원인을 규명하고 발작의 유형을 분류한다. 발작 진단을 위해서는 무엇보다 부모나 목격자로부터 아동의 병력을 철저히 수집하여야 한다. 또한 과거 질병, 약물 투약, 입원, 이전의 독성 물질에의 노출 등 의학적 병력을 철저히 수집한다. 어떤 발작은 유전과 관련이 있으므로 가족력을 조사하는 것이 중요하며, 이전의 발작 경험이 있었는지 확인한다.

일단 건강력이 수집되면 철저한 신체 사정과 검사를 수행한다. 전혈구 검사(CBC)를 통해 뇌막염이나 뇌염과 같은 감염의 유무를 확인하고 혈청 전해질 검사를 통해 대사장애, 특히 저혈당 여부를 확인한다. 요감염의 진행이나 뇌 척수액에 혈액 성분이 있는지를 확인하기 위해 요추천자를 시행할 수도 있다. 만약 독극물 섭취가 의심되면 소변과 혈액에 독성분이 있는지 확인한다.

의식 수준, 반사 · 감각 운동 반응 등을 확인하는 신경계 평가도 필요하다. 구조적 기형 유무를 확인하기 위한 컴퓨터단층촬영(CT)이나 자기공명촬영(MRI), 양전자방사 전산화 단층촬영(Positron Emission Tomography, PET)과 뇌의 전기 활동을 사정하기 위한 EEG가 시행된다.

(2) 경련성 질환 치료 및 간호

원인이 무엇이든 간에 발작은 의학적 응급 상황이다. 발작 행동을 진정시킨 후 다양한 사정과 진단 방법을 거쳐 발작의 유형과 원인을 밝히고, 즉시 치료를 시작하는 것이 필요하다. 감염, 외상, 대사 질환, 종양 등 발작을 유발한 일차적인 원인이 밝혀진 경우 이들 질병 치료와 함께 발작 행동을 조절하여야 한다.

① 발작의 사정과 기록

발작이 일어난 경우 다음의 사항을 기록한다.

- 발작에 선행하는 행동의 변화, 감각-환각과 같은 전조 현상
- 발작 전, 중, 후의 움직임과 행동
- 발작 시각과 지속 시간
- 피부색, 호흡 곤란 정도, 발한 정도
- 발작 행동을 나타낸 신체 부위 (예: 팔, 다리, 머리 등)

- 발작 시의 얼굴 모양(표정, 움직임 등), 안구 운동과 근육 수축과 같은 운동 변화
- 불수의적 배뇨나 배변
- 발작 후의 기간, 의식 변화, 지남력, 두통이나 근육통, 감각의 변화 호소 등

② 약물 요법

발작 유형별 주요 약물과 부작용은 다음과 같다. 갑작스러운 항경련제 투약 중단은 다시 발작을 유발할 수 있기 때문에 처방대로 약을 투약하고 있는지 확인한다. 간질 발작을 보이는 아동의 약물 치료를 위해서는 혈청 내의 약물 농도를 일정하게 유지하는 것이 필요하다.

표 10-4. **항경련제의 종류와 부작용**

발작 유형	항경련제	부작용
결신 발작	Ethosuximide(Zarontin)	오심, 딸꾹질
	Valproic Acid(Depokene)	전전 · 진정 작용
전신 발작	Valproic Acid(Felbatol)	진전 · 진정 작용
	Felbamate(Felbatol)	불면증, 식욕 부진
	Topiramate(Topamax)	체중 저하, 언어 장애
영아연축	Adrenocorticotropic Hormone	식욕 증가, 여드름
	Valproic Acid	진전 · 진정 작용
	Vigabatrin	행동 이상
근간대성 발작	Clonazepam(Klonopin)	기면, 운동 실조
신생아 발작	Phenobarbital(Luminal)	기면, 불안정
부분 발작	Carbamazepine(Tetrazol)	위장 장애, 두통
	Phenytoin(Dilantin)	운동 실조, 안구진탕증
	Primidone(Mysoline)	기면, 운동 실조
	Lamotrigine(Lamictal)	졸림, 진정 작용
	Gabapentin(Neurontin)	심한 졸림, 운동 실조
	Vigabatrin	기면, 행동 이상
	Topiramate	체중 저하, 언어 장애

출처: 방경숙 외. (2014). 아동간호학. p515.[12]

③ 학교에서의 경련 아동 관리

- 일상생활에서의 관리

경련의 전구 증상, 양상, 빈도, 중증도, 투약 내용 등을 파악하여 응급 상황시 대처 방법에 대해 사전에 학부모와 논의 한다. 빈번한 발작이 있는 경우는 발작 시 빠른 대처와 안전을 위해 교사와 가까운 위치에 앉을 수 있도록 조정하고, 담임교사에게는 발작 시 대처 방법에 대해 사전 경련 응급 처치 교육을 실시한다. 약을 복용 중인 학생의 경우는 처방된 약을 정확하게 복용하는 것에 대한 중요성을 충분히 교육한다.

• 발작 응급 상황 관리

강직-간대성 발작이 나타나면 신속한 관리가 필요하다. 턱을 밀어 올려 기도를 반드시 확보하고 입 안에 아무것도 없는지 확인한다. 입의 분비물이 기도를 막으면 아동을 옆으로 눕혀서 즉시 흡인을 시행한다. 흉곽과 횡격막의 근육이 굳어져 있으므로 가스 교환에 장애가 와서 저산소증이 발생할 수 있으므로 발작 동안에 계속 산소를 공급하여야 한다. 대부분의 발작은 자발적으로 조절되며 5분 이내에 종결된다. 알려지지 않은 최초의 발작인 경우는 즉시 응급 이송한다. 기존에 발작의 병력이 있는 경우에도 5분 이상 관찰하는 것은 추천되지 않는다. 학교에서는 발작이 지속되는 경우 항경련제와 같은 전문 의약품의 추가적인 처치가 불가능하기 때문이다.

발작 중인 아동을 억지로 옮기려고 하거나 발작 행동을 억제하기 위해 강제로 붙잡거나 치아 사이에 어떤 것도 물려서는 안 된다. 아동의 사생활을 유지하기 위해 가능하면 문을 닫고 스크린을 쳐서 다른 사람이 보지 않도록 해준다. 발작이 끝난 후 아동이 쉬거나 잘 수 있도록 해주고, 2차성 발작에 대비해 침상 난간을 반드시 올려놓고, 딱딱한 표면에는 패드를 대주어 손상을 예방한다.

표 10-5. **발작 동안의 응급 처치**

발작 중	발작 후
• 발작 시작 시간을 기록한다. • 조용히 접근한다. • 아동을 바닥에 눕힌다. • 아동의 머리에 베개나 담요를 말아 괴어준다. • 옷을 느슨하게 풀어준다. • 안경을 벗긴다. • 위험한 물건을 치운다. • 발작을 억제하지 않는다. • 구토 시 머리를 옆으로 돌려 눕힌다. • 아동에게 힘을 가하거나 아동의 입에 어떤 것도 넣지 않는다.	• 발작 후 종료 시간을 기록한다. • 호흡 상태를 사정한다. • 옆으로 눕혀둔다. • 완전히 회복될 때가지 아동과 함께 있는다. • 의식이 완전히 깨어나서 삼킬 수 있을 때까지 음식이나 음료수를 주지 않는다. • 상처나 골절 등의 손상 여부를 확인한다. • 필요시에 응급의료센터에 연락한다.

출처: 방경숙 외. (2014). 아동간호학. p517.[12)]

1-2-3. 소아 당뇨 요양호자 관리[13)]

당뇨병은 인슐린 분비나 인슐린 작용의 장애로 발생하는 만성적 대사질환으로서, 탄수화물, 단백질과 지질 대사장애가 발생한다. 소아 및 청소년의 당뇨병은 제1형 당뇨병이 흔하며, 케톤산증과 저혈당이 잘 발생한다. 제1형 당뇨병의 경우 인슐린 주사가 꼭 필요하지만 아동의 특성상 인지력과 의지 부족 및 심리적 불안정으로 인해 혈당 조절이 쉽지 않다. 그러므로 아동에 대한 지속적인 교육과 심리적 지지가 매우 중요하다. 당뇨병의 원인 및 발병 생리적 기전에 따라 제1형, 제2형, 기타 및 임신 당뇨병으로 분류하나(WHO, 미국당뇨병협회), 여기에서는 제1형 당뇨병을 중심으로 다룬다.

(1) 소아 당뇨 병태 생리

소아에서 발병되는 당뇨병의 대부분인 제1형 당뇨병은 인슐린을 생산하는 췌장의 베타 세포가 파괴되는 것으로, 인슐린이 절대적으로 부족한 상태이다. 당뇨병은 어떠한 연령에서나 발병할 수 있지만 호발 연령은 10~15세인데, 이는 성호르몬과 성장 호르몬이 많이 분비되는 사춘기로, 이들 호르몬의 혈당 증가 작용으로 당뇨병이 발현되기 때문으로 알려져 있다. 전 세계적으로 발생 빈도는 학령기 아동 1,000명당 2명 정도이며, 남녀 발생 빈도는 비슷하나 사춘기 연령에서는 여아에서 약간 많은 경향을 보인다. 계절적으로 가을과 겨울에 많이 발생하는데, 이는 바이러스 감염이 당뇨병 발병에 직접 또는 간접 원인이 되기 때문이다. 최근에는 아동, 청소년에서도 비만으로 인한 제2형 당뇨병도 증가하는 추세이다.

① 원인

췌장 랑게르한스섬의 90% 이상이 소실되어 인슐린 분비가 정상의 10~20% 이하로 감소될 때 나타나며, 유전 요인, 바이러스나 독소 같은 환경 요인과 면역 반응이 복합적으로 작용하여 발병한다. 일반인 유병률은 0.4%인 것에 비해 아버지가 당뇨인 경우는 7%, 어머니가 당뇨인 경우는 2%, 당뇨 형제가 있는 경우는 6%의 유병률을 보이며, 일란성 쌍둥이에서는 일치율이 30~65% 정도 된다. 제1형 당뇨병의 원인은 유전적 소인이 있는 사람이 바이러스 감염 등의 유발인자에 노출됨으로써 췌장 베타 세포가 자가 면역에 의해 파괴되는 것이다.

② 병태 생리

인슐린은 췌장 내 랑게르한스섬의 세포에서 분비되는 호르몬으로서 혈당 조절에 중요한 역할을 하여 탄수화물, 단백질, 지방의 대사를 돕는다. 인슐린은 포도당이 근육과 지방 세포로 들어가는 데 필요하며, 말초 조직에서는 지방 분해와 단백질 분해를 감소시킴으로써 단백질 합성과 지방 축적을 증가시킨다. 그 밖에도 간과 근육 세포에 포도당을 글리코겐으로 저장하기 위해 필요하다.

인슐린이 부족하면 포도당은 세포 안으로 들어갈 수 없어 포도당의 혈중 농도는 증가한다. 포도당의 혈중 농도가 증가하면 세포 내의 체액이 세포간질을 통해 세포 밖으로 이동하고 높은 삼투압을 희석시키기 위해 사구체로 여과된다. 사구체에서 포도당 농도가 신장의 역치(±180mmHg)를 넘으면 포도당은 물과 함께(Polyuria) 소변으로 배설된다(Glycosuria). 소변을 통한 수분 손실은 다음(Polydipsia)을 유발하고 필수전해질 Potassium도 함께 고갈시킨다. 인슐린이 부족할 때는 포도당이 세포 안으로 들어가지 못하므로 간에서 단백질이 분해되어 포도당으로 전환되고(당 신생 작용, Gluconeogenesis), 이 포도당은 고혈당을 가중시킨다. 탄수화물이 에너지원으로 사용되지 않으면 신체에 저장된 지방과 단백질이 에너지원으로 사용되기 때문에 배고픔을 더 느끼게 되고 음식 섭취를 증가시켜(Polyphagia) 혈당 상승 문제를 가중시킨다.

• 케톤산증

인슐린이 결핍되면 신체 내에서는 포도당을 세포 대사에 사용할 수 없으므로 지방을 주 에너지원으로 사용하게 되어 지방은 지방산으로 분해되고 지방 세포 안의 글리세롤은 간에서 케톤체로 전환된다. 과다한 케톤체는 소변과 폐로 배설되고, 혈중 케톤체는 강한 산성으로 케톤산증을 유발한다. 호흡계는 축적된 이산화탄소를 제거하기 위해 호흡의 깊이와 수를 증가시켜 Kussmaul 호흡이 나타난다. 삼투성 이뇨로 인해 K의 배설이 가중되므로 탈수로 인해 혈액이 농축되어 혈중 포타슘이 상승되더라도 신체 전체의 포타슘은 감소한다. 따라서 인슐린 요법과 수분 전해질 불균형 교정을 통해 적절히 치료하지 않으면 탈수, 전해질 불균형, 산증, 혼수 및 사망에 이를 수 있다.

• 장기적인 합병증

당뇨의 장기적 합병증으로는 신장증, 망막증과 신경증이 있다. 모세 혈관 질환은 사춘기가 시작된 후 10~15년 사이에 시작되며, 신장에 침범한 경우 단백뇨와 망막증으로 나타난다. 당뇨를 잘 조절하지 않으면 2년에서 3년 사이 혈관 변화가 나타나지만 인슐린 치료를 할 경우 시력을 위협하는 망막증과 신장증 및 신경증의 시작이나 진행을 늦출 수 있다. 사춘기 이후 시기는 모세 혈관 질환이 발달하기 쉬운 위험기이며, 7~18세 제1형 당뇨병 아동의 30%는 관절 주위 피부와 연조직 변화로 인해 관절의 움직임이 제한된다.

③ 증상

초기 징후는 다뇨, 다음, 다식이다. 음식 섭취가 증가함에도 체중이 감소하고 피곤해하며 시력 감소가 나타난다. 치료받지 않고 진행되면 오심과 구토, 복통, 호흡 시 아세톤 냄새, 탈수, 기면, Kussmaul 호흡, 혼수 등을 나타내는 당뇨병 케톤산증에 빠질 수 있다. 케톤산증(Ketoacidosis)이 초기 증상으로 나타나는 경우는 20~40% 정도이다. 인슐린이 적게 분비되고 스트레스 호르몬이 많이 분비되면 인슐린 작용이 더욱 억제되고 그 결과 에너지원으로 이용될 당이 세포 내로 유입되지 못하는 대신 빠른 지방 분해가 진행되면서 케톤체의 생성이 증가하는 것이다, 또한 인슐린 치료를 받는 제1형 당뇨병 환아는 저혈당증에 빠질 수도 있는데 이 또한 매우 위험하다.

④ 진단 검사

다음, 다뇨, 다식, 체중 감소 등의 전형적인 증상이 동반되면서 평상 시 혈당이 200mg/dL 이상이면 당뇨병으로 진단할 수 있다. 상기 증상이 없으면서 8시간 공복 혈당이 126mg/dL 이상이거나 1.75g/kg 당 섭취 후 식후 2시간 혈당(PP2)이 200mg/dL 이상인 경우, 또는 당화혈색소가 6.5% 이상인 경우에도 당뇨병으로 진단된다. 경구 포도당 내성 검사(OGTT)의 2시간 혈당이 140~199mg/dL인 경우를 내당기능장애라고 하며, 이는 향후 당뇨병으로 발전할 가능성이 높다.

(2) 소아 당뇨 치료 및 간호

제1형 당뇨병의 가장 핵심적인 치료는 인슐린을 투여하는 것이지만 인슐린 요구도는 정서와 영양 섭취, 활동, 질병과 사춘기, 스트레스 등의 생활 사건에 따라 달라지므로 모니터링이 필요하다.

① 인슐린 요법

제1형 당뇨병을 진단받은 아동은 인슐린 요법을 시작하게 된다. 인슐린 요구량은 연령, 체중, 사춘기 상태에 따라 달라진다. 처음 진단받은 아동은 매일 약 0.5~1.0U/kg의 용량이 필요하며 전통적으로 속효성(Regular)과 중간형(NPH 혹은 Lente) 인슐린을 같은 주사기에 혼합하여 하루 두 번 아침 식사 전과 저녁 식사 전에 피하 주사하거나 인슐린 펌프로 투여한다.

조절하기 어려운 당뇨병을 가지고 있거나 급격한 성장이 있는 경우에는 인슐린 주사가 더 자주 필요할 수 있다. 아동에게 필요한 전체 용량과 속효성/중간형 인슐린의 비율은 각 아동에 따라 개별 경험을 바탕으로 결정하지만 대개 아침 식사 전에 하루 총량의 65~70%를 주고, 남은 양은 저녁 식사 전에 준다.

인슐린은 큰 근육 위의 지방 조직 내 피하로 투여하며, 팔 뒷부분, 허벅지 상부 바깥쪽, 복부, 엉덩이 부위가 흔히 사용된다. 근육이나 혈관에 주사가 삽입되지 않게 하기 위해 1/2인치 주사 바늘은 45° 각도로, 5/16인치 바늘은 90° 각도로 투여한다. 인슐린이 흡수되지 않아 지방 조직이 비후되는 것을 예방하기 위해서는 오전, 오후, 저녁의 주사 부위를 정해 놓고 부위 내에서 돌아가며 주사한다.

제1형 당뇨로 진단 받은 학령기 아동의 식전 혈당 목표는 90~180mg/dL이며 13~19세에서는 90~130mg/dL이다. 당화 혈색소는 학령기 아동 8.0% 미만, 13~19세에서는 7.5% 미만이다. 혈당 검사 결과를 매일 일지에 기록하도록 하여 3~4일간 혈당 수치에 변화가 있으면 인슐린 용량을 조절하도록 한다. 인슐린은 차고 건조한 곳에 보관하며 유효 기간을 확인하여 사용한다.

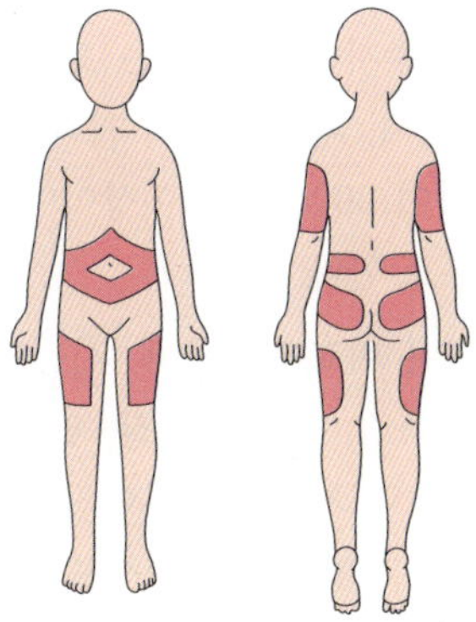

그림 10-10. **피하 인슐린 투여 부위**

② 영양 요법

인슐린 용량은 식사 섭취에 의해 영향을 받으므로 아동의 식이력에 기초하여 음식의 선호, 신체적 활동, 문화적 측면, 치료 계획 등에 맞추어 개별화된 식사 계획을 세워야 한다. 성장하고 있는 당뇨병 아동의 영양 요구는 농축된 설탕을 금하는 것 외에는 정상 아동의 영양 요구와 같다. 매일 필요로 하는 열량과 영양소의 요구를 충족하기 위해 균형 잡힌 식사가 필요하며 인슐린의 작용 시작시간과 최대 효과시간 등을 고려하여 식사 시간을 조절하여야 한다. 즉 식사와 간식은 인슐린의 최대 작용 시간에 하되 식간과 취침 전에 간식을 제공하지 않아도 저혈당에 빠지지 않도록 인슐린의 혈중 농도를 일정하게 유지하는 것이 중요하다.

③ 신체 활동

신체 활동은 당뇨 관리의 중요한 부분으로 인슐린 작용을 강화하여 당질 대사를 증가시킴으로써 혈당을 낮출 뿐 아니라, 체중 감소를 촉진하고 HDL(고밀도 지단백)을 증가 시키며, 중성 지방과 혈압을 낮추고 스트레스와 긴장을 감소시켜 신체 · 심혈관계 상태를 건강하게 유지하는 데 도움을 준다. 연령에 맞는 신체 활동에 참여하게 하며, 인슐린 용량이 높을 때는 운동을 하지 않도록 스케줄을 조정하고, 운동하는 동안에는 충분한 수분을 섭취시키는 것이 중요하다. 아동이 45~60분 운동할 때마다 15~30g의 탄수화물 간식이 필요하며, 저혈당증을 인지하고 대처할 수 있도록 교육한다.

④ 혈당 모니터링

가정용 혈당 측정기는 당뇨병 초기부터 아동이 스스로 사용할 수 있으므로 자가 혈당치를 검사하여 인슐린 용량을 조절하면 정상 혈당치(80~120mg/dL)를 유지할 수 있다.

⑤ 당뇨성 케톤산증(Diabetic ketoacidosis, DKA)의 관리

당뇨성 케톤산증은 심각한 인슐린 결핍으로 혈당 생성이 증가하면서 고혈당과 그에 따른 삼투성 이뇨에 의해 전해질과 수분 소실이 심해진다. 또한 이화 작용에 의해 세포 내 나트륨, 칼륨과 인의 소실이 발생하며, 말초 지방 조직에서 유리된 유리 지방산이 증가하면서 간에서 케톤체 형성이 증가하는데 이로 인해 케톤산증이 발생하고 탈수가 더 진행된다.

당뇨성 케톤산증의 원인은 어린 아동의 경우 감염으로 나타나는 스트레스 반응 같은 인슐린 저항이며 청소년의 경우는 1회 이상 인슐린 주사를 하지 않은 것이 주원인으로 나타난다. 증상으로는 복통, 흉통, 오심과 구토, 호흡 시 과일 냄새, 의식 상태의 저하, Kussmaul 호흡, 탈수 등이 나타난다. 진단은 당뇨병 임상 증상과 함께 혈당이 300mg/dL 이상이며 케톤혈증과 케톤뇨, 산증(pH 7.3 미만, HCO3 15mEq/L 미만)이 있는 경우로 한다.

병원에서 적절히 치료할 경우 합병증은 비교적 적은데, 시간당 혈당 수치 확인, 매시간 활력 징후, 신경학적 징후 확인, 섭취량과 배설량 측정, 전해질 관찰, 필요 시 K+ 대체, 수분과 대사 장애를 교정하기 위한 지속적인 수액 주입과 인슐린 치료가 이루어진다. 케톤산증 시 인슐린 치료는 주로 속효성 인슐린(RI)을 이용한다. 치료 도중 저혈당, 저칼륨혈증과 뇌부종 등이 발생할 수 있어 임상 상태와 검사 결과를 세밀히 관찰하면서 혈당, 탈수, 산증을 서서히 교정하는 것이 매우 중요하다.

(3) 학교에서의 소아 당뇨 아동 관리[14)]

① 고혈당 증상과 응급 관리

당뇨병성 케톤산혈증은 소아 및 청소년기에 당뇨병의 최초 증상으로 나타날 수 있으며, 인슐린 주사를 빠뜨렸거나 몸이 아픈 날의 부적절한 관리에 의해서도 발생할 수 있다. 주요 증상은 무기력, 혼돈, 갈증, 오심, 구토 등이다. 환아 자신과 보건교사는, 담임교사는 당뇨성 케톤산증의 조기 진단과 예방, 문제 발생 시 관리에 대해 알고 있어야 한다. 일반적으로 케톤산증 아동은 병원 중환자실에서 집중 관리가 필요하므로 병원으로 이송한다. 소아 및 청소년기 제1형 당뇨병의 급성 합병증으로 당뇨병성 케톤산혈증이 발생한 경우, 성인과는 달리 뇌부종의 발생 위험이 높다.

② 저혈당 증상과 응급 관리

저혈당의 증상은 어지러움, 두통, 창백함, 발한 등 매우 다양하며, 일부 증상(졸림, 집중력 저하 등)은 고혈당 증상과도 비슷하므로 반드시 혈당을 확인한다. 자기표현력과 조절력이 떨어지는 어린 아동의 경우 이유 없이 짜증을 내면서 울 때 저혈당의 증상일 수 있으므로 반드시 혈당 체크를 하여 확인하는 것이 필요하다. 더운 여름에 땀을 흘리면서 장시간 뛰어 놀거나, 장염이나 감기에 걸려 식

사를 전혀 못할 때 심한 저혈당이 급격히 올 수 있다. 저혈당 간식을 항상 가지고 다니게 하고, 아동의 행동을 주의 깊게 관찰하여야 한다. 입으로 저혈당 간식을 먹지 못하고 의식이 혼미해지는 경우에는 글루카곤 주사로 혈당을 빨리 올릴 수 있다.

③ 기타

소아 당뇨가 있는 경우 인슐린의 적절한 사용과 함께 식사 요법, 운동 요법 등의 생활 습관의 개선을 권고하여야 하며, 소아 및 청소년기의 성장을 위하여 일중 적정한 열량과 영양소가 공급될 수 있도록 영양에 관한 맞춤형 상담이 필요하다. 아동이 혈당 검사 및 주사를 스스로 할 수 있도록 하며 저혈당에 대해 이해하고 스스로 대처할 수 있도록 한다. 또한 흡연은 당뇨병의 대혈관 및 미세 혈관합병증의 발생과 밀접한 관련이 있기 때문에, 금연을 위한 상담과 정신적 지지 요법이 제공되어야 한다.

여자 청소년의 경우 자기 체형에 대한 부정적인 생각 등으로 섭식 장애의 유병률이 남자 청소년보다 더 높은데, 제1형 당뇨병 아동에서는 이러한 섭식 장애가 있으면 혈당 조절이 어려울뿐만 아니라 미세혈관합병증이 조기 발현되거나 빨리 진행될 수 있어 주의를 요한다. 제2형 당뇨병이 있는 청소년에서도 생활 습관 개선을 위한 적극적인 상담이 필요하다.

2 통상 건강 문제 관리

2-1. 보건실 의약품을 설명한다.
2-2. 보건실 비약물 요법을 설명한다.
2-3. 통상 건강 문제별 간호를 제공한다.

보건실에서 투약할 때에는 의료인이 투약을 할 때 고려해야 하는 일반적인 투약 원칙이 그대로 적용된다. 이번 장에서는 이러한 투약 원칙과 보건실에서 주로 사용되는 의약품에 대해 그 사용법과 부작용을 기술하였다. 또한 보건실에서 주로 쓰이는 비약물 요법에 대해 소개하고, 보건실을 찾는 학생들이 가장 많이 호소하는 통상 건강 문제에 대해 그 의학적 배경과 대처에 대해 설명하였다.

2-1. 보건실 의약품의 이해

보건실에서 이루어지는 투약의 대부분은 학생들이 보고하는 증상에 기반하여 증상 완화를 목적으로 행해진다. 가장 많이 사용되는 약물로는 해열 진통제와 소염제, 감기약, 소화제 등이 있다. 약물의 종류에 상관없이 약물을 투약할 때는 반드시 아래의 다섯 가지 투약 원칙을 지켜야 한다.

2-1-1. 투약 원칙

보건실에서 학생들에게 투약하는 경우 고려해야할 다섯 가지 원칙은 일반적인 의약품 투약 원칙과 동일하다. 다섯 가지 투약 원칙은 정확한 약물(Right Medicine), 정확한 용량(Right Dose), 정확한 투약 방법(Right Route), 정확한 시간(Right Time), 정확한 대상자(Right Person)이다.

(1) 정확한 약물

정확한 약물은 투약에서 가장 중요한 사항이다. 같은 화학 성분의 약물이라도 용량과 투약 방법, 제조 회사에 따라 다른 약품명으로 처방되는 경우가 있으므로 반드시 약명을 재차 확인해야 한다.

(2) 정확한 용량

정확한 용량을 투약해야 한다. 약은 전신에 화학 작용을 일으켜 원하는 효과를 얻는 것이므로 반드시 처방된 정확한 용량을 투약해야 한다. 노인이나 아동의 경우 신진 대사량이 성인에 비해 적으므로 성인 용량보다는 일반적으로 적게 투약해야 한다. 보건실을 찾는 학생들의 경우 성인 용량을 투약해도 되는 중 · 고등학생을 제외하고는 대부분 성인 용량보다 적은 양을 투약하게 된다는 것을 주지하고 있어야 한다. 투약 처치에 명시되어 있는 용량대로 정확하게 투약하여야 한다.

(3) 정확한 투약 방법

같은 약물이라도 용량에 따라 제형이 여러 가지인 경우가 대부분이며 구강 투여뿐만 아니라 정맥 주사나 근육 주사 형태로 제조된 약물들이 많이 있다. 약물은 구강, 눈, 코, 귀, 항문, 피내주사, 피하주사, 근육 주사, 정맥 주사 등 다양한 방법으로 신체에 투여할 수 있으므로 정확한 투약 방법을 지키는 것이 중요하다.

(4) 정확한 투약 시간

일반적으로 모든 약물은 인체에 흡수되면 혈류 내 약물 농도가 점차 높아져 최고치에 이르고, 일정 시간이 흐르면 대사되어 약물 농도가 감소된다. 따라서 혈중 농도를 일정하게 유지해야 하는 진통제와 신경 계약물, 일정하게 항균 작용이 필요한 항생제, 항바이러스제제 등은 일정한 시간 간격을 두고 투약해야 한다. 약물 중에는 단순하게 식전, 식후에만 섭취하면 약물의 효과에 크게 지장이 없는 약물도 있으나 정확한 시간에 투약을 요하는 약물도 있으므로 주의를 요한다. 정확한 혈중 약물 농도를 필요로 하는 경우에는 정확한 시간 간격을 두고 투약해야 하며 위장에 부담을 줄 수 있는 약물은 식후에, 음식물과 섞이면 효과가 감소하는 약물은 식전에 투약한다.

(5) 정확한 대상자

학교 보건실을 찾아온 학생을 1대 1로 대면하여 투약하는 상황에서 정확한 대상자를 확인하는 것은 그리 어려운 일이 아니다. 그러나 많은 환자를 대상으로 투약해야 하는 경우에는 정확한 투약 대상자를 확인하는 일은 다섯 가지 투약 원칙 중 가장 중요한 요소로 손꼽히기도 한다. 본 고는 학교 보건실에서의 투약에 관한 것이므로 보건교사에게 증상을 호소하는 학생을 대상자로 확인하는 것을 투약 원칙 중 다섯 번째로 다루었다. 병원에서는 대상자 이름 이외에도 환자병록번호, 생년월일 등으로 환자의 신원을 2차, 3차로 확인하여 약물 투약의 오류를 줄이고자 한다. 학교에서도 정기적으로 약물을 보건실에서 투약해야 하는 경우에는 대상자의 이름, 학년, 반, 번호뿐만 아니라 생년월일까지 확인하는 일이 바람직하다.[15)]

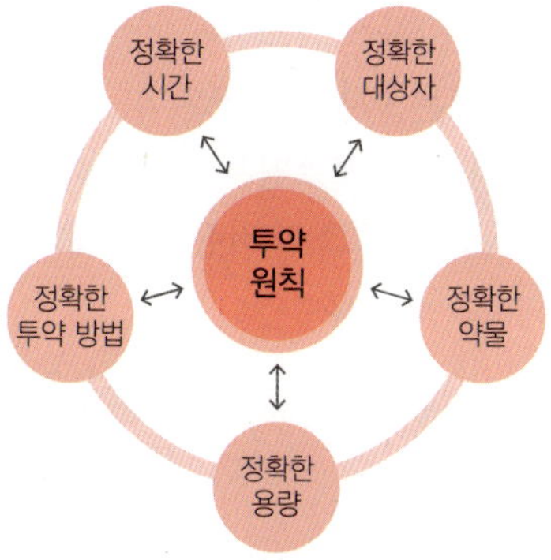

그림 10-11. **다섯 가지 투약 원칙**

2-1-2. 항염 및 해열 진통제

보건실에 오는 학생들 중 가장 많이 호소하는 증상 중 하나는 통증과 발열이다. 이를 중재하기 위해서 아세트아미노펜(타이레놀), 이부프로펜(브루펜), 아스피린이 가장 많이 쓰이며 아세트아미노펜은 해열, 진통 효과만을 가지고 있으나 이부프로펜과 아스피린은 항염(소염), 해열, 진통 효과를 모두 가지고 있다.

(1) 아세트아미노펜(Acetaminophen)

아세트아미노펜은 타이레놀 약제명으로 알려진 가장 많이 쓰이는 중증도 통증 해소를 위한 진통 및 해열제이다. 정확한 약물의 기전은 불분명하나 중추 신경계에 작용하여 해열 및 진통 효과를 나타내는 것으로 알려져 있다.[16] 아세트아미노펜은 이부프로펜과 같은 비스테로이드성 소염 진통제(Non-Steroid Anti-Inflammatory Drug)에 속하지 않아 소염작용은 없으나 위장 장애나 혈소판 용해 부작용도 전혀 없다.

① 주 효능 · 효과

감기, 몸살, 발열, 통증, 두통, 신경통, 근육통, 생리통, 염좌통, 치통 등 광범위한 통증에 효과를 보인다.

② 용량

12세 미만 소아에서는 필요에 따라 4~6시간 간격으로 1kg 당 10~15mg을 처방할 수 있다(예: 초등 저학년 최대 320~400mg/1회, 초등 고학년 최대 480mg/1회).[17] 12세 이상은 성인과 같은 용량을 처방하여 4~6시간마다 325~650mg을 투약한다. 단 1일 사용 용량이 최대 4mg을 넘지 않아야 한다. 과하게 복용할 경우 간독성이 나타날 수 있다.

③ 부작용

과용할 경우 간독성이 보고되기도 하였으나 1일 최대 사용량만 넘지 않게 투약하면 전반적으로 사용하기에 안전한 약물이다. 간혹 피부 발진이나 가려움증이 있을 수도 있고 변 색깔이 검게 변하고 소변 색이 진해질 수 있다. 과도하게 복용할 경우 설사, 발한, 식욕 부진, 오심, 구토, 복통이 나타날 수 있다.

(2) 이부프로펜(Ibuprofen)

브랜드명 브루펜으로 많이 알려져 있는 이부프로펜은 비스테로이드성 소염 진통제의 여러 가지 종류 중 가장 많이 사용되는 약물이다. 이부프로펜은 근육에서 통증을 유발하는 프로스타글란딘을 생성하는데 기여하는 COX(Cylooxygenase) 효소의 작용을 저해하여 진통 효과를 나타낸다.

① 주 효능 · 효과

감기, 발열, 동통, 요통, 생리통, 수술 후 통증, 류마치스성 관절염, 골관절염

② 용량

- 현탁액: 초등학생(만 11세 미만) – 필요에 따라 6~8시간 마다 5~10mg/kg 구강으로 투약한다. 최대 투약 가능 용량은 1일 kg당 40mg이다(예: 30kg 학생의 경우 1일 최대 투여량의 합이 1,200mg을 넘지 않아야 함).
- 정제: 중 · 고등학생(만 12세 이상) – 필요에 따라 4~6시간 마다 200mg로 투약하며 1회 400mg으로 증량할 수 있다(최대 1일 투여량은 1,200mg이다).[18]

③ 부작용

COX 효소 작용이 저해되므로 출혈 위험이 높아질 수 있다. 그밖에도 복통, 구토, 빈혈, 위장 관계 출혈, 어지럼증이 나타날 수 있다.

(3) 아스피린(Aspirin)

비스테로이드성 소염 진통제의 일종으로 과거 다빈도로 사용되었던 아스피린은 버드나무 껍질에서 추출한 Salicylate 물질로 만들어졌다. 효능을 나타내는 기전은 위의 이부프로펜과 같이 COX 효소 작용을 저해하여 진통 및 해열, 소염 효과를 나타낸다. 그러나 이부프로펜보다 위장관 장애를 더 많이 일으키고 혈소판 응집 기능을 떨어뜨린다. 최근에는 혈전 형성을 막기 위해 고위험군 대상자에게 아스피린을 소량 복용하게 하는 것이 상용화되고 있다.

① 주 효능 · 효과

두통, 발열, 동통, 급성 혈전 생성 예방

② 해열 진통 목적의 투약 용량

초등학생은 필요에 따라 4~6시간마다 10~15mg/kg를 투여하되 하루 총 투여량이 4g을 넘지 않도록 한다. 중 · 고등학생은 필요에 따라 325~650mg을 구강으로 투여하되 하루 총 투여 용량이 4g을 넘지 않아야 한다.

③ 부작용

복통, 위경련, 속쓰림과 같은 위장 관계 증상, 검은 색 변, 붉은 색 소변, 부정맥, 식욕 부진, 허리 통증, 근육 경련, 의식 혼미

2-1-3. 감기 증상 완화 약물

감기 증상은 다양하지만 주로 콧물, 코막힘, 부종, 기침, 인후통, 발열 증상 등을 일컫는다. 감기의 중증도 또한 가벼운 증상부터 독감 증상에 이르기까지 다양하나 본 고에서는 보건실에 학생들이 찾아올 때 가장 많이 호소하는 코감기 증상과 기침감기 증상을 중심으로 증상 완화 약물을 간략히 소개한다.

(1) 코감기 증상 완화 약물

코감기라 함은 비강에 바이러스나 박테리아로 인한 염증 반응이 시작되어 콧물이 생기고 재채기나 부종, 가려움증이 나타나는 증상을 총칭한다. 이러한 코감기 반응은 호흡기계가 알러지 반응을 일으킬 때와 유사한데, 우리 체세포에서 히스타민과 프로스타글란딘을 다량 배출하여 외부인자로 인식된 알러지원을 제거하고자 하는 반응이다.

따라서 코감기 증상을 완화하는 약물은 콧물, 재채기, 부종, 가려움증 등의 알러지 유사 반응을 경감시켜주는 항히스타민제가 있다. 또한 호흡기 점막에 직접 작용하여 혈관을 수축시킴으로써 코 막힘 증상을 완화하는 슈도에페드린 성분 약물이 있다. 시판되고 있는 코감기용 감기약은 이와 같은 성분이 합성된 약물이며 가장 많이 사용되는 약물의 이름과 성분은 아래와 같다.

① 지르텍(Cetirizine Hcl, 씨즈날, 세노바)

지르텍은 항히스타민제제로 히스타민과 수용체의 결합을 방해하여 콧물, 부종, 가려움증, 발적 등의 증상이 나타나지 않도록 한다. 많은 감기약들이 부작용으로 졸음이 오곤 하는데 지르텍은 중추신경계 침투량이 적어 졸음이 오는 부작용이 적은 것이 장점이다. 코감기, 알레르기성 비염, 알레르기성 결막염, 두드러기, 피부 가려움 증 등에 효과가 있다.[19]

② 액티피드(Pseudoephedrine Hcl + Triprolidine Hcl, 모드코)

액티피드는 항히스타민제인 트리프로리딘과 슈도에페드린 성분이 함유된 종합 코감기약이다. 트리프로리딘은 콧물, 재채기, 눈물 등을 경감시키고 슈도에페드린은 호흡기 점막에 직접 작용하여 코막힘 증상을 완화시킨다. 코감기, 알레르기성 비염, 혈관운동성 비염, 재채기, 콧물, 코막힘 등에 효과가 있다.[20]

③ 모드코정(Acetaminophen + Pseudoephedrine + Chlorpheniramine Maleate)

모드코정은 항히스타민제인 Chlorpheniramine Maleate에 슈도에페드린과 아세트아미노펜이 함유된 복합 코감기약이다. 항히스타민제는 위에서도 서술한 대로 콧물, 재채기, 부종, 발적과 같은 알러지 증상을 완화시키며, 슈도에페드린은 직접 혈관 수축을 일으켜 코막힘 증상을 경감하고 아세트아미노펜은 해열, 진통 작용을 한다. 모드코정에는 아세트아미노펜이 함유되어 있으므로 다른 아세트아미노펜 약물과 중복 복용하여 1일 최대 용량을 넘기지 않도록 주의해야 한다. 모드코정은 콧물, 코막힘, 재채기, 인후통, 오한, 발열, 두통, 관절통, 근육통에 효과가 있다.[21]

④ 씨콜드노즈정(Acetaminophen + Ascorbic acid + Caffeine anhydrous + Chlorpheniramine maleate + Pseudoephedrine)

씨콜드노즈정은 항히스타민제인 Chlorpheniramine Maleate에 슈도에페드린과 아세트아미노펜, 그리고 비타민 C와 카페인이 함유된 복합 코감기약이다. 야간용 제재는 상기 성분에서 카페인 성분만 제외한 성분으로 만들어졌다. 항히스타민제의 항알러지 증상 효과와 슈도에페드린의 코막힘 완화 효과, 그리고 아세트아미노펜의 해열, 진통 효과와 더불어 비타민 C의 면역 증진 효과와 카페인의 졸음 방지 효과가 더해진 복합 감기약이다. 씨콜드노즈정 역시 아세트아미노펜 성분이 함유되어 있으므로 타이레놀을 함께 복용할 경우, 1일 최대 섭취 용량을 넘지 않도록 주의해야 한다. 씨콜드노즈정은 다양한 감기 증상과 인후통, 콧물, 코막힘, 재채기, 발열, 두통, 관절통의 완화에 효능이 있다.[22]

(2) 기침감기 증상 완화 약물

기침감기의 경우 앞서 서술한 코감기보다는 감기 바이러스에 의한 염증이 상기도(코, 입, 인두, 후두) 전반에 확산되었음을 의미한다. 재채기의 증상이 심해져서 반복적인 호흡기계 자극이 이어질 경우 기침이 지속될 수 있다. 적절하게 치료하지 않으면 염증이 기관지까지 확산되어 깊은 기침과 가래를 동반하게 되고, 이는 기관지염까지 진행할 수 있다. 기침감기에 항생제가 아닌 약물이 사용되는 경우는 크게 두 가지로, 가래 배출을 도와주는 거담제와 기침을 억제하는 진해제가 그것이다.[23]

① 리나치올(L-Carboxycysteine)

리나치올은 급 · 만성 기관지염, 기관지 천식, 기관지 확장증, 인두염 등에서 기관지를 확장시키고 가래를 묽게 하여 쉽게 배출하도록 하는 효능을 가진 약물이다. 학생 중에 위십이지장 궤양의 병력이 있는 경우 이 약물의 사용을 금해야 한다. 또한 간이나 심장, 위장관에 병력이 있는 학생 또한 리나치올 투약에 주의를 요한다.[23]

② 뮤코펙트(Ambroxol HCl)

뮤코팩트는 용해성 거담제로 기관지 분비물의 양을 증가시켜서 가래를 묽게 하여 배출을 용이하게 하는 진해거담제이다. 끈끈한 객담이 있어 배출이 용이하지 않을 경우 뮤코펙트를 복용하면 효과를 기대할 수 있다. 식사 여부와 관계없이 복용가능하며 신장이나 간에 질환이 있는 학생에게는 복용에 주의를 요한다.[24]

③ 코푸시럽에스

진해거담제의 일종은 코푸시럽에스는 항히스타민제(Chlorpheniramin Maleate)와 기관지 점막을 자극하여 객담배출이 용이하게 하는 Ammonium Chloride, 기침을 완화시키는 Destromethorphan Hydrobromide와 기관지를 확장시켜 호흡을 용이하게 하는 Mehylephedrine HCl 성분의 합성 약물이다. 시럽 형태로 판매되어 복용이 용이하며 초등학생에게는 7~10ml, 중 · 고등학생에게는 13ml부터 최대 성인 용량인 20ml까지 투약할 수 있다.[25]

2-1-4. 소화기 관련 약물

위장관계 발현 증상에 따른 약물의 투약은 크게 다섯 가지 종류로 나눌 수 있다. 첫 번째는 소화불량의 증상을 완화시켜주는 소화제이고, 두 번째는 설사, 변비 등의 배변 개선 제재이며 세 번째는 속쓰림을 완화시키는 제산제, 네 번째는 구역, 오심, 구토를 개선하는 약물, 마지막으로는 복통을 완화시키는 약물이다.[26]

(1) 소화제

소화 불량에 가장 흔히 복용하는 약물은 가스활명수, 가스 속청, 위청수와 같은 액상 소화제이다. 약국에서 일반인들도 처방 없이 구입할 수 있고 단순 소화 불량의 경우 증상 완화 효과를 기대할 수 있다. 상기의 약물들은 생약성분으로 소화액의 분비를 도와 소화를 촉진하므로 부작용이 거의 없어 안심하고 복용할 수 있다.

(2) 설사, 변비 완화제

설사를 호소할 경우 흔히 복용하는 약물은 감초와 황련, 향부자가루를 함유하는 정로환이다. 가벼운 설사와 복통에 사용하며 가스 팽만에 사용되기도 한다. 급성 세균성 설사에 항생제로 많이 쓰이는 약물은 에세푸릴(Nifuroxazide)이다. 1일 4회까지(1회당 200mg)복용할 수 있으나 최대 3일까지만 복용할 수 있다. 설사와 변비는 증상을 완화시키는 약물을 복용하는 것보다 설사와 변비의 원인이 되는 요인을 해결하는 것이 더 장기적인 증상 개선의 효과를 기대할 수 있는 방법이다.

(3) 속쓰림 개선제

스트레스가 많은 학생의 경우 종종 속쓰림을 호소하며 보건실을 찾는 경우가 있다. 위벽을 감싸서 빠른 속도로 속쓰림을 개선해 주는 현탁액 제재를 많이 이용한다. 겔포스 엠, 개비스콘(현탁액과 츄어블 정), 알마겔에프 현탁액, 잔트락틴 등의 약물이 유사한 효능을 보인다.

(4) 구역, 오심, 구토 제재

구역질과 오심을 호소하거나 심할 경우 구토를 하는 경우 멕시롱(Domperidone)액이 효능을 기대할 수 있다. 멕시롱은 도파민 수용체에 작용하여 도파민을 차단함으로써 위 장관의 운동 기능을 증진시켜 소화 기능을 돕는다. 그 밖에도 한방 생약 성분 구역 억제제인 반하사심탕, 시호계지탕 등도 약제품으로 약국에서 구입가능하다.

(5) 복통 완화제

복통에 많이 사용되는 약물로는 부스코판, 부스코판 플러스가 있다. 학생들이 보건실을 찾을 때 호소하는 복통은 주로 가스팽만으로 인한 것이 많으므로 평활근의 운동이 증가하면서 가스 제거에 효과가 있는 부스코판이 효과가 있다. 이밖에도 한방 생약 성분 약물인 작약감초탕은 작약과 감초를 섞어서 만들어진 약품이며 경련성 복부 통증에 많이 쓰인다.

2-2. 비약물 요법의 이해

학교에서는 보건실 방문 학생들의 증상 개선을 위해 냉온찜질, 침상 안정과 같은 비약물 요법을 단독으로 적용하거나 투약과 함께 제공하기도 한다. 특히 경증의 증상으로 인한 반복적인 투약을 줄이고 증상을 개선하기 위해 비약물 요법을 자주 사용한다.

2-2-1. 냉온 요법[28)63)]

냉온 요법은 학교에서 자주 사용되는 비약물 요법으로 국소 부위의 생리 반응에 변화를 주어 증상을 개선할 수 있다.

냉요법은 혈관을 수축시키고 모세 혈관 투과력, 염증을 감소시킨다. 염증과 화농을 예방하거나 지연시키고 타박상이나 관절 염좌 시 변색이나 부종을 완화한다. 체온을 낮추고 통증을 감소시키며 출혈 시 혈관을 수축시킨다. 냉요법의 금기대상인 순환 및 감각부전이 있는 대상자는 학교대상 인구에서 흔한 건강 문제가 아니기 때문에 대부분의 학생들에게 자주 제공하는 비약물적 간호중재이다.

온열 요법은 혈관을 확장시키고 모세 혈관 투과력을 증가시켜 통증을 완화하고 근육을 이완하는 생리 반응을 유발한다. 온열 요법의 목적은 근육 강직으로 인한 동통과 근경련을 완화하고 관절의 강직을 감소시켜 관절의 가동력을 증가시킨다. 혈액 순환을 촉진시켜 울혈이나 부종을 완화하고 상처치 유를 돕는다. 또한 감염 부위의 화농을 촉진시키고 신체를 따뜻하게 하여 안위감을 증진시킨다. 온열 요법으로 염증이 증가하거나 출혈이 촉진될 수 있기 때문에 학교에서는 냉요법보다 제한적 범위에서 신중하게 적용한다.

표 10-6. **냉온 요법의 생리적 효과**

구분		온열 요법	냉 요법
생리 반응	혈관 반응	혈관 확장	혈관 수축
	모세 혈관 투과력	증가	감소
	염증	증가	감소
	근육	이완	수축
	통증	감소, 안위 증진	초기 불편감 후 무감각
치료 효과		손상 부위 혈류 증가 근육이완 증진 경련이나 경직으로 인한 통증 감소 국소적 온기 제공 노폐물과 영양분의 이동 증진	손상 부위 혈류 감소 부종 형성 방지 염증 감소 국소적 통증 감소 조직의 산소 요구량 감소 지혈
적응증		관절염, 퇴행성 관절염 국소적인 관절 통증이나 근육 긴장 요통, 월경통 치질, 항문 주변 염증과 질염 국소적 농양	직접적 외상 직후(염좌, 좌상, 골절, 근육 경련 등) 표재성 열상, 관통상 주사 후 관절염, 관절 외상
금기증		급성 근골격계 손상 순환부전 감각부전 출혈 개방성 상처	순환부전 감각부전

(1) 냉요법

냉요법을 적용하는 주요 학교 건강 문제는 근골격계 손상으로 인한 초기 응급 처치, 부종의 완화,

눈의 불편감이나 가려움, 발열, 비출혈 등이다. 자주 사용하는 냉요법은 얼음주머니, 얼음팩, 미온수 마사지(Tepid Massage), 직접 찬 물에 담그는 방법 등 이다.

얼음주머니는 얼음주머니에 얼음을 1/2~2/3정도 채우고 공기를 뺀 후에 거꾸로 들어서 물이 새는지 확인한다. 얼음주머니는 표면의 물기를 닦은 후 수건이나 커버로 감싸서 30분정도 적용한다. 30분 이상 적용하는 경우는 모세 혈관이 이완되는 반동 현상(Rebound Phenomenon)이 나타날 수 있으므로 10분마다 상태를 확인한다.[27)]

얼음팩은 학교에서 사용하기 편리하도록 다양한 크기와 모양으로 제품화되어 시판되고 있다. 얼음주머니와 동일한 방법으로 커버로 감싸서 30분 정도 적용한다.

미온수 마사지는 체온을 내려주기 위한 목적으로 사용되지만 오한이 동반된 발열이 있는 경우는 적용하지 않는다. 27~37℃의 미온수를 준비하고 거즈나 수건을 약간 축축한 정도로 적셔서 얼굴, 팔, 다리, 등, 엉덩이 순으로 3~5분 동안 닦아 준다. 복부는 닦지 않는다. 30분 정도 실시하고 젖은 피부는 두드려 말려주고 30분 후 체온을 측정하여 치료 전과 비교한다.[28)]

(2) 온열 요법

온열 요법을 주로 적용하는 학교 건강 문제는 월경통, 갑작스러운 경련성 근육통 등이다. 원인을 명확히 알 수 없는 복통의 경우는 온열요법 적용에 주의가 필요하다. 열 적용 후 20~30분에 혈관이 최대로 확장되며 30~45분 이상 지속되면 조직 울혈이 일어나고 혈관은 수축하는 반동 현상(Rebound Phenomenon)이 일어나기 때문에 온열 요법 적용 시간은 30분 이내로 한다.[28)]

주로 사용하는 온열 요법은 일회용 핫팩, 전기 열패드, 적외선 램프 등이다. 더운 물 주머니는 안전사고의 위험으로 학교에서는 잘 사용하지 않고 있다. 전기 열패드 적용 시에는 고온 설정은 피하고 수건이나 커버로 덮어서 사용한다. 적용 부위에는 물기가 없도록 하고 피부 상태에 이상은 없는 것을 확인한 후 적용한다.[27)] 적외선 램프는 크기에 따라 거리를 조절하여 사용한다. 40w 램프는 40~60㎝, 60w는 45~60㎝,[23)] 더 큰 가열램프는 60~75cm정도 떨어지도록 하며 15~20분 동안 적용한다. 매 5분마다 대상자의 반응을 사정한다.[63)]

2-2-2. 침실 안정

학교에서의 침상 안정은 아픈 학생이 일정 시간 안정을 통해 회복하여 학교생활에 복귀하게 하거나 건강 상태를 일정 시간 관찰하여 악화 여부를 확인하여 추후의 조치를 결정하기 위한 목적으로 이루어진다. 그러므로 학교의 침실 안정은 1시간 이내로 제한하는 것이 바람직하다. 학생이 침상 안정 중인 경우는 일정한 간격으로 환자 상태를 파악하고 기록한다. 특히 구토가 있는 학생을 안정시키는 경우는 더 세밀한 관찰이 필요하다.

안정 후에도 증상이 개선되지 않거나 상태가 악화되는 것으로 판단되는 경우는 보호자 및 담임교사와 상의하여 가정에서 요양할 수 있도록 조퇴시키거나 병원 의뢰한다. 안정 후 증상이 개선된 경우는 교실로 복귀 시키고 건강 상태의 변화나 악화를 나타내는 주의 증상 등을 함께 교육한다.

침상 안정을 결정한 경우는 침상 안정 사실을 담임교사에게 알린다. 대부분의 중 · 고등학교에서는 생활 지도를 위해 보건실 입실증을 발급하고 있다.

2-2-3. 건강 관리 교육

학교에서 확인한 학생의 건강 문제를 개선하기 위해 학교에서 제공하는 일시적인 처치만으로는 한계가 있다. 가정에서도 지속적으로 적절한 건강 관리가 이루어 질 수 있도록 주 증상과 관련된 건강 관리에 대한 교육을 제공할 필요가 있다. 건강 관리 교육 내용에는 가정에서의 관리 방법 뿐만 아니라 병원에 방문해야 하는 주의 증상 등에 대한 정보도 함께 제공한다. 주 증상별로 필요한 교육 내용이 작성된 교육 자료를 사전에 준비하여 교육을 실시하고 보건일지에는 건강 관리 정보를 제공했다고 기록하면 편리하다.

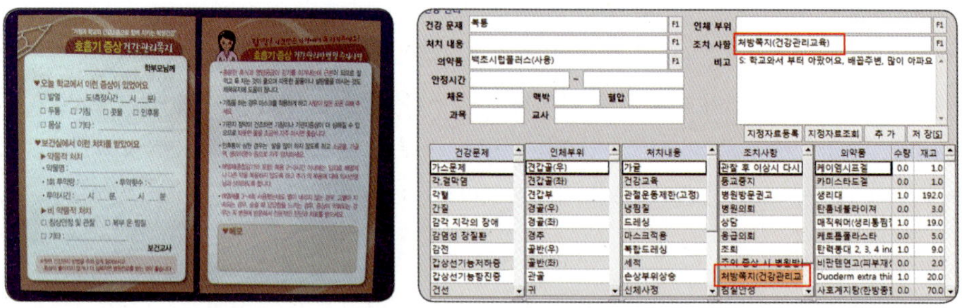

그림 10-12. **주 증상별 건강 관리 교육 자료 예시 및 보건일지 기록**

2-2-4. 관찰

관찰은 예측되는 건강 문제와 관련된 증상의 변화를 확인하여 좀 더 정확한 판단을 하는데 도움이 된다. 또한 보건실에 방문하는 학생들의 건강 문제는 대부분 초기에 인지되기 때문에 초기에는 원인이 되는 건강 문제를 유발하는 주 증상이 나타나지 않는 경우도 많다. 그러므로 학생의 건강 문제에 대한 초기 사정 결과를 바탕으로 특별한 문제가 없다고 성급하게 결론을 내리면 안 된다. 항상 추후 나타날 수 있는 증상들에 대한 일정 기간의 관찰이 필요하다.

관찰 시간이나 방법은 학생의 건강 상태에 따라 결정한다. 보건실에서 보건교사가 직접 일정 시간 침상 안정을 통해 관찰을 할 수 있으며 경미한 경우는 학생에게 관찰해야 하는 주의 증상을 교육하여 학교생활을 하면서 스스로 관찰하도록 할 수 있다. 보건실은 병원과 달리 응급 상황에 대비한 충분한 자원을 갖고 있지 않기 때문에 응급 이송이 예상되는 증상을 관찰할 때는 병원보다는 그 기준을 낮게 적용해야 한다. 예를 들어 간질에 대한 병력이 있는 학생이 학교에서 발작을 하고 있는 경우 병원에서는 대발작으로 진행되는지 일정 시간 관찰할 수 있으나 학교에서는 대발작으로 진행된 경우는 적절한 조치를 할 수 있는 장비가 충분하지 않기 때문에 항경련제를 투약하게 되는 10분의 관찰 시간을 갖지 않고 즉시 응급 이송하는 것이 더 적절하다.

2-2-5. 조퇴 및 의뢰

학교에서 해결되지 않거나 해결할 수 없는 건강 문제로 판단되는 경우 보호자와 상의 후 조퇴시켜 가정에서 안정 및 관찰하도록 하거나 병원에 의뢰하는 적절한 치료를 받을 수 있도록 조치한다.

조퇴를 하는 경우는 가정에서 학생의 건강 상태를 관찰하고 간호할 수 있는 보호자가 있어야 하며, 건강 상태에 따라 필요시에는 보호자가 직접 학교에서 학생을 데리고 가도록 한다.

병원에 의뢰하는 경우는 학생의 건강 상태에 따라 응급 이송 여부, 이송 방법 등을 결정한다. 병원 의뢰 시에는 학교에서 확인한 신체 사정 내용과 제공한 중재 내용을 작성한 병원 의뢰서를 보호자에게 제공하여 이송한 병원에서 환자에 대한 정보를 충분히 확인할 수 있도록 한다. 특히 학교에서 해열제를 투여한 경우는 약의 종류, 용량, 투약 시간에 대한 정보도 작성한다. 사고로 인해 발생한 건강 문제의 경우는 사고의 강도, 시간 등을 상세하게 기록하며 정보 제공자도 반드시 작성하여 추후에 추가 정보나 내용의 진위 여부도 확인할 수 있도록 한다.

학교에서 사용하는 병원 의뢰서는 정해진 별도의 서식은 아직 없다. 발생 시간, 주증상, 응급 처치 내용, 사건 경위 등의 내용으로 사전에 학교 자체적으로 마련하거나 보건전산일지에 포함되어 있는 서식을 활용할 수도 있다.

2-3. 통상 건강 문제별 간호

보건실 방문 학생의 다빈도 통상 건강 문제는 두통, 복통, 발열, 감기 증상, 소화 불량, 비출혈 등이다. 학생들이 자주 호소하는 건강 문제에 대한 기본적인 사정을 통해 응급 여부를 판단하고 적절한 중재를 제공한다.

2-3-1. 두통

학생들이 두통을 호소할 때 가장 중요한 세 가지 질문은 ① 기저 질환이 있어서 생기는 두통인가? ② 응급한 상황은 아닌가? ③ 심리적인 문제에 기인한 것은 아닌가? 하는 것이다.[29]

(1) 두통의 원인

두통을 일으키는 원인은 정확하게 밝혀지지 않았지만 가장 확실한 원인은 외상에 의한 것이다. 학생에게 외상 유무에 대해 묻고 본인이 생각하기에 무엇이 두통의 원인인지 질문하면 문진의 방향을 잡아가는데 도움이 된다. 학생들에게 흔히 있는 기저 질환은 아니나, 일반 성인이 두통을 호소할 때, 응급 상황일 수 있으므로 급하게 응급실로 이송하거나 처치를 해야 하는 경우는 대뇌 출혈, 패혈증, 뇌종양, 뇌졸중, 뇌수막염, 심한 고혈압 등의 질환이 의심될 때이다.

두통은 크게 원발성 두통과 이차적 두통으로 나뉜다. 원발성 두통은 원인을 알 수 없는 두통으로 편두통(Migraine), 군발성(Cluster) 두통, 긴장성(Tension) 두통 등이 이에 속한다. 속발성 통증은 원인이 있어 생겨난 이차적 통증으로 가장 흔한 원인 질환은 혈관성 뇌출혈, 뇌혈종, 측두동맥염이 있고, 약물에 의한 부작용, 감염성 질환, 그밖에 종양 등이 있다.

(2) 두통의 종류와 일차적 처치

두통은 객관적으로 측정될 수 없는 주관적인 호소이며 그 원인이 되는 질병의 다양성으로 인해 그 어느 증상보다 조심스러운 감별이 요구된다. 현병력, 과거력, 약물 복용 여부, 통증의 정도를 판단할 수 있는 관찰 내용, 체온 측정 등의 사정을 통해 원인을 추정하고 증상에 맞는 중재를 제공한다.

표 10-7. **두통 증상에 대한 주요 사정 내용**

구분			문제 중심 질문
Subjective Data	현병력	시작 시점	언제부터 아팠나요?
		특징	어떻게 아픈가요?
		관련 증상	속이 답답하거나, 매스껍거나 토했나요?
			어지럽나요?
			시력이상 증상이 있나요?
			감기 증상이 있나요?
	과거력		평소에도 자주 아픈가요?(보건일지 누가 기록, 사고?)
	약물		오늘 약 복용했나요? 병원에서 받은 약이 있나요?
			약에 대한 Allergy가 있나요?
Objective Data			통증의 정도 관찰(얼굴 표정, 자세)
			체온 측정, 필요 시 촉진, 세부 신체 사정

① 편두통

편두통의 원인은 정확하게 알려지지 않았으나 가족력이 있고 미세한 신경화학적 순환 장애(주로 세로토닌 결핍)에 기인하는 것으로 보고되었다. 많은 경우 사전 조짐(Aura) 없이 편두통이 생기고, 일부(25%)만 두통 전에 조짐을 느낀다. 남학생에게서 보다 여학생에게 편두통이 더 많다. 스트레스나 불안, 불면증, 음주, 흡연도 원인이 되는 것으로 알려져 있다. 광선 과민증을 보이므로 빛이 없는 어두운 곳에서 휴식을 취하게 하고 일차적으로 비스테로이드성 소염 진통제(NSAIDs)나 아세트아미노펜계 약물을 투여하면 증상이 호전된다.

② 군발성 두통

군발성 두통은 평소에는 증상이 없다가 가끔 발생하지만 한번 두통이 시작되면 짧게는 두세 달, 길게는 1~2년간 지속되어 붙여진 이름이다. 남학생보다 여학생에게서 더 많이 나타난다. 주로 한쪽 눈 주위가 심하게 아픈 편측성 안와주변 통증이 군발성 두통의 특징이다. 이로 인해 안면 홍조나 비루(콧물 흘림)가 동반되기도 한다. 급성 군발성 통증에는 수마트립탄(Sumatriptan) 계열 약물(예: 수마트란 정)과 산소 공급이 증상 완화에 도움이 된다. 예방적으로 칼슘 통로 차단제(항고혈압제)인 베라파밀(Verapamil)이나 저용량 스테로이드를 복용하면 예방 효과가 있다.

③ 긴장성 두통

원인을 알 수 없으나 주로 아침에 두통이 시작되어 점점 강도가 심해지는 특징이 있다. 불안 장애나 우울증과 관련이 있는 것으로 알려져 있다. 긴장성 두통은 꾸준하게 머리 주위를 둘러싸듯 두통이 있으며 맥박이 뛰는 것 같이 두통을 느끼기도 한다. 뒷머리나 목 쪽으로 통증이 심화되기도 한다. 긴장성 두통의 경우 일단 학생을 편안한 곳에 쉬게 하고 비스테로이성 소염 진통제나 아스피린, 아세트아미노펜을 투여하면 증상이 완화된다.

(3) 두통을 호소하는 학생에 대해 고려할 점

두통은 많은 학생들이 잠을 잘 못자거나 아침 식사를 거르거나 기분이 좋지 않아도 생길 수 있는 다빈도 건강 문제이다. 대부분의 학생이 휴식을 취하고 진통제를 복용하면 증상이 완화된다. 휴식을 취하게 하고 진통제를 투여하였음에도 불구하고 두통이 완화되지 않는 경우는 기저 질환(뇌혈관 질환이나 종양, 뇌수막염 등)이나 심리 사회적 문제에 대한 가능성을 열어두고 학생을 지속적으로 관찰해야 한다.

2-3-2. 복통

복통은 학생들이 보건실을 찾는 가장 흔한 원인 중 하나이다. 잠깐의 휴식만으로도 저절로 회복되는 복통부터 충수염, 복막염, 장천공, 장폐색, 장중첩 등 응급한 의학적 처치를 요하는 복통까지 증상의 발현 정도와 복통을 일으키는 질환의 종류는 매우 다양하다.

(1) 복통의 위치에 따른 질환의 종류[30)]

일반적으로 가장 흔한 복통 발생 위치는 좌상복부(좌측 상부 배), 즉 위장이 있는 곳이다. 좌상복부의 통증은 위염, 십이지장염, 췌장염, 신결석이 원인일 수 있다. 우상복부 통증의 원인은 담석, 담낭염, 간염, 간비대 등이 있다. 우하복부 통증은 급성통증의 경우 맹장염(충수염)일 경우가 많고, 장염, 대장암의 경우에도 우하복부 통증이 발생할 수 있다. 위장관 천공, 복막염, 급성 대장염, 궤양성 대장염, 장폐색 등은 질환 발생 부위에 따라 전체 복부에서 심한 통증을 유발할 수 있다.

(2) 학생들이 호소하는 복통에 대한 원인과 처치[31)]

보건실을 찾는 학생들이 호소하는 복통의 경우 상기 질환이 원인이기보다는 단순 소화 불량이나 일시적 원인에 따른 복통인 경우가 많다. 하지만 응급 상황을 유발할 수 있는 복통의 가능성은 항상 존재하기 때문에 이에 대한 신중한 사정이 요구된다. 복통의 지속 기간과 통증의 강도 및 악화 여부는 응급 상황을 유발하는 복통과 일시적인 원인에 의한 복통을 구별하는데 있어 매우 의미 있는 사정 내용이다.

표 10-8. 복통 증상에 대한 주요 사정 내용

구분			문제 중심 질문
Subjective Data	현병력	시작 시점	언제부터 아팠나요?
		부위	배꼽 위, 배꼽 주변, 배꼽 아랫 부분 중 어디가 아픈가요?
		특징	어떻게 아픈가요? 답답하나요? 쿡쿡 쑤시나요?
		관련 증상	설사하거나, 토하거나, 머리가 아픈가요?
			최근에 대변을 언제 봤나요?
	과거력		평소에도 자주 아픈가요?(보건일지 누가 기록, 사고?)
	약물		오늘 약 복용했나요? 병원에서 받은 약이 있나요?
			약에 대한 Allergy가 있나요?
Objective Data			통증의 정도 관찰(얼굴 표정, 자세)
			체온 측정, 필요 시 촉진, 세부 신체 사정

① 일시적 과식, 폭식으로 인한 소화 불량이 원인인 복통

학생들이 호소하는 복통의 가장 흔한 원인은 갑작스럽게 많은 양의 음식을 섭취하였을 때 생기는 소화 불량으로 인한 복통이다. 공복 상태에서 갑자기 음식을 섭취했을 때 흔히 복통이 유발될 수 있다. 소화 불량으로 인한 복통은 그날 아침부터 무엇을 얼마나 먹었는지, 학교에 와서 무엇을 얼마나 먹었는지, 언제부터 아팠는지, 어떻게 아픈지, 배변은 했는지 등을 상세히 묻는 것만으로도 원인을 쉽게 찾을 수 있다.

과식, 폭식으로 인한 소화 불량이 복통의 원인이라고 판단되면 편안한 자세(반좌위나 측위)로 잠시 휴식을 취하게 하면서 소화제를 복용하게 하는 것으로 복통을 경감시킬 수 있다.

② 장기적으로 불규칙한 식생활이 원인이 되는 복통

문진을 통해 학생이 호소하는 복통이 일시적이고 갑작스러운 증상이 아니라 비교적 장기적으로 지속되는 복통일 경우에는 조금 더 심도 깊은 질문을 통해 과거력을 조사할 필요가 있다.

- 언제부터, 어떻게, 얼마나 통증이 있었는가?
- 평소 식습관은 어떠한가?(아침 식사 섭취 유무, 섭취하는 음식의 종류 등)
- 평소 수면량과 질, 그리고 배변 습관은 어떠한가?
- 위궤양이나 위염, 장염 등의 진단을 받은 과거력이 있는가?
- 평소 복용하고 있는 위장관계 관련 약물이 있는가?

이러한 내용을 상세하게 문진함으로써 지속되는 복통의 원인을 추정할 수 있는 단서들을 얻어낼 수 있다.

증상이 일시적인 소화 불량에 기인한 것이 아니라 오랜 기간 식습관이나 생활 습관에 기인한 복통이라면 원인적인 요인부터 해결하도록 노력해야 한다. 예를 들어 위궤양이나 위염, 장염 등의 기저질환이 있는 경우에는 이에 대한 의학적 치료가 우선되어야 할 것이다. 또한 배변 습관에 문제가 있어 변비, 장 경련 등과 관련된 복통이라면 식생활을 개선(수분과 섬유질 섭취 증가, 규칙적 식사)하고 신체 활동을 증가하도록 하여 변비를 해결하는 것이 바람직하다. 아침 식사를 거르거나 편식하여 섬유소 섭취가 적은 경우에도 지속적인 관심과 상담을 통해 생활 습관을 개선하는 것이 좋다.

③ 스트레스, 불안, 분노 등의 정서적 원인으로 인한 복통

위장은 우리의 신체 장기 중 가장 정서 상태에 영향을 많이 받는 장기이다. 이는 기분이 좋은 상태에서 음식물을 섭취할 때와 그렇지 않을 때와 소화 기능 정도가 달라질 수 있음을 의미한다. 복통을 호소하는 학생이 위에서 언급한 일시적, 장기적 복통의 요인을 가지고 있지 않음에도 불고하고 증상을 호소할 때는 정서적인 스트레스, 불안, 분노 감정 등이 복통의 원인이 되지는 않는지 문진해볼 필요가 있다.

정서적인 분노만으로도 위의 위산 분비를 촉진시켜 위장계의 통증을 유발할 수 있으므로 학생들의 기분이나 정서 상태를 잘 살펴보는 것이 중요하다. 학생이 과도한 스트레스를 호소하거나 불안, 분노 등의 정서 상태를 보일 때에는 그러한 정서 상태를 유발한 원인을 먼저 해결하는 것이 좋다.

(3) 복통에 쓰이는 약물[32)]

① 부스코판

복통이 있을 때 복용하면 장운동을 원활하게 해 주는 부교감 신경 흥분 경감의 효과가 있는 스코폴라민 성분의 약물이다. 부교감 신경이 흥분하면 위장관을 이루는 근육에 경련이 생겨 복통을 유발할 수 있으므로 이를 억제하는 효과를 나타낸다. 위궤양, 십이지장 궤양, 식도경련, 위염, 장염, 경련성 변비, 설사, 담낭염, 월경 곤란증 등에서 위 장관 경련 증상을 줄여주고 운동 기능을 항진시킨다.

유문 협착이나 장폐색과 같이 위장관의 구조적인 문제가 있는 경우에는 금기시 되며 녹내장 환자, 중증 심질환 환자도 복용해서는 안 된다.

② 부스코판 플러스

부스코판의 성분에 아세트아미노펜(타이레놀) 성분 500mg이 함유되어 있는 복합제재이다. 성인의 경우 1일 6정을 초과해서는 안 된다는 기준을 가지고 있으므로 학생들에게는 이보다 엄격한 기준을 적용해야 한다. 진통제 성분이 위장관계 질환의 경련성 동통을 경감시키는 작용을 한다.

(4) 응급 처치를 요할 수도 있는 복통 증상

학생들이 등교하여 보건실을 찾아와 복통을 호소하는 경우는 앞서 나열한 소화기계의 일시적인 문제인 경우가 가장 흔하지만, 아래의 몇몇 사항은 응급 처치를 요하는 질환이므로 학생들을 사정할 때 참고로 해야 한다.

① 충수염(맹장염)

충수는 소장의 회장(Ileum)이 끝나고 대장이 시작되는 부위의 커다란 주머니같이 생긴 맹장의 끝에 달려있는 충수돌기에 염증이 생기는 것을 말한다. 일반적으로 서서히 통증이 심해지지만 전혀 통증이 없다가 갑자기 심한 통증을 호소할 수도 있다. 충수는 우측 하복부에 위치하지만 충수염의 통증은 명치 끝에서 시작하여 점차 우측 하복부로 쏠리는 경향을 보이는 경우가 가장 흔하다. 충수염의 시작 단계에서는 통증이 복부 전반에 걸쳐 있을 수 있으므로 진단이 쉽지 않다. 안정 후에도 통증이 가라앉지 않고 점차 심해지면서 우측 하복부로 집중되는 경향을 보이면 충수염을 의심해야 하고, 이는 결국 수술을 해야 하므로 응급하게 의료 기관으로 이송하는 것이 바람직하다. 진단 방법 중 하나로 배꼽과 우측 골반 뼈 사이를 지그시 눌렀다가 갑가지 손을 뗄 때 통증이 있으면 충수염을 의심해 볼 수 있다.

② 고환 꼬임

아주 드물지만 초등 저학년 남학생에게서 고환 꼬임으로 인해 복통을 호소할 수 있다. 위에 나열한 여러 가지 복통의 원인으로도 학생의 복통 증상을 완화시킬 수 없다면 고환 꼬임을 의심해 볼 수 있다. 이를 진단하는 방법은 학생에게 두발로 팔짝팔짝 뛰어보도록 하여 통증이 하복부와 고환 쪽으로 심하게 쏠리면 고환 꼬임일 확률이 높다. 발생이 드물기는 하나, 발생 시에 즉각 조치를 취하지 않으면 고환 주변의 혈관과 조직을 괴사시킬 수 있으므로 응급하게 의료 기관으로 이송해야 한다.

③ 자궁 및 난소 질환

앞서 설명한 여러 가지 원인 파악에도 불구하고 설명되지 않는 복통이 가임기 여학생에게 있는 경우, 생리 여부, 마지막 생리를 한 날짜, 그 밖에 여러 가지 정보를 물어보아 자궁과 난소의 질환, 자궁 외 임신의 가능성 등도 열어두어야 한다. 이 또한 간과하면 응급한 상황이 될 수 있으므로 가임기 여학생의 경우 문진할 때 생리력에 대한 질문도 포함시키는 것이 좋다.

2-3-3. 발열

뇌 안에 위치한 시상하부에 우리 몸의 체온을 36.5℃ 안팎을 유지하는 체온 조절 중추가 있다. 몸에 감염과 같은 질환이 발생하였을 경우 몸은 체온을 올려 이상 상태를 알리는데, 이상 체온, 즉 발열은 일반적으로 구강이나 고막 체온이 37.8℃ 이상이거나 직장 체온이 38.2℃ 이상인 상태를 말한다. 체온이 상승하게 되면 대사 조절에 필요한 에너지양도 많아지므로 종종 두통이나 오심 구토, 식욕 부진, 피로감 등이 함께 나타날 수 있다.

(1) 발열의 원인

발열의 원인은 각종 감염과 통증, 스트레스 등 여러 가지가 있을 수 있다. 학교 보건실을 내원하는 학생들에게서 볼 수 있는 발열의 원인을 파악하기 위해서는 우선적으로 자세한 문진이 필요하다. 당일 학교에 등교할 때는 발열 증상이 없었는데 현재 액와 체온이 37.5℃, 고막 체온 37.8℃를 넘는다면 감기, 몸살과 같은 상기도 감염이 원인일 경우가 많다. 너무 심한 야외 신체 활동으로 일시적인 일사병 증상일 수도 있으므로 문진을 통해 이를 파악해야 한다. 기관지염이나 폐렴, 축농증, 장염, 뇌수막염, 뇌종양, 호지킨스병 등, 다른 기저 질환을 기반으로 한 발열인 경우에는 당일 새롭게 발생한 증상이 아닌 경우가 더 많으므로 문진을 통해 과거 수일 내에 열이 있었는가를 학생에게 물어봐야 한다.

발열은 몸의 체온 조절이 원활하게 이루어지지 않아 정상 체온보다 높은 체온을 나타내는 것이므로 발열 증상을 일으키는 원인 질환을 파악하여 이에 대한 처치를 제공해야 한다.

표 10-9. **발열 증상에 대한 주요 사정 내용**

구분			문제 중심 질문
Subjective Data	현병력	시작 시점	언제부터 아팠나요?
		관련 증상	두통이 있나요?
			메스꺼움, 구토 증상이 있나요?
			감기 증상이 있나요?
	과거력		평소에도 자주 아픈가요?(보건일지 누가 기록, 사고?)
	약물		오늘 약 복용했나요? 병원에서 받은 약이 있나요?
			약에 대한 Allergy가 있나요?
Objective Data			통증의 정도 관찰(얼굴 표정, 자세)
			체온 측정, 필요 시 촉진, 세부 신체 사정

(2) 발열의 처치

발열의 원인이 단순한 상기도 감염(감기)에 의한 것이면 해열제를 복용하게 하고 침상 안정을 취하게 하는 것이 좋다. 39℃ 이상의 고열인 경우는 세균성 감염이나 인플루엔자와 같이 원인 질환에 대한 치료가 필요하기 때문에 해열제 복용 후 병원에 방문하여 의학적 처치를 받게 하는 것이 바람직하다. 발열은 몸의 이상 상태를 밖으로 알리는 우리 몸의 정상 방어 기전이므로 기저 질환을 파악하지 않은 채 해열제만 장기적으로 사용하는 것은 바람직하지 않다. 해열 진통제에 대한 정보는 앞서 기술한 해열 진통제 설명을 참조한다.

2-3-4. 인후통

우리 몸의 첫 번째 방어선인 편도선은 비강에서 후두로 이어지는 연결 지점에 위치하여 외부의 박테리아, 바이러스, 진균이 침입할 경우 균이 직접 기관지로 유입되는 것을 막는 기능을 한다. 인후통은 주로 이 편도선이 감염균으로 인해 부어오르면서 통증을 일으키면서 생겨난다. 편도선과 인두, 후두가 원형으로 연결되어 있어 부종과 발적이 동시에 일어나면서 침이나 음식물을 삼킬 때 통증을 일으킨다.

(1) 인후통과 동반되는 증상

인두와 후두염이 있을 경우 통증 외 증상으로는 입을 벌려 음식이 넘어가는 목의 뒷부분을 관찰하면 발적이 있다. 감염된 균에 따라 목 내부 점막에 하얗게 막이 생기기도 한다. 인후 감염은 이 뿐만 아니라 기침, 두통, 식욕 부진을 동반하기도 한다.

(2) 인후통의 종류

드물지만 용혈성 베타-스트렙토코쿠스 박테리아(GABHS: Group A Beta Hemolyti Streptococci)에 의한 인후염은 항생제를 써서 치료하지 않으면 편도 결절, 류마치스 열, 급성 사구체 신염 등의 후유증을 동반할 수 있으므로 주의해서 감별해야 한다.[33] 이 GABHS 균에 의한 인후염일 경우에는 칼로 찌르는 듯한 날카로운 통증이 있는 것이 특징이므로 학생이 인후통을 호소할 때에는 침을 삼킬 때 참을 만한 통증인지 음식을 섭취하기에도 힘들고 침을 삼킬 때 귀의 통증과 두통도 느낄 만큼 심한 통증인지 문진하여 이를 감별하는 것이 바람직하다.

(3) 인후통의 처치

GABHS에 의한 인후통이 아닐 경우, 따뜻한 물을 많이 섭취하고 휴식을 취하게 하는 등의 대증적인 방법으로 처치하는 것이 가장 바람직하다. 심한 통증이 있을 경우에는 스트렙실과 같은 로젠지 형태의 약을 빨아먹도록 하면 인후통 감소에 도움이 된다. 또한 베타딘 인후 스프레이와 같이 소독 작용을 하는 스프레이를 도포하는 것도 도움이 된다. 이 밖에 전신의 진통 효과를 원하는 경우에는 아세타미노펜과 같은 진통제를 복용하면 된다.

2-3-5. 콧물, 코막힘

콧물, 코막힘을 호소하는 학생들에게는 증상의 원인이 될 수 있는 요인을 문진하는 것이 필요하다. 봄이나 가을 같은 환절기에 알레르기성 비염을 가진 학생들은 흔히 콧물과 코막힘을 호소한다. 감기가 시작되는 첫 증상으로 콧물이 나기도 하고, 감정적으로 스트레스를 받거나 눈물을 흘리는 경우에도 코막힘을 호소할 수 있다. 드물지만 초등학교 저학년의 경우 이물질이 흡인되어 코막힘을 호소하는 경우도 있으니 학생에게 증상이 생긴 시점과 전후 상황을 자세하게 문진하여 증상 발현의 원인을 찾는 것이 바람직하다. 콧물, 코막힘의 처치는 대증적 요법이 권장되며, 증상이 심할 경우에는 일반 감기 증상의 처치와 동일하다.

2-3-6. 비출혈

비출혈(코피)은 코 안 비중격에 혈관이 집중적으로 모여 있는 곳에서 외상이나 코후빔에 의해 점막에 손상이 있을 때 생기는 출혈의 한 종류이다. 비출혈로 학생이 보건실을 찾았을 경우, 비출혈의 원인을 문진하는 것이 중요하다. 비출혈이 단순 코후빔, 알레르기성 비염, 또는 상기도 감염이 있어 코를 세게 풀거나 하는 행위 때문에 생긴 것이면 학생을 자리에 앉게 하고 머리를 약간 앞으로 숙인 상태에서 비중격을 압박해 주는 것만으로도 지혈이 가능하다. 그러나 신체 활동 중에 강한 물체와 부딪히거나 날카로운 것에 찔려서 생긴 비출혈일 경우에는 출혈의 정도에 따라 의료 기관으로 이송해서 정밀한 검사를 받아야 하는 상황일 수도 있으므로 주의를 요한다.

비출혈이 있는 경우 머리를 뒤로 젖힐 경우, 피가 기도로 흡인될 위험이 있으므로 지혈할 때 주의를 요한다. 출혈이 수 분 이상 지속되고 복잡한 원인에 의해 생긴 비출혈일 경우에는 의료 기관을 방문하게 하는 것이 바람직하다.

2-3-7. 소화 불량, 구역, 구토

위장관계에 문제가 발생하여 소화가 잘 안될 경우, 학생들은 복부의 불편감을 느끼고 매스껍거나(구역) 토하고 싶은 느낌을 호소한다. 매스꺼워 헛구역질을 하는 경우는 오심, 구역 증상으로 구분하고 실제로 위 내용물이 밖으로 배출되면 구토 증상으로 구분한다.

소화 불량이나 구역, 구토를 호소하는 경우 앞서 복통 증상에서 기술한 것과 같이 소화 불량을 일으키는 원인이 되는 기저 질환이나 심리 상태를 문진을 통해 파악하는 것이 중요하다. 섭취한 음식, 전날 건강 상태, 증상 발현 전후의 정황, 배변 유무, 복통 유무, 정서 상태, 기분 등을 문진하여 학생의 상태를 파악하면 원인 파악에 도움이 된다.

소화 불량과 구역, 구토 증상에 대한 처치는 소화제를 복용하게 하거나 안정, 따뜻한 음료를 섭취하게 하는 등의 대증적 요법이 포함된다.

2-3-8. 설사

설사는 우리가 섭취한 음식물의 수분을 흡수하는 대장에서 여러 가지 원인에 의해 수분을 흡수하지 않고 배변을 유도해서 수분 함량이 많은 묽은 변을 보는 것을 말한다. 가장 흔한 설사의 원인은 상한 음식을 섭취하는 것인데, 대장이 상한 음식에 방어적으로 반응하여 물을 흡수하지 않고 방출하면서 설사를 하게 된다. 이러한 경우에는 우리 몸의 정상적인 방어 기재에 의해 설사가 나는 것이므로 설사로 대장에서 밀어내는 배설물을 다 배출하는 것이 도움이 된다고 알려져 있다. 그러나 1일 4~5회 이상의 다량의 설사는 우리 몸의 수분 평형성을 위협할 수도 있으므로 하루 몇 회, 어느 정도의 양으로 설사를 하는가를 사정하는 것이 중요하다.

설사가 있을 경우 우선적인 접근 방법은 문진을 통해 전날과 당일 섭취한 음식의 양과 종류, 함께 먹은 사람, 스트레스 정도, 전날 배변 유무, 당일 설사의 정도와 횟수 등을 꼼꼼하게 학생에게 물어보는 것이 필요하다. 음식을 너무 많이 먹거나 과하게 매운 음식이나 기름진 음식을 먹었을 때도 설사를 할 수 있다.

단순히 음식물에 의한 경한 설사인 경우에는 휴식을 취하게 하면서 따뜻한 물을 마시게 하는 것이 도움이 된다. 다량의 설사를 3~4회 연이어 하는 경우, 설사를 멈추게 하는 약을 복용하게 할 수 있다(소화기 관련 약물 참조).

단순 설사가 아닌 경우는 과민성 대장증후군과 같이 과도한 스트레스로 인해 지속적으로 설사를 하는 학생이 있을 수 있다. 청소년기 여학생에게서 남학생보다 빈발하며 과민성 대장증후군에 의한 반복적 설사는 전문의를 방문하여 치료받도록 권유하는 것이 좋다.

3 외상 및 피부 관련 환자 관리

3-1. 보건실 의약 외품을 설명한다.
3-2. 드레싱과 부목 적용을 시범 보일 수 있다.
3-3. 외상 환자를 사정한다.
3-4. 다빈도 외상별 간호를 제공한다.
3-5. 다빈도 피부 관련 질환별 간호를 제공한다.

3-1. 보건실 의약 외품의 이해

3-1-1. 상처 소독제

학교에서 외상에 의해 피부 통합성이 손상된 경우, 피부의 가장 바깥 면인 표피가 손상된 찰과상에서부터, 진피, 피하 조직까지 손상된 좌상에 이르기까지 다양하므로 평소 우리 몸의 피부 조직에 대한 이해가 필요하다.

(1) 피부 조직

인체의 피부 조직은 표피, 진피, 피하 조직으로 이루어져 있다. 표피는 피부의 가장 바깥쪽 외면을 이루고 있으며 각질을 형성하고, 피부의 보습기능과 신체 보호 기능이 있다. 멜라닌 세포, 랑게르한스 세포 등이 위치한다.[34] 각질형성 세포가 새로운 세포를 만들어 최종 표피에서 떨어져 나가기까지의 기간이 약 28일인 것으로 알려져 있다.

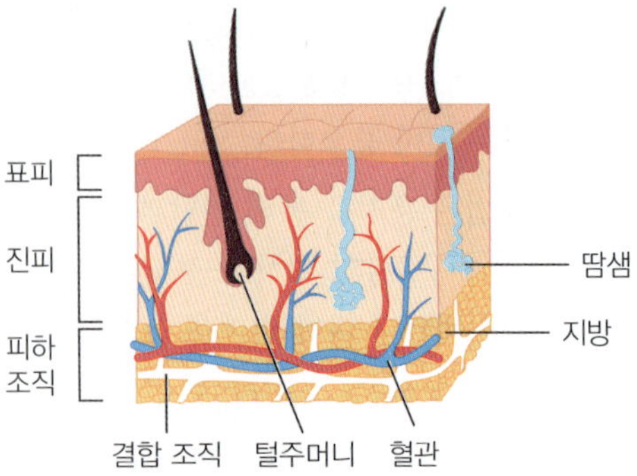

그림 10-13. **인체 피부 조직**

진피는 표피 바로 아래 위치하며 대부분의 피부를 이루는 조직이다. 진피는 또한 모세 혈관, 림프관 등이 분포되어 있는 유두층과 피지선, 털, 모낭, 신경 수용체 등이 분포되어 있는 망상층으로 구분된다. 상처로 손상이 생기면 흉터가 남게 되는 층은 진피의 유두층이다.

진피 아래의 피하 조직은 주로 지방층으로 이루어져 있다. 피하 조직은 여분의 지방과 같은 영양소를 저장하고 근육이나 뼈를 보호하며 체온을 일정하게 유지하는 역할을 담당한다.

(2) 피부의 기능

인체의 피부는 외부의 유해한 자극으로부터 내부 조직을 보호하고 수분과 전해질의 유출을 막아 항상성을 유지하는 기능을 한다. 또한 땀과 기름을 분비하여 피부를 보고할 뿐만 아니라, 피부의 산도를 유지하여 외부로부터 미생물의 침입과 번식을 막는다. 피부는 면역 기능과 촉각, 압각, 통각 등의 감각 기능, 비타민 D 합성 기능, 호흡 기능 등도 담당한다.

(3) 상처가 생겼을 때 소독제 사용 여부 결정

피부의 손상이 생겼을 경우, 피부 손상의 깊이와 손상 크기 정도에 따라 소독제를 사용하는 것이 도움이 될 수도 있고 그렇지 않을 수도 있다. 피부가 손상된 부위에 무조건 소독약을 사용하면 상처 주위의 정상 세포가 유실되어 회복을 지연시킬 수 있기 때문이다. 표피나 진피의 일부만 벗겨진 찰과상의 경우 육안으로 관찰되는 흙, 먼지, 외부 물질 등을 제거하고 조직의 이차 감염을 막기 위해 소독약을 사용하는 것이 바람직하다. 그러나 비교적 단면이 깨끗하고 날카로운 칼 등에 배인 경우에는 소독제로 상처 부위를 소독하기 보다는 재빨리 조직을 손상 전 위치로 접합하고 지혈하는 것이 좋다.

(4) 상처 소독제의 종류

① 알코올(Ethyl Alcohol 또는 Isopropyl Alcohol)

약국에서 흔히 구입 할 수 있는 소독용 알코올은 에틸알코올 성분으로 미생물의 단백질 구조와 세포막을 변형시켜 살균하는 작용을 하는 약품이다. 휘발성이 강하고 주변 조직 자극이 심해서 개방형 상처가 심할 경우 권장되지 않는다. 그러나 구입이 쉽고 보관이 용이하므로 학생들이 신체 활동 중 생긴 흙, 먼지 등이 붙어 있는 찰과상을 치료하기 위해서는 알코올을 거즈에 약간 묻혀서 이물질을 제거하는데 사용할 수 있다. 그러나 이물질을 제거하는 것 외에 상처 주변 세포들도 제거하거나 손상을 줄 수 있으므로 많은 양의 알코올을 사용하는 것은 상처 회복에 도움이 되지 않는다.

② 포비돈 요오드(Povidon Iodine)

광범위한 박테리아, 진균, 원충, 포자 등을 박멸하는 효과가 있는 제제이다. 피부 자극이 강하고 약 성분이 강하므로 일반적으로 피부 상처 소독에 사용되지는 않으나 약국에서 일반 사용 목적으로 판매되고 있는 포비돈 제제는 외상 시 소독에 사용 가능하다. 소독력은 알코올보다 강한 것으로 알려져 있으나 사용하는 농도와 약물의 양에 따라 멸균력이 달라질 수 있다.[35)]

③ 과산화수소(Hydrogen Peroxide)

상처 면을 소독하거나 환부를 깨끗하게 하려고 할 때 자주 쓰이는 소독제이다. 세균, 바이러스, 진균, 결핵균, 아포 등 거의 모든 미생물에 대한 억제작용을 가진 제제이다. 약국에서 쉽게 구입할 수 있고, 약간의 과산화수소를 거즈에 묻혀서 상처를 닦아주면 된다. 상처 소독 외에도 구강 세척, 탈취, 청소 등에도 사용된다. 수 회 사용만 권장될 뿐 지속적인 사용은 금기시된다.[36)]

④ 복합 피부 소독제

최근에는 애니클렌, 세네풀액, 솔트액 등 학교에서 가벼운 상처에 큰 자극 없이 손쉽게 쓸 수 있는 복합 피부 소독제가 출시되고 있다. 대부분의 복합 피부 소독제는 사용시 상처 자극에 대한 불편감 호소가 적으며 소독뿐만 아니라 초기 통증과 지혈을 조절할 수 있는 혈관 수축, 국소 마취 성분이 포함되어 있다.

3-1-2. 연고류

상처 부위에 적용할 수 있는 연고제는 개방형 상처에 가피가 형성될 때 까지 추가적인 병균의 침입으로 인한 2차 감염을 막는 목적으로 쓰인다. 일단 가피인 상피 세포가 생기고 나면 항생제 성분의 연고제는 보습 기능 효과만을 위해 쓰인다.

(1) 후시딘(Fusidic Acid)

포도구균, 연쇄구균, 코리네박테륨속 균종, 클로스트리듐속 균종의 단백합성을 억제시켜 살균 효과가 있는 연고 제제이다. 농가진, 감염성 습진양 피부염, 화상, 외상 등에 1일 3~4회 도포하며 눈 주위에는 바르지 않는다.

(2) 복합 마데카솔(Madecassol Comp Oint)

복합 마데카솔은 상처 치유 촉진 성분인 센텔라아 시아티카 정량 추출물 성분과 네오마이신 항생제, 그리고 스테로이드제가 복합되어 있는 감염 조직 치료와 정상 조직 재생에 효과가 있는 연고 제제이다. 상처의 치유 과정에서 나타나는 소양감 완화에도 효과가 있다. 일반 피부의 상처에 사용하는 용도이며 눈이나 눈 주변에는 사용이 금기시 된다.

(3) 박트로반 연고(Mupirocin)

무피로신 성분으로 세균의 단백질 합성을 억제하여 살균 효과를 나타낸다. 용혈성 연쇄구균, 화농성 연쇄구균, 황색포도구균 등이 원인이 된 농가진, 모낭염, 감염성 습진, 외상 및 화상에 사용된다.

3-1-3. 첩부제류(패치류)

(1) 친수성 콜로이드 패치

가벼운 개방형 피부 외상을 입은 경우 자주 사용되는 첩부제(패치) 형태의 제제로는 약국에서 쉽게 구입할 수 있는 듀오덤, 이지덤, 솔솔큐어 등이 있다. 이 첩부제들은 밀패된 비투과성 필름을 상처에 부착하고 필름에 있는 겔 성분이 상처로 흡수되어 상피조직을 재생시킨다. 2~3일 간격으로 교체할 수 있고 주변 피부에 과민 반응이 있는 경우 사용을 금한다. 학교에서는 주로 얼굴 상처에 적용한다.

(2) 파스류

과도한 근육 운동이나 관절 신전이 있는 경우 근육통, 관절통을 호소하는 학생들이 보건실을 찾는다. 약국에서 구입할 수 있는 패치형 파스는 약물 성분의 겔과 피부 부착에 용이한 필름으로 구성되어 있는 소염 진통제이다. 파스 성분은 염증 완화와 통증조절에 효과가 있는 비스테로이드 성분인 플루리비브로펜(Flurbiprofen), 케토프로펜(Ketoprofen), 인도메타신(Indomethasin) 등이 주성분이다. 파스의 종류는 필름 형태만을 피부에 부착하는 플라스타 형태와 약물 제제가 스폰지 형태로 부착되어 있는 습포제 형태가 있다. 스프레이로 뿌리는 파스 종류는 국소적 열감을 일으킬 수 있으므로 염좌 시 사용에 주의를 요한다.

3-2. 드레싱과 부목 적용의 이해

3-2-1. 드레싱

(1) 드레싱 적용의 원칙

피부에 외상이 생긴 경우 과거에는 상처를 공기 중에 노출시켜 건조하게 유지하는 것이 가장 빠른 상처 치유 방법이라고 알고 있었다. 그러나 습기를 제공하고 상처 부위를 밀폐하는 습윤 드레싱이 상처 치유에 더 효과적임이 알려져 최근에는 습윤 드레싱 제제가 많이 사용되고 있다. 드레싱은 상처 표면에 약물을 제공하고 외부의 이차 손상과 감염을 막은 보호막을 제공해 주는 처치를 말한다.

드레싱을 적용함에 있어 지켜야 하는 원칙은 아래와 같다.[37)]

- 과도한 삼출물과 독성 물질은 제거할 것
- 상처와 드레싱제제 사이에 습기를 유지할 것
- 드레싱과 상처 사이에 공기는 통하도록 할 것
- 온도는 적절하게 유지할 것
- 오염과 이차 감염으로부터 상처를 보호할 것
- 드레싱 제거 시 추가 상해를 입히지 않도록 할 것

(2) 드레싱의 종류[37)]

피부 외상에 적용 가능한 드레싱은 단순 거즈부터 폼 형태까지 다양하다. 상처의 개방 정도, 삼출물 정도, 상처 치유 상태 정도에 따라 다른 종류의 드레싱을 적용해야 한다.

표 10-10. **습윤 드레싱의 종류와 적응증**

드레싱 종류	설명	적응증	금기증, 주의 사항	제제명
거즈 (보습 거즈)	일반 거즈에 생리 식염수를 적셔 사용	개방형 상처	• 1일 2~3회 교체 • 가격 저렴 • 마른 거즈를 상처에서 떼어낼 때 주의할 것 • 표면이 코팅되어 있는 거즈를 사용하면 상처에 들러붙지 않아 2차 손상 방지함	
필름 드레싱	반투과성 필름 공기 교환됨	분비물이 거의 없는 피부 손상에 적용	• 3일까지 사용가능 • 분비물이 생길 경우 감염 가능성 있음 • 제거 시 피부 손상에 주의	• Tegaderm(3M) • New-Plus(동아제약) • Op-Site(Smith+Nephew)
하이드로젤	젤 타입의 제제로 상처 부위에 짜서 적용	• 부분층이나 전층 피부 손상에 적용가능 • 사강을 채우는 역할을 함 • 48시간까지 사용가능	• 상처 부위를 덮는 2차 드레싱이 필요함 • 삼출물이 많은 상처에는 금기(젤 타입의 약제와 삼출물이 섞여 오염이 될 가능성이 높음)	• Nu-Gel(Jonson & Johnson) • Tegagel(3M) • Intra-Site Get(Smith + Nephew)
하이드로 콜로이드	접착성과 흡수성이 뛰어난 첩부제 형태의 드레싱	• 부분층, 전층 피부손상에 적용 • 상처 분비물 소량일 때 적용 • 2도 화상에도 적용가능 • 친수성 분자가 삼출물 흡수함	• 감염된 상처에 금기임 • 삼출물이 많은 상처에는 금기임	• Duoderm(ConvaTec) • Comfeel(Cloloplast) • Tegasorb(3M) • Replicare Ultra(Smith + Nephew)
알지네이트	삼출액 흡수가 뛰어난 섬유질 성분의 제제	• 중등도 이상의 삼출물이 있는 상처에 적용 • 지혈이 필요한 수술 상처에 적용 • 만성 욕창 상처에 적용	• 2차 드레싱 필요 • 3도 이상 화상 상처에는 금기	• AlgiDERM(BARD) • Curasob(Kendall) • Kaltostat(ConvTec)
폼	폴리우레탄성분의 푹신한 폼 형태의 제제	• 삼출물 흡수에 용이 • 상처의 온도를 상승시켜 효소 활동을 자극함 • 상처를 보고하고 쿠션 역할을 함	• 건조한 상처에는 효과 미비함 • 괴사 조직이 있는 상처에는 금기	• Allevyn(Smith+Nephew) • Biatain(Coloplast)

3-2-2. 신체 지지대(부목) 적용

학교에서 외상을 입어 근골격계에 통증을 호소하는 학생의 경우, 필요에 따라 상처 부위를 지지하기 위한 압박 붕대, 부목 등을 적용해야 할 경우가 있다. 근골격계 손상의 가장 중요한 원칙은 정확한 손상 정도를 파악하기 전에는 가능한 손상된 부위의 움직임을 최소화하는 것이다.

(1) 신체 지지대 적용의 원칙[38)]

압박 붕대, 부목 등의 신체 지지대를 적용하는 목적은 특정 신체 부위에 압박을 가해서 신체를 고정하기 위함이다. 신체 부위를 고정해야 하는 이유는 손상된 부위의 부종을 감소시키고 추가적 상해를 예방하기 위함이다. 신체 지지대 적용의 두 가지 주요 원칙 중 하나는 말단 부위에서 시작하여 심장 가까운 방향으로 적용하는 것이다. 또 다른 하나의 원칙은 신체 말단 부위의 혈액 순환과 운동, 감각 능력을 사정할 수 있도록 신체 말단 부위의 일부를 노출시키는 것이다.

부목의 경우 부종이 생기는 도중에 부목을 대어 붕대를 감으면 혈액 순환이 이루어지지 않아 조직 괴사가 올 수도 있으므로 주의해야 한다. 또한 개방형 상처가 있는 경우는 개방형 상처에 대한 치료를 먼저 한 후에 붕대나 부목을 적용하여야 한다. 또한 불완전한 골절이 있는 경우 조직 내 뼈가 조각나 있을 수도 있으므로 압력을 주어 부목을 대지 않도록 주의해야 한다.

(2) 신체 지지대의 종류

① 압박 붕대

특별한 외상없이 관절을 많이 사용하여 생기는 관절통이나 근육통은 압박 붕대로 해당 부위를 지지해 주는 것만으로 통증 경감에 도움이 된다. 압박 붕대 적용 시에는 혈액 순환 장애가 일어나지 않으면서 신체 부위를 지지할 수 있는 적당한 압력이 가해지도록 해야 하며 신체 말단부터 심장 쪽을 향해 붕대를 감아야 한다.

② 부목(Splinting)

근골격계 손상이 의심될 경우, 의료 기관으로 이송하기 전에 부목으로 외상 부위를 지지하는 것은 추가적인 신체 손상을 막는데 중요하다. 손상 부위에 따라 여러 가지 부목을 적용할 수 있겠으나 학생들이 자주 외상을 입는 발목, 다리, 팔 부위의 부목 적용의 원칙은 무리하게 압력을 주어 부목을 적용하지 말 것과 움직임을 최소화하게 신체 부위를 고정시켜 주는 것이다. 사진에서와 같이 발목이나 팔에 적용하는 부목을 보건실에 두고 지지대로 사용하면 바람직하나 여의치 않을 경우, 나무 판자나 플라스틱판을 대고 붕대로 고정할 수 있다.

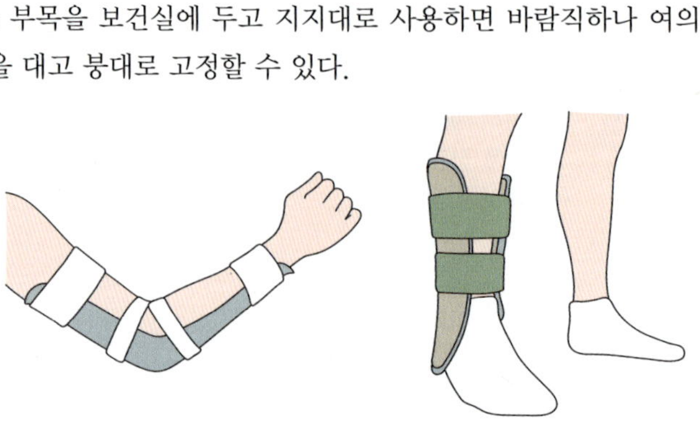

그림 10-14. **팔과 발목 부목의 예**

3-3. 외상환자 사정

외상 환자의 신체 상태를 사정하는 데에는 외상 처치술에서 쓰이는 ABCDE 원칙을 적용할 수 있다.[39]

(1) 기도 유지와 경추 보호(A: Airway and Cervical Spine Immobilization)

심한 외상의 경우 의식이 없고 호흡 유무를 확인하기 어려운 경우가 있다. 외상 발생시 가장 먼저 조치해야 하는 것은 외상자의 기도가 공기를 흡인할 수 있는 상태로 유지되고 있는가이다. 기도를 개방하기 위해 머리를 뒤로 젖히고 턱을 올리는 방법(Head-Tilt-Chin-Lift Maneuver)을 취해야 하나, 심한 경추 손상의 경우, 머리를 뒤로 젖히는 방법이 추가적인 뇌신경 손상을 일으킬 수 있으므로 주의를 요한다. 뇌신경 손상이 의심될 경우에는 턱만 들어 올리는 방법(Jaw-Thrust Maneuver)으로 기도를 확보해야 한다.

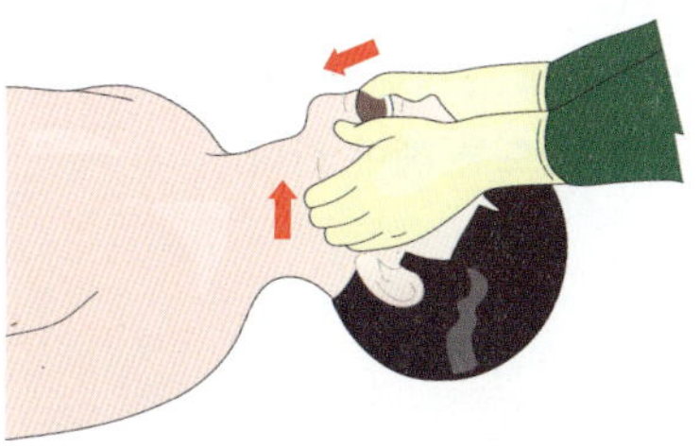

〈머리를 뒤로 젖히고 턱을 올리는 방법〉

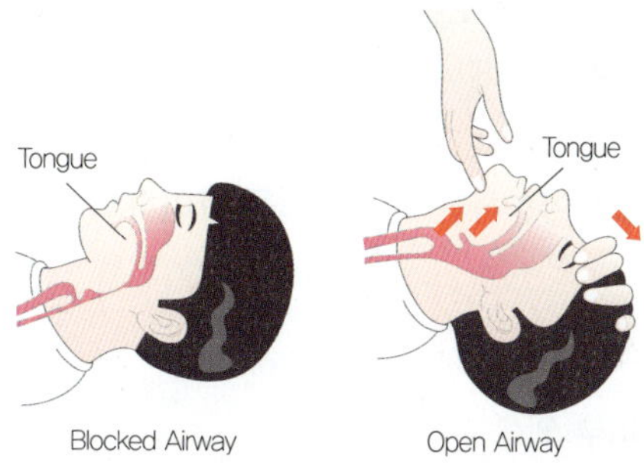

〈턱을 밀어 올리는 방법〉

그림 10-15. **기도 확보 방법**

(2) 호흡 유지(B: Breathing Support)

기도 개방 상태가 유지되면 산소 공급이 끊이지 않도록 호흡을 유지해 주어야 한다. 자발 호흡이 있는지 육안과 촉각으로 확인하고 자발 호흡이 없는 경우는 인공호흡을 실시하여 체내에 산소가 공급될 수 있도록 해야 한다. 의료 기관에 도착한 후에는 기관 내 삽관을 통해 폐에 산소를 공급한다.

(3) 순환 확인(C: Circulation Support)

기도의 개방성이 확보되고 호흡이 이루어지면 심장이 적절하게 혈액을 전신에 공급하고 있는지 순환 장애 여부를 사정하여야 한다. 심혈관계 순환을 사정하는 방법은 혈압 측정과 맥박 측정이 있는데, 외상 시 심한 손상을 입은 경우 사지 맥박은 소실될 수 있으므로 혈압 측정을 우선적으로 실시한다. 정상인의 혈압은 120/80mmHg이나 외상 환자의 경우 외부, 내부의 출혈이 있을 수 있으므로 저혈압 여부를 사정하여 내출혈 여부를 사정 할 수 있다.

심폐 소생술 상황에서 말초의 맥박 존재 여부에 따라 요골 동맥 맥박이 존재할 경우에는 최소 수축기 혈압이 80mmHg는 된다는 것을 의미하고, 대퇴동맥 맥박이 존재할 경우는 수축기 혈압이 70mmHg 이상, 경동맥 맥박이 촉진되는 경우 60mmHg는 되는 것으로 판단할 수 있으므로 이를 주지하면 최소한의 수축기 혈압을 예상해 볼 수 있다.[39] 이 밖에도 순환 기능을 사정할 수 있는 척도로는 손가락이나 발가락 말초 부위를 눌렀다 떼어 피부의 붉은 빛이 2초 이내로 원래의 붉은 빛으로 회복되면 정상 순환 기능 상태임을 판별할 수 있다.

(4) 장애 정도 사정(D: Disability)

외상을 입은 환자의 의식 수준을 사정하여 장애 정도를 판단할 수 있다. 이때 적용할 수 있는 각성 상태 사정 단계는 AVPU로 각성 상태(Alert), 음성에 반응하는지의 여부(Voice), 통증에 반응하는지의 여부(Pain), 이 모든 자극에 무반응(Unresponsiveness) 등으로 나눌 수 있다.

외상이 심할 경우 몸을 흔들어 의식 수준을 평가하는 것은 추가적 뇌신경 손상의 위험이 있으므로 지양하는 것이 좋다. 외상자를 목소리로 불러서 의식 유무를 파악하고 간간하게 움직임이나 말초의 감각을 물어 감각 운동 신경 상태를 파악할 수 있다. 또한 펜라이트를 사용하여 동공의 확대 여부, 빛 반사 여부를 사정하여 뇌 손상의 정도를 판단할 수 있다.

(5) 노출하여 추가적 상해 사정(E: Exposure and Continue Resuscitation)

외상자의 상해 정도를 철저하게 사정하기 위해 의료진이 동석할 경우 의복을 탈의하고 추가적 상해를 사정하는 단계이다. 의식과 자발 호흡이 없는 경우, 지속적으로 심폐소생술을 실시하면서 추가적인 상해가 있는지 육안으로 확인해야 한다. 이때 저체온증에 유의해야 하고 가능하면 빨리 의료 기관으로 이송하면서 심전도를 확인하고 산소를 공급할 수 있도록 해야 한다.

3-4. 다빈도 외상별 간호

3-4-1. 피부 외상

피부 외상은 피부가 거친 표면에 긁혀 피부의 표피가 떨어져 나가는 상처를 말한다. 신체 활동을 하는 학생들에게 가장 흔하게 발생하는 외상이다. 찰과상으로 생긴 상처에 흙이나 이물질이 육안으로 보이면 생리 식염수나 자극이 적은 피부 소독제를 이용하여 가벼운 압력으로 이물질을 제거해 주어야 한다. 자상은 칼같이 날카로운 것에 찔린 상처를 말하고, 타박상은 부딪혀서 생긴 상처를 뜻한다. 열상은 찢어진 상처를 뜻하고 교상은 물린 상처를 말한다.

개방형 상처에 알코올은 통증을 유발하므로 사용 시에는 상처에는 닿지 않도록 하는 것이 좋다. 상처 부위를 소독하면서 너무 세게 닦아내어 정상 세포층까지 제거하면 상처 회복이 지연될 수 있다. 개방된 상처에 가피가 생겨 아물 때 까지 항생제 성분을 함유한 연고를 하루 3~4회 도포하면 상처 오염을 예방하고 조직에 습기를 제공하여 회복을 촉진시킬 수 있다.

3-4-2. 화상

화상은 신체의 외형과 조직의 기능에 손상을 초래할 수 있는 치명적인 외상이다. 화상의 종류는 열화상, 화학화상, 전기화상, 방사선화상, 흡입화상 등이 있으며 이중 가장 흔한 화상은 열화상이다.[39] 열화상은 약 60℃ 이상의 고열 물체나 액체에 피부가 데여서 생기는 상처를 뜻한다. 화상은 일반 상처보다 2차 감염이 쉽고 흉터가 심하게 남기 때문에 화상 발생 시 반드시 의료 기관을 방문하여 의료진의 도움을 받아야 한다.

(1) 손상 깊이에 따른 화상 분류

① 1도 화상

피부의 표피층만 손상된 경우 1도 화상이라고 하며 피부 파괴가 가장 적다. 피부의 가벼운 부종, 통증, 홍반 등이 있지만 3~5일 후에는 죽은 세포가 벗겨지고 빠르게 회복되어 상처가 적게 남거나 아예 남지 않으며 다른 심각한 임상 증상은 없다.

② 2도 화상

2도 화상은 표피 전체와 진피가 다양한 범위에서 손상된 경우를 말한다. 부분층이 화상을 입은 경우 말단의 신경 세포가 손상되어 통증이 있으나 상피 세포가 재생될 수 있다. 피지선이 손상된 경우, 피부 재생 후에도 피지와 땀의 분비가 감소하여 피부가 건조하고 가렵다.[40]

③ 3도 화상

피부의 표피와 진피, 근육, 신경, 혈관, 뼈에 걸쳐 전층이 화상을 입은 경우 3도 화상이라고 한다. 3도 화상의 경우 신경 말단이 모두 손상되어 통증은 없고, 조직이 모두 손상되어 전해질 이동과 체온 조절이 되지 않는다. 3도 화상의 경우 상피 세포가 남아있지 않아 피부 조직이 재생되지 않으므로 피부 이식 수술을 통해 상피 세포를 손상 부위에 이식해 주어야 한다.

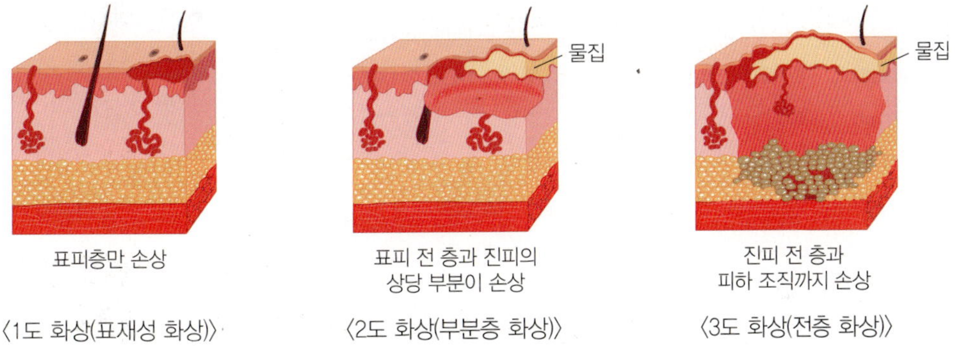
물집
물집
표피층만 손상
〈1도 화상(표재성 화상)〉
표피 전 층과 진피의
상당 부분이 손상
〈2도 화상(부분층 화상)〉
진피 전 층과
피하 조직까지 손상
〈3도 화상(전층 화상)〉

그림 10-16. **손상 깊이에 따른 화상의 분류**

(2) 화상 범위 구분 방법

신체의 국소 부위에 1도 화상을 입은 경우가 아닌 전신에 광범위한 화상을 입은 경우, 9분법을 사용하여 화상 범위를 산정한다. 9분법은 Pulaski와 Tennison이 고안한 것으로, 머리와 양팔은 각각 9%(총 3부위), 다리는 각각 18%(총 4부위), 몸통은 36%(총 4부위) 그리고, 생식기는 1% 등으로 구분하여 총 100%가 되게 하는 계산 방법이다.[40] 이는 성인의 경우 쉽고 빠르게 화상을 입은 범위를 계산할 수 있지만 신체의 비율이 다른 소아에게는 적용하기 어렵다는 단점이 있다. 소아에게는 신체 비율에 따라 세분화된 Lund-Browder 방법을 사용하는데, 이는 연령별로 신체 비율이 달라지는 것을 고려하여 화상의 범위를 계산할 수 있도록 표로 제시하고 있다.

표 10-11. Lund-Browder의 연령에 따른 화상 범위 계산법

Area	Percent of Burn						Severity		Total Percent	Donor Areas
	Birth 1 Year	1~4 Years	5~9 Years	10~14 Years	15 Years	Adult	Partial thickness Loss	Full thickness Loss		
Head	19	17	13	11	9	7				
Neck	2	2	2	2	2	2				
Anterior Trunk	13	13	13	13	13	13				
Posterior Trunk	13	13	13	13	13	13				
Right Buttock	2 1/2	2 1/2	2 1/2	2 1/2	2 1/2	2 1/2				
Left Buttock	2 1/2	2 1/2	2 1/2	2 1/2	2 1/2	2 1/2				
Genitalia	1	1	1	1	1	1				
Right Upper Arm	4	4	4	4	4	4				
Left Upper Arm	4	4	4	4	4	4				
Right Lower Arm	3	3	3	3	3	3				
Left Lower Arm	3	3	3	3	3	3				
Right Hand	2 1/2	2 1/2	2 1/2	2 1/2	2 1/2	2 1/2				
Left Hand	2 1/2	2 1/2	2 1/2	2 1/2	2 1/2	2 1/2				
Right Thigh	5 1/2	6 1/2	8	8 1/2	9	9 1/2				
Left Thigh	5 1/2	6 1/2	8	8 1/2	9	9 1/2				
Right Leg	5	5	5 1/2	6	6 1/2	7				
Left Leg	5	5	5 1/2	6	6 1/2	7				
Right Foot	3 1/2	3 1/2	3 1/2	3 1/2	3 1/2	3 1/2				
Left Foot	3 1/2	3 1/2	3 1/2	3 1/2	3 1/2	3 1/2				

출처: 조경숙 외. (2013). 성인간호학. p841~872.[40]

(3) 화상의 처치

1도 화상과 같이 심하지 않은 화상을 입은 경우 일차적인 처치는 흐르는 수돗물이나 얼음물로 화상 부위의 열을 식혀주는 것이다. 이때 표피의 손상이 있어 개방형 상처가 생겼을 경우 2차적인 상처 오염에 주의하여야 한다. 냉찜질팩을 사용할 경우 약해진 피부가 얼음에 붙어 이차적인 손상을 입힐 수 있으므로 반드시 비닐에 넣어 입구를 막고, 손수건으로 감싸서 화상 부위에 적용해야 한다. 상처는 수분 증발로 인한 위축을 막기 위해 습윤 연고(바셀린, 번 쉴드 등)를 발라주는 것이 좋다. 가벼운 화상이 아닌 경우 의료 기관에서 전문적인 치료를 받도록 하는 것이 좋다.

3-4-3. 염좌

학교 환경에서 학생들에게 많이 발생하는 염좌는 관절을 감싸고 있는 근육, 인대, 건(Tendon) 등의 연조직이 손상을 입는 경우를 말한다. 신체 활동 시 낙상을 하거나 관절을 무리하게 뒤틀게 되면 관절이 정상 운동 범위를 벗어나 염좌가 생기게 된다. 염좌 발생 시 학생들은 관절이 퍽 하고 손상을 입는 소리를 듣는 경우가 많다. 염좌 발생 시 관절의 심한 통증과 종창, 국소 출혈, 근육 경련이 있다. 인대의 일부가 찢어지는 1도 염좌로 부터 관절이 불안정해질 정도로 주변 연조직이 손상되는 3도 염좌까지 세 단계로 염좌의 정도를 구분한다.

학교 내에서 학생들이 손상을 입는 가장 흔한 염좌는 관절이 무리하게 신전되거나 굴곡되어 일시적으로 체중을 실을 수가 없고 관절의 부종, 동통, 발열감이 느껴지는 1도 염좌이다. 1도 염좌 발생 시, 일차적인 처치는 일단 안정된 자세로 앉거나 상체를 편안하게 기대게 하고, 다리를 심장보다 높게 거상하고 첫 24~48시간 동안은 얼음 찜질을 적용하는 것이다. 2도 염좌는 관절이 통증과 부종이 심하며 손상된 부위에 체중을 거의 실을 수 없으므로 부목이나 석고 붕대를 이용해 손상된 관절을 움직이지 못하게 하고 의료 기관을 방문하여 관절의 골절이나 추가적인 손상이 없는지 확인해야 한다. 진통제, 안정제 등이 손상 발생 후 급성기 통증에 도움이 된다. 3도 염좌는 수술이 필요할 수도 있으므로 의료진의 치료 처치를 받아야 한다.

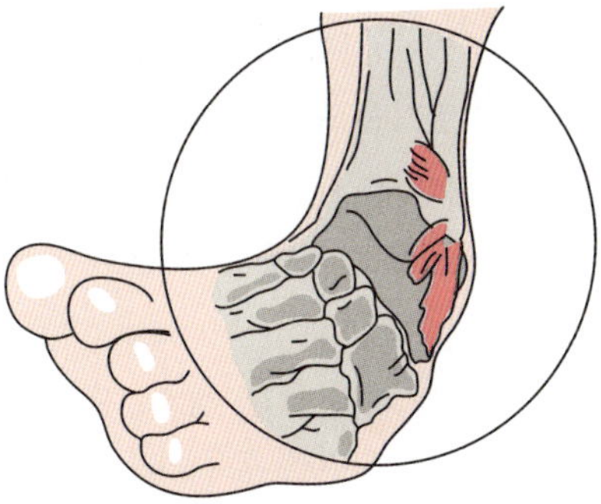

그림 10-17. **1도 염좌**

3-4-4. 골절

뼈가 부러진 상태를 골절이라고 한다. 골절을 제때에 적절하게 치료하지 않으면 신체 기능의 손상이나 기형이 생길 수 있고, 장기적으로는 조직 장애와 부동으로 인한 합병증이 올수 있다. 대부분의 골절은 낙상과 같이 외부의 센 힘에 의해 발생하며 골절 시 수분 내에 주위 조직이 빠르게 부어오르고 통증이 심하며 점점 통증의 강도가 심해지는 것이 염좌와 구분되는 골절의 특징이다.

골절은 뼈가 부러진 방향이나 모양에 따라 구분하기도 한다. 골절이라고 판단되거나 골절이 의심될 경우, 즉시 손상 부위를 가능하면 움직이지 못하도록 부목으로 지지하고 의료 기관으로 학생을 이송하여 의학적 처치를 받게 하는 것이 좋다. 학생이 의식이 없거나 다발성 골절, 척추의 골절이 의심될 경우, 학생을 움직이게 하는 것은 이차적 손상의 위험이 있으므로 119 구급차를 불러 응급실로 이송하는 것이 좋다.

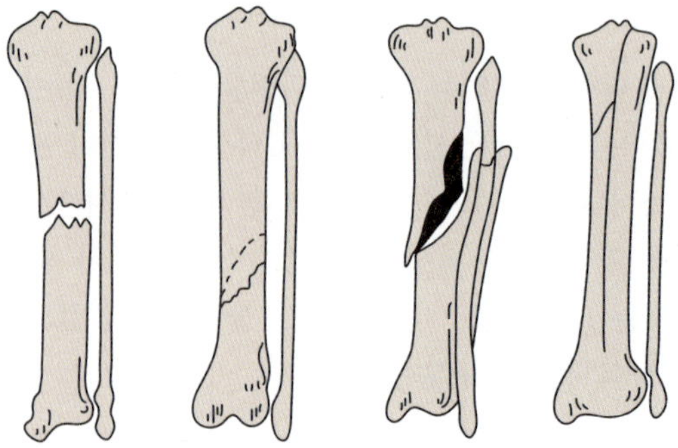

그림 10-18. **뼈 골절 방향에 따른 분류**

3-4-5. 두부 손상

두부 손상은 외부 압력에 의해 두피만 손상된 경우(두피 손상)와 두개골 안의 뇌까지 손상을 입은 경우(뇌진탕)로 크게 구분할 수 있다. 두부 손상은 손상 당시 누가, 어떻게, 어떤 물체에 의해(혹은 어디서 어떻게 낙상하여) 손상을 입게 되었는지 자세히 문진하는 것이 손상의 심각도를 판단하는 데 중요한 단서가 된다. 또 다른 주요한 단서는 두부 손상 당시 학생이 순간적으로라도 의식을 잃었었는지, 그렇지 않고 의식은 명료했었는지를 사정하는 것이 중요하다. 잠시라도 의식을 잃었었다면 뇌진탕이 있었을 수 있으므로 추가적인 검사를 통해 뇌에 손상이 없음을 확인해야 한다.

두부 손상은 뇌신경 손상, 즉 영구적 신체 장애를 일으킬 수 있는 손상과도 밀접하게 관련이 있고, 당장은 의식 수준에 변화가 없더라도 뇌출혈로 인해 수 시간 후에 의식을 잃는 경우도 있으므로 주의해야 한다.

학생뿐만 아니라 가족에게도 머리 손상에 대해 시간, 장소, 사유, 학생의 상태 등의 내용으로 상세하게 알려야 한다. 현재의 증상은 경하더라도 추후 후유증이 있을 수 있으므로 머리를 세게 부딪치거나 넘어진 경우 의료 기관으로 이송해야 하는 증상과 가정에서의 건강 관리 방법을 교육한다.

두부 손상 후 관리 안내

즉시 병원에 방문해야 하는 증상은 다음과 같습니다.

- 의식이 없거나, 완전하게 의식이 없는 경우(예: 계속 눈을 뜨고 있는 것이 어려움)
- 어떠한 종류의 혼돈이 있거나(시간, 장소, 사람 등), 이해하거나 말하는 것에 어려움이 있는 경우
- 정상적인 취침 후에도 1시간 이상 졸음이 지속되는 경우, 깨어 있는 것이 어려운 경우
- 걷거나, 균형을 유지하는데 어려움이 있는 경우
- 시력에 이상이 있는 경우
- 나아질 것 같지 않음 매우 심한 두통이 있는 경우
- 울렁거리거나 구토가 있는 경우
- 발작(실신)등이 있는 경우
- 귀와 코에서 맑은 액체가 나오는 경우
- 한쪽 혹은 양쪽 귀에서 출혈이 있거나 안 들리는 경우

다음 증상들은 크게 걱정하지 않아도 됩니다. 며칠 동안 증상이 지속되다가 약 2주 안에 사라지는 경우가 많습니다. 하지만 다음 증상들로 많이 걱정된다면 병원에 방문하여 증상 완화를 위해 관리를 받을 수 있습니다.

- 중등도의 두통, 울렁거림(구토는 없음), 졸음, 불안정하거나 기분 나쁜 느낌
- 집중의 어려움, 기억의 어려움, 피곤, 입맛이 없음, 수면 장애

다음의 행동을 준수합니다.

- 다치고 난 뒤 48시간까지는 보호자와 함께 있으면서 건강 상태를 관찰합니다.
- 전화기를 쉽게 사용할 수 있는 곳에 둡니다.
- 충분히 쉬고 스트레스 상황을 피합니다.
- 수면제나 안정제를 먹지 않습니다.
- 완전히 회복되었다고 생각 될 때까지 일상생활(학교, 학원 등교, 출근 등)에 복귀하지 않습니다.
- 완전히 회복되었다고 생각 될 때까지는 운전, 자전거, 기계를 작동하는 일은 하지 않습니다.

출처: 서울시교육청. (2010). 보건교사를 위한 건강 관리 핸드북.[58]

그림 10-19. **두부 손상 후 관리 교육 자료 예시**

(1) 두피 손상

두피 손상은 단단한 물체로 머리를 맞거나 날카로운 것에 긁히거나, 혹은 낙상하면서 생길 수 있다. 두피가 손상되면 피가 많이 나는 경향이 있으므로 즉시 주변에 있는 휴지, 손수건 등을 이용하여 대략 피가 나는 것으로 보이는 곳을 일단 압력하여 지혈한다. 어느 정도 지혈이 됐다고 판단되면, 좀 더 위생적인 거즈나 멸균 솜 등으로 지혈대를 바꾸어 주어야 한다. 이때 지혈하고 있는 부위를 누르고 있던 손을 떼면서 손상 부위에 다시 피가 스며 나오기 전에 어느 정도 두피가 손상되었는지 빠르기 파악하는 것이 중요하다. 간혹 필요 이상으로 넓은 부위를 지혈하거나 두피 손상 위치를 잘못알고 지혈하는 경우가 있기 때문이다.

단순한 두피의 손상인 경우 5분 이상 강하게 압력을 주어 지혈하면 피가 멎게 되나, 진피가 깊이 손상된 경우 봉합 수술을 해야 하는 경우도 있으므로 두피 손상의 깊이와 정도를 판단하여 의료 기관으로 학생을 이송하는 것을 고려해 보아야 한다.

(2) 뇌진탕

두부 손상 시 학생이 의식을 잃었거나 혹은 뇌진탕이 의심될 정도의 강도로 뇌에 충격을 준 경우, 일단 학생이 의식이 있는지 통증의 위치는 어디인지 사정하는 것이 중요하다. 예를 들어, 학생이 낙상 후 일시적으로는 무의식이었으나 곧 깨어나고 의식이 명료할 경우에는 잠시 휴식을 취하게 하고 기본적인 혈압, 맥박, 동공 빛 반사 반응, 뇌신경 등을 사정해야 한다. 상기의 신체 상황이 양호하고 학생이 이동 가능한 신체 상태라고 판단되더라도 뇌진탕이 의심되는 상황이면 지연된 뇌출혈의 가능성도 있으므로 반드시 학생을 의료 기관으로 이송하여 뇌 컴퓨터 단층 촬영(CT)으로 뇌진탕 여부를 가려야 한다.

3-4-6. 복부 타박

복부 타박은 학생들끼리 신체 타격을 입히거나 낙상으로 인해 둔탁한 물체에 복부를 부딪쳤을 경우에 생긴다. 복부 타박의 경우, 어떻게 다쳤으며 어느 정도의 강도의 손상인지 자세하게 문진하는 것이 가장 중요하다. 복부에 외상이 없더라도 강한 타격을 입었을 경우에는 내부 장기 손상이 있을 수도 있기 때문이다.

복부 타박 시에는 일단 시진으로 복부 피부의 손상 여부와 비대칭적 복부 부종 유무를 확인하고, 청진으로 장음, 심음 등을 확인한다. 복부 시진, 청진에서 비정상 소견이 없는 경우, 촉진, 타진을 이용해 사정하나, 복부에는 근육과 지방층이 많아 대부분의 경우 촉진이나 타진으로 비정상 소견을 발견하기는 어렵다. 대신 어느 정도의 강도로 어느 부위를 부딪쳤는가를 파악하여 일정 시간 동안 내부 장기 출혈 등의 이차적 증상이 나타나지 않는지 관찰하여야 한다.

문진을 통해 내부 장기의 손상이 의심될 정도의 강도일 경우, 반드시 빠른 시간 안에 의료 기관을 방문하여 추가적 내부 장기 손상이 없는지 확인하여야 한다. 의료 기관 방문 없이 학생을 하교시키는 경우에는 보호자에게 당일 복부 손상에 대해 알리고 가정에서 추가적으로 통증이나 소화 장애, 복부 부종 등의 증상이 있는 경우, 가까운 병원의 응급실로 내원하도록 안내하는 것이 바람직하다.

3-4-7. 안구 타박

안구 타박은 단단한 물체에 눈 주변이나 안구가 세게 부딪쳐서 생기는 외상을 말한다. 운동을 하다가 던진 공에 눈을 맞거나 농구를 하다가 다른 학생의 팔꿈치에 눈이 가격당하는 경우가 흔한 안구 타박의 예이다.

안구 타박의 경우 일단 학생을 안정된 곳에 앉게 하고 휴식을 취하게 한 후, 출혈이나 피부 좌상 등의 외상 유무를 확인하는 것이 필요하다. 안구를 둔탁한 물체에 부딪히게 되면 심한 통증과 뇌진탕과 같이 뇌의 충격도 있게 되므로 급하게 눈을 뜨게 하기 보다는 수건 같은 것으로 눈 주변을 지지하고 한동안 안정할 수 있게 하는 것이 좋다. 지속적으로 안구 주변의 통증과 출혈 여부는 문진과 시진을 통해 사정하는 것이 좋다.

눈은 복잡한 시신경과 뇌신경이 관장하고 있으므로 눈에 띄는 피부 손상이나 외상이 관찰되지 않는다 해도 일정 강도 이상의 타박일 경우에는 의료 기관을 찾아 추가적 상해가 없는지를 확인하는 것이 중요하다.

3-4-8. 치아 손상

치아 손상은 학생들이 신체 활동을 하다가 타박상을 입는 경우 발생할 수 있다. 치아를 둔탁한 물체에 세게 부딪쳤을 경우, 이가 부러지지 않았다면 안정을 취하고 부딪친 치아를 가능하면 움직이지 않게 일정 시간 지지해 주는 것이 좋다. 치아를 살짝 두드려서 통증이 있는지 확인하고 통증이 있는 경우는 치과 방문을 권한다. 치아가 부러진 경우에는 깨끗한 생리 식염수 거즈에 치아 조각을 싸거나 우유에 담궈 빨리 치과를 방문하여 치료를 받도록 하는 것이 좋다. 치아가 부러진 경우 출혈이 관찰된다면 소독 솜으로 출혈 부위를 지혈해 주는 것이 좋다.

3-5. 다빈도 피부관련 질환 환자 간호

3-5-1. 단순 포진

단순 포진은 헤르페스(Herpes) 바이러스균에 의한 바이러스 질환이다. 1형 단순 포진은 입 주변에 수포와 진물, 통증을 동반하고, 2형 단순 포진은 외부성기 부위에 물집이 생기고, 발열, 피로감, 무력감, 근육통, 목주위 임파선 비대 등의 증상이 나타나는 성병의 일종이다. 1형 단순 포진은 성행위 없이도 걸릴 수 있으나 구강성교 등과 같은 성행위나 키스로 전염될 수 있고, 2형 단순 포진 바이러스의 경우도 성관계를 통해 전염된다.

단순 포진을 일으키는 헤르페스 바이러스에 한 번 감염되면 치료제를 복용해도 바이러스 균이 없어지지 않고 평생 동안 숙주의 몸 속에 존재한다. 헤르페스 바이러스는 면역 기능이 강할 때는 신경절 속에 잠복해 있다가 면역 기능이 저하되는 상황, 즉 피곤하거나 스트레스를 많이 받게 되면 증상이 발현되는 특징을 가지고 있다. 그러므로 단순 포진 증상이 있는 경우, 항바이러스제, 증상을 완화시켜주는 진통제, 이차적 감염을 막아주는 항생제, 신체의 전반적인 기능을 원활하게 해주는 정맥주사, 입 주변 수포에 바르는 연고 등을 이용하여 질병의 증상을 완화하고 발병 기간을 낮춰주는 것이 치료의 목적이지 완치가 목적이 아니다.

보건실에 입 주변 수포로 인한 통증을 호소하며 학생이 찾아 온 경우, 아시크로버와 같은 항바이러스 연고를 발라주고, 이미 많이 진행된 경우에는 2차적 감염을 막기 위해 입술에 바르는 항생제 연고를 발라 준다. 또한 학생에게 면역 기능을 원활하게 유지할 수 있도록 스트레스 관리, 올바른 식생활, 적절한 신체 활동을 격려해 주는 것이 좋다.

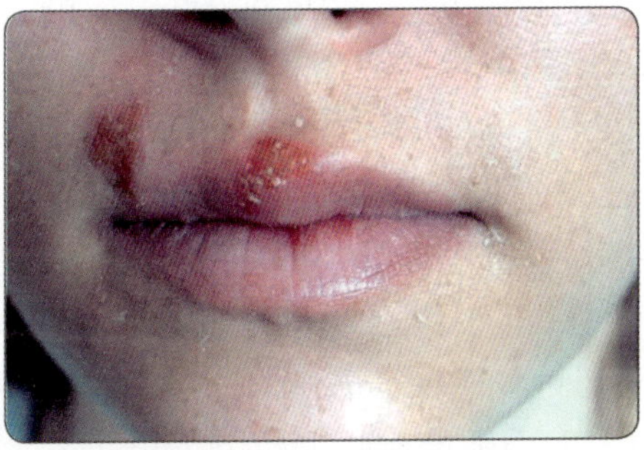

그림 10-20. **단순 포진**

3-5-2. 벌레 물림

학교 현장에서 가장 흔한 것은 모기에게 물린 경우이다. 학생들의 피부 특성에 따라 물린 부위가 붉게 심하게 부풀어 오르고 가려우며 쏘는 듯한 통증이 느껴질 수도 있다. 이런 통증과 따가운 증상들은 벌레에 물린 직후에 나타날 수도 있고, 수십 분 후에 나타날 수도 있다. 벌레에 물린 곳에 바르는 약은 일반 약국에서 다양한 종류가 판매되고 있다. 약의 성분은 주로 진통과 소염 작용, 항히스타민 반응 작용, 진정 작용을 하는 약제들이다. 약을 발라주는 것 외에, 냉습포제를 적용해 주는 것도 도움이 된다. 모기 물린 곳에 주사용 밴드를 붙여 주면 2차 감염이나 긁어서 발생하는 2차 상처 등을 예방할 수 있다. 단순하게 모기에게 물린 상처는 외용약만으로 증상 완화가 가능하나, 독한 해충이나 벌에 쏘인 경우에는 가까운 의료 기관을 찾아 항히스타민제 주사를 맞는 것과 같은 응급치료를 받는 것이 좋다.

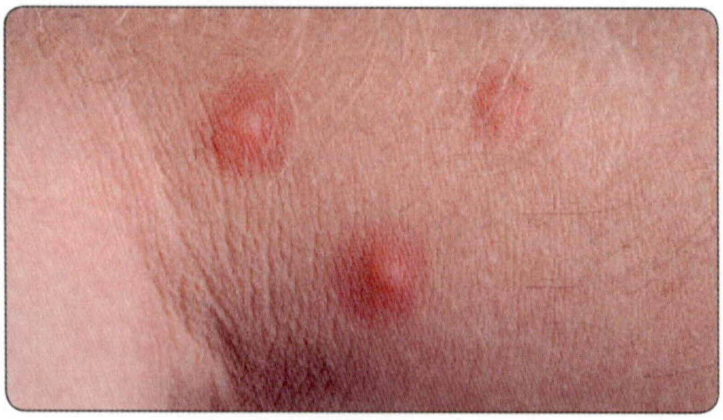

그림 10-21. **벌레에 물린 피부**

3-5-3. 아토피

아토피 피부염은 'Atopic Eczema' 또는 'Atopic Dermatitis' 라고도 불리는 피부 질환이다. 아토피는 피부의 습기가 많은 부위를 중심으로 가려움증과 건조, 부종, 발적, 염증 반응들이 일어나는 일종의 알레르기성 피부염이다. 아토피 피부염은 얼굴과 팔꿈치 안쪽, 무릎 뒤편 살이 접히는 곳, 그리고 손발에 많이 생긴다. 아토피의 원인은 개인별로 다르고 확실하게 알려지지 않았으나 유전적인 소인과 환경적인 요인, 면역 이상과 피부 보호막 손상 등 여러 원인이 복합적으로 작용하는 것으로 알려져 있다.[41]

아토피는 알레르기 반응처럼 발적과 부종이 생기면서 가려운데, 이를 긁게 되면 발적, 부종, 통증, 건조증이 더 심해지는 악순환이 반복된다. 피부의 표피층이 손상되면 진물 같은 체액이 나오고 손상된 피부층에서 가피가 생기면서 각질처럼 딱딱하게 변하게 되고 딱딱해진 피부가 이차적인 가려움증을 유발하게 된다.

아토피 피부염이 심한 경우 학생들이 밤에 피부 가려움증 때문에 수면을 깊게 하지 못해 학교생활에 지장을 주는 경우도 있다. 아토피 피부염이 있을 경우 전문 의료진의 치료를 받는 것이 바람직하다. 보건실을 찾는 학생들이 가려움증이나 신체 불편감을 호소하면 처방받아 바르고 있는 연고가 있는지 확인하고 연고를 발라주고, 실내 공기를 시원하게 해주고 휴식을 취하게 해주는 것이 좋다. 분비물이 많은 경우는 생리 식염수를 충분히 적신 거즈로 환부를 일정 시간 덮어주어 진정시킨 후 보습 로션이나 아토피 피부염 연고를 발라준다.

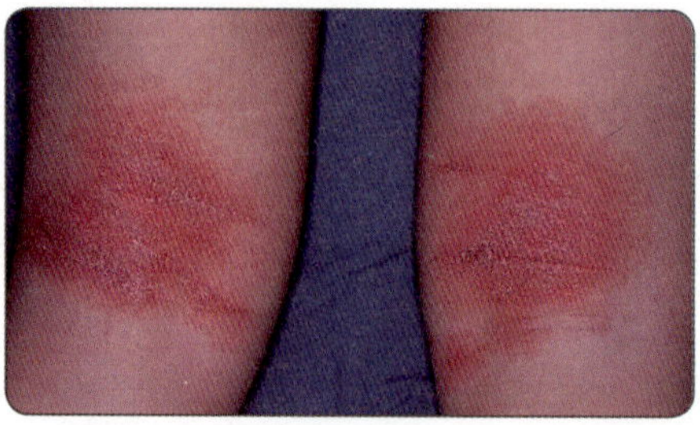

그림 10-22. **아토피성 피부염**

3-5-4. 피부 발진

피부 발진은 피부에 갑작스럽게 붉은 발진이 생기는 경우를 뜻하며, 그 원인에 따라 다양한 형태로 나타나다.

(1) 피부 발진의 여러 형태

① 홍반

모세 혈관이 부어오르면서 생긴 붉은 반점

② 소포

체액이 들어있는 소낭이 좁쌀 모양으로 부풀어 오른 발진

③ 농포

고름이 들어있는 소낭으로 이루어진 피부 반점

④ 자반

외피 손상 없이 조직 내 혈관 벽에 염증, 감염, 출혈이 생겨 육안으로 피부 표면에서 볼 수 있는 적갈색의 피부 반점

⑤ 구진

표피층이 단단하게 솟아 올라온 피부 발진

⑥ 점상 출혈

피부 표피층 또는 점막층하 출혈로 생긴 적자색 원형 출혈

(2) 피부 발진의 처치

피부 발진의 종류는 발진의 형태에 따라 상기의 분류대로 구분할 수 있으나, 원인은 홍역, 수두, 성홍열, 단순대상포진, 풍진, 농가진 등 다양한 감염병일 수 있으므로 원인이 되는 질환을 치료하는 것이 일차적인 처치이다. 피부의 발진은 일차적인 원인 질환이 치료되고 나면 일주일에서 열흘 사이에 서서히 사라지는 것이 일반적이다. 발진이 있을 때 피부 가려움증이나 건조증이 있을 때는 스테로이드 함유 연고나 습윤제를 적용하여 증상을 완화시킬 수 있다.

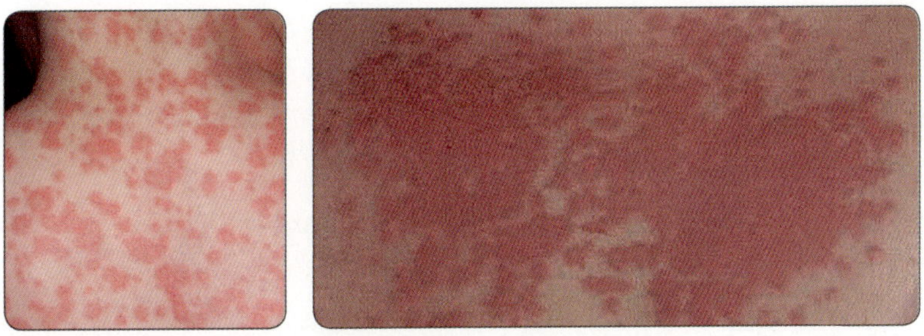

그림 10-23. **피부 발진의 예**

3-5-5. 구내염

구내염은 구강 내에 염증이 생기는 질환을 말하고 치주염(잇몸의 염증), 설염(혀의 염증), 구순염(입술의 염증) 등을 모두 포함한다. 구내염은 칸디다 감염과 같이 외부 박테리아나 진균에 의해 생기기도 하지만, 대부분의 경우 스트레스, 피로, 불규칙한 생활 습관, 비타민 B12 결핍 등으로 인한 면역저하로 생긴다.

구내염은 크게 궤양성, 수포성, 미란성으로 구분한다. 구내염이 심하면 음식을 섭취하거나 말하는 데 통증을 유발한다. 구내염 통증으로 인해 구강 섭취가 감소하게 되면 면역 기능 저하 상태가 장기화될 수 있어 구내염 회복이 지연되는 악순환이 생길 수 있다. 따라서 구내염의 정도와 원인을 사정하여 입안에 바를 수 있는 연고나 클로르헥시딘 가글을 통해 통증을 감소시키는 것이 중요하다. 가정에서도 취침전에 구강내 연고를 바를 수 있도록 안내하고 휴식과 비타민의 충분한 섭취의 필요성도 교육한다.

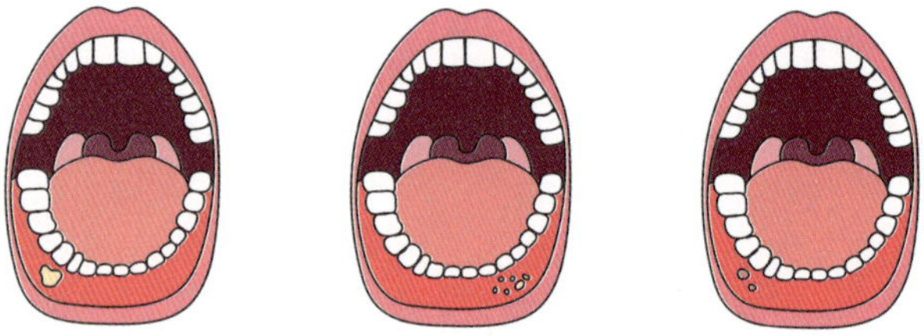

〈궤양성 구내염〉 〈수포성 구내염〉 〈미란성 구내염〉

그림 10-24. **구내염의 종류**

4 응급 환자 관리

4-1. 학교 응급 환자 관리의 주요 내용을 설명한다.
4-2. 학교 응급 환자를 사정하고 평가한다.
4-3. 학교 응급 간호를 시범보일 수 있다.

4-1. 학교 응급 환자 관리 개요

병원과 다른 제한적인 의료 자원과 급격한 환자 상태의 변화, 한계가 있는 사정 자료 등으로 학교는 응급 환자 관리에 많은 어려움이 있다. 특히 증가하고 있는 학교 사고와 만성 질환을 갖고 있는 학생의 증가로 학교에서의 응급 환자 발생 가능성은 높아지고 있는 반면 학교의 응급 대응에 대한 학교의 책임이 강조되고 있어 학교 응급에 대한 철저한 대비가 필요하다.

4-1-1. 학교 응급 환자 정의

응급의 사전적 정의는 빠른 조치가 필요로 되는 갑작스럽게 발생한 생명을 위협하거나 생명을 위협하지는 않지만 지속적인 심각한 건강 문제를 초래할 수 있는 상황이다.[42] 응급의 사전적 정의에는 의학적 응급뿐만 아니라 다수의 사상자가 발생하는 재난도 포함되나 학교 응급 환자 관리에서는 의학적 응급에 대한 내용으로 국한하고 있으며 재난은 학교 안전 영역에서 다루어지고 있다.

학교의 의학적 응급에는 학교에서 발생한 사고로 인한 손상, 만성 질환(당뇨, 간질, 천식 등)으로 인한 합병증, 예기치 못한 질병이 포함된다.[43] 또한 학생뿐만 아니라, 교직원, 학교 활동에 참여한 방문자에게 발생하는 응급 상황도 모두 학교 응급으로 간주되고 있다.

학교 응급 환자는 응급의료에 관한 법률에서 정의하는 응급 증상 및 응급에 준하는 증상을 기준으로 정의되고 있다. 그러나 그 기준이 명확하지 않고 응급과 관련된 민원 및 환자의 급격한 변화 및 사정의 한계 등으로 인해 사전적 · 법률적 정의에서 응급 환자에 포함되지 않는 염좌, 치아 손상, 얼굴의 상처 등 생명을 위협하지 않는 손상이지만 병원 의뢰가 필요로 되는 경우도 응급 환자로 인식되는 경향이 있다.

표 10-12. **응급 증상 및 응급에 준하는 증상**

구분	응급 증상	응급 증상에 준하는 증상
신경계	급성 의식 장애, 급성 신경학적 이상, 구토 · 의식 장애 등의 증상을 보이는 두부 손상	의식장애, 심한 두통과 어지럼증(현훈)
심혈관계	심폐소생술이 필요한 증상, 급성 호흡 곤란, 심장질환으로 인한 급성흉통, 심계항진, 박동이상 및 쇼크	호흡 곤란, 과호흡
외과계	개복술을 요하는 급성복증(급성복막염, 장폐색증, 급성췌장염 등), 광범위한 화상(신체표면적의 18%이상), 관통상, 개방성 · 다발성 골절, 대퇴부 척추의 골절, 사지 절단 우려가 있는 혈관 손상, 다발성 외상, 전신 마취 하에 응급 수술을 요하는 증상	화상, 급성 복통을 포함하는 전반적인 이상 증상, 골절 · 외상 또는 탈골, 그밖에 응급을 요하는 증상, 배뇨 장애
중독 및 대사 장애	심한 탈수, 약물 · 알코올 또는 기타 물질의 과다 복용이나 중독, 급성 대사 장애(간부전, 신부전, 당뇨병 등)	
출혈	계속되는 각혈, 지혈이 안 되는 출혈, 급성 위장관 출혈	혈관 손상 등
안과계	화학 물질에 의한 눈의 손상, 급성 시력 소실	안통, 눈 출혈 등
알러지	얼굴 부종을 동반한 알러지 반응	피부에 나타난 이상 반응
정신과계	자신 또는 다른 사람을 해할 우려가 있는 정신 장애	
소아과계	소아 경련성 장애	소아경련, 38℃ 이상인 소아 고열
산부인과계		분만 또는 성폭력으로 인한 산부인과적 검사 또는 처치가 필요한 증상
이물질에 의한 응급 증상		귀, 눈, 코, 항문 등에 이물이 들어가 제거가 필요한 경우

출처: 응급의료에 관한 법률 시행규칙, 제2조제1호 별표 1. 일부 개정 2017. 5. 30.[44]

4-1-2. 학교 응급 환자 대비 체계

응급 환자 발생 시 효과적이고 신속하게 대응하기 위해서는 사전 학교 응급 환자 대비 체계를 수립하는 것이 필요하다. 응급 환자 대비 체계에는 응급 물품, 요보호자에 대한 응급 처치 및 필요 물품 준비, 응급 시 대응 계획뿐만 아니라 응급 환자 대응 능력을 평가하고, 지속적으로 연습하는 내용도 포함되어야 한다.[45)]

학교별 응급 관리 계획은 매년 수립하여 내부 결재를 통해 공식화하고 교직원들이 그 내용을 확인하고 숙지할 수 있도록 한다(실무 예시 10-4). 학교 응급 관리 계획은 각 시 · 도 교육청의 지침에서 제시하는 기준을 근거로 학교가 갖고 있는 자원을 고려하여 수립한다. 학교 응급 관리 계획에는 학교 응급 시 업무 분장, 이송 체계, 응급 준비 물품, 보건교사 부재 시 위임 체계, 응급 교육 등으로 구성한다. 또한 학교 응급 관리가 적합하게 운영될 수 있도록 필요한 예산과 필요한 지원 내용을 확인하여 함께 수립한다.

(1) 학교 응급 대응 체계 구성

응급 상황에서 신속하고 효율적으로 대응하기 위해 응급 환자 발생 시 구성원의 역할, 보고 절차, 이송 절차 등을 중증의 응급 환자 발생 시와 일반 병원 의뢰가 필요한 경우로 구분하여 사전에 구성한다. 특히 이송 절차에 대한 분쟁과 갈등이 많기 때문에 지역 교육청의 지침에 근거하여 명확히 수립한다. 생명을 위협하는 경우는 보건교사와 담임이 함께 이송에 참여하고 그렇지 않은 경우는 학부모 혹은 담임교사가 이송하도록 한다.[46)]

표 10-13. **학교 응급 대응 체계 예시**

구분		환자 상태가 위급하거나 중한 외상이 있는 경우	환자 상태가 위급하지는 않으나 병원으로 이송해야 하는 경우
상황		의식 장애, 호흡 곤란, 약한 맥박, 심정지, 다량 출혈, 개방 골절, 응급 수술을 요하는 경우 등	단순 외상, 단순 골절, 고열 등으로 의료 기관에서의 조치를 필요로 하는 경우
업무 담당	교장	• 상황 총괄 관리 • 원인 분석 및 재발 방지 조치	• 학교 안전사고 예방 교육 총괄
	교감	• 상황 파악 및 지시 · 보고 등 • 위기 상황 처리에 필요한 조치 • 대체 인력 배정	• 안전사고 예방 교육 지원
	보건교사	• 응급 처치 • 담임교사에게 통보 • 병원 이송 시 동행(119 구급대 동승) • 관리자에게 처치 현황 보고	• 응급 처치 • 담임교사에게 통보 • 학생 처치 결과 학부모 상담 • 관리자에게 처치 현황 보고
	담임교사	• 학부모 연락 • 관리자에게 사고 경위 보고 • 환자 병원 이송 • 치료 후 보상 안내	• 학부모 연락 • 학생 병원 이송 안내 및 조치 • 필요시 병원 이송 • 관리자에게 사고 경위 보고 • 치료 후 보상 안내

이송	• 가능하면 119 이송 차량으로 이송 • 불가피하게 일반 차량으로 이송해야 하는 경우 응급 처치자는 차량을 운전하지 않도록 함 • 보건교사와 담임교사가 병원으로 이송	• 학생은 학부모와 함께 병원으로 이송 • 필요시 안전하게 병원 이송 • 학부모와 연락이 되지 않거나 올 수 없을 경우 담임이 이송 • 보건교사는 발생할 수 있는 또 다른 응급 환자를 위해 교내 대기(단, 담임교사 부재 및 기타 부득이한 경우는 보건교사가 이송)
보고	• 환자 최초 발견자가 발생 즉시 상황 판단 후 119 신고 및 보건교사에게 연락(판단이 모호할 경우 119 자문) • 보건교사 → 담임교사 → 학부모 연락 • 보건교사 또는 담임교사 → 교감 → 교장 • 학생 진료 상황을 수시로 학교에 보고	• 보건교사 → 담임교사 → 학부모 연락 • 필요시 보건교사 또는 담임교사 → 교감 → 교장

구성원이 학교의 응급 체계에 대해 충분히 이해하고 숙지할 수 있도록 정기적으로 연수를 실시하고 특히 학교 응급 이송 절차에 대해서는 학부모 연수, 가정통신문 등을 통해 학부모에게도 안내하여 학교 응급 상황 시 가정과 협력적 관계를 유지할 수 있도록 한다.

- **학교 응급 관리 관련 협조 사항**
  - 법에서 규정하고 있는 응급 상황을 제외한 건강 문제, 사고 등으로 인해 병원 진료가 필요한 경우 학부모가 학교에서 학생의 건강 상태 및 조치 사항에 대해 안내 받은 뒤 직접 학생과 함께 병원 방문해야 함
  - 학교 교육 활동 중 발생한 사고에 대한 보상 제도 있음: 학교안전공제회
    - 사고 발생 2일 이내에 담임교사에게 안전공제회 신청 여부를 알려야 함
    - 서울특별시학교안전공제회 홈페이지에서 청구서를 다운 받아 직접 청구
  - 제한된 학교 진단 기구, 건강 시설, 건강 문제의 특성 등으로 인해 학생의 건강 상태를 판단하는데 한계가 있음에 대한 이해 및 협조

그림 10-25. **학교 병원 이송 절차에 대한 학부모 총회 연수 자료 예시**

(2) 응급 처치 물품 준비

응급 처치 물품은 적절한 현장 치료를 제공하고 비상 상황을 관리할 수 있는 필수 요소이다. 응급 처치 물품은 학교 응급 관리 계획에서 중요한 부분으로 학교에서 발생하는 주요 응급 상황에 대비할 수 있도록 신중하게 준비되어야 하며 정기적으로 점검해야 한다.[43] 학교의 요보호자를 파악하여 요보호자에게 발생할 수 있는 응급 상황에 대비한 응급 처치 물품도 준비한다. 응급 처치 물품은 응급 상황에서 쉽게 접근 할 수 있는 위치에 보관해야 하며 교직원들은 학교의 응급 처치 물품의 위치와 사용 방법을 숙지하고 있어야 한다.[47]

학교보건법 시행규칙[48] 의 제2조(보건실 시설 및 기구)에서 학교 응급 처치용 기구로 체온계, 핀셋 등의 드레싱 용품, 부목, 휴대용 구급 기구, 구급낭, 들것, 목발, 휴대용 산소기, 응급 처치용 침대 등을 제시하고 있으나 구체적인 내용은 명시되어 있지 않다. 최근에는 자동심장충격기(AED)가 대부분

의 학교에 보급되어 설치되어 있으며, 응급 상황에서 신속하고 객관적으로 호흡 상태를 확인할 수 있는 산소 포화도 측정기(Pulse Oxymeter) 또한 많은 학교에서 응급 처치 물품으로 마련하고 있다.

응급 처치 물품은 응급 상황 시 신속하게 갖고 갈 수 있도록 휴대가 가능한 응급 처치 가방으로 준비하거나 휴대가 가능한 물품이 바람직하다. 미국학교간호사협회에서는 의료인인 보건교사가 사용하는 응급 처치 가방과 일반 교직원들이 사용하는 응급 처치 가방을 구분하여 기본 물품 기준을 제시하고 있으나 아직 국내에서는 응급 처치 가방에 포함되어야 하는 물품에 대해 상세한 기준은 제시되어 있지 않다. 응급 처치 가방에 어떤 응급 처치 물품을 포함해야 할지는 보건교사가 학교의 응급 처치 물품 구입 예산, 학교 규모 및 시설, 요보호자 현황 등을 고려하여 구성한다.

일반적으로 보건교사가 사용하는 응급 처치 가방에는 건강 상태를 파악할 수 있는 진단 기구와 응급 처치를 할 수 있는 물품을 넣는다. 진단기 구로는 체온계, 혈압계, 펜라이트, 산소 포화도 측정기, 청진기 등을 준비하고 학교내 혈당 조절 문제가 있는 학생 혹은 교직원이 있다면 혈당계도 함께 준비한다. 응급 처치 물품으로는 호흡 관리를 위한 엠브백과 크기별 에어웨이(Air Way), 비강캐뉼라(Nasal Cannula), 산소마스크, 산소 등을 준비한다. 산소는 휴대가 가능하고 벨브를 열면 자동으로 공급되는 형태가 좋다. 일시적으로 분사되는 산소 캔은 응급 상황 시 적절하지 않다. 목보호대, 부목, 탄력 붕대와 같은 근골격계 손상 처치에 필요한 물품과 외상 처치를 위한 충분한 크기와 양의 드레싱 물품, 가위, 장갑, 응급 상황을 기록하기 위한 필기구와 메모지 등도 포함한다. 일회용 담요, 냉찜질을 할 수 있는 팩, 이동식 석션기, 의료용 폐기물을 담을 수 있는 쓰레기 봉투, 손 소독제 등도 응급 처치 가방에 포함될 수 있는 물품이다.[49]

미국학교간호사협회에서는 응급 처치 가방의 구비물품에 응급 처치 카드를 필수 품목으로 제시하고 있다. 응급 처치 카드(First Aid Card)는 학교의 요보호자에게 발생할 수 있는 응급 상황에 대비한 응급 처치 내용을 기록한 카드로 급성 천식, 벌이나 벌레에 대한 알레르기, 흉통, 두부 손상, 당뇨, 발작에 대한 응급 처치 내용이다.

- **급성 천식**

천식이 있는 학생에게 다음 증상이 있는 경우는 119에 신고하고 가능한 경우는 산소를 투여한다.
- 극심한 가슴의 압박감이 있는 경우
- 숨쉬는데 어려움이 있는 경우
- 호흡 곤란으로 말하기 어려운 경우
- 호흡시 가슴이나 목의 근육이 올라가는 경우
- 입술과 손톱에 청색증이 있는 경우

경미한 호흡 곤란, 기침, 천명음(Wheezing) 등의 덜 심각한 증상이 있는 경우는 다음의 행동을 취한다.
- 자극이 될 수 있는 원인(운동, 온도 변화, 환경)을 제거한다.
- 학교 응급 체계를 가동한다.
- 학생을 인솔하여 보건실로 간다.
- 편안한 앉은 자세를 취할 수 있도록 지지한다(무릎에 팔꿈치를 대고 앞으로 기울인 자세).
- 학생을 안심시키고 증상 치료를 위해 처방된 약이 있다면 제공한다.
- 학부모와 보건교사에게 연락한다.

• 발작(Seizure)

약을 복용하는 발작 장애 학생이 발작을 시작하면 멈추게 할 수 없기 때문에 다음의 행동을 취한다.

- 학생 옆에 조용하게 함께 있어 준다.
- 치아 사이에 무엇을 넣거나 움직임을 억제하려고 하지 않는다.
- 사고가 발생하지 않도록 보호한다: 근처의 물건들을 치운다. 딱딱하고 날카로운 물체가 머리나 몸에 떨어지지 않도록 보호한다. 바닥에 옆으로 누울 수 있도록 도와준다.
- 발작의 양상 관찰한다: 전화나 기록으로 보호자에게 알린다. 원본은 학교에 보관하고 복사하여 기록을 가정에 보낸다.
- 5분 이상 발작을 지속하거나 다발성 발작(Multiple Seizures)인 경우는 119에 신고한다.

출처: Bittenbender, P. et al. (2009). Emergencies happen, MERTs to the rescue! NASN School Nurse.[50)]

그림 10-26. 응급 처치 카드 예시

(3) 요보호자 파악 및 가정과 협력 체계 수립

건강 문제가 있는 학생을 학기 초에 신속하게 파악하고 필요한 조치를 취하는 것은 기저 질환의 급격한 악화로 인해 발생할 수 있는 학교 응급에 대비하는 중요한 과정이다. 학생 건강 조사에서 응급 대비가 필요한 요보호자를 파악하여 학교생활에 주의가 요하는 상황과 필요한 자원을 학부모와 협의하여 준비한다. 예로 천식이 심한 아동의 경우는 학부모와 협의하여 기관지 확장제를 보건실에 보관할지 논의한다. 혈우병이 있는 학생의 경우는 응급 상황에서 이용할 수 있는 평소 진료 의사와 병원을 확인한다. 아나필락시스(Anaphylaxis) 병력으로 에피네프린 주사를 휴대하고 다니는 학생의 경우는 에피네프린 주사를 보건실이나 교실에 추가로 보관할지 학부모와 협의한다. 요보호자 명단은 담임교사, 교과전담교사 및 관련 교직원과 공유하고 발생할 수 있는 응급 상황 시 응급 처치 방법이나 학교생활 시 주의 사항에 대한 정보를 제공한다.

(4) 보건교사 부재 시 응급 관리 체계

학교에서는 보건교사가 유일한 의료인이기 때문에 위임은 중요한 간호 수단이며 간호 위임에 대한 합의, 명확함을 갖추어야 하고[43)] 위임에 관한 방침은 응급 계획에서도 일관되게 적용되고 명시되어야 한다.[51)] 보건교사 출장, 보건교육, 보건교사가 근무하지 않는 시간에 발생하는 응급 상황에 대비할 수 있는 위임 체계를 수립한다. 위임하는 상황, 위임자, 위임자의 업무 범위를 구체적으로 수립하고 위임자에 대한 지속적인 교육과 감독을 실시한다.

표 10-14. 보건교사 부재 시 응급 관리 위임 체계 예시

	보건교사 부재	보건교육
위임자	• 교무 보조: 학기 중 보건교사 부재 시 • 방학 근무자: 방학 기간 • 인솔교사: 학교 외 교육 활동 시	• 해당 학급 담임교사

위임 시기	• 보건교사 출장, 조퇴, 응급 후송 등의 사유로 부재 시 • 필요시 보건 기간제 교사를 확보하지 못한 경우 • 방학 기간, 교외 교육 활동 시	• 보건교육으로 인한 보건실 부재 시
위임 내용	• 가벼운 외상에 대한 처치 후 관련 내용 기록 • 응급 환자의 판단: 보건교사 혹은 119에 문의(일반인의 견지에서 응급 상황으로 판단되는 경우는 즉시 119 호출하여 지도에 따름) • 원칙적으로 투약 금지(단, 학부모가 투약을 요청한 경우 요청한 약물과 용량에 대해 허용)	
교육 지도	• 보건교사는 위임 내용에 대해 연수를 통해 사전 교육 실시 • 보건교사는 위임자가 기록한 처치 내용 확인	

(5) 행정 지원

학교의 원활한 응급 대응을 위해 필요한 행정적 지원을 마련하여 운영한다. 교직원의 응급 처치 의무 교육, 응급 물품 구입, 응급 환자 이송 및 초기 진료비 대납 등에 필요한 경비 등에 대해 예산을 수립한다.

평균적인 119 구급대 도착 시간, 인근 응급의료센터 여부, 학부모의 병원 후송 협조 수준 등을 고려하여 필요하다고 판단되는 경우는 신속한 이송을 위해 학교 응급 이송 차량을 지정하여 운영한다.

보건교사 부재 시에는 기간제를 확보하고 보건교육은 학생들의 보건실 이용이 적은 시간으로 편성하고 가능한 경우는 보건실 옆에 보건교육실을 설치한다.[46)]

(6) 교직원 응급 처치 교육

교육 활동 중 발생한 응급 상황에 대한 현장 대응 능력을 높이기 위해 2014년 학교보건법 시행규칙[52)]에 응급 처치 교육에 관한 조항이 신설되면서 교직원의 응급 처치 연수는 의무화되었다. 2016년에는 관련 조항의 개정으로 모든 교직원이 매년 응급 처치 교육을 받도록 강화되었다.

응급 처치 교육을 받아야 하는 교직원의 범위에는 기간제 교사를 포함한 모든 교원, 학교 운동부 지도자, 스포츠 강사 등 학교 스포츠 활동과 관련된 사람이 포함되며 교육 실무사, 행정 직원 등 교육과 관련이 적은 직원은 학교장의 판단에 따라 교육대상 포함 여부를 결정할 수 있다.[53)]

교직원의 응급 처치 계획은 3월 31일까지 수립되어야 하며 법에 명시되어 있는 응급 처치 교육 방법에 준하여 시행되어야 한다. 교육 시간은 이론 2시간, 실습 2시간으로 하며 조정 가능하지만 실습 2시간을 포함하여 최소 3시간 이상 실시해야 한다. 강사는 의사, 응급구조사 자격을 가진 사람으로 5년 이상 종사자, 응급 처치와 관련된 자격을 가진 간호사로 제한되어 있다.[48)](Chapter 1 보건교육에 관한 법률 참조)

응급 처치 교육 결과는 업무 포털의 나이스 시스템에 교사는 '기타연수' 로 일반직 공무원은 '상시학습' 으로 실적을 등재하며[53)] 시행 실적은 교육청에 보고한다.

4-1-3. 학교 응급 환자 대응 체계

대응 단계는 학교 응급 상황에서 생명을 구하고 추가적인 손상을 예방하는 실제적 단계이다.[54] 보건교사는 사전에 수립된 학교 응급 계획에 따라 대응 단계에서 실제로 수행될 수 있도록 사전에 학교 응급 훈련을 실시한다.

대응 단계에서 유일한 의료인으로서 보건교사의 판단은 매우 중요하며 보건교사의 수준 높은 사정 능력과 정확한 중증도 환자 분류 능력은 다른 학교응급대응팀원의 효율적인 역할 수행에 큰 영향을 미친다. 그러므로 보건교사는 학교 응급 상황에 대한 충분한 지식과 기술을 갖고 있어야 한다. 환자의 중증도를 분류할 수 있는 능력, 응급 처치 능력뿐만 아니라 응급 처치 대응팀의 응급 처치 교육을 할 수 있는 능력, 학교와 관련된 모든 종류의 응급 환자의 정신적 · 신체적 응급 상황에 대처할 수 있는 능력을 갖고 있어야 한다.[45]

응급 상황에서 부모와의 의사소통은 사전 응급 계획에 따라 단일 채널로 이루어져야 하며[54] 일반적으로 학부모와 신뢰 관계가 형성되어 있는 담임교사가 학부모와의 의사소통 역할을 수행하는 것이 적합하다.

현장에서의 일반적인 응급 대응 과정은 현장 조사 및 환자 파악, 응급 의료 서비스 체계 연락, 응급 처치 순으로 이루어진다.

(1) 현장 조사 및 환자 파악

응급 환자가 발생한 현장에 대한 조사를 1차적으로 빠르게 시행한다. 대부분 학교 사고에서 현장에 대한 위험성이 간과되는 경우가 많지만, 감전, 추락, 화학물질의 유출 등 학교 응급 사고에서도 다양한 위험이 있을 수 있다는 것을 항상 고려한다. 환자의 수, 활용할 수 있는 자원 등을 고려하여 추가적으로 도움을 받을 수 있는 사람이나 자원에 대해 협조를 요청한다.

활력 징후 측정을 통해 기도(Airway), 호흡(Breathing), 순환(Circulation) 상태를 확인하고[55] 의식 수준을 평가하여 일차적으로 신속하게 환자의 중증도를 판단한다. 표면적으로 보여지는 증상이나 상처뿐만 아니라 환자의 전체적인 상태를 자세히 관찰하고 병력을 상세하게 확인하며 관련된 신체 사정을 실시한다.

(2) 응급 의료 서비스 체계 연락

맥박, 호흡, 의식 수준 등 일차 사정을 통해 위급하다고 생각되는 경우 즉시 119에 연락한다. 학교 응급 관리 체계를 활성화시켜 응급 처치, 보호자 연락, 보고 등의 역할을 각 담당자가 수행할 수 있도록 한다.

(3) 응급 처치

주변의 위험 요소를 제거하고 가능한 경우는 환자를 안전한 곳으로 이동시킨다. 하지만 척추 손상 등의 중증의 부상으로 인해 2차 손상의 가능성이 있는 경우는 무리하게 이동시키지 않도록 한다. 환자 이동시에는 들것, 휠체어 등을 이용하여 안정적으로 환자를 운반하고 충격을 최소화하도록 조심한다.

전문 의료 기관에서 전문적 의료를 받기 전까지 필요한 응급 처치를 시행하고 판단이 어려운 경우는 119 자문 의사에게 의학적 자문을 요청하여 지시에 따라 응급 처치를 시행한다.[56)]

상황에 따라 호흡 유지, 지혈, 손상 부위 고정 등에 대한 응급 처치를 시행하고 환자를 안심시키며, 손상과 환자의 상태에 따라 적절한 체위를 취해준다. 또한 수술이 필요할 것으로 판단되거나 의식이 명료하지 않은 환자에게는 구강 섭취를 제한한다.

환자 상태에 대해 지속적으로 관찰하고 사정해야 하며 사정 내용, 응급 처치 내용, 119 신고 시간, 현장 도착 시간, 보호자 연락 시간 등 모든 응급 상황에 대해 상세하게 시간과 함께 기록하며 응급 처치 수행자가 기록하기 어려운 경우는 현장에 있는 사람을 지명하여 기록을 담당하도록 한다. 이때는 보건교사가 사정하고 처치하는 내용을 말로 지속적으로 이야기하고 이를 시간에 따라 기록하도록 한다.

4-2. 학교 응급 환자 사정 및 평가

학교는 제한적 의료 장비와 급속하게 환자의 상태가 변화하는 특성으로 인해 응급 환자를 사정하고 평가하는데 많은 한계가 있다. 그러므로 학교에서는 학교의 진단 기구를 통해 수집한 객관적 자료를 근거로 보건교사의 경험과 지식, 환자 병력 등을 종합하여 최대한 신중하고 정확하게 사정 및 평가를 실시해야 한다. 그리고 이를 바탕으로 응급 의료에 관한 법률에서 제시하고 있는 응급 환자 혹은 응급에 준하는 증상이 있는 환자인지 판단한다.

4-2-1. 응급 환자의 1차 사정 및 평가

활력 징후 측정, 의식 상태 평가 등을 통해 호흡, 순환, 의식 장애 여부를 1차적으로 신속하게 평가한다. 활력 징후는 환자의 호흡, 순환 상태를 객관적으로 나타내는 자료로 객관적 사정 자료를 수집할 수 있는 방법이 많지 않은 학교에서는 특히 최우선적으로 시행되는 기본적이면서 중요한 사정 과정이다.

표 10-15. **응급 환자의 1차 사정 및 평가 내용**

구분	내용
호흡 평가	• 청색증 유무, 가슴 움직임 확인 • 호흡수, 양상, 리듬 파악 • 산소 포화도 측정(95~100% 정상, 70%이하는 치명적인 상태)
순환 평가	• 맥박 확인(손목 혹은 경동맥을 통해 확인)

<table>
<tr><td rowspan="8">의식 수준 평가</td><td colspan="2">• 환자의 귀 가까이에서 이름 불러보고 대답 정도 파악
• 손발을 가볍게 꼬집어서 통증에 대한 반응 확인</td></tr>
<tr><td>의식 상태 수준</td><td>내용</td></tr>
<tr><td>명료
(Alertness)</td><td>• 깨어 있고 자신과 타인, 장소, 시간에 대해 명확하게 아는 상태</td></tr>
<tr><td>혼란 상태
(Confusion)</td><td>• 간단한 질문에 대답할 수 있으나, 조금 복잡한 질문에는 대답할 수 없음
• 신속하고 명료하게 사고하는 능력을 상실한 상태(의사 결정, 판단 장애 의미)</td></tr>
<tr><td>방향 감각 상실
(Disorientation)</td><td>• 의식 상실의 초기 단기이며 장소를 혼동하고 사람을 잘 못 알아보면서 기간에 대해 인지하지 못함
• 마지막에는 자신이 누구인지 모르게 됨</td></tr>
<tr><td>기면 상태
(Lethargy)</td><td>• 의식 명료함이 감퇴되어 활동이 제한되며 말이나 자극에 의해 각성할 수 있지만 곧 조용히 자게 되는 상태
• 꾸벅꾸벅 졸지만 부르면 눈을 뜸</td></tr>
<tr><td>혼미 상태
(Stupor)</td><td>• 강한 자극이나 통증 유발 시에는 자극을 피하려고 하거나 잡는 정도의 반응을 보이지만, 불러도 눈을 뜨지 않고 수면 상태이거나 반응이 없는 상태</td></tr>
<tr><td>혼수
(Coma)</td><td>• 어떤 강한 자극에도 반응하지 않는 의식이 없는 상태</td></tr>
</table>

출처: 서울시교육청. (2010). 보건교사를 위한 건강 관리 핸드북. p130, 137.[57]

4-2-1. 응급 환자의 2차 사정 및 평가

일차적인 사정을 신속하게 시행한 후 동공 검사와 머리부터 발끝까지 환자의 전체적인 상태를 확인하기 위한 신체검사를 실시하고 필요시 세부적인 신체검사를 시행한다.

표 10-16. **응급 환자의 2차 사정 및 형가 내용**

구분	내용
동공 검사	• 동공의 축소: 질병이나 약물 중독, 중추 신경계 병변, 시신경 손상 • 동공 비대칭: 뇌손상, 뇌병변 • 공동 확대: 의식장애, 심한 중추 신경계 손상
일반적 신체 사정	• 변형 여부: 근골격계의 비정상적인 비틀림 확인 • 압통 여부: 만지거나 누를 때 민감한 반응을 보이는 부분 확인 • 부종 여부: 조직이 부어오른 부분 확인 • 출혈 여부: 개방성 출혈 유무 확인

세부 신체 사정	• 두부: 머리 변형, 열상, 부종, 압통, 불안정, 염발음 여부 확인 • 얼굴: 동공 검사, 안면 색조, 피부색 확인 • 귀: 혈액 또는 맑은 조직액(뇌척수액)이 흐르는지 확인 • 목: 목둘레 촉징, 기형, 온열감, 변색 등 확인 • 가슴: 가슴과 어깨의 대칭성, 근육 강도, 통증 확인 • 복부: 복부의 부어오름, 변색, 상처, 촉진 시 통증 여부, 긴장도 확인 • 골반: 골반의 대칭성, 골반의 바깥쪽 부위를 안쪽으로 눌러보고 위에서 아래로 눌러 봄 • 팔, 다리: 촉진 시 통증, 염발음, 기형, 운동 장애, 감각 기능 장애, 맥박 확인 • 몸통, 등: 척추 손상이 의심되지 않는다면 통나무 굴리기 방법을 시행하여 등의 변색과 압통 확인

출처: 서울시교육청. (2010). 보건교사를 위한 건강 관리 핸드북. p130.[57)]

4-3. 학교 응급 간호

4-3-1. 산소 요법

산소 요법은 일시적, 혹은 장기적으로 실내 공기의 산소 포화도보다 더 높은 농도의 산소를 주입해야 하는 처치를 말한다. 산소 요법이 필요한 질환은 폐의 기능이 저하되어 자체 폐 기능 만으로는 산소 흡인량이 부족한 만성 폐쇄성 폐질환(COPD, Chronic Obstuctive Pulmonary Disease), 폐기종, 무기폐, 만성 기관지염, 폐렴 등이 있다. 이런 질환은 노인에게 흔하므로 학생들에게는 흔하지 않다. 그러나 학교에서는 외상으로 인한 호흡 곤란, 원인을 알 수 없는 호흡의 문제 천식, 실시 등의 문제들이 발생했을 때 산소 요법이 필요로 된다.

(1) 산소 공급 방법

병원에서는 산소 주입 기구를 벽에 부착하면 산소가 배출되는 장치가 벽에 설치되어 있다. 그러나 병원이 아닌 경우에는 원통형인 운반 산소통을 사용하여 주입한다. 운반 산소통은 폭발을 방지할 수 있도록 강철로 만들어져 있고, 작은 산소통의 경우에는 환자가 직접 가지고 움직일 수 있다. 산소는 매우 건조하므로 반드시 습기를 함께 제공하도록 보조 기구를 설치하여야 한다. 습기 제공장치를 설치할 수 없는 소형 산소통의 경우는 이동시에만 일시적으로 사용해야만 비강의 건조를 막을 수 있다. 산소를 공급하는 방법은 비강케뉼라, 안면마스크, 비강카테터, 부분 재호흡마스크, 비재호흡마스크, 산소텐트 등이 있다.[58)] 가장 많이 사용하는 비강캐뉼라와 안면마스크에 대해 소개한다.

① 비강캐뉼라

비강캐뉼라는 녹색이나 투명한 플라스틱 튜브로 되어 있고, 양쪽 콧구멍에 1cm정도 되는 산소 배출 구멍을 끼워서 산소를 주입한다. 비강캐뉼라는 착용이 간편하고 저농도의 산소를 주입하는데 용이하여 가장 많이 쓰이는 산소 주입 방법이다.

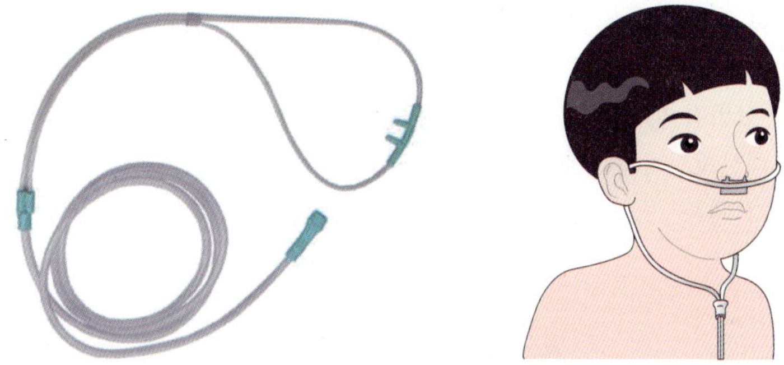

그림 10-27. **비강캐뉼라와 착용 모습**

② 산소마스크

산소마스크는 코와 입을 덮는 플라스틱 안면마스크를 말한다. 고농도의 산소를 주입해야 할 때 쓰이나 의식이 있는 환자의 경우 답답하게 느낄 수 있다. 마스크의 옆에 탄산 가스가 배출될 수 있는 구멍이 있거나 보유 주머니가 있는 것도 있다. 고농도의 산소를 주입하면 숨을 쉰 후에 배출되는 공기도 일반 공기의 산소 포화량보다 높으므로 고농도의 산소를 주입하고자 할 때에는 보유 주머니가 장착된 산소마스크를 사용한다. 산소마스크에는 단순 산소마스크, 부분 재호흡 마스크, 비재호흡마스크, 벤츄리 마스크 등이 있다. 벤츄리 마스크는 산소 농도 조절기기가 마스크 끝에 장착되어 있어 산소 농도를 1% 차이까지 조절할 수 있다. 산소마스크는 플라스틱 재질의 마스크를 녹색 끈으로 머리 뒤로 둘러 장착하게 되어 있으므로 끈을 잘 당겨 마스크가 얼굴에 밀착될 수 있도록 해야 산소의 유출을 막을 수 있다.

(2) 보건실에서의 산소 요법

학생들에게 만성 폐 질환 장애가 흔하지는 않으나 만성 천식, 만성 기관지염, 알레르기성 천식 등으로 인해 일시적으로나마 이동형 산소를 적용해야 하는 경우도 있다. 산소 탱크의 산소량을 확인하고, 산소가 새어나오지 않게 산소 주입 PVC 라인을 산소통의 산소 배출 부위에 꽂은 후, 산소를 틀어서 산소가 배출되는지 손의 피부 감각으로 확인해야 한다. 학생에게 주입해야 할 산소의 용량을 확인하는데, 가장 일반적인 산소 적용량은 2L/min, 즉 1분당 2리터의 산소를 공급하는 것이다.

학생은 편안한 자세로 앉거나 침대에서 상체를 45도 정도 상승한 체위를 취해주는 것이 좋다. 비강캐뉼라나 산소마스크를 착용하게 한 후, 학생에게 산소 주입이 감지되는가를 묻고, 필요하면 전후의 말초 산소 포화도를 측정하여 산소 흡인의 효과를 확인할 수 있다.

(3) 산소 주입 시 유의 사항[59)]

산소는 무미, 무색, 무취의 기체로 단독으로는 폭발하지는 않으나 연소 작용을 돕는 역할을 한다. 따라서 산소를 적용할 때는 산소를 사용한다는 주의문을 개시하고, 흡연이나 난로 사용을 금해야 한다. 면도기, 보청기, 라디오, TV, 전기장판 등의 전기용품의 사용도 금하는 것이 좋다. 알코올이나 에테르, 기름, 아세톤 등의 휘발성, 혹은 가연성 물질도 산소를 사용하는 곳에 두거나 동시에 사용하지 않는 것이 좋다. 소화기의 위치를 알아두고 사용법도 익혀두는 것이 좋다.

4-3-2. 심폐소생술

심폐소생술은 일시적으로 기도가 막혀 산소 공급이 중단되거나 혈액의 흐름이 정지한 경우 산소를 주입하고 심장 압박을 통해 심장 박동을 회복시켜 생명을 구조하는 응급 소생술을 말한다. 심폐소생술의 방법은 대한적십자사나 대한심폐소생술협회에서 그 기준을 제공하고 있다.[59] 성인 심폐소생술은 일반 성인과 체중 25kg 이상, 신장 127cm 이상인 경우 적용할 수 있다. 성인 심폐 소생술의 각 단계는 아래와 같다.

(1) 반응 확인

대상자의 어깨를 양손을 가볍게 흔들며 의식 유무를 묻는다. 대답이 없고 육안으로 가슴이 오르내리는 호흡이 느껴지지 않으면 심정지 상태로 판단한다.

(2) 119 신고

심정지 상태로 판단되면 곧 바로 도움을 요청한다. 주변에 있는 사람들 중 구체적으로 신고할 수 있는 사람을 지목하여 119에 신고해 줄 것을 요청한다. 또 다른 사람이 주변에 있으면 그 주위에 자동심장충격기가 있는 지 살펴보고 가지고 와 줄 것을 부탁한다. 그리고 구조자는 바로 심폐소생술을 시행한다.

(3) 호흡 확인

맥박을 말초에서 확인하거나 의료진의 경우 경동맥에서 맥을 확인할 수 있는데, 심정지의 경우 맥이 없거나 약할 수 있으므로 맥박을 확인하는데 너무 오랜 시간을 소비하지는 않도록 해야 한다. 심장 압박 전 호흡을 확인하기도 하는데, 이 또한 너무 오랜 시간을 소비하지 않아야 한다. 심정지라고 판단되면 바로 심장 압박을 시작하는 것이 좋다.

(4) 가슴 압박 30회 시행

심장 압박은 환자를 바닥이 단단한 곳에 똑바로 눕히고 머리를 위와 뒤로 젖혀서 기도를 개방한 후, 심장 압박을 시작한다. 심장 압박은 구조자가 대상자의 상체 옆으로 가서 무릎을 굽히고 앉은 자세로 구조자의 상반신을 대상자의 몸 위로 구부려 체중이 대상자로 모아질 수 있게 한다. 두 팔을 모아 손을 아래위로 깍지를 끼고 팔꿈치는 편 상태로 압박하여야 구조자의 체중을 실어 심장 압박을 할 수 있다. 심장 압박 후 압박된 가슴은 완전히 이완되도록 한다. 가슴 압박은 1분에 100회에서 120회의 속도로 시행해야 하므로 1초에 2회가 되도록 빠르게 압박해야 하고, 압박의 깊이는 약 5cm 정도(소아 4~5cm)로 강하게 시행해야 한다. '하나', '둘', '셋', …, '서른' 하고 세어가면서 정확하게 30회를 시행하는 것이 좋고, 환자가 회복되거나 119 구급대가 도착할 때까지 지속한다.

(5) 인공호흡 2회 시행

가슴 압박 30회 후에도 환자에게 호흡이나 맥박이 돌아오지 않으면 호흡을 외부에서 2회 불어넣어 주어야 한다. 대상자의 머리를 뒤로 젖히고, 턱을 들어 올려 기도를 개방시킨 상태에서 머리를 젖혔던 손의 엄지와 검지로 환자의 코를 잡아서 공기의 유출을 막고, 구조자의 입을 크게 벌려 대상자의 입을 완전히 막은 후 가슴이 올라올 정도로 1초에 걸쳐서 숨을 불어넣는다. 숨을 불어넣을 때에는 환자의 가슴이 부풀어 오르는지 눈으로 확인해야 한다. 호흡 후에는 코를 막았던 손을 떼어 공기가 배출되도록 해야 한다. 인공호흡법에 자신이 없는 경우 인공호흡을 생략하고 지속적으로 가슴 압박만을 시행할 수도 있다.

1. 반응의 확인

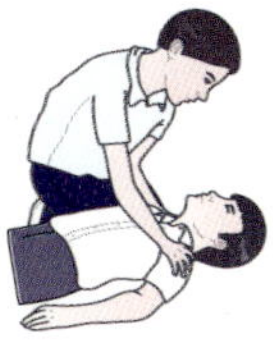

환자의 어깨를 가볍게 두드리며, 큰 목소리로 "여보세요, 괜찮으세요?" 라고 물어본다.

2. 119 신고

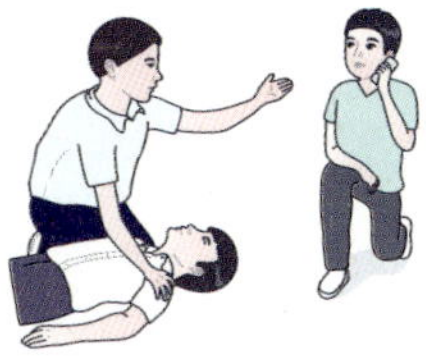

반응이 없으면 큰 소리로 주변 사람에게 119 신고를 하고 자동심장충격기를 가져오도록 요청한다.

3. 호흡 확인

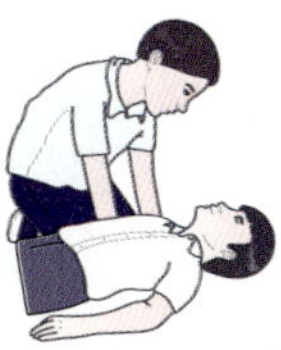

환자의 얼굴과 가슴을 10초 정도 관찰하여 호흡을 확인한다. 일반인은 비정상적인 호흡 상태를 정확히 평가하기 어렵기 때문에 응급 의료 전화 상담원의 도움을 받는다.

4. 가슴 압박 30회 시행

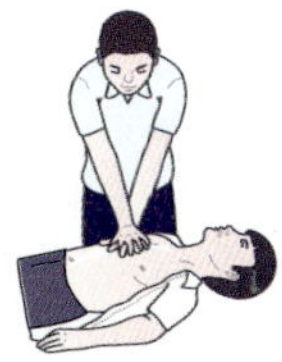

양팔을 쭉 편 상태로 체중을 실어 환자의 몸과 수직이 되도록 가슴을 압박한다. 성인은 분당 100~120회의 속도와 약 5cm 깊이(소아 4~5cm)로 30회 시행한다.

5. 인공호흡 2회 시행

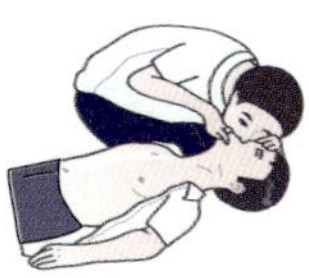

환자의 머리를 젖히고, 턱을 들어 올려 기도를 개방시킨다. 환자의 코를 막고, 입을 벌린 후 환자의 입을 완전히 막아 가슴이 올라올 정도로 1초에 걸쳐서 숨을 불어 넣는다. 인공호흡 방법을 모르거나, 꺼려지는 경우에는 지속적으로 가슴 압박만 시행한다.

6. 가슴 압박과 인공호흡 반복

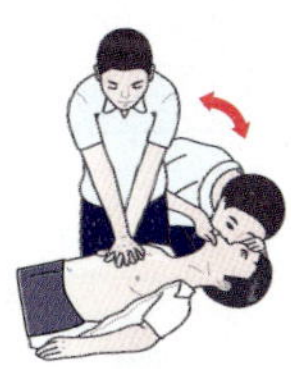

30회의 가슴 압박, 2회의 인공호흡을 119 구급 대원이 도착할 때까지 반복해서 시행한다.

그림 10-28. **심폐소생술 단계**

4-3-3. 체위

학교 내에서 학생에게 질환과 외상이 발생하였을 때, 적절한 체위를 취해 주는 것은 응급 상황에서 신체 상태를 호전시킬 수 있고 학생에게 안위를 제공해 줄 수 있어 매우 중요하다. 그러나 뇌, 척추의 손상, 뼈의 골절이 의심되는 외상이 발생한 경우에는 추가적 신경 손상의 위험이 있으므로 체위 변경이 금기시 된다. 외상이 아닌 경우에는 학생의 호흡을 돕고 증상이 완화되도록 하는 방향으로 체위를 변경해 줄 수 있다. 학교 보건실에서 가장 흔하게 취해 줄 수 있는 체위는 파울러 체위와 측위, 심스 체위, 하지거상체위 등이 있다.[60]

(1) 파울러 체위(Fowler Position)

비스듬하게 상반신을 높인 체위로, 일반적으로 수평에서 45℃ 정도 상반신을 올린 체위를 뜻한다. 파울러 체위를 취하면 복부 내 장기가 횡경막을 누르지 않으므로 폐를 확장시키기에 용이하여 호흡이 편해진다. 학생의 증상에 따라 가슴과 배를 베개로 지지해 주면 더 편안함을 느낄 수 있다.

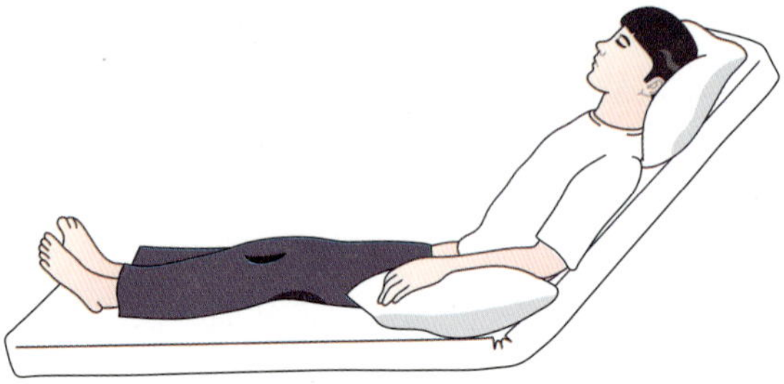

그림 10-29. **파울러 체위**

(2) 측위와 심스 체위

측위는 옆으로 누워 어깨와 다리를 굴곡 시키는 체위를 말하고, 심스 체위는 측위에서 조금 더 아래로 눕는 체위를 말한다. 복부에 통증이 있거나 설사, 장염, 감기, 몸살 등의 증상이 있을 때 측위나 심스 체위를 취하게 하고 휴식을 취하게 하는 것이 증상 완화에 도움이 된다. 베게나 시트를 말아서 만든 지지대로 가슴 부분과 다리 사이를 지지해 주면 척추 선열을 바르게 하는데 도움이 되고 안위감도 높일 수 있다.

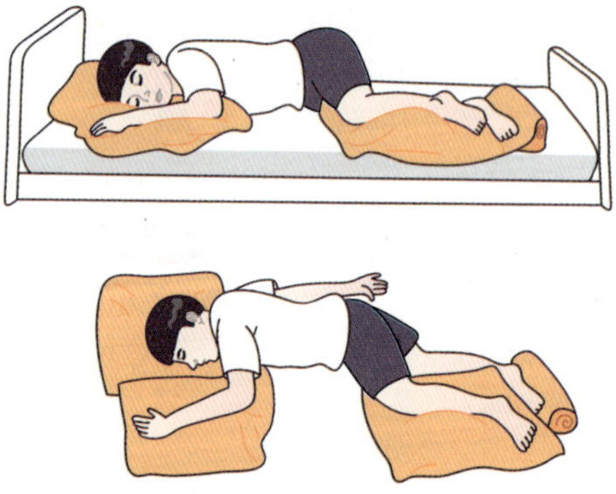

그림 10-30. **측위(위)와 심스 체위(아래)**

(3) 트렌델렌버그 체위(Trendelenburg Position)

트렌델렌버그 체위는 하지를 심장보다 높이 올리고 머리가 아래로 내려가는 직선 체위를 말한다. 하지거상의 직선 체위는 담낭 수술을 할 때에만 적용되고, 일반적으로 변형된 트렌델렌버그 체위가 사용된다. 변형된 트렌델렌버그 체위는 똑바로 누운 자세에서 다리만 45℃ 상승시킨 체위를 말한다. 이 체위는 쇼크 상태일 때 머리와 가슴으로 가는 혈액량을 증가시키고자 할 때 쓰인다.

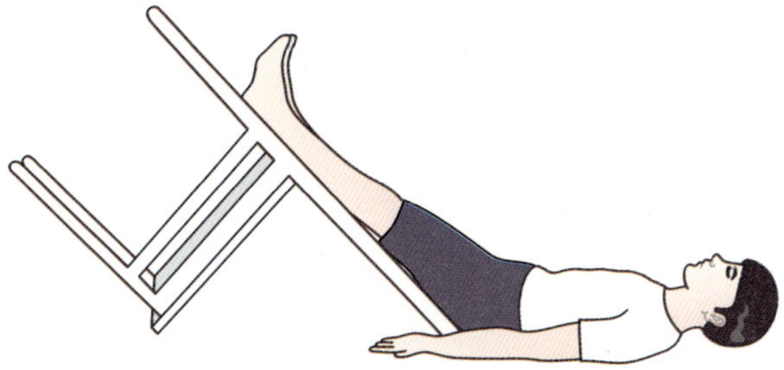

그림 10-31. **변형된 트렌델렌버그 체위(쇼크 체위)**

4-4. 상황별 학교 응급 간호

4-4-1. 호흡기계 응급 간호

(1) 질식

학교에서의 호흡기계 응급 간호로는 질식 상황이 있다. 질식은 이물질이 기도 입구를 막아 신체에 산소 공급이 중단되어 수 분 내에 이물질을 제거해야만 뇌신경 손상과 심정지를 막을 수 있는 응급 상황이다. 이물질이 목에 걸려 질식되었을 때 외부에서 손가락으로 이물질을 빼려고 시도하면 이물질을 더 안쪽으로 밀어 넣을 수 있으므로 주의해야 한다.

질식이 의심되는 상황에서는 횡경막을 압박하여 이물질 배출을 시도하는 하임리히법을 사용해야 한다.[61] 부분 질식의 경우 기침을 하거나 말을 할 수 있으며 이때는 기침을 유도하면서 폐쇄 정도, 의식 정도를 관찰한다. 완전 질식의 경우는 전혀 소리를 낼 수 없으며 이때는 하임리히법을 즉시 시행한다.[57] 구조자는 대상자의 뒤에 서서 대상자의 상체를 약간 앞으로 숙이게 하고 구조자의 한손은 주먹을 쥐고 주먹 쥔 손의 엄지손가락을 대상자의 상복부에 댄다. 다른 한손은 주먹 쥔 손을 감싸 대상자의 복부 안쪽과 위쪽으로 강하고 빠르게 밀어 올리면 된다. 의식이 없는 경우는 대상자를 평평한 바닥에 눕히고 구조자가 대상자의 대퇴부 위에 엉덩이를 들고 걸터앉아서 구조자의 한 손바닥을 환자의 검상돌기와 제대 사이에 올려놓고 구조자의 양손을 깍지 끼워 후상방으로 밀어 올린다.

이물질을 제거하면 학생의 기도가 개방되어 금새 안정을 되찾을 수 있다. 휴식을 취하게 하고 다른 외상이나 주관적 증상은 없는지 확인한다.

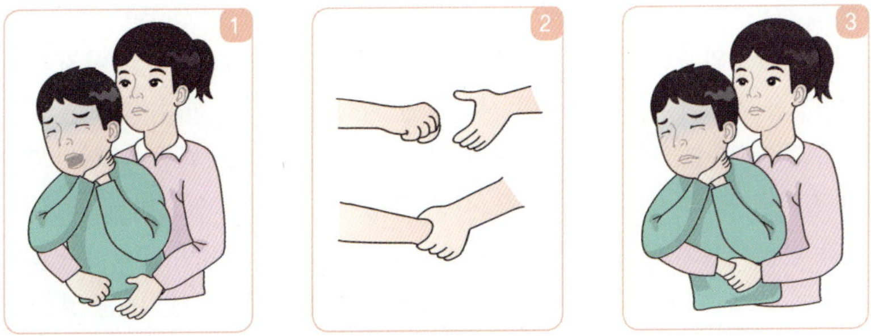

그림 10-32. **하임리히법 순서**

(2) 기흉

폐는 허파꽈리들이 공기를 흡인하고 배출하는 밀봉된 공기 주머니이다. 외상이나 감염 등의 원인으로 폐 실질이 손상되어 흉막강 안으로 공기가 배출되면, 배출된 공기가 폐를 압박하게 되고, 폐가 확장될 수 없어 호흡이 어려워지는 상황을 기흉(Pneumothorax)라고 한다. 기흉은 키가 크고 마른 남학생에게는 자연적으로 발생할 수도 있으나 많은 경우 날카로운 것에 찔리거나 낙상으로 늑골이 부러지면서 늑골이 폐실질을 손상시켜 발생한다.

증상은 숨 쉬는 것이 힘들고 그 정도가 점점 심해지며, 진땀이 나고 안절부절못한다. 흉막강 안으로 유출되는 공기 양이 적으면 호흡이 가쁜 정도의 경한 증상이 나타난다. 증상이 심할 경우, 한쪽 폐의 흉막강에 차오른 공기가 종격동을 압박하여 대동맥과 기도를 반대쪽으로 기울게 하는 긴장성 기흉(Tension Pneumothorax)이 발생한다. 긴장성 기흉은 수분 안에 흉곽 내 공기를 밖으로 배출시켜 흉곽 안의 공기의 압력을 줄여주지 않으면 심정지, 호흡정지 상태로 진행될 수 있는 응급 상황이다.

따라서 폐 실질의 손상이 예상될 정도의 외상을 입은 경우에는 학생의 증상이 경미하더라도 학생을 의료 기관으로 이송하여 기흉 유무를 확인하는 것이 좋다. 자연 발생 기흉의 경우에는 증상만으로 조기 진단하기는 어려우므로 학생의 호흡 상태를 잘 관찰하여 점차 호흡이 가빠지고 학생의 주관적 증상으로 호흡이 어려워진다고 판단되면 의료 기관으로 이송하여 의료진의 치료를 받아야 한다.

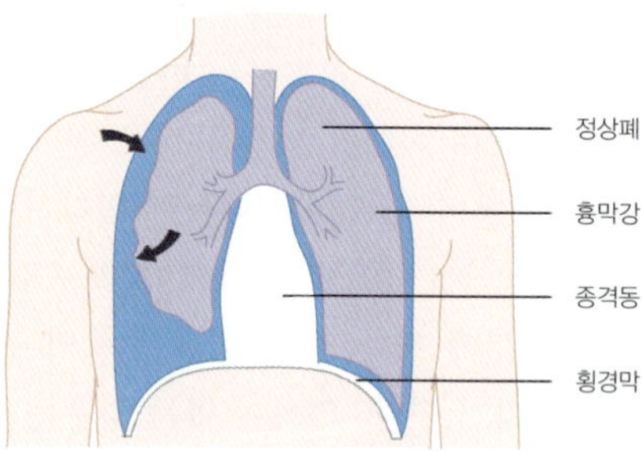

그림 10-33. **기흉**

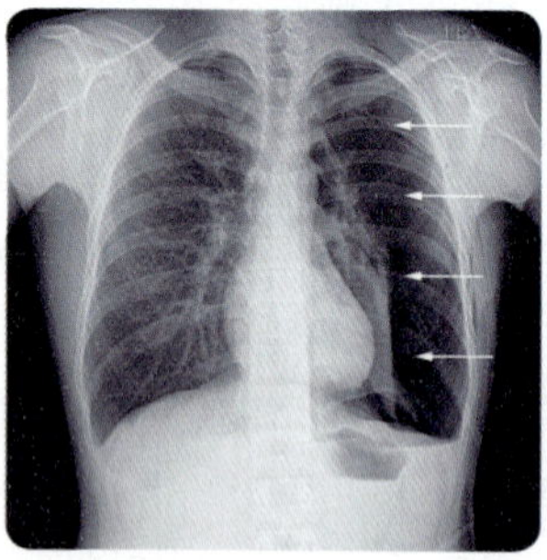

그림 10-34. **기흉의 흉부 영상 사진**

(3) 과호흡

우리 몸은 들숨과 날숨을 통해 산소와 이산화탄소를 교환하여 신체의 항상성을 유지한다. 과호흡은 호흡을 과하게 많이 하여 혈중 이산화탄소의 농도가 정상(37~43mmHg)보다 낮아지는 상태를 말한다. 혈중 이산화탄소의 농도가 정상 수치보다 낮아지면 호흡하기 어렵고 어지러우며 손발이 저리고 마비되는 느낌을 가지게 된다. 증상이 심해지면 의식을 잃기도 한다. 과호흡의 정신적인 원인으로는 스트레스, 불안, 흥분, 긴장 등이 있고, 신체적인 원인으로는 폐렴, 폐혈관 질환, 기흉 등과 같은 폐 자체의 질환을 들 수 있다. 보건실을 찾은 학생에게 외상이 없으면서 감정적 흥분, 긴장이 된 상태에서 호흡 곤란을 호소한다면 과호흡일 가능성이 있다. 과호흡이 명확하다고 판단된다면 종이 봉지를 이용하여 내뱉는 공기를 다시 흡인하게 하면 증상이 완화된다. 이는 날숨에는 산소 농도가 낮으므로 그 공기를 다시 흡인하게 되면 혈중 산소 농도는 낮아지고 이산화탄소는 높일 수 있기 때문이다.

4-4-2. 심혈관계 응급 간호

(1) 빈맥

빈맥은 안정을 취해도 심장박동이 정상 수치(70~80회/분)보다 빠르게 뛰는 것을 말한다. 스트레스에 취약한 마른 체형의 여학생들에게 빈발한다. 맥박이 분당 120회 이상 뛰는 빈맥 상태가 되면 가슴이 답답해지고 집중력이 저하되며 진땀이 나거나 앉거나 눕고 싶은 마음이 생기게 된다. 학생에 따라 자신의 몸이 앞뒤로 흔들리는 진동을 느끼기도 한다. 빈맥이 있는 학생은 휴식을 취하게 하고 똑바로 눕게 되면 복부 장기가 위로 상승하면서 심장을 더 압박하므로 앉아 있거나 앉은 자세에서 양팔을 책상이나 탁자위에 지지하도록 한다. 따뜻한 물을 마시거나 마음을 편안하게 가지는 것이 증상 완화에 도움이 된다.

빈맥은 일정 기간 후에 맥박이 정상으로 돌아오는 경우가 많으나, 빈맥의 발생이 잦고 주관적 증상이 심하게 나타나면 의료 기관을 방문하여 심장 기능에 대한 정밀 검사를 받아보는 것이 좋다. 빈맥은 부정맥의 일종이므로 자주 발생할 경우 혈전증의 원인이 될 수 있기 때문이다.

(2) 흉통

일반적으로 성인에게서 외상없이 나타나는 심한 흉통은 협심증, 심근경색, 폐색전증, 긴장성 기흉 등 임상적으로 응급 상황일 가능성이 있으므로 가능하면 빠르게 조치를 취해야 한다. 그러나 학교 환경에서 학생들의 흉통은 신체 활동 중 외상을 입어 생기는 경우가 가장 흔하다. 외상으로 인한 흉통의 경우, 외상의 정도를 사정하고 적절하게 조치한 후, 그로 인한 통증은 진통제를 복용하게 하여 완화시킬 수 있다.

학령기나 청소년기 학생들에게도 외상없이 나타나는 흉통은 심장기능 부전의 응급 신호일 수 있으므로 주의하여 판별하여야 한다. 또한 키가 크고 마른 남학생일 경우 자연적으로 발생하는 기흉이 원인일 수도 있다. 학생이 흉통을 호소할 경우, 호흡을 돕는 파울러 체위로 침대에 눕히고 안정을 취하게 한 뒤 증상이 완화 혹은 악화되는지 관찰해야 한다. 활력 징후를 자주 정기적으로 측정하되, 특히 혈압과 맥박의 변화에 주목해야 한다. 원인을 알 수 없는 흉통이 수분 이상 지속되고 강도가 점점 심해지거나 학생의 의식 수준, 활력 징후, 정서 상태가 점차 악화된다고 판단되면 응급 상황일 수 있으므로 즉시 의료 기관으로 이송될 수 있도록 조치해야 한다.

4-4-3. 신경계 응급 간호

(1) 실신

실신은 뇌의 혈액 순환에 장애가 생기거나 중추 신경 이상으로 인해 일시적으로 의식을 잃는 상태를 말한다. 일시적으로 뇌로 가는 혈류의 양이 줄어들어 생기는 실신의 원인은 낙상이나 그 밖의 외상, 일사병, 감염병으로 인한 혈압 저하 등이 있다. 중추 신경 이상으로 실신이 일어나는 경우는 낙상, 뇌진탕, 교통사고 등의 외상을 입거나 선천적인 중추 신경의 기저 질환이 있을 때이다.

학교 현장에서 학생들이 실신하는 경우는 일사병으로 인한 것이 가장 흔하고 그밖에는 외상이나 감염에 의한 것일 수 있다. 이밖에도 특별한 원인 없이 갑자기 눈앞이 캄캄해지면서 의식을 잃는 경우도 있으며 특히 여자 고등학교에서 빈번하게 발생한다. 드물지만 외상에 의한 실신인 경우 외상의 정도를 사정하기 전에는 함부로 학생을 이동하는 것은 이차적 중추 신경 손상을 일으킬 수 있으므로 금물이다. 외상없이 일사병으로 실신한 학생은 안전하고 서늘한 곳으로 옮겨 안정을 취하게 해야 한다. 보통은 실신 후 십여 초 이내에 스스로 깨어나게 되나 깨어난 후 바로 움직이려고 하면 몸을 잘 가누지 못할 수도 있다.

실신에서 깨어난 뒤에도 한동안은 안정을 취하고 누워있도록 하는 것이 좋다. 중추 신경 이상으로 인한 실신은 미주 신경에 장애가 있을 수 있으므로 기립경 검사를 통해 이를 판별해 낼 수 있다.

(2) 경련

경련은 몸의 일부, 혹은 전체가 불수의적으로 떨리는 증상을 말한다. 전신의 경련은 뇌전증(Epilepsy), 뇌종양, 중독, 전염병, 히스테리, 그 밖에 뇌의 신경 전달에 장애가 생길 때 나타날 수 있다. 부분적인 경련의 원인은 말초신경 또는 근육의 외상, 염증, 혈액 순환 장애 등이 있다.

① 전신 경련의 증상

경련의 응급 상황은 전신적 경련이 있는 경우이다. 뇌전증에 의한 경련인 경우가 흔하다. 전신 경련은 경련이 있기 수분 수초 전에 눈앞에 뿌옇게 변하고, 기분이 좋지 않으며, 두통, 구역질과 같은 전구 증상이 있을 수 있다. 이러한 전구 증상을 호소하는 경우 주변에 다칠만한 가구를 없애고 안전한 환경을 만들어 주는 것이 중요하다. 전신 경련은 의식이 혼미해 지고 사지가 경직되거나 뒤틀리면서 전신의 근육이 불수의적으로 떨린다. 근육은 단단하게 경직되며 수초에서 수분까지 경직된 상태가 지속된다. 호흡 곤란이 있고, 음식물을 먹고 있었을 경우 질식할 가능성도 있으므로 주의해야 한다.

② 전신 경련의 처치

평소 뇌전증을 가진 학생의 경우 필요한 약물을 복용하고 건강한 생활 습관을 가지는 것이 중요하지만, 막상 전신 경련이 생기면 경련 직전에 경련을 방지할 방법은 없다. 따라서 대상자가 경련의 전구 증상을 호소할 때는 재빨리 주변 환경을 안전하게 해 주는 것이 좋다. 전신 경련을 시작할 때 넘어져 뇌진탕 등의 이차적 손상이 생기지 않도록 주의해야 한다.

경련하는 동안에는 기도가 막히거나 호흡이 힘든 상황이 아닌지 확인하고 저농도 산소를 공급해준다. 경련이 끝날 때까지 지속적으로 관찰한다. 경련이 끝나면 잠시 쉬게 하고 의식이 돌아왔는지를 확인 한 후, 활력 징후를 측정하여 혈압 외 지표들이 정상인지 사정해야 한다. 대상자는 깊은 수면에 들어갈 수도 있고, 의식이 돌아오더라도 심한 피로감을 호소할 수도 있으므로 대상자에게 안전한 환경임을 주지시키고 편안하게 휴식을 취할 수 있도록 돕는다. 물을 조금 마시게 하는 것이 안위를 높여 줄 수 있다.

병력이 없는 최초의 경련은 응급 병원 의뢰하고 병력이 있는 경우에도 5분 이상 지속되는 경우는 응급 의뢰 한다(Chapter 10의 경련 요보호자 환자 관리 참조).

4-4-4. 안과 응급 간호

안과 응급 상황으로는 둔탁한 것에 눈동자를 정면으로 강타당하거나 날카로운 것에 찔리는 경우가 있다. 둔탁한 것에 눈동자를 맞은 경우, 상체를 약간 상승시킨 자세를 취해주는 것이 안압 상승을 막아주기 때문에 바람직하다. 외상 상황을 상세하게 파악하고, 현재의 통증, 의식 수준, 출혈 여부, 시력 정도, 동공과 각막 상태 등을 사정하는 것이 필요하다. 지금은 별다른 증상이 없더라도 안구를 강하게 강타당한 경우에는 의료 기관으로 이송하여 상세하게 검사하여 추후 후유증을 예방하는 것이 좋다.

안구에 날카로운 것이 깊게 박힌 경우에는 제거하지 말고 응급실로 이송하는 것이 좋다. 이물질이 들어가거나 물질에 각막이 쓸려 눈을 뜰 수 없을 경우 역시 응급실에 가서 추가적인 검사를 통해 각막과 동공, 렌즈, 시신경 등에 이상이 없는지 확인해 두는 것이 좋다.

- 응급 이송이 필요한 눈의 외상
  - 이물질이 금속 가루로 의심되는 경우
  - 눈, 머리, 얼굴의 심한 손상이 있는 경우
  - 갑작스러운 시력 소실이 있는 경우
  - 부분적인 시력 소실이 있는 경우(망막 손상, 망막 혈관 폐쇄 등 의심)
  - 갑작스러운 복시, 동공 변화가 있는 경우

출처: 서울시교육청. (2010). 보건교사를 위한 건강 관리 핸드북.[57]

그림 10-35. 응급 이송이 필요한 눈의 외상

4-4-5. 손상 및 사고 응급 간호

(1) 출혈

① 출혈의 종류와 특성

학교 환경에서 가급적 학생들의 외상 발생을 최소화해야 하지만 불가피하게 피부 통합성이 파괴되어 출혈이 있는 경우에는 가급적 빠르게 지혈을 하는 것이 가장 중요하다. 둔탁한 물체에 부딪혔을 경우에는 부분적으로 조직이 깊이 손상되는 반면 피부 표면의 출혈은 그리 심하지 않은 것이 특징이다. 그러나 날카로운 물체에 좌상을 입을 경우 다량의 혈액이 분출되어 나오는 심한 출혈이 동반될 수 있다.

② 출혈의 처치

출혈이 발생한 경우, 가까이에 있는 깨끗한 거즈, 솜, 수건, 옷가지 등으로 출혈 부위를 지혈이 되도록 압박하는 것이 일차적 처치이다. 개방 상처가 조직의 원초 형태대로 잘 접합되어 지혈되면 조직의 회복이 빠르겠지만, 그보다 더 중요한 것은 처음 솟아오르는 피가 다량으로 분출되지 않도록 일단 지혈을 위한 압박을 시작하는 것이다.

일단 압박을 한 부분에 눈으로 보이는 출혈이 더 이상 없는 경우, 대상자의 의식을 확인하고, 안정을 취하게 한다. 이후 상처를 심장보다 높게 올려 혈액의 흐름이 줄어들도록 하는 것이 좋다. 그런 후에 압박하고 있는 지혈대를 잠시 떼어 다시 피가 스며 나오기 전에 빠르게 상처의 상태를 확인한다. 좌상이나 열상의 깊이, 모양, 출혈 정도를 파악하면 보건실에서 지압하여 회복할 수 있는 정도인지, 아니면 표피와 진피, 근육까지 절단되어 외과적 봉합이 필요한 상태인지 판단할 수 있다.

심한 개방형 상처가 아닌 경우에는 3분에서 10분 정도 강하게 압박하면 지혈되는 경우가 많으므로 이러한 상처는 압박 드레싱을 붙여준다. 압박 드레싱은 솜이나 거즈를 부피감이 있게 접어 지혈해야 하는 곳에 대고 압박을 가한 후 표면에 일자로 반창고를 붙이는 드레싱을 말한다. 이렇게 일자로 반창고를 붙이면 거즈의 부피만큼 상처 부위를 압박하게 되어 지혈의 효과를 극대화할 수 있다.

(2) 두부 손상

두부 손상의 응급 상황은 뇌진탕이 의심되는 정도의 강도로 머리에 외상을 입고, 의식 수준에도 변화가 있으며, 출혈을 동반하는 경우이다. 두부 손상 환자 상태를 사정하여 응급 상황이라고 판단되면 즉시 응급 이송하고 가급적이면 체위를 변형시키지 않은 상태에서 출혈이 있는 지를 사정해야 한다. 출혈이 있는 경우는 지혈이 우선적으로 이루어져야 하며, 동시에 학생의 의식 수준을 사정해야 한다. 우선 이름을 호명하여 반응이 있는지 확인하고, 반응이 있으면 가장 아픈 부분을 말하도록 하여 다친 부위를 파악하는 것이 좋다.

- 의식 장애
- 국소 신경 장애가 있는 경우
  - 읽기, 쓰기, 말하기, 이해하는데 문제
  - 감각이 떨어짐, 균형 감각 떨어짐, 허약감, 시력 변화, 비정상적인 반사, 걸음걸이에 문제, 불안정하거나 달라진 행동
- 두개골 의심 증상
  - 코, 귀, 상처에서 출혈 혹은 CSF가 있을 때
  - 심한 두피 찰과상 혹은 혈종
- 사고 전 후에 대한 기억 상실
- 지속적인 두통, 구토, 경련
- 중증도 이상의 사고인 경우
  - 1m 이상 혹은 5계단 이상에서 떨어진 경우
  - 자동차 사고
- 응고 장애 병력이 있는 경우
- 목의 통증, 몸의 손상, 목을 움직이지 못하는 경우

출처: 서울시교육청. (2010). 보건교사를 위한 건강 관리 핸드북.[57]

그림 10-36. **응급 이송이 필요한 두부 손상 사정 내용**

4-4-6. 정신건강 응급 간호

학교에서의 정신건강 응급 상황은 학생들이 자살을 시도하거나 또는 시도하고자 하는 의도를 표현했을 때가 가장 시급한 경우이다. 그 밖에도 우울감, 불안, 스트레스, 외로움, 집단 따돌림, 학교 내 폭력 등 정신건강의 위해 요소들은 다양하다. 학생들이 가지는 정서 상태는 다양하더라도 학생이 도움이 필요한 경우는 학생들이 스스로 행복하다고 느끼지 않고 정서적 문제가 부정적인 방향으

로 점차 강화되고 있을 때이다. 학생들이 정서적으로 안정된 상태에서 학교생활을 하고 있는지 다각도로 사정하고 관심을 두어야 하는 학생들을 선별하여 지속적으로 정서적 간호를 제공해 준다.

자살을 시도했거나 시도하려는 의도를 표출한 경우에는 경하게 취급하지 말고 학생과 면담하여 필요한 전문적인 도움을 받도록 조치하여야 한다.[62]

자살은 충분히 예방이 가능하며 1차 시도에서 성공하지 못한 사람은 재차 시도할 확률이 높고, 누구나 자신의 자살 의도를 주변에 알린다. 또한 심한 삶의 고통이 있거나 격앙된 감정 상태, 극심한 스트레스 상황 등에 처한 사람들이 자살 위험이 높은 것으로 알려졌다. 적절한 조치로는 자살을 시도하려는 의도를 밝혔거나 의도가 의심되는 경우, 가족이나 주변 사람들에게 빨리 알려서 함께 대상자를 돕도록 해야 한다. 또한 대상자가 혼자 있게 하지 않도록 하는 것이 바람직하고 자살을 시도할 수 있을만한 환경을 피하고 자살 도구를 없애도록 해야 한다. 무엇보다 대상자 자신이 삶에 대한 의지를 재확인 할 수 있도록 전문가 상담, 정신과적 약물치료, 주변 사람들의 정서적 지지 등이 필요하다.

4-4-7. 아나필락시스 응급 간호

(1) 정의와 증상

아나필락시스는 아나필락틱 쇼크라고도 하며 특정한 물질에 대해 몸이 과민한 반응을 일으키는 것을 말한다. 기침, 재채기, 손발의 저린 느낌, 입이 부어오르는 증상이 초기 증상이며, 구토, 발진, 빈맥, 소양증 등이 나타나기도 한다. 즉시 조치를 취하지 않으면 호흡 곤란, 저혈압, 의식소실과 전신 다장기 부전으로 이어져 사망에 이르기도 한다.

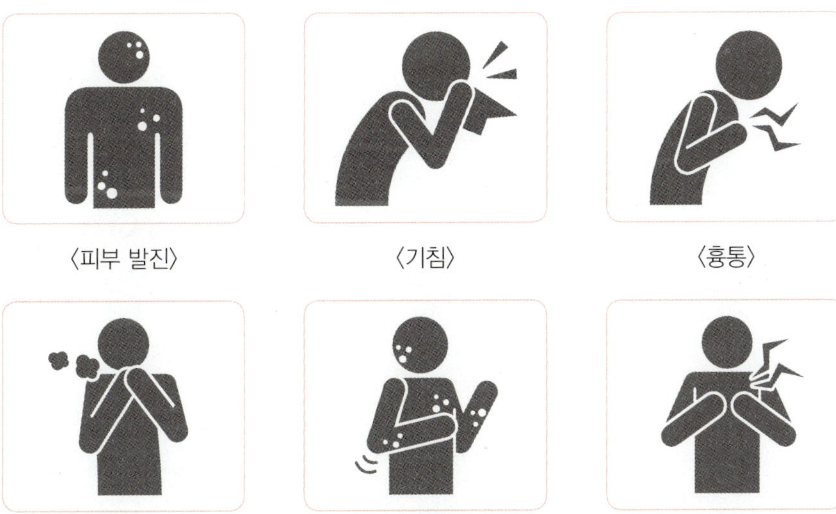

〈호흡 곤란〉 〈소양증〉 〈빈맥〉

그림 10-37. **아나필락시스 증상**

(2) 조치

아나필락시스를 예방하기 위해서는 알레르기 반응을 일으키는 음식이나 약물에 대한 정보를 학생별로 상세하게 파악해 두어야 한다. 평소 특정 식품을 섭취하면 호흡이 가빠지고 입 주변이 부어오르는 느낌이 있거나, 특정 약물을 섭취하거나 바를 때 두드러기나 가려움증이 있었을 경우에는 보건교사에게 알리도록 해야 한다.

특정 물질에 아나필락틱 쇼크를 일으키는 것과 아토피 피부염이나 알레르기성 비염을 일으키는 것은 대상자가 경험하는 증상 측면에서는 매우 상이하다. 그러나 특정 물질에 대한 신체의 과민반응이라는 측면에서는 본질적으로 같은 기전으로 발현되는 것이므로, 평소 알레르기성 반응을 잘 일으키는 학생들은 반응하는 물질과 식품을 보건교사가 자세하게 파악하고 있는 것이 좋다.

알레르기 반응을 잘 일으키는 성분으로는 땅콩, 해산물, 곤충의 독, 독초, 자외선, 냉기(찬바람) 등이 있다. 아나필락시스가 나타났을 경우, 가까운 의료 기관으로 즉시 학생을 이송하여 에피네플린과 항히스타민제, 스테로이드, 혈압 상승제 등으로 치료해야 하고, 빠르게 이송하여 치료하면 회복이 가능하다. 야외 활동을 즐기는 사람들은 비상 상비약으로 에피네플린 자가 주사제를 준비하여 야외에서 벌에 쏘이거나 독초에 아나필락시스 반응을 보일 때 사용하면 유용하다(Chapter 10의 식품 알레르기 환자 관리 참조).

참고 문헌

1) 서울특별시교육청. 손에 잡히는 보건업무 관리. 서울: 서울특별시교육청; 2016. p. 94.

2) 서울특별시식품안전과. 식품 알레르기 교육 및 급식 관리 매뉴얼. 서울: 서울특별시식품안전과; 2010.

3) 교육부. 식품 알레르기 교육 참고자료. 세종: 교육부; 2106. p. 34.

4) 안효섭 외. 홍창의 소아과학. 서울: 미래엔; 2016. p. 1220-1243.

5) 방경숙 외. 아동간호학. 서울: 정담미디어; 2014. p. 343-345.

6) 대한천식알레르기학회, 대한소아알레르기호흡기학회, NSCR. 한국천식진료지침. 서울: 대한천식알레르기학회 · 대한소아알레르기호흡기학회 · 근거창출임상연구국가사업단; 2015.

7) 방경숙 외. 아동간호학. 서울: 정담미디어; 2014. p. 346-349.

8) 경기도 아토피 · 천식 교육정보센터: 스페이서 사용법 [Internet]. 경기: 경기도 아토피 · 천식 교육정보센터. [cited 2017 July 17]. Available from: http://e-allergy.org/.

9) 안효섭 외. 홍창의 소아과학. 서울: 미래엔; 2016. p. 1241.

10) 방경숙 외. 아동간호학. 서울: 정담미디어; 2014. p. 450-451.

11) 안효섭 외. 홍창의 소아과학. 서울: 미래엔; 2016. p. 1079.

12) 방경숙 외. 아동간호학. 서울: 정담미디어; 2014. p. 511-517.

13) 방경숙 외. 아동간호학. 서울: 정담미디어; 2014. p. 486-490.

14) 임상진료지침 정보센터: 소아청소년기 당뇨병 [Internet]. 서울: 임상진료지침 정보센터; 2017 [cited 2017 July 10]. Available from: http://guideline.or.kr/guideline/guide/contents.php?number=34&F_sid=842/.

15) 김금순 외. 기본간호학. 경기: 수문사; 2013. p. 642-646.

16) Hinz B, Cheremina O, Brune K. Acetaminophen(paracetamol) is a selective cyclooxygenase-2 inhibitor in man. The FASEB Journal. 2008;22(2):383-390.

17) Drugs.com. Acetaminiphen dosage: Usual pediatric dose for fever [Internet]. [cited 2017 August 25]. Available from: https://www.drugs.com/dosage/acetaminophen.html.

18) Drugs.com. Ibuprofen dosage: Usual pediatric dose for fever [Internet]. [cited 2017 August 25]. Available from: Ibuprofen Dosage: Usual Pediatric Dose for Fever. (2017). Drugs.com. Retrieved from https://www.drugs.com/dosage/ibuprofen.html.

19) KIMS의약정보센터: 지르텍 [Internet]. 서울: KIMS의약정보센터. [cited 2017 August 25]. Available from: https://www.kimsonline.co.kr/drugcenter/search/totalSearch/%EC%A7%80%EB%A5%B4%ED%85%8D.

20) KIMS의약정보센터: 액티피드 [Internet]. 서울: KIMS의약정보센터. [cited 2017 August 25]. Available from: https://www.kimsonline.co.kr/drugcenter/search/totalSearch/%EC%95%A1%ED%8B%B0%ED%94%BC%EB%93%9C.

21) KIMS의약정보센터: 모드코정 [Internet]. 서울: KIMS의약정보센터. [cited 2017 August 25]. Available from: http://www.kimsonline.co.kr/drugcenter/search/druginfo/OCKDSTB0D0L.

22) KIMS의약정보센터: 씨콜드노즈정 [Internet]. 서울: KIMS의약정보센터. [cited 2017 August 25]. Available from: http://www.kimsonline.co.kr/drugcenter/search/druginfo/ODWPSTBBSGD.

23) KIMS의약정보센터: 리나치올 [Internet]. 서울: KIMS의약정보센터. [cited 2017 August 25]. Available from: http://www.kimsonline.co.kr/drugcenter/search/druginfo/OHADSCH0A9J.

24) KIMS의약정보센터: 뮤코팩트 [Internet]. 서울: KIMS의약정보센터. [cited 2017 August 25]. Available from: http://www.kimsonline.co.kr/drugcenter/search/druginfo/OBRISTB0AAK.
25) KIMS의약정보센터: 코프시럽에스 [Internet]. 서울: KIMS의약정보센터. [cited 2017 August 25]. Available from: http://www.kimsonline.co.kr/drugcenter/search/druginfo/OYHYSSY00N4.
26) KIMS의약정보센터: 소화기계 약물명 다수 [Internet]. 서울: KIMS의약정보센터. [cited 2017 August 25]. Available from: http://www.kimsonline.co.kr/drugcenter/search/druginfo/OKBGSPDBRWG.
27) 양선희 외. (핵심)기본간호수기. 서울: 현문사; 2015.
28) 송경애 외. (최신)기본간호학(하). 경기: 수문사; 2014.
29) Sloane PD, Slatt LM, Ebell MH, Jacques LB. Essentials of family medicine. Philadelphia: Lippincott Williams & Wilkins; 2002. p. 547-562.
30) 질병관리본부국가건강정보포털: 복통 [Internet]. [cited 2017 August 25]. Available from: http://health.cdc.go.kr/health/Main.do.
31) Smucny J, Epling J. Abdominal pain. In: Sloane PD, Slatt LM, Ebell MH, Jacques LB, editors. Essentials of family medicine. Philadelphia: Lippincott Williams & Wilkins; 2002. p. 241-258.
32) KIMS의약정보센터: 부스코판 당의정 [Internet]. 서울: KIMS의약정보센터. [cited 2017 August 25]. Available from: http://kimsonline.co.kr/drugcenter/search/druginfo/OBRISTB0AT2.
33) Ebell MH. Sore throat. In: Sloane PD, Slatt LM, Ebell MH, Jacques LB, editors. Essentials of family medicine. Philadelphia: Lippincott Williams & Wilkins; 2002. p. 727-738.
34) 서울대학교병원신체기관정보: 피부기관 [Internet]. [cited 2017 August 25]. Available from: http://search.snuh.org/search/search.jsp.
35) KIMS의약정보센터: 포비돈 요오드 [Internet]. 서울: KIMS의약정보센터. [cited 2017 August 25]. Available from: http://kimsonline.co.kr/drugcenter/generic/geninfo/GPVD0.
36) KIMS의약정보센터: 과산화수소수 [Internet]. 서울: KIMS의약정보센터. [cited 2017 August 25]. Available from: http://kimsonline.co.kr/drugcenter/search/druginfo/ONMMLLEBWRZ.
37) Chilcott M. Would dressing. In: Pfenninger JL, Fowler GC, editors. Procedures for primary care. 3rd ed. Philadelphia, PA: Elsvier; 2010. p. 278-284.
38) Marolf GA. Ankle and foot splinting, casting, and taping. In: Pfenninger JL, Fowler GC, editors. Procedures for primary care. 3rd ed. Philadelphia, PA: Elsvier; 2010. p. 1247-54.
39) 조경숙 외. 성인간호학. 서울: 현문사; 2013. p. 105-107.
40) 조경숙 외. 성인간호학. 서울: 현문사; 2013. p. 841-872.
41) 서울아산병원질환백과: 아토피성 피부염 2016 [Internet]. [cited 2017 August 25]. Available from: http://www.amc.seoul.kr/asan/healthinfo/disease/diseaseDetail.do?contentId=31519.
42) 위키백과사전: emergency 2017 [Internet]. [cited 2017 July 10]. Available from: https://en.wikipedia.org/wiki/Emergency.
43) Blum AB, Murray RD, Gereige RS, Grant LM, Lamont JH, Magalnick H, et al. Medical emergencies occurring at school. Pediatrics. 2008;122(4):887-894.
44) 응급의료에 관한 법률 시행규칙, 제2조제1호 별표 1. 일부 개정 2017. 5. 30.

45) Tuck CM, Haynie K, Davis C. Emergency preparedness and response in the school setting: The role of the school nurse Washington: National Association of School Nurses 2011 [Internet]. [cited 2017 January 2]. Available from: https://www.nasn.org/PolicyAdvocacy/PositionPapersandReports/NASNPositionStatementsFullView/tabid/462/smid/824/ArticleID/117/Default.aspx.

46) 서울특별시교육청. 2017년 보건교육 및 학생건강증진 계획. 서울: 서울특별시교육청; 2017.

47) Hazinski MF, Markenson D, Neish S, Gerardi M, Hootman J, Nichol G, et al. Response to cardiac arrest and selected life-threatening medical emergencies: the medical emergency response plan for schools. A statement for healthcare providers, policymakers, school administrators, and community leaders. Pediatrics. 2004;113(1):155-168.

48) 학교보건법 시행규칙, 교육부령 제107호 제2조. 일부 개정 2016. 9. 1.

49) Pontius D, Bobo N, Doyle J, Tuck C. Emergency equipment and supplies in the school setting. NASN School Nurse. 2012;27(3):172-5.

50) Bittenbender P, Nortier N, Obrien C, Oosterheert J, Smoes J. Emergencies happen, MERTs to the rescue! NASN School Nurse. 2009;24(6):268-278.

51) Cagginello J, Blackborow M, Porter J, Disney J, Andresen K, Tuck C. Unlicensed assistive personnel in the school setting: Position statement Washington: National Association of School Nurses 2006 [Available from: https://www.nasn.org/PolicyAdvocacy/PositionPapersandReports/NASNPositionStatementsFullView/tabid/462/ArticleId/21/Delegation-Nursing-Delegation-to-Unlicensed-Assistive-Personnel-in-the-School-Setting-Revised-June-2.

52) 학교보건법 시행규칙, 교육부령 제39호. 일부 개정 2017. 7. 7.

53) 서울특별시교육청. 학교 심폐소생술 등 응급처치교육 계획. 서울: 서울특별시교육청; 2017. p. 2-3.

54) Flaherty EA. Emergency preparedness: School nurses leading the way. NASN School Nurse. 2013;28(4):192-6.

55) 이수영 외. 응급처치의 이해. 서울: 기문사; 2005.

56) 김춘미 외. 지역사회보건간호학. 경기: 수문사; 2017.

57) 서울특별시교육청. 보건교사를 위한 건강관리 핸드북. 서울: 서울특별시교육청; 2010. p. 130-137.

58) 김금순 외. 기본간호학. 경기: 수문사; 2013. p. 545-562.

59) 대한적십자사: 응급처치(심폐소생술)교육 [Internet]. 서울: 대한적십자사. [cited 2017 August 25]. Available from: http://www.redcross.or.kr/education_safety/education_safety_emergency.do?action=eduApply.

60) 김금순 외. 기본간호학. 경기: 수문사; 2013. p. 319-334.

61) 김금순 외. 기본간호학. 경기: 수문사; 2013. p. 746.

62) 국립정신건강센터: 자살예방가이드 [Internet]. 서울: 국립정신건강센터. [cited 2017 August 25]. Available from: http://www.ncmh.go.kr/index.jsp.

63) 번영순 외. 기본가나호학 1 제6판. 서울: 계축문화사; 2014.

참고 법률

응급의료에 관한 법률 시행규칙 제2조제1호 별표1

학교보건법 시행규칙, 교육부령 제107호. 일부 개정 2016. 9. 1.

학교보건법 시행규칙, 교육부령 제39호. 일부 개정 2014. 7. 7.

참고 사이트

Drugs.com https://www.drugs.com/

질병관리본부 국가건강정보포털 http://health.cdc.go.kr/

KIMS 의약정보센터 https://www.kimsonline.co.kr/

대한뇌전증학회 http://www.kes.or.kr/

위키백과 https://en.wikipedia.org/

서울대학교병원 신체기관정보 http://search.snuh.org/search/search.jsp

CHAPTER 11

정신건강 문제 관리

1. 정신건강에 대해 설명한다.
2. 문제 행동 유형과 개입 방법을 설명한다.
3. 정신건강 상담 및 연계 방법을 설명한다.
4. 학교정신건강증진사업 실시 방법을 안다.

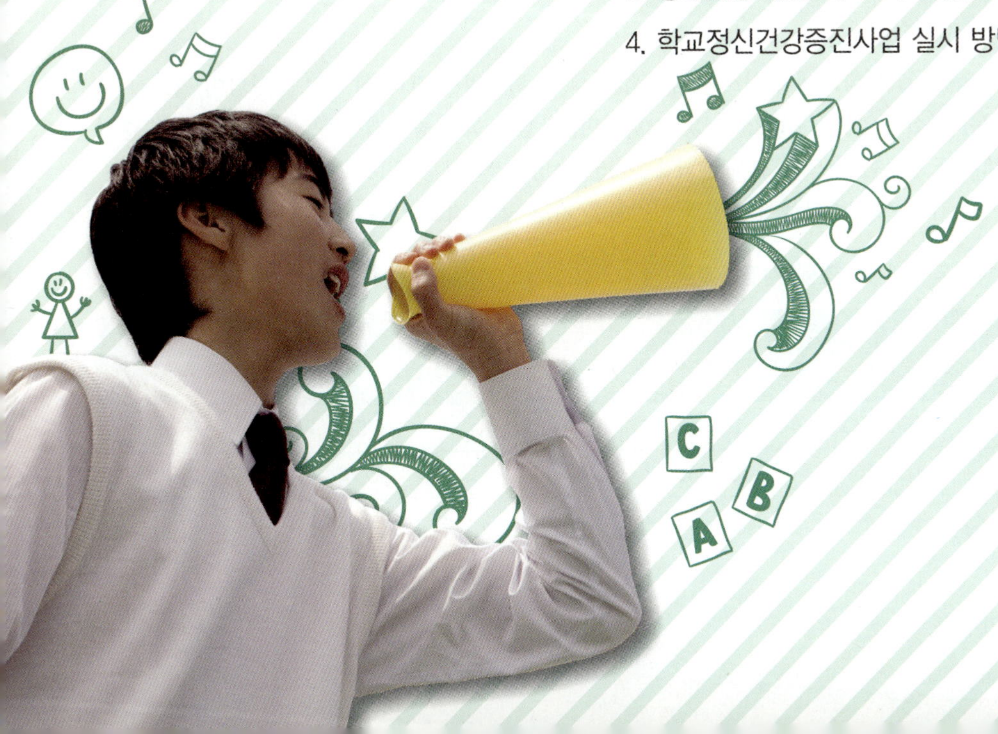

XI

정신건강 문제 관리

1 아동 · 청소년 정신건강의 이해

1-1. 아동 · 청소년 정신건강의 현황 및 필요성을 설명한다.
1-2. 정신건강의 개념을 설명한다.
1-3. 아동 · 청소년 정신건강의 위험 신호를 판단한다.

1-1. 학교 정신 보건의 현황 및 필요성

정신건강 문제는 다양한 분야에서 점차 주요한 문제로 대두되고 있다. 특히, 아동 · 청소년의 정신건강 문제의 다양성과 심각성은 우리나라를 비롯해 전 세계적으로 주목받고 있다. 아동 · 청소년 시기는 사회성 발달과 정체성 확립 등 정신건강 발달에 결정적 시기이며 이 시기의 정신건강 문제 및 정신 장애는 성인기의 다양한 문제로 전개될 수 있다. 초 · 중 · 고 과정에서 나타나는 정신건강 문제는 최근 사회 변화에 따라 더욱 증가 하고 있다. 우울 및 불안과 같은 정서적 문제는 물론 학습과 관련한 어려움, 술 · 담배를 비롯해 최근 증가하고 있는 인터넷 중독, 청소년 비행과 같은 품행 문제와 자살 등 그 범위와 폭은 점점 심각해지고 다양화 되고 있다. 대부분의 아동 · 청소년은 학교 현장에서 많은 시간을 보내고 있기 때문에 아동 · 청소년 정신건강 문제에 대한 학교의 역할과 기능이 더욱더 강조되고 있다.

우리나라 초 · 중 · 고등학교에서 실시한 학생정서 · 행동특성검사 결과[1]에 따르면 상담이 필요할 것으로 분류되는 '관심군' 학생은 152,640명(7.2%)이며, 관심군 학생 중에서 자살 생각 등 위험 수준이 높아 우선 조치가 필요한 것으로 조사된 학생은 46,104명(2.2%)인 것으로 나타났다. 또한, 초 · 중 · 고 학생 중 사춘기 시기인 중학생이 정서적 어려움을 가장 많이 겪고 있는 것으로 나타났다.

표 11-1. 2013년도 학생정서·행동특성검사 결과

구분	검사 실시 학생 수(명)	관심군		우선 관리	
		학생 수(명)	비율(%)	학생 수(명)	비율(%)
초	898,585	30,685	3.4	6,529	0.7
중	597,489	65,840	11.0	20,744	3.5

고	623,888	56,115	9.0	18,831	3.0
합계	2,119,962	152,640	7.2	46,104	2.2

* 관심군: 검사결과 기준점 이상으로 학교 내에서 지속 관리와 전문 기관(병 · 의원, Wee 센터, 정신건강증진센터 등) 의뢰 등 2차 조치가 필요한 학생 포함
* 우선 관리: 관심군 중 긴급 조치를 요하는 학생 등 문제 심각성이 상대적으로 높아 전문 기관에 우선 의뢰가 필요한 학생

표 11-2. **초·중·고 학생별 정서·행동 특성 현황**

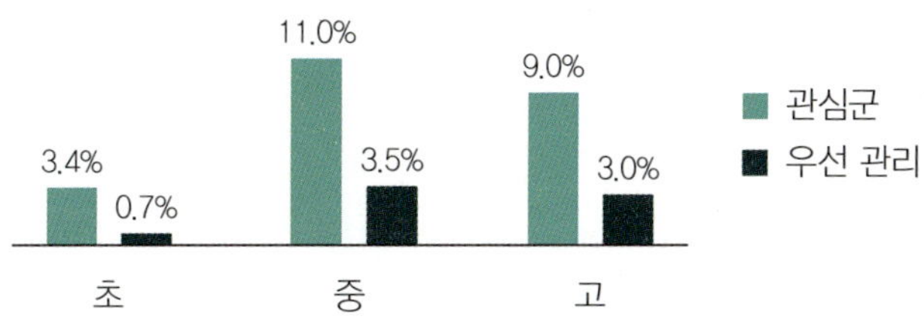

* 관심군: 중 11.0%(65천 명) > 고 9.0%(56천 명) > 초 3.4%(30천 명)
* 우선 관리: 중 3.5%(20천 명) > 고 3.0%(18천 명) > 초 0.7%(6천 명)

질병관리본부에서 실시한 청소년건강행태조사 결과에 따르면, 청소년(13~18세)의 스트레스 인지율은 43.7%로 성인(만 19세 이상)의 스트레스 인지율 27.1%보다 높은 수준이며, 청소년의 자살 생각률은 18.9%로 이 또한 성인의 자살 생각률 15.0%보다 높게 나타났다. 청소년의 우울감 경험률도 38.8%로 성인의 우울감 경험률 12.7%보다 높게 나타났다.[2)]

학교는 친구, 교사, 선후배 등 가족 이외의 새로운 사회적 관계를 맺어나가는 공간이며 학교 과정에서 다양한 경험들을 하기 때문에 학생들의 발달 과정 및 정신건강에 대한 학교의 기능과 역할이 매우 중요하다고 할 수 있다. 해외에서도 학교 정신 보건에 관한 많은 노력들이 이루어지고 있는데 미국은 국가 차원의 학교보건정신보건사업을 실시하고 있다. 또한 통합 학교보건 프로그램을 실시하여 영양 및 체육, 보건교육, 상담 서비스 등과 함께 정신 보건 서비스와 사회 복지 서비스를 공급하고 있다.[3)] 1980년대 후반부터 학교 기반 보건 센터(School Based Health Center)를 활용하여 학교 중심의 정신건강 서비스를 제공해 왔으며 Expanded School Mental Health Program 사업은 모든 학생들에게 정신건강 평가와 치료 서비스를 제공한다. 호주의 「마음의 문제(Mindmatters) 프로그램」은 학교의 모든 교사가 학생정신건강증진사업에 참여하여 안전하고 지지적인 학교 환경을 제공하고 학생과 교사의 상호 작용을 촉진하도록 한다. 「마음의 문제 프로그램」을 통해 학생들이 의사소통 기술, 도움 요청 기술, 문제 해결 기술 등을 향상시킬 수 있도록 하는 것을 목표로 하며 정규 교육 과정 안에서 정신건강 교육이 수행되도록 하고 있다.[2)] 그 밖의 캐나다, 영국 등 여러 나라에서 학교 중심의 정신건강 증진을 위한 정책을 마련하여 조기에 정신건강 문제를 개입하고 예방할 수 있도록 힘쓰고 있다. 우리나라도 국민건강증진종합계획[4)]을 통해 아동 · 청소년의 자살 시도율 감소, 스트레스 인지율 감소, 고위험 인터넷 사용자율 감소, 흡연 및 음주율 감소, 흡입제 등 약물 사용 경험률 감소 등 학생의 정신건강 증진에 관한 국가적 목표를 설정하고 있다.

학교보건에 있어서 정신건강 문제를 다뤄야 하는 중요한 이유는 좀 더 빠른 시기에 정신건강을 증진시킴으로써 학생의 문제 해결 능력, 적응 능력 등을 높여 정신건강 문제를 예방할 뿐만 아니라, 정신건강 문제를 조기에 발견하여 적절한 조치를 취함으로써 보다 심각한 문제로 진행하는 것을 막는데 있다. 우리나라 아동 · 청소년들은 일반적으로 12년이라는 기간 동안 많은 시간을 학교에서 보낸다. 아동 · 청소년들에게 학교는 긍정적이든 부정적이든 다양한 상호 작용을 경험하는 곳이기 때문에 가정에서 발견되지 않는 문제들이 학교 현장에서 두드러지게 나타날 수 있다. 그렇기 때문에 정신건강에 관한 학교의 역할을 여러 차례 강조해도 결코 지나치다고 할 수 없다.

1-2. 정신건강의 이해

1-2-1. 정신건강의 정의

세계보건기구(World Health Organization, 이하 WHO)는 건강을 '신체적 · 정신적 · 사회적 안녕 상태'로 정의한다. 건강은 질병이나 질환이 없을 뿐 아니라 자신과 환경에 대해 즐기고 만족하는 상태이다. 더불어 정신건강(Mental Health)이란 단지 정신적 장애가 없는 상태를 말하는 것이 아니고 자신의 잠재적 가능성을 인지하고, 삶의 정상적인 스트레스에 대처할 수 있으며, 생산적이고 효과적으로 일할 수 있어 그들이 생활하고 있는 지역사회에 기여할 수 있는 안녕(Well-Being) 상태로 정의된다. 미국 정신위생위원회에서는 정신건강을 '모든 종류의 개인적 · 사회적 적응을 포함하며 어떠한 환경에도 대처해 나갈 수 있는 건전하고(Wholesome), 균형있고(Balanced), 통합적인(Integrated) 성격의 발달'이라고 정의하는 한편, 정신 위생(Mental Hygiene)의 개념을 적용하여 정신건강을 유지하기 위한 적극적이고 실천적인 자세를 강조하고 있다. 따라서 정신건강이라고 하는 것은 단순히 정신적 질병 상태 뿐 아니라 일상생활을 잘 유지해 나가기 위한 능력과 사회적 관계의 유지, 더 나아가서는 그러한 것들을 유지해 나가기 위한 노력까지를 포함한다고 볼 수 있다.

1-2-2. 정상과 이상의 개념[5)]

정신건강에 대한 포괄적 개념에도 불구하고 대체로 건강 또는 정상이란 말은 이상 또는 비정상과 대비해서 사용되는 말로 이해되고 있다. 건강과 이상 혹은 정상과 비정상에 대한 개념은 어떤 관점에서 보느냐에 따라 달라질 수 있으며 관점에 따른 접근 방법 또한 달라질 수 있다. Offer & Sabshin은 정상에 대한 4가지 관점을 다음과 같이 설명하고 있다.

(1) 건강하면 정상이다(Normality as Health)

의사들은 전통적으로 건강(Health)을 정상(Normal)과 동일하게 간주해왔다. 즉, 병적인 증상이 없어야 정상이라는 것이다.

(2) 이상적인 상태가 정상이다(Normality as Utopia)

"사람이라면 마땅히 그래야 한다."는 관점으로 성격적으로 원만한 조화를 이루고, 하고 싶은 욕구를 큰 좌절이 없이 적절하게 충족하는 상태, 그래서 최상의 기능 발휘를 하는 것을 정상이라고 본다.

(3) 보통(평균)이 정상이다(Normality as Average)

보통 사람 안에 들어가야 즉, 다수에 포함되어야 정상이라고 본다. 통계적 관점으로 바라본 것.

(4) 성장과 변화가 있어야 정상이다(Normality as Process)

시간의 경과에 따라 성장하고 변화해야 정상이라는 것이다. 발달학적 관점에서 바라본 정상의 정의다.

1-2-3. 건강 상태, 고위험군, 정신 질환에 대한 개념

아동 · 청소년을 대하는데 있어 폭넓은 관점에서 이해하고 접근하는 것이 필요하다. 반면, 정신건강 문제의 개념을 이해하기 위해서는 병리적 관점에서 살펴볼 필요가 있다.

건강상태를 나타내는 개념으로 생태학적(Ecological) 모형의 틀 속에서 영유아 및 아동들의 긍정적 정신건강(Positive Mental Health)을 나타내는 몇몇 지표들이 제시되고 있다. 예를 들어 자아 개념(Self-Concept), 자기 효능감(Self-Efficacy), 자긍심(Self-Esteem), 내성(Resilience), 힘 키우기(Empowerment), 대처 기술(Coping Skills) 등이다. Mahler & Walters는 생태학적(Ecological) 모형을 기반으로 영유아 및 아동들의 긍정적 정신건강(Positive Mental Health)을 나타내는 지표를 개인적 속성뿐 아니라, 부모를 포함한 가정, 지역사회, 더 넓은 범위에서 국가나 전 세계적 요소들을 포함하여 제시하고 있다.

표 11-3. **긍정적 아동 정신건강 지표의 예**

구분	내용
개인	소속감(Sense of Belonging), 자긍심, 연대성(Engagement), 자기 결정(Self-Determination), 조절(Control), 삶의 질(Quality of Life), 내성, 힘 키우기
가족	부모의 정신건강, 폭력으로 부터의 자유, 가족 응집력(Family Cohesion), 부모-자녀 애착, 적절한 양육, 안전의 제공, 안정된 환경(Secure Enviornment)
지역사회	안전한 지지적 환경, 자기 가치 및 기술의 발전을 촉진시켜줄 사회적 및 교육적 환경의 질, 아동 권리의 존중, 평등과 정의를 증진시킬 정책의 존재, 아동의 보호, 폭력 및 따돌림의 최소화
국가	평등 및 부모의 사회 참여, 아동에 관한 사회적 가치 부여 및 보호, 통합적 및 지지적 아동 공공 보건 정책, 아동 정신 보건에 관한 강력한 법적 토대, 아동 정신 보건에 대한 적절한 자원 배분

출처: Tilford S. (2006). Mental Health Promotion: A Lifespan Approach.[6]

정신건강 고위험(At the Risk-State) 시기는 정신건강의 문제가 시작되는 시기라고 할 수 있다. 누구나 스트레스(Distress)로 인한 고통을 경험할 때, 생각하고 지각하는 방식에 뭔가 어려움이 생길 수 있는데 보통 수면, 기분의 변화, 사회적인 고립, 행동과 신체의 변화 등을 경험하게 된다. 이 같은 어려움은 시간이 흐르면서 혹은 적절한 관리를 통해 이전 상태로 회복될 수도 있지만, 일부에서는 안타깝게도 이 경험이 지속되고 점점 악화되어 정신 질환으로 전개되기도 한다.

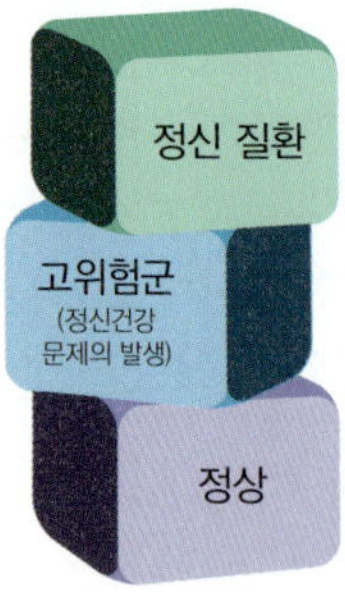

그림 11-1. **정신 질환, 고위험군, 정상군의 흐름**

정신 질환은 일반적으로 사고와 정서, 행동 등 정신적인 상태의 변화로 인해 역할 수행의 기능 장애를 초래하는 경우이며 임상적으로 의미 있는 행동적 · 심리적 증후군이다. 뇌의 기능 혹은 기능 부전에서 문제가 발생하고, 이는 대상자에게 디스트레스나 장애, 혹은 둘 모두를 야기한다. 정신과적 질환의 원인은 명확하지 않으며 생물학적 개체 요인과 사회, 심리적 환경 요인이 상호 복합적으로 일어나는 장애라고 할 수 있다. 정신건강과 정신 질환이 연속선의 양극단에 있는 것이라고 할 수는 없다. 다만, 이러한 접근은 어떤 상태도 다른 것과 분리되어 존재하는 것이 아니라는 것을 이해하는데 유용하다.

1-2-4. 아동 · 청소년 발달 특성 및 과제

(1) 학령기(6~12세)

학령기 아동의 신체적 성장과 발달은 완만하고 지속적이다. 학령기 아동의 신체적 성장은 자아의 발달을 촉진시키고, 대인 관계에 영향을 미치며, 정서 발달과 지적 발달에 큰 영향을 준다. 정서적 발달은 주위 환경 및 다른 사람과의 상호 작용 방식에 의해 많은 영향을 받으며 인격 발달과 깊은 연관을 맺는다. 지식과 기술을 연마하는 과정에서 스스로 일을 성공적으로 해냈다는 자신감, 효능감과 만족감을 얻는 것이 중요하다. 학령기는 합리적으로 대처할 수 있는 자아가 발달하는 시기이며, 이와 더불어 자아존중감이 발달되는 중요한 시기이다. 부모와의 관계가 중요하지만 또래 집단이 중심이 되는 시기이기도 하다. 친구들과 교우 관계를 통해 사회성을 높일 뿐만 아니라 단체 의식을 기르고 규율과 법을 준수함으로써 장차 사회생활을 해나가는 중요한 기초를 닦는다. 이 시기는 인지적 발달과 더불어 도덕성이 발달하게 되는데 학령기 초기에는 옳고 그름에 따라서 행동하고, 학령기 후기에는 여러 관점을 참작하여 판단하게 된다. 정신적으로 건강한 아동은 학습, 학교생활 등을 자신의 능력 안에서 해낼 수 있고 적절하게 놀이를 즐기며, 가족 및 친구와의 관계를 원만하게 맺을 수 있다. 그러나 이러한 발달 과제가 잘 이루어지지 못 할 때 다양한 정신건강 문제가 발생할 수 있다.

(2) 청소년기(12~18세)

청소년기는 아동기에서 성인기로 전환해 가는 과도기적 상태로 급격한 신체적 · 정신적 · 사회적 변화가 일어난다. 신체적으로 몸이 급격히 성장하는 성장 급등(成長急騰: Growth Spurt)현상과 성호르몬의 분비로 인한 성(性)적 성숙이 나타난다. 정신적으로 감수성이 예민해지고, 감정 변화의 폭이 매우 크며, 신체적 성숙과 정신적인 미성숙 사이에서 오는 불균형으로 심각한 갈등과 혼란을 겪기도 한다. 사회적으로는 또래 집단의 인정을 받고자 하는 욕구가 매우 강하며 자기가 속한 집단에 의해 자신을 정의하고자 한다. 또래 집단의 경험을 통해 조직 활동의 경험을 배우게 되며 이는 성인기 사회적 활동의 기초가 된다. 또한 이성 관계에 대한 관심이 증가하게 되는데 집단 활동을 통해 이성에 대해 이해하고 이성과 사귀는 것을 배우게 된다. 집단 소속감에 대한 강한 욕구와 부모로부터의 독립 욕구가 강하게 나타나며, 스스로 의사 결정을 하려는 자주성의 성향을 느끼게 된다.

1-2-5. 아동 · 청소년의 정신건강 영향 요인[7)]

정신건강 문제의 위험 인자와 보호 인자는 개인적 요인과 가족 및 지역사회 등 사회적 요인으로 구분할 수 있다. 개인적 요인으로써의 위험인자는 유전적 요인, 성, 저체중 출생, 언어 장애, 만성 질환, 낮은 지능과 같은 생물학적인 요인 외에 아동학대 혹은 방임과 같은 환경적 요인도 포함된다. 유전적인 요인 등 생물학적 요인과 관계가 깊은 정신건강 문제는 전반적 발달 장애, 자폐증, 조현병, 양극성 장애, 그리고 주의력결핍과잉행동장애(ADHD) 등을 들 수 있다. 그리고 부모의 불화, 부모의 정신 질환 혹은 범죄, 대가족 등 사회 · 심리적 요인들은 품행 장애와 반사회적 행동 장애에 영향을 미칠 수 있다. 빈곤은 직접적으로 아동의 정신건강 문제를 직접적으로 일으킨다고 볼 수는 없으나 부모의 정신 및 행동에 문제가 있을 가능성과 아동학대를 증가시킬 수 있다는 점에서 간접적으로 영향을 미친다. 한편 보호인자가 충분히 작용될 때 정신건강 문제를 예방할 수 있으며 문제가 발생하더라도 최소화 시킬 수 있다.

표 11-4. **아동 정신건강 문제의 위험 인자와 보호 인자**

	위험 인자	보호 인자
개인	• 유전적 요인 • 성 • 저체중 출생 • 언어 장애 • 만성적인 신체 질환 • 낮은 지능 • 아동 학대 혹은 방임	• 긍적적인 기질 • 높은 지능 • 사회적 역량(Competence) • 신앙
가족	• 심각한 결혼 생활의 불화 • 낮은 사회 경제적 수준 • 대규모 가족 • 아버지의 범죄 • 어머니의 정신 질환 • Foster Care 입소	• 소규모 가족 • 부모와의 상호 지지적 관계 • 형제자매와의 우호적 관계 • 부모의 적절한 규율과 감독
지역사회 및 사회	• 폭력 • 빈곤 • 지역사회 해체 • 부적절한 학교 • 차별	• 성실한 학교생활 • 보건 및 복지 서비스 제공 • 사회적 연대

출처: U. S. Department of Health and Human Services(1999). Mental Health: A Report of the Surgeon General. Rockville, M. D.: U. S. Department of Health and Human Services.

1-3. 아동 · 청소년의 정신건강 위험 신호

1-3-1. 학령기 정신건강 위험 신호

(1) 학업의 어려움

학교 성적의 갑작스러운 저하, 열심히 함에도 불구하고 성적이 안 좋을 때

(2) 심한 걱정과 불안

등교, 수면, 연령에 맞는 활동 참여에 지장을 주는 정도의 불안

(3) 우울의 신호

무표정, 사람과 어울리기를 싫어함

(4) 행동 조절의 어려움

과다 활동, 꼼지락거리기, 보통 놀이 시간을 넘어선 지속적 움직임

(5) 지나친 공격성

지속적 반항 또는 공격성, 권위자에 대한 도발적 반항, 설명할 수 없는 잦은 생떼

(6) 입맛의 급격한 변화

식욕 상실/증가, 체중 저하/증가, 이물질을 먹는 행동

(7) 성적인 행동 변화

지나친 자위행위, 과다 노출

(8) 수면 문제

과다 수면, 불면증, 지속적 악몽, 야뇨증

1-3-2. 청소년의 정신건강 위험 신호

- 친구 관계의 어려움, 집중과 학업의 어려움(예: 학교 성적의 뚜렷한 저하)
- 심한 걱정과 불안(예: 지나친 시험 불안), 짜증, 작은 화와 분노 폭발
- 혼자 또는 집단으로 하는 비행
- 지속적 반항 또는 공격성
- 입맛과 체중의 급격한 변화
- 담배, 술, 약물, 인터넷 등의 지나친 사용, 무단결석, 잦은 지각, 가출 등
- 수면의 장애(예: 과다 수면, 불면증, 지속적 악몽)

1-3-3. 발달 단계에 따른 정신건강 문제

(1) 학령전기

유뇨증(오줌싸개) 및 유분증(똥싸개), 지적 장애(정신 지체)와 스펙트럼 장애, 반응성 애착 장애, 발달성 언어 장애, 사회 의사소통 장애 등

(2) 학령기

등교 거부(분리 불안, 우울증, 무단결석과 품행 장애 등이 관련), 학교 부적응, 학습 부진(정상 지

능을 가진 아동이 학습을 따라가지 못하는 경우), 학습 지진(지적 장애 또는 특정 학습 장애: 읽기 장애, 쓰기 장애, 산술 장애), 학교 내 폭력

(3) 청소년기

품행 장애, 강박 장애, 우울 장애, 주의력결핍과잉행동장애(ADHD), 불안 장애 등

2 아동 · 청소년의 주요 정신건강 문제 및 개입 방법

2-1. ADHD에 대한 개념과 개입 방법을 이해한다.
2-2. 우울 장애에 대한 개념과 개입 방법을 이해한다.
2-3. 불안 장애에 대한 개념과 개입 방법을 이해한다.
2-4. 적대적 반응 장애와 품행 장애에 대한 개념과 개입 방법을 이해한다.
2-5. 조기 정신증에 대한 개념과 개입 방법을 이해한다.
2-6. 인터넷 게임 장애에 대한 개념과 개입 방법을 이해한다.
2-7. 외상과 스트레스 반응에 대한 개념과 개입 방법을 이해한다.
2-8. 자살 문제에 대한 개념과 개입 방법을 이해한다.

2-1. 주의력결핍과잉행동장애(ADHD, Attention-Deficit/Hyperactivity Disorder)

2-1-1. 개념의 이해

학령전기 및 학령기 아동들에게서 가장 일반적으로 나타나는 정신과적 장애로서, 지속적인 주의력 결핍(Inattention) 및 과잉 행동(Hyperactivity), 충동성(Impulsive) 등의 증상을 보이며, 아동의 정상적인 학교생활 및 가정생활에 큰 지장을 초래하는 장애이다. Polanczyk 등(2007)은 전세계 유병률 연구를 종합하여 ADHD 유병률을 5.29%로 보고하였다.[8] 국내의 연구 결과를 보면, 2,672명의 아동 · 청소년을 대상으로 정신 장애 유병률을 조사한 결과 ADHD로 의심되는 대상이 13.25%로 나타났다.[9]

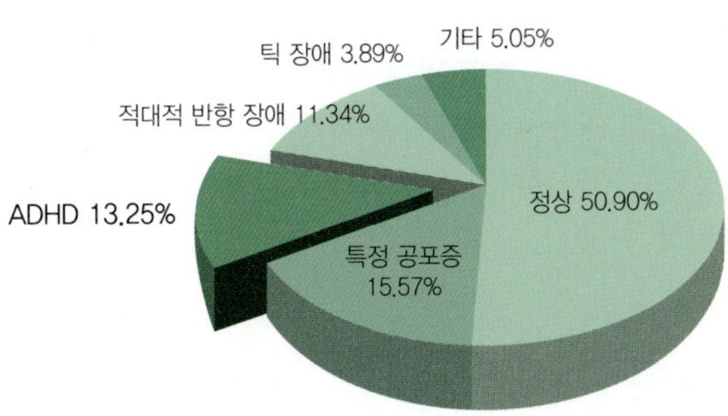

출처: 서울시정신건강복지센터 · 서울대병원 소아정신과. (2005). ADHD 유병률 역학조사.[9]

그림 11-2. **서울시 소아·청소년 정신 장애 유병률 연구 결과**

ADHD의 정확한 원인은 아직 명확하게 밝혀져 있지 않다. 부모의 자녀 양육 태도, 생애 초기 경험, 사회 경제적 여건 등의 환경 요인 등, 다양한 가설이 제기되어 왔으나 가장 근본적인 것은 뇌의 신경 생물학적 요인이 더 결정적인 것으로 알려져 있다. 신경 생물학적 요인 중에서도 신경 화학적인 원인론이 가장 많이 주목 받고 있는데 대뇌 전두부 및 후두부의 주의력 체계를 관장하는 도파민 등의 신경 전달 물질이 부족하거나 이상이 있을 경우 ADHD가 유발된다는 견해가 지배적이다. 이와 더불어 ADHD는 신경 화학적인 요인 이외에도 신경 해부학적, 유전적, 신경 심리학적인 요인들이 서로 다른 대뇌 영역에서 유기적으로 연결되어 발생하게 되는 것으로 알려져 있다. 주의력 결핍 과잉 활동 장애는 제대로 치료하지 않으면 우울, 불안 장애가 합병증으로 올수 있으며 청소년기에는 비행, 약물 중독으로, 성인기에는 반사회적 인격 장애로 이어질 가능성이 높다고 보고되고 있다.

2-1-2. 증상 및 특성

(1) 증상

① 과잉 행동

과잉 행동은 ADHD의 핵심 증상 중 하나로서 안절부절, 꼬무락거림, 불필요한 몸 움직임 등이 흔하게 나타난다. 무언가를 계속 만지작거리거나 가만히 앉아있어야 할 상황에서 잠시도 가만히 있지 못한다. 상황에 맞지 않게 지나치게 뛰어다니거나, 아무데나 기어오르고, 일을 조용하고 차분하게 하지 못한다. 마치 무언가에 쫓기는 사람처럼 보이고 지나치게 수다스럽게 말하기도 해서 어떤 계획과 목적을 가지고 행동하는 것이 아니라 정신없이 뭔가를 하는 것처럼 보인다. 청소년과 성인의 과잉 행동 증상은 안절부절못하고 조용히 앉아서 하는 활동을 잘 하지 못하는 양상을 보이며, 아동기에 비해 다소 줄어든다.

② 주의 산만

주어진 과제를 수행하기 위해 주의력을 지속하는 것을 힘들어하며, 무시해야 하는 자극에 쉽게 주의가 산만해진다. 특히, 재미없고 지루하고 반복적인 과제 수행(예: 혼자 하는 숙제, 자습, 심부름 등)에서 특히 두드러진다. 예를 들어 공부를 하다가도 밖에서 무슨 소리가 들리면 곧바로 일어나 밖으로 나가고, 공부하던 것은 잊어버린다. 흔히 다른 사람의 요청이나 지시에 따라 일을 하지 못하는데, 이는 지시를 이해하지 못하거나 반항적인 성격 때문이 아니라 부주의하기 때문이다. 사회적 상황에서도 대화 내용이 자주 바뀌고 다른 사람의 말에 귀를 기울이지 못하며, 대화에 전념하지 않아 다른 사람을 기분 나쁘게 만든다. 이 같은 주의 산만은 학령전기에 주의 집중이 덜 요구되기 때문에 과잉 행동이나 요구가 많은 것으로 간과되다가 청소년기가 되면 두드러진다. 주의 산만은 학습 부진과 2차적인 동기 저하를 유발할 수 있다.

③ 충동성

충동성은 성급하게 말하거나 행동하는 것이다. 지시가 끝날 때 까지 기다리지 않고 재빨리 반응하는 것으로 나타나는데, 대개 부주의한 실수를 초래하는 경우가 많다. 충동성에 문제가 있는 아동은 질문이 채 끝나기도 전에 성급하게 대답하고, 자기 차례를 기다리지 못하고, 사회 · 학업 · 직업 장면에서 장해를 초래할 정도로 다른 사람의 활동을 방해하고 간섭한다. 이들은 조심성이 없고 주변 상황을 주의 깊게 살피지 않으며, 지금 당장 원하는 것을 하거나 손에 넣으려 한다. 결과적으로

ADHD 아동은 잘 다치거나, 물건을 잘 망가뜨려 주변 사람들로부터 부정적인 소리를 듣는 경우가 많다. 주의 집중 결함이나 충동은 친구들과의 상호 작용에 부정적인 영향을 미치게 된다. 이를테면 이들은 다른 사람에게 말할 기회를 주지 않고 남의 말을 중간에서 끊고 자기 얘기만 한다. 또 다른 사람의 활동을 간섭하고 자신과 관련 없는 일에까지 끼어든다. 점차 친구들과의 상호 작용이 줄어들게 되고 이로 인해 사회성에 결함이 나타난다. ADHD 아동이 또래들과 상호 작용을 많이 하더라도 결국은 싸우거나, 방해하기, 못살게 굴기 등 부정적인 행동으로 이어져 또래에게 더 많은 따돌림을 당하기도 한다. 청소년기에는 사소한 일로 쉽게 남과 싸우거나 가출하고, 본드나 마약을 복용하기도 하며, 오토바이를 타고 폭주를 하거나 성적인 문제를 일으키기도 한다.

(2) 특성

ADHD 증상을 보이는 아동의 약 1/3 정도는 정상 발달의 과정으로 돌아갈 확률이 있다. 하지만 많은 경우에 학교, 사회, 가정에서 지속적인 부적응 현상을 나타낸다. 특히 책임감 회피, 과제 불이행 등이 심해지고 20~30% 정도가 고등학교 진학에 실패하는 경험을 하게 되며 다음과 같은 특성을 보인다.

- 훨씬 많이 축적된 대인 관계의 실망과 좌절
- 대인 관계 어려움에 대한 보다 민감한 알아차림
- 형제자매와 또래와의 '차이'에 대한 보다 민감한 알아차림
- 더 낮은 자기존중감과 자긍심
- 중학교에 다니기 시작하면서 교육 경험에 대한 커다란 좌절
- 중학교에 다니기 시작하면서 더 확실해진 산만성
- 훨씬 커진 학업량과 좌절
- 훨씬 커진 학업 실패와 중도 탈락 위험성
- 과잉 행동-충동적 행동으로 인해 더 커진 법적 처벌 위험성
- 부모 좌절에 대한 훨씬 더 많은 부정적 경험
- 부모 및 가족 폭력에 대한 훨씬 더 큰 위험
- 반항 장애, 품행 장애, 우울, 불안 등의 높은 공존 장애 위험성

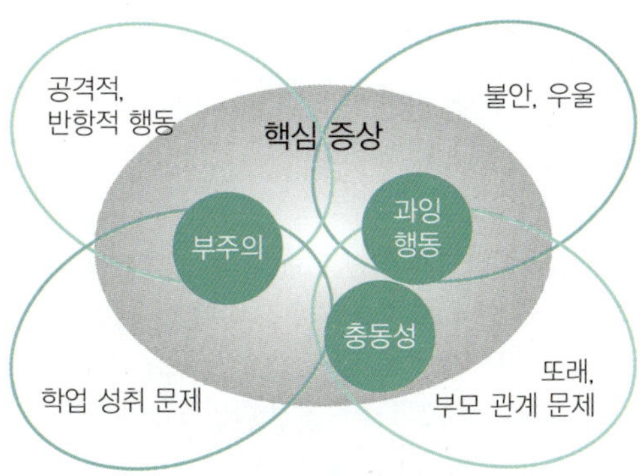

그림 11-3. ADHD 핵심 증상 및 기타 문제

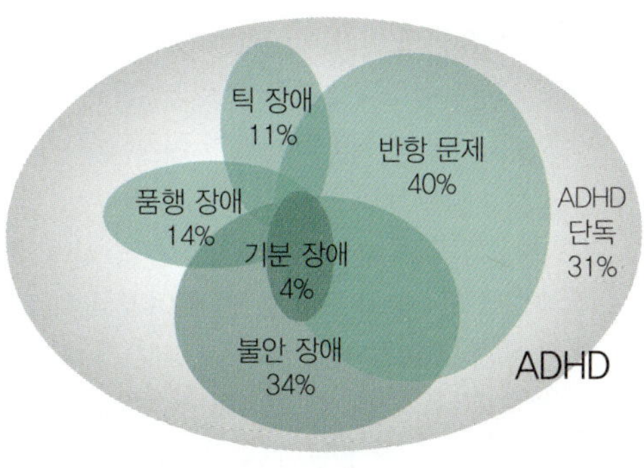

그림 11-4. ADHD와 공존 질환

출처: MTA Cooperative Group. (1999). Moderators and mediators oftreatment response for children with attention deficithyperactivity disorder.

2-1-3. 치료 및 지도

ADHD 아동에 대한 적절한 치료 및 도움을 제공하기 위해서는 무엇보다도 명확한 진단이 이루어져야 한다. 조금 산만하다고 해서 무조건 ADHD로 규정하거나 낙인화 해서는 안 된다. 또한 ADHD는 만성적이고 전반적 영역에서 문제가 발생하기 때문에 치료적 접근도 장기적이고 포괄적이며 아동의 성장에 따라서 유연하게 대처해야 한다. ADHD의 치료에서는 약물치료와 인지 행동 치료, 부모 및 가족 상담, 사회 기술 훈련 등과 같은 비약물치료가 상호 보완적으로 적용된다.

(1) 약물치료

ADHD에 대한 약물치료에 대해 거부적인 부모가 있는가 하면 공부 잘하는 약으로 오인하는 경우도 있다. 약물치료는 ADHD아동의 70~80% 정도에서 매우 효과가 있는 것으로 알려져 있다. 일반적으로 집중력 강화제(중추 신경 자극제)가 주로 사용되는데 ADHD 치료제의 이러한 집중력 개선 효과로 인해 '머리 좋아지는 약, 공부 잘하는 약' 으로 오인하는 경우가 있어 미국소아청소년정신의학회 및 국내 소아청소년정신의학회의 「ADHD 치료 권고안」에서는 적절한 진단 과정을 통해 진단된 ADHD 아동 · 청소년에게만 이 약물을 사용하도록 권고하고 있다.

(2) 비약물치료

① 보호자 상담 및 교육

아동의 ADHD 특성으로 인해 가정 내에서 부모가 겪는 스트레스는 매우 크며 잘못된 양육으로 인해 증상을 더욱 악화시킬 수 있다. 부모 상담이나 훈련은 아동의 비행 및 공격성을 비롯한 2차적 증상을 감소시키는데 도움이 될 수 있으며 부모와의 갈등을 감소시키고 긍정적인 상호 작용을 촉진시켜준다.

❖ ADHD 부모 교육 자료의 예시[11)]

• 아이와 함께 공부하기
집중력이 떨어지는 아이들은 부모와 함께 있는 것만으로 산만한 행동이 줄어들게 된다. 그리고 아이가 한눈을 팔지 않고 집중하면 바로 칭찬하고 격려해 주시면 기쁜 마음으로 더욱 집중하려고 노력하는 아이를 볼 수 있다.

• 산만한 요인을 줄이기
아이의 방에 아이의 집중을 흐트러뜨릴 수 있는 것들이 산재해 있지는 않은가? 되도록 이면 시각적으로 안정감을 가질 수 있도록 주변을 정리해주시고 소음이 차단 될 수 있도록 해준다.

• 눈을 보고 말하기
산만하고 주의가 부족한 친구들은 다른 사람이 이야기 할 때 집중하기가 어렵다. 눈을 보고 명료한 말로 쉽게 설명해야 하고 또한 한 번에 여러 가지를 말하기 보다는 한 번에 하나만 말한다. '가방을 방에 놓고 손 씻고 옷 갈아입으렴' 보다는 '가방을 놓고 나와라', '손을 씻는 게 좋을 것 같구나', '옷을 갈아입으렴' 으로 하나의 말에 한 가지를 수행하도록 도와준다. 성공에 대한 칭찬까지 곁들인 다면 스스로 알아서 행동하는 아이들을 만날 수 있다.

• 잠재력을 키우기
ADHD 친구들이 산만하기만 한가? 아니다. 아이들은 기발하고 창의적인 생각과 상상력이 풍부하다. 이런 장점을 충분히 살릴 수 있도록 해주면 된다.

② 교육적 개입

아동 · 청소년의 대부분은 학교에서 보내는 시간이 많기 때문에 학교 현장에서 가장 많은 문제가 발생한다. 따라서 교사가 적절하게 행동 치료적 접근을 할 수 있도록 해야 한다. 미국에서는 법으로 모든 학교에서 ADHD 아동에 대한 특별한 관심을 기울여 교육할 것을 규정하고 있다.

❖ ADHD 교사 교육 자료의 예시[12)]

- 학교에서 ADHD 아동의 부주의 증상 극복을 도울 수 있는 방법들
  - 주의가 분산되지 않도록 조용한 자리를 제공하고, 산만하지 않도록 책상 주위 환경도 선정한다.
  - 소음이 덜한 곳이 주의 집중에 도움이 된다.
  - 수업 시간에 해야 할 바람직한 행동을 구체적으로 제시한다.
  - 애매하지 않고 간결하고 분명한 지시가 도움이 된다.
  - 시행하기 전에 지시 따라 말하기 등이 지시를 기억하는데 도움이 되며 지시를 따른 후에 손, 머리 등 이해 신호를 약속해 두는 것도 좋다.
  - 복잡한 일은 작은 조각으로 나누어 지시를 하며, 필요한 경우 1~2분 단위로 과제를 확인하고 다음 것을 진행하도록 안내한다.
  - 수업 중 주의 유지가 되고 있는지 자주 점검한다.
  - 주의가 분산된 상태일 때 다시 집중할 수 있는 단순한 신호(눈을 보면서 책상을 두드리기, 손가락 신호 등)를 정한다.
  - 아이의 학습 스타일에 맞춰주는 것이 좋다(예: 시험이나 과제를 시간제한 없이 중간 중간 쉬면서 하는 것이 도움이 되는 학생 등).
  - 일을 끝낼 수 있는 전략을 수립한다(예: 쉽고 어려운 과제를 적절히 배치).
  - 준비물을 잘 적어두고 필요한 물건은 장소마다 마련해 두는 것이 좋다.
- 학교에서 ADHD 아동의 과잉 행동 증상의 극복을 도울 수 있는 방법들
  - 움직여도 되는 적절한 시간과 장소를 찾거나 대안을 제시하여 준다. 예를 들어 팔다리 대신 손가락을 움직이도록 하거나, 교무실에 심부름을 보내거나, 수업 중 유인물을 배부하거나, 책을 옮기는 등 움직일 수 있는 시간을 준다. 또는 자율 학습 시간에는 수업 중 자리에서 일어나는 것을 허용하여 서서 공부하도록 할 수 있다.
  - 대안적이고 보다 집중 가능한 활동을 제안한다. 즉, 작은 공을 쥐어 주거나, 만지작거릴 수 있는 물건을 이용하도록 제안한다.
  - 순서가 아닐 때 말하지 않도록 하는 신호를 정하고 이를 사용하여 순서를 지키도록 도와준다.
  - 수업에서 각 활동 시작 전에 해야 할 것에 대한 구체적인 목표를 분명히 하는 것이 좋다.
  - 방해되는 행동에 대한 별도의 개입 방법을 고안한다. 즉, 줄 서기가 어려운 학생의 경우 대안으로 특정 장소 혹은 친구와 함께 있기를 시도할 수 있고, 차례 지키기가 어려운 경우 대안으로 숫자를 1부터 5까지 세어 보도록 하는 방법 등이 있다.

③ 인지 행동 치료 및 사회 기술 훈련

인지 행동 치료는 문제 행동에 내재해 있는 인지 과정을 훈련하는 치료법으로 인지 행동 치료에는 자기 조절 훈련, 자기 지시 훈련, 문제 해결 능력 증진 기법, 사회 기술 훈련 등이 포함된다.[13)] 현재 ADHD 아동을 대상으로 하는 사회 기술 훈련들은 대부분 인지 행동 치료의 기법을 적용하고 있다. 사회 기술 훈련이 ADHD 아동에게 필요한 이유는 ADHD 아동의 경우 충동성과 과잉 행동으로 인해

또래 관계에서 어려움을 경험하게 되기 때문이다. ADHD 아동은 대체로 사회성이 저하되어, 나이에 비해 어리게 행동하기 쉽고 또래 관계 기술이 부족한 경우가 많으므로 이런 프로그램을 통하여 익힌 기술을 실제 생활에 적용하도록 도와준다. 아동의 행동 문제가 일상생활에 큰 지장을 준다면, 스스로 행동을 조절할 수 있도록 준비물 챙기기, 생활 계획 세우기 등의 습관을 만들어 가도록 도와준다. ADHD 아동을 위한 사회 기술 훈련 프로그램은 지시/규칙 지키기, 함께 어울려 지내기, 협력하기, 문제 해결 및 분노 조절, 무시하기, 도움 청하기, 감정 느끼기/표현, 피해 나가기, 결과 수용 등의 내용을 포함하는데, 이러한 내용들은 ADHD 아동이 집단 상황에서 일반적으로 나타내는 사회적 관계에서의 부적응과 또래 관계에서의 부정적 피드백 등을 예방, 치료하는데 효과적일 수 있다. 특히 인지행동 치료에서 주로 사용하는 책략인 자기 지시 훈련, 행동하기 전에 잠시 멈추고 생각하기(Stop & Thinking Method), 역할 연기 등을 사용하여 인지적 책략을 훈련시켜 효과를 높일 수 있다.[14)]

2-2. 우울 장애

2-2-1. 개념의 이해

사람은 누구나 우울하거나 슬픈 감정을 느끼곤 한다. 하지만 우울 장애는 정상적인 범주를 넘어 지나치게 심한 상태로 의욕을 상실한 채 무능감, 고립감, 허무감, 죄책감, 자살 충동 등에 사로잡히며 이러한 상태가 일정 기간 이상 지속되어 개개인의 삶에 커다란 지장을 일으키는 일종의 기분 장애이다. 아동 · 청소년기의 우울 장애 발생 빈도는 성인보다 덜 명확하게 알려져 있다. 하지만 그동안 시행된 여러 연구들을 보면 주요 우울증(MDD; Major Depressive Disorder)의 경우 아동은 2%, 청소년은 4~8%의 발생 빈도로 추정되고 있고, 기분 부전증(경우울증; Dysthymic Disorder)은 대략 아동 0.6~1.7%, 청소년은 1.6~8.0%의 빈도를 보고하고 있다. 성별에 따른 빈도는, 아동(사춘기 이전)의 경우 남녀비가 1:1로 거의 동일한데, 청소년기가 되면 성인과 유사하게 여성이 남성에 비해 약 2:1의 비율로 높게 발생한다.[15)] 아동 · 청소년의 경우 명확한 우울감이나 생리적 증상은 보이지 않은 채 과민한 기분이나 과다 행동, 비행, 공격성, 신체적 호소로 위장되어 나타나는 가면성 우울증이 흔하므로 적대적 반항 장애나 품행 장애와 혼돈되기도 한다.

아동 · 청소년의 우울 장애가 생기는 원인은 성인에서와 마찬가지로 유전적인 경향성, 뇌신경의 특성 등 생물학적 요인이 중요하다고 알려져 있는데, 이에 못지않게 중요한 것은, 조기 부모 상실, 만성적 가족 내 갈등, 학대와 방임의 가족적 요인과 학업 스트레스 등의 스트레스 요인들이다. 특히 약 60~70%가 우울증에 선행하여 상실을 경험하는 것으로 보고되고 있다.[16)]

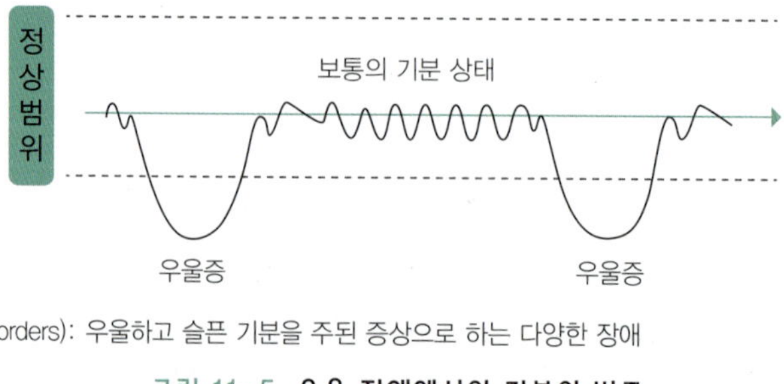

* 우울 장애(Depressive Disorders): 우울하고 슬픈 기분을 주된 증상으로 하는 다양한 장애

그림 11-5. **우울 장애에서의 기분의 범주**

2-2-2. 증상 및 특성

(1) 아동 · 청소년 우울 증상의 특징[17]

① 우울한 기분

기본적인 핵심 증상으로 슬프고 울적하고 비관적이다. 불유쾌한 기분도 있을 수 있고, 청소년들에게는 예민하고 짜증스럽기(Irritable Mood)도 하다. 또한 정상적으로 즐거워야할 때도 즐거움을 느끼지 못한다.

② 식욕이나 수면의 어려움

입맛이 없어 식욕이 없고 체중이 감소하는 경우가 많다. 반대로 너무 지나치게 먹어서 체중이 느는 수도 있다. 우울증에서는 불면증이 예외 없이 동반하는데, 잠이 들기도 어렵고, 잠이 들더라도 중간에 자주 깨기를 잘하고, 새벽에 일찍 잠이 깨서 뒤척이는 수가 많다. 식욕과 마찬가지로 보통의 우울증과 반대로, 항상 피곤해서 계속 눕고만 싶고 잠이 많다는 경우도 있다. 운동이나 활동량도 저하되고 자꾸 처지거나, 혹은 지나치게 안절부절못하기도 한다.

③ 정신 운동 저하

아무에게도 말을 건네지 않고 몇 시간씩 가만히 앉아있거나 허공을 바라보고 있기도 한다. 대화를 한다고 해도 귀찮다는 듯이 겨우 몇 마디만 하고, 내용도 빈약하고, 말소리도 느릿느릿하다. 그러나 반대로 안절부절못하여 매우 신경질적이 되고, 심하게 짜증을 내기도 한다. 특히 청소년들은 이 같은 증상이 심하여 우울증보다는 오히려 다른 증상으로 오인되는 수가 있다. 심하면 한자리에 오래 있지를 못하여 서성대기도 한다. 이같이 운동 기능이 저하하면서 의욕도 떨어지고 에너지도 감소하여 쉽게 피곤함을 느끼게 된다.

④ 생각과 사고의 저하 및 장애

'나는 더 이상 쓸모가 없다.', '나는 아무 것도 할 수가 없다. 내가 살아서 가족들 짐이 된다.', '모든 것이 내 잘못으로 정말 죄가 많다.' 등의 무가치한 생각, 죄책감이 가장 흔하다. 자신감이 없기 때문에 일을 피하게 되고, 학교나 직장을 그만두려고 한다. 실제로 집중력이 떨어지고, 생각이 저하되며, 기억력도 감소한다. 따라서 평소 잘하던 것도 수행 능력이 떨어진다. 극단적인 경우가 바로 죽음과 자살에 집착하는 것으로 '차라리 내가 없어지는 것이 모든 사람을 위한 길이다.' 라고 하면서 자살을 생각하거나, 심지어 실행에 옮기기도 한다. 더 심한 경우에는 '너 같은 놈은 차라리 죽어버려라.' 와 같은 환청이 나타나거나, '내가 몹쓸 병에 걸렸다. 내가 과거에 큰 죄를 저질러 그것을 회개해야 한다.' 와 같은 죄책감이나 허무감이 주제가 되는 망상까지도 나타나는 수가 있다. 청소년들에서는 이 같은 일종의 정신병적 상태(특히 환청)가 약 절반(40~70%)까지도 나타난다.

⑤ 그 외

분리 불안, 공포증, 여기저기 아프다고 하는 신체 증상 호소, 일탈 행동들이 아동 · 청소년기 우울증에서 흔히 나타날 수 있다.

(2) 연령에 따른 우울 증상의 변화

① 영유아기(0~1.5세)

부모와 오래 떨어져있거나, 양육자가 자주 바뀌는 경우 발생할 수 있으며 다른 원인으로는 어머니의 우울증으로 양육 태도가 따뜻하지 못했을 때에도 생길 수 있다. 칭얼거림, 위축, 체중이 늘지 않거나 감소하는 등의 특징이 나타난다.

② 걸음마기(1.5~3세)

짜증과 발달 과업이 지연될 수 있다(걸음마, 언어, 대소변 가리기 등). 애착 형성의 문제로 인해 양육자 혹은 타인에게 지나치게 매달리거나 지나친 불안을 보인다.

③ 학령전기(5~7세)

짜증과 분노 표출, 신체 증상의 호소가 나타난다. 자신에 대한 무가치함을 보이고 심한 경우 자살 사고 및 시도를 할 수 있다.

④ 학령기(7~12세)

학교 성적의 저하, 의욕 저하 및 수행 능력의 현저한 저하가 나타난다. 분노 감정 및 또래와의 잦은 싸움이 일어나며 심해질 경우 ADHD와 유사한 과잉 행동이나 주의력 결핍 행동, 자살 사고 및 시도를 보일 수 있다.

⑤ 청소년기(13~18세)

자존감이 낮고 희망이 없거나 무쾌감증(즐거움이 없음)을 보이며 감정의 기복이 심하거나 분노 감정을 표출한다. 또래 관계가 위축되면서 특정 친구들과만 어울리거나 아예 관계를 단절하기도 한다. 또한 자살 시도가 더욱 과감해질 수 있다.

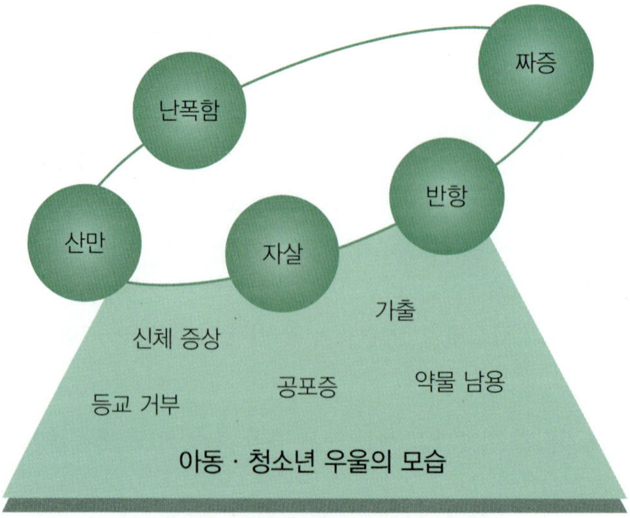

그림 11-6. **우울 장애에서의 기분의 범주**

2-2-3. 치료 및 지도

(1) 아동 · 청소년 우울증의 치료

① 약물치료

약물치료는 신경 전달 물질의 조절에 관여하여 기분을 호전시키고 수면을 개선하는데 도움을 준다. 안전성과 효과가 검증된 치료제를 선택하는 것이 중요하며, 항우울제의 종류에 따라 다양한 부작용의 차이가 있을 수 있으므로 병원에서 정확한 진단과 관찰을 통해 복용해야 한다. 항우울제의 치료는 우울증의 증상이 호전된 뒤에도 최소 6개에서 1년을 유지하는 것이 필요한데, 그 이유는 재발을 방지하기 위해서이다.

② 정신 · 사회적 치료

약물치료에 대한 보완적 효과 및 비교적 가벼운 우울증을 위해 다양한 상담 기법을 통한 치료가 적용된다. 임상에서 많이 적용되고 있는 심리 치료에는 인지-행동 치료(Cognitive-Behavioral Therapy; CBT), 대인 관계 중심 정신 치료(Interpersonal Psychotherapy, IPT), 가족 치료(Family Therapy)등이 있다.

③ 스트레스 관리

스트레스를 주는 생활 사건이 아동 · 청소년의 우울 증상에 영향을 미치게 되므로 스트레스 요인을 감소시켜 주거나 스트레스를 관리를 위한 이완 요법, 운동 등 스트레스 관리 프로그램이 보완적으로 적용될 수 있다. 특히 운동은 스트레스 호르몬을 감소시키는 등 우울 증상 조절 효과가 보고되고 있다.

(2) 우울증이 있는 학생들을 위한 학교에서의 노력[12)]

① 교사가 우울한 학생을 돕는 법

- 매일 학생의 기분 상태를 확인
- 학업 성취와 학생의 흥미를 연결
- 공통의 흥미를 가진 또래와의 과외 활동을 격려
- 충분한 간식 섭취와 신체 활동 격려
- 좋아하는 교사와의 활동, 집단 활동에 참여토록 격려

② 교사가 다른 학생들에게 추천할 내용

- 친구의 말을 들어줌
- 자연스럽게 어울릴 수 있는 모임을 주선
- 친구가 좋아하는 주제를 이끌어내 자신감을 키워줌
- 친구가 자살하려는 생각을 품거나 그런 행동을 하지 않는지 지켜 봄
- 친구가 보다 활동적이 되도록 격려하고 상태 호전에 따라 맡은 일을 다시 할 수 도록 도움

③ 교사가 부모님들에게 추천할 내용

- 자녀의 장점을 칭찬
- 자녀의 말에 적극적인 반응을 보여줌
- 자녀의 심리 상태에 관심을 기울이고 행동 변화에 민감하게 대처
- 자녀를 충분히 도와줄 수 있다는 믿음을 심어줌
- 자녀에게 자신의 생각, 기분을 표현할 수 있도록 유도

2-3. 불안 장애

2-3-1. 개념의 이해

불안은 성장 시기에 따라 다양한 형태로 나타날 수 있는데, 6~9개월에 나타나는 낯선 사람에 대한 두려움, 2세에 나타나는 상상 속의 두려움, 4세에 나타나는 어두움, 유령, 악몽에 대한 두려움, 학령기 후기 아동들에게서 나타나는 실패 등에 대한 두려움 같은 것은 발달 단계에서 흔히 나타날 수 있는 반응이다. 발달 시기에 경험하는 적절한 불안은 정상적일 수 있으며 적당한 염려와 불안은 자신을 보호하거나 미래를 준비할 수 있도록 작용하지만 일상생활 기능을 방해하는 수준이라면 불안 장애라고 할 수 있다. 불안 장애 아동들은 다른 아동들 보다 그것을 걱정하는 정도가 더 심하며, 강도 높은 걱정으로 일상생활에 많은 어려움을 나타난다. 아동 · 청소년 시기에 가장 흔히 보이는 불안의 증상은 분리 불안, 시험 불안, 능력에 대한 과도한 걱정, 과도하게 확인하려는 태도이며 여아들이 더 많은 불안을 경험한다. 불안 장애에 대한 정확한 원인이 밝혀지지는 않았으나 외적 스트레스와 내적 기질적 요인의 결합으로 발생하는 것으로 연구되고 있다. 불안 장애의 원인적 요소로는, 다른 사람들로부터 불안한 행동들을 배우는 것, 민감하고 부끄러워하는 경향, 불안 장애의 가족력, 선천적인 아이의 기질 등이 있다.[17)]

페블로는 불안 반응을 연속 선상으로 소개하면서 경미한 불안, 중등도 불안, 심한 불안, 공황 4단계로 설명했다.[18)]

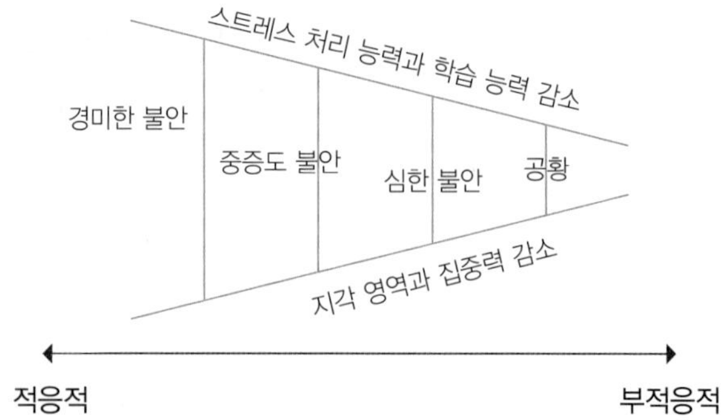

그림 11-7. **우울 장애에서의 기분의 범주**

2-3-2. 증상 및 특성

(1) 불안으로 인한 증상

불안으로 인한 증상은 신체, 인지, 정서, 행동 체계가 상호 관계적 반응 체계를 통해 표현된다. 다음은 불안을 포함하여 여러 가지 스트레스 상황에서 나타날 수 있는 행동 특성이다.

구분	행동 특성
신체 반응	불안은 특정한 생리 반응을 불러일으켜 신체적 변화를 가져옴. 특히 자율신경계 항진이 나타나며 교감신경계 반응이 두드러짐. 이는 투쟁-도피 반응을 통해 자신을 위험으로부터 대비하게 하는 반응이라고 할 수 있음. 어떤 경우에는 부교감신경계 활동이 동시에 나타나거나 더 두드러져 반대 현상이 나타나기도 함. - 교감신경계 증상: 심계 항진, 혈압 상승, 호흡 증가, 식욕 감퇴, 안면 홍조, 혈당 증가, 강직증 등 - 부교감신경계 증상: 혈압 감소, 복부 통증, 오심, 구토, 설사, 기관지 경련, 빈뇨 등
인지 반응	주의력 결핍, 집중력 저하, 기억력 감소, 판단 장애, 몰두, 사고 단절, 혼돈, 생산성 저하, 플래시백, 악몽 등
정서 반응	불안 감정, 인내심 저하, 긴장감, 공토, 좌절, 무력감, 두려움, 신경과민, 무감각, 죄의식, 수치심, 절망감 등
행동 반응	안절부절못함, 놀람 반응, 과민한 행동, 말이 빨라짐, 다칠 가능성이 높음, 대인 관계 위축, 욕구 억제, 도피 등

(2) 불안 장애의 하위 분류 및 특성[12)]

① 분리 불안 장애

- 집이나 친밀한 사람으로부터 떨어질 때 공포와 불안을 경험
- 대개 2.4~5.4%의 아동이 경험
- 분리가 예상되거나 발생했을 때 불안으로 인해 매달리고, 울고, 두통이나 복통 등 신체 증상이 나타남
- 대개는 분리 상황에서의 강한 불안감 및 회피로 학교를 거부하기도 함
- 심한 경우 귀신, 어두움, 동물 등을 심하게 무서워하고 우울증, 신체 증상 및 방과 후 활동이나 친구와 보내는 시간이 줄어들고 학업 수행 저하 등의 문제가 자주 나타남

② 사회적 불안 장애(사회적 공포증)

- 대인 관계에서 과도한 불안이 특징
- 익숙하지 않은 사람을 만나거나 다른 사람이 쳐다보는 상황에서 지속적인 불안과 공포를 경험함
- 불안과 공포를 유발 하는 상황: 사람들 앞에서 말하기, 모임에 참석하는 것, 대중 앞에서 무언가를 수행하기 등
- 아동 · 청소년 중에 약 1%가 경험

- 이러한 공포는 심장이 빨리 뛰고, 땀이 나고, 얼굴이 붉어지고, 몸이 떨리고, 머리가 띵하고, 소화가 안 되는 불편감 등 다양한 신체 증상을 유발
- 학교에서 스트레스를 겪으며 매사에 쉽게 당황하거나 남들의 부정적 평가, 거절에 대해 심하게 걱정하고 두려워 함
- 자신의 능력, 과거 행동의 적절함, 타인에게 인정을 제대로 받을지, 새롭거나 낯선 상황에 잘 적응할 수 있을지, 정확하게 제대로 할 수 있을지 등 과도하게 고민함

③ 범불안 장애

- 과도하고 조절되지 않는 여러 가지 걱정이 특징
- 보통 남들도 걱정할 만한 여러 가지 주제를 좀 더 오래, 심하게, 비현실적으로 걱정
- 미래의 일, 전쟁, 사고 등 여러 가지 걱정을 미리 하면서 스트레스를 받고 일생상활에 영향을 받음
- 아동 · 청소년 중 2.7~4.6%가 경험

❖ 시험 불안

시험 불안은 범불안 장애의 일종으로 아동 · 청소년기에 특징적으로 나타난다. 어느 정도의 불안은 성취 동기를 유발하지만 과도한 불안은 과제를 수행하는 능력을 떨어뜨려 학업 성취를 방해한다. 대부분의 학생들에게 학업 성취가 학교생활의 가장 중요한 목표가 되고 있는 만큼 시험 불안으로 인해 실제 학업 능력에 비해 낮은 성적을 얻게 되면 다양하고 심각한 심리적 손상을 가져오게 된다. 시험 불안은 학생이 시험을 준비하는 동안이나 시험 치는 도중 또는 시험 후에도 시험에 관하여 느끼는 과도한 염려와 걱정으로, 신체 증상과 행동 증상을 동반한다.[19]

- 시험 보기 전날: 잠을 못잠, 초조함, 계속되는 걱정으로 공부를 할 수 없음, 무력감, 두려움 등
- 시험 보는 날: 지각이나 결석, 배가 아프고 설사를 하는 등 신체 증상 호소(두통, 피로, 땀이 많이 나고 숨이 가빠짐, 화장실에 자주 감, 가슴이 두근거림, 입이 마르고 어지러워 쓰러질 것 같음)
- 시험보는 동안: 머릿속이 텅 비는 것 같은 느낌, 좌절감 표현(한숨, 한탄, 울음 등), 시험에 대해 부정적으로 말함, 가슴이 방망이질을 치거나 숨을 쉬기가 불편하다고 호소, 소음에 지나치게 민감
- 시험본 후: 시험이 끝나자 갑자기 답이 생각나는 적이 많다고 말함, 항상 시험을 망쳤다고 함, 성적 발표에 지나치게 신경 씀, 학습 능력보다 시험 성적이 아주 낮게 나옴

④ 공포증

- 특정 사물이나 상황에 대한 공포가 특징
- 주로 동물, 피, 높은 곳, 폐쇄된 공간, 비행 등에 공포를 경험함
- 공포증은 아동 · 청소년 중 2.4~3.3%가 경험
- 공포를 유발하는 대상이나 상황을 만나면 반드시 자신이나 타인에게 해가 가해질 것(개에게 물리거나, 벌에게 쏘이는)이라는 믿음이 너무 강함
- 미리 걱정하는 예기 불안을 자주 경험함

⑤ 공황 장애

- 공황 증상은 갑자기 발생하고 10분 이내에 최고조에 달하며 수십 분 정도 지속되는 강렬한 공포임
- 불편감과 더불어 호흡 곤란, 심박동 항진, 가슴 통증, 질식감, 어지러움, 저린 느낌, 식은 땀, 떨림, 구토 등의 신체 증상과 마치 죽을 것 같은, 미칠 것 같은, 조절이 안 될 것 같은 공포가 동반됨
- 아동 · 청소년은 비교적 드물지만 증상을 경험한 경우 일상생활에 영향을 크게 받음

2-3-3. 치료 및 지도

분리 불안 장애는 등교, 심부름 보내기, 잠자리 분리 목표로 한 긍정적 강화 요법, 긴장 이완 요법, 체계적 탈감작법 등의 인지 행동 치료가 적용된다. 특히, 부모의 분리 불안이 아동에게 큰 영향을 미치는 병적인 공생 관계를 형성한 가정의 경우 가족 집단 치료를 실시하는 것이 좋다. 분리 불안 장애의 아동은 부모와의 분리를 두려워하여 학교생활에도 제약이 생기므로, 교사가 학교에서 아동의 불안에 효과적으로 대처할 수 있도록 교육하는 것이 필요하다.

사회 불안 장애는 연령이 낮을 때 치료하지 않으면 등교 거부, 향후 직업 선택, 대인 관계에 큰 장애를 초래하므로 발견 즉시 치료를 시작하는 것이 좋다. 놀이 치료, 사회 기술 훈련, 인지 행동 치료, 약물치료를 시행할 수 있다. 인지 행동 치료는 왜곡된 인지를 조절해 주는 인지 치료와 행동 치료의 일종인 노출 치료가 효과적이다. 아동은 치료를 받으러 병원에 오는 자체가 공포를 느껴 치료를 거부할 수 있기 때문에 부모의 인내가 필요하다.

범불안 장애는 가정에서 아동에 대한 기대 욕구가 지나친 경우, 부모 자신이 걱정이 많은 경우 가족 치료가 우선 시행되어야 한다. 긴장 이완 훈련, 긴장을 유발하는 사고에 대한 왜곡된 인지를 교정해 주는 인지 행동 치료, 남의 평가에 예민한 아동의 경우 이를 감소시키기 위한 집단 치료, 놀이 치료, 가상적 불안 유발 상황에서의 역할 연기가 도움이 된다. 심한 불안의 경우 약물치료를 통해 증상을 완화시켜 줄 수 있다.

❖ 교사들의 불안 장애 아동 · 청소년 지도 가이드[12)]

- 학생 이해하기
  - 학생의 불안 상태가 수업 성취와 태도에 영향을 미치므로 이에 대한 고려가 있어야 함
  - 불안 증상이 있으면 안절부절못하거나 집중을 오래 유지하기가 어려움
  - 시간에 맞게 과제를 끝내거나 여러 가지 과제를 동시에 하는데 어려움을 겪으며 다른 학생들과 지내는 것에도 영향을 받음
  - 갑작스러운 변화에 적응이 어려울 수도 있고 시험 등 평가에는 불안이 더욱 증가 할 수 있음
  - 불안한 경우는 자극에 민감해져 소리, 빛, 냄새에 과민하게 반응할 수 있고 소음이나 복잡하고 시끄러운 상황을 매우 힘들어 할 수 있음

- 학생 지도하기
  - 상담교사, 학부모, 의료진과 학생의 상태에 대해 체크하면서 의견을 나누는 것이 도움이 됨. 이 경우 긍정적인 자세로 문제 해결 방법에 집중하며 의사소통하기
  - 학교생활에 도움이 될 수 있도록 부모가 아이의 과제를 확인하고 과외 등 다양한 방법으로 아이를 도울 수 있도록 의논하기
  - 과제 등의 학습 기대치를 조정하기
  - 개별적으로 학생과 불안, 공포를 일으키는 상황과 아이가 원하는 도움에 대해 먼저 의논하기
  - 편안함을 주는 활동을 함께 찾기(하늘보기, 속으로 노래 부르기, 책상 쓰다듬기, 좋아하는 소지품 활용하기 등)
  - 수업 중 학생이 불안하고 긴장이 심하면 심호흡, 이완을 유도하고 부드럽고 조용한 어조로 이야기하는 것이 도움이 됨
  - 불안을 자극하는 상황에서 교사 스스로가 편안하게 행동하는 모델을 보여주기
  - 소규모의 친숙한 아이들과 점심을 함께 먹을 수 있도록 배려
  - 학생이 수학여행 등에 대해 걱정하면 당일 다른 일(출석 체크 도와주기 등)로 불안을 분산
  - 학생에게 특별히 자극하는 주제의 과제는 다른 것으로 대체하기(부모의 이혼이나 형제의 죽음으로 괴로워하는 아이에게 '가족의 화목' 이라는 주제의 글쓰기는 피해주기 등)
  - 낯선 환경에서는 동물, 운동, 캐릭터 등 친숙한 것에 대해 미리 질문하여 새로운 불안 줄이기
  - 아이들 앞에서 말하는 것을 두려워하면 생각을 글로써서 다른 학생이 읽거나 녹음하여 들려주도록 배려
  - 보이는 곳에 하루 일과 시간표를 만들어 불안을 줄이기
  - 학생이 불안할 때 긍정적 혼잣말을 하도록 돕기("괜찮아, 잘 할 수 있어."등을 속삭이도록 돕기)
  - 학생이 불안해하면 10번 심호흡하기, 영웅이 상황을 해결하는 장면을 상상하기, 정해진 선생님과 상담하기, 5분간 다른 글 읽기 등의 활동으로 전환하도록 지도

2-4. 적대적 반항 장애와 품행 장애

2-4-1. 개념의 이해

적대적 반항 장애는 부모나 선생님과 같은 권위 있는 대상에게 반항적인 태도와 해동을 지속적으로 보이는 경우에 해당된다. 반면, 품행 장애는 지속적으로 타인의 기본 권리를 침해하고 나이에 알맞은 사회 규칙을 반복적으로 어기는 경우에 진단된다. 3~5세 전후의 아동이 부모의 말을 듣지 않거나 떼를 쓰는 행동은 정상 발달 과정에서 보일 수 있지만 이러한 행동이 일상생활에 어려움이나 기능 저하를 초래할 경우에는 치료가 필요할 수 있다. 적대적 반항 장애의 유병률은 평균적으로 3.3%이며, 품행 장애의 유병률은 4%이다. 품행 장애는 아동기에서 청소년기로 성장하면서 증가하며, 여자에 비해 남자에서 유병률이 좀 더 높다.[20] 반항 장애와 품행 장애의 원인은 청소년기 뇌 발달 과정에서 전두엽 실행 기능의 저하, 학생의 가정 환경, 학교 환경, 교우 관계, 학생의 심리 상태 등이 복합적으로 작용된다.

2-4-2. 증상 및 특성

(1) 적대적 반항 장애

적대적 반항 장애는 거부적 · 적대적 · 반항적 행동이 주 증상으로 사회적 규범을 위반하거나 타인의 권리를 침해하는 반사회적 내지 공격적 행동은 두드러지지 않는다. 흔히 어른들과 논쟁을 하고 신경질을 부리고 쉽게 화를 내거나 어른들에게 복종하지 않고 규율을 따르지 않아 어른들을 화나게 한다. 보통 집에서 부모 또는 서로 잘 아는 사람이나 친구들에게 그런 행동을 보이나 밖에서는 그렇지 않을 수도 있다. 적대적 반항 장애 아동은 자신들의 문제 행동을 정당화하려고 친구나 다른 사람을 곧잘 비난한다. 이러한 행동이 지속되면 대인 관계에 영향을 미쳐 또래 관계에 문제가 발생하고 학교생활에도 부정적인 영향을 미치게 된다. 지능은 정상이나 학업 성적이 나쁜 경우가 많으며 대개 좌절감, 열등감, 우울감이 나타나고 참을성이 적다. 청소년기에는 술이나 정신 활성 물질(본드)을 남용하기 쉽다. 또한 자주 행동 장애나 기분 장애로 발전되기도 한다.

- 떼쓰기로 어른과 지나칠 정도로 심한 말싸움을 하거나 자기주장을 함
- 실수에 대한 비난 받아들이지 못하고 자신의 잘못에 대해 타인을 비난함
- 화, 심술을 잘 부리며, 고의적으로 타인의 기분을 상하게 하고 괴롭힘
- 어른이나 친구와의 타협, 양보를 하지 않는 양상으로 표현
- 다른 사람들에 의해 과민해지고 쉽게 짜증을 냄
- 일부는 가벼운 신체적인 공격을 하며 언어 표현이 매우 공격적이고 욕설을 자주 함
- 행동 면에서도 빈둥거리고 꾸물거림
- 학교에서는 수동적으로 저항하거나 비협조적이지만 더 심한 형태는 교사와 같은 다른 권위자에게 반항함

(2) 품행 장애

외부 환경이 자신에 대해 적대적이며, 다른 사람들을 교활하고 남을 조종하려는 경향이 있다고 지각하며, 다른 사람들의 사소한 말이나 행동에도 자신을 해치려는 의도가 있다고 왜곡하는 경향이 있다. 공감 능력이나 타인의 관점에서 사고하는 능력이 부족하며, 충동적이고, 대인 관계와 관련된 갈등 상황에서 적절한 문제 해결 능력이 부족하여 공격적이고 파괴적인 행동을 보인다. 일시적으로 문제를 회피할 수 있는 음주, 약물 남용 등 부적응적 행동을 보이는 등 심각한 사회 문제를 초래한다. 자신이 속한 소위 패거리 안에서는 지나치게 충성하며 자신들의 반사회적 행동에는 거의 개의치 않는 반면, 패거리 기분에 어긋나는 행동을 했을 경우 죄책감을 느낀다. 상해를 줄 수 있는 무기 사용이나 타인의 재산에 대한 고의적인 파기가 흔하게 나타나는 등 법적인 문제까지도 야기하지만 이에 대해 죄책감을 잘 느끼지 못한다.

- 다른 사람들과의 공감대가 전혀 없고, 다른 사람들의 감정에 관심이 전혀 없음
- 냉담하며 죄책감이나 자책감이 결여됨
- 남들에게 강인한 인상을 주고자 하지만 흔히 자신감이 부족함

- 낮은 좌절, 인내력, 자극받기 쉬운 과민한 상태, 폭발적인 기질, 무모함이 흔히 동반됨
- 자살에 대한 생각, 자살 시도, 성공적인 자살이 높은 비율로 발생함
- 품행 장애가 있는 소아에게서 주의력-결핍 및 과잉 행동 장애가 흔함(품행 장애는 또한 학습 장애, 불안 장애, 기분 장애, 물질 관련 장애 가운데 1가지 이상의 장애를 동반하기도 함)

2-4-3. 치료 및 지도

(1) 약물치료

적대적 반항 장애와 품행 장애에 뚜렷한 치료 효과를 보이는 약물은 아직 없다. 하지만 공격성과 자극성의 조절과 ADHD, 우울증, 불안 장애 등과 같은 다른 정신 장애가 동반되는 경우는 사용된다. 공존 질환에 대한 적극적인 약물치료가 품행 문제의 호전을 가져올 수 있으므로 약물치료를 적절히 고려해야 한다. 물론 약물만으로 모든 문제가 해결되는 것은 아니므로 다른 치료 방법도 병용해야 한다.

(2) 행동 치료

행동 치료는 모델링, 강화, 연습, 역할 수행과 같은 직접적인 기법들을 통해 문제 행동을 조절하고 새로운 행동 양식을 습득하게 하는 법방이다. 그렇기 때문에 문제 행동이 실제로 발생 하는 가정이나 학교 현장에서 이루어져야 한다. 효과적인 행동 치료가 되기 위해서는 부모와 교사를 대상으로 하는 행동 지도 훈련, 가족 · 학교 · 치료자와의 긴밀한 협조 체계가 필요한데 부모와 교사는 강화를 통해 긍정적인 행동을 증진 시킬 수 있는 방법, 타임아웃(Time Out) 등의 적절한 조절법을 통해 부정적인 행동을 줄일 수 있는 방법을 배워야 한다. 심한 문제를 보이는 경우에는 입원 치료 기관에서의 24시간 행동 치료 프로그램이 적용되기도 한다.

(3) 인지 행동 치료

인지 행동 치료는 행동 치료 기법과 대상 아동의 자기 조절 및 문제 해결 능력에 대한 인지 훈련을 동시에 적용하는 방법이다. 인지 훈련 기법은 분노 조절, 충동 조절 및 의사소통 능력의 증진에 효과적인 방법으로, 어느 정도 나이가 들었고 지능이 높은 경우에 사용될 수 있다.

(4) 가족 치료

적대적 반항 장애 및 품행 장애가 있는 아동 · 청소년의 가족들은 다른 가족과 비교해서 서로 간의 의사소통이 방어적인 경우가 많고, 주로 처벌을 사용하고 부정적이며, 상호 간의 지지가 부족한 경우가 많다. 그러므로 가족치료의 주목표는 가족 상호 간의 긍정적인 강화를 촉진시키고, 명쾌한 의사소통을 확립하고, 가족들 사이에 서로 원하는 행동을 말로 표현하는 것을 돕고, 문제 발생 시 서로 간에 건설적으로 타협하도록 돕게 한다.

(5) 지역사회 관련 치료 프로그램

지역사회의 다양한 프로그램을 통해 자존감을 향상시키고 긍정적인 지지 체계를 맺어나갈 수 있도록 연계하는 것이 도움이 될 수 있다. 실습, 답사와 견학, 수련회, 봉사 활동, 행군, 독서 프로그

램, 강연회나 세미나 참석, 심리극과 같은 다양한 활동을 통해 긍정적인 경험을 높여 친사회적인 행동은 증진시키고 반사회적인 행동은 감소시킬 수 있다.

❖ 학교에서의 반항 장애 및 품행 장애 아동 · 청소년 지도 가이드

1. 수업 시간에 분노(화)를 드러내는 학생들을 대처하는 원칙

• 교사들의 기본 마음가짐: 나 때문에, 나를 향해 화났다고 생각하지 말기
• 화를 다루는 원칙: 검투사의 법칙을 잊지 말라
  – 학생들이 교실에서 화를 내면서 선생님과 말다툼을 하게 되면 나머지 학생들은 모두 두 검투사의 싸움에 흥미를 기울이는 구경꾼이 되어버림
  – 오스카 크리스텐센 교수는 이를 검투사의 법칙(두 명의 검투사가 싸움을 하고있을 때는 반드시 관객이 있을 때이고, 관객이 모두 빠져나가버리면 검투사는 싸움을 멈춘다는 법칙)이라고 부름
  – 학생과 교실에서 대결을 벌이지 말아야하고 학생들을 교실에서 선생님의 힘으로 창피하게 만들면 그 학생의 복수는 여러 방면으로 계속될 것
  – 수업 후에 애정 어린 상담을 시도
• 인정하라, 하지만 모든 것은 아니다.
  – 문제 풀이를 제시한 교사에게 문제를 풀 수 없다고 하면 이를 인정
  – 그 자리에서 문제를 반드시 풀어야 한다고 강요하면 그 강요를 기회삼아 아이는 폭발할 것임
• 아이의 화난 행동을 긍정적으로 해석하라
  – 학생의 부정적인 행동을 긍정적인 용어로 바꾸어주면 학생들은 대들 이유를 잃게 됨
• 필요하다면 상담 시간을 배정하거나 불만 상자를 만들도록 하라
• 화가 폭발했다면 타임아웃을 해라
• 홀로 영웅이 되려고 하지 말라
  – 도움을 요청하는 것이 가장 현명한 선택(특히 몸싸움이 있을 수 있는 경우)

2. 수업 시간에 공격적인 행동을 보이는 학생 지도하기

• 기본 마음가짐
  – 도움이 필요한 상처받은 아동 · 청소년
  – 언젠가는 나아질 것이라는 긍정적인 시각
  – 자주 칭찬과 관심을 보여줌
  – 공격적인 행동에 대해서는 단호한 목소리와 태도
• 학급 회의
  – 공격적인 행동과 관련된 학급 규칙을 정함
  – 친구를 때렸을 경우: 친구에게 사과의 편지 쓰기, 반성문 쓰기, '친구야 사랑해' 10번 외치기, 때린 주먹을 10분간 펴지 않는 등의 학급 규칙 정하기

- 타임아웃
  - 감정을 가라앉히는 시간과 화를 누그러뜨리는 공간
  - 타임아웃을 적용할 행동을 정함: 심각한 규칙 위반에 대해 적용하는 것(예: 친구를 향해 물건을 던지거나 때릴 때, 화가 나서 괴성을 지를 때 등)
  - 타임아웃 장소(Time-out Zone): 교실 구석이 적당하며, 마음을 가라앉히고 자제력을 회복하는 장소로 인식
  - 시간을 정함: 대개 아동의 만 나이×1분을 적용
  - 시간을 잼: 타이머를 사용하여 정확한 시간을 지킴
  - 타임아웃 중에는 학생에게 일체 관심을 주지 않음
  - 타임아웃을 끝낼 때는 잘못을 인식시킴: "선생님이 왜 벌을 주게 되었을까" 라고 물어 바르게 대답하면 하던 활동으로 돌려보내고, 알지 못하면 가르쳐 줌
- 근접 조절
  - 가벼운 문제 행동을 하고 있는 학생에게 다가가 다른 학생이 듣지 못할 작은 소리로 주의를 주면 학생의 자존감을 손상시키지 않으면서 정상적인 행동 궤도로 돌려놓을 수 있음
  - 교사가 다가가 조용히, 그러나 단호한 표정으로 살포시 손을 어깨에 잠시 올리는 것만으로도 학생이 과제에서 이탈하는 것을 중단시킬 수 있음
- 대체 행동
  - 화가 났을 때 할 수 있는 대체 행동(심호흡하기, 숫자 거꾸로 세기, 구구단 외우기 등)을 제안

2-5. 조기 정신증

2-5-1. 개념의 이해

정신증은 감정, 사고 등에 이상을 나타내며 뇌 기능을 저하시켜 기억력, 집중력, 이해력 등 인지 기능의 손상 등으로 대인 관계 및 일상생활을 유지하는데 많은 어려움을 초래하는 질환이다. 정신증은 질환이 진행되는 시기에 따라 크게 전구기, 급성기, 회복기의 단계로 구분할 수 있다. 전구기는 정신증의 증상이 아주 뚜렷하지는 않지만 초기에 보이는 여러 가지 변화들을 보이는 시기로 그 증상이 매우 모호한 것이 특징이다. 급성기는 망상이나 환청 그리고 기이한 말과 행동 등 뚜렷한 증상이 나타나는 시기이며 감정이 메마르고 일에 대한 의욕과 흥미 등이 저하되는 증상들이 동반된다. 회복기는 치료를 통해 어느 정도 일상생활로 회복하는 시기라고 할 수 있다. 정신증은 환각, 망상 기이한 행동 및 인지 기능 저하와 같은 정신병적 증상들을 보이는 일종의 증후군이라고 할 수 있으며 대표적인 질환은 조현병이다. 전구기 및 발병 초기를 조기 정신증이라고 하는데, 주로 청소년 시기에 많이 나타난다.

10세 이하에서 조현병의 유병률은 인구 10만 명당 3명 이하이고, 10세 이후부터 14세 사이의 유병률은 인구 1만 명당 1명으로 추산된다. 전체 조현병 환자 중에서 약 4%가 15세 이전 발병이며, 10세 이전 발병은 전체 조현병 환자 중 약 0.1~1% 정도이다.[20] 조현병의 발병 원인은 심리 사회 요인, 환경 요인, 유전적 요인 등이 복합적으로 작용하며 질병의 발병 시기 및 치료 시기에 따라 회복에 영향을 미친다.

2-5-2. 증상 및 특성

(1) 전구기 증상 및 특성

정신증의 증상은 뚜렷한 증상이 나타나기 전부터 여러 가지 변화들이 서서히 나타나는데, 정신증을 예견할 수 있는 증상들을 전구 증상이라고 한다. 전구 증상의 지속 기간은 며칠에서 몇 년까지 상당히 다양하다. 전구기 때 일반적으로 나타나는 증상들은 집중력 저하, 의심, 동기 저하, 에너지 저하, 흥미의 상실, 우유부단, 기능 저하 등을 들 수 있다. 그러나 이러한 증상들은 비 특이적이기 때문에 이것만으로는 정신증을 예견할 수는 없다. 다만, 정신증으로 발병한 많은 사례들을 봤을 때 감정이나 느낌 등의 특징적인 변화를 보인다는 것을 알 수 있다.

표 11-5. **정신증 전구기에 겪게 되는 변화**

구분	내용
감정의 변화	의심이 많아지고 우울, 불안, 긴장을 많이 하며 쉽게 짜증을 내고 화를 잘 냄
느낌의 변화	머릿속의 생각이 너무 빨리 지나쳐 가거나 반대로 너무 늦게 진행된다고 느낌. 평소 익숙한 사물, 사람들이 다르게 느껴짐
경험의 변화	기분이 쉽게 바뀜. 불면, 식욕 저하 또는 폭식, 의욕 및 동기 저하. 집중력 및 기억력 감소
가족, 친구들이 느끼는 변화	전과 달라진 행동. 평소에 하던 공부나 일을 어려워 함. 점차 혼자 있으려고 하고 어울리는 것을 꺼림. 주변에 관심을 보이지 않음. 전보다 활동이 현저히 줄어듦

출처: 서울시정신건강복지센터. (2009). Early Psychosis 발견부터 개입까지.[21]

(2) 양성 증상 및 음성 증상

정신증의 증상은 크게 양성 증상과 음성 증상으로 구분할 수 있다. 양성 증상은 일반적으로는 없어야 하는 증상이 나타나는 것이며, 음성 증상은 일반적으로 사람들에게 있어야 하는 특징이 없는 것을 말한다.

① 양성 증상

- 환각

다른 사람들은 보거나, 듣거나, 맛보거나, 만지거나, 맡을 수 없는 감각을 생생하게 경험하는 것으로 잘못 보거나 잘못 듣는 착각과는 달리 아예 없는 소리나 물체를 보거나 듣는 것을 말한다. 조현병에서는 소리를 듣는 환청이 가장 흔하다. 환청의 내용은 매우 다양하며 대부분의 환자들은 환청에 귀를 기울이고 환청과 대화를 하는 경우도 많아 다른 사람이 보기에는 혼잣말을 중얼거리는 것으로 보이기도 한다.

- 망상

일반적인 상식으로 이해할 수 없는 믿음으로, 과학적 설명이나 근거를 제시해도 흔들리지 않는 확고하게 믿는 것이 특징이다. 조현병에서 나타나는 망상은 비합리적이고 괴이한 경우가 많은데, 다른 사람이 자신을 감시를 한다거나 음식에 독약을 넣었다고 생각하는 피해망상이 가장 흔하다.

• 사고 과정의 장애

비논리적인 순서로 생각이 진행되어 묻는 말에 엉뚱하게 대답하거나 앞뒤 연결이 되지 않고 조리에 맞지 않는 말로 일관성이 결여되는 것이 특징이다.

② 음상 증상

• 고립: 일상적인 재미와 흥미가 줄어들고, 혼자만의 생활에 빠져들어 은둔한다.
• 정서 표현 및 경험의 감소: 무의욕을 보이고, 정서 표현 및 경험 감소한다.
• 풍부한 사고의 감소 및 이해의 어려움이 있다.
• 역할 기능의 저하: 대인 관계, 직업 기능, 학업 기능 등 역할 기능이 현저히 떨어진다.

2-5-3. 치료 및 지도

(1) 조기 발견의 중요성

정신증의 증상이 나타났음에도 불구하고 치료가 지연되면 회복의 가능성을 감소시키고 회복 과정을 늦출 수 있다. 뿐만 아니라 정신증은 청소년기에 가장 많이 발생하기 때문에 이 시기에 이루어야 할 학업, 대인 관계, 정체성 확립 등 발달 과업에 문제를 초래하여 일생 전반에 영향을 미칠 수 있기 때문에 증상을 경험하는 시간을 최소화 할 수 있도록 해야 한다. 치료가 지연되면 증상의 회복뿐 아니라 매우 다양한 영역에서 부정적 결과를 가져올 수 있다.

❖ 치료 지연의 결과[22)]

• 더디거나 불완전한 회복
• 더 나쁜 예후
• 우울증과 자살의 위험성 증가
• 심리적, 사회적 발달 저해
• 대인 관계에서의 긴장
• 가족과 사회의 지지 감소
• 자녀가 있는 경우 양육 능력 장애
• 고통 및 가족 내 갈등 증폭
• 학업과 직업 유지 곤란
• 물질 오용
• 난폭 행동 및 범죄
• 불필요한 입원
• 자존심과 자신감 상실
• 치료 비용 증가

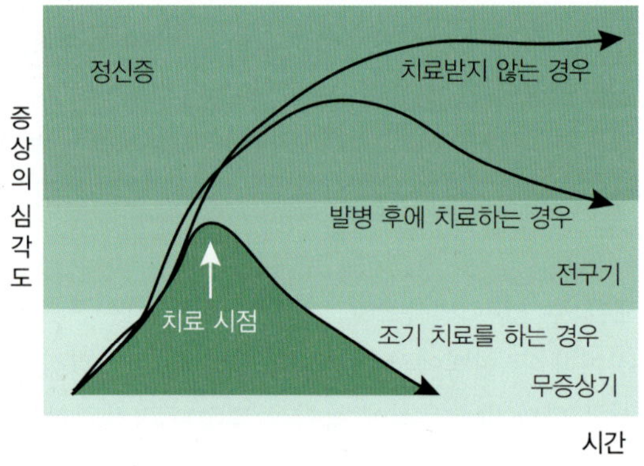

그림 11-8. **치료 시점에 따른 증상의 심각도**

(2) 조기 정신증의 치료

정신증의 원인은 신경 전달 물질의 불균형, 신경 발달의 이상, 뇌 기능의 이상, 유전적 요인, 가족과 사회의 영향, 스트레스 등 매우 다양하기 때문에 치료역시 약물치료를 포함하여 정신건강 교육 및 스트레스 관리 등 복합적으로 이루어져야 한다. 특히, 약물치료는 정신증 증상을 완화하는데 가장 효과적이고 필수적인 치료 방법으로 신경 전달 물질의 불균형을 조절함으로써 빠른 시일 내로 증상을 호전시킨다. 정신증의 초기에 적절한 약물치료를 하게 되면 증상이 완전하게 사라지는 경우도 있다. 하지만 증상이 사라지더라도 수개월 내지 수년간 꾸준하게 약물치료를 유지해야 하는데 조현병과 같은 정신증은 약물치료를 중단하게 되면 쉽게 재발하게 되고 만성화된다. 그렇기 때문에 지역사회 서비스를 통해 치료의 순응도를 높이고 정신건강 교육, 가족 교육, 일상생활 기술 훈련, 대인 관계 훈련, 여가 활동 등 재활 훈련을 통해 일상생활의 복귀를 촉진할 수 있도록 해야 한다.

(3) 정신증의 조기 발견과 학교에서의 도움

정신증의 전구 증상은 스트레스를 받을 때 일상적으로 나타날 수 있는 증상과 구별이 쉽지 않으므로 전문가의 판단이 필요하지만, 다음의 문항의 질문을 통해 위험 상태를 짐작해 볼 수 있다. 아래 문항 중 하나라도 해당되는 것이 있으면 전문가의 상담이 필요하다.

- 청각이나 시각이 지나치게 강렬하거나 비현실적일 만큼 생생한 느낌을 경험한 적이 있는가?
- 때때로 사람이나 사물들의 색깔이나 모양, 크기가 변한 것처럼 느껴질 때가 있는가?
- 생각의 흐름이 멈춰버리거나 다른 생각에 의해 방해받은 적이 있는가?
- 때때로 특별히 누군가 혹은 무엇인가에 의해 감시당하거나 피해를 입거나 위협을 받는다고 느낀 적이 있는가?
- 남들이 느낄 수 없는 것을 보거나 듣거나 냄새 맡거나 맛본 적이 있었는가?

❖ 교사들이 학교에서 조기 정신증 학생들을 돕기 위한 방법[12)]

- 증상 발견하기
  - 학교에서 조기 정신증의 특징적인 증상을 파악하여 전문 기관에 연결하기
  - 치료를 받고 있는 경우, 학생을 힘들게 하는 스트레스 요인 파악하기
- 학생 이해하기
  - 약물치료의 영향으로 졸림, 피곤함, 잦은 갈증, 손 떨림, 반응 속도 저하 등의 증상이 있을 수 있다는 것을 이해하기
  - 학생이 심리적으로 편안함을 느끼는 안전 장소 파악하기(안전 장소는 시간에 따라 다를 수 있음)
  - 망상적 생각을 자극하는 요소나 장소, 주제에 대해 학생과 가족에게 듣고 대안을 찾기. 특히 정신병적 증상을 경험하는 경우 편안함을 느끼는 행동이나 상황을 미리 의논해서 파악하기(예를 들면 읽기, 물건 옮기기 등 미리 알아두기)
  - 적절한 치료를 유지하면 회복될 수 있다는 믿음 갖기
- 학생 지도하기
  - 조현병으로 진단이 된 경우에는 약물치료와 추가적인 치료를 받게 되어 학습과 수업에 대한 집중도가 달라지므로 학생의 인지적 · 신체적 · 정서적 상태에 따라 융통성 있는 과제와 수업 진행이 필요
  - 과제, 수업 등을 학생의 상태에 맞도록 융통성 있게 조절해주기

- 학습에 있어 실제적인 목표와 기대치 설정하기
- 익숙하고 예측이 가능한 활동을 제공하기
- 가급적 출입문과 가까운 자리에 배치하여 필요시 화장실을 이용하거나 보건실, 상담실에서 잠깐의 휴식을 취할 수 있도록 배려하기
- 학생과 대화 중 생각의 혼란스러움이 심해지면 주제 바꾸기, 활동 바꾸기, 상황 바꾸기, 다른 교사나 상담교사와 이야기하기 등으로 진행하기
- 사소한 부정적인 행동들은 무시하고 긍정적 행동에 관심을 더 주기
- 학부모, 의료진, 상담교사들과 지속적으로 협력하기
- 교실 내에 학생에 대한 부정적 편견이나 따돌림이 없도록 각별한 배려가 필요

2-6. 인터넷 게임 장애

2-6-1. 개념의 이해

중독에 대한 개념은 술이나 마약과 같은 약물 중독 혹은 물질 중독 개념에서 거론되어 왔으나 근래에는 도박, 쇼핑, 게임 중독 등 행위 중독의 개념으로 확산되고 있다(American Society of Addiction Medicine, 2011). 행위 중독 중 아동·청소년에게 많은 영향을 끼치고 있는 것은 과도한 인터넷 사용이다. 아직까지 인터넷 게임 장애를 독립적인 정신 질환으로 명시하는데 논란이 있으나 중독의 핵심 증상인 갈망, 집착, 기분 변화, 내성, 금단 증상, 사회생활의 문제 발생, 충동 조절의 실패 등이 모두 나타나며, 물질 의존에서와 마찬가지로 생리적 변화를 발견할 수 있었다는 면에서 광의의 '중독' 개념으로 보고 있다. 미국 정신의학회에서는 2013년에 발간된 DSM-5(정신 장애 진단 및 통계 편람 제 5판)에서는 아직 질환으로 여기기에는 연구가 부족하지만, 새로운 현상의 하나로 인터넷 게임 장애로 분류하고 있다.

미래창조과학부와 한국정보화진흥원에서 실시한 2015년 인터넷 과의존 실태 조사에 따르면 인터넷 이용자 수의 확대로 인해 과의존 위험군 수는 61천 명 증가한 것으로 나타났다. 2011년 이후 유아 및 성인의 인테넷 과의존 위험군은 매년 감소 추세를 보인반면, 청소년 인터넷 과의존 위험군(10.4%→10.7%→11.7%→12.5%→13.1%)은 상승 추세를 보이고 있다.[23)]

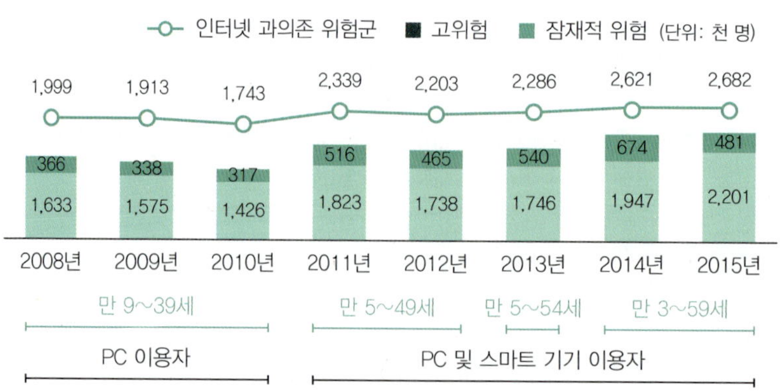

그림 11-9. **연도별 인터넷 과의존 위험군 수**

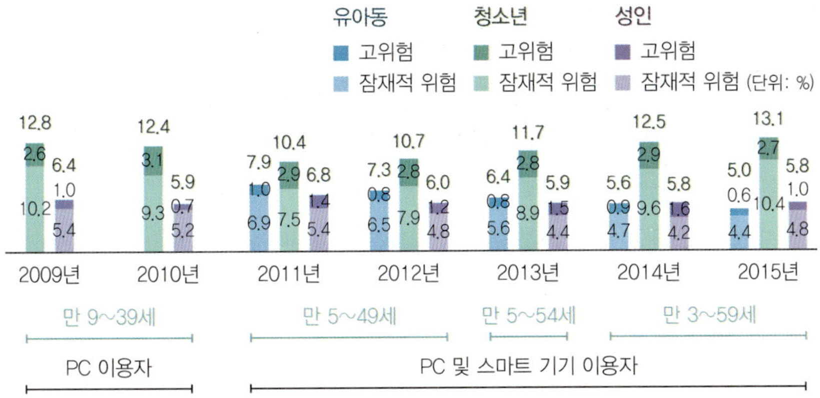

그림 11-10. **연도별·대상별 인터넷 과의존 위험군 비율**

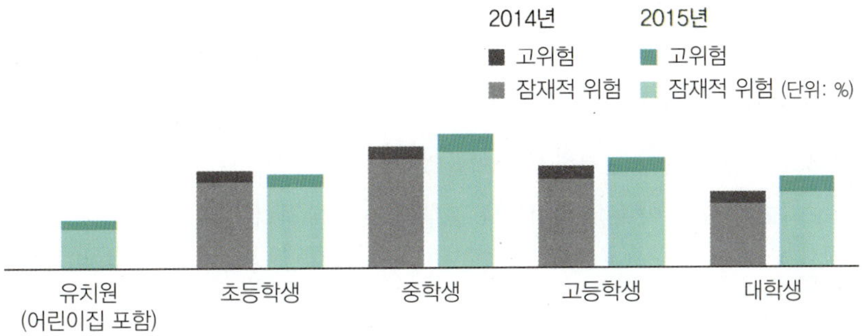

그림 11-11. **연도별·학령별 스마트폰 과의존 위험군 비율**

2-6-2. 인터넷 게임 장애의 특징

(1) 강박적 사용과 집착

인터넷을 한동안 사용하지 않으면 우울하거나 초조함, 답답함을 느끼게 되며 다른 이유로 이런 불쾌한 기분을 갖게 되었을 때도 습관적으로 인터넷을 찾게 되는 등 컴퓨터 사용에 대한 강박적 집착을 보이게 된다. 거의 매일 빠짐없이 인터넷에 접속하고 컴퓨터 앞에 앉아 식사를 하는 모습으로 인해 주변 사람들로부터 컴퓨터를 너무 오래 사용한다는 불평을 듣는다.

- 인터넷을 하지 않는 동안에도 인터넷을 할 생각만 한다.
- 인터넷에서 뭔가 새로운 일이 일어나고 있을 것 같은 생각에 사로잡혀 있다.
- 대부분의 시간을 인터넷을 사용하느라 보낸다.

(2) 내성과 금단

내성이란 점점 더 많은 시간을 인터넷 사용으로 보내고, 더 자극적인 것을 찾으며, 컴퓨터를 끄고 빠져나오기 힘들어하고, 처음에 의도했던 시간보다 더 오래 하는 증상을 말한다. 금단 증상이란 알코올 중독자가 술을 끊으면 불안, 우울, 초조감에 시달리듯이 인터넷을 사용하지 않으면 왠지 허전하고 안절부절못하는 것을 의미한다. 인터넷을 사용하지 않을 때에도 새로운 소식이나 게임에 대한 생각에 몰두하고 이로 인해 집중력이 떨어지지만 인터넷에 접속하는 순간 불안하고 초조한 현상은 사라진다. 컴퓨터 사용을 방해하거나 컴퓨터를 하지 못하게 하면 소리를 지른다거나 신경이 날카로워지는 등 과도한 반응을 보이는 '심리적 의존' 상태가 된다.

- 처음 의도했던 시간보다 더 오래하게 된다.
- 만족하기 위해서 점점 더 많은 시간을 인터넷 사용으로 보낸다.
- 만족하기 위해서 점점 더 자극적인 것을 찾는다.
- 인터넷을 하지 않으면 불안, 우울, 초조감에 시달린다.

(3) 일상생활의 기능 장애

인터넷에 과몰입된 학생들은 공부 시간을 효율적으로 사용하지 못하며 시험이나 과제에 과도한 부담을 느끼고, 친밀한 대인 관계를 맺지 못할 뿐 아니라 스트레스에 취약하여 신체적 증상을 자주 호소한다.

- 인터넷 사용을 줄이거나 조절하려는 욕구가 지속적으로 있었지만 실패한다.
- 인터넷을 하기 위해 다른 일을 미루거나 포기한다.
- 인터넷 사용으로 수면 시간이 현저하게 줄어들었다.
- 인터넷을 하느라고 중요한 약속을 어기거나 공부에 소홀히 한다.

(4) 일탈 행동 및 현실 구분 장애

인터넷을 과도하게 사용하거나 인터넷 사용에 집착하게 되면 인터넷과 현실을 명확히 구분하는데 있어 어려움을 겪게 되며, 마치 인터넷 속의 가상세계를 실제인 것처럼 착각하게 된다. 가상 공간이 주는 익명성과 자신이 범죄 행위를 저지르고 있다는 현실감의 결여 등이 사람들로 하여금 더 쉽게 일탈 행동을 저지르게 되는 요인으로 작용한다.

- 인터넷을 사용하지 않는 동안에도 하고 있는 것 같은 환상을 느낀 적이 있다.
- 인터넷을 사용하지 않는 동안에도 인터넷에서 나오는 소리가 들리고 인터넷을 하는 꿈을 꾼다.
- 인터넷 사용 때문에 비도덕적인 행위를 저지르게 된다.

표 11-6. **게임·인터넷·스마트폰 중독 청소년의 특징**

구분	내용
강박적 집착	게임 · 인터넷 · 스마트폰을 안하면 초조함, 불안감
자기 통제력 상실	충동적, 단순성, 감정적 처리, 즉흥성, 폭발성, 기분에 좌우
낮은 자아존중감	게임에 빠진 자신을 부정적으로 자각
우울증	게임 · 인터넷 · 스마트폰을 금지당하면 우울 증상을 보임
내성	게임의 폭력성에 무감각, 인터넷 사용 시간 조절 실패

금단 현상	게임 · 인터넷 · 스마트폰 사용 제한에 불안, 초조, 분노, 짜증
현실에서의 유능감 상실	현실 생활에서 타인과의 관계 형성 부재나 왜곡된 관계 형성
공존 질환	인터넷 중독이 복잡한 공존 질환인 정신증, 사회 공포증, ADHD, 품행 장애, 약물 남용, 성격 장애 등 동반
일상생활 장애	수면 부족, 성적 저하, 가출, 반항 등
신체 건강 문제	영양실조, 만성 피로, 근골격계 장애, 심장 마비, 혈전 증후군 등 발병
공격성	게임 · 인터넷 · 스마트폰 사용 제한에 대한 적대감, 폭력성

출처: 교육부. (2012). 게임 · 인터넷 · 스마트폰 올바른 사용을 위한 생활지도 매뉴얼.[24]

2-6-3. 치료 및 지도

인터넷 중독의 개념에 대한 다양한 논란이 있지만 이와 관련한 사회 문제가 대두되면서 치료에 대한 필요성이 점차 강조되고 있으며, 정부 주도하에 140여 개의 인터넷 중독 상담 센터가 개설되는 등 인터넷 중독에 대한 예방 및 치료에 대한 다양한 정책과 프로그램 개발이 이루어지고 있다. 인터넷 중독은 무엇보다 예방과 조기 발견이 중요하기 때문에 학교 차원에서의 예방 교육 및 고위험 사용자에 대한 선별과 사후 관리가 적절히 이루어지는 것이 필요하다. 또한 인터넷중독대응센터 및 청소년상담복지센터, 정신건강증진센터 등 여러 전문 기관과 협력하여 다양한 형태의 예방 및 치료 프로그램을 연계하는 것이 효과적이다.

(1) 인터넷 중독 치료의 종류 및 프로그램

'인터넷 RESCUE 스쿨'은 여성가족부와 한국청소년상담원이 2007년에 개발한 프로그램이다. 이 프로그램은 심각한 인터넷 중독 청소년을 대상으로 인터넷 중독 전문 상담사의 전문적인 개인 상담과 집단 상담, 임상 심리 전문가의 심리 상태 진단 및 평가, 수련 활동 전문가들이 직접 진행하는 대안 활동을 결합한 기숙형 치료 프로그램이다. 인터넷 중독의 원인은 매우 복합적이므로 그 해결 또한 다원적 접근이 필요하다는 차원에서 개발된 RESCUE 스쿨은 전문가들의 정확한 진단과 평가, 근본적 원인을 발견하고 해결하는 상담, 부모가 참여하는 교육, 대안적 문화를 찾아가는 수련 활동, 성취감과 자존감을 높이는 자치활동 등으로 구성된 11박 12일의 합숙 형태의 장기 치료 프로그램으로 설계했고, 프로그램 종료 후에도 개인별로 상담 전문가와 연결해 지속적인 상담과 지원이 가능하도록 연결된다.

표 11-7. 전문 기관을 통한 인터넷 중독 상담 지원 전문 기관원

분류	내용	관련기관
개인 상담	• 개인의 심리적, 중독 상태 맞춤형 상담 • 방문 상담, 온라인 상담, 전화 상담, 가정 방문 상담	한국정보화진흥원, 인터넷중독대응센터, 청소년상담복지센터, I will 센터
맞춤형 집단 상담	• 6~10명 정도의 비슷한 부류의 집단 대상 • 학교에서 단체로 온라인이나 전화 신청	한국정보화진흥원, 인터넷중독대응센터, 청소년상담복지센터, I will 센터

심리 검사	• 공존 질환, 대인 관계 개선, 학습 클리닉 • ADHD 진단 검사단, 학습 장애 진단 검사, 대인 관계 능력 검사, 우울증 검사, 일반 성격 검사, 진로 검사	한국정보화진흥원, 인터넷중독대응센터, 청소년상담복지센터, 정신건강증진센터, I will 센터
예술 치료	• 음악, 미술, 놀이, 연극 이용 • 정서적 갈등 치유, 자정 능력 향상	한국정보화진흥원, 인터넷중독대응센터, I will 센터, 인터넷과몰입상담치료센터
가족 치료	• 가족 참여 심리 검사와 치유 프로그램 • 건강한 가족 관계 형성과 변화 • 근본적인 문제 해결과 긍정적인 환경 변화 모색	한국정보화진흥원, 인터넷중독대응센터, 청소년상담복지센터, I will 센터, 인터넷과몰입상담치료센터

출처: 교육부. (2012). 게임 · 인터넷 · 스마트폰 올바른 사용을 위한 생활지도 매뉴얼.[24)]

(2) 올바른 인터넷 사용을 위한 행동 요령[25)]

① 청소년 인터넷 중독 예방 수칙

- 컴퓨터는 가족이 공유하는 장소에 둔다.
- 방과 후 할 일을 먼저 한 후 컴퓨터를 켠다.
- 학습이나 과제 수행을 위한 인터넷 활용을 늘린다.
- 하루에 사용하는 컴퓨터 시간을 미리 정해둔다.
- 특별한 목적 없이 인터넷에 1시간 이상 머무르지 않는다.
- 컴퓨터 사용 시간과 내용을 컴퓨터 사용 일지에 기록한다.
- 유해 정보로 의심되면 열지 말고 바로 지운다.
- 인터넷을 하면서 식사나 군것질을 하지 않는다.
- 인터넷 사용 때문에 취침 시간을 넘기지 않는다.
- 인터넷 이외의 취미 생활, 운동, 문화 활동을 늘린다.

② 올바른 인터넷 사용을 위한 자녀 지도 지침

- 인터넷 사용 시간을 강압적으로 통제하기보다는 자녀와 협의한다.
- 부모도 컴퓨터에 대해 알고 인터넷을 활용할 수 있도록 한다.
- 컴퓨터는 가족이 공유하는 장소에 둔다.
- 학습을 돕는 긍정적인 인터넷 사용을 격려한다.
- 자녀가 여가 시간에 인터넷 사용 이외의 다른 취미 활동을 할 수 있도록 유도한다.
- 인터넷을 사용하면서 식사나 군것질을 하지 않게 한다.
- 인터넷 사용에 대해 일관된 태도를 보여준다.
- 자녀 스스로 인터넷 사용 시간 조절이 어려울 경우 시간 관리 소프트웨어를 설치한다.
- 자녀의 평소 생각이나 고민에 대해 관심을 보여준다.
- 인터넷 사용으로 생활 부적응이나 갈등이 지속되면 전문 상담 기관의 도움을 받는다.

2-7. 외상과 스트레스 반응

2-7-1. 개념의 이해

외상(Trauma)은 '일반적인 인간 경험의 한계를 넘어서는 사건'으로 인해 나타나는 신체적 손상과 더불어 심리적인 충격까지 포함하는 용어로 사용되고 있다. 아동학대, 성폭력, 교통사고나 화재, 국가적 재난 등 감당하지 못하는 부정적인 경험을 직접적 또는 간접적으로 경험한 아이들은 특정한 증상들이 생길 수 있고 심리적 발달에 장기간 지속되는 손상을 입을 수 있다. 외상 후 스트레스 반응(Post Traumatic Stress Responses)은 외상을 경험한 이후 흔히 나타날 수 있는 증상을 말하며 초기의 외상 후 스트레스 반응에는 해리, 짜증, 분노, 비탄, 죄책감 등의 심리적 어려움이 포함된다. 시간의 경과에 따라 급성 스트레스 반응(Acute Stress Reaction), 급성 스트레스 장애(Acute Stress Disorder, ASD), 외상 후 스트레스 장애(Post Traumatic Stress Disorder, PTSD)로 진행된다. 외상 후 스트레스 반응에 영향을 미치는 중요한 요인 중 하나는 상실(Loss)이다. 생명의 위협, 신체 부상, 사랑하는 사람의 사망과 같이 외상에 직접 영향을 주는 부분과 더불어 생계, 터전, 재산 등의 물질적인 부분이 사라지기도 하고 삶과 미래에 대한 계획, 희망, 자신감, 소속감, 신뢰 등의 심리적인 자원이 소실되기도 한다. 이런 경우 외상 후 스트레스 장애 뿐만 아니라 다른 심각한 외상 후 스트레스 후유증도 발생할 수 있다.

표 11-8. **심각한 외상 후 스트레스 반응 및 후유증 발생 영향 요인**

구분	내용
정신적 충격(Shock)	• 외상성 사건의 직접 경험: 신체 부상 포함 • 외상성 사건의 목격 • 외상성 사건의 인지: 가족, 지인의 부상이나 사망 • 외상성 사건의 간접 경험: 응급 구조 인력 포함
상실(Loss)한 부분	• 생명, 신체 • 사랑하는 사람 • 생계, 터전, 재산, 삶과 미래에 대한 계획, 희망, 품위, 자신감 • 지역사회, 사회 기본 시설이나 공공시설, 서비스 접근성 • 연고(소속감), 사회에 대한 신뢰
기타 고려 사항	• 기존의 스트레스, 가족의 스트레스 반응 • 개인이나 직업적 안정성 • 과거의 외상성 사건 경험, 과거의 재난 경험 • 자신에 대한 기대, 원인에 대한 태도 • 사회적 지지 수준

2-7-2. 증상 및 특징

(1) 위기 상황의 반응 단계[26)]

① 급성기(수 분, 수 시간 또는 수 일 지속) – '투쟁과 도피' 반응

- 신체 변화: 스트레스 호르몬의 분비, 심장 박동 수와 혈압의 증가, 호흡 수 증가, 발한, 입술과 손의 떨림, 위통, 오심, 구토, 오한 등
- 생각, 느낌, 행동에의 변화: 편협한 사고, 이상적으로 사고하는 능력 감소, 집중하기 어려움, 문제가 생겼을 때 깊이 생각하지 못함, 가장 먼저 떠오르는 해결책 선택, 사람들과의 대화 불편, 기억력 감퇴, 사람, 시간, 장소에 대한 인지력 감퇴, 무기력감으로 인한 불안정한 상태
- 정서적 변화: 타인을 믿지 못함, 쉽게 놀람, 사건 관련 꿈이나 악몽, 부적절한 행동, 의심의 확대, 분노, 두려움, 애도반응

② 반응기(1주에서 6주 가량 지속)

예전의 억제되었던 것들이 표면화되어 혼란스러워진다. 이 시기에는 감정을 표현할 수 있도록 도와주는 것이 매우 중요하다. 사건이 일어난 장소로 되돌아가는 것을 두려워하고 사건에 대한 꿈이나 악몽을 꾸며, 불면증이 생길 수 있다. 또한 근육이 긴장되거나 과도하게 놀라며, 불안, 고립감, 우울한 감정이 생기고, 생존, 구조, 죄책감, 슬픔과 관련된 사고의 혼란이 생긴다.

③ 회복기(1개월에서 6개월 가량 지속)

혼란스러운 감정에서 '회복' 되기 시작하는 시기이다. 사고로 인한 상처받은 감정이 지속되지만, 이런 감정에 대처가 가능하며, 일상생활을 유지하는데 관심이 생기며, 미래에 대한 계획을 세우게 된다.

④ 재인지기(최고 6개월 이후 계속)

재인지기는 스트레스 반응 없이 사건에 대해 생각할 수 있으며, 자신의 경험을 수용하고, 또 다른 위기 상황(사건)에 대해 대처할 수 있게 된다. 개인적인 사건 대처 능력과 사회적 지지 정도에 따라 다르지만 위기 사건은 개인과 과거 경험이 된다.

(2) 심리적 충격 후 연령에 따른 반응[27)]

① 아동(전형적인 반응: 공포, 불안감)

- 손가락을 빤다.
- 자극에 민감하다.
- 흐느껴 운다.
- 우울하다.
- 부모에게 매달린다.
- 악몽, 어둠을 무서워한다.
- 학교를 거부한다.

• 집이나 학교에서 공격적인 행동을 한다.
• 부모의 관심을 더 받으려고 동생과 경쟁한다.
• 수업에 흥미가 없고 집중을 못한다.
• 또래 관계가 위축된다.
• 퇴행 행동을 보인다.
• 두통이나 다른 신체 증상을 보인다.
• 안전에 대한 두려움을 보인다.

② 청소년(전형적인 반응: 긴장과 불안, 죄책감)

• 수면이나 식욕의 문제
• 학교에서의 문제(예: 싸움, 위축, 고립, 흥미 없음, 관심을 받으려 함)
• 정신 · 신체적인 증상(예: 발진, 두통, 발진, 위장 관계 증상, 천식 등)
• 또래와의 사회적 활동에 대한 흥미 상실
• 두통이나 다른 신체 증상
• 우울증, 정신적 혼란, 집중력 감소
• 학업의 저하, 반항 및 공격적인 행동
• 무관심, 무책임한 행동이나 비행
• 또래 집단의 친구들이 바뀜
• 부모의 통제에 대한 저항의 감소
• 초조감이나 에너지 수준의 저하

(3) 외상 후 스트레스 반응

외상 후 반응은 개인차가 있으나 공통적으로 나타나는 스트레스 반응을 '외상 후 스트레스 반응'이라고 한다. 충격적인 경험 직후 발생하는 대부분의 스트레스 반응은 정상적이라고 할 수 있으며 아주 흔하게 관찰된다. 스트레스 반응이 아주 심한 경우라도 일반적으로 만성화하지 않으며 중등도의 스트레스 반응을 보이는 대부분의 사람들은 6~16개월 사이에 완전히 회복된다. 그러나 어떤 경우에는 수 시간 또는 며칠, 심지어는 몇 달 동안 지연되다가 나타날 수 있으므로 이 점에 유의해야 한다. 외상을 겪은 후 많은 아동 · 청소년들은 우울하고, 의기소침하고, 소외되고, 불안해하고, 화내고 반항적이며 극도의 경계심을 보이는 등의 여러 증상들을 보일 수 있다. 자신이 쓸모없다고 느끼기도 하고 어른에 대한 불신, 가족 간의 신뢰를 잃게 되는 경우도 있다. 그러나 어느 정도의 시간이 지나면 이러한 증상들이 사라지기도 하고 학교생활이나 행동, 학습 문제도 호전을 보이기도 한다. 그러나 사건을 떠오르게 하는 단서가 있을 때, 또는 꿈을 통해서 새로운 형태의 행동이 나타나는 '재연(Reenactment)' 증상이 문제가 될 수 있다. 시간이 지나면서 보통 외상의 기억이 희미해지지만 그렇다고 완치되는 것은 아니며 일부에서는 삶과 직업, 결혼과 같이 삶 전반에 영향을 미칠 수 있기 때문에 반드시 적절한 도움이 제공되어야 한다.

표 11-9. **일반적인 스트레스 반응**

구분	반응
감정적 영향	쇼크, 분노, 절망, 정서적 마비, 공포, 죄책감, 애도 혹은 슬픔, 성 마름, 무기력, 평소 활동에 재미 상실, 해리
신체적 영향	피로감, 불면, 수면 장애, 과도 각성, 신체 불편 호소, 면역 반응 장애, 두통, 위장관 증상, 식욕 감소, 성욕 감소, 놀람 반응
인지적 영향	집중력 장애, 의사 결정 능력 손상, 기억 장애, 불신, 혼란, 왜곡, 자존감 저하, 자기효능감 저하, 자기 책망, 침습적 사고와 기억, 걱정
대인 관계 영향	고독감, 사회적 철수, 관계 갈등 악화, 직업 장애, 학업 장애

(4) 외상 후 스트레스 장애(Post Traumatic Stress Disorder, PTSD)의 주요 증상

① 침습적 증상

당시의 외상적 사건에 대한 지속적인 재경험을 하게 되는데 이는 외상 후 스트레스 장애만의 독특한 특징이다. 이러한 증상은 의도하지 않더라도 반복적이고 침입적인 회상, 사건에 대한 악몽의 경험, 외상적 사건이 다시 일어나는 것과 같이 행동하거나 느끼는 것, 외상적 사건과 비슷하거나 상징적인 내적 단서와 외적 단서에 노출될 경우 강렬한 심리적인 고통과 신경 생리학적 반응 등 다양한 형태로 나타날 수 있다.

② 지속적 회피와 마비

지속적인 회피와 마비 증상이 나타난다. 외상과 관련된 사고, 감정, 대화를 피하려 하거나, 중요한 활동에 참여하려 하지 않고, 관심이 줄어들고, 다른 사람들로부터 거리감을 느끼게 된다. 충격적인 경험을 회상하게 되는 상황들을 피하려는 노력은 자연스러운 반응일 수 있지만, 습관적이고 만성적 회피는 외상에 대처하고 외상을 극복하는 데 어려움을 겪을 수 있다.

③ 과각성

과각성이란 작은 반응에도 과민하게 반응하고, 상대적으로 지속적인 긴장, 불안, 짜증을 경험하거나 사소한 스트레스에도 상대적으로 큰 불안과 공포, 분노 반응을 일으키는 것이다. 따라서 충격적인 외상 사건 경험자는 생리적 각성 증상으로 심장 박동이나 혈압의 증가, 피부 반응의 증가, 수면 곤란, 집중 곤란, 경계 및 놀람 반응 등이 증가할 수 있다.

2-7-3. 치료 및 지도

(1) 외상 후 스트레스 장애의 치료

① 치료적 개입

외상 직후 보이는 다양한 스트레스 반응들은 위기 상황에서 우리 자신을 보호하기 위한 정상적 반응들이다. 그러나 위기 상황이 끝난 후에도 이러한 증상들이 지속되어 일상생활 적응의 어려움을 가져온다면 전문적 치료가 필요하다. 심리적 외상에 대한 치료는 단계적 접근에 따라 이루어진다.

치유 과정 중 먼저 가장 중요한 것은 「안전과 안정」이다. 치유 과정 은 크게 3가지로 나뉘는데 첫째는 안정화, 둘째는 외상 기억을 다루고 처리해서 통합하는 과정이며 셋째는 다시 삶에 적응해가는 과정이다. 먼저 안정화가 되는 것이 중요한데 감정과 생리적 반응이 안정되어야 잘 생각할 수 있고 판단하여 대처할 수 있기 때문이다. 치료 과정에서 사고 관련 질문을 계속하는 경우 충분히 안정화가 되지 않은 대상의 경우에는 더 자극이 될 수 있다. 따라서 충분히 안정화가 되면 2단계인 기억 재처리 치료로 들어갈 수 있다. 안정화는 외상 후 경험하는 증상들에 대한 교육, 즉 지금 이전과 달리 혼란스러운 내가 이상한 게 아니라 「비정상적인 위험 상황에 대한 정상 적인 반응」이라는 것을 이해하는 게 중요하다. 스스로를 안정화시키는 방법으로는 심호흡 훈련, 호흡 명상, 이완 기법, 안전하고 편안한 장면을 떠올리고 느끼는 안전지대 기법 등이 있다. 이렇게 충분히 안정화가 된 후에, 외상 기억의 처리를 도와주는 효과가 입증된 지속 노출 치료 등의 인지 행동 치료와 안구 운동 민감 소실과 재처리 요법(Eye Movement Desensitization and Reprocessing)이라는 EMDR 치료를 시행할 수 있다. 지속 노출 치료는 환자가 안전한 상태에서 외상과 관련된 자극에 점차적으로 노출하면서 불안을 견딜 수 있는 경험을 하면서 회복을 돕는 방법이다. EMDR 치료는 기존의 여러 정신 치료의 효과적인 기법들에 안구 운동 등의 양측성 자극을 접목하여 대뇌의 적응적 정보 처리 시스템을 활성화 하는 치료로, 우리가 렘수면이라는 꿈을 꾸며 기억을 처리할 때 좌우로 안구 운동을 하는 것처럼 심리적 외상의 고통스러운 기억을 처리하고 적응적으로 회복할 수 있도록 돕는 방법이다. 이런 심리 치료 외에도 약물치료가 수면 장애, 과도한 각성, 재경험, 우울증 등의 증상에 도움이 될 수 있다. 치료 기법을 떠나 피해자들이 혼자라고 느끼지 않고 분노, 슬픔 등 내면의 감정을 표현하며 나눌 수 있는 그룹 치료가 도움이 될 수 있다. 특히, 상실의 경우 유가족들이 고통을 나누고 억압됐던 감정을 표출 할 수 있도록 하며 일상으로 복귀할 수 있게 돕는 것이 필요하다.

② 아동과 청소년에 대한 심리적 개입[28)]

- 사랑하는 사람(보호자, 가족)과 함께 있게 한다.
  - 아동을 혼자 방치해서는 안 된다.
  - 아동이 보호자와 헤어진 경우, 믿을 수 있는 아동 보호 기관이나 시설과 연결시켜준다.
  - 아동 보호 기관이 없다면 아동의 보호자를 찾거나 아동을 돌봐줄 수 있는 친척의 연락처를 파악한다.
- 안전한 곳에 머무르게 한다.
  - 아동이 부상자를 목격하는 등 끔찍한 현장에 노출되지 않도록 보호한다.
  - 위기 상황에 대한 잔인한 이야기를 듣지 않도록 보호한다.
  - 아동을 인터뷰하고 싶어하는 언론으로부터 보호한다.
- 듣고 말하고 놀아준다.
  - 처한 상황을 아동의 관점에서 들어준다.
  - 아동의 눈높이에서 대화하며 쉬운 단어를 사용하여 설명한다.

- 아동과 함께 시간을 보낼 때에는 나이에 맞는 놀이를 하고 관심거리 등에 대한 간단한 대화를 나눈다.

• 부모 교육이 필요하다.

(2) 외상 사건에 대한 학교에서의 위기 관리[26)]

학생들에게 정신적 외상을 주게 될 위기 상황이 발생하게 되면 단기적 영향 뿐 아니라 장기적인 여파를 최소화하기 위해서 위기 발생 후 최대한 빠른 시일 내에 개입이 이루어질 필요가 있다. 대부분의 아동 · 청소년들이 많은 시간을 학교에서 보내고 있다는 것을 생각할 때 위기를 경험하는 아동 · 청소년을 근거리에서 지켜보는 학교가 청소년기 학생들의 위기 극복 과정에 즉시적이고도 적극적으로 개입할 필요가 있다.

① 학교 차원의 대처가 필요한 위기 상황

• 학생과 교직원들이 학교나 지역 공동체 구성원의 죽음을 애도하고 있을 때: 학생, 교사, 행정 직원 등 학교 구성원이나 학교 구성원에게 영향을 주는 학교 밖 인물이 자살, 타살, 질병 등으로 사망한 경우

• 자연재해나 인재로 인한 환경적 위기 사건에 직면했을 때: 학교 구성원이 태풍, 지진, 홍수, 화재 등의 자연 재해에 노출된 경우, 또는 산업 사고, 건설 현장 사고 등 인간 재해가 일어난 경우

• 신체적 안정을 위협받는 경우: 교내외 폭력, 폭발 및 총기 사고 등이 일어난 경우

• 정서적 안정을 위협받는 경우: 따돌림, 가출, 유괴, 임신, 성폭행, 성추행 등의 상황이 각종 사건 보도나 소문을 통해 학교 성원에게 알려져 성원이 심리적 혼란과 고통을 받는 경우

② 학교 위기 관리 체계의 구성

아동 · 청소년의 위기 상황은 학교와 관련된 것만 있는 것이 아니며, 또 반드시 학교 내에서 위기가 발생하는 것이 아니므로, 학교가 중심이 된 지역사회 자원의 활용을 위한 협력적인 체계가 구축되어야 한다. 이러한 위기 개입의 전망에 비추어 학교와 지역사회의 통합적이고 협력적인 위기 관리 체계가 구축되어야 한다.

• 교장이나 교감과 같은 학교 관리자가 학교 체계를 통제하고 지휘

• 담임교사와 교과 교사는 학생들의 심리적 충격을 완화시켜주며, 일부 문제를 보이는 학생을 조기 발견하고 이들을 심리 · 정서적 서비스를 받을 수 있도록 연계

• 상담교사는 위기 상황 시 다른 활동을 최소화 하고 위기 사건의 해결과 2차적인 위기 발생의 예방에 우선적으로 집중

• 학교 행정 직원들은 위기와 관련한 법적 · 행정적 처리나 절차에 조력

• 특수교사와 보건교사는 학생과 관련되는 특수한 영역에서 고유한 능력과 업무를 가지고 있기 때문에 학생에게 보다 구체적이고 직접적인 조력 역할을 함

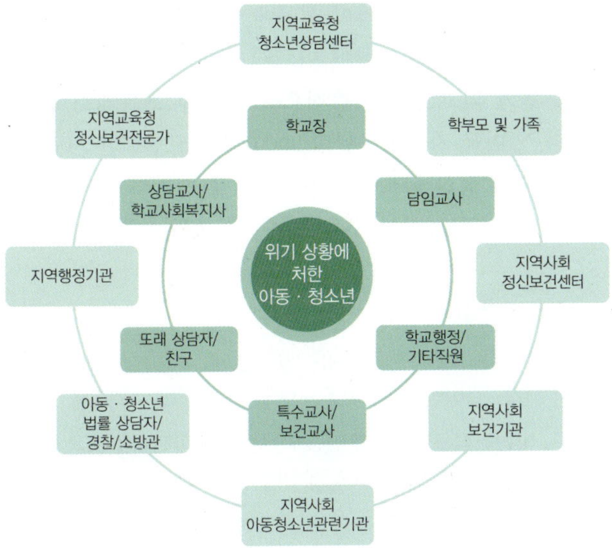

그림 11-12. **학교 체계와 지역사회 체계의 협력적 위기 관리 체계 구조**

③ 교사가 아이들이 대처할 수 있도록 돕는 방법

- 루머를 없앨 수 있도록 학생들에게 정확한 정보를 제공
- 학생들이 상실에 대처하는 것에 초점을 맞추어 학급에서 토론을 이끌도록 함
- 불필요한 세부 사항들을 학생들에게 전달하지 않으면서 정보를 제공
- 학생들이 어려움에 대처할 수 있도록 돕는 다양한 종교적 신념에 대해 인지
- 학생들의 다양한 감정 표현을 받아들이고 이해
- 학급에서 TV를 사용하는 것에 주의할 것. 만약 학생들이 학교에 있을 때, 생방송 뉴스는 학생들에게 정신적 외상이 될 수 있음
- 상담을 필요로 하는 학생과 지지적인 사람들에게 의뢰할 학생을 구분
- 미술, 음악, 글쓰기와 같은 외상을 줄일 수 있는 활동을 제공
- 필요에 따라 교육 과정으로 변경
- 사망 사건 시 장례 절차에 대해 논의
- 도움이 필요할 때, 다른 전문가로부터 도움을 구하도록 함

2-8. 자살 문제

2-8-1. 자살의 이해

자살은 전 세계적으로 중요한 사회 문제가 되고 있다. 세계보건기구(WHO)에서는 '죽음을 초래하기 위해 고의적으로 시도한 행위'로 자살을 정의하였으며, 자살은 자살 사고(Suicidal Idea)와 자살 도구에 접근, 자살 기도(Suicidal Attempt)를 거쳐 완료(Completed Suicide)에 이르는 일련의 과정

으로 볼 수 있다.[29] 따라서 하나의 자살 사건이 성공에 이르기 전까지 그 이상에 달하는 자살 기도와 자해가 발생하게 된다. 또한 한 명이 자살에 이르게 되면 가족, 친구, 학생을 가르치는 교사, 이웃 등 많은 수가 큰 충격을 받게 되고 일부는 충격으로 외상 후 스트레스 장애(Posttraumatic Stress Disorder)를 경험하게 된다.[30] 미국 자살연구협회(2006)에 따르면 "한 사람의 자살이 가족 · 친지 · 동료 등 가까운 사람들 6명에게 정신적으로 심각한 영향을 끼친다."라고 보고하고 있어 자살이 개인 한 사람만의 문제가 아닌 사회 문제라는 것을 보여주고 있다.

❖ 자살 관련 용어

- 자살 사고: 자살과 연관되어 행동으로 보이기 쉬운 생각들(예: 시험 성적이 떨어졌을 때 급격히 슬픈 감정에 빠지며 죽음에 대한 생각 '죽어버릴까', 혹은 '모두 끝났어' 라는 태도를 보이는 것)
- 자살 위협: 언어적으로든, 비언어적으로든 대인 관계에서 자기 파괴적인 소망을 위협적으로 표현하는 것(예: 자신의 애인에게 '네가 날 버린다면, 난 자살해 버릴 거야' 라고 위협하는 것)
- 자살 시도: 명백한 의도를 가졌던 안 가졌던 간에 죽으려는 행동은 보였지만, 치명적인 결과는 야기되지는 않은 상태. 어느 정도의 상해가 있을 수도 있고 없을 수도 있음. 그러나 치명적이지 않은 시도일 뿐 '실패한 시도' 를 말하는 것은 아님
- 자살 성공: 계획된 자살을 시도하였을 때 그 시도가 성공하여 사망에 이르게 되는 것

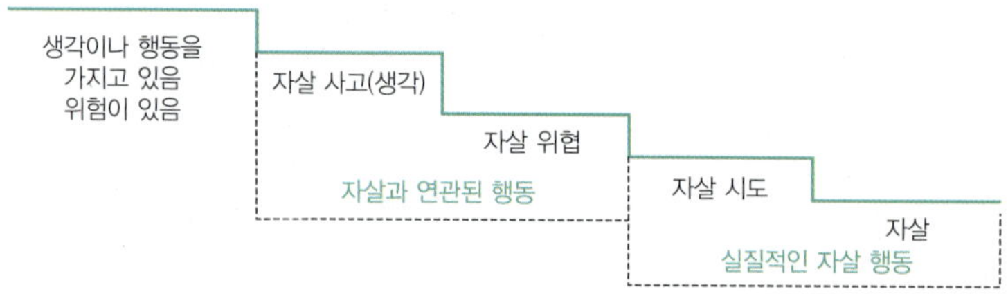

출처: Pearce C. M., Martin G. (1994). Predicting suicide attempts among adolescents.[31]

그림 11-13. **자살 행동에 대한 스펙트럼**

2-8-2. 청소년 자살 실태

경제개발협력기구(Organization for Economic Cooperation and Development)의 Health Data에 따르면 우리나라는 OECD 가입 국가 중 자살률 1위로 OECD 평균 자살률인 12명을 크게 초과하는 수준이다. 통계청에 따르면 2015년 우리나라 자살률은 인구 10만 명당 26.5명으로 2011년 31.7명에서 조금씩 감소 추세를 보이고 있으나 여전이 높은 수준이라고 할 수 있다. 특히 9~24세 청소년의 자살률은 7.4명으로 2013년(7.8명)보다 다소 감소하였으나 2007년부터 지속적으로 청소년의 사망 원인 1위는 자살인 것으로 나타나고 있다. 아동 · 청소년의 자살 행동과 자살률은 나이가 올라감에 따라 꾸준히 증가하게 되는데 자살 사고나 자살 시도와 같은 자살 행동은 여자 아동 · 청소년에서 더 높게 나타나는 반면 실제 자살률은 남자 아동 · 청소년에서 더 높게 나타난다. 이는 여성에 비해 남성이 더 과감하게 자살 시도를 하기 때문인 것으로 보인다. 청소년 자살의 시기는 다른 연령대와 달리 학기 초인 3월과 8월에 집중적으로 분포[32]되어 있는데 이는 성적 및 교우 관계 등 학교생활이 영향을 미치는 것이라고 볼 수 있다. 실제로 '2014년 청소년 통계' 자료에 따르면 13~19세 청소년의

경우 자살하고 싶은 이유 1위는 성적 및 진학 문제(39.2%)로 나타났다. 이처럼 청소년 자살은 성인과 달리 주요 특징들을 가지고 있다. 발달 단계적 특성으로 인해 자살 시도율이 높은 시기이며 충동적인 경우가 많다. 또한 성인의 입장에서는 이해가 안 될 수 있는 사소한 문제에 대해 아동 · 청소년들 나름의 자살 동기를 갖거나 합리화하기도 한다. 연예인 모방 자살이나 동반 자살을 보이는 경향이 있으며 죽음에 대해 환상을 갖기도 한다.

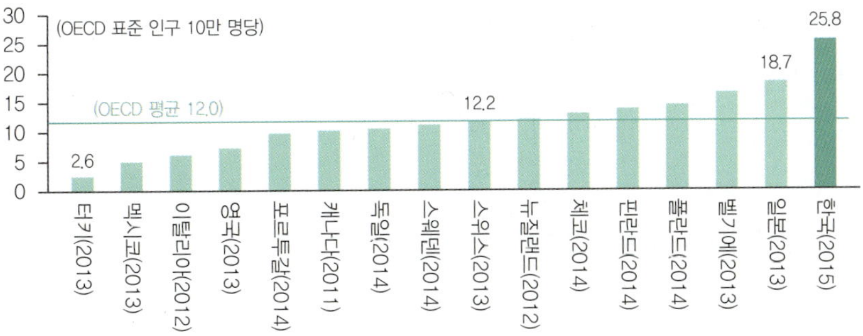

출처: 중앙자살예방센터. (2016). 2016년 자살예방백서.[32]

그림 11-14. **OECD 국가 자살률 비교**

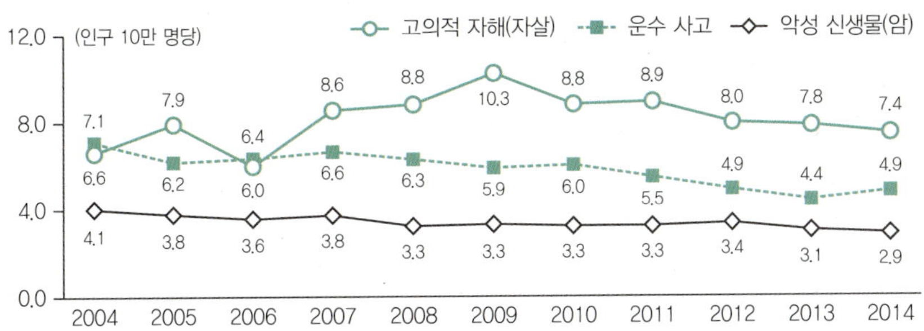

출처: 통계청. (2016). 2015년 사망 원인 통계.[33]

그림 11-15. **청소년(9세~24세) 사망 원인**

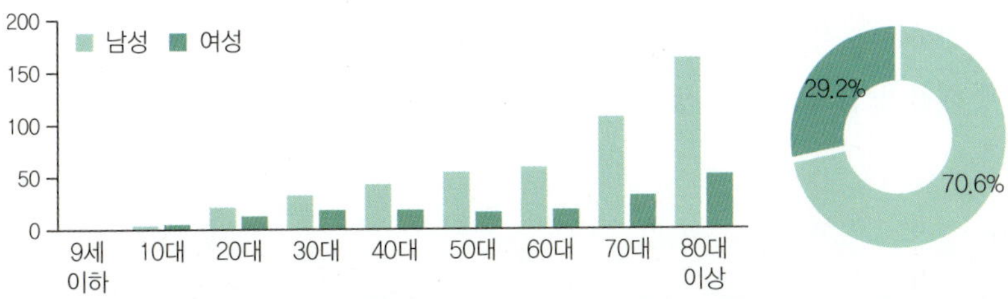

	9세 이하	10대	20대	30대	40대	50대	60대	70대	80대 이상	전체
남성	0.0	4.6	20.3	32.0	42.1	53.7	57.5	104.5	159.4	37.5
여성	0.0	3.8	12.0	17.9	17.3	14.7	17.4	31.2	50.7	15.5
계	0.0	4.2	16.4	25.1	29.9	34.3	36.9	62.5	83.7	26.5

출처: 중앙자살예방센터. (2017). 자살 통계.[34]

그림 11-16. **성별에 따른 연령별 10만 명당 자살률**

2-8-3. 청소년 자살의 특징 및 징후

(1) 청소년 자살의 특징[35)]

① 발달 단계적 특성상 자살 시도가 높은 시기

- 전두엽 발달이 완전하지 못하여 종합적 사고가 어려운 시기
- 신체적 · 정서적 많은 변화로 인한 격동의 시기
- 지적 변화로 기존의 가치나 규범에 도전하는 시기
- 자아정체성이 확립되지 않은 정체성 혼란의 시기
- 학교생활과 학업 스트레스가 많은 시기

② 계획적인 경우보다 충동적인 경우가 많음

- 무가치하다고 생각되어질 때 충동적으로 선택
- 부모나 주변 어른들의 잔소리가 싫어질 때 충동적으로 선택
- 여러 사람 앞에서 비난이나 꾸중을 들을 때 충동적으로 선택

③ 자기 나름대로의 분명한 자살 동기를 갖음

- 자살을 준비하던 중 "나가 죽어라."라는 말이 방아쇠가 되어 바로 시도
- 고통의 끝이나 문제 해결의 대안으로 선택
- 분명한 이유를 만들어 합리화 하는 경향
- 남을 조정하거나 보복 하려는 동기로 선택

④ 동반 자살 및 모방 자살 가능성이 있음

- 피암시성이 강함
- 자살 사이트를 통한 관심
- 연예인이나 추종자의 죽음으로 연쇄 자살

⑤ 죽음에 대한 환상을 갖고 있음

- 판타지 소설류나 인터넷 게임의 영향
- 대중 매체가 전하는 자살 소식을 여과 장치 없이 받아들임
- 죽음을 문제 해결 방법으로 잘못 생각

(2) 자살의 위험 요인 및 보호 요인

① 위험 요인

- 개인적 요인

개인적 위험 요인으로는 우울, 충동성, 무망감, 정서 조절의 어려움 등과 같은 정신 의학적 문제와 과거 자살 시도 경험 등과 같은 개인적 경험이 포함된다. 먼저 정신 질환과의 관계를 살펴보면, 청소년 자살 시도자와 자살자를 연구한 결과 자살 시도 당시 80~90%에서 진단 가능한 정신 질환을 가졌던 것으로 나타났다. 가장 흔한 진단은 우울, 불안, 비행/품행 장애, 약물 남용이었으

며, 특히 우울증과 약물 남용은 청소년의 자살 행동과 가장 높은 공존율을 보였고, 남자 청소년의 경우 알코올 사용과 높은 연관성을 보이는 것으로 알려져 있다. 자살을 시도한 적이 있는 16~17세 남자 청소년의 60%와 여자 청소년이 44%가 당시 우울증을 경험하고 있었다는 연구(Von Knorring & Kristiansson, 1995)결과는 정신 질환 중에서도 우울증이 자살을 이끄는 매우 중요한 위험 요인임을 나타내고 있다. 또 Lewinsohn(1994)과 Shaffer(1988)는 자살한 청소년들이 대표적으로 가지고 있는 정신 장애로 기분 장애, 품행 장애, 반사회적 성격 장애, 약물 남용을 들고 있으며, Rohde, Lewinsohn 그리고 Seeley(1991)는 양극성 장애, 우울 장애, 주의 결핍 장애, 품행 장애 그리고 약물 남용이 청소년 자살과 깊은 관련이 있다고 지적하였다. 또한 자살 시도의 과거력은 자살의 가장 강력한 예측 인자 중 하나로 알려져 있다. 자살을 시도한 남자 청소년의 1/5과 여자 청소년의 1/3이 이전 자살 시도 경험이 있었던 것으로 나타났고(Shaffer, Garland, Gould, Fisher, & Trautman, 1988) 또 다른 연구에서는 청소년 자살 시도자들 중 10%가 3개월 내에 다시 시도했으며(Spirito, Bond, Kurkjian, Devost, Bosworth, & Brown, 1992) 이전에 자살을 시도한 적이 있는 경우 자살로 사망할 가능성이 현저히 높았다(Hawton & Catalan, 1981; Hawton & Fagg, 1988). 뿐만 아니라 과거 자살 시도 방법이 치명적일수록 다시 자살을 시도할 가능성이 높은 것으로 밝혀졌다(Blau & Gullotta, 1996).[36] 그 밖에 개인적 요인으로 인지 및 성격 요인, 성 정체성 등이 영향을 미칠 수 있다.

• 가족 요인

가족 요인은 부모의 죽음이나 이혼으로 인한 상실, 부모-자녀 갈등 및 불화, 부모의 정신 병리, 자살 행동의 가족력, 부모의 학대 및 가정폭력 경험 등이 아동 · 청소년의 자살 행동을 증가시키는 요인으로 알려져 있다. Lewinsohn(1994)과 그의 동료들이 1,500명의 고등학생을 대상으로 종단 연구를 실시한 결과, 자살을 시도한 청소년은 가족의 지지 수준이 유의하게 낮은 것으로 나타났다. Pfeffer(1989)도 자살을 시도는 청소년의 가정은 부모-자녀 간의 극단적 긴장 상태 및 폐쇄적 분위기로 인해 부모와 자녀 사이의 정서적 분리가 일어나 가정적 요인이 자살에 영향을 미친다고 강조하였다. 가족 구성원들의 갈등은 청소년의 자살에 직접적인 영향을 미치는 요인인 반면 가족의 화합은 청소년의 자살 위험을 줄이는 강력한 요인이 된다.[36] 따라서 부모와 함께 시간을 보내거나 가족 활동을 함께 하는 것은 청소년의 자살 생각과 자살 시도의 위험성을 감소시킬 수 있는 요인으로 작용된다.

• 학교 요인

자살과 관련된 학교 요인으로는 학업 스트레스, 교우 관계, 학교폭력, 학업 성취도 및 진로 적성 등이 있다. 특히 우리나라 아동 · 청소년은 대학 입시에 대한 지나친 강조로 인해 높은 스트레스를 보이고 있다. 한국과 미국의 아동 · 청소년을 비교한 연구에서는 학업에 가장 많은 시간을 투자하는 한국 아동 · 청소년이 여가에 많은 시간을 투자하는 미국 아동 · 청소년에 비해 우울증이 2배 이상 높다고 보고하였다. 학교 성적이 낮은 군이 높은 군에 비해 자살 위험성이 높으며, 특히 자신이 학업에서 실패했다고 지각하는 경우 3배 이상의 자살 사고를 보였다.[21] 학교폭력 또한 중요한 학교 요인으로 작용하는데 Flannery 외(2004)의 연구에 의하면 학교폭력에 노출된 경우 외상 후 스트레스, 분노, 우울, 고립감 등을 겪는 것으로 보고하였고, Baldry와 Winkel(2003)은 학교에서 또래로부터 신체적 · 심리적 · 언어적 폭력의 목표가 되는 것이 자살에 영향을 준다고 하였다. 국내의 연구 결과[37]청소년의 자살하고 싶은 가장 높은 원인 중 하나가 또래로부터의 따돌림과 학교폭력 경험이라고 보고되었다. 실제 자살 직전의 청소년들은 타인으로부터의 소외와 위축을 호소하며 부모나 다른 중요한 성인과의 대화 단절을 보이기 때문에 이는 자살을 시도하는 청소년들의 자살 신호로 간주되고 있다.[37]

- 사회적 요인

매스컴을 통한 왜곡된 죽음의 이미지나 정보 또한 자살의 위험 요인으로 알려져 있다. 아동 · 청소년은 미디어의 영향에 민감하기 때문에 유명 연예인의 자살이나 또래의 자살 사건을 다룬 상세한 기사를 접하게 되면 자살의 전염력이 높아질 위험성이 있다. 또한 자살 사이트와 같은 유해 환경이나 자살 도구의 용이한 접근성, 10대 임신, 낮은 사회적 지지도 등이 자살의 위험 요인으로 작용될 수 있다.

② 보호 요인

자살 위험을 낮추는 보호 요인들은 개인적 측면에서는 자존감을 들 수 있다. 높은 자존감을 지닌 청소년은 스트레스 대처 능력이 높으며, 문제 해결을 위해 긍정적인 대처 방법을 사용하는 것으로 나타났다.[37] 가족 측면에서는 위험 요인과 반대로 긍정적인 부모-자녀 관계 및 가족의 지지 체계가 보호 요인으로 작용된다. 한국청소년상담원(2007)의 실태 조사에서도 자살 시도 중 포기한 이유로 '엄마가 생각나서' 라는 의견이 가장 많았다. 학교와 관련된 보호 요인 역시 교사나 친구의 지지가 영향을 미치며 사회 환경 측면에서는 청소년에게 지각된 사회적 자원을 들 수 있다. 지각된 사회적 자원이란 청소년이 사회적 자원들로부터 도움을 받을 수 있다고 인식하는 것을 의미하며, 실제 제공하는 지지보다 도움을 받을 수 있다는 지각된 지지가 더욱 중요하다고 보고되고 있다.[37]

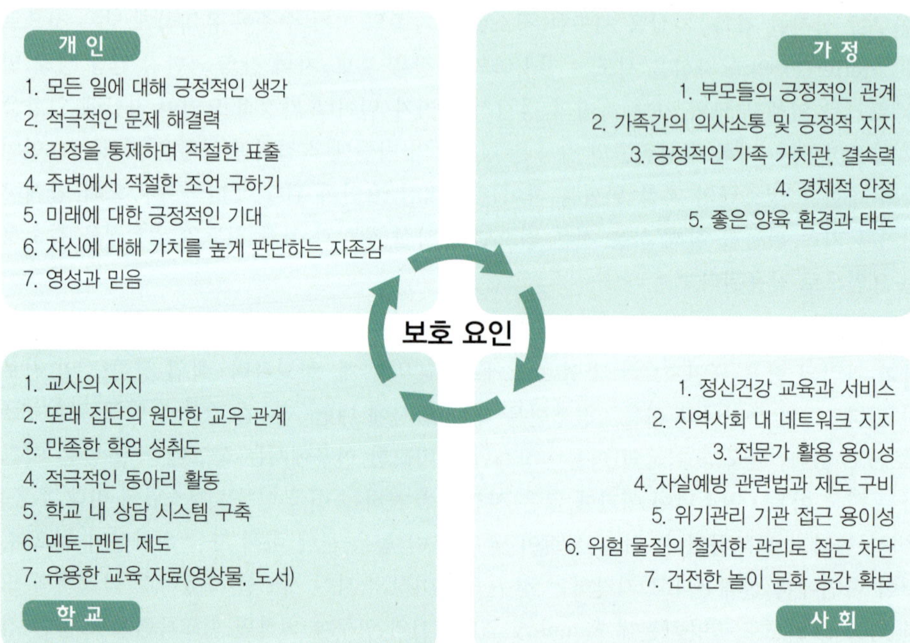

그림 11-17. **자살 보호 요인**

(3) 청소년 자살징후

대부분의 자살 시도자는 자살을 시행하기 전에 의식적이든 무의식적이든 위험 경고 신호를 보내게 된다. 이러한 자살 징후는 자살 생각이 직·간접적으로 드러나는 의사 표현의 형태로 나타난다. 이러한 자살 징후를 파악하는 것은 자살 위기에 놓은 아동·청소년을 발견하여 예방하는데 도움이 될 수 있다. 자살징후는 언어적·행동적·상징적 표현 등 다양하게 나타날 수 있다.

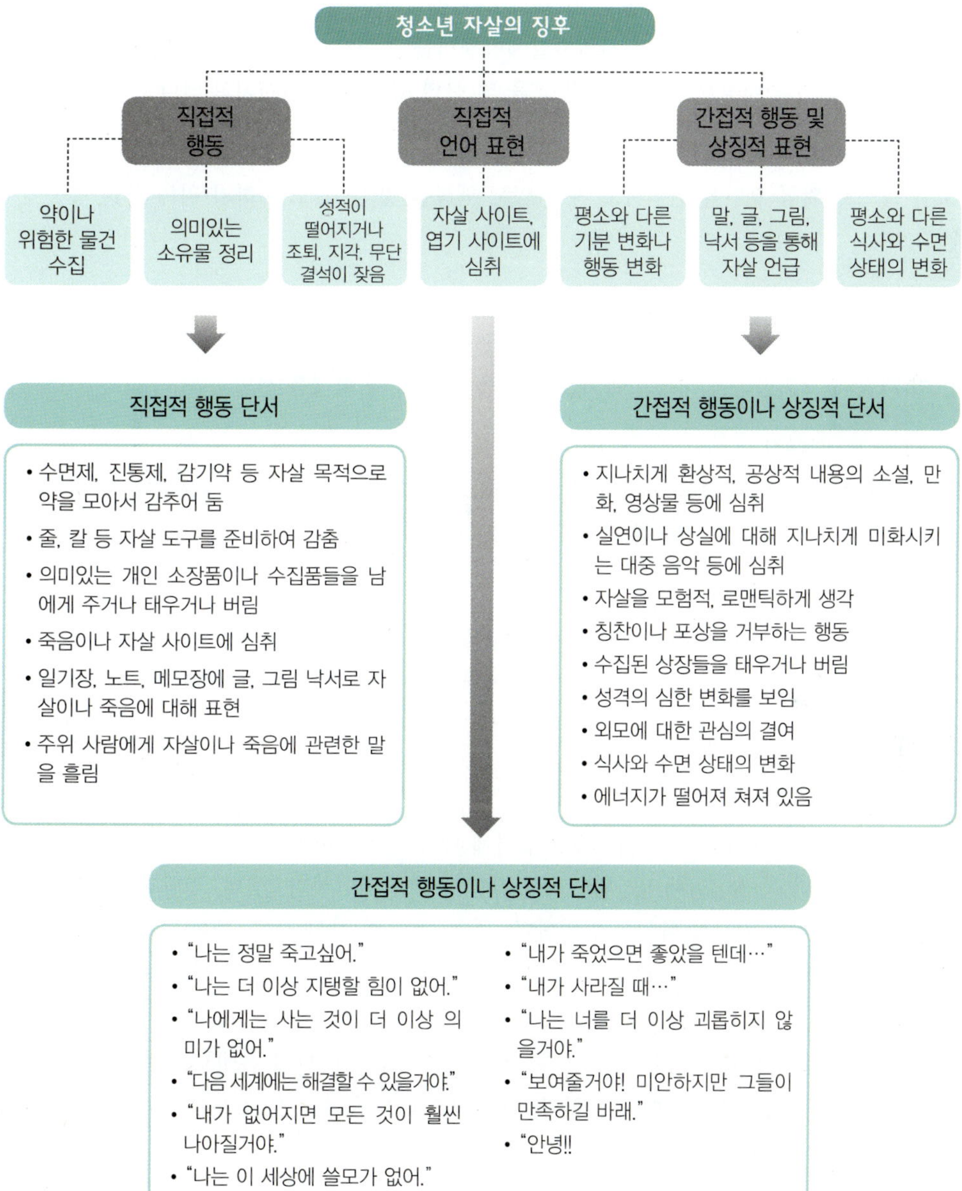

출처: 교육부. (2011). 학생자살 위기관리 프로토콜.[35]

그림 11-18. **청소년 자살의 징후**

2-8-4. 아동 · 청소년의 자살 위기 개입

(1) 예방(Prevention)

선진국의 경우 이미 오래전부터 국가 차원의 체계적인 전략을 수립하여 자살 예방을 위해 다각적인 노력을 기울여왔다. 이중 대표적인 예방 프로그램은 학교 지킴이 훈련, 지역사회 지킴이 훈련, 일반적인 자살 예방 교육, 자살 위험성 선별 프로그램, 또래 지지 프로그램과 같이 일반 청소년 혹은 교사, 상담자 등을 대상으로 자살 위기 청소년을 발견하고 의뢰할 수 있는 교육을 들 수 있다.[38] 우리나라의 경우에도 민간 기관 및 지역자살예방센터를 중심으로 자살 예방 활동이 이루어져오고 있으며 일반 청소년을 대상으로 자살 예방 교육 및 선별 검사 등이 실시되고 있다.

① 자살 예방 교육

청소년 스스로 위험 요인을 인식하고 책임 있는 행동을 할 수 있도록 하기 위해 자살 행동에 대해 교육

② 선별 검사

전교생을 대상으로 선별 검사를 거쳐 우울, 약물 남용, 최근의 자살 사고 및 과거 자살 시도 등을 조사. 이 가운데 고위험군을 대상으로 개별 면접을 통해 문제 학생을 선별

③ Gatekeeper Training

교사가 위험성이 높은 학생을 인지하는 지식, 태도, 기술을 발전시키고, 위험 수준을 평가하여 필요할 때 적절하게 의뢰할 수 있도록 하는 것을 목표로 함

④ 또래 상담가(Peer Helper)

자살 청소년들은 성인보다 친구들에게 먼저 도움을 요청하거나 자신의 비밀을 털어놓는 경우가 많기 때문에 또래 상담가를 양성하여 자살 위기에 놓은 친구를 돕거나 연계하는 방법을 교육함

(2) 위기 개입과 치료 및 상담[39]

① 자살 생각 및 위험성 평가

자살의 가능성에 대한 평가는 크게 5가지 영역에 대해 평가되어야 한다. 첫째, 자살의 의도 및 동기에 대해 파악한다. 둘째, 현재 및 과거 정신 질환 유무를 파악한다. 셋째, 절망감, 사회 기술 부족 등을 포함하는 개인의 심리적 특성을 확인한다. 넷째, 부모의 정신 질환, 불화 등 가정 및 환경적 요인을 평가한다. 다섯째, 친구와의 다툼, 왕따 등 최근의 생활 사건 혹은 스트레스 상황이 있었는지 평가한다.

자살의 위험성이 의심되는 아동 · 청소년에게는 '위험 요인에 관해 물어보는 것' 과 '직접적으로 자살 의도에 대해 질문하는 것' 이 중요하다. 직접적으로 다음과 같은 질문을 통해 자살에 대해 파악할 수 있다.

"자살에 대해서 생각해 본적이 있는가?"
"자살의 구체적인 방법을 생각해 본적이 있는가?"
"죽는 게 더 낫겠구나 하고 바란 적이 있는가?"
"자신이 살 가치가 없다고 생각해 본 적이 있는가?"
"자살을 시도해 본 적이 있는가?"

② 실제 자살 시도 청소년에 대한 접근

자살 시도가 있었던 청소년의 치료는 급성 의학적 처치, 정신과 혹은 일반 병동 입원 여부의 결정, 위기 개입 치료, 그리고 자살 사고를 감소시키기 위한 장기적 전략을 수립해야 한다. 자살과 자살 행동의 위험도가 높은 청소년에게는 자살하지 않겠다는 약속(No-Suicide Contract)을 하며 치료를 받을 수 있도록 도와야 한다. 치료의 불응은 향후 더 심각한 정신 병리, 더 강한 자살 의지, 더 혼란된 가족 관계, 자살의 재시도와 연관되기 때문에 치료를 유지하기 위해 다양한 접근이 이루어질 필요가 있다.

- 심리 사회적 접근들
  - 인지 치료(Cognitive Therapy): 환자의 절망감과 자살 생각의 감소, 외래 치료의 순응도 증진, 우울증의 재발 감소 등의 효과를 인지 치료를 통해 얻을 수 있다. 감정 일지 쓰기를 통해 부정적 자동 사고(Automatic Thoughts)를 점검하고, 새로운 것을 함께 해보거나, 관심을 분산시키거나, 스스로 긍정적인 생각을 하게 함으로써 부정적 인지 왜곡을 줄여나갈 수 있다.
  - 사회 기술 훈련(Social Skill Training): 자살 시도 청소년들에서 심각한 대인 관계 수행상의 어려움을 흔히 볼 수 있다. 사회적 행동에 관한 정보를 체계적으로 알려주고, 모델링하고, 목표 기술을 행동적으로 보여주고, 수행에 대한 평가가 있다. 적절한 주장과 타협, 긍정적인 또는 부정적인 감정의 표현, 가족이나 동료로부터 적절한 도움을 청하는 방법이 목표로 제시된다.
  - 문제 해결 기술 훈련(Problem-Solving Skills Training): 문제 인식, 대안 제시, 결과 생각해보기, 결정 등 일반적인 기술들을 통해서 문제에 대한 좀 더 유연한 접근을 할 수 있도록 가르친다.
  - 감정 조절 훈련(Affect Regulation): 지나친 적개심이나 공격성, 예민함 등이 자살자들의 주요 양상 중에 한 요소이다. 청소년들은 성인에 비해 화가 나거나 흥분했을 때 충동적으로 자살하는 수가 적지 않다. 자기 조절 훈련의 기법으로 적개심, 공격성을 감소시키고 사회적으로 바람직한 행동을 증진시키며 이런 상황에서 자신이 화가 나거나 흥분했다는 것을 깨닫도록 가르친다. 점진적인 근육 이완 훈련, 복식 호흡, 분노 조절, 긍정적인 생각하기 등이 포함된다.
  - 가족 치료(Family-Based Treatment): 자살 위험 청소년의 치료에서 가족의 참여는 매우 중요하다. 가족의 역할, 양육 기술, 자살, 청소년기의 특성, 정신 질환에 대한 정보와 교육을 제공하여 위기 청소년들에게 적절한 지지적인 환경을 제공하며 지속적인 치료가 이루어질 수 있도록 해야 한다. 또한 부모-자녀관계의 왜곡된 의사소통을 중재하여 관계를 개선시키며 가족간 적개심을 감소시킨다. 부모의 정신과적 문제 및 알코올이나 약물 문제가 있다면 이를 치료 한다.

• 약물치료(Pharmacotherapeutic Approach)

자살 행동 자체에 대한 효과가 있는 약물치료는 없으나 동반된 정신 질환에 맞추어 약물을 사용하면 효과를 볼 수 있다. 우울증을 동반한 경우에는 부작용이 적고 비교적 안전한 SSRI 계열의 항우울제를 투여하면 많은 호전을 보일 수 있다. 특히 중등도 이상의 우울 증상이 있는 경우, 약물치료는 일차적으로 고려되어야 한다.

(3) 사후 관리

학교 장면에서의 청소년 자살 사후 개입의 목적은 크게 네 가지로, 첫째는 자살에 의해 영향 받은 사람들의 외상적 고통을 감소시키고 이들이 애도하는 과정 동안 심리적 또는 신체적 장애를 발달시킬 가능성을 줄이는 것이다. 둘째, 자살의 모방과 전염을 막고 셋째, 자살의 위험이 있는 학생들을 찾아내어 미리 예방하고 개입하며 넷째, 교육과 학습이라는 학교 사회의 기능을 원래대로 회복시키는 것이다.[40] 학교에서 자살을 어떻게 다루느냐는 청소년의 자살 위험성에 큰 영향을 미칠 수 있으며, 학생과 교직원의 안전을 확보하고 교육을 책임져야 하는 학교 시스템의 정상화 과정에도 막대한 영향을 미칠 수 있다. 따라서 학교는 위기관리위원회를 구성하여 자살 사건에 대한 신속하고 적절한 개입이 이루어질 수 있도록 하여야 한다.

① 위기관리위원회[35] 운영

• 목적: 학생 및 교직원의 자살로 인한 위기 상황을 사전에 대비하고 발생 시 즉각적으로 대처하여 부정적인 영향을 최소화함

• 위원회 구성 및 자격

  • 구성: 학교의 장을 위원장으로 하고 학부모 및 지역사회 전문가와 학교 내 업무 관련 교직원을 포함하여 5인 이상 10인 이하의 위원으로 구성

  • 자격

    – 교장 및 교감 등 학교 위기 관리의 권한 책임을 지닌 자
    – 관련 교직원(담임교사, 생활지도교사, 상담교사, 보건교사, 행정실장 등)
    – 학부모운영위원장 등 관심 있는 학부모
    – 자문(전문)위원: 교육청 및 교육지원청의 「위기관리팀」, 관련 단체 및 기관, 관련 전문가 등

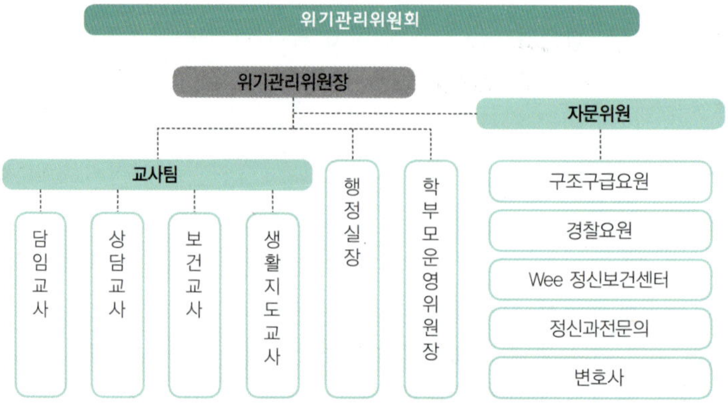

그림 11-19. **위기관리위원회 구성도(예시)**

• 위원회 역할

• 상시 활동
  – 학생 자살 위기 관리 체계 수립 및 점검
  – 위기관리위원회 구성의 정기적 교육 및 훈련
  – 생명 존중 및 자살 예방 교육
  – 시설 안전 관리
• 자살 발생 시 활동
  – 자살 사안 확인
  – 위기관리위원회 긴급 회의 개최 및 세부적인 대응 방안 수립
  – 경찰 조사 협조 및 언론 대응 등 대외 조력
  – 교육청 보고 및 위기 관리 지원 요청
  – 외부 전문 기관 협조 요청
  – 유가족 및 친한 친구 등에 대한 지속 관리 방안 수립 · 지원

3 아동 · 청소년의 정신건강 상담 및 연계

3-1. 학교 상담 활동을 설명한다.
3-2. 아동 · 청소년의 지역사회 정신건강 관련 자원을 설명한다.

3-1. 학교 상담 활동

3-1-1. 학생 상담의 이해

학교는 학생들의 지적 능력의 향상 뿐 아니라 사회적 · 정서적 발달을 도울 수 있는 위치에 있다. 교사는 학생들 가까이에서 오랜 시간 동안 함께하기 때문에 정서적 어려움을 겪고 있는 학생들을 일차적으로 발견할 수 있다. 그러나 학생들 대부분 스스로 도움을 요청하거나 상담받기를 원하지 않기 때문에 가장 자연스럽게 접할 수 있는 담임교사나 보건교사는 학생들의 어려움을 발견하고 접근할 수 있는 기술을 익히는 것이 필요하다. 이를 위해 가장 기본적이며 일차적으로 필요한 것은 관계 형성이다. 안전감, 신뢰감 그리고 친밀감이 형성되어야 학생들은 자신의 이야기를 꺼내놓을 수 있게 된다.

(1) 관계 형성을 위한 ENCOURAGES 기법(Hill & O' Brien, 1999)[41)]

• E(Eye): 적당한 정도로 눈을 마주친다(다른 곳을 보거나 뚫어지게 보기를 피한다).
• N(Nod): 가끔 고개를 끄덕인다.
• C(Cultural Differences): 문화적인 차이를 인식하고 존중한다.
• O(Open Mind): 내담자 쪽으로 열린 자세를 유지(팔짱을 끼지 말고, 내담자 쪽으로 기울인 자세)한다.

- U(Unhmn): '음' 등의 인정하는 언어를 사용하여 격려한다.
- R(Relaxed): 편안하고 자연스럽게 대한다.
- A(Avoid): 산만한 행동을 피한다.
- G(Grammatical): 내담자의 언어 스타일에 맞추어 표현한다(자신의 언어 스타일 범위 내에서 내담자의 언어 스타일을 사용).
- E(Ear): 제3의 귀로 경청한다(언어적 메시지와 비언어적 메시지를 주의하여 들을 것).
- S(Space): 공간적인 거리를 적절하게 유지한다(너무 가깝거나 멀지 않도록 할 것).

(2) 상담에서 방해가 되는 행동

- 학생의 이야기를 판단하고 평가하는 경향
- 소란과 같은 혼란 때문에 주의 집중을 하지 못하는 경향
- 질문을 함으로써 생략된 정보에 반응하고자 하는 유혹
- 문제를 해결하거나 답을 먼저 찾으려는 상담자의 압력
- 상담 기술을 연습하는 과정에서 상담자 자신이 몰두하는 경향

3-1-2. 학교 상담 윤리[42)]

(1) 학생에 대한 책임: 비밀 유지의 중요성

먼저 학교 상담자는 학생에게 자신의 가치를 강요하지 않도록 하며, 학생 자신의 가치와 신념을 탐색하도록 격려해야 한다. 그리고 학교 상담자가 상담 관계에서 학생으로부터 얻게 된 학생의 기록과 정보에 대해 비밀 유지를 해야 하며, 비밀 유지의 한계에 대해서도 상담 초기에 학생에게 알려주어야 한다. 특히 교무실이나 학교 밖의 장소에서 학생의 상담 내용을 공공연히 이야기하거나 사례를 드는 것 등이 비밀 유지를 해치는 활동이 되기도 한다. 최근 들어 개인 정보의 권리가 중요해지면서 개인의 비밀을 유지하는 책임이 더욱 강조되고 있다.

(2) 부모에 대한 책임

학생이 이용하는 서비스에 대해 부모에게 알려주고 필요한 경우에는 부모가 관여할 수 있도록 해야 한다. 부모와 열린 대화를 하고 학교에서 진행하는 프로그램에 대해 알려줌으로써, 상담자는 부모에게 신임을 얻고 동시에 학생의 사생활도 보호하는 유리한 위치에 있게 된다. 특히 초등학교의 학교 상담에 있어서는 부모의 참여가 필수적이다. 그리고 상담자는 부모에게 학교와 지역사회에서 제공되는 서비스에 대해 편견 없이 정확하고 공정하게 정보를 알려줄 의무가 있다.

(3) 동료 및 전문가 협회에 대한 책임

교사와 교장뿐만 아니라 다른 교육 전문가들이 제공하는 서비스의 효과를 정확히 판단하고, 학교 상담자가 제공할 수 있는 이상의 도움을 필요로 하는 학생, 부모, 교사에게 적절하게 소개하여줄 책임이 있다.

(4) 학교와 지역사회에 대한 책임

학교 상담자는 학교의 분위기를 파악하고 학교 행정가와 교사에게 학생의 복지, 교육 프로그램, 혹은 학교 환경에서의 잠재적 위험 요소를 알려 주어야 한다. 또한 학생의 이익을 위하여 학교 외부의 기관이나 전문가와 연결시켜 주는 역할을 하게 될 때 대가를 받아서는 안 된다. 또한 학교 상담자가 학생, 부모, 교사를 상담하고 자문하는 주된 기능을 하지 않고 사무적이고 행정적인 일들을 맡게 되어 본연의 기능을 다하지 못할 때 이의를 제기할 책임이 있다.

(5) 자신에 대한 책임

많은 학생들은 깊은 상담이나 치료가 필요하지 않고 다만 이야기를 들어주고, 올바른 결정을 내리도록 안내해주는 신뢰할 만한 사람과의 관계가 필요하다. 학교 상담자는 이러한 학생과의 관계에 대해 자신이 해야 할 일들과 비교하여 어느 정도의 시간을 사용 할지도 평가해 보아야한다. 그리고 학교 상담자는 자신의 전문적 능력의 경계 안에서 행동하고 서비스의 결과에 대한 책임을 져야 한다. 그러므로 자신의 전문적인 능력의 신장을 위해 끊임없는 노력을 해야 하며, 또한 자신의 능력으로서 효율적인 조력 관계를 더 이상 지속할 수 없다고 판단이 되면 즉시 다른 전문가나 기관으로 의뢰해야 한다.

3-2. 아동 · 청소년의 정신건강 지역사회 자원과 연계

3-2-1. 발견 및 의뢰

학생의 정서 · 행동 등의 문제 발견 시 전문 기관으로의 서비스 의뢰가 필요하다고 판단된다면 우선적으로 학생이나 부모에게 의뢰의 필요성을 설명하고, 전문 기관에대해 설명해야 한다. 학생에게 필요한 서비스가 교내에 마련되지 않고, 보다 전문적인 기관에서 상담을 받을 수 있음을 알린다. 이러한 상황에서 부모가 부정적인 반응을 보일 수 있다는 것을 이해해야 한다. 학교에서 학생을 지도하기 어렵기 때문에 외부 기관으로 넘긴다고 생각될 수 있는 말은 삼가 해야 하며 장기적으로 볼 때 학생에게 어떤 이득이 있는지를 중심으로 설명하여 학생과 부모를 안심시킬 수 있도록 해야 한다. 또한 외부 자원에 대해 충분한 정보를 제공함으로써 안심하고 서비스를 받을 수 있도록 최선을 다한다.

(1) 전문 기관으로의 의뢰를 고려해야 할 상황

① 정서 · 행동특성검사

관심군으로 판정된 학생 중 문제의 정도가 심하다고 판단되는 경우

② 자살 위험도 평가

자살 시도의 위험성이 높다고 판단된 경우

③ 정신 질환의 평가

뚜렷한 증상을 보이며 학업 및 대인 관계 등 학교생활에 지장이 크다고 판단되는 경우

(2) 연계 시 사생활 및 비밀 보장 준수를 위한 주의 사항[12)]

① 상담 자료의 작성 및 보관

- 그 전부터 사용했던 기본 기록지를 그대로 사용하면서 점차 다른 항목을 추가
- 안전하게 보관하고 누가, 어떤 상황에서 볼 수 있는지에 대한 규정을 미리 정할 것
- 컴퓨터로 작성, 보관하는 경우 문서 비밀 번호를 걸어 놓을 것

② 상담 자료를 반드시 공개해야 하는 경우

- 학생의 안전이 위협 받는 상황
  - 자해나 자살 시도, 자살 계획
  - 타해 위협
  - 학대, 방임
  - 임신이나 원치 않은 성관계, 성추행
  - 학교폭력이나 학교 내에서 차별
  - 기타 학생의 안전에 문제가 되는 질환(심각한 식이 장애) 또는 상황(가출, 약물 복용, 흉기 소지 등)이 있는 경우 등
    - 원 작성 문서를 직접 보여주기보다는 상담자가 내용을 보면서 이야기하거나 요약한 자료를 따로 작성하여 공유
    - 외부 연계 시에도 요약한 자료를 학부모 동의하에 공유: 학생정서 · 행동특성검사 또는 심리 검사 결과지 등 평가 자료는 기관 간에 직접 전달하면 개인정보보호법에 저촉됨. 반드시 학부모의 동의를 받은 후 부모 또는 학생이 직접 전달

③ 자료 공개 때 포함될 내용

- 날짜와 시간
- 학생이 했던 정확한 말(되도록 그래도 옮겨 적으며, 상담자가 임의로 수정 하지 않음)
- 상담자가 학생을 위해 시도했던 방법들
- 상담자가 학생을 위해 제안했던 것과 충고했던 것
- 상담자가 부모, 책임자, 경찰 등 다른 사람과 나누었던 대화나 추가 확인 전화 등(날짜와 시간, 누구와 대화를 했는지, 대화 내용 등을 그대로 적어둔 것)
- 상담자가 부모에게 제안했던 지역사회 자원이나 의료 기관 등

3-2-2. 자원의 종류 및 서비스[12)]

(1) 주요 기관

① Wee 센터

- 정서 · 행동 문제 조기 중재
- 학생 세부 진단 및 평가
- 치료 연계 및 관심군 사례 관리
- 학교 내 추후 관리 프로그램 진행

② 정신건강증진센터

- 학생 정신건강 증진 교육 지원 및 운영
- 학생 정서 · 행동 문제 예방 및 조기 중재 서비스 운영
- 연계 학생 대상 심층 사정 평가, 사례 관리
- 전문 인력 지원
- 부모 교육 프로그램 운영
- 학교 정신건강 관리팀 교육 지원

③ 지역 국립 병원

- 병 · 의원 관리가 필요한 학생에 대한 직접 서비스: 대상 학생 진료, 학교 자문 의사 지정 및 사례 관리, 문제 유형별 상담 및 관리 방법 지도
- 지역 특성에 기반 한 전달 체계 구축

④ 지역 전문 의료 기관

- 전문 의료 기관 관리가 필요한 학생에 대해 직접 개입: 대상 학생 진료, 학교 자문 의사 지정 및 사례 관리, 문제 유형별 상담 및 관리 방법 지도

(2) 지역사회 유관 기관

① 자살예방센터

- 자살 예방, 생명 존중 인식 개선 교육
- 자살 위기 학생 선별 및 사례 관리
- 자살 위기 중재 자원 확보
- 자살 위기 응급 개입
- 생명 지킴이(Gatekeeper) 양성 교육
- 자살 예방을 위한 지역사회 지원

② 해바라기센터

- 성폭력, 가정폭력의 초기 신고 및 응급 개입, 학교폭력의 초기 신고
- 성폭력, 가정폭력 조사 및 진술 녹화
- 사례 관리
- 예방 교육 및 홍보

③ 청소년상담복지센터

- 위기 청소년의 긴급 구조 및 자활
  - 청소년 동반자 프로그램: 1:1 멘토링으로 자살 위기 청소년을 지원
  - 1388 청소년 지원단: 자살 위기 청소년 발견 시 1차적으로 청소년 보호 활동 지원
  - 청소년 긴급 구조 요청: 가출, 성매매, 가정폭력 등 도움이 필요한 청소년 들을 위한 자살 위기개입

④ 아동 보호 전문 기관

- 아동학대 신고 전화 운영, 현장 조사
- 일시 보호
- 사례 관리
- 예방 교육 및 홍보

⑤ 지역사회 복지 기관

- 저소득층 학생 대상 다양한 복지 서비스 제공
- 지역 내 소년 소녀 가장을 위한 프로그램
- 지역 내 결손 가정 청소년을 위한 지지망 구축
- 청소년 비행 예방 프로그램
- 근로 청소년 야간 학교

⑥ 건강가정지원센터

- 통합적인 가족 대상 서비스: 가족돌봄사업, 가족 교육, 가족 문화 활동, 가족 문제 해결, 예방 및 역량 강화

4 학교정신건강증진사업

4-1. 학교정신건강증진사업 운영 절차를 설명한다.
4-2. 학교정신건강증진사업 사례를 말한다.

2006년 1월 '학교보건법'이 개정되면서 정신건강에 대한 중요성이 대두되었다. 2007년 교육과학기술부가 학생들의 정신건강 상태를 파악하고, 정신 질환의 조기 발견 및 조기 개입을 위하여 전국 96개교를 대상으로 시범적으로 운영한 '학생정신건강검진사업'이 학교정신건강증진사업의 시작이라고 할 수 있다. 2008년에는 전국 245개교 약 75,000여명의 초 · 중 · 고 학생을 대상으로 확대 실시되었으며, 2009년 470개교, 2010년 1,100개교, 2011년 4,357개교, 2012년에는 전국의 모든 학교에서 학생정신건강검진사업이 실시되었다. 학생정신건강검진사업이 진행됨에 따라 학교 실정에 맞는 정신건강 증진 프로그램이 필요하게 되었고, 학교에서 운영할 수 있는 다양한 정신건강 증진 프로그램이 개발, 보급되고 있다. 학생들이 학교에서 머무는 시간이 많아지고 맞벌이 가정 및 결손 가정이 많아지고, 학교폭력 및 왕따, 따돌림, 자살 등 학생들의 정신건강에 초점이 맞춰지면서 학교에서의 다양한 상담 활동이 중요시 되고 있다. 체계적인 학교정신건강증진사업을 위해서는 학교에서 운영 가능하고 실효성 있는 학교 정신건강 증진 프로그램 개발이 필요하며, 프로그램 운영 및 사업 추진을 위한 다양한 협의체 및 부서간의 협조가 절실히 필요하다.[43]

급속한 사회 변화로 인한 가족 관계의 변화, 정신건강 문제에 대한 가정에서의 지원 한계, ADHD, 우울, 게임 중독 등 고위험군 아동 · 청소년 증가 등 아동 · 청소년의 정신건강 문제는 교사와 부모

의 교육과 지도만으로는 한계가 있음을 인식하게 되었다. 아동 · 청소년기는 자아정체성 형성에 결정적 시기이다. 이 시기에 정서 · 행동 발달 문제(반사회적 인격 장애, 우울, 자살 등) 경향을 보이는 학생에 대한 조기 발견과 조기 개입이 중요하다. 학교 내 정신건강 문화 조성을 통해 정서 및 행동상의 어려움이 있는 학생(고위험군)을 선별하여 지역 전문 기관과의 의뢰 체계 구축을 통해 정신건강 문제에 보다 적극적으로 개입하여 대처하는 것이 이 사업의 핵심이다.[44)]

학교정신건강사업의 목적은 첫째, 학교의 역량 강화 및 예방 · 지원 시스템 구축으로 학생의 정서 · 행동 문제를 예방한다. 둘째, 학생정서 · 행동특성검사 및 관리 체계 구축으로 학교폭력 징후 및 주요 정신건강 문제를 조기 발견하고 악화를 방지한다. 셋째, 학교-지역사회 및 관계 부처와의 공조 체제 구축을 통한 학생 정서 · 행동 발달 지원의 효율성을 제고한다.[45)]

학교보건법 개정으로 학교보건법 제2조(정의) 건강 검사에 '정신건강' 조사 항목이 추가 되었고, 학교건강검사규칙 제4조2(건강 조사항목 및 방법) 부분에 사회성 및 정신건강 항목이 추가 되었으며 2012년부터 학생정서 · 행동특성검사를 초1, 초4, 중1, 고1 학생 대상으로 전국적으로 실시하고 있다.

❖ 학교보건법(법률 제14532호(물환경보건법) 일부개정 2017.01.17. 수정)

제2조(정의) 이 법에서 사용하는 용어의 뜻은 다음과 같다. 〈개정 2008.3.21. 2012.1.26. 2012.3.21. 제11384호(초 · 중등교육법), 2016.2.3.〉〈2017.2.4〉

1. "건강 검사"란 신체의 발달 상황 및 능력, 정신건강 상태, 생활 습관, 질병의 유무 등에 대하여 조사하거나 검사하는 것을 말한다.

학교건강검사규칙 제4조의2(건강 조사의 항목 및 방법)

① 건강 조사는 예방접종 및 병력, 식생활 및 비만, 위생 관리, 신체 활동, 학교생활 및 가정생활, 텔레비전 · 인터넷 및 음란물의 이용, 안전 의식, 학교폭력, 흡연 · 음주 및 약물의 사용, 성 의식, 사회성 및 정신건강, 건강 상담 등에 대하여 실시하여야 한다.

교육기본법 제27조(보건 및 복지의 증진)

① 국가와 지방자치단체는 학생과 교직원의 건강 및 복지를 증진하기 위하여 필요한 시책을 수립 · 실시하여야 한다. 〈신설 2008.3.21.〉〈시행일 2008.6.22〉

4-1. 학교정신건강증진사업 운영 절차[46)]

4-1-1. 학교정신건강증진사업 사전 검토 사항

(1) 학교정신건강증진사업의 교육 및 홍보

담임교사, 학부모, 학생을 대상으로 학생정신건강증진사업의 교육 및 홍보가 필요하다. 학생정신건강증진사업은 한명의 교사(특히 보건교사)에 의해 진행될 수 없는 사업이므로 사업 시행 전 다각도로 학교 교사들의 논의가 있어야 하고 검진부터 추구 관리까지 협의체를 구성하여 진행되어야 하며 그에 따른 총괄 담당자가 사업 진행에 대한 교육 및 홍보를 하여야 한다.

(2) 학교정신건강증진사업 위원회 구성

학교에서 학생들의 정신건강을 위한 활동을 전개하기 위해서는 보건교사 혹은 상담교사 단독으로 사업을 진행하기에는 한계가 많다. 효율적이고 체계적으로 사업을 수행하기 위해서는 제도적 장치가 필요하며 위원회를 구성하여 정기적 협의회를 거쳐 사업 진행 전반에 대한 의견 수렴 및 조율 과정이 필요하다.

(3) 교사 대상 추진과정 연수 및 교육

학생정신건강증진사업을 수행하는 교육청 관계자와 보건교사, 상담교사, 담임교사, 정신건강증진센터 실무자들을 대상으로 전문적이고 지속적인 교육을 진행해야 한다. 학교와 교육청, Wee 센터, 정신건강증진센터에서의 사업 진행에 따른 역할이 명확히 구분되어 있어야 하며, 각 담당자들 간 정보 공유 및 진행 과제에 대한 의견 교류가 필요하므로 각종 워크샵, 세미나, 포럼 등을 통해 전문적이고 지속적인 연수 및 교육이 제공되어야 한다. 교사 연수의 내용으로는 정신건강증진사업의 필요성, 선별 검사 도구에 대한 정보, 결과 해석, 추구 관리에 대한 내용 등 교사들이 직접 학부모와 상담이 가능할 수 있도록 정보 제공이 필요하다.

4-1-2. 학교정신건강증진사업 기본 방향

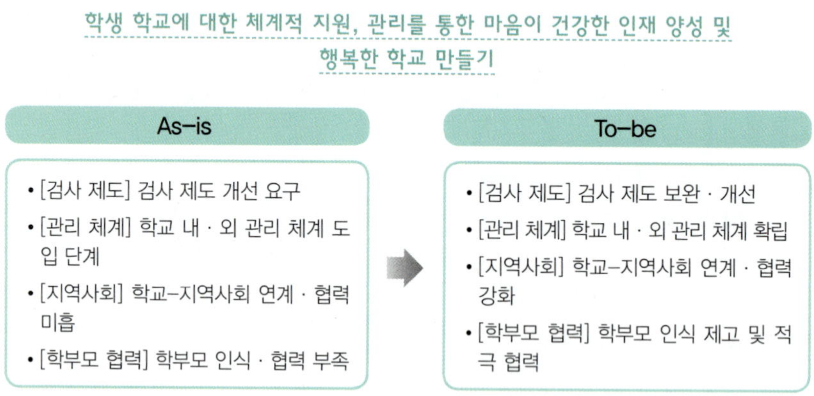

그림 11-20. **학교정신건강증진사업 방향**

(1) 추진 전략

학교정신건강증진사업은 위기 학생 조기 발견 및 관리, 예방 등 단위 학교의 학생 정신건강 역량 강화를 도모하기 위함이며, 시 · 도 및 지역의 적극적인 역할 확대를 통한 학생 정신건강 관리 · 지원 정책의 현장 안착 제고에 있다. 또한, 학교 · 지역 등 학생 정신건강 관리 및 지원에 대한 우수 모델 발굴과 사업 확산 및 전문 인력 확보, 인프라 구축 등 기반 확충을 도모하는 것이다.

(2) 추진 체제

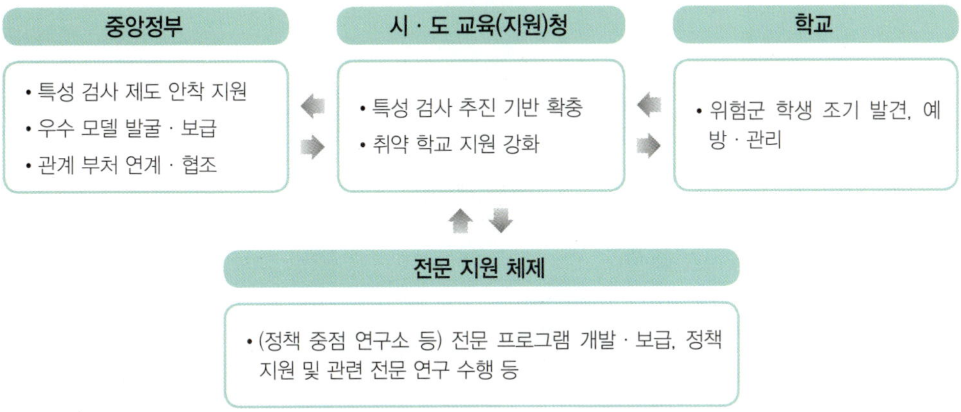

그림 11-21. **학교정신건강증진사업 관리 체계**

4-1-3. 학교정신건강증진사업 추진 방향[47)]

(1) 학교 기반 조성 및 관리 역량 강화

① 학생 정서 · 행동 발달 지원 체계 구축

학교 교육 과정으로 학생정서 · 행동특성검사 및 사후 관리 지원 방안을 수립하고 정신건강증진사업을 추진하여야 한다. 특히 학생정서 · 행동특성검사 진행은 학교 구성원 모두가 참여하는 협력 체계를 구축하여 운영하여야 한다.

학생정서 · 행동특성검사 관련 학교 내 관리 체계 총괄 담당자를 지정하고 관련 업무 담당자(담임, 보건, 상담, 생활 지도, 기초 학력 지원 등) 간 세부적인 역할 분담 및 협력 체계를 확립하여야 한다. 즉, 담당교사에 국한하는 단절적 · 소극적 추진이 아닌, 학교 교육 과정에서의 종합적 · 총체적인 학생 지원 방안을 수립하고 추진하도록 한다.

학교 구성원 및 부서간 관련 업무 특성을 고려한 적절한 업무 분장 및 협의체가 구성되어야 한다. 학생 관리 적정성 확보를 위한 정기적인(분기별 또는 필요시 수시) 협의회를 통한 충분한 소통 및 업무 추진이 되어야 한다. 협의회를 통하여 검사 진행 방법 논의, 검사 진행 및 검사 결과 제고 논의 그리고 추후 관리 등에 대한 협의를 진행하게 된다. 협의회 추진 시기는 학생정신건강사업 계획 수립 전, 학생정서 · 행동특성검사 실시 전, 검사 실시 후 관심군 학생에 대한 협의 그리고 추후 관리 진행 시, 학생정신건강사업 추진 후 결과 보고 시기에 협의회를 개최하여 학교 구성원간 충분한 논의를 통하여 학생정신건강사업 제고가 되어야 한다.

또한, 학생 정신건강 관리의 실효성 제고를 위한 학교 내 · 외 네트워크를 구축한다. 교육청 및 교육지원청 단위의 협의체를 구성 · 운영함으로서 학교와 지역사회 전문 기관(Wee 센터, 정신건강증진센터 등)의 원활한 협력 체계를 구축하고, 자살 징후 등 고위험군에 대한 신속 · 정확한 조치를 위한 학교-지역사회 연계 체계를 구축 · 운영한다.

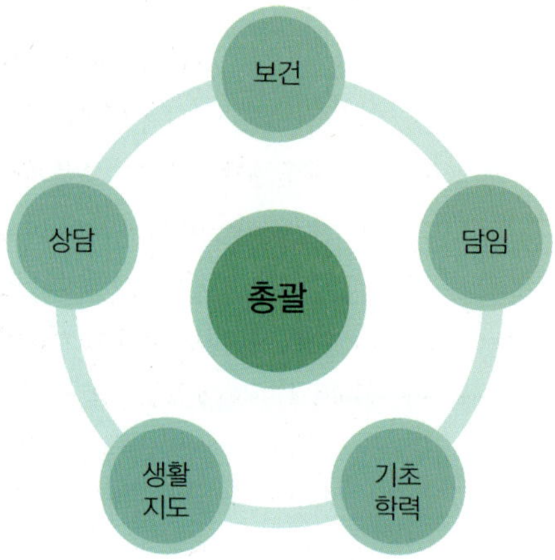

그림 11-22. **협력 체계**

표 11-10. **학교 내 관리 체계(예시)**

담당	역할(예시)
총괄(학교장 지정)	학생 정신건강 관리 · 지원 총괄
담임	학생정서 · 행동특성검사 실시 및 결과 학부모 안내(지원), 학생 관찰 · 면담(생활 지도) 등 해당 학급 학생 관리에 관한 사항
보건	학생정서 · 행동특성검사(결과 처리) 및 관심군 학생 부서별 연계 · 지원 등에 관한 사항
상담	문제 유형별 학교 내 상담 및 전문 기관 연계 등 지속 관리
생활 지도	폭력 징후 학생 등 생활 지도 관리
기초 학력 지원	학습 부진 학생 정서 · 행동 발달 지도

* 해당교원 확보 여부 등 단위학교 여건에 따라 조정 · 운영

표 11-11. **학생 정신건강 관리 지원팀(가칭)**

구분	내용
구성 단위	교육청 및 교육지원청(시 · 도 실정에 따라 통합 운영)
목적	학생 정신건강 증진 대책 수립 · 추진
조직	당해 학년도
구성원	• 학교 담당자, 학부모, 지역사회 전문가, Wee 센터 · 정신건강증진센터 · 청소년상담센터 담당자 등 – 교육(지원)청 주관 하에 Wee 센터, 정신건강증진센터 등 전문 기관 참여
기능(역할)	• 정서 · 행동특성검사 및 사후 관리 등 학생 정신건강 서비스 지원에 관한 사항 협의 · 추진 – 정서 · 행동특성검사 실시 후 연계 관리를 위한 구체적인 방법 협의 및 협력 – 관심군 학생 관리를 위한 협력 방안 협의 · 지원 – 자살 징후 등 고위험군 즉각적인 조치를 위한 의뢰 체계(Hot-Line) 협약 – 그 밖의 학생 정서 · 행동 발달 지원에 관한 사항 협의 · 지원

② 인식 개선 및 관리 역량 강화를 위한 교육 · 홍보

학교정신건강증진사업을 추진하기 위해서는 학교 정신건강 담당 교사에 대한 전문성 증진을 위한 연수 및 지원이 이루어져야 한다. 학생정서 · 행동특성검사 및 관리 방법, 문제 유형별 학교 내 지속 관리를 위한 상담 실무 등에 대한 연수 및 지원이 있어야 한다.

학생정신건강증진사업이 원활히 진행되기 위해서는 정신건강 보호 · 증진에 대한 인식 제고를 위한 학생, 학부모 및 교직원 교육을 하여야 한다. 학생 대상으로는 교과 시간을 활용한 보건교육 및 가정통신문, 건강 소식지를 활용하여 교육을 하고, 학부모 대상으로는 학부모 회의 시간을 활용한 담당자 및 전문가 교육을 할 수 있고, 가정통신문 · 건강소식지 및 홈페이지 게시물 등을 활용하여 교육을 할 수 있다. 교사 대상으로는 교직원 연수 및 교직원 회의 시간을 활용하여 교육을 실시한다.

교육 내용으로는 학생정서 · 행동특성검사 및 추후 관리의 중요성 및 필요성, 학교에서의 지원 내용, 낙인 및 부정적 편견 해소를 위한 학교의 노력, 정신건강 제반 사항에 대한 정확한 정보 제공 등이다.

❖ 학교에서 실시하는 학생정서 · 행동특성검사

학교에서 실시하는 학생정서 · 행동특성검사는 진단 검사가 아닌 학생 정서 · 행동 발달에 대한 경향성을 파악하기 위한 것으로 학생 교육 활동의 적정성을 지원하기 위한 선별 검사임을 알리고 검사 및 관리 현황 등 관련 정보는 관련 교사만 공유하고 재학 중 교육 및 관리를 위한 자료로만 활용하며 졸업과 동시 폐기 되며 학생부 및 건강기록부 등에 기록을 남기지 않는다는 점 등에 대한 충분한 안내를 한다.

(2) 학생정서 · 행동특성검사 결과 처리 및 추후 관리

① 학생정서 · 행동특성검사 실시

학생정서 · 행동특성검사는 초등학교 1 · 4학년, 중 · 고등학교 1학년 학생을 대상으로 실시하며, 학교에서 온라인 또는 서면 검사를 통해 진행된다. 초등 저학년의 경우 학부모가 학생정서 · 행동특성검사를 실시하고, 초등 4학년 이상의 경우는 학생 본인이 검사를 실시한다. 검사 방법은 학교 여건에 따라 적정한 방법을 선택하여 운영한다.

학생정서 · 행동특성검사의 업무 처리 순서는 업무 담당 교사용과 담임교사용으로 구분하여 진행된다.

검사 내용은 우울, 불안, 주의력결핍과잉행동장애(ADHD), 학교폭력, 친구 관계, 자살 생각 등 주요 정서 · 행동 문제 전반에 사항이다.

❖ 업무 처리 순서(업무 담당 교사용)

검사지 및 온라인 검사 기간 확인(초등 · 보호자 등록 포함) ▶ 본인 확인 번호 생성 ▶ 학부모 안내 ▶ 검사 실시(서면 검사 자료 등록) ▶ 검사 진행 중 참여율 조회 · 관리 ▶ 반별 마감 처리(확인) ▶ 검사 결과 처리(가정통신문 출력) 및 통계 생성 마감 ▶ 지속 관리를 요하는 학생 현황 정리(관리 일지) ▶ 조치 결과 통계 마감 처리

❖ 업무 처리 순서(담임교사용)

검사지 및 온라인 검사 기간 확인(초등 · 보호자 등록 포함) ▶ 본인 확인 번호 생성 ▶ 학부모 안내 ▶ 검사 실시(서면 검사 자료 등록) ▶ 검사 진행 중 참여율 조회 · 관리 ▶ 반 마감 처리

② 검사 결과 처리

학생정서 · 행동특성검사 결과는 가정통신문으로 학생정서 · 행동특성검사를 실시한 전체 학생에게 우편 발송을 원칙으로 한다. 가정통신문 발송 시 유선 안내 및 문자 발송을 할 수 있다. 특히 지속 관리가 필요한 학생의 경우 학부모 이해 증진 및 당혹감 완화 등을 위하여 사전에 담임을 통한 유선 안내를 하는 것이 좋다.

가정통신문 내용으로는 학생정서 · 행동특성검사 결과 및 사후 관리(심층 평가 및 상담 등)에 대한 안내 자료를 담고 있다. 또한, 결과 통보 과정에서 결과지가 학생 에게 공개되어 낙인에 의한 피해 상황이 발생되지 않도록 각별한 주의가 있어야 한다.

③ 학생정서 · 행동특성검사 관련 추후 관리

- 전문 기관 심층 평가

학생정서 · 행동특성검사 결과 기준점 이상인 학생이나 상담 및 면담 결과 심층 평가가 필요하다고 판단된 학생 중 학부모가 동의한 학생을 대상으로 전문 기관 심층 평가를 진행한다. 이때 학생 및 학부모에게 학생 정서 · 행동 발달 지원의 필요성과 중요성에 대해 충분한 설명을 한 후 심층 평가를 권고하게 된다.

심층 평가 주관 기관은 지역전문 기관(Wee 센터, 정신건강증진센터, I will 센터, 청소년상담복지센터 등)으로 심층 평가 의뢰서 및 학부모 동의서를 직접 또는 메일로 전달하고 일정 등 세부 사항을 직접 또는 유선으로 협의한다. 학생 및 학부모에게 안내 할 때는 전문 기관 담당자와 사전 충분한 협의를 통하여 일정 및 방법 등 세부 사항 조정 후 안내한다.

자살 징후 학생 등 고위험군 학생 관리는 연간 계획 수립 시 전문 기관과 사전 협의 및 협력 체계를 구축함으로서 대상 학생 확인 시 학부모 면담 및 전문 기관(병 · 의원) 의뢰 등 즉각 조치를 취하도록 한다.

지리적 여건 등으로 기관 방문이 어려운 경우 우편 또는 온라인으로 검사지를 받아 담임교사 임장하에 작성, 발송하고 결과를 수령하는 방법 등 전문 기관 심층 평가를 탄력적으로 운영하도록 한다.

전문 기관 심층 평가 시 유의할 점은 대상 학생이 낙인 되어 학교생활에 부정적인 영향을 초래하거나 학부모 민원 등 부작용이 발생하지 않도록 진행 시 만전을 기해야 한다.

학교 내 · 외 협의체 운영 시 학생 관련 정보 공유는 학생 관리를 위해 필요한 영역에 한하며, 관계자(담당교사, 담임교사, 전문 기관 담당자, 학부모) 협의하에 공유 범위를 결정하고 학생 치료 지원 및 개인 정보 보호 등 합법한 수준에서 적정 범위를 결정하도록 한다.

❖ 심층 평가 및 관리 프로그램 지원 시 유의 사항

- 관심군(일반 관리군 · 우선 관리군) 학생으로 2차 조치를 위한 전문 기관 의뢰 시 반드시 학부모가 동행하도록 안내
- 불가피하게 학교 일과 중 전문 기관 방문 조치가 필요한 경우 출결 상황은 '출석 인정(결과)' 으로 처리할 수 있으며 출결 상황에 관한 사항은 학년 초 학교 기본 계획 수립 시 포함(학교 생활기록부 기재 요령 별지 제8호*)
  * 이미 치료중인 문제로 인해 일과 중 전문 기관 방문이 필요한 경우에는 '질병으로 인한 결과' 에 해당

- 학교 밖 기관 의뢰 시 반드시 사전 전문 기관 담당자와 협의 후 학부모에게 안내하여 학생(학부모) 불편감 발생 최소화
- 학부모(학생)가 검사를 원치 않는 경우, 사유를 확인하고 학생 중심에서 중요한 조치임을 설명하고 필요한 조치가 단절되지 않도록 적극 노력하되 충분한 설명에도 원치 않으면 학부모(학생) 의견 존중, 학교 내 지속적인 관심과 관리 지원 유지

- 학교 내 학생 정서 · 행동 발달 지원 관리

관심군 학생 뿐 아니라 전체 학생을 대상으로 학교 내 상담 및 관리 프로그램을 운영하고, 학생들의 정신건강 증진 관련 지식 습득 및 개인 역량 강화를 위한 정신건강 증진 교육을 진행한다. 또한 학교 내 일반 상담 및 관리 프로그램을 운영하기 위한 대상 학생 선별 시 특정 학생(관심군이거나 학교생활 중 상담이 필요하다고 판단되는 학생 또는 담임 및 교과교사가 의뢰한 학생 등)을 선정 · 운영할 경우 대상 학생이 낙인 되지 않도록 유의하여야 한다.

학교 내 지원 관리 프로그램의 내용은 내재화 및 외현화 문제, 자살 생각, 폭력 가 · 피해 징후 등 정서 · 행동 발달 전반에 대한 내용을 다루도록 한다. 프로그램 운영 시 학교 내 부서 간 협력 하에 유형별 관리 프로그램을 운영하거나, 전문 상담사에 의한 정기적인 상담, 보건교사에 의한 정신건강 증진 교육 등 학교 내에서 다양한 유형의 교육 및 상담 프로그램을 활용하여 지속 관리하도록 한다.

우선 관리 학생은 담임 · 상담교사 등에 의한 학교 내 상담을 월 1회 이상 정기적으로 실시하고, 보건실 방문 학생 중 정신건강 상담이 필요하다면 보건교사를 통한 상담이 진행 될 수도 있다.

❖ 학교 내 지원 관리 교사용 교육 자료

- 심층 평가 및 지속 관리가 필요한 학생에 대한 정보는 반드시 학부모에게 통보하고 가정에서의 관심과 관리가 이루어질 수 있도록 조치
- 필요시 학부모 학교 방문 요청 면담 등 관리를 필요로 하는 학생이 방치되는 사례가 없도록 적극적인 방안 강구
- 학년 승급 및 전출 · 입 등 학적 변경으로 인한 학생 관리 공백이 발생하지 않도록 관리 일지 및 상담 일지 작성* · 담당교사 간 인수 · 인계* 등 학교별 관리 방안 수립 · 추진

* 학생 관리 일지 및 상담 일지 등 관련 자료는 주의를 기울여 작성하고 철저하게 관리

* 학생 검사 결과와 상담 내용은 학생부 또는 건강기록부 등에 기재하지 않으며 서면 검사지(OMR 카드) 등은 용도 소멸 즉시 폐기(파쇄) 하고 해당 내용은 학생 교육 활동(생활 지도) 관련 교사만 공유

* 지속 관리를 요하는 학생 전출 · 입에 따른 학생 관리의 공백 방지를 위하여 전입교는 원적교로부터 검사 결과 및 관리 현황 등 관련 자료 요청, 확인 / 정보 제공에 대한 학부모 사전 동의(서) 필요

* 지속 관리를 요하는 학생의 학년 승급으로 인한 학생 관리 공백 방지를 위하여 전년도 담임교사는 신년도 담임교사에게 해당 학생 관리에 관한 사항 인계

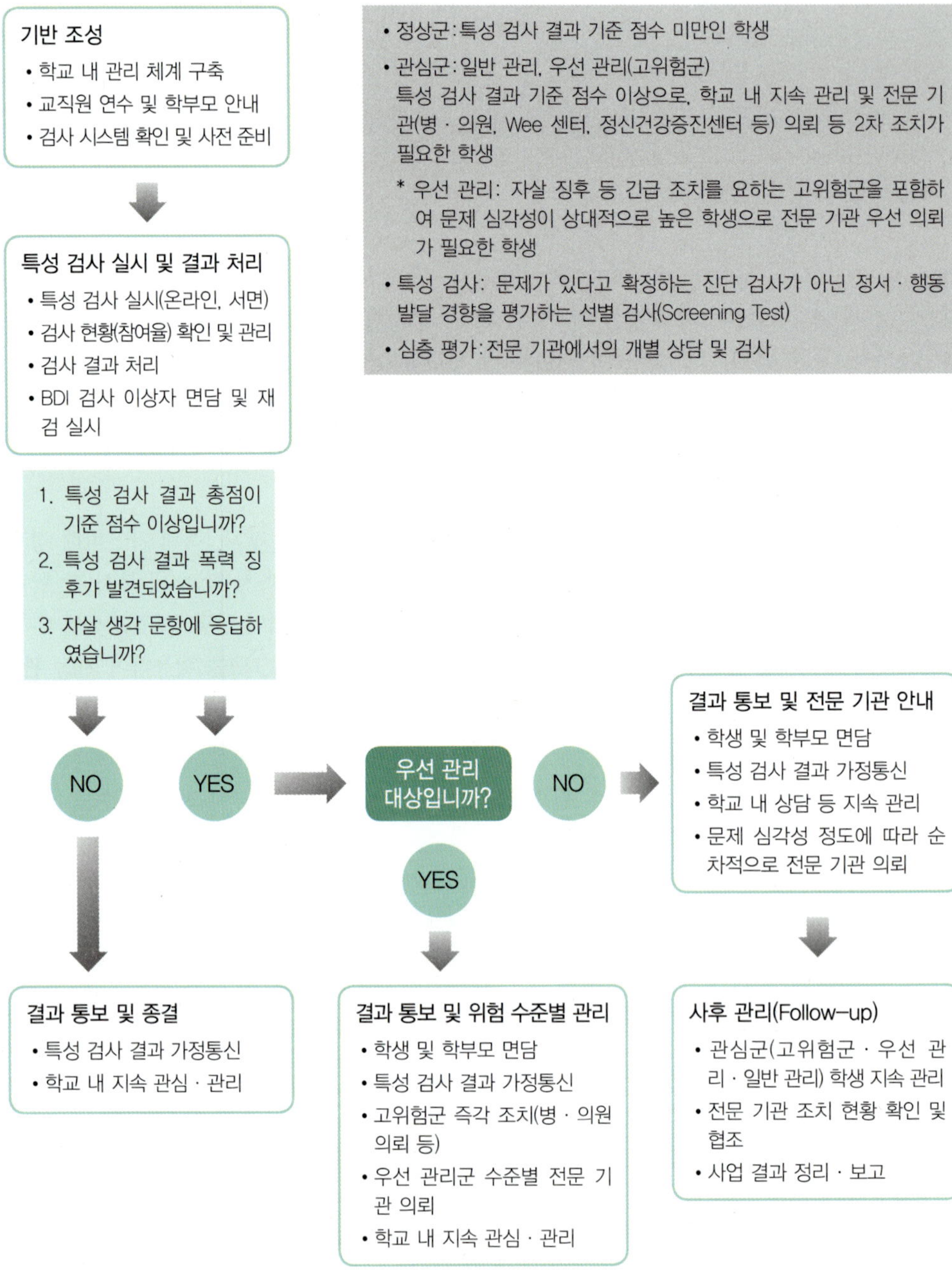

그림 11-23. **학생정서·행동특성검사 및 관리 흐름도**

4-1-4. 학교정신건강증진사업 운영[48)]

(1) 학교정신건강증진사업의 역할

표 11-12. **지역사회와 연계하는 정신건강 서비스**

대상	학교 및 학년 전체	고위험군
학교의 역할	학교에서 전체 학생을 위한 선별, 교내 정신건강 프로그램, 치료를 위한 지역사회 연계, 교내 사례 관리까지 학교에서 주체적으로 실시	학생들의 정신건강 증진을 도모할 수 있도록 교사 및 부모가 상시적으로 대상자를 발견하여 지역사회 관련 기관에 연계하여 치료적 서비스와 교내 사례 관리를 제공
지역사회의 역할	학교에서 실제적인 서비스를 제공하도록 정보 제공 및 자문, 치료 서비스 연계, 사례 관리	사례 관리 및 치료 서비스 연계

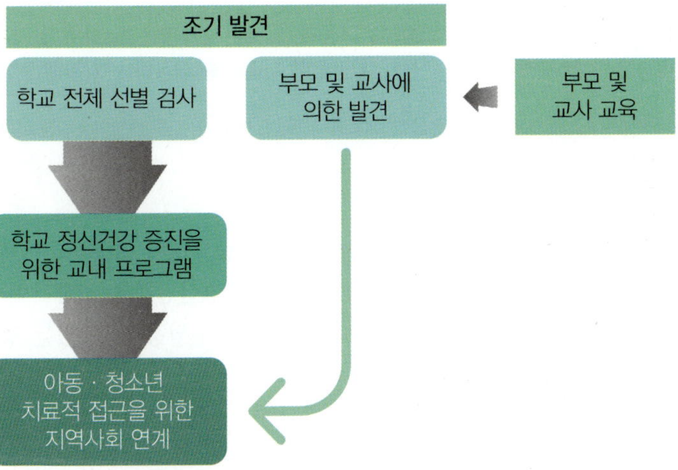

그림 11-24. **학교정신건강증진사업의 과정과 내용 도식도**

(2) 아동 및 청소년 정신건강 문제 경향 조기 발견

다양한 사회적 활동, 학습 및 일상생활에서 성공적인 역할을 수행하기에 충분한 능력을 가진 학생들도 있지만 수행하기 어려운 학생들도 있을 수 있다. 이러한 어려움을 가진 학생들은 심리 · 정서적인 부분에서 어려움이 있을 수 있기 때문에 조기에 발견하여 치료하는 것이 필요하다.

표 11-13. **아동·청소년 치료적 접근을 위한 교내 서비스 및 지역사회 연계**

서비스		대상	역할
교내 서비스	교내 개별 사례 관리	임상군의 아동 · 청소년	임상군 학생의 치료 개입을 위해 지역사회에서 정신과 상담과 약물치료, 치료 프로그램 등을 받는 학생의 지속적인 치료와 행동 변화에 대한 모니터링을 위해 교내 사례 관리 실시
교내 서비스	예방 프로그램	전체 학생	건강한 정서 발달을 통해 각각의 아동 · 청소년이 접근해 있는 가족과 지역사회를 지원하여 정신건강을 안전하게 관리하고 학교에서는 긍정적인 생각과 또래 관계 증진을 위한 즐거운 학교 생활을 제공하고 정신건강 위험 요소 감소
	관리 프로그램	고위험군	정신건강의 문제를 중심으로 교내 생활에서 또래 관계, 학습, 정서 불안 등의 환경 및 심리적인 요소들을 해소하여 문제 해결
지역 사회 연계	치료 기관 연계	임상군의 아동 · 청소년	지역사회 안에서 정신보건 전문가 또는 관련 기관의 정보를 제공할 수 있는 기관을 선정하여 치료적 접근을 위해 연계
	지역사회 사례 관리		정신보건센터, 청소년상담센터, 복지관 및 기타 민간 기관에 대상자가 필요한 서비스를 제공하는 기관에 연계 및 사례 관리

출처: 정상섭. (2009). 학생 정신건강 증진을 위한 아동 · 청소년의 마음건강 살펴보기.[49]

4-2. 학교정신건강증진사업 사례

오늘날 학생들의 건강은 신체 건강뿐 아니라 정신건강의 중요성이 강조되고 있어 학교 내외 상담 기능을 활성화하고 있다. 학교보건법에서 학생 건강 조사에 정신건강을 포함하여 실시하게 됨에 따라 학교 내에서의 정신건강 조사에 따른 후속 조치로 학교에서 활용할 수 있는 정신건강 증진을 위한 교육 프로그램을 개발 보급하고 있다.

4-2-1. 모래 놀이 심리 상담 프로그램

모래 놀이 치료는 20세기 초반 유럽에서 유래한 심리 치료 기법으로 우리나라에 소개된 것은 일본 모래 놀이 치료 전문가들에 의해 보급되었다.

모래 놀이 방법은 훈련받은 임상가의 보호하에 내담자가 모래 상자에서 축소 모형 피규어들로 3차원의 그림을 만들어 내는 심리 치료로 구성된다.

모래 상자는 가로 28.5인치, 세로 12.5인치, 깊이 3인치의 크기로 이루어져 있으며, 모래 상자의 옆면과 바닥은 밝은 청색으로 칠해져 있다. 모래를 옆으로 옮겼을 때 청색은 백사장 풍경에서의 물 영역을 나타내는 데 사용될 수 있으며, 모양을 만들고 조각하는 데 적합하도록 하기 위해 모래에 실제 물을 더할 수도 있다. 삶의 모든 측면과 환상을 나타내는 축소 모형 피규어들은 모래 상자 가까이의 선반에 배열해 놓고 내담자가 필요한 형태를 만들 수 있는 다양한 재료 또한 이용할 수 있다.

치료자는 내담자가 모래 상자 안에 좋아하는 것을 만들도록 격려하며 지시는 하지 않는다. 내담자가 모래 상자 안에서 작업(놀이)할 때 치료자는 내담자가 사용하는 것, 말하는 것, 하는 행동 등 그 것이 무엇이든지 기록하며 가까이에 앉아 있는다. 치료자는 추후에 참고하기 위해 모래 상자의 그림을 스케치하거나 지도를 그리고, 모래 상자가 완성되었을 때 사진을 찍어 둔다. 모래 놀이는 정신적 과정을 너무나 완벽하게 구현하고 있어서 그 완전함을 이해하려는 모든 시도를 무색하게 할 정도로 때묻지 않은 정제된 특성을 가지고 있다.[50)]

모래 놀이 치료의 이론적 근거는 정신이 스스로를 치유하며 완전하게 성장하려는 자율적인 성향을 가진다는 Jung의 개념에 기초하고 있다. 3차원의 모래 놀이를 연속해서 창조하는 행위는 상징 형태로, 무의식으로부터 갈등을 끌어와서 정신적 내용을 건강하게 재정리하도록 허용함으로써 치유와 변형을 촉진시킨다. 모래 놀이 방법은 정신적 상처의 치유를 촉진하면서 발달의 잠재력을 일깨운다. 모래 놀이는 치료자와 내담자의 안전한 치료적 관계 내에서 내담자가 의식적 정신의 한계를 벗어나 정신적 발달을 자극하고 더 충만하고 더 창조적인 삶의 경로로 접근하게 해 준다. 모래 놀이 치료는 성인과 아동 치료 모두에서 사용된다.

(1) 운영 목적

자기표현에 어려움을 지닌 학생들이 재미있는 모래 놀이를 통하여 자유로운 자기표현을 가능하게 하고, 자기 정화 효과를 얻을 수 있다. 모래 놀이를 통하여 나타나는 발달 및 성장 환경상의 문제를 쉽게 파악할 수 있고, 자기 내면의 상처를 자연스럽게 표현함으로써 자기 치유 능력을 높일 수 있다.

전문 기관의 상담 · 치료가 필요한 학생임에도 불구하고 인식 부족 및 여러 장애 요인에 의하여 치료가 이루어지지 못함으로써 파생되는 학생들의 정신건강 상태가 더욱 악화 되는 것을 방지하기 위함이다.

(2) 운영 방침

학생정서 · 행동발달특성검사를 통하여 관심군으로 선별된 학생 중 저소득층 및 차상위 계층의 학생을 주 대상으로 하고, 대상자 이외에 반드시 치료가 필요한 학생을 우선순위로 정한다. 모래 놀이 신청자는 신청서(학부모 동의서 포함) 및 담임교사 의견서를 제출한다.

모래 놀이는 교사와 상담자 개별 면담으로(1:1) 운영하며, 본인 및 학부모의 동의 없이는 상담 내용을 외부에 공개하지 않는 것을 원칙으로 한다.

(3) 세부 계획

- 프로그램 명: 나를 찾는 여행
- 대상: 선정된 대상자
- 목적: 자기 이해와 수용 개방을 통해서 불안감 감소와 자아존중감 향상
- 상담 시간: 아동 40분, 부모 10분(초등), 학생 50분(중등)
- 예산: 정신건강증진사업 예산, 보건 활성화 예산, 교육 복지 예산 등

표 11-14. **세부 프로그램 내용**

회기	회기 목적	활동 내용
1	아동의 현 상태에 대한 이해와 라포 형성	심리 검사(Sct, Htp)
2	프로그램의 이해와 긴장감 완화 라포 형성	상담자 및 프로그램의 소개
3	프로그램의 이해와 긴장감 완화 라포 형성	모래 놀이 & 게임 & 상담
4	자기 탐색	모래 놀이 & 게임 & 상담
5	자기 이해	모래 놀이 & 게임 & 상담
6	관계 속에서의 자신 탐색 및 표현	모래 놀이 & 게임 & 상담
7	감정 탐색	모래 놀이 & 게임 & 상담
8	감정 표출	모래 놀이 & 게임 & 상담
9	자기 성찰	모래 놀이 & 게임 & 상담
10	자기 성장 및 다짐	모래 놀이 & 게임 & 상담

* 아동의 개별 특성에 따라 회기의 목적이 변동될 수 있음.[51)]

4-2-2. 놀이로 하는 집단 상담, 모험 상담 – ABC(Adventure-Based Counseling)[52)]

모험 활동을 기반으로 하는 집단 상담(Adventure-Based Counseling)은 상담의 목표에 맞는 적절한 모험 활동을 고르고 알맞게 배치하여 구성하는 것이다. 보통의 경우 '분위기 조성-신뢰 형성-문제 해결-반성과 마무리' 의 단계로 진행한다. 친밀한 분위기를 만들고, 서로를 믿어야만 하는 상황을 주고, 극복하기 어려운 문제 상황을 모두 힘을 합쳐서 해결하고, 활동 중에 일어난 일과 자기 자신의 변화를 살펴보는 과정을 통해 스스로 자신의 내면의 문제를 바라보게 된다. 또한, 문제 해결 과정에서 해결 방법을 찾기 위해 적극적으로 의사소통을 하고 문제를 해결하는 장면은 학생들로 하여금 기쁨과 자존감을 높일 수 있게 한다.

- 진정한 배움은 '모험' 을 감수한다.
  위험하다고 느껴지는 것에 도전하고 도전의 결과가 또 다른 도전을 불러오는 것이 바로 '성장' 이다.
- 성장은 모험을 받아들이고 '도전' 하는 가운데 이루어진다.
  한 번도 가보지 않았던 길로 가는 것, 한 번도 시도해보지 않았던 방법을 시도해 보는 것이 모험이고 도전이다. 결과가 보장되지 않기에 위험하다고 느낄 수도 있지만, 도전하지 않으면 결코 성장할 수 없다.
- 집단으로 이루어지는 경험은 재미와 의미를 한층 더한다.
  긴장감을 주는 모험과 도전의 활동은 재미를 수반하며, 모험 혹은 모험적 상황은 개인과 공동체에게 재미있는 놀이를 제공함과 동시에 함께 의미 깊은 성장을 할 수 있는 집단 상담의 마당이 되기도 한다.
- 모험 상담은 의식의 긴장 구역(Stretch-Zone)에서 이루어지는 체험이다.
  사람들의 의식 속에 존재하는 구역, 혹은 상태는 세 가지로 나눌 수 있다. 첫 번째는 안전 구역으로, 평안하고 불안이 없는 곳이다. 두 번째는 긴장 구역으로, 흥미를 자극 받고 감각이 살아나며 약간의 불안감이 있는 곳이다. 세 번째는 공포 구역으로, 긴장감이 고조되어 정보가 통합되지 않고 다량의 아드레날린 때문에 배움의 환경이 조성되지 않는 곳이다. 긴장 구역에 있을 때 배우는 것을 경험으로 알게 된다. 사고와 감정의 불균형 상태에서만 개인의 지적 성취와 인격의 성숙이 일어나게 되는데 모험 활동은 다양한 형태의 긴장 구역 체험을 만들어낸다. 구조화 된 모험 활동으로 개인과 집단의 성장을 도모하는 것이 모험 상담의 목표 중 하나이다.

(1) 모험 상담의 이론적 배경: 경험을 통한 비유적 배움

모험 상담은 '경험 학습 사이클(Experiential Learning Ayale)'을 바탕에 두고 활동을 학습과 매개하는 역할을 수행한다. Kolb는 이러한 학습 사이클을 4단계 순환 고리로 정의하고 있는데, 경험, 성찰, 일반화(추상화), 적용의 과정을 제시하며 경험을 독립된 활동이 아닌 일련의 연관된 교육으로 보았다.

모험 상담 촉진자는 활동의 목표를 성취하는 과정에서 얻어진 참가자들의 경험이 삶에 대한 비유적 학습으로 작용하도록 돕는다. 이 과정은 활동을 성찰(반성)하고, 참가자 자신의 경험과 연관되는 고리를 찾게 하며, 참가자의 일상생활에 적용할 수 있도록 돕는 촉진 활동(Facilitating)이다.

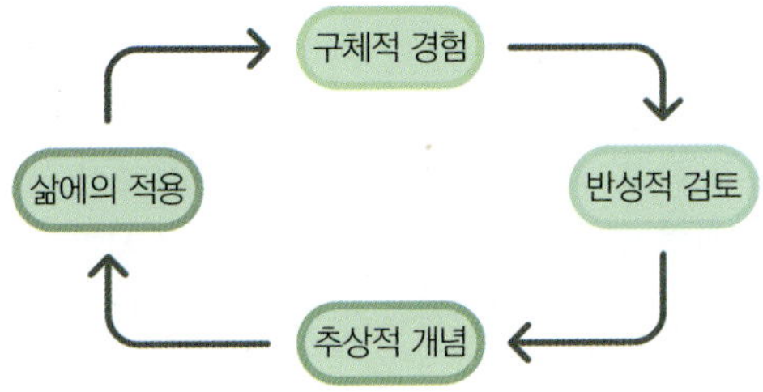

그림 11-25. **경험 학습 사이클**

(2) 모험 상담의 원칙: 존중

① 전적인 협약(Full Value Contract)

모험 활동 참가자는 서로를 전적으로 존중하겠다는 약속을 해야 하며, 활동 중에 서로를 존중하기 위해서는 협약이 필요하다. 예를 들면, 그룹 활동에 적극 협력하기, 그룹과 개인의 목표 달성을 위해 노력하기, 안전과 그룹의 행동 지침 준수하기, 솔직한 피드백 주고받기(긍정 · 부정 모두 포함), 피드백에서 나온 내용이 타당할 경우 고치도록 노력하기, 재미있게 활동하기 등에 관련된 약속을 하는 것이다.

② 선택에 의한 도전(Challenge by Choice)

본인에게 알맞은 수준의 도전을 선택한다는 의미로 어느 누구도 원하지 않는 것을 억지로 하거나 혹은 강요받지 않는다는 것이다. 그러나 모든 활동에 내내 참여하지 않을 수 있다는 것은 아니고 촉진자를 돕거나 혹은 점수를 계산하는 등 하고 싶은 의사가 생길 때 참가할 수 있다는 것이다.

(3) 모험 상담 활동의 성공 요소

① 신뢰

수업 시간에 신뢰를 가르치는 과목이 마땅히 있지 않다. 교육 현장에서 잘 쓰이는 단어 역시 아니다. 그러나 우리 모두는 다른 사람으로부터 신뢰받기를 원하고 있으며 모험 활동은 서로 신뢰를 주고 받는 것을 자연스럽게 이루어준다.

② 협동

모험 활동은 협동을 중시한다. 학생들은 협동을 입으로가 아닌 마음으로 체험하게 된다. 주어진 활동을 성공적으로 마친 학생들은 자신들의 성공한 활동을 생각하면서 평소 자신과 말도 하지 않던 친구들의 격려와 환호를 기억하게 될 것이다.

③ 재미

"재미는 전염성이 있다. 사람들이 자신에게 일어나고 있는 일에 재미를 느끼도록 이끌어 준다면 사람들은 두려움이나 걱정, 근심 등을 접어둘 수 있게 될 것이다(스티브 버틀러)." 재미는 참가자들의 능동적인 참여를 유도한다. 재미는 함께하고 있다는 느낌, 그리고 진행 과정에서 필수적인 동료 의식을 불러일으킨다. 모험 활동에서 재미는 모든 것이며, 예측하지 못한 결과를 불러일으키는 새로운 경험이다.

(4) 모험 상담의 리더 – 「촉진자(Facilctator)」의 역할

① 분위기 조성

활동 시작이 중요하다. 처음 집단을 만나면 어색함이 흐르고, 서로 눈치도 보고, 집단에 따라서는 빈정거림도 있을 수 있다. 특히 학교 부적응 학생들의 경우는 시작이 안 되어 당황스러운 경우도 발생한다. 촉진자(교사)는 이런 상황을 극복하고 아주 자연스럽게 시작해야 한다. 자신이 참가자들의 중심에 서서 활동을 간단하게 설명한다. 활동 규칙은 명확하고 간결해야 하고 말보다는 참가자들을 활용하여 직접 시범을 보여주는 것이 좋다.

② 지원과 격려

참가자들이 서로에게 마음을 열기 시작한 뒤에는 촉진자는 참가자들의 능력을 이끌어 내기 위해 역할을 서서히 줄여야 한다. 촉진자의 존재는 지원자, 격려자, 코치 정도가 적당하다.

(5) 모험 상담의 구성 단계

첫째, 상호 인식(Get-to-Know-You) 단계이다. 참가자들이 서로를 익히는 활동으로, 이름 별칭, 개인에 관한 정보 공개와 지지 격려하는 활동 등이 있다.

둘째, 분위기 조성(Icebreak) 단계이다. 즐거움과 재미가 우선되지만 활동 과정에서 친근하고 우호적인 감정이 고조되고 상호 배려와 안전 및 보호 의무가 부과되어 신뢰 분위기가 형성된다. 상호 인식도 넓게는 이 단계에 넣을 수 있다.

셋째, 신뢰 형성(Trust Building) 단계이다. 눈을 가리는 등 감각의 제한이 있는 극한 상황(시간 제한, 손 묶기, 들어올리기 등) 속에서 신뢰를 측정하고 쌓을 수 있는 활동 등이 이 단계에 속한다. 친근하고 우호적인 감정 및 즐거운 분위기가 고조되면 서로를 믿게 되면서 신뢰감이 형성된다. 신뢰를 측정해 보고 신뢰를 경험하는 활동들이 이루어지는 단계이다.

넷째, 문제 해결(Problem Solving) 단계이다. 신뢰 안에서 주어진 문제 상황을 해결하는 것으로 소통과 협력, 인내심, 리더십 등이 결정적 요소이다. 문제 해결 후에는 성취감이 절정에 이르고 스스로 자신의 소중함을 느끼며 협력과 도전 정신을 배우게 된다.

다섯째, 되짚어보기(Debriefing) 단계이다. 모든 활동마다 경험을 되짚고 재검토(Feedback)하는 활동을 포함하며, 프로그램의 정리와 전체 재검토(Review) 단계를 말한다. 실질적으로 학습과 성장이 이루어지도록 안내하고 촉진하는 의미 있는 시간이다.

여섯째, 로프 코스(Rope Course) 단계이다. 극도의 긴장과 모험 상황에서 동료들의 도움을 신뢰하며 도전에 임하는 과정에서 극적인 성취감을 얻고 감사의 마음을 지니게 되며, 자신의 잠재력과 가능성을 재인식하는 성찰 과정을 통해 심성에 긍정적 변화를 가져오는 경우가 많다. 단, 로프 코스 단계는 특별한 도구를 필요로 하기 때문에 특별한 장소에서 이루어진다.

(6) 모험 상담 진행 과정

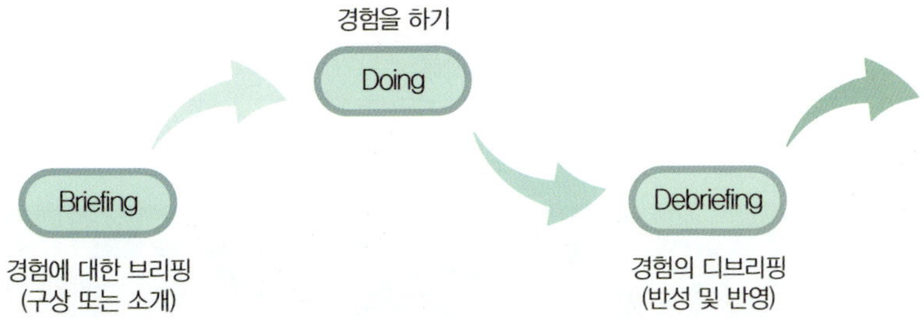

그림 11-26. **모험 곡선(The Adventure Wave)**

(7) 모험 상담의 기대 효과

유치원	초등	중등	고등 및 성인
친절과 보살핌 타인에 대한 고려 다른 사람을 존중 믿음에 대한 감사 함께 하는 활동	소통 협동 감정 표현 다양성에 대한 감사 갈등 해결	소통 협동 차이를 존중 문제 해결 자기 존중 열정	소통 협동 차이를 존중 지도력 창의성 위험 받아들이기

출처: 서울모험상담교육연구회. (2016). 아이들 속으로 – 모험상담으로 여는 배움의 공동체 – (직무연수 교재).[52)]

(8) 모험 상담 적용 사례: 자유학기제 수업 계획서[53)]

① 과목 개요

시기	기간	수업 방법(협동 수업,프로젝트 수업 등/복수 가능)	시간	수업 교실
상반기	20 . . .	비경쟁 협동 수업, 역할 놀이, 문제 해결 활동	2/차시	
하반기	20 . . .	비경쟁 협동 수업, 역할 놀이, 문제 해결 활동	2/차시	

② 강의 내용

주당 1차시	내용	준비물
1	바나나 술래잡기, 범피리 범범, 진실 게임, 소감 나누기	안대, 스티커, 깔판
2	세모 술래잡기, 보물찾기와 도전 과제, 소감 나누기	활동지, 머리띠, 네임펜
3	짝(짝)꿍 술래잡기, 커다란 질문, 셔틀콕	질문 카드, 셔틀콕, 보자기
4	병원 태그, 그룹저글, 별난 과제	인형, 별난 과제 쪽지
5	트랜스포머 태그, 어둠 속의 다각형, 곰-연어-모기	안대, 밧줄
6	바느질 술래잡기, 풍선 치기, 열광의 풍선, 풍선 열차	풍선
7	팀 술래잡기, 까꿍, 위대한 하루	가림판, 종이, 네임펜, 통
8	윙웽 패스, 난쏘공, 행복한 착륙	부드러운 공, 인형, 종이

③ 평가: 성취 수준 기록

평가 영역	평가 방법	핵심 성취 기준	성취 수준		
			상	중	하
모험, 도전	관찰 평가 수행 평가	제한된 상황에서 도전하는 활동에 능동적으로 참가하며, 규칙을 지키고 주체적으로 활동에 참가한다.	제한된 상황에서 주어진 도전 활동의 규칙을 매우 잘 지키며 주체적이고 능동적으로 활동에 임함	제한된 상황에서 주어진 도전 활동의 규칙을 잘 지키며 주체적으로 활동에 임함	제한된 상황에서 주어진 도전 활동의 규칙을 지키며 활동에 임함
존중	관찰 평가 수행 평가	친구들의 어떠한 언행도 서로 존중하고 갈등 상황 발생 시 적절한 의사소통을 통해 문제를 해결한다.	효과적인 의사소통을 통해 존중하는 태도를 보이며 갈등 상황 발생 시 적극적으로 문제를 해결함	의사소통을 통해 존중하는 태도를 보이며 갈등 상황 발생 시 적절히 문제를 해결함	존중하는 태도를 보이며 갈등 상황 발생 시 문제를 해결함
비경쟁 협동	관찰 평가 결과 평가	새로운 규약을 만드는 과정 및 활동에 대한 설명을 집중하여 듣고, 승패를 가리지 않고 동료와 힘을 모아 문제를 해결한다.	규칙 및 활동에 대한 설명을 우수하게 경청하며, 동료와 함께 힘을 모아 매우 우수하게 문제를 해결함	규칙 및 활동에 대한 설명을 경청하고, 동료와 함께 힘을 모아 우수하게 문제를 해결함	규칙 및 활동에 대한 설명을 경청하고, 동료와 함께 힘을 모아 문제를 해결함
세부 능력 및 특기 사항 기록 방법	상	제한된 상황에서 도전하는 활동에 능동적으로 참여하며, 규칙을 매우 잘 지키고 주체적으로 활동에 임하며, 친구들의 어떠한 언행도 서로 존중하고 갈등 상황 발생 시 효과적이고 우수한 의사소통을 통해 문제를 잘 해결함. 새로운 규약을 만드는 과정 및 활동에 대한 설명을 집중하여 듣고, 승패를 가리지 않고 동료와 힘을 모아 훌륭하게 문제를 해결함.			

세부 능력 및 특기 사항 기록 방법	중	제한된 상황에서 도전하는 활동에 능동적으로 참여하며, 규칙을 잘 지키고 주체적으로 활동에 임하며, 친구들의 어떠한 언행도 서로 존중하고 갈등 상황 발생 시 효과적인 의사소통을 통해 문제를 잘 해결함. 새로운 규약을 만드는 과정 및 활동에 대한 설명을 집중하여 듣고, 승패를 가리지 않고 동료와 힘을 모아 문제를 적절히 해결함.
	하	제한된 상황에서 도전하는 활동에 능동적으로 참여하며, 규칙을 지키고 주체적으로 활동에 임하며, 친구들의 어떠한 언행도 서로 존중하고 갈등 상황 발생 시 효과적인 의사소통을 통해 문제를 해결함. 새로운 규약을 만드는 과정 및 활동에 대한 설명을 듣고, 승패를 가리지 않고 동료와 힘을 모아 문제를 해결함.

4-2-3. 마음건강학교[54)]

(1) 배경 및 현황

미국 및 호주의 아동 · 청소년정신보건사업은 국가 차원에서 학교정신보건사업을 적극적으로 실시하고 있으며, 포괄적 학교 중심 정신건강 증진 프로그램을 수행하고 있다.

국내의 경우 아동 · 청소년 정신건강 수준 파악을 위한 교육부 주관 학생정신건강검진사업이 추진되어 학생정서 · 행동발달특성검사를 실시하여 인터넷 중독, 우울, 자살, ADHD, 학습 장애에 대한 조기 선별 및 개입을 하고 있다.

서울시정신건강증진센터 소아청소년정신보건팀에서는 학교와 지역사회 내 교사-부모의 연계 강화를 통한 조기 발견과 지역 정신건강 증진의 서비스 접근성을 높이고, 교내 정신건강 문제에 대한 편견 없는 환경을 조성하기 위한 목적으로 2011년부터 서울시 마음건강학교 프로젝트를 개발하여 3차년도 시범 사업을 실시하였다.

(2) 필요성

청소년 중 약 20%는 우울 혹은 불안과 같은 정신건강 문제를 경험하고 있고, 성인기 정신 질환의 약 50%는 14세 이전에 시작된다는 점을 근거로 소아 · 청소년 정신 질환 예방과 증진을 위한 국가 및 다양한 영역의 책임성이 강조되고 있다.

전국 14~19세 남녀 중 · 고등학생 1천 명을 대상으로 '청소년 건강에 대한 인식과 실태 조사'를 실시, 그 결과 청소년의 29.1%가 최근 한 달 동안 심한 우울감을 경험한 적이 있다고 답했으며, 22.8%는 심한 두려움을, 22.2%에서는 심한 신경과민을 경험한 적이 있다고 답하는 등 아동 · 청소년 정신건강 수준이 취약하게 나타나고 있다.

대부분의 아동기와 청소년기를 학교 체제 내에서 지내게 되므로 학교는 아동 · 청소년들이 접근할 수 있는 가장 손쉬운 통로가 될 수 있음에 따라 학교 기반의 정신건강증진사업의 필요성이 제기되었다. 국외의 선진 국가에서는 학교 정규 교과 과정에 다양한 프로그램을 포함하여 수행하고, 그러한 프로그램이 효과가 있음을 보고하고 있다.

1 치료적 개입
대상: 질환군
특징: 정신건강에 대한 문제로 인해 시급히 개입 혹은 지속적인 관리가 필요한 상태

2 고위험군 개입
대상: 고위험군
특징: 정신건강에 대한 문제로 인해 학교생활 및 일상생활에 영향을 미치는 상태

3 예방/홍보
대상: 전교생, 교사
특징: 심리적 · 정서적으로 문제가 없는 정상적 상태

4 전체적 학교 환경
대상: 학교와 관련된 모든 주변 환경
특징: 학교를 둘러싼 주변 체계 (지역사회, 부모, 기관 등)

그림 11-27. **마음건강학교 모형**

표 11-15. **마음건강학교 방향성**

마음건강학교 문화 환경 조성	부적응을 적응으로	상처에서 회복하기
Information Education Event ▼ Empowerment	Evaluation Counseling Program ▼ Promotion	Assessment Networking Treatment ▼ Recovery

(3) 프로그램 운영 주체

구분	내용
서울시정신건강증진센터	마음건강학교의 세부 프로그램 구성 및 개발과 진행을 위한 워크샵 지원 등 교육 및 행정적인 역할
지역정신건강증진센터	지역 마음건강학교 적용 학교에서 세부 프로그램이 원활하게 진행되고 있는지 관리 및 교육(*필요시 교내 진행되는 교육이나, 프로그램의 진행을 지원할 수 있음)
학교	학사 일정 조정, 제반 행정 사항, 세부 프로그램 진행, 워크샵 참여 등 학교 기반으로 진행되는 역할(*마음건강학교 총괄 담당자 1인, 프로그램 주 진행자, 보조 진행자로 구분할 수 있음)

(4) 프로그램 구성

영역	프로그램	개요	회기	시기	진행 시간	대상	진행자
Empowe-Rment	우리 색깔 찾기	학교에 맞는 명칭 공모	1회	3월	3/10~28	학생, 교사	보건교사
	괘종 시계	가정통신문	8회	매월	3 또는 4주 월요일	학부모	보건교사
	Mind Class	사회성 증진 프로그램	6회	1학기	보건시간	1학년 전학급	보건교사
	Good Class	정신건강 인식 개선 및 예방 교육	8회	2학기	보건시간	1학년 전학급	보건교사
	학생 공감	교사들의 정신 건강 이해 워크숍	1회	1학기	5월 9일 15~16시	교사	정신 보건 전문 요원
Promotion	마음 풍경	감정 조절 훈련 및 친구 관계 증진 프로그램	8회	1학기	방과 후 1회 50분	1학년 중 부적응 학생	상담교사
Recovery	징검 다리	고위험군 평가 도구의 이해와 적용	1회	연중	학생 공감 시 교육 진행	교사	정신 보건 전문 요원

표 11-16. **선택 프로그램**

영역	프로그램	개요	회기	시기	진행 시간	대상	진행자
Empowe-Rment	Oh! HAPPY DAY	학교 정신건강의 날 캠페인	1회	축제 기간	오전	전체 학생	보건교사
	부모 코칭 아카데미	좋은 엄마, 좋은 아빠되기 워크숍	1회	학부모 연수 시	교육 시간	학부모	정신 보건 전문 요원
	7942 (친구사이)	또래 관계 증진 및 심성 수련 프로그램	중등 8회	방과 후	1회	요선도 학생 및 희망 학생	상담교사
	스쿨 라인 (1577-7018)	학생 마음 건강을 위한 교사 상담 전화 1577-7018	연중		평일 9시 ~18시 까지 (점심시간 제외)	교사	정신 보건 전문 요원

Promotion	채움	교사 소진 예방 워크숍	연 2회	1학기 2학기	총 3시간 (1일)	희망 교사	정신 보건 전문 요원 및 대학교수
	희망의 토닥임	학교 기반 자살 사후 중재 프로그램	3회기	교내 자살 사건 이후	1회기 (90분)	교사 학생 학부모	정신 보건 전문 요원
Recovery	STOP!	학교폭력 중재 프로그램 (가해/피해)	가해 4회 피해 4회	가해 4회 피해 4회	1회기 (50분)	학교폭력 가해 학생 피해 학생	상담교사

(5) 기대 효과

① 학교 내 학생 정신건강 증진을 위한 우호적 환경 조성

학생들의 정신건강에 대한 인식 향상을 도모할 수 있게 되며, 학교와 지역사회 간의 상호 교류 및 네트워크를 형성하고, 외부 자원을 연계하게 된다. 학교 내 전반적인 정신건강 문화 환경을 조성하는데 도움이 되며, 학교-지역사회 간의 상호 교류 및 네트워크 확대로 학생 종합 안전망을 정착하게 된다.

② 정신 질환 예방 및 위기 학생의 조기 발견으로 학교 기반 정신건강 역량 강화

교사 교육을 통하여 정신건강에 대한 역량 강화 및 인식 전환을 도모하고, 교사의 역량 강화 및 학생들의 변화를 직접 관찰하고 문제 해결을 위한 게이트키퍼 역할을 수행 할 수 있다.

③ 학교 중심 프로그램 구성 가능

기본 프로그램과 선택 프로그램으로 구성되어 있어 교내 적용에 용이하고, 프로그램 참여 활동지는 학부모 상담 및 담임교사 상담 자료로 활용 가능하다.

(6) 마음건강학교 세부 프로그램

① Mind Class(사회성 증진 프로그램)

회기별 40분~50분 / 학교 수업 시간으로 진행하며 총 6회기로 구성 - 회기의 통폐합은 불가하며 프로그램 진행은 매주 1회기 진행을 권장한다.

- 목적

  자기 이해 증진을 통한 자아존중감 향상과 사회성 및 또래 관계 기술 증진을 통한 긍정적인 또래 관계를 형성한다.

- 구성 및 기대 효과

  진행자는 담임교사, 보건교사, 상담교사, 교과교사 등 학급 대상으로 6회기 사회성 증진 프로그램 진행이 가능한 자로 하며, 프로그램 운영 시간은 회기별 40분~50분, 총 6회기로 구성된다. 교육 대상은 초등학교 5, 6학년과 중학교 1, 2, 3학년 학급 전체를 대상으로 한다.

Mind Class를 통해 학급 내 또래 관계 증진 및 자기표현의 기회를 제공하고, 집단 활동을 통한 또래 관계 기술 습득 및 사회성 향상, 그리고 집단 내 정서적 지지를 통한 심리적 성장 도모를 기대할 수 있다.

표 11-17. **Mind Class 회기별 내용**

회기	단원	주제	제목	내용
1	나 알아 가기	장점 발견	특별한 나!	• Mind Class 프로그램에 대해 소개한다. • 자신의 장점을 소개하며 나와 친구들의 각기 다른 장점을 이해할 수 있다.
2		약점 극복	소중한 나!	• 자신의 약점에 대해 이야기 나눈다. • 약점을 장점으로 바꾸는 집단 활동을 통해 친구들의 지지를 경험하고 나의 소중함을 깨닫는 시간을 마련한다.
3		기분 이해 및 표현	오늘 나의 기분은?	• 기분 빙고를 통해 다양한 기분 표현을 알아본다. • 긍정적인 기분과 부정적인 기분을 구분해보고 부정적인 기분을 해소하는 방법을 이해한다.
4	또래 관계	또래 관계 영향 요소 이해	이런 친구 어때?	• 친해지고 싶은 친구와 친해지기 어려운 친구의 특성을 알아본다. • 친구 관계에서 긍정적으로 작용하는 요소와 부정적으로 작용하는 요소에 대해 이해할 수 있다.
5		나와 다른 친구 이해	우린 달라요~	• 다름과 틀림의 차이를 이해할 수 있다. • 친구 관계에서 다름과 틀림을 구분하고 나와 다른 친구를 이해할 수 있다.
6		또래 관계 갈등 해결	갈등 타파!	• 친구와의 사이에서 경험했던 갈등 경험을 나눈다. • 갈등을 긍정적으로 해결할 수 있는 방법을 함께 알아본다.

② Good Class(정신건강 바로 알기 프로그램)

회기별 40분~50분 / 학교 수업 시간으로 진행하며 총 8회기로 구성

• 목적

아동 · 청소년기 정신 질환에 대한 정확한 정보 전달 및 올바른 인식을 통한 편견을 감소하고, 정신건강에 대한 교사들의 역량 강화를 통한 아동 · 청소년 정신건강 문제를 조기 발견하고 치료 연계율을 향상한다.

• 구성 및 기대 효과

진행은 보건교사 및 상담교사 또는 학급 대상으로 8회기의 정신건강 바로 알기 프로그램 진행이 가능한자로 하며 프로그램 운영 시간은 1회기 40분~45분, 총 8회기로 구성되어 있다. 대상은 초등학교 5, 6학년, 중학교 1, 2, 3학년 중 학급 단위 전체로 진행한다. 정신건강 바로 알기 프로그램을 통해 아동 · 청소년기 정신 질환에 대한 정확한 정보 전달을 할 수 있으며 아동 · 청소년기

정신 질환에 대한 올바른 인식을 확립하게 되고 정신건강에 대한 편견을 감소하게 된다. 또한, 교사들의 정신건강 이해도 향상을 통한 학생들의 정신 질환을 조기발견 및 조기 개입에 대한 효과를 생각해 볼 수 있다.

표 11-18. Good Class(정신건강 바로 알기 프로그램) 회기별 내용

회기	주제	제목	내용
1	시작	내 마음의 신호등	• 건강한 마음(정신)에 대해 이해할 수 있다. • 현재 나의 마음 건강에 대해 점검해본다. • 주변에 마음이 힘든 친구들을 도울 수 있는 방법을 찾아본다.
2	ADHD의 이해	꼼지락 꼼지락 집중이 안 돼요	• 주의력결핍과잉행동장애(ADHD)에 대해 이해할 수 있다. • ADHD에 대한 이해를 통해 친구들 도와줄 수 있는 방법을 찾아본다.
3	틱 장애의 이해	틱틱 Tok	• 나의 버릇에 대해 알아본다. • 버릇과 틱의 다름을 이해할 수 있다. • 틱으로 힘들어하는 친구를 도와줄 수 있는 방법에 대해 찾아본다.
4	우울증의 이해	자꾸 짜증이 나요	• 아동 · 청소년 우울증에 대한 정의와 증상을 이해할 수 있다. • 왜곡된 사고를 전환할 수 있는 나만의 긍정적인 생각을 찾아본다.
5	불안 장애의 이해	한 박자 쉬고	• 시험 불안에 대해 이해할 수 있다. • 시험 불안에 대한 나만의 대처 방법을 찾아본다.
6	식이 장애의 이해	오늘도 용수철	• 식이 장애에 대해 이해할 수 있다. • 스트레스에 대처할 수 있는 방법을 찾아본다.
7	인터넷 중독의 이해	컴퓨터가 제일 좋아요	• 내가 생각하는 인터넷 중독에 대해 알아본다. • 인터넷 중독에 대해 이해할 수 있다. • 올바른 사용 방법에 대해 나만의 예방책을 세워본다.
8	마무리	休머니즘	• 나의 건강한 마음(정신)에 대해 점검해본다. • ADHD, 틱, 우울, 시험 불안, 식이 장애, 인터넷 중독에 대한 내용을 정리해본다. • 건강한 마음(정신)을 위해 실천할 수 있는 방법에 대해 알아본다.

③ 마음풍경(학교 부적응 학생의 자아존중감 향상을 위한 집단 프로그램)

• 목적

긍정적인 자아상과 자신감 향상을 통한 개인의 내적 적응력을 향상하고, 또래 집단 내 정서적 지지를 통한 긍정적인 대인 관계 경험 및 사회성을 함양한다.

• 구성 및 기대 효과

진행자는 보건교사, 상담교사, 담임교사 외 관련 교사로 하고, 프로그램 운영 시간은 회기별 50분, 총 8회기로 구성되어 있다. 대상은 초등학교 5, 6학년, 중학교 1, 2, 3학년 중 부적응 학생 포함 10명 내외의 인원으로 구성한다. 별도로 부적응 학생 선발 기준은 없으나 담임교사 또는 상담교사의 추천 및 진행자와 논의하여 대상자 선발 기준을 결정한다. 프로그램 참여 전에 학부모에게 프로그램 참여 동의서를 배포 및 회신 받을 수 있다.

❖ 대상자 선발의 예

1. 교내 상담 부장 및 학생 부장과 논의하여 해당 학년에서 추천
2. 학교생활 적응에 따른 학급 담임교사의 추천
3. 학부모 가정통신문을 통한 참여 여부 확인 후, 동의한 학생 중 선발 등

마음풍경 프로그램을 통해 학교 부적응 학생들의 자아정체성과 자아존중감을 향상시킬 수 있고, 집단 내 정서적 지지를 통해 심리적 성장과 적응을 증진시켜 학교에 적응 하도록 도와준다. 학교 내 정신건강 프로그램을 개발 · 보급하여 학교 부적응을 예방하는 기능의 효과를 기대할 수 있다.

표 11-19. **마음풍경 회기별 구성 내용**

회기	주제	제목	내용
1	마음풍경 소개 라포 형성	안녕? 반가워!	• 마음풍경 소개 및 사전 설문지 작성하기 • 내 친구 소개하기 • 자신의 목표를 작성하고, 도전 쪽지 나누기 • [추가 내용: 인간 실타래 게임]
2	꿈의 구체화 목표 설정	쓰면 이루어진다!	• 랜디포시, 폴포츠의 일화 나누기 • Wish List를 작성하기 • [추가 내용: 희망 개구리 게임]
3	강점 발견	강점 별 만들기	• 자신의 강점을 알아보기 • 갖고 싶은 감정을 나누어 갖기
4	행복의 가치 탐색	행복의 재발견	• 인생의 행복 그래프를 그리고 행복 문장 완성하기 • 사소한 행복에 대해서 나누기
5	분노 상황에서의 반응 이해 및 대처 방법 습득	내 마음의 천둥 번개	• 화가 나는 상황과 나의 반응 탐색하기 • 대처법 연습하기
6	고민 나누기	우리들의 이야기	• 나의 문제점과 고민에 대해 공유하기 • 응원 메시지를 전달 • [추가 내용: 고민 털어내기]
7	감정 표현과 효과적인 전달법	마음을 전하는 편지	• 전하고 싶은 마음 생각하고 편지 만들기 • 효과적인 대화법 습득하기
8	감정 공유 및 정서적 지지	우리에게 보내는 박수	• 롤링 페이퍼 작성하기 • 상장 전달하기 • 사후 설문지 • 만족도 평가지 작성하기

출처: 서울시정신건강증진센터. (2013). 서울시 마음건강학교 가이드북.[54]

4-2-4. 사회 기술 훈련 프로그램(초등용)[55)]

(1) 사회 기술 및 사회 기술 훈련의 개념과 이해

사회 기술이란, 다양한 사회적 맥락 속에서 효과적으로 상호 작용 및 기능할 수 있도록 하는 목표 지향적이고, 학습된 행동들이다(Sheridan, 1998). 사회적으로 적절하다고 받아들여지고 개인에게도 도움이 되는 방식으로 다른 사람과 긍정적인 상호 작용을 할 수 있는 능력이다(양윤란, 1996).

사회적 유능감(Social Competence)이란, 어떤 과제의 전반적인 수행에 대한 질 혹은 적정성, 즉 전반적인 평가이고 사회 기술(Social Skills)이란, 사회적 유능감의 하위 개념으로, 사회적 상호 작용을 시도하고, 유지하며 갈등이나 대립 상황에서 문제를 해결하는 데 필요한 구체적이고 특정 행동들이다(McFall, 1982).

Gresham & Elliott는 사회적 유능감과 사회 기술에 "적응 행동"이라는 개념을 추가하여 사회 기술 훈련을 설명하고 있다.

대인 관계 행동은 사회적 상호 작용 동안에 사용하는 기술로 친구사귀는 기술, 듣기, 인사하기, 유머 감각 등을 말한다. 자기-관련 행동은 상황을 파악하고, 적절한 기술을 선택하고, 상황에 미칠 영향을 평가할 수 있는 자기 조절 행동 및 스트레스 관리 기술, 타인의 감정 이해, 분노 조절, 결과 받아들이기, 도덕적인 행동, 감정 표현, 자기에 대한 긍정적인 태도, 책임감 등을 말한다. 학업 관련 행동이란 교사의 말에 귀 기울이기, 열심히 공부하기, 학교 규칙 지키기, 교사가 시키는 일하기 등이다. 자기주장 행동은 예의바르게 자기주장하기이고, 또래 수용은 인사하기, 질문하기, 가르쳐주기, 활동에 친구 참여시키기, 다른 사람의 감정 알아채기 등이다. 의사소통 기술은 듣는 태도, 적절한 대꾸, 대화 유지, 말한 사람에 대한 반응 보이기 등을 일컫는다.

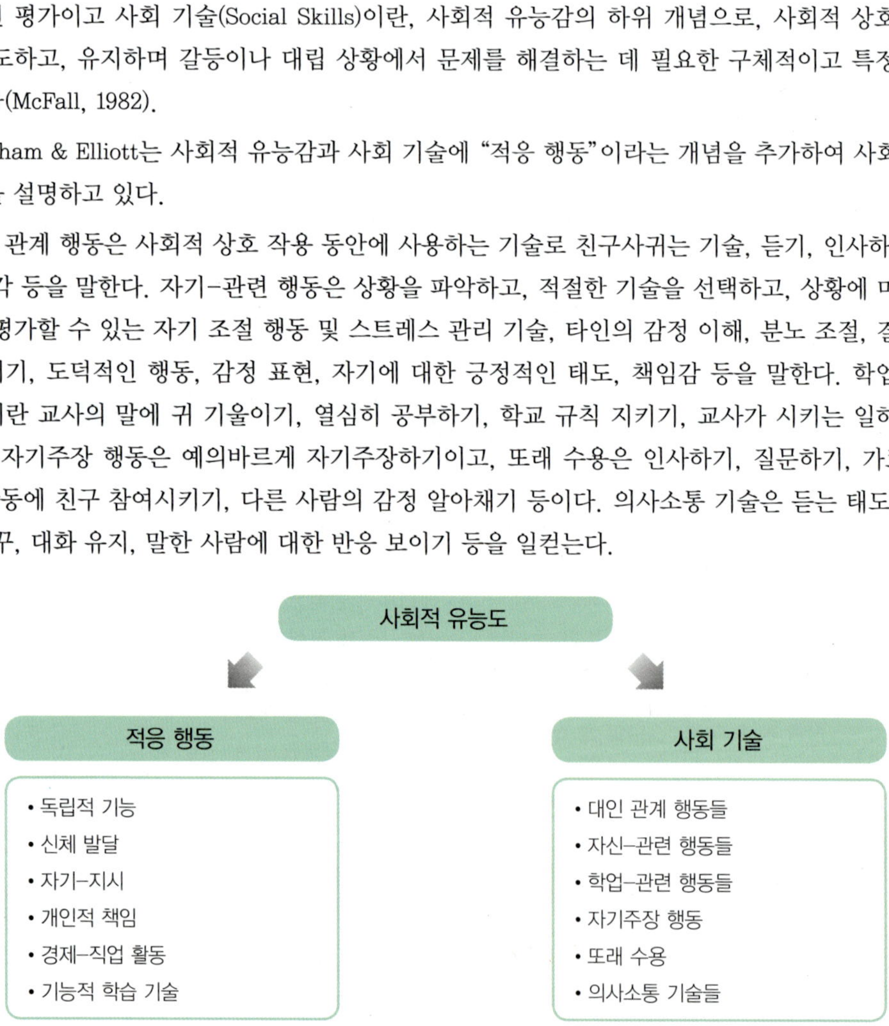

그림 11-28. **사회적 유능감, 사회 기술, 적응 행동 구성 요소 및 상호 관계**

학령기 아동에게 있어서 원만한 또래 관계 형성은 이후의 적응과 관련된 심리적 결과들의 중요한 변인으로 작용하고, 사회 기술 습득과 원만한 또래 관계의 형성은 사회적 유능감 획득에 중요한 변인으로 작용하기 때문에 사회 기술 습득은 중요하다.

사회적 관계의 어려움을 해소하기 위해, 사회적 관계에서 나타나는 부적응 행동을 줄이기 위해 사회 기술 훈련은 필요하다. 또한 또래 사이의 낮은 사회적 지위의 해소와 예방 개입의 필요성, 기존의 치료적 접근의 한계점 등 사회 기술 훈련은 ADHD 아동들의 인지적 변화를 통해서 행동의 변화를 가져오게 함으로서, 2차적 증후를 치료하는데 필요한 기법으로 가장 적합하다고 할 수 있다.

(2) 친구 사귀기 프로그램

친구 사귀기 프로그램의 구체적 목표는 가정과 학교에서 집단 활동에 참여하는 적절한 방법과 또래와 성인과의 관계를 개선하는 방법을 훈련하는 것이고, 타인의 언어적 · 비언어적 사회적 단서들이나 감정을 변별하고 이해하는 방법 또한 훈련하는 것이다. 새로운 문제 해결 상황에서 적극적이고 적절한 반응을 하도록 사회적 문제 해결 방법에 대한 구조화된 절차를 학습하는 것이다.

친구 사귀기 프로그램의 내용으로는 Warm Up 및 지난주 과제 검토하기, 규칙 및 보상 검토하기, 금주의 기술 소개하기, 구조화된 집단 놀이 활동(기술 게임) 및 역할극 하기, 보상 및 과자 파티, MVP 선정하기 등을 다룬다.

프로그램에서 사용하는 주된 기법으로는 언어적 교습(Verbal Instruction), 시범 보이기 (Modeling), 역할극(Role Playing), 지도(Coaching), 보조(Prompting), 토큰 경제(Token Economy), 반응 대가(Response-Cost), 타임아웃(Time-Out) 등이다.

친구 사귀기 프로그램의 시행 방법을 살펴보면, 프로그램 운영 시 집단 구성은 4~6명으로 가급적 짝수로 구성하고, 집단 리더 1인과 보조 리더 1인을 둔다. 프로그램 훈련 기간은 1회 60분, 총 8회기로 진행한다. 주로 사용하는 기법은 언어적 교습, 시범보이기, 역할극, 지도, 보조 등이며 집단의 규칙, 보상(칩), 강화, 타임아웃 등을 사용한다.

표 11-20. **친구 사귀기 프로그램에서의 기본 모듈**

번호	내용
1	정정당당한 선수 정신(Good Sportsmanship)
2	결과 받아들이기(Accepting Consequences)
3	자기주장(Assertiveness)
4	자극 무시하기(Ignoring Provocation)
5	문제 해결(Problem Solving)
6	감정을 알고 적절하게 처리하기(Recognizing And Dealing Feeling)

표 11-21. **친구 사귀기 프로그램 구성 내용**

회기	제목	내용
1	친구들의 놀이에 어울리기	• 집단에 대한 오리엔테이션 • 자기 소개의 시간 • 규칙 및 행동 관리 체계 • 동화 자료 이용한 집단 토의
2	좋은 놀이친구 되기	• 놀이 시 규칙 준수, 적절한 놀이 행동, 승패 받아들이기 • 집단 토의 – 놀고 싶지 않은 아이 • 구조화된 놀이 활동: 낚시 게임, 보드게임 • 이기고 지는 것은 중요하지 않아요
3	결과를 기분 좋게 받아들이기	• 집단 토의 – 부정적인 사건, 좌절 상황에의 대처(진행자의 시연) • 구조화된 놀이 활동: 도미노 게임 • 역할극: 운동회 날, 반대항 이어달리기에서 꼴찌한 이야기
4	친구와 이야기 나누기	• 사회적 상호 작용 유지, 우정 발전시키는 수단 – 진행자, 보조자의 시연 및 집단 토의 • 구조화된 놀이 활동: 전화 게임 • 역할극: TV 토크쇼
5	예의 바르게 자기주장하기	• 침착하게 자신의 생각과 감정을 전달하는 기술 • 구조화된 놀이 활동: 문장 만들기 게임 • 역할극: 내 마음을 잘 전달할 수 있는 방법은? – 자기 주장 · 공격적 · 수동적 행동
6	친구와의 갈등 다루기	• 집단 토의 – 또래의 놀림이나 갈등에 대한 적절한 대처 • 역할극: 친구가 나를 괴롭히는 상황에서 무시하기
7	문제 해결하기	• 집단 토의 – 사회적인 문제 해결 상황에서 여러가지 대안을 찾는 기술 • 시연 – 윤수와 민우의 그네타기 이야기 • 만약 이런 일이 생긴다면…
8	나쁜 감정 다루기	• 집단 토의 – 부정적인 감정 상태에서 행동을 잘 조절하기위한 기술 • 구조화된 놀이 활동: 내 마음을 알아 맞춰 보아요

출처: 서울특별시학교 보건진흥원. (2012). 2012년도 학생 정신건강증진 프로그램 교사 교육.[55]

참고 문헌

1) 교육부: 학생 정서행동특성검사 결과 보도자료 [Internet]. 세종: 교육부; 2013. [cited 2017 July 15]. Available from: https://www.moe.go.kr/boardCnts/fileDown.do?m=0503&s=moe&fileSeq=7c5ef49a4a27bfa17b8612adb7726393.

2) 최은진 외. 아동 · 청소년 정신건강 증진 정책 현황 및 개선방안 연구. 세종: 한국청소년정책연구원 · 한국보건사회연구원; 2011. Report No. 정책보고서 2011-44.

3) 서울대학교 건강증진사업지원단. 정신건강선별검사 및 사례관리 연계체계개발 보고서. 세종: 보건복지부 · 한국건강증진개발원; 2009. 8. Report No. 정책 09-08.

4) 보건복지부. 제4차 국민건강증진종합계획 정책보고서. 세종: 보건복지부; 2015.

5) 박선환 외. 정신건강론. 경기: 양서원; 2017.

6) Tilford S. Infancy and childhood (0-5 years and 6-12 years). IN: Mental Health Promotion: A Lifespan Approach. ed. by Cattan M and Tilford S.,Berkshire; Open University Press. 2006

7) 강은정. 한국 아동 정신건강 현황과 정책과제. 보건복지포럼. 2007;(128):60-72.

8) 김성범. SST기반 문학치료 프로그램이 정서 · 행동장애 청소년의 주의력결핍, 과잉행동, 부주의-수동성 감소에 미치는 영향. 특수교육재활과학연구. 2016;55(2):1-24.

9) 서울시정신건강복지센터 · 서울대병원 소아정신과. ADHD 유병률 역학조사. 서울: 서울시정신건강복지센터; 2005.

10) MTA Cooperative Group. Moderators and mediators oftreatment response for children with attention deficithyperactivity disorder: the MTA Study. Arch Gen Psychiatry, 1999;56:1088-1096

11) 서울시정신건강복지센터. 학교정신건강증진을 위한 Touch School Tool Kit. 서울: 서울시정신건강복지센터; 2009.

12) 대한소아청소년정신의학회. 교사를 위한 학교정신건강 핸드북. 강원: 강원도교육청; 2015.

13) 신성웅 외. 행동장애. 서울: 서울대학교출판부; 2001.

14) 한국청소년상담원. ADHD 아동-부모 프로그램 개발. 서울: 한국청소년상담원; 2010.

15) 안동현. Depressive Disorders in Children and Adolescents. 대한의사협회지. 2003;46(9):745-756.

16) Hammen C, Rudolph KD. Childhood mood disorders. IN: Mash EJ, Barkley RA eds. Child Psychopathology, 2nd ed. New York; Guilford Press, 2003. Report No. 233-278.

17) 김붕년. 소아청소년기 불안장애. 대한치과마취과학회지. 2007;7(2):101-106.

18) 양수 외. 정신건강간호학. 서울: 현문사; 2016.

19) 서울특별시 교육청. 정신건강 위기에 놓은 아동청소년 '그들과 마주하다'. 서울: 도서출판사 사람과 지혜; 2008.

20) 홍강의. 소아정신의학. 서울: 학지사; 2016.

21) 서울시정신건강복지센터. Early psychosis 발견부터 개입까지. 서울: 서울시정신건강복지센터; 2009.

22) 제인 에워드 외. 정신병 초기에의 개입. 김용식 외 번역. 서울: 중앙문화사; 2007.

23) 미래창조과학부 · 한국정보화진흥원. 2015년 인터넷 과의존 실태조사. 경기: 미래창조과학부 · 한국정보화진흥원; 2016.

24) 교육부. 게임 · 인터넷 · 스마트폰 올바른 사용을 위한 생활지도 매뉴얼. 세종: 교육부; 2012.

25) 한국정보문화진흥원 인터넷중독예방상담센터. 인터넷중독자가진단검사(K-척도)와 예방교육프로그램. 서울: 한국정보문화진흥원 인터넷중독예방상담센터; 2003.

26) 서울시정신건강복지센터. 아동청소년의 정신건강 위기 상황 극복을 위한 안내서. 서울: 서울시정신건강복지센터; 2008.

27) 서울특별시교육청. 정신건강 위기관리 매뉴얼. 서울: 서울특별시교육청; 2008.

28) 국립공주병원 아동 · 청소년 정신건강센터. 트라우마 그 너머-정선건강안내서. 공주: 국립공주병원 아동 · 청소년 정신건강센터; 2015.

29) Bae SB, Woo JM. Suicide prevention strategies from medical perspective. J Korean Med Assoc. 2011;54:386-391.

30) 전홍진 외. 청소년 자살 과련 현황 및 위험요인. 대한의사협회지. 2013;2: 93-99.

31) Pearce CM, Martin G. Predicting suicide attempts among adolescents.Acta Psychiatr Scand 1994;90:324-328.

32) 중앙자살예방센터. 2016년 자살예방백서. 서울: 중앙자살예방센터; 2016.

33) 통계청: 2015년 사망원인 통계 - 통계청 보도자료(2016. 9. 27.) [Internet]. 대전: 통계청. [cited 2017 July 15]. Available form: http://kostat.go.kr/portal/korea/kor_nw/2/1/index.board?bmode=read&bSeq=&aSeq=356345&pageNo=24&rowNum=10&navCount=10&currPg=&sTarget=title&sTxt=.

34) 중앙자살예방센터: 자살통계 [Internet]. 서울: 중앙자살예방센터. [cited 2017 July 15]. Available form: http://www.spckorea.or.kr.

35) 교육과학기술부 학생건강안전과. 학생자살 위기관리 프로토콜. 세종: 교육과학기술부; 2011.

36) 국무총리 청소년보호위원회. 청소년 자살의 원인과 실태. 서울: 국무총리 청소년보호위원회. 2004.11. Report No. 청소년보호 2004-29.

37) 한국청소년상담원. 자살위기청소년 상담개입프로그램 개발. 서울: 한국청소년상담원; 2009.

38) 오승근. 청소년의 자살태도, 자살위험성 및 생명존중교육 참여요구와의 관계 [Dissertation]. 서울: 고려대학교 대학원. 2006. p. 143-158.

39) 교육부. 2017 학생정서 · 행동특성검사 및 관리 매뉴얼. 세종: 교육부 학생건강정책과; 2017.

40) 이승연. 학교장면에서의 자살 사후중재. The Korea Journal of counseling. 2007;8(1):161-180.

41) Clara E, Hill. 상담의 기술. 주은선 번역. 서울: 학지사; 2012.

42) 구본용 외. 학생상담 및 생활지도 매뉴얼. 세종: 한국청소년정책연구원; 2010.

43) 한국청소년정책연구원. 학생상담 및 생활지도 매뉴얼. 세종: 한국청소년정책연구원; 2010.

44) 대한신경정신의학회. (2010). 학생정신건강 담당교사워크숍. 교육부/부산시교육청

45) 교육부. 교육부 학생건강증진 기본방향. 세종: 교육부; 2016.

46) 교육부. 2017 학생정서 · 행동특성검사 및 관리 매뉴얼. 세종: 교육부; 2017.

47) 서울시교육청. 학교보건 업무 안내 Part 1. 서울: 서울시교육청; 2016.

48) 서울시교육청. 학생정서 · 행동발달 선별검사 학생 성장지원을 위한 학교상담프로그램. 서울: 서울시교육청; 2012.

49) 정상섭. 학생 정신건강 증진을 위한 아동 · 청소년의 마음건강 살펴보기. 서울: 서울특별시교육청 학교보건진흥원; 2009.

50) 김태련 외. 모래놀이치료 핸드북. 서울: 학지사; 2009.

51) 엄숙경. 아동의 증상과 특성별 놀이치료. 서울: 학지사; 2011.

52) 서울모험상담교육연구회. 아이들 속으로-모험상담으로 여는 배움의 공동체(직무연수 교재); 2016.

53) 2016학년도 서울○○중학교 자유학기제 주제선택활동 수업 계획서 신규
54) 서울시정신건강증진센터. 서울시 마음건강학교 가이드북. 서울: 서울시정신건강증진센터; 2013.
55) 서울특별시교육청 학교보건진흥원. 2012년도 학생 정신건강증진 프로그램 교사 교육. 서울: 서울특별시교육청 학교보건진흥원; 2012.

참고 법률

학교보건법, 법률 제112220호. 일부 개정 2012. 1. 26.
학교건강검사규칙, 교육부령 제31호. 일부 개정 2014. 3. 3.
교육기본법, 법률 제14150호. 일부 개정 2016. 5. 29.
학교폭력예방및대책에관한법률, 법률 제14162호. 일부 개정 2016. 5. 29.

참고 사이트

중앙자살예방센터 http://www.spckorea.or.kr/
교육부 학생건강정보센터 http://www.schoolhealth.kr/
법제처 http://www.moleg.go.kr/

CHAPTER 12

부록

1. 학교보건 관련법
2. 학교보건 연간 일정표
3. 실무 예시

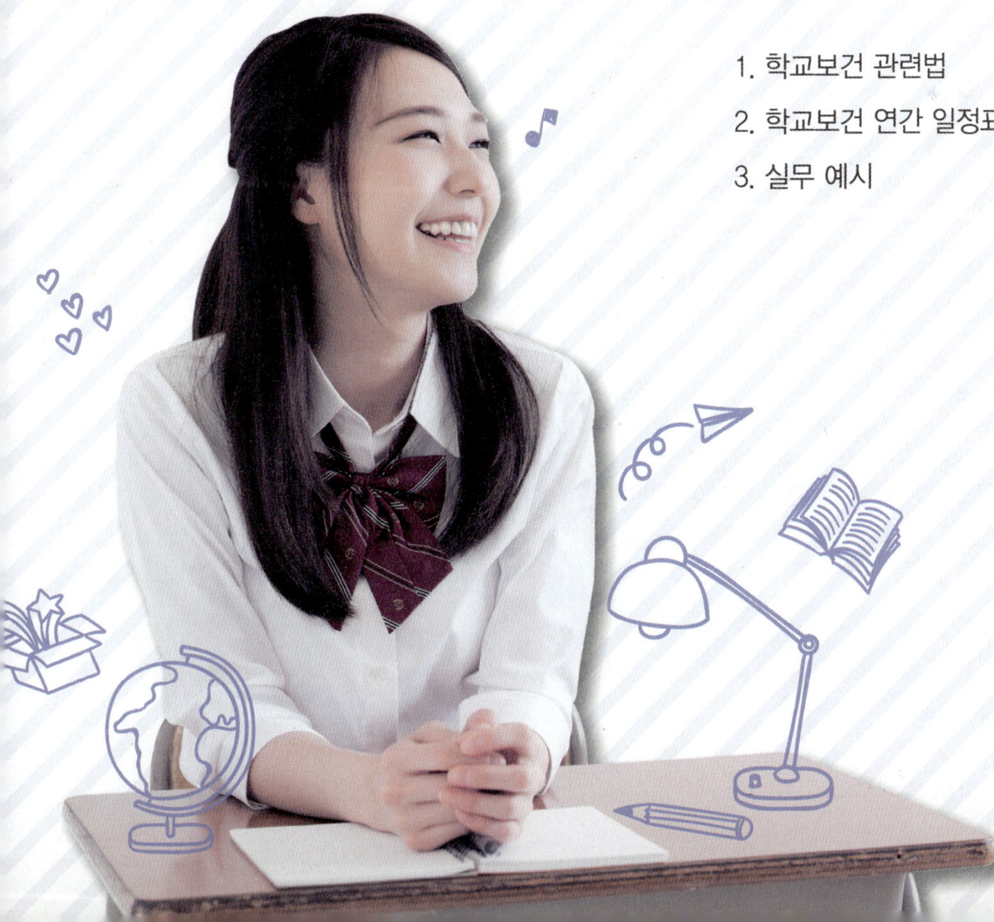

XII

부록

1 학교보건 관련법

학교보건법 [시행 2017. 3. 21.] [법률 제14402호, 2016. 12. 20., 일부 개정]

교육부(학생건강정책과) 044-203-6547

제1조(목적) 이 법은 학교의 보건관리에 필요한 사항을 규정하여 학생과 교직원의 건강을 보호·증진함을 목적으로 한다. 〈개정 2016.2.3.〉

[전문개정 2007.12.14.]

제2조(정의) 이 법에서 사용하는 용어의 뜻은 다음과 같다. 〈개정 2008.3.21., 2012.1.26., 2012.3.21.〉

1. "건강 검사"란 신체의 발달상황 및 능력, 정신건강 상태, 생활습관, 질병의 유무 등에 대하여 조사하거나 검사하는 것을 말한다.
2. "학교"란 유아교육법 제2조제2호, 초·중등교육법 제2조 및 고등교육법 제2조에 따른 각 학교를 말한다.
3. 삭제 〈2016.2.3.〉

[전문개정 2007.12.14.]

제2조의2(국가와 지방자치단체의 의무) 국가와 지방자치단체는 학생과 교직원의 건강을 보호·증진하기 위한 기본계획을 수립·시행하고, 이에 필요한 시책을 마련하여야 한다.

[전문개정 2007.12.14.]

제3조(보건시설) 학교의 설립자·경영자는 대통령령으로 정하는 바에 따라 보건실을 설치하고 학교보건에 필요한 시설과 기구(器具)를 갖추어야 한다.

[전문개정 2007.12.14.]

제4조(학교의 환경위생 및 식품위생) ① 학교의 장은 교육부령으로 정하는 바에 따라 교사(校舍) 안에서의 환기·채광·조명·온도·습도의 조절, 상하수도·화장실의 설치 및 관리, 오염공기·석면·폐기물·소음·휘발성유기화합물·세균·먼지 등의 예방 및 처리 등 환경위생과 식기·식품·먹는 물의 관리 등 식품위생을 적절히 유지·관리하여야 한다. 〈개정 2008.2.29., 2013.3.23.〉

② 학교의 장은 제1항에 따라 교사 안에서의 환경위생 및 식품위생을 적절히 유지·관리하기 위하여 교육부령으로 정하는 바에 따라 점검하고, 그 결과를 기록·보존 및 보고하여야 한다. 〈개정 2008.2.29., 2013.3.23.〉

③ 학교의 장은 제2항에 따른 점검에 관한 업무를 교육부령으로 정하는 바에 따라 환경분야 시험 · 검사 등에 관한 법률 제16조에 따른 측정대행업자에게 위탁하거나 교육감에게 전문인력 등의 지원을 요청하여 수행할 수 있다. 〈개정 2008.2.29., 2013.3.23.〉

④ 학교의 장은 제2항과 제3항에 따른 점검 결과가 교육부령으로 정하는 기준에 맞지 아니한 경우에는 시설의 보완 등 필요한 조치를 하고 이를 교육부장관 및 교육감에게 보고하여야 한다. 〈개정 2008.2.29., 2013.3.23., 2016.3.2.〉

⑤ 교육부장관이나 교육감은 제1항에 따른 환경위생과 식품위생을 적절히 유지 · 관리하기 위하여 필요하다고 인정하면 관계 공무원에게 학교에 출입하여 제2항에 따른 점검을 하거나 점검 결과의 기록 등을 확인하게 할 수 있으며, 개선이 필요한 경우에는 행정적 · 재정적 지원을 할 수 있다. 〈개정 2008.2.29., 2013.3.23.〉

⑥ 학교의 장은 제2항 및 제4항에 따른 환경위생 및 식품위생 점검 결과 및 보완 조치를 교육부령으로 정하는 바에 따라 공개하여야 한다. 〈신설 2016.3.2.〉

[전문개정 2007.12.14.]

제5조 삭제 〈2016.2.3.〉

제6조 삭제 〈2016.2.3.〉

제6조의2 삭제 〈2016.2.3.〉

제6조의3 삭제 〈2016.2.3.〉

제7조(건강 검사 등) ① 학교의 장은 학생과 교직원에 대하여 건강 검사를 하여야 한다. 다만, 교직원에 대한 건강 검사는 국민건강보험법 제52에 따른 건강 검진으로 갈음할 수 있다. 〈개정 2011.12.31.〉

② 학교의 장은 제1항에 따라 건강 검사를 할 때에 질병의 유무 등을 조사하거나 검사하기 위하여 다음 각 호의 어느 하나에 해당하는 학생에 대하여는 국민건강보험법 제52에 따른 건강 검진 실시 기관에 의뢰하여 교육부령으로 정하는 사항에 대한 건강 검사를 한다. 〈개정 2008.2.29., 2011.12.31., 2012.3.21., 2013.3.23.〉

1. 초 · 중등교육법 제2조제1호의 학교와 이에 준하는 특수학교 · 각종학교의 1학년 및 4학년 학생. 다만, 구강 검진은 전 학년에 대하여 실시하되, 그 방법과 비용 등에 관한 사항은 지역실정에 따라 교육감이 정한다.
2. 초 · 중등교육법 제2조제2호 · 제3호의 학교와 이에 준하는 특수학교 · 각종학교의 1학년 학생
3. 그 밖에 건강을 보호 · 증진하기 위하여 교육부령으로 정하는 학생

③ 학교의 장은 제2항에 따른 건강 검사 외에 학생의 건강을 보호 · 증진하기 위하여 필요하다고 인정하면 교육부령으로 정하는 바에 따라 그 학생을 별도로 검사할 수 있다. 〈개정 2008.2.29., 2013.3.23.〉

④ 학교의 장은 제1항과 제2항에도 불구하고 천재지변 등 부득이한 사유로 관할 교육감 또는 교육장의 승인을 받은 경우에는 교육부령으로 정하는 바에 따라 건강 검사를 연기하거나 건강 검사의 전부 또는 일부를 생략할 수 있다. 〈개정 2008.2.29., 2013.3.23.〉

⑤ 제2항에 따라 건강 검사를 한 검진 기관은 교육부령으로 정하는 바에 따라 그 검사결과를 해당 학생 또는 학부모와 해당 학교의 장에게 알려야 한다. 〈개정 2008.2.29., 2013.3.23.〉

⑥ 학교의 장은 제2조제1호의 정신건강 상태 검사를 실시함에 있어 필요한 경우에는 학부모의 동의 없이 실시할 수 있다. 이 경우 학교의 장은 지체 없이 해당 학부모에게 검사 사실을 통보하여야 한다. 〈신설 2012.3.21., 2016.3.2.〉

⑦ 제1항과 제2항에 따른 건강 검사의 시기, 방법, 검사항목 및 절차 등에 관하여 필요한 사항은 교육부령으로 정한다. 〈개정 2008.2.29., 2012.3.21., 2013.3.23.〉

[전문개정 2007.12.14.]

제7조의2(학생 건강증진계획의 수립 · 시행) ① 교육감은 학생의 신체 및 정신건강증진을 위한 학생 건강증진계획을 수립 · 시행하여야 한다. 〈신설 2013.12.30.〉

② 제1항에 따른 계획에는 제11조에 따른 학교의 장의 조치를 행정적 또는 재정적으로 지원하는 방안을 포함하여야 한다. 〈신설 2013.12.30.〉

③ 학교의 장은 제7조에 따른 건강 검사의 결과를 평가하여 이를 바탕으로 학생 건강증진계획을 수립 · 시행하여야 한다. 〈개정 2013.12.30.〉

④ 학교의 장은 제3항에 따라 건강 검사의 결과를 평가하고, 학생정신건강증진계획을 수립하기 위하여 제15조제1항에 따른 학교의사 또는 학교약사에게 자문을 할 수 있다. 〈개정 2013.12.30.〉

[전문개정 2007.12.14.]

[제목개정 2013.12.30.]

제7조의3(건강 검사기록) ① 학교의 장은 제7조에 따라 건강 검사를 하였을 때에는 그 결과를 교육부령으로 정하는 기준에 따라 작성 · 관리하여야 한다. 〈개정 2008.2.29., 2013.3.23.〉

② 학교의 장이 제1항에 따라 건강 검사 결과를 작성 · 관리할 때에 초 · 중등교육법 제30조의4에 따른 교육정보시스템을 이용하여 처리하여야 하는 자료는 다음과 같다. 〈개정 2008.2.29., 2013.3.23.〉

1. 인적사항
2. 신체의 발달상황 및 능력
3. 그 밖에 교육목적을 이루기 위하여 필요한 범위에서 교육부령으로 정하는 사항

③ 학교의 장은 소속 학교의 학생이 전출하거나 고등학교까지의 상급학교에 진학할 때에는 그 학교의 장에게 제1항에 따른 자료를 넘겨 주어야 한다.

[전문개정 2007.12.14.]

제8조(등교 중지) 학교의 장은 제7조에 따른 건강 검사의 결과나 의사의 진단 결과 감염병에 감염되었거나 감염된 것으로 의심되거나 감염될 우려가 있는 학생 및 교직원에 대하여 대통령령으로 정하는 바에 따라 등교를 중지시킬 수 있다. 〈개정 2009.12.29.〉

[전문개정 2007.12.14.]

제9조(학생의 보건관리) 학교의 장은 학생의 신체발달 및 체력증진, 질병의 치료와 예방, 음주 · 흡연과 약물 오용(誤用) · 남용(濫用)의 예방, 성교육, 정신건강 증진 등을 위하여 보건교육을 실시하고 필요한 조치를 하여야 한다. 〈개정 2008.3.21., 2012.1.26.〉

[전문개정 2007.12.14.]

제9조의2(보건교육 등) ① 교육부장관은 유아교육법 제2조제2호에 따른 유치원 및 초 · 중등교육법 제2조에 따른 학교에서 모든 학생들을 대상으로 심폐소생술 등 응급 처치에 관한 교육을 포함한 보건교육을 체계적으로 실시하여야 한다. 이 경우 보건교육의 실시 시간, 도서 등 그 운영에 필요한 사항은 교육부장관이 정한다. 〈개정 2008.2.29., 2013.3.23., 2013.12.30., 2016.12.20.〉

② 유아교육법 제2조제2호에 따른 유치원의 장 및 초 · 중등교육법 제2조에 따른 학교의 장은 교육부령으로 정하는 바에 따라 매년 교직원을 대상으로 심폐소생술 등 응급 처치에 관한 교육을 실시하여야 한다. 〈신설 2013.12.30., 2016.12.20.〉

③ 유아교육법 제2조제2호에 따른 유치원의 장 및 초·중등교육법 제2조에 따른 학교의 장은 제2항에 따른 응급 처치에 관한 교육과 연관된 프로그램의 운영 등을 관련 전문 기관·단체 또는 전문가에게 위탁할 수 있다. 〈신설 2016.12.20.〉

[본조신설 2007.12.14.]

[제목개정 2013.12.30.]

제10조(예방접종 완료 여부의 검사) ① 초등학교와 중학교의 장은 학생이 새로 입학한 날부터 90일 이내에 시장·군수 또는 구청장(자치구의 구청장을 말한다. 이하 같다)에게 감염병의 예방 및 관리에 관한 법률 제27조에 따른 예방접종증명서를 발급받아 같은 법 제24조 및 제25조에 따른 예방접종을 모두 받았는지를 검사한 후 이를 교육정보시스템에 기록하여야 한다. 〈개정 2009.12.29., 2016.2.3.〉

② 초등학교와 중학교의 장은 제1항에 따른 검사결과 예방접종을 모두 받지 못한 입학생에게는 필요한 예방접종을 받도록 지도하여야 하며, 필요하면 관할 보건소장에게 예방접종 지원 등의 협조를 요청할 수 있다.

[전문개정 2007.12.14.]

제11조(치료 및 예방조치 등) ① 학교의 장은 제7조에 따른 건강 검사의 결과 질병에 감염되었거나 감염될 우려가 있는 학생에 대하여 질병의 치료 및 예방에 필요한 조치를 하여야 한다.

② 학교의 장은 제7조제1항에 따라 학생에 대하여 제2조제1호의 정신건강 상태를 검사한 결과 필요하면 학생 정신건강 증진을 위한 다음 각 호의 조치를 하여야 한다. 〈신설 2013.12.30.〉

1. 학생·학부모·교직원에 대한 정신건강 증진 및 이해 교육
2. 해당 학생에 대한 상담 및 관리
3. 해당 학생에 대한 전문상담기관 또는 의료기관 연계
4. 그 밖에 학생 정신건강 증진을 위하여 필요한 조치

③ 교육감은 검사비, 치료비 등 제2항 각 호의 조치에 필요한 비용을 지원할 수 있다. 〈신설 2013.12.30.〉

④ 학교의 장은 제1항 및 제2항의 조치를 위하여 필요하면 보건소장에게 협조를 요청할 수 있으며 보건소장은 정당한 이유 없이 이를 거부할 수 없다. 〈개정 2013.12.30.〉

[전문개정 2007.12.14.]

[제목개정 2013.12.30.]

제12조(학생의 안전관리) 학교의 장은 학생의 안전사고를 예방하기 위하여 학교의 시설·장비의 점검 및 개선, 학생에 대한 안전교육, 그 밖에 필요한 조치를 하여야 한다.

[전문개정 2007.12.14.]

제13조(교직원의 보건관리) 학교의 장은 제7조제1항에 따른 건강 검사 결과 필요하거나 건강 검사를 갈음하는 건강 검진의 결과 필요하면 교직원에 대하여 질병 치료와 근무여건 개선 등 필요한 조치를 하여야 한다.

[전문개정 2007.12.14.]

제14조(질병의 예방) 감독청의 장은 감염병 예방과 학교의 보건에 필요하면 해당 학교의 휴업 또는 휴교(휴원을 포함한다. 이하 같다)를 명할 수 있으며, 학교의 장은 필요할 때에 휴업할 수 있다. 〈개정 2009.12.29., 2016.3.2.〉

[전문개정 2007.12.14.]

제14조의2(감염병 예방접종의 시행) 시장 · 군수 또는 구청장이 감염병의 예방 및 관리에 관한 법률 제24조 및 제25조에 따라 학교의 학생 또는 교직원에게 감염병의 정기 또는 임시 예방접종을 할 때에는 그 학교의 학교의사 또는 보건교사(간호사 면허를 가진 보건교사로 한정한다. 이하 이 조에서 같다)를 접종요원으로 위촉하여 그들로 하여금 접종하게 할 수 있다. 이 경우 보건교사에 대하여는 의료법 제27조제1항을 적용하지 아니한다. 〈개정 2009.12.29.〉

[전문개정 2007.12.14.]

[제목개정 2009.12.29.]

제14조의3(감염병예방대책의 마련 등) ① 교육부장관은 감염병으로부터 학생과 교직원을 보호하기 위하여 다음 각 호의 사항이 포함된 대책(이하 "감염병예방대책"이라 한다)을 마련하여야 한다. 이 경우 보건복지부장관 및 국민안전처장관과 협의하여야 한다.

1. 감염병의 예방 · 관리 및 후속조치에 관한 사항
2. 감염병 대응 관련 매뉴얼에 관한 사항
3. 감염병과 관련한 학교의 보건 · 위생에 관한 사항
4. 그 밖에 감염병과 관련하여 대통령령으로 정하는 사항

② 교육부장관은 제1항에 따라 감염병예방대책을 마련한 때에는 특별시장 · 광역시장 · 특별자치시장 · 도지사 · 특별자치도지사, 교육감 및 학교에 알려야 한다.

③ 교육감은 교육부장관의 감염병예방대책을 토대로 지역 실정에 맞는 감염병 예방 세부 대책을 마련하여야 한다.

④ 교육부장관과 보건복지부장관은 학교에서 감염병을 예방하기 위하여 긴밀한 협력 체계를 구축하고 감염병 발생 현황에 관한 정보 등 대통령령으로 정하는 정보(이하 "감염병정보"라 한다)를 공유하여야 한다.

⑤ 학교의 장은 해당 학교에 감염병에 걸렸거나 의심이 되는 학생 및 교직원이 있는 경우 즉시 교육감을 경유하여 교육부장관에게 보고하여야 한다.

⑥ 교육부장관은 제4항에 따른 공유를 하였거나 제5항에 따른 보고를 받은 경우 감염병의 확산을 방지하기 위하여 감염병정보를 신속히 공개하여야 한다.

⑦ 제4항부터 제6항까지에 따른 공유, 보고 및 공개의 방법과 절차는 교육부령으로 정한다.

[본조신설 2016.3.2.]

제14조의4(감염병대응매뉴얼의 작성 등) ① 교육부장관은 학교에서 감염병에 효과적으로 대응하기 위하여 보건복지부장관과의 협의를 거쳐 감염병 유형에 따른 대응 매뉴얼(이하 "감염병대응매뉴얼"이라 한다)을 작성 · 배포하여야 한다.

② 감염병대응매뉴얼의 작성 · 배포 등에 필요한 사항은 대통령령으로 정한다.

[본조신설 2016.3.2.]

제15조(학교에 두는 의료인 · 약사 및 보건교사) ① 학교에는 대통령령으로 정하는 바에 따라 학생과 교직원의 건강관리를 지원하는 의료법 제2조제1항에 따른 의료인과 약사법 제2조제2호에 따른 약사를 둘 수 있다. 〈개정 2012.1.26.〉

② 모든 학교에 제9조의2에 따른 보건교육과 학생들의 건강관리를 담당하는 보건교사를 둔다. 다만, 대통령령으로 정하는 일정 규모 이하의 학교에는 순회 보건교사를 둘 수 있다.

[전문개정 2007.12.14.]

[제목개정 2012.1.26.]

제16조(보건기구의 설치 등) 교육감 및 교육장 소속으로 대통령령으로 정하는 바에 따라 학교의 보건 관리에 필요한 기구(機構)와 공무원을 둘 수 있다.
[전문개정 2007.12.14.]

제17조(학교보건위원회) ① 제2조의2에 따른 기본계획 및 학교보건의 중요시책을 심의하기 위하여 교육감 소속으로 시 · 도학교보건위원회를 둔다. 〈개정 2008.2.29., 2012.1.26.〉

② 시 · 도학교보건위원회는 학교의 보건에 경험이 있는 15명 이내의 위원으로 구성한다. 〈개정 2012.1.26.〉

③ 시 · 도학교보건위원회의 기능 · 운영과 그 밖에 필요한 사항은 대통령령으로 정한다. 〈개정 2012.1.26.〉
[전문개정 2007.12.14.]

제18조(경비 보조) 국가나 지방자치단체는 제7조제1항에 따른 건강 검사에 드는 경비의 전부 또는 일부를 보조한다.
[전문개정 2007.12.14.]

제18조의2(비밀누설금지 등) 이 법에 따라 교직원 및 학생에 대한 건강 검사와 관련된 업무를 수행하거나 수행하였던 자는 그 직무상 알게 된 비밀을 다른 사람에게 누설하거나 직무상 목적 외의 용도로 이용하여서는 아니 된다.
[본조신설 2013.12.30.]

제19조(벌칙) ① 제18조의2를 위반하여 직무상 알게 된 비밀을 다른 사람에게 누설하거나 직무상 목적 외의 용도로 이용한 자는 3년 이하의 징역 또는 3천만원 이하의 벌금에 처한다. 〈신설 2013.12.30.〉

② 삭제 〈2016.2.3.〉
[전문개정 2007.12.14.]

제20조 삭제 〈1998.12.31.〉

부칙 〈제14402호, 2016.12.20.〉
이 법은 공포 후 3개월이 경과한 날부터 시행한다.

XIII. 부록

학교보건법 시행령 [시행 2017. 2. 4.] [대통령령 제27831호, 2017. 2. 3., 일부 개정]

교육부(학생건강정책과) 044-203-6547

■ 제1장 총칙

제1조(목적) 이 영은 학교보건법에서 위임된 사항과 그 시행에 필요한 사항을 규정함을 목적으로 한다.

제2조(보건실의 설치기준) ① 학교보건법(이하 "법"이라 한다) 제3조에 따른 보건실의 설치기준은 다음 각 호와 같다. 〈개정 2012.8.13., 2013.3.23.〉

1. 위치: 학생과 교직원의 응급 처치 등이 신속히 이루어질 수 있도록 이용하기 쉽고 통풍과 채광이 잘 되는 장소일 것
2. 면적: 66제곱미터 이상. 다만, 교육부장관(대학설립 · 운영 규정 제1조에 따른 대학만 해당된다) 또는 특별시 · 광역시 · 특별자치시 · 도 또는 특별자치도(이하 "시 · 도"라 한다)의 교육감(고등학교 이하 각급 학교 설립 · 운영 규정 제2조에 따른 각급 학교만 해당된다)은 학생수 등을 고려하여 학생과 교직원의 건강관리에 지장이 없는 범위에서 그 면적을 완화할 수 있다.

② 제1항에 따른 보건실에는 학교보건에 필요한 다음 각 호의 시설 및 기구를 갖추어야 한다.

1. 학생과 교직원의 건강관리와 응급 처치 등에 필요한 시설 및 기구
2. 학교환경위생 및 식품위생검사에 필요한 기구

③ 제2항에 따라 보건실에 갖추어야 하는 시설 및 기구의 구체적인 기준은 초 · 중등교육법 제3조에 따른 국립학교와 고등교육법 제2조 각 호에 따른 학교의 경우에는 교육부령으로 정하고, 초 · 중등교육법 제3조에 따른 공립학교 및 사립학교의 경우에는 시 · 도 교육규칙으로 정한다. 〈개정 2012.8.13., 2013.3.23.〉

■ 제2장 삭제 〈2017.2.3.〉

제3조 삭제 〈2017.2.3.〉

제4조 삭제 〈2017.2.3.〉

제5조 삭제 〈2017.2.3.〉

제6조 삭제 〈2017.2.3.〉

제7조 삭제 〈2017.2.3.〉

제7조의2 삭제 〈2017.2.3.〉

제7조의3 삭제 〈2017.2.3.〉

제7조의4 삭제 〈2017.2.3.〉

제8조 삭제 〈2017.2.3.〉

■ 제3장 삭제 〈2017.2.3.〉

제9조 삭제 〈2017.2.3.〉

제10조 삭제 〈2017.2.3.〉

제11조 삭제 〈2017.2.3.〉

제12조 삭제 〈2017.2.3.〉

■ 제4장 삭제 〈2017.2.3.〉

제13조 삭제 〈2017.2.3.〉

제14조 삭제 〈2017.2.3.〉

제15조 삭제 〈2017.2.3.〉

제16조 삭제 〈2017.2.3.〉

제17조 삭제 〈2017.2.3.〉

제18조 삭제 〈2017.2.3.〉

제19조 삭제 〈2017.2.3.〉

■ 제5장 삭제 〈2017.2.3.〉

제20조 삭제 〈2017.2.3.〉

제21조 삭제 〈2017.2.3.〉

■ 제6장 학교의사의 배치 등 및 학교보건위원회

제22조(등교 등의 중지) ① 학교의 장은 법 제8조에 따라 학생과 교직원 중 다음 각 호의 어느 하나에 해당하는 사람에 대하여 등교중지를 명할 수 있다. 〈개정 2010.12.29., 2016.8.29.〉

1. 감염병의 예방 및 관리에 관한 법률 제2조에 따른 감염병환자, 감염병의사환자 및 병원체보유자(이하 "감염병환자등"이라 한다). 다만, 의사가 다른 사람에게 감염될 우려가 없다고 진단한 사람은 제외한다.
2. 제1호 외의 환자로서 의사가 감염성이 강한 질환에 감염되었다고 진단한 사람

② 학교의 장이 제1항에 따라 등교중지를 명할 때에는 그 사유와 기간을 구체적으로 밝혀야 한다. 다만, 질환증세 또는 질병유행의 양상에 따라 필요한 경우에는 그 기간을 단축하거나 연장할 수 있다.

제22조의2(감염병예방대책의 마련 등) ① 법 제14조의3제1항제4호에서 "대통령령으로 정하는 사항"이란 다음 각 호의 사항을 말한다.

1. 감염병 예방 · 관리에 필요한 교육에 관한 사항
2. 감염병 대응 능력 강화를 위한 도상연습 등 실제 상황 대비 훈련에 관한 사항
3. 감염병 방역에 필요한 물품의 비축 및 시설의 구비에 관한 사항
4. 그 밖에 감염병의 예방 · 관리를 위하여 교육부장관이 필요하다고 인정하는 사항

② 법 제14조의3제4항에서 "감염병 발생 현황에 관한 정보 등 대통령령으로 정하는 정보"란 감염병의 예방 및 관리에 관한 법률 제2조제5호에 따른 제4군감염병이 국내에서 새롭게 발생하였거나 국내에 유입된 경우 또는 같은 법 제41조제1항에 따라 보건복지부장관이 고시한 감염병에 대하여 재난 및 안전관리 기본법 제38조제2항에 따른 주의 이상의 예보 또는 경보가 발령된 경우 해당 감염병에 관한 다음 각 호의 정보를 말한다.

1. 감염병명

2. 감염병의 발생 현황 또는 유입 경로

3. 감염병환자등(학생 및 교직원에 한정한다)의 발병일 · 진단일 · 이동경로 · 이동수단 및 접촉자 현황

4. 그 밖에 교육부장관 또는 보건복지부장관이 감염병의 예방 및 확산을 방지하기 위하여 필요하다고 인정하는 정보

[본조신설 2016.8.29.]

제22조의3(감염병대응매뉴얼의 작성 및 배포 등) ① 법 제14조의4제1항에 따라 작성 · 배포하여야 하는 감염병 유형에 따른 대응 매뉴얼(이하 "감염병대응매뉴얼"이라 한다)에는 다음 각 호의 사항이 포함되어야 한다.

1. 감염병 유형에 따른 학생 및 교직원의 행동 요령에 관한 사항

2. 감염병 유형에 따른 예방 · 대비 · 대응 및 복구 단계별 조치에 관한 사항

② 교육부장관은 감염병대응매뉴얼을 배포하는 경우에는 전자적 파일이나 인쇄물의 형태로 배포할 수 있다.

③ 특별시 · 광역시 · 특별자치시 · 도 또는 특별자치도 교육감(이하 "교육감"이라 한다) 및 학교의 장은 감염병의 예방 · 대비 · 대응 및 복구 조치에 관한 업무를 추진할 때 감염병대응매뉴얼을 활용하여야 한다. 〈개정 2017.2.3.〉

④ 교육감 및 학교의 장은 각 지역 또는 학교의 특성을 반영한 내용을 감염병대응매뉴얼에 추가 · 보완할 수 있다.

[본조신설 2016.8.29.]

제23조(학교의사, 학교약사 및 보건교사) ① 법 제15조에 따라 학교에 다음과 같이 학교의사(치과의사 및 한의사를 포함한다. 이하 같다), 학교약사와 보건교사를 둔다.

1. 18학급 이상의 초등학교에는 학교의사 1명, 학교약사 1명 및 보건교사 1명을 두고, 18학급 미만의 초등학교에는 학교의사 또는 학교약사 중 1명을 두고, 보건교사 1명을 둘 수 있다.

2. 9학급 이상인 중학교와 고등학교에는 학교의사 1명, 학교약사 1명 및 보건교사 1명을 두고, 9학급 미만인 중학교와 고등학교에는 학교의사 또는 학교약사 중 1명과 보건교사 1명을 둔다.

3. 대학(3개 이상의 단과대학을 두는 대학에서는 단과대학), 사범대학, 교육대학, 전문대학에는 학교의사 1명 및 학교약사 1명을 둔다.

4. 고등기술학교, 공민학교, 고등공민학교, 특수학교, 유치원 및 각종학교에는 제1호부터 제3호까지에 규정된 해당 학교에 준하여 학교의사, 학교약사 및 보건교사를 둔다.

② 제1항에 따른 학교의사, 학교약사는 각각 그 면허가 있는 사람 중에서 학교장이 위촉한다.

③ 제1항에 따른 보건교사, 학교의사 및 학교약사의 직무는 다음과 같다.

1. 보건교사의 직무

가. 학교보건 계획의 수립

나. 학교 환경위생의 유지 · 관리 및 개선에 관한 사항

다. 학생과 교직원에 대한 건강진단의 준비와 실시에 관한 협조

라. 각종 질병의 예방처치 및 보건지도

마. 학생과 교직원의 건강관찰과 학교의사의 건강상담, 건강평가 등의 실시에 관한 협조

바. 신체가 허약한 학생에 대한 보건지도

사. 보건지도를 위한 학생가정 방문

아. 교사의 보건교육 협조와 필요시의 보건교육

자. 보건실의 시설 · 설비 및 약품 등의 관리

차. 보건교육자료의 수집 · 관리

카. 학생 건강기록부의 관리

타. 다음의 의료행위(간호사 면허를 가진 사람만 해당한다)

1) 외상 등 흔히 볼 수 있는 환자의 치료

2) 응급을 요하는 자에 대한 응급 처치

3) 부상과 질병의 악화를 방지하기 위한 처치

4) 건강진단결과 발견된 질병자의 요양지도 및 관리

5) 1)부터 4)까지의 의료행위에 따르는 의약품 투여

파. 그 밖에 학교의 보건관리

2. 학교의사의 직무

가. 학교보건 계획의 수립에 관한 자문

나. 학교 환경위생의 유지 · 관리 및 개선에 관한 자문

다. 학생과 교직원의 건강진단과 건강평가

라. 각종 질병의 예방처치 및 보건지도

마. 학생과 교직원의 건강상담

바. 그 밖에 학교보건관리에 관한 지도

3. 학교약사의 직무

가. 학교보건 계획의 수립에 관한 자문

나. 학교환경위생의 유지관리 및 개선에 관한 자문

다. 학교에서 사용하는 의약품과 독극물의 관리에 관한 자문

라. 학교에서 사용하는 의약품 및 독극물의 실험 · 검사

마. 그 밖에 학교보건관리에 관한 지도

제24조(보건위원회의 기능) ① 삭제 〈2012.8.13.〉

② 법 제17조제1항에 따른 시 · 도학교보건위원회(이하 "보건위원회"라 한다)는 다음 각 호의 사항을 심의한다. 〈개정 2012.8.13.〉

1. 학생과 교직원의 건강증진에 관한 시 · 도의 중 · 장기 기본계획

2. 학교보건과 관련되는 시 · 도의 조례 또는 교육규칙의 제정 · 개정안

3. 교육감이 회의에 부치는 학교보건정책 등에 관한 사항

4. 삭제 〈2017.2.3.〉

[제목개정 2012.8.13.]

제25조(보건위원회의 구성) ① 보건위원회에는 위원장과 부위원장 각 1명을 두되, 위원장과 부위원장은 위원 중에서 호선한다. 〈개정 2012.8.13.〉

② 삭제 〈2012.8.13.〉

③ 보건위원회 위원은 해당 교육청의 국장급 공무원 및 학교보건에 관하여 학식이 있거나 경험이 있는 사람 중에서 교육감이 임명하거나 위촉한다. 〈개정 2012.8.13.〉

④ 제3항에 따라 위촉한 위원의 임기는 2년으로 하되, 연임할 수 있다. 다만, 보궐위원의 임기는 전임자 임기의 남은 기간으로 한다. 〈개정 2012.8.13.〉

[제목개정 2012.8.13.]

제26조(위원장 등의 직무) ① 보건위원회의 위원장은 보건위원회를 대표하고, 회의에 관한 사무를 총괄한다.

② 보건위원회의 위원장이 부득이한 사유로 직무를 수행할 수 없을 때에는 부위원장이 그 직무를 대행한다.

제27조(회의) ① 보건위원회의 위원장은 다음 각 호의 어느 하나에 해당하는 경우에 회의를 소집하고, 그 의장이 된다. 〈개정 2012.8.13.〉

1. 교육감이 요청하는 경우
2. 재적위원 3분의 1 이상이 요구하는 경우
3. 그 밖에 학생과 교직원의 건강을 보호 · 증진하기 위한 사항을 심의하기 위하여 위원장이 필요하다고 인정하는 경우

② 회의는 재적위원 과반수의 출석으로 개의하고, 출석위원 과반수의 찬성으로 의결한다.

제28조(분과위원회) ① 보건위원회에 전문분야별로 분과위원회를 둘 수 있다.

② 분과위원회는 보건위원회의 심의사항 중 보건위원회에서 위임한 사항을 심의한다.

③ 보건위원회 위원의 분과위원회 배속은 교육감이 정한다. 〈개정 2012.8.13.〉

④ 분과위원회에 분과위원장 1명을 두되, 분과위원장은 분과위원회 위원 중에서 호선한다.

⑤ 분과위원회의 회의에 관하여는 제27조를 준용한다.

제29조(간사와 서기) ① 보건위원회에 간사 1명과 서기 약간 명을 둔다.

② 보건위원회의 간사와 서기는 교육감이 소속 공무원 중에서 임명한다. 〈개정 2012.8.13.〉

③ 간사는 위원장의 명을 받아 위원회의 사무를 처리하고, 서기는 간사를 보조한다.

제30조(협조 요청) 교육부장관 또는 교육감은 학교보건위생에 관한 비영리법인, 비영리의료기관이나 국공립 보건의료기관에 대하여 학생과 교직원의 건강의 보호 · 증진을 위하여 필요한 협조를 요청할 수 있다. 〈개정 2013.3.23.〉

제31조(전문가 등의 의견청취 등) ① 보건위원회와 분과위원회는 필요하면 관계 전문가의 의견을 들을 수 있다.

② 보건위원회와 분과위원회는 필요하면 관계 공무원에게 관련 자료를 제출하거나 출석하여 답변할 것을 요청할 수 있으며, 그 관계 공무원은 특별한 사유가 없으면 보호위원회 또는 분과위원회의 요청에 따라야 한다.

[전문개정 2017.2.3.]

제31조의2(수당과 여비) 보건위원회에 출석하는 위원회의 위원 또는 관계 전문가 등에게는 예산의 범위에서 수당과 여비, 그 밖에 필요한 경비를 지급할 수 있다. 다만, 공무원이 그 소관 업무와 직접적으로 관련되어 위원회에 출석하는 경우에는 그러하지 아니하다.

[본조신설 2017.2.3.]

제31조의3(운영세칙) 이 영에서 규정한 사항 외에 보건위원회와 분과위원회의 운영에 필요한 사항은 보건위원회의 의결을 거쳐 위원장이 정한다.

[본조신설 2017.2.3.]

■ 제7장 보칙

제32조 삭제 〈2017.2.3.〉

제32조의2(민감정보 및 고유식별정보의 처리) ① 학교의 장은 법 제7조에 따른 건강 검사에 관한 사무를 수행하기 위하여 불가피한 경우 개인정보 보호법 제23조에 따른 건강에 관한 정보, 같은 법 시행령 제19조제1호 또는 제4호에 따른 주민등록번호 또는 외국인등록번호가 포함된 자료를 처리할 수 있다. 〈개정 2016.8.29.〉

② 초등학교와 중학교의 장은 법 제10조에 따른 예방접종 완료 여부의 검사에 관한 사무를 수행하기 위하여 불가피한 경우 개인정보 보호법 제23조에 따른 건강에 관한 정보, 같은 법 시행령 제19조제1호 또는 제4호에 따른 주민등록번호 또는 외국인등록번호가 포함된 자료를 처리할 수 있다. 〈개정 2016.8.29.〉

③ 시장 · 군수 또는 구청장(자치구의 구청장을 말하며, 시장 · 군수 또는 구청장의 해당 권한이 위임 · 위탁된 경우에는 그 권한을 위임 · 위탁받은 자를 포함한다)은 법 제14조의2에 따른 감염병 예방접종의 시행에 관한 사무를 수행하기 위하여 불가피한 경우 개인정보 보호법 제23조에 따른 건강에 관한 정보, 같은 법 시행령 제19조제1호 또는 제4호에 따른 주민등록번호 또는 외국인등록번호가 포함된 자료를 처리할 수 있다. 〈개정 2016.8.29., 2017.2.3.〉

④ 교육부장관, 보건복지부장관, 교육감 또는 학교의 장은 다음 각 호의 사무를 수행하기 위하여 불가피한 경우 개인정보 보호법 제23조에 따른 건강에 관한 정보, 같은 법 시행령 제19조제1호 또는 제4호에 따른 주민등록번호 또는 외국인등록번호가 포함된 자료를 처리할 수 있다. 〈신설 2016.8.29.〉

1. 법 제14조의3제4항에 따른 감염병정보의 공유에 관한 사무
2. 법 제14조의3제5항에 따른 감염병정보의 보고에 관한 사무
3. 법 제14조의3제6항에 따른 감염병정보의 공개에 관한 사무

[본조신설 2014.8.6.]

제33조(규제의 재검토) 교육부장관은 다음 각 호의 사항에 대하여 다음 각 호의 기준일을 기준으로 3년마다(매 3년이 되는 해의 기준일과 같은 날 전까지를 말한다) 그 타당성을 검토하여 개선 등의 조치를 하여야 한다.

1. 제2조에 따른 보건실의 설치기준과 보건실에 갖추어야 하는 시설 및 기구의 기준: 2016년 1월 1일
2. 제23조에 따른 학교의사, 학교약사 및 보건교사의 배치기준, 자격 및 직무: 2014년 1월 1일

[전문개정 2017.2.3.]

부칙 〈제27831호, 2017.2.3.〉

이 영은 2017년 2월 4일부터 시행한다.

학교보건법 시행규칙 [시행 2017.3.1.] [교육부령 제107호, 2016.9.1., 일부개정]

교육부(학생건강정책과) 044-203-6547

제1조(목적) 이 규칙은 학교보건법 및 동법 시행령에서 위임된 사항과 그 시행에 관하여 필요한 사항을 규정함을 목적으로 한다. 〈개정 2005.11.14.〉

제2조(보건실의 시설 및 기구) 학교보건법 시행령(이하 "영"이라 한다) 제2조에 따라 보건실에 갖추어야 하는 시설 및 기구의 구체적인 기준은 별표 1과 같다. 〈개정 2005.11.14., 2008.4.28., 2008.8.4.〉

제3조(환경위생 및 식품위생의 유지관리) ① 학교보건법(이하 "법"이라 한다) 제4조에 따라 학교의 장이 유지·관리하여야 하는 교사안에서의 환경위생 및 식품위생에 관한 기준은 다음 각 호와 같다. 〈개정 2005.11.14., 2008.4.28.〉

1. 환기·채광·조명·온습도의 조절기준과 환기설비의 구조 및 설치기준은 별표 2와 같다.
2. 상하수도·화장실의 설치 및 관리기준은 별표 3과 같다.
3. 폐기물 및 소음의 예방 및 처리기준은 별표 4와 같다.

3의2. 교사 안에서의 공기의 질에 대한 유지·관리기준은 별표 4의2와 같다.

4. 식기·식품·먹는 물의 관리 등 식품위생에 관한 기준은 별표 5와 같다.

② 학교의 장은 교사안에서의 환경위생 및 식품위생상태가 제1항 규정에 따른 기준에 적합한지 여부를 확인하기 위하여 점검을 실시하여야 한다. 〈개정 2005.11.14., 2008.4.28.〉

③ 제2항에 따라 실시하는 점검의 종류 및 시기는 별표 6과 같이 하고, 점검방법 그 밖의 필요한 사항은 교육부장관이 정하여 이를 고시한다. 〈개정 2005.11.14., 2008.3.4., 2008.4.28., 2013.3.23.〉

④ 학교의 장은 제2항 및 제3항에 따라 점검을 실시한 때에는 그 결과를 기록·비치하여야 하고, 교사안에서의 환경위생 및 식품위생의 상태가 제1항의 기준에 미달되는 경우에는 시설의 보완 등 필요한 조치를 강구하여야 한다. 〈개정 2005.11.14., 2008.4.28.〉

⑤ 학교의 장은 법 제4조제6항에 따라 환경위생 및 식품위생에 대한 점검 결과 및 보완 조치 내용을 학교의 홈페이지 또는 교육부장관이 운영하는 공시 관련 홈페이지를 통하여 공개하여야 한다. 〈신설 2016.9.1.〉

제3조의2(검사요청 등) ① 법 제4조에 따른 교사 안의 환경위생 및 식품위생을 유지·관리하기 위하여 학교의 장이 제3조제2항에 따른 점검을 실시하는 경우에는 교육감 또는 교육장에게 점검방법의 지도 및 전문인력 등의 지원을 요청하거나 환경위생 및 식품위생의 상태를 전문적으로 점검하는 기관에 의뢰하여 오염의 정도를 측정하게 할 수 있다. 〈개정 2008.4.28.〉

② 교육감 또는 교육장은 제1항에 따라 지원요청을 받은 경우에는 소속 공무원으로 하여금 관할학교에 대하여 오염물질을 직접 검사하게 하거나 환경위생 및 식품위생의 상태를 전문적으로 점검하는 기관에 의뢰하여 오염의 정도를 측정하게 할 수 있다. 〈개정 2008.4.28.〉

[본조신설 2005.11.14.]

제3조의3(환경위생관리자의 지정 및 교육) ① 학교의 장은 법 제4조에 따라 교사 안에서의 환경위생을 유지·관리하기 위하여 소속 교직원 중에서 환경위생에 관한 업무를 관리하는 자(이하 "환경위생관리자"라 한다)를 지정하여야 한다. 〈개정 2007.3.26., 2008.4.28.〉

② 교육감은 학교의 장이 지정한 환경위생관리자 및 환경위생의 유지·관리를 담당하는 소속 공무원의 전문성을 신장하기 위하여 필요한 교육을 실시하거나 환경위생의 유지·관리에 관한 교육을 전문적으로 실시하는 기관에 이들을 위탁하여 교육을 받을 수 있도록 하여야 한다.

[본조신설 2005.11.14.]

제4조 삭제 〈2017.2.3.〉

제5조 삭제 〈2017.2.3.〉

제6조(유치원 및 대학의 환경위생 기준 등) 유아교육법 제2조제2호에 따른 유치원 및 고등교육법 제2조 각 호에 따른 학교의 장은 제2조 및 제3조제1항의 기준에 준하는 별도의 기준을 정하여 보건실에 필요한 시설 및 기구를 갖추고, 교사안에서의 환경위생 및 식품위생을 유지 · 관리할 수 있다. 〈개정 2005.11.14., 2008.4.28.〉

제7조 삭제 〈2017.2.3.〉

제8조 삭제 〈2017.2.3.〉

제8조의2 삭제 〈2017.2.3.〉

제9조 삭제 〈2017.2.3.〉

제10조(응급 처치 교육 등) ① 학교의 장이 법 제9조의2제2항에 따라 교직원을 대상으로 심폐소생술 등 응급 처치에 관한 교육(이하 "응급 처치 교육"이라 한다)을 실시하는 경우 응급 처치 교육의 계획 · 내용 및 시간 등은 별표 9와 같다.

② 학교의 장은 응급 처치 교육을 실시한 후 해당 학년도의 교육 결과를 다음 학년도가 시작되기 30일 전까지 교육감에게 제출하여야 한다. 〈개정 2016.9.1.〉

③ 학교의 장은 공공기관, 고등교육법 제2조에 따른 학교, 교원 등의 연수에 관한 규정 제2조제2항의 연수원 중 교육감이 설치한 연수원 또는 의료기관에서 교직원으로 하여금 응급 처치 교육을 받게 할 수 있다. 이 경우 예산의 범위에서 소정의 비용을 지원할 수 있다.

[본조신설 2014.7.7.]

제10조의2(감염병 정보의 공유 등) ① 교육부장관과 보건복지부장관은 법 제14조의3제4항에 따라 영 제22조의2제2항에 따른 감염병 정보를 지체 없이 구두, 전화(문자메시지 등을 포함한다), 팩스, 서면(전자문서를 포함한다) 등의 방법 중 가장 신속하고 적합한 방법으로 공유하여야 한다.

② 교육부장관은 학교에서 감염병을 예방하기 위하여 법 제14조의3제4항에 따라 보건복지부장관과 공유한 정보를 교육감 및 학교의 장에게 제공할 수 있다.

③ 제2항에 따라 정보를 제공받은 교육감 및 학교의 장은 법 제8조 및 제14조에 따른 감염병 관련 업무 이외의 목적으로 해당 정보를 활용할 수 없다.

④ 학교에 감염병에 걸렸거나 걸린 것으로 의심이 되는 학생 및 교직원이 있는 경우 법 제14조의3제5항에 따라 해당 학교의 장이 교육감을 경유하여 교육부장관에게 보고하여야 할 사항은 다음 각 호와 같다.

1. 해당 학생 및 교직원의 감염병명 및 감염병의 발병일 · 진단일
2. 해당 학생 및 교직원의 소속
3. 해당 학생 및 교직원에 대한 조치 사항

⑤ 제4항에 따른 보고는 서면(전자문서를 포함한다)으로 하되, 초 · 중등교육법 제2조에 따른 학교의 경우에는 같은 법 제30조의4에 따른 교육정보시스템을 통하여 할 수 있다.

⑥ 교육부장관은 법 제14조의3제6항에 따라 감염병 정보를 공개할 때에는 정보통신망 이용촉진 및 정보보호 등에 관한 법률 제2조제1항제1호에 따른 정보통신망에 게재하거나 보도자료를 배포하는 등의 방법으로 하여야 한다.

⑦ 제6항에 따른 정보의 당사자는 공개된 사항 중 사실과 다르거나 의견이 있는 경우 교육부장관에게 구두, 서면 등의 방법으로 이의신청을 할 수 있으며, 교육부장관은 이에 따라 공개된 정보의 정정 등 필요한 조치를 하여야 한다.

[본조신설 2016.9.1.]

제11조 삭제 〈2017.2.17.〉

부칙 〈제121호, 2017.2.17.〉

이 규칙은 공포한 날부터 시행한다.

학교건강검사규칙 [시행 2016.3.4.] [교육부령 제93호, 2016.3.4., 일부개정]

교육부(학생건강안전과) 044-203-6547

제1조(목적) 이 규칙은 학교보건법 제7조 및 제7조의3의 규정에 의하여 학교 건강 검사의 실시 및 그 결과의 기록에 관하여 필요한 사항을 규정함을 목적으로 한다. 〈개정 2006.1.10.〉

제2조(건강 검사 실시계획의 수립) 학교의 장은 학교보건법(이하 "법"이라 한다) 제7조에 따른 건강 검사를 원활하게 실시하기 위하여 건강 검사에 필요한 소요예산을 포함한 구체적인 건강 검사 실시계획을 매년 3월 31일까지 수립하여야 한다. 〈개정 2016.3.4.〉

[전문개정 2006.1.10.]

제3조(건강 검사의 실시) ① 건강 검사는 신체의 발달상황, 신체의 능력, 건강 조사, 정신건강 상태 검사 및 건강 검진으로 구분한다. 〈개정 2016.3.4.〉

② 신체의 발달상황, 신체의 능력, 건강 조사 및 정신건강 상태 검사는 해당 학교의 장이 실시하고, 건강 검진은 건강검진기본법 제14조에 따라 지정된 검진 기관(이하 "검진 기관"이라 한다)에서 실시한다. 〈개정 2009.5.22., 2016.3.4.〉

③ 제2항의 규정에 불구하고 건강 검진을 실시하는 학생에 대한 신체의 발달상황 및 건강 조사는 검진 기관에서 실시하되, 건강 조사는 별지 제1호의2서식 내지 제1호의4서식의 문진표의 작성으로 갈음할 수 있다.

[전문개정 2006.1.10.]

제4조(신체의 발달상황에 대한 검사항목 및 방법) ① 신체의 발달상황은 키와 몸무게를 측정한다. 〈개정 2006.1.10.〉

② 신체의 발달상황에 대한 검사의 방법은 별표 1과 같다. 〈개정 1999.3.8., 2006.1.10.〉

[제목개정 2006.1.10.]

제4조의2(건강 조사의 항목 및 방법) ① 건강 조사는 병력, 식생활 및 건강생활 행태 등에 대해서 실시하여야 한다. 〈개정 2016.3.4.〉

② 건강 조사의 항목에 따른 세부적인 내용 및 건강 조사의 방법은 별표 1의2와 같다.

[본조신설 2006.1.10.]

제4조의3(정신건강 상태 검사) ① 정신건강 상태 검사는 설문조사 등의 방법으로 한다. 이 경우 설문조사 등의 시행과 그 결과 처리는 초·중등교육법 제30조의4에 따른 교육정보시스템(이하 "교육정보시스템"이라 한다)을 통하여 할 수 있다.

② 학교의 장은 정신건강 상태 검사를 실시하는 경우(법 제7조제6항에 따라 동의 없이 실시하는 경우를 포함한다)에는 검사와 관련한 구체적인 내용을 학부모에게 미리 알려야 한다.

[본조신설 2016.3.4.]

제5조(건강 검진의 항목 및 방법) ① 건강 검진은 근·골격 및 척추, 눈·귀, 콧병·목병·피부병, 구강, 기관능력, 병리검사 등에 대하여 검사 또는 진단하여야 한다. 〈개정 2006.1.10.〉

② 건강 검진의 방법은 별표 2와 같다. 〈개정 1999.3.8., 2006.1.10.〉

[제목개정 2006.1.10.]

제5조의2(건강 검진의 절차 등) ① 학교의 장은 법 제7조제2항에 따른 학생의 건강 검사를 실시하기 위하여 2개 이상의 검진 기관을 선정하여야 한다. 다만, 검진 기관을 2개 이상 선정할 수 없는 경우에는 관할 교육감(지방교육자치에 관한 법률 제26조제1항에 따라 하급교육행정기관에 권한을 위임한 경우에는 교육장을 말한다. 이하 이 조에서 같다)의 승인을 얻어 1개의 검진 기관만 선정할 수 있다. 〈개정 2016.3.4.〉

② 학교의 장은 제1항의 규정에 의하여 검진 기관을 선정하고자 하는 때에는 초 · 중등교육법 제31조의 규정에 의한 학교운영위원회의 심의 또는 자문을 받을 수 있다.

③ 학교의 장은 검진대상자가 검진 기관을 방문하여 건강 검진을 받도록 하여야 한다. 〈개정 2016.3.4.〉

④ 학교의 장은 제1항 본문 및 제3항에도 불구하고 다음 각 호의 어느 하나에 해당하는 경우에는 1개의 검진 기관만을 선정하여 검진 기관이 검진대상자에 대한 출장검진을 하도록 할 수 있다. 〈개정 2016.3.4.〉

1. 학교가 소재한 지역(읍 · 면 · 동을 말한다)에 검진 기관이 없는 경우
2. 장애인 등에 대한 특수교육법에 따른 특수학교 및 특수학급의 학생을 대상으로 검진을 실시하는 경우
3. 그 밖에 부득이한 사유로 출장검진이 불가피하다고 교육감이 승인한 경우

⑤ 검진 기관은 검진대상자 여부를 확인한 후 검진대상자에 대하여 별표 1 및 별표 2의 검사항목에 해당되는 신체의 발달상황에 대한 검사 및 건강 검진을 실시하여야 한다. 〈개정 2016.3.4.〉

⑥ 검진 기관은 검진을 실시하기 전에 검진에 필요한 별지 제1호의2서식부터 별지 제1호의4서식까지에 따른 문진표를 비치하고, 검진대상자에게 필요한 문진표를 작성 · 제출하도록 하여야 한다. 〈개정 2016.3.4.〉

⑦ 검진 기관은 법 제7조제5항에 따라 다음 각 호의 서류를 작성하여 검사결과를 검사일부터 30일 내에 해당 학생 또는 학부모와 해당학교의 장에게 각각 통보하여야 한다. 이 경우 검진결과 질환이 의심되는 학생 또는 정밀검사가 필요한 학생이 있는 경우에는 해당 학부모에게 반드시 통보하여야 한다. 〈개정 2016.3.4.〉

1. 별지 제1호의5서식에 따른 학생 건강 검사 결과 통보서
2. 별지 제1호의6서식에 따른 학생구강검사 결과 통보서

⑧ 건강 검진에 소요되는 비용의 범위는 국민건강보험법 제52조제2항 및 같은 법 시행령 제25조제7항에 따라 보건복지가족부장관이 정한 금액을 적용한다. 〈신설 2016.3.4.〉

[본조신설 2006.1.10.]

제6조(별도의 검사) ① 학교의 장은 법 제7조제3항에 따른 별도의 검사를 다음 각 호의 학생에 대하여 실시할 수 있다. 〈개정 2006.1.10., 2009.5.22.〉

1. 소변검사 및 시력검사: 초등학교 · 중학교 및 고등학교의 학생 중 교육감이 지정하는 학년의 학생
2. 결핵검사: 고등학교의 학생 중 교육감이 지정하는 학년의 학생
3. 구강검사: 중학교 및 고등학교의 학생 중 교육감이 지정하는 학년의 학생

② 제1항의 규정에 의한 검사의 시기 및 방법 등 검사에 필요한 사항은 교육감이 정한다. 〈개정 2006.1.10.〉

[제목개정 2006.1.10.]

제7조(신체능력검사의 대상 및 방법 등) ① 신체능력검사는 체력요소를 평가하여 제8조에 따른 신체의 능력등급을 판정하는 필수평가와 신체활동에 대한 인식정도 등 필수평가에 대한 심층평가를 하는 선택평가로 구분한다.

② 학교의 장은 다음 각 호의 학생을 대상으로 신체능력검사를 실시한다. 다만, 심장질환 등으로 인한 신체허약자와 지체부자유자는 그 대상에서 제외할 수 있다.

1. 초등학교 제5학년 및 제6학년 학생
2. 중학교 및 고등학교 학생

③ 필수평가는 체력요소별로 1개의 검사항목을 선택하여 매 학년 초에 실시하는 것을 원칙으로 하되, 선택평가는 학교의 장이 해당 학교의 여건을 고려하여 검사항목, 검사주기 등을 자율적으로 결정하여 실시할 수 있다. 〈개정 2014.3.3.〉

④ 제2항 및 제3항에도 불구하고 학교의 장은 해당 학교의 여건을 고려하여 초등학교 제4학년에 대한 필수평가 또는 선택평가의 실시여부를 자율적으로 결정할 수 있다.

⑤ 제1항에 따른 필수평가와 선택평가의 검사항목 및 검사방법은 별표 3과 같다.

⑥ 선택평가의 검사항목 중 자기신체평가 및 자세평가를 측정하기 위한 설문지는 별지 제1호의7 서식과 제1호의8 서식에 따라 작성하여야 한다.

[전문개정 2009.5.22.]

제8조(신체의 능력등급) ① 신체의 능력등급은 제7조제3항에 따라 체력요소별로 선택하여 검사한 검사항목의 항목별 점수를 종합하여 별표 6의 신체의 능력등급 판정표에 따라 판정한다.

② 제1항에 따른 검사항목의 항목별 점수는 별표 4의 신체능력검사(필수평가) 기준표와 별표 5의 신체능력검사(필수평가) 항목별 등급 및 점수 기준표에 따라 산정한다

[전문개정 2009.5.22.]

제9조(건강 검사 등의 실시결과 관리) ① 학교의 장은 법 제7조의3제1항에 따라 건강 검사의 실시결과를 다음 각 호의 기준에 따라 작성 · 관리하여야 한다. 〈개정 2016.3.4.〉

1. 대상자가 학생인 경우: 다음 각 목의 구분에 따라 작성 · 관리

가. 신체발달상황 및 신체능력검사 결과: 별지 제1호서식에 따른 학생 건강기록부로 작성 · 관리

나. 건강 검진 결과: 제5조의2제7항에 따라 검진 기관이 통보한 자료를 학생 건강기록부와 별도로 관리

2. 대상자가 교직원인 경우: 국민건강보험법 제52조에 따른 건강 검진의 결과를 관리

② 학교의 장은 제6조에 따른 별도검사의 실시결과를 학생 건강기록부와 별도로 관리하여야 한다. 〈개정 2016.3.4.〉

③ 법 제7조의3제2항제3호에서 "교육부령으로 정하는 사항"이란 다음 각 호의 사항을 말한다. 〈개정 2016.3.4.〉

1. 법 제10조제1항에 따른 예방접종 완료 여부

2. 제5조 및 제5조의2에 따른 건강 검진의 검진일자 및 검진 기관명

3. 제6조에 따른 별도검사의 종류, 검사일자 및 검사기관명

④ 학교의 장은 제2항 각 호의 사항을 교육정보시스템을 이용하여 처리하기 위하여 학생 건강기록부에 기재하여야 한다. 〈개정 2016.3.4.〉

⑤ 고등학교의 장은 소속 학생이 고등학교를 졸업할 때 학생 건강기록부를 해당 학생에게 교부하여야 한다. 〈신설 2016.3.4.〉

⑥ 학생이 중학교 또는 고등학교에 진학하지 아니하거나 휴학 또는 퇴학 등으로 고등학교를 졸업하지 못한 경우 그 학생이 최종적으로 재적하였던 학교는 학생 건강기록부를 비롯한 건강 검사 등의 실시결과를 학생이 최종적으로 재적한 날부터 5년간 보존하여야 한다. 〈신설 2016.3.4.〉

⑦ 교육감은 제7조제1항에 따른 신체능력검사 결과에 따라 학생 개인별 신체활동 처방을 제공하는 학생건강체력평가시스템을 교육정보시스템과 연계하여 구축하고, 학생 · 학부모가 조회할 수 있도록 관리하여야 한다. 〈신설 2016.3.4.〉

[전문개정 2006.1.10.]

[제목개정 2016.3.4.]

제10조(건강 검사 등의 실시결과에 따른 조치) ① 학교의 장은 건강 검사 등의 실시결과에 따라 보건의료기관, 체육단체 및 대학 등의 협조를 받아 소속 학생 및 교직원에 대한 건강상담, 예방조치 및 체력증진 등 적절한 보호 또는 양호의 대책을 강구하여야 한다. 〈개정 2006.1.10., 2009.5.22., 2016.3.4.〉

② 학교의 장은 건강 검사 등을 실시한 결과 수업면제 · 휴학 · 치료 · 보호 또는 교정 등을 필요로 하는 학생에 대해서는 본인 또는 그의 보호자에게 적정한 조치를 강구하도록 요청하여야 한다. 〈개정 2006.1.10., 2016.3.4.〉

③ 학교의 장은 교직원에 대해서 건강 검사 또는 국민건강보험법 제52조에 따른 건강 검진을 실시한 결과 전염성질환 또는 신체의 심한 허약 등으로 복무에 지장이 있다고 인정되는 경우에는 휴직 기타 적절한 조치를 취하도록 임면권자에게 건의하여야 한다. 〈개정 1999.3.8., 2006.1.10., 2016.3.4.〉

④ 학교의 장은 건강 검사 등을 실시한 경우에는 별지 제2호서식부터 별지 제4호서식까지에 따른 통계표를 작성하여 다음 연도의 2월 말일까지 관할 교육장을 거쳐 교육감에게 보고하여야 한다. 〈신설 2016.3.4.〉

[제목개정 2016.3.4.]

제11조(건강 검사 표본학교의 지정 및 보고 등) ① 교육부장관은 법 제2조의2에 따른 기본계획의 수립 · 시행과 시책 마련을 위하여 건강 검사의 표본학교를 지정할 수 있다. 〈개정 2016.3.4.〉

② 교육부장관은 제1항에 따른 표본학교(이하 "표본학교"라 한다)에 대해서 이 규칙이 정한 검사항목 외의 검사항목을 추가한 건강 검사를 실시하게 할 수 있다. 〈개정 2016.3.4.〉

③ 표본학교의 장은 건강 검사를 실시한 경우 그 결과를 교육부장관이 정하는 바에 따라 교육감을 거쳐 교육부장관에게 보고하여야 한다. 〈개정 2016.3.4.〉

④ 삭제 〈2016.3.4.〉

⑤ 삭제 〈2016.3.4.〉

[제목개정 1997.12.31., 2006.1.10.]

제12조(유치원 원아 등의 건강 검사) 유치원 원아에 대한 건강 검사는 이 규칙의 검사항목에 준하여 이를 실시할 수 있다. 〈개정 1999.3.8., 2006.1.10.〉

[제목개정 1999.3.8., 2006.1.10.]

제13조(대학 학생의 건강 검사) 고등교육법 제2조 각호의 학교의 장은 소속학생 및 교직원에 대하여 이 규칙에 준하는 별도의 방법으로 건강 검사를 실시할 수 있다. 〈개정 1999.3.8., 2006.1.10.〉

[제목개정 2006.1.10.]

제14조(건강 검사실시의 예외) 학교의 장은 법 제7조제4항의 규정에 의하여 당해연도에 건강 검사를 실시할 수 없는 경우에는 관할 교육감 또는 교육장의 승인을 얻어 신체의 발달상황 및 신체의 능력과 건강조사를 생략할 수 있고, 건강 검진은 다음 학년도로 연기할 수 있다.

[전문개정 2006.1.10.]

부칙 〈제93호, 2016.3.4.〉

이 규칙은 공포한 날부터 시행한다.

2 학교보건 연간 일정표

■ 초등학교 연간 일정표(예시)

월별	보건 관리	보건교육	교직원 연수
연중	• 통상 질환 관리 및 응급 처치 • 건강 관찰, 건강 상담 및 요보호자 관리 • 교내 감염성 질환 관리 및 예방 지도 • 성폭력 예방 지도 • 건강기록부 전산 관리 및 활용 • 매월 첫째주 수요일 자동심장충격기 점검 및 입력	• 창의적 체험 활동 보건교육 • 가정통신문 • 방송 교육 • 보건 소식지(매월 초)(약물 오 · 남용 예방 교육 포함) • 홈페이지 탑재	• 감염병 예방 • 응급 환자 관리 • 성희롱, 성폭력, 성매매 예방, 양성평등 • 흡연 예방 • 학생 건강기록부 관리 등
3월	• 전교생 건강 실태 조사 및 요보호자 파악 • 신입생 취학 전 예방접종 완료 여부 확인 • 학교보건 요원 위촉 및 약품과 비품 정비 • 보건실 환경 정리	• 학부모 성폭력 예방 교육(학부모 설명회 때 담임교사에게 교육 자료 배부하여 실시) • 5학년 보건교육	• 성교육 및 성폭력 예방, 양성평등 교육 활성화 방안 연수 • 교내 응급 환자 관리 및 감염병 관리 연수
4월	• 2, 3, 5, 6학년 신체 발달 측정 및 시력, 소변 검사 • 신체 발달 측정 및 소변 검사 결과 가정통신 • 1, 4학년 학생정서 · 행동특성검사 실시 • 학교흡연예방사업 계획서 수립 및 5, 6학년 흡연 실태 파악 설문조사 실시	• 5학년 보건교육 • 학생 수련 활동 및 현장 학습 대비 사전 성폭력 예방 교육	• 상반기 교직원 성희롱 예방 연수 • 정서 · 행동특성검사 및 관리 연수
5월	• 구강 검사(2, 3, 5, 6학년) • 비만 어린이 건강 관리 지도 • 6학년 Td(Tdap), 일본뇌염(사백신), 자궁경부암 예방접종 안내 • 세계 금연의 날(5. 31) 계기 교육	• 5학년 보건교육 • 전교생 흡연 및 약물 오 · 남용 예방 방송 교육	• 상반기 약물 오 · 남용 및 흡연, 음주, 비만 예방 연수
6월	• 구강의 날(6. 9) 계기 교육 및 건치 어린이 선정 • 학생 구강 검진 미검자 검진 완료 • 하절기 감염병 예방 교육	• 5학년 보건교육 • 전교생 양성평등 방송 교육 • 1학년 성폭력 예방 교육	• 양성평등 연수
7월	• 상반기 학교보건 업무 평가 • 2, 3, 5, 6학년 구강 검진 결과 및 만족도 조사 결과 처리 • 교무 업무(보건) 전산 입력 점검 • 방학 중 1, 4학년 건강 검사 실시 안내	• 5학년 보건교육 • 2, 3, 4학년 성폭력 예방 교육	• 교직원 건강 검진 안내 연수

8, 9월	• 가을철 감염병 예방 교육 • 2학기 약품과 비품 정비 • 1, 4학년 건강 검진 결과 및 만족도 조사 결과 처리 • 보건실 환경 정리	• 5, 6학년 보건교육 • 전교생 양성평등 교육(담임 통해 교육 자료 배부하여 실시) • 학생 수련 활동 및 현장 학습 대비 사전 성폭력 예방 교육	• 하반기 약물 오 · 남용 및 흡연, 음주, 비만 예방 연수
10월	• 독감 예방접종 안내 • 전학생 중 학생 건강 검진 미검진자 검진 완료	• 6학년 보건교육 • 전교생 약물 오 · 남용(흡연 포함) 예방 방송 교육	• 하반기 성희롱, 성폭력, 성매매 예방 연수
11월	• 하반기 학교보건 업무 평가 • 각종 결과 분석 및 통계 처리 및 보고	• 6학년 보건교육 • 4학년 성폭력 예방 교육	
12월	• 차년도 예산 수립 • 건강기록부 관련 교무 업무(보건) 전산 입력 점검 • 학교흡연예방사업 실적 입력 • 학생정서 · 행동특성검사 최종 결과 보고	• 6학년 보건교육 • 1, 2, 3학년 성폭력 예방 교육	• 학년말 건강기록부 점검 안내 연수
2월	• 건강기록부 이관 및 건강기록부 마감 • 성희롱, 성폭력, 성매매 예방교육 실적 입력 • 차년도 학교보건 운영 계획 수립		• 건강기록부 마감 안내 및 상신

■ 중·고등학교 연간 일정표(예시)

월별	보건 관리	보건교육	교직원 연수
연중	• 통상 질환 관리 및 응급 처치 • 건강 관찰, 건강 상담 및 요보호자 관리 • 교내 감염성 질환 관리 및 예방 지도 • 성폭력 예방 지도 • 건강기록부 전산 관리 및 활용 • 매월 첫째주 수요일 자동심장충격기 점검 및 입력	• 창의적 체험 활동 보건교육 • 가정통신문 • 방송 교육 • 보건 소식지 배부 • 홈페이지 탑재	• 감염병 예방 • 응급 환자 관리 • 성희롱, 성폭력, 성매매 예방, 양성평등 • 흡연 예방 • 학생 건강기록부 관리 등
3월	• 학교보건 운영 계획 수립 • 응급 관리 대책 수립 및 응급 처치 동의서 배부 • 학생 건강 상태 조사 실시 • 건강 실태 조사 및 요보호자 파악 • 성교육(성희롱 · 성폭력 · 성매매 예방) 실시 계획 수립 • 학생 건강 검사 실시 계획 수립 및 검진 의료 기관 선정 • 보건실 비품 정리 및 구비 • 의약품 재고 확인 및 구입 • 보건실 침구류 세탁 • 소변 검사 실시(한국학교보건협회 ○○지부)	• 창의적 체험 활동 보건교육(연중) • 보건 소식지 배부(연중)	• 성교육 및 성폭력 예방, 양성평등 교육 활성화 방안 연수 • 교내 응급 환자 관리 및 감염병 관리 연수 • 교직원 건강 검진 대상자 안내
4월	• 학교흡연예방사업 계획 수립 • 요보호자 개별 상담 및 추후 관리	• 성폭력 예방 교육 • 심폐소생술 교육	• 흡연예방사업 실시 연수 • 요보호자 관리 방안 • 건강기록부 기록 연수
5월	• 건강 검사 결과 유소견자 가정통신 및 상담 실시 • 건강기록부 기록 및 정리 • 세계 금연의 날 행사(5. 31) • 양성평등의 날 운영 및 문예 행사 실시 • 보건실 침구류 세탁	• 양성평등 교육 • 흡연 예방 및 음주 예방 교육 • 학생 수련 활동 및 현장 학습 대비 사전 성폭력 예방 교육	• 교직원 성희롱 예방 연수 • 학생 수련 활동 시 응급 처치 연수
6월	• 요보호자 개별 상담 및 추후 관리 • 2, 3학년 신체 발달 검사 실시 • 건강 체중 관리 대상자 가정통신 및 상담 실시 • 요보호자 개별 상담 및 추후 관리 • 하절기 위생 관리 지도	• 건강한 체중 관리 교육 • 하절기 위생 관리 및 감염병 예방 교육 • 구강 관리 교육(구강 보건의 날, 6. 9)	• 교직원 성폭력 예방 연수

7월	• 방학 중 학생 건강 검진 실시 안내(1학년) • 하절기 위생 관리 지도 • 상반기 학교보건 업무 평가 • 보건실 침구류 세탁	• 방학 중 건강 관리 교육	• 교직원 심폐소생술 교육
8월	• 하반기 의약품 구입 및 비품 정리 • 건강 검진 결과 가정통신 및 상담 실시 • 건강 검진 만족도 조사 및 결과 처리 • 건강기록부 기록 관리 • 보건실 환경 정리	• 가을철 유행하는 감염성 질환 예방 교육	• 양성평등 연수
9월	• 요보호자 개별 상담 및 추후 관리 • 결핵 검사 실시 • 가을철 위생 관리 지도 • 보건실 침구류 세탁	• 결핵 예방 교육 • 가을철 유행 감염병 예방 교육	• 결핵 예방을 위한 학생 건강 관리 연수
10월	• 독감 예방접종 안내 • 각종 검사 미검사자 최종 확인 및 검사 완료	• 약물 오 · 남용 예방 교육	• 약물 오 · 남용 예방 연수
11월	• 보건실 침구류 세탁 • 겨울철 위생 관리 지도	• 성매매 예방 교육	• 교직원 성매매 예방 연수
12월	• 건강기록부 정리 및 기록 • 학교 흡연예방사업 실적 입력 • 각종 보고 문서 작성 및 제출 • 학교보건 운영 예산 편성	• 방학 중 건강 관리 교육	• 학년말 건강기록부 점검 안내 연수
1, 2월	• 성희롱, 성폭력, 성매매 예방 교육 실적 입력 • 보건실 침구류 세탁 • 건강기록부 이관 및 건강기록부 마감 • 각종 비 전자 문서 등록 및 문서 이관 • 신학년도 보건 관리 계획 수립		• 건강기록부 마감 안내 및 상신

❸ 실무 예시

실무 예시 6-1. 교수·학습 과정안 양식 1

(　　)과 교수 · 학습 과정안

지도 교사: ○ ○ ○

단 원		일 시	20○○. ○○. ○○		장 소	학년 반 교실
학습 주제			차 시	/	쪽 수	
학습 목표			학생 수	남 ○○명, 여 ○○명, 계 ○○명		

교수 · 학습 활동				
학습 단계	교사 활동	학생 활동	시간	자료 및 유의점

실무 예시 6-2. **교수·학습 과정안 양식 2**

(　　)과 교수 · 학습 과정안

일시	20○○년 ○월 ○일(○요일) ○차시
장소	○학년 ○반 ○○교실 (운동장, 도서실, 과학실, 미술실, 음악실)
대상	남 ○○명, 여 ○○명, 계 ○○명
지도 교사	○○○

1. 단원:
2. 단원의 개관
   1) 교재면에서
   2) 학생 입장에서
   3) 사회 입장에서
   4) 지도 입장에서
3. 단원의 목표
   1) 이해 　　2)기능 　　3)태도
4. 단원의 구성
   1) 단원의 구조 　　2) 단원의 관련
5. 차시별 학습 계획

차시	학습 목표	학습 내용	시간	자료

6. 단원의 평가 계획
7. 본시 교수 · 학습 활동

학습 주제		차 시	/	쪽 수	
학습 목표					

교수 · 학습 활동				
학습 단계	교사 활동	학생 활동	시간	자료 및 유의점

실무 예시 6-3. **교수·학습 과정안 예시**

□ 예시 1: 흡연 예방

보건과 교수 · 학습 과정안

<table>
<tr><td>공개 일시</td><td colspan="2">년 월 일 요일 교시</td><td>수업 대상 (장소)</td><td>○-○반</td><td>지도 교사</td><td>○○○</td></tr>
<tr><td>단원</td><td colspan="2">3. 약물 오 · 남용 예방</td><td>학습 주제</td><td>2. 담배 연기 싫어요</td><td>차시</td><td>2/3</td></tr>
<tr><td>학습 목표</td><td colspan="6">간접흡연의 해로움을 파악하여 내 주변이 금연 구역이 되어야 하는 이유를 설명할 수 있다.</td></tr>
<tr><td rowspan="6">교수 · 학습 전략</td><td>학습 단계</td><td>문제의 발견</td><td>가설 설정</td><td>자료 수집 및 처리</td><td colspan="2">일반화</td></tr>
<tr><td>학습 자료</td><td>▷ 그림</td><td>▷학습 문제</td><td>▷퀴즈판, 그림, 학습지, 지도 PPT, 장난감 마이크</td><td colspan="2">▷금연 모빌, 지도</td></tr>
<tr><td>주요 활동</td><td>동기 유발</td><td>간접흡연의 해로움 파악하기</td><td>흡연하는 사람에게 자기주장 말하기
㉦: 수행 평가</td><td colspan="2">금연 구역 확인하기
㉧:형성 평가</td></tr>
<tr><td>수업 활동 유형</td><td colspan="5">□ 전체 학습 / ☆ 다양한 개별 활동 / ◇4 4인 활동</td></tr>
<tr><td rowspan="2">발문 유형</td><td>교사</td><td colspan="4">○ 주 발문 / △ 보조 발문 / ☆ 창의 유도 발문</td></tr>
<tr><td>학생</td><td colspan="4">● 주 발문에 따른 반응 / ▲ 보조 발문에 따른 반응 / ★ 창의 유도 발문에 따른 반응</td></tr>
</table>

가. 차시 지도 계획

<table>
<tr><td rowspan="2">학습 단계</td><td rowspan="2">학습 요소</td><td rowspan="2">유형</td><td colspan="2">교수 · 학습 활동</td><td rowspan="2">시간</td><td rowspan="2">평가</td><td rowspan="2">교사 자료(▷), 학생 자료(▶) 및 유의점(※)</td></tr>
<tr><td>교사</td><td>학생</td></tr>
<tr><td>문제 해결 하기</td><td>전시 학습 상기 및 동기 유발</td><td>□</td><td>⊙동기 유발
○다음 그림에서 사라진 일부분의 그림을 완성해봅시다.

△보이는 그림이 어떤 상황인가요?

☆빈칸에 들어갈 그림은 어떤 그림일까요?

○이 그림에서 담배를 피우는 사람 옆에 내가 있다면 어떨까요?
○그럼 오늘은 어떤 내용에 대해 배워볼까요?</td><td>●제시된 그림을 확인한다.

▲연기를 마셔요.
▲가스를 마시는 것 같아요.

★ 옆에서 누가 담배를 피우는 그림입니다.

●담배 냄새에 많이 힘들어요.

●담배 연기에 대한 해로움에 대해 배울 것 같습니다.</td><td>4'</td><td></td><td>▷그림</td></tr>
</table>

문제 해결 방법 찾기	학습 문제 확인 학습 계획 및 학습 절차 확인		⊙**학습 문제 확인** 담배 연기의 성분을 알아보고 간접흡연의 해로움을 파악하여 내 주변이 금연 구역이 되어야 하는 이유를 설명해봅시다. ⊙**학습 문제 확인** [이해] 담배 연기 성분 알아보기 [다양성] 간접흡연의 해로움을 외쳐라. [표현] 왜 내 주변이 금연 구역이 되어야 할까?		1'		▷학습 문제, 및 활동 제시판 ※ 교사는 학생이 학습 활동 안내를 추출할 수 있도록 안내한다.
문제 해결 방법 찾기	이해 활동	□	⊙**[이해] 담배 연기는 나빠** ○담배 연기 속에는 어떤 물질이 있는지 퀴즈로 풀어봅시다. △어떤 성분들이 있나요? ☆담배 연기 속에 있는 대표적인 물질 니코틴, 타르, 일산화탄소는 우리 몸에 어떤 영향을 줄까요?	●담배의 성분에 대하여 퀴즈로 확인한다. ▲니코틴입니다. ▲타르입니다. ▲일산화탄소입니다. ★중독되게 합니다. ★암에 걸리게 합니다. ★산소가 부족하게 돼요.	7'		▷퀴즈판, 그림 ※ 교사의 발문 후, 적당한 시간을 주어 학생들이 충분히 생각할 수 있는 시간을 준다.
	다양성 활동	□ ☆	⊙**[다양성] 간접흡연의 해로움을 외쳐라.** ○ 간접흡연이란 무엇일까요? ○그림 속의 어린이 '금연이'는 어떤 모습인가요? ○내 주변에서 누군가 담배를 피워 담배 연기가 내 몸으로 온다면 나의 몸은 어떤 증상들이 나타날까요? ☆그럼 내 주변이 이렇게 담배를 피우는 사람에 의해 담배 연기가 내 몸속으로 들어온 경험이 있었나요?	 ●담배를 피우는 사람에 의하여 내가 담배 연기를 마시는 겁니다. ●힘들어 하고 있어요. ●괴로워하고 있어요. ●기침을 하게 합니다. ●키가 안자라요. ●천식이 더 심해져요. ●암이 생길 수 있어요. ★정류장에서 담배를 피우는 어른 때문에 힘들었어요. ★주차장에서 담배를 피워 힘들었어요.	10'	(수)	▷그림, 학습지, 장난감 마이크 ※ 교사의 발문 후, 적당한 시간을 주어 학생들이 충분히 생각할 수 있는 시간을 준다.

			○그렇다면 내 주변에서 금연이처럼 이런 상황이라면 나의 건강을 해치는 사람에게 하고 싶은 말을 기록하여 발표해 봅시다.	●내 옆에서 흡연하는 사람에게 하고 싶은 말을 기록한 후 발표한다. ●여기는 다른 사람들이 있으니 담배를 피우지 마세요. ●담배는 건강에 해로우니 피우지 마세요. ●담배는 어린이를 아프게 하니 어린이 주변에서 피우지 마세요.	10'	수	▷그림, 학습지, 장난감 마이크 ※ 교사의 발문 후, 적당한 시간을 주어 학생들이 충분히 생각할 수 있는 시간을 준다.
문제 해결 하기	표현 활동	□ ④	**⊙[표현] 금연 구역은 어디일까?** ○그럼 내가 다니는 우리 학교 주변에는 어떤 곳들이 있는지 지도를 보며 살펴봅시다. △지도에서 어떤 장소가 있나요? ☆그렇다면 모둠별로 지도에서 금연 구역이 되어야 할 장소를 정하여 금연 표지판을 붙여봅시다. ☆금연 구역으로 정한 장소와 이유를 발표해봅시다. ○우리나라에서 금연 구역으로 지정된 곳을 살펴봅시다.	●그림을 확인한다. ▲학교입니다. ▲정류장입니다 ▲문구점입니다. ★금연 구역을 확인하며 금연 표지판을 붙인 후 각 모둠별로 발표한다. ★학교입니다. 왜냐하면 학생들이 있는 곳이기 때문입니다. ★음식점입니다. 왜냐하면 가족들이랑 함께 식사하는 곳이기 때문입니다. ●금연 구역을 확인한다.	13'	형	▷지도, 스티커, PPT ※모둠 활동 시 모둠원이 모두 참여할 수 있도록 지도한다.

일반화	정리하기 차시 예고		⊙학습 내용 정리하기 ○내가 지내고 있는 우리집 또는 우리집 주변에서 꼭 금연 구역으로 정하고 싶은 구역에 금연 모빌을 선물해봅시다. △우리집 또는 우리집 주변에서 금연 모빌을 선물할 금연 구역으로 선택한 이유는 무엇인가요? ○내가 만든 금연 모빌을 부모님과 함께 금연 구역에 선물해 봅시다. ⊙차시 예고 ○금연 예방 캠페인 활동 교육 자료 만들기	●금연 모빌을 만든다. ▲문구점에 선물하고 싶습니다. 왜냐하면 내가 매일 가는 곳이기 때문에 나의 건강과 친구들의 건강을 위해서입니다.	5'		▷금연 모빌, 지도 ※부모님과 함께 방과 후 우리집 또는 우리집 주변 금연 구역에 대하여 생각해 볼 수 있도록 지도한다.

나. 평가 및 환류 계획

평가 내용	구분	평가 기준	평가 방법	피드백
간접흡연의 피해를 파악하여 내 주변이 금연 구역이 되어야 하는 이유를 설명할 수 있는가?	잘함	간접흡연의 피해를 파악하여 내 주변이 금연 구역이 되어야 하는 이유를 정확히 설명 할 수 있다.	활동 관찰 내용, 문답법, 금연 모빌	긍정적 강화와 지속적인 동기 부여로 모둠별 협동 지도
	보통	간접흡연의 피해를 파악하여 내 주변이 금연 구역이 되어야 하는 이유를 설명 할 수 있다.		
	노력 요함	간접흡연의 피해를 파악하여 내 주변이 금연 구역이 되어야 하는 이유를 설명하는데 어려움이 있다.		

다. 판서 계획

판서 유형	내용	
문장형	단　　원: 3. 약물 오 · 남용 예방 학습 목표: 간접흡연의 해로움을 파악하여 내 주변이 금연구역이 되어야 하는 이유를 설명해 봅시다.	
	[이해] 담배 연기 성분 알아보기 [다양성] 간접흡연의 해로움을 외쳐라. [표현] 왜 금연 구역이 되어야 할까?	〈자료 제시〉 및 〈판서 내용〉

□ 예시 2: 음주 예방

공개 일시	년 월 일 요일 교시			수업 대상 (장소)	6학년 3반 (교실) 남:16명, 여: 14명, 계 30명	지도 교사	○○○
단원	3. 약물 오 · 남용 및 흡연 음주 예방			학습 주제	술의 해로운 점 알기	차시	1/3
학습 목표	술이 우리 몸에 미치는 영향에 대해 설명할 수 있다.						
교수 · 학습 전략	수업 단계	문제 제시	문제 탐색	정보 수집	대안 제시 및 평가	정리 및 평가	
	학습 자료	머리띠	전시 자료	사진 자료	실험 자료, 메이킹북	활동 자료	
	주요 활동	문제 발견	문제 탐색	이해	소집단 활동	정리 및 평가 ○: 수행 평가 △: 형성 평가	
	수업 활동 유형	□ 전체 학습 / ☆ 개별 과제 수행 ◇ 전체 토의 · 토론 협력 학습 / ◇(5) 5인 1조 토의 · 토론 협력 학습					
	발문 유형	⊙ 교사 주 발문 / ○ 교사 보조 발문 / ◇ 교사 창의 유도 발문 ▣ 학생 주 발문 / □ 학생 보조 발문 / ◆ 학생 창의 발문					

가. 차시 지도 계획

학습 단계	학습 요소	유형	교수 · 학습 활동: 교사	교수 · 학습 활동: 학생	시간	평가 (O, X)	자료(▶, ▷) 및 유의점(※)
문제 제시	동기 유발	□	⊙오늘 배울 내용을 알쏭달쏭 머리띠 게임으로 알아봅시다. ◇ 그럼 오늘 배울 내용과 관련해서 어떤 문제가 나올지 생각해볼까요?	▣머리띠를 쓰고 있는 학생에게 다른 모둠에서 설명을 한다.	5'		▷머리띠 ※ 학생이 올바른 대답을 할 수 있도록 질문을 올바르게 하도록 지도한다.
			⊙○○이는 답을 모르니 ○○이가 답을 잘 대답할 수 있도록 지정한 모둠에서 설명을 잘 해봅시다.	◆머릿 속에 있는 겁니다. ◆우리 몸을 조절해 주는 곳 입니다. ◆뇌 입니다.			
			○이번에는 ㅁㅁ가 대답해볼까요? ○네, 지금 우리 몸의 대표적인 기관 2곳이 나왔습니다.	◆우리 몸에서 해독 작용을 하는 기관입니다. ◆간 입니다.			※ 답을 맞추지 못할 시 야유나 비난 등의 언어를 사용하지 않도록 지도한다.
			○그럼 마지막으로 한번 더 해보겠습니다. 이번에는 ○○이가 맞춰볼까요?	◆아빠가 마시는 거야. ◆이걸 마시면 몸이 비틀거려. ◆술 입니다.			

			◇오늘 우리가 무엇을 배우면 좋을까요?	◆술이 우리 몸에 미치는 영향입니다.			▶학습 문제 안내판
문제 탐색	학습 문제 제시		⦿학습 문제 제시 술이 우리 몸에 미치는 영향에 대해 알아봅시다.		1'		▶활동 안내판
	학습 활동 안내		⦿학습 활동 안내 〈활동 1〉 술이 인체에 미치는 영향에 대해 알아보기 〈활동 2〉 소 간 알코올 실험으로 음주의 위험성 알아보기		1'		
정보 수집	이해	□	⦿술이 우리 몸에 미치는 영향에 대해 알아봅시다. ◇ 술이란 무엇인가요? ⦿술의 성분을 알아봅시다. ⦿술이 인체에 미치는 영향을 살펴봅시다. (모둠의 대표가 나와서 기관별 그림판을 인체판에 알맞게 붙이도록 한다.) ○술을 마셨을 때 우리 몸속 기관의 이동 경로는 어디일까요? ○위와 소장에는 어떤 영향을 줄까요? ○심장에는 어떤 영향을 줄까요? ○뇌에 발생하는 건강 문제가 무엇인가요? ○간에 발생하는 건강 문제는 무엇인지 볼까요?	▣ 술이 우리 몸에 미치는 영향에 대해 알아본다. ◆ 마시면 취하는 겁니다. ▣술의 성분을 확인한다. ▣PPT를 보면서 술이 인체에 미치는 영향에 대하여 알아본다. □입→식도→위→소장 입니다. □병이 발생하게 됩니다. (위염과 소장염증 그림 카드를 인체 그림판에 붙인다.) □심장이 콩닥콩닥거려요. (심장 질환 그림 카드를 인체 그림판에 붙인다.) □사고력과 판단력이 떨어집니다. □공격적인 행동과 충동적인 행동을 합니다. □간암의 그림 카드를 인체판에 붙인다.	10'	O	▶인체 사진, 그림판, PPT ※ 수행 평가 모둠에서 대표가 나와 알맞은 그림판을 붙인다.

대안 제시 및 평가	소집단 활동		⦿술이 우리 몸에 가장 많은 영향을 주는 간에 어떤 영향을 주는지 소 간 알코올 실험을 통하여 알아봅시다. ⦿실험 후 느낀 점을 발표해 봅시다. ○소의 간에 대하여 알코올 주입 전과 후의 반응이 어떻게 변했나요? ◇소 간의 색이 변한 것은 무엇을 의미할까요? ⦿소 간 알코올실험으로 변한 모습을 잘 보았습니다. 그럼 실험한 결과를 메이킹북으로 정리해봅시다.	▣소 간에 주사기로 알코올을 주입해보며 소 간의 변화를 살펴본다. ▣소 간 실험으로 알게 된 점을 발표한다. ◆실험 전에는 색이 빨간색 이고 실험 후에는 하얀색으로 변했습니다. ◆만졌을 때 느낌도 부드럽지 않습니다. ◆간에 알코올이 들어가 간 조직에 영향을 주었기 때문입니다. ▣ 실험 결과를 메이킹북을 활용하여 정리한다	18'	O	▶소 간, 주사기,비닐장갑,샬레, 실물화상기 ※모둠활동을 적극적으로 할 수 있도록 유도 ※실험 시 소란스럽지 않도록 지도, 주사기 사용시 주의 ※ 수행평가 학생 자신이 실험으로 느낀 점을 정확하게 기록한다.
정리	정리 하기 차시 예고 하기		⦿오늘 공부한 내용을 정리해 보도록 합시다. ○찾아라 지식박스를 연결하여 문장을 완성 해 볼까요? ○완성한 문장을 발표 해 볼까요? ⦿다음시간에는 흡연예방에 대하여 공부하도록 하겠습니다.	▣학습한 내용을 정리한다. □찾아라 지식박스를 연결하여 문장을 완성한다. □완성한 문장을 모둠별로 발표한다.	5'	△	※ 형성평가 ※술의 해로움에 대한 내용을 한 문장으로 올바르게 완성할 수 있도록 지도 ▶지식박스, 학습지, PPT

나. 판서 계획

단원명	셋째 마당. 약물 오 · 남용 및 흡연 · 음주 예방
학습 목표	술이 우리 몸에 미치는 영향에 대해 알아봅시다.
활동 1	술이 우리 몸에 미치는 영향 알아보기
활동 2	소 간 알코올 실험으로 음주의 위험성 알아보기

다. 평가 및 환류 계획

평가 내용	구분	평가기준	평가 방법
술이 우리 몸에 미치는 영향을 알고 설명할 수 있는가?	매우 잘함	술이 우리 몸에 미치는 영향을 정확히 알고 정확하게 설명한다.	지필법 (메이킹북에 기록)
	잘함	술이 우리 몸에 미치는 영향을 알고 설명한다.	
	보통	술을 마시지 않는 방법을 설명하나 참여도가 낮다.	
	노력 요함	참여도가 낮으며 술이 우리 몸에 미치는 영향에 대한 이해도가 낮다.	

□ 예시 3: 사춘기 신체 변화

<table>
<tr><td>공개 일시</td><td colspan="2">년 월 일 요일
교시</td><td>수업 대상 (장소)</td><td colspan="2">5학년 3반
남:14, 여:15, 계:28
(5–3반 교실)</td><td>지도 교사</td><td>○○○</td></tr>
<tr><td>단원</td><td colspan="2">2. 성과 건강</td><td>학습 주제</td><td colspan="2">사춘기 몸의 변화</td><td>차시</td><td>2/5
(60–63)</td></tr>
<tr><td>학습 목표</td><td colspan="7">사춘기의 신체 변화에 대하여 건강하게 대처하는 다짐을 할 수 있다.</td></tr>
<tr><td rowspan="7">교수 · 학습 전략</td><td>학습 단계</td><td>상황 제시</td><td>문제의 이해</td><td colspan="3">대안 제시</td><td>적용 및 평가</td></tr>
<tr><td>융합적 사고력 핵심 역량</td><td></td><td>Communication
Convergence</td><td colspan="3">Communication Caring
Creativity Convergence</td><td>Communication</td></tr>
<tr><td>학습 자료</td><td>▷동영상, PPT</td><td>▷PPT, 팝업 상자, 풀, 정리판</td><td colspan="3">▷모둠 학습지, PPT, 다짐 꽃</td><td>▷표현한 작품</td></tr>
<tr><td>주요 활동</td><td>동기 유발</td><td>팝업 상자를 활용하여 문제 상황 이해하기</td><td colspan="3">건강한 사춘기 대처 방법 토의, 다짐 꽃 만들기
㊙: 수행 평가,
㉻: 형성 평가</td><td>평가 및 일반화</td></tr>
<tr><td rowspan="2">수업 활동 유형</td><td>□</td><td>□, ☆</td><td colspan="3">□, ◇4</td><td>□</td></tr>
<tr><td colspan="6">□ 전체 학습 / ☆ 다양한 개별 활동 / ◇4 4인 활동</td></tr>
<tr><td>발문 유형</td><td>교사
학생</td><td colspan="5">○ 주 발문 / △ 보조 발문 / ☆ 창의 유도 발문
● 주 발문에 따른 반응 / ▲ 보조 발문에 따른 반응 / ★ 창의 유도 발문에 따른 반응</td></tr>
</table>

가. 차시 지도 계획

학습 단계	학습 요소	유형	교수 · 학습 활동: 교사	교수 · 학습 활동: 학생	시간	평가	교사 자료(▷), 학생 자료(▶) 및 유의점(※)
상황 제시	동기 유발	□	⊙동기 유발 ○사춘기에 접어든 친구들의 고민을 동영상으로 확인하여 봅시다.	●(동영상 자료를 보고 어떤 내용이 담겨있는지 생각해 본다.)	4'		▷동영상 ※동영상을 통하여 친구들의 고민을 진지하게 듣고 자신의 사춘기 신체 변화에 대해 생각한다.
			△동영상에서 친구들이 갖고 있는 고민은 어떤 것이 있었나요?	▲변성기로 이상한 목소리로 고민합니다. ▲얼굴에 여드름이 나서 고민합니다.			
			☆이런 고민거리가 왜 발생할까요?	★ 사춘기 때문입니다. ★ 어른이 되려고 나타납니다.			
			○친구들이 갖고 있는 고민에 대하여 잘못 대처하는 친구는 어떤 친구인가요?	●변성기로 고민하는 친구가 잘 못 대처하고 있습니다.			
			△잘 대처하는 친구는 어떤 친구인가요?	▲여드름으로 고민한 친구가 잘 대처했습니다.			
			○그럼 잘 대처한 친구와 잘 못 대처한 친구의 결과도 보았는데 여러분이라면 어떻게 대처할건가요?	●올바른 대처를 하겠습니다.			
			△ 그럼 오늘 선생님과 함께 무엇을 공부할 것 같나요?	▲사춘기 신체 변화에 대한 올바른 대처에 대하여 다짐할 것 같습니다.			
		□	⊙학습 문제 확인 [사춘기의 신체 변화에 대하여 건강한 대처를 다짐해봅시다.] ⊙학습 활동 안내 [이해] 나도 사춘기? [다양성] 어떻게 할까? [표현] 그래! 결심했어!		1'		▷학습 문제 및 활동 안내판

문제의 이해	문제 상황 탐색 (이해)	□	⊙[이해] 나도 사춘기? ○사춘기란 무엇일까요?	●몸이 변하는 겁니다. ●어른으로 변하는 겁니다.	5'		▷PPT, 모둠판 ※사춘기는 어린이에서 어른으로 자라는 과정에서 누구나 꼭 거쳐 가는 과정이라는 것을 알고 자연스럽게 긍정적인 수용이 될 수 있도록 지도한다.
			△사춘기 신체 변화의 원인은 무엇 때문일까요?	▲호르몬 때문입니다.			
			☆ 호르몬에 의해서 변한다면 어떤 호르몬일까요?	★ 성장호르몬입니다. ★ 성호르몬입니다.			
		◇4	○네, 바로 성호르몬의 변화로 사춘기가 나타납니다. 그럼 사춘기에 나타나는 신체 변화는 어떤 변화가 있을까요? 모둠별로 남자 여자의 신체 변화를 2가지씩 토의하여 정리해봅시다.	●모둠별 토의를 통하여 남자, 여자의 신체 변화를 각각 2가지를 발견하여 정리판에 기록한다.			Communication ※사춘기 신체 변화를 정확히 인식하도록 지도한다.
			△ 사춘기 남자와 여자에게서 사춘기에 어떤 변화가 나타났나요?	▲남자는 수염이 나고, 여자는 가슴이 발달합니다. ▲남자는 어깨가 넓어지고 여자는 엉덩이가 커집니다.			
			☆남녀 사춘기 변화를 봤는데 그럼 사춘기 남녀의 공통적인 신체 변화는 어떤 변화일까요?	★ 키가 큽니다. ★ 여드름이 납니다.			
		☆	○팝업 상자를 만들며 자신의 사춘기 신체 변화는 어떻게 나타나는지 다시 확인해 봅시다.	●팝업 상자를 만들면서 사춘기 신체 변화에 대하여 정확히 인지한다.		㊟	Convergence ▷팝업 상자 ▶풀

문제 해결 및 대안 제시	토의를 통한 문제 해결 (다양성)	□	⊙[다양성] 어떻게 할까? ○사춘기 신체 변화에 대하여 고민하는 친구 2명이 어떻게 대처하고 있는지 확인해봅시다.	●친구의 사춘기 신체 변화에 대한 대처법을 확인한다.	8'		▷모둠 활동지, PPT ▶필기도구 Communication Caring
			△친구의 대처법은 어떤가요?	▲혼자서 해결하려고 하는 것은 올바르지 않다고 생각합니다. ▲어른의 도움을 받는 것은 잘 한 행동입니다.			
			○친구들이 처해 있는 상황에서 잘못된 부분이 있다면 모둠별 토의하여 올바른 대처 방법으로 바꿔봅시다.	●2가지 상황에서 제시된 대처를 모둠 토의를 통하여 올바르게 수정한다.			
			△친구의 잘못된 부분은 무엇이며 올바르게 어떻게 바꿔볼까요?	▲혼자서 고민하고 있는 것은 해결이 안 됩니다. 그래서 부모님이나 선생님께 여쭤봅니다.			
		④	○여러분이 만든 나만의 팝업 상자를 보면서 사춘기 증상으로 고민하는 것에 대한 대처법을 모둠으로 남녀가 함께 이야기해봅시다.	●사춘기 신체 변화에 대하여 올바른 인식을 갖고 대처법을 모둠별로 정리한다.			※사춘기 신체 변화로 고민 시 올바른 대처 방법을 짝활동을 통하여 인지할 수 있도록 지도한다.
	조작 활동을 통한 대안 제시 (평가) (표현)	☆	⊙[표현] 그래! 결심했어! ○사춘기를 건강하게 대처해나가는 나만의 다짐을 해보겠습니다. 자신의 다짐을 적어서 다짐 꽃을 완성하여 봅시다.	▲나만의 사춘기를 건강하게 보내는 다짐을 꽃잎에 적어서 개인별 하나의 꽃을 완성한다.	9'	ⓗ형	▷종이 꽃잎, 컵, 지점토, 빨대 Creativity
			○건강한 사춘기를 보내는 나만의 다짐 발표해봅시다.	▲나의 몸을 청결하게 유지하겠습니다. ▲신체 변화를 긍정적으로 수용하겠습니다. ▲나도 친구들처럼 고민이 생기면 주변의 어른들에게 여쭤보도록 하겠습니다.			※자신의 다짐을 다양하게 표현할 수 있도록 한다.

평가 및 정리	정리하기 차시 예고	□	⊙학습 내용 정리하기 ○사춘기를 건강하게 보내는 다짐을 해보았는데 다시 한 번 정리해보겠습니다. 어떤 다짐들이 있었죠? ⊙차시 예고 ○다음 시간에는 사춘기의 심리 변화에 대해 알아봅시다.	▲사춘기는 부끄러운 것이 아니라는 것을 알았고, 부모님과 상의 하겠습니다. ▲사춘기의 신체 변화에 대하여 긍정적으로 수용하도록 하겠습니다.	3'		Communication

나. 평가 및 환류 계획

평가 내용	구분	평가 기준	평가 방법	피드백
건강한 사춘기를 보내는 나만의 다짐을 올바르게 표현하였는가?	융합적 사고력 표현 **잘함**	사춘기에 나타나는 신체 변화의 특징을 정확하게 알고, 건강한 사춘기 신체 변화에 대하여 올바른 대처법을 알며 자신만의 다짐을 다양하게 표현할 수 있다.	모둠 활동지, 팝업 상자, 다짐 꽃, 문답법	긍정적 강화와 지속적인 동기 부여로 모둠별 협동 지도
	융합적 사고력 표현 **보통**	사춘기에 나타나는 신체 변화의 특징을 알고, 건강한 사춘기 신체 변화에 대한 대처법을 알고 자신만의 다짐을 표현할 수 있다.		
	융합적 사고력 표현 **노력 요함**	사춘기에 나타나는 신체 변화의 특징을 알고, 건강한 사춘기에 대한 대처법을 알지 못하고 자신만의 다짐을 표현하는데 어려움이 있다.		

다. 판서 계획

판서 유형	내용	
문장형	⊙학습 문제 확인 사춘기의 신체 변화에 대하여 건강한 대처를 다짐해봅시다. ⊙학습 활동 안내 [이해] 나도 사춘기? [다양성] 어떻게 할까? [표현] 그래! 결심했어!	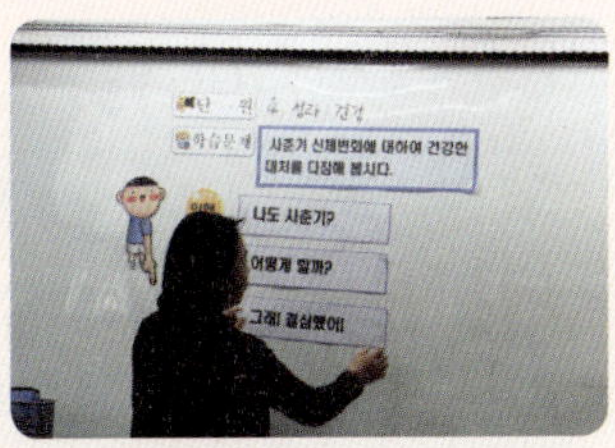

실무 예시 8-1. **학교 교육 과정 내 감염병 예방·관리 계획(예시)**

〈○○ 교육 목표 3〉	체력 쑥쑥, 안전하게 모두가 건강한 학생	체육교육부
감염병 확산 방지를 위한 감염병 관리 체계		담당자: ○○○

1. 목적

가. 학생과 교직원의 감염병 이환을 예방한다.

나. 학교 내 감염병을 조기 발견하고 사후 조치를 신속히 함으로써 유행 확산을 방지한다.

다. 학교 내 감염병 유행 시 체계적으로 대응함으로써 학교 기능을 유지하고 지역사회 전파를 차단한다.

2. 방향

가. 2017년 개정된 교육부 학교 감염병 매뉴얼이 교내에 정착될 수 있도록 교직원 연수 및 홍보를 적극적으로 실시한다.

나. 학교 빈발 감염병에 대한 교육 및 홍보를 강화한다.

3. 세부 추진 계획

가. 학교 감염병 예방 관리 조직 구성: 학교 내 감염병 의심 환자가 2명 이상 발생 시 가동

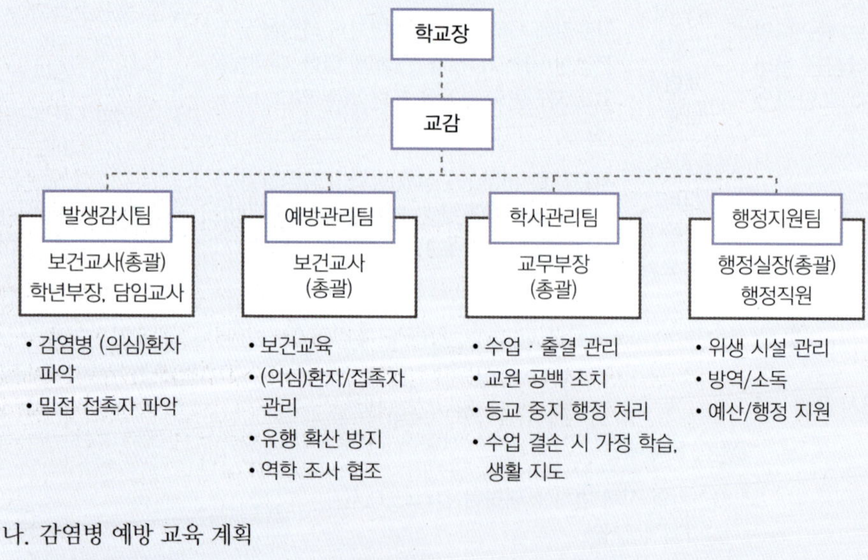

나. 감염병 예방 교육 계획

추진 업무	추진 내용	대상	방법	시기
홍보 및 정보 제공	학교 빈발 감염병 예방 및 관리 감염병 등교 중지 절차	학생 학부모 교사	보건 신문, 학교 홈페이지, 일일 교육 계획	수시

교사 감염병 연수	학교 감염병 관리 체계 학교 빈발 감염병 예방 및 관리	교사	교직원 집합 연수	3월
학생 감염병 교육	감염병 일반 수칙, 행동 요령, 심리적 피해 예방	○학년	창의 체험 보건교육 시간 (2시간)	4월

다. 감염병 감시 체계 운영 및 등교 중지 절차

구분	담임교사	보건교사
보고	• 감염병 인지 즉시 보건교사에게 유선(메신저)으로 발생 보고 ※ 학급에 요양호자가 있는 경우 함께 보고 • 학교 감염병 관리 대상 작성: 발생 시, 종료 시 모두 즉시 작성 • 유행 시에는 나이스 감염병 직접 보고	• 감염병 관리 수칙 안내 및 조치 • 평상시 나이스 감염병 보고 • 필요시 보건소장에 신고
등교 중지	• 등교 중지 안내문 해당 학생에게 배부 ※ 미등교시에는 [학급 홈페이지]-[보건 게시판]에서 출력할 수 있도록 안내 • 등교 중지 기간 동안 생활 지도 사항 안내 • 등교 시 명시된 등교 중지 기간을 확인하여 조기 등교 시에는 보건실로 연락 • 학교 출석 인정 절차에 따라 내부 결재 후 관련 서류는 교무실로 제출	• 등교 중지 대상 여부 확인 • 조기 등교한 감염병 환자에 대한 건강 상태 확인 및 조치
학급 관리	• 해당 학급 능동 감시 체계 가동 • 감염병 예방 교육 실시 • 학급 요양호자에 대한 보호 조치 실시	• 능동 감시 체계 범위 결정 • 감염병 예방 교육 협조 및 실시 • 요양호자에 대한 보호 조치 내용 안내

라. 일시적 관찰실: 상담실, 보건실

1) 운영 시기: 보건실(상시), 상담실(평상시 대응 3단계에서 필요시, 국가 위기 시)

※ 감염병 유행 시에는 감염병 환자가 아닌 경우 보건실 침상 안정을 제한함

2) 운영자: 보건교사, 상담사

3) 운영 방법: 감염병 의심 환자가 병원에 가기 직전까지 상태 관찰 및 보호

마. 학교 방역 물품 목록

1) 학급 감염병 예방 물품 배부: 일회용 마스크(20개), 알코올 손 소독제(1개), 일회용 장갑(5개), 학급 소독제 분무기(1개)

2) 학교 방역 물품의 구비 및 점검 실시

품명	비축 산출 기준 (교육부 학교 감염병 매뉴얼 기준)	수량(개)		구입 예정 (2017. 3)	보관 장소
		필요	현재		
체온계	(38학급×1개) + (1개)	39	39+α	8Box (50×1Box)	보건실, 자료실(α)
일회용 마스크	(38학급×20개) + α	760+α	300		보건실
방역용 마스크 (N95)	(38학급×5개) + (20개)	210	240		보건실
의료용 장갑	38학급×5개	190	200		보건실
알코올 손 소독제	38학급×4개 + (20개)	172	34	10개	보건실
소독 약품 (락스)	2개 (5ℓ)	2	0	2개	보건실

실무 예시 8-2. **감염병(의심) 환자 발생 시 행동 요령 및 절차(교직원용)**

학교 감염병(의심) 관리 방법

○○년 개정된 학교 감염병 예방 · 위기 대응 매뉴얼에 따라 작성된 내용입니다. 아래의 내용을 숙지하여 감염병(의심) 환자 발생 시 신속히 조치해 주시기 바랍니다.

1. 감염병(의심) 환자 발생 감시
   - 가. 병결 학생에 대한 진단명 확인
     - 1) 진단명을 확인하여 [붙임 1]의 감염병 목록에서 감염병 여부와 등교 중지 필요 여부 확인
   - 나. 학급에 감염병 의심 증상을 호소하는 학생이 있는지 감시
     - 1) 설사 및 구토, 발열, 기침, 작은 수포, 이하선 부종(침샘 비대), 눈 충혈
   - 다. 교내에서 감염병이 의심되는 환자를 발견 시에는 아래의 이동 수칙에 준하여 보건실로 환자 이동시킴
     - 1) 감염병 (의심)환자가 교내에서 혼자 이동하는 것을 원칙적으로 금지함
     - 2) 이동 시에는 담당교사가 동행하며 2m 정도의 거리를 유지함
     - 3) 마스크 착용이 필요한 감염병 (의심)환자를 이동시키는 경우 담당 교사와 학생 모두 마스크를 착용함[붙임 1]
   - 라. 이미 감염병 환자가 발생한 경우는 유사한 증상을 나타내는 환자가 더 있는지 확인함(능동 감시)
2. 감염병 (의심)환자 보고 및 신고
   - 가. 감염병 (의심)환자를 알게 된 경우 보건실에 즉시(24시간 이내) 유선 혹은 메신저로 보고
     - 1) 학급에서 감염병 의심 증상을 호소하는 학생이 다수 발생한 경우는 진단받기 전에 유선으로 즉시 보건교사에게 알림
   - 나. 학급 내에 요양호자가 있는 경우는 보건교사에게 그 사실도 함께 보고
   - 다. 감염병 등록 대장에 해당 내용 기록
     - 1) [파일 서버]–[21. 보건]–[감염병 관리]–「20○○학년도 감염병 관리 대장」
     - 2) 발생 시와 완치 후 등교 시 모두 즉시 입력
   - 라. 학교 내 감염병 유행 시에는 나이스로 직접 보고(별도 안내 예정)
3. 등교 중지 및 출석 인정 절차
   - 가. 등교 중지 안내
     - 1) 등교 중지가 되는 경우인지 확인함
       - – 학생 및 교직원이 등교 중지가 필요한 감염병에 감염되었거나 감염된 것으로 의심되는 경우
       - – 감염병으로 의심되어 관련 검사 혹은 진료 받았으나 그 결과 감염병이 아닌 것으로 확인된 경우, 결과가 나오기까지의 기간
       - – 고위험군 보호 조치를 위한 역격리 기간

2) 학부모에게 「등교 중지 가정통신문」 배부 및 내용 숙지하도록 안내

- [파일 서버]-[21. 보건]-[감염병 관리]-「등교 중지 안내 가정통신문」 출력하여 배부
- 미등교시에는 [학교 홈페이지]-[알림 마당]-[보건실]-[감염병 관리]에서 「등교 중지 안내 가정통신문」을 출력할 수 있도록 안내

3) 등교 중지 기간 동안 가정 학습 내용 안내

나. 완치 후 학생 등교 시 안내

1) 의사 소견서, 진료 확인서, 진단서, 처방전 중 1개를 갖고 등교해야 함

- 제출 서류에는 반드시 등교 중지 기간이 명시되고 실제 결석한 기간과 동일해야 함
- 관련 서류 미제출시에는 출석이 인정 되지 않고 무단결석으로 처리됨

2) 완치 후 등교 시에는 보건실을 경유하여 등교하도록 안내

- 교내 감염병 유행 시에는 진료 소견서(진단서)에 명시된 등교 중지 기간 이전에 등교한 경우에만 보건실로 안내

다. 출석 인정

1) 학교 출석 인정 절차에 따라 내부 결재 후 관련 서류는 교무실로 제출

2) 위의 서류가 없는 경우는 출석 인정 안됨(무단결석)

3) 서류에 작성되어 있는 등교 중지 기간과 실제 등교 중지 기간은 동일해야 함

4. 학급 관리

가. 교실 환기 및 소독

1) 학급에서 발생한 감염병에 맞는 환기 혹은 소독을 실시함

2) 소독 시에는 각 학급에 배부된 소독 스프레이를 이용하여 실시

조치	감염병 의심 증상	감염병(예시)
환기	기침, 발열, 발진, 침샘 비대, 인후통 등	결핵, 뇌수막염, 디프테리아, 메르스, 백일해, 수두, 수족구병, 유행성이하선염, 인플루엔자, 조류인플루엔자 인체감염증, 중증급성호흡기증후군, 풍진, 홍역 등
소독(출입문, 책상, 의자 등)	구토, 기침, 발열, 발진, 설사, 인후통, 충혈, 침샘 비대 등	결핵, 급성출혈성결막염, 노로바이러스, 뇌수막염, 디프테리아, 메르스, 백일해, 살모넬라균 감염증, 세균성 이질, 수두, 수족구병, 인플루엔자, 유행성각결막염, 유행성이하선염, 장출혈성대장균 감염증, 장티푸스, 조류인플루엔자 인체감염증, 중증급성호흡기증후군, 콜레라, 파라티푸스, 풍진, 홍역 A형간염 등

※ 제시한 의심 증상이나 감염병 이외에도 환기나 소독이 필요할 수 있음

나. 고위험군 아동 관리

1) 감염병이 발생한 학급에 요양호자가 있는 경우는 보건교사에게 그 사실을 함께 보고함

2) 요양호자의 학부모에게 학급에 감염병 발생 사실을 통보하여 적절한 보호 조치를 할 수 있도록 안내(등교 중지 가능함)

3) 요양호자에게 감염이 의심되거나 저촉한 경우 즉시 진료받을 것을 학부모에게 안내

구분	질환
폐 질환자	만성폐쇄성폐질환(만성기관지염, 폐기종), 기관지확장증, 진폐증, 기관지폐형성이상, 천식 등
만성 심혈관 질환자	선천성심장질환, 부정맥, 만성심부전, 허혈성 심질환 등(※단순고혈압 제외)
당뇨병 환자	인슐린이나 경구 혈당강하제를 필요로 하는 당뇨병
신장 질환자	콩팥증후군, 만성신부전증, 신장이식환자 등
만성 간 질환자	간경변증 등
악성 종양 환자	교직원: 갑상선암, 위암, 폐암, 유방암 등 학생: 림프종, 백혈병, 뇌종양, 신경모세포종, 횡문근육종, 골육종 등
면역 저하자	무비장증, 비장기능이상, HIV 감염자, 조혈모세포이식, 방사선 치료, 자가면역질환자, 화학요법치료로면역저하유발, 스테로이드 복용, 기타 면역억제 치료자
발달 장애 학생	척추이분증, 뇌성마비, 다운증후군
임신부	현재 임신 중이거나 임신의 가능성이 높은 여성
기타	인지장애, 척수손상, 경련장애, 기타 신경근육질환등으로 인해 흡인의 위험이 있는 자

다. 예방 교육 실시

1) 학생들에게 감염병 의심 증상 및 유증상 시 병원 진료 안내

2) 위생 교육 실시(손 씻기, 손 세정제, 마스크 착용, 기침 예절 중 해당하는 예방수칙)
   - [파일 서버]-[21. 보건]-[감염병 관리]-[감염병 교육 자료]에서 필요한 자료 활용

3) 소화기 감염병(설사, 구토 등의 증상이 있는 경우)이 의심되는 경우는 급식 당번과 배식 순번 조정
   - 교실 배식 당번에서 2주간 제외
   - 1주간 가장 마지막 배식 순서로 조정

8-2 붙임 1. 주요 감염병 등교 중지 기간 및 마스크 착용 여부 목록

감염병	임상 증상	전염 가능 기간	전파 차단을 위한 등교 중지(격리) 기간	잠복기	밀접 접촉자 파악	일시적 격리	마스크 착용
b형 헤모필루스 인플루엔자	수막염, 후두개염, 폐렴, 관절염 등	항생제 치료 후 48시간	항생제 치료 시작 후 24시간까지	2~4일	O	O	X
감기군	발열, 기침, 객담 등 호흡기계 증상	이환 기간 내내	등교 중지 안 함	병원체마다 다양(보통 2~14일)	X	O	O
결핵	발열, 전신 피로감, 식은땀, 체중 감소	약물치료 시작 후 2주 까지	약물치료 시작 후 2주 까지	수 년까지 가능(50% 2년 이내)	O	O	O
급성 출혈성 결막염	충혈, 안통, 이물감, 많은 눈물, 눈곱, 눈부심, 결막하출혈	발병 후 4일~1주일	격리없이 개인위생 수칙을 철저히 지킬 것을 권장	8~48시간	O	O	X
노로 바이러스	오심, 구토, 설사, 복통, 권태감, 발열	급성기부터 설사가 멈추고 48시간 후까지	증상 소실 후 48시간까지	24~48시간 (평균 33시간)	O	O	X
백일해	상기도 감염 증상, 발작적 기침, 구토	2주 간 전염력이 높으며 증상 발생 4주 후에는 전염성이 소실	항생제 투여 후 5일까지	7~20일 (평균 5~10일)	O	O	O
성홍열	미만성 구진, 발열, 두통, 구토, 복통, 오한 및 인후염	항생제 치료 시작 후 24시간까지	항생제 치료 시작 후 24시간까지	1~3일	O	O	O
수두	피부 발진, 수포, 발열, 피로감	수포가 생기기 1~2일 전부터 모든 수포에 가피가 형성될 때 까지	모든 수포에 가피가 형성될 때까지	10~21일 (평균 14~16일)	O	O	O
수막구균성 수막염	두통, 발열, 경부경직, 오심, 구토	항생제 치료 시작 후 24시간까지	항생제 치료 시작 후 24시간까지	2~10일 (평균 3~4일)	O	O	O
수족구병	발열, 손, 발바닥 및 구강 내 수포 및 궤양	발병 후 7일 간이 가장 전염력 강함. 피부 병변(수포)에 가피가 생성될 때까지	수포 발생 후 6일간 또는 가피가 형성될 때까지	3~7일	O	O	O
유행성 각결막염	충혈, 안통, 이물감, 많은 눈물, 눈곱, 눈부심, 결막하출혈	발병 후 14일까지	격리없이 개인위생 수칙을 철저히 지킬 것을 권장	5~7일	O	O	X
유행성 이하선염	이하선 부종, 발열, 두통, 근육통	증상 발생 3일 전부터 발생 후 5일까지	증상 발생 후 5일 까지	14~25일 (평균 14~18일)	O	O	O
인플루엔자	발열, 두통, 근육통, 인후통, 기침, 객담	증상 발생 1일 전부터 5일까지	유행 차단을 위한 등교 중지는 의미없지만 환자 상태에 따라 실시	1~4일 (평균 2일)	X	O	O
풍진	구진성 발진, 림프절 종창, 미열 등 감기 증상	발진 생기기 7일 전부터 생긴 후 7일까지	발진이 나타난 후 7일까지	14~23일 (평균 16~18일)	O	O	O
홍역	발진, 발열, 기침, 콧물, Koplik 반점	발진 발생 4일 전부터 발진 발생 4일 후까지	발진이 나타난 후 4일까지	7~21일 (평균 10~12일)	O	O	O

실무 예시 8-3. **감염병 관리 대장**

감염병 관리 대장

ㅇㅇ년 개정된 학교 감염병 예방 · 위기 대응 매뉴얼에 따라 작성된 내용입니다. 아래의 내용을 숙지하여 감염병(의심) 환자 발생 시 신속히 조치해 주시기 바랍니다.

※ 작성 시 주의 사항: 반드시 숙지 후 작성 요망

1. 감염병 환자를 인지한 경우 즉시 관리 대장에 내용을 작성하고 보건교사에게 신고함(감염병 신고 의무)
2. 감염병 환자가 학교에 등교한 경우에도 즉시 완치일을 작성해야 함(교육청 보고 사항임)
3. 완치 후 등교 시 진료 확인서에 명시되어 있는 등교 중지 종료일보다 일찍 등교한 경우는 보건실로 바로 안내해야 함
4. 등교 중지는 의사의 진단서, 소견서, 진료 확인서, 처방전 중 1개를 제출해야 인정됨(등교 시 반드시 관련 서류를 갖고 등교할 수 있도록 안내)
5. 제출 서류에 명시되어 있는 등교 중지 기간과 실제 등교 중지 기간은 동일해야 함
6. 등교 중지 기간에 대한 출석 인정은 학교 출결 관리에 따라 다른 출석 인정 항목과 같은 절차로 내부 상신 후 관련 서류는 교무실에 제출
7. 등교 중지 대상 감염병 여부는 보건교사에게 문의(감염병으로 의심되어 등교 중지되었으나 감염병이 아닌 경우도 서류 제출 시 출석 인정)

연번	학년	반	성명	성별	질환명	발생일(발견일)	등교 중지 기간	완치일	치료 상황(통원 치료, 입원)	비고
(예시)	1	1	윤ㅇㅇ	여	인플루엔자	3월 1일	3월 1일 ~ 3월 6일	3월 6일	통원 치료	-
(예시)	1	1	김ㅇㅇ	여	인플루엔자(의심)	3월 1일	3월 1일 ~ 3월 3일	3월 3일	통원 치료	진료결과 인플루엔자 아님

실무 예시 8-4. **등교 중지 안내 가정통신문(학부모용)**

제○○-○○호

	○○가정통신	〈교훈〉
업무 담당자: 체육교육부 Tel. ○○○-○○○○		

감염성 (의심)질환으로 인한 등교 중지 안내

안녕하세요? 가정에 건강과 행복이 함께 하길 기원합니다.

귀 댁의 자녀가 감염성 질환 (   )으로 의심됩니다. 병원 진료 후 격리가 필요한 감염병으로 진단되었을 경우, 학교보건법 제8조, 동법 시행령 제22조에 의거, 본인의 빠른 치유와 다른 학생의 감염을 예방하기 위하여 등교 중지를 권고하오니, 가정 또는 의료 기관에서 요양 및 치료할 수 있도록 협조 부탁드립니다. 가정에서 지켜야 할 생활 수칙과 등교 중지에 따른 출석 인정 절차를 아래와 같이 안내해 드리오니 참고하시기 바랍니다.

[등교 중지 절차]

1. 의료 기관에 방문하여 감염성 질환 여부 및 등교 중지 대상 질환인지 확인합니다.
   ☞ [붙임 2]의 「주요 감염병 등교 중지 대상 및 기간」 참조
2. 진료 결과 감염성 질환인 경우는 담임교사에게 즉시 알리고 의사가 권고하는 기간 동안 가정에서 안정합니다.
3. 의사가 전염의 가능성이 없다고 한 기간까지 안정 후 등교합니다.
   ☞ 의사가 작성한 진료 확인서의 등교 중지 기간과 실제 등교 중지 기간은 반드시 동일해야 함
4. 완쾌 후 등교할 때는 반드시 의사의 진료 확인서, 소견서, 진단서, 처방전 중 1부를 담임교사에게 제출합니다.
   ☞ [붙임 1]의 「진료 확인서」를 출력하여 병원 진료 시 작성 요청
   ☞ 관련 서류 미제출시에는 출석이 인정 되지 않고 무단결석으로 처리됨

[등교 중지 기간 중 생활 수칙]

1. 완치될 때까지 원칙적으로 외출을 금지하도록 합니다(특히 PC방, 도서관 등 다중 이용 시설 및 사람이 많은 곳).
2. 학교 뿐 아니라 학원도 가지 않습니다.
3. 가족 간에도 감염 우려가 있으므로 가정 내 감염병 전파 차단을 위한 위생 관리를 철저히 합니다.

〈가정 내 위생 관리 준수 사항〉

- 환기가 잘되는 곳에서 생활하며 창문을 열어 자주 환기시킴
- 식사는 혼자서 하고, 화장실과 세면대가 두 개 이상인 경우 하나를 혼자 사용함
- 화장실과 세면대를 다른 사람과 같이 사용하는 경우 다른 사람이 사용하기 전에 소독(락스 등 가정용 소독제)을 하여야 함
- 다른 사람과 대화를 포함해 접촉을 하지 않으며 불가피한 경우 서로 마스크를 쓰고 2m 이상의 거리를 유지함
- 수건, 식기류, 휴대 전화 등 생활용품은 단독으로 사용함
- 식기류 등은 별도로 세척하며 다른 사람들이 사용하지 못하도록 하고 의복 및 침구류는 다른 세탁물과 섞이지 않도록 하여 일반 세탁제제와 함께 락스 희석액을 사용하여 세탁함
- 손은 비누를 이용하여 30초 이상 씻는 등 개인위생을 철저히 함
- 기침을 할 때는 휴지로 입과 코를 막으며, 사용한 휴지는 반드시 뚜껑이 달린 휴지통에 버림
- 만약 휴지가 없는 경우 입을 옷소매로 막고 기침을 함

○○초등학교장

8-4 붙임 1. 진료 확인서

진료 확인서

안녕하십니까? 항상 본교 학생들의 질병 관리에 힘써주심에 감사드립니다.

본교에서는 학교보건법 제8조 및 동법 시행령 제22조에 의거 법정 감염병 또는 감염성이 강하여 학교내 단체 생활에 피해가 우려되는 질병에 대하여 병원의 소견서를 근거로 등교 중지를 통해 가정에서 요양하도록 하고 있습니다.

등교 중지 대상자 확인을 위해서 의사 선생님의 진단과 소견을 참고하고자 하오니 아래의 내용을 참고하시어 적어 보내주시면 대단히 감사하겠습니다.

---

1. 환자의 성명		성별		학년/반	
2. 진단(의심) 질환명					
3. 발병일					
4. 소견 내용	위 환자는 상기 질환으로 아래의 기간 동안 감염병의 치료 및 학교 내 감염병 전파 방지를 위해 등교를 중지하고 가정에서의 요양 및 통원(입원) 치료가 필요합니다. 등교 중지 기간 월 일 ~ 월 일				
5. 비고					

발 행 일: 20○○. . .

의료 기관 명칭: ____________ (직인)

의료 기관 전화: ____________

○○초등학교장 귀하

* 참고 자료: 학교 빈발 감염병별 권장 등교 중지 기간

학교 빈발 감염병	권장 등교 중지 기간
급성 출혈성 결막염	격리없이 개인위생 수칙을 지킬 것을 권장함
수두	모든 수포에 가피가 형성될 때 까지
수족구병	수포 발생 후 6일간 또는 가피가 형성될 때 까지
유행성각결막염	격리없이 개인위생 수칙을 지킬 것을 권장함
유행성이하선염	증상 발현 후 5일까지
인플루엔자	전파 방지를 위한 등교 중지는 의미없지만 환자 상태에 따라 실시

출처: 교육부. (2017). 학교 감염병 매뉴얼

8-4 붙임 2. 주요 감염병 등교 중지 대상 및 기간

주요 감염병 등교 중지 대상 및 기간

감염병	임상 증상	전염 가능 기간	전파 차단을 위한 등교 중지(격리) 기간
b형 헤모필루스 인플루엔자	수막염, 후두개염, 폐렴, 관절염 등	항생제 치료 후 48시간	항생제 치료 시작 후 24시간까지
감기군	발열, 기침, 객담 등 호흡기계 증상	이환 기간 내내	등교 중지 안 함
결핵	발열, 전신 피로감, 식은땀, 체중 감소	약물치료 시작 후 2주 까지	약물치료 시작 후 2주 까지
급성 출혈성 결막염	충혈, 안통, 이물감, 많은 눈물, 눈곱, 눈부심, 결막하출혈	발병 후 4일~1주일	격리없이 개인위생 수칙을 철저히 지킬 것을 권장
노로 바이러스	오심, 구토, 설사, 복통, 권태감, 발열	급성기부터 설사가 멈추고 48시간 후까지	증상 소실 후 48시간까지
백일해	상기도 감염 증상, 발작적 기침, 구토	2주 간 전염력이 높으며 증상 발생 4주 후에는 전염성이 소실	항생제 투여 후 5일까지
성홍열	미만성 구진, 발열, 두통, 구토, 복통, 오한 및 인후염	항생제 치료 시작 후 24시간까지	항생제 치료 시작 후 24시간까지
수두	피부 발진, 수포, 발열, 피로감	수포가 생기기 1~2일 전부터 모든 수포에 가피가 형성될 때까지	모든 수포에 가피가 형성될 때까지
수막구균성 수막염	두통, 발열, 경부경직, 오심, 구토	항생제 치료 시작 후 24시간까지	항생제 치료 시작 후 24시간까지
수족구병	발열, 손, 발바닥 및 구강 내 수포 및 궤양	발병 후 7일간이 가장 전염력 강함. 피부 병변(수포)에 가피가 생성될 때까지	수포 발생 후 6일간 또는 가피가 형성될 때까지
유행성 각결막염	충혈, 안통, 이물감, 많은 눈물, 눈곱, 눈부심, 결막하출혈	발병 후 14일까지	격리없이 개인위생 수칙을 철저히 지킬 것을 권장
유행성 이하선염	이하선 부종, 발열, 두통, 근육통	증상 발생 3일 전부터 발생 후 5일까지	증상 발생 후 5일 까지
인플루엔자	발열, 두통, 근육통, 인후통, 기침, 객담	증상 발생 1일 전부터 5일까지	유행 차단을 위한 등교 중지는 의미없지만 환자 상태에 따라 실시
풍진	구진성 발진, 림프절 종창, 미열 등 감기 증상	발진 발생 7일 전 부터 발생 후 7일까지	발진이 나타난 후 7일까지
홍역	발진, 발열, 기침, 콧물, Koplik 반점	발진 발생 4일 전부터 발진 발생 4일 후까지	발진이 나타난 후 4일까지

실무 예시 8-5. **취학 전 예방접종 전산 미등록 학생 안내 가정통신문**

취학 전 예방접종 전산 미등록 학생 안내

1학년 반 번 이름 ○○○

학부모님 가정에 늘 평안하시길 기원합니다.

1학년 취학 전 예방접종 내역이 질병관리본부로부터 학교 건강기록부로 보내져 확인한 결과, 귀댁 자녀의 접종 기록 중 완료되지 않은 항목이 있어 안내드립니다. 아래의 4가지 예방접종은 국가 필수 예방접종으로 반드시 완료해야합니다. 따라서 미등록된 내역은 4월 ○일(금)까지 조치 후 '조치 결과 확인서'를 담임 선생님께 제출해 주시기 바랍니다.

1. 미등록된 예방접종 내역

	DTaP 5차 (디프테리아, 파상풍, 백일해)	MMR 2차 (홍역, 볼거리, 풍진)	폴리오 4차 (소아마비)	일본뇌염 (사백신 4차 또는 생백신 2차)
사이트에 미완료된 내역				

2. 미등록된 내역 조치 방법

전산 등록 미비 사유	미등록된 접종 해결 방법(접종 완료하는 방법)
① 미접종자 (예방접종을 못한 경우)	▶ 4월 ○일까지 보건소나 병 · 의원에서 접종 완료 후 전산 등록 요청
② 전산 미등록자 (접종을 완료했으나 전산 등록이 안됨)	▶ 예방접종을 받았던 의료 기관에 전산 등록을 요청 ▶ 의료 기관에서 전산 등록이 불가능한 경우, 뒷장의 증명서를 발급받아 담임 선생님께 제출
③ 예방접종 제외 대상자 (접종 지연으로 추가 접종이 생략된 경우도 포함)	▶ 접종 제외 대상 사유가 표기된 〈취학아동 예방접종 증명서〉(뒷장)를 접종 기관이나 보건소에서 발급받아 제출

20○○. ○. ○.

○○초등학교장

---------- 절 ---------- 취 ---------- 선 ----------

취학 전 예방접종 전산 미등록 학생 접종 조치 결과 확인서

1학년 반 번 이름 ○○○

* 미등록된 예방접종 내역 조치한 결과에 ○ 하세요.

예방접종을 함	전산 등록 요청함	접종 제외자(뒷면 증명서 제출)
(접종일:)		

학부모: __________ (확인)

○○초등학교장 귀하

실무 예시 8-6. **학령기 예방접종 안내 가정통신문**

초등학교 6학년 Td(Tdap), 일본뇌염(사백신) 예방접종 안내문

학부모님 가내에 항상 평안하시길 기원합니다.

○○ 보건소에서는 관내 초등학교 6학년(20○○. 1. 1 이후 출생 아동)을 대상으로 Td(Tdap), 일본뇌염(사백신) 예방접종을 무료로 실시한다고 합니다. 해당되는 모든 학생이 예방접종을 받도록 하여 주시고, 예방접종을 받은 후에는 아래의 접종 확인서를 담임 선생님께 보내주시기 바랍니다(이미 접종을 한 학생의 경우에는 접종날짜를 기입 후 접종 확인서의 접종 기관 확인란에 접종 기관명과 함께 학부모님의 서명을 한 후 보내주시면 됩니다).

1. 일시 및 장소
   1) 관내 위탁 의료 기관: 접종 가능 여부 전화로 확인 후 방문(학교 주변 위탁 의료 기관 명단은 뒷면 참조)
   2) ○○ 보건소 1층 예방접종실 / 월~목 13:00~17:00, 금요일 오후 휴무
      ※ 관내 위탁 의료 기관에서 접종해도 접종 비용 전액 무료(접종가능 여부 전화로 확인 후 방문)
      ※ 관내 위탁 의료 기관은 예방접종 도우미 사이트(http://nip.cdc.go.kr)에서 확인 가능
2. 준비 사항
   1) 접종 시 접종자 주민등록번호를 확인 후 반드시 보호자와 함께 방문할 것
   2) 예방접종 수첩 지참 및 과거 접종 내역을 확인 후 방문
3. 접종 후 주의 사항
   1) 접종 당일은 목욕을 금하고, 37.5℃ 이상의 열이 발생한 경우 해열제를 복용하도록 합니다.
   2) 접종 부위에 발적이나 부종이 심한 경우 얼음 냉찜질을 해주시면 완화됩니다.
   3) 접종 부위를 절대 긁지 않도록 해주세요. 2차 감염으로 인한 염증의 원인이 됩니다.

일본뇌염 접종 스케쥴			Td, Tdap 접종 스케쥴	
생백신	1차: 12개월	2차: 24개월	Td	만 11~12세
사백신	1차: 12개월 이후 3차: 2차 접종 후 1년 후 5차: 초등학교 6학년(적기 접종 만12세임)	2차: 1차 접종 후 1주일 후 4차: 만 6세	Tdap	만 11세 이상

20○○. ○. ○.

○○초등학교장

------------------------- 절 ------------- 취 ------------- 선 -------------------------

초등학교 6학년 Td(Tdap), 일본뇌염(사백신) 예방접종 확인서

6학년 반 번 (남, 여) 성명: ○○○

예방접종명		예방접종일	접종 기관 확인
Td(Tdap)	Td	○○년 월 일	
	Tdap	○○년 월 일	
일본뇌염(사백신)		○○년 월 일	

○○초등학교장 귀하

실무 예시 8-7. **6학년 여학생 자궁경부암 예방접종 안내 가정통신문**

6학년 여학생 자궁경부암 예방접종 안내

학부모님 댁내 건강과 평안을 기원합니다.

보건복지부에서 새로이 시행하는 「건강여성 첫걸음 클리닉」 사업에 대하여 안내드립니다.

초경을 전후한 여성 청소년의 질병 예방과 건강한 성장을 위하여 '1:1 여성 건강 상담'과 '자궁경부암 예방접종'을 무료로 제공한다 하오니 아래의 내용을 확인하시어 자녀의 건강 증진에 도움이 되기를 바랍니다.

항목	내용
시행일	○○년 6월 ~ 연중
대상자	– 만 12세 여성 청소년(○○. 1. 1. ~ ○○. 12. 31. 출생자) – 6개월 간격으로 2회 접종
지원 내용	'자궁경부암 예방접종' 및 '1:1 여성 건강 상담' 서비스 제공(6개월 간격으로 2회 동시에 제공)
접종 기관	거주지 상관없이 전국의 건강여성첫걸음클리닉사업 참여 의료 기관 및 ○○구 보건소 **〈예방접종 도우미 홈페이지에서 참여 의료 기관 및 접종 가능한 백신 확인 방법〉** 홈페이지 접속(https://nip.cdc.go.kr) → 의료 기관 찾기 → 어린이 국가 예방접종 지정 의료기관 검색 → 참여백신 선택(가다실, 서바릭스)
준비물	예방접종 수첩(보호자 동반 필수)

□ 1:1 여성 건강 상담: 사춘기 성장 발달 및 초경 관련 사항, 월경 관련 증상 등 확인·상담

□ 자궁경부암 예방접종: 사람유두종바이러스(HPV) 백신(가다실, 서바릭스)

– 자궁경부암은 전 세계 여성암 중 2위를 차지할 정도로 발병률이 높은 암으로 우리나라에서도 매년 3,300여명이 발병하고 연간 900여명이 사망하고 있습니다. 국내 도입된 사람유두종바이러스(HPV, Human Papilloma Virus) 백신 접종으로 효과적으로(70%) 예방 가능합니다.

□ 보호자 당부 사항

– 원활한 상담과 안전한 예방접종 제공을 위해 접종 기관 단체 방문은 삼가해 주시기 바랍니다.

– 안전한 예방접종을 위해 몸 상태가 건강한 날, 낮시간을 이용하시고 반드시 보호자 동행하여 의료 기관을 방문하여 예방접종 받으시기 바랍니다.

(☎ 관련 문의: 129(보건복지콜센터) 043-719-6848~52(예방접종관리과)

20○○. ○. ○.

○○초등학교장

실무 예시 9-1. **학생 시력, 신체 발달 상황 검사 실시 계획**

○○초등학교

수신 내부 결재
(경유)
제목 ○○학년도 학생 시력 및 신체 발달 상황 검사 실시 계획

---

1. 관련
   가. 학교보건법 제7조(건강 검사 등), 학교건강검사규칙 제4조(신체의 발달 상황에 대한 검사 항목 및 방법) 및 제6조(별도의 검사)
   나. 서울특별시교육청 체육건강과-1334(2017. 1. 31.)
2. ○○학년도 학생 시력, 신체 발달 상황 및 건강 스크린 검사를 아래와 같이 실시하고 검사 결과 가정통신문을 배부하고자 합니다.
   가. 검사 계획(붙임 1 참조)
      1) 검사 대상: 2, 3, 5, 6학년
      2) 검사 내용: 시력, 키, 몸무게, 체질량 지수(체질량 지수는 5학년만 측정)
      3) 검사 장소: 시청각실
      4) 검사 일정:

	대상	1교시	2교시	3교시	4교시	5교시	6교시
5월 11일(목)	3학년	3-1	3-2	3-3	3-4	3-5	3-6
5월 12일(금)	5학년	5-1	5-2	5-3	5-4	5-5	5-6
5월 15일(월)	2학년	2-1	2-2	2-3	2-4	2-5	
5월 16일(화)	6학년	6-1	6-2	6-3	6-4	6-5	
5월 17일(수)	6학년	6-6	6-7	6-8			

      5) 추후 관리: 검진 결과 가정통신문 배부, 회신문을 통한 검진 결과 확인
   나. 검사 결과 안내 가정통신문 배부
      1) 배부 대상: 2, 3, 5, 6학년
      2) 배부 일시: 각 학년 검사 후
      3) 배부 내용: 붙임 2, 3 참조

붙임 1. 학생 시력, 신체 발달 및 건강 스크린 검사 계획서 1부.
  2. 학생 시력 검사 결과 안내 가정통신문 1부.
  3. 학생 신체 발달 검사 결과 안내 가정통신문 1부. 끝.

실무 예시 9-2. **시력, 신체 발달 검사 계획서**

시력, 신체 발달 상황 및 건강 스크린 검사 계획

○○초등학교

1. 검사 일시: ○○년 5월 11일(목요일) ~ 5월 18일(목요일)
2. 검사 장소: 시청각실
3. 검사 항목: 시력, 신장, 체중, 체질량 지수(체질량 지수는 5학년만 측정함)
4. 검사 대상: 2, 3, 5, 6학년
5. 검사 방법

□ 정해진 일정에 검사 장소에서 담임교사가 측정

	대상	1교시	2교시	3교시	4교시	5교시	6교시
5월 11일(목)	3학년	3-1	3-2	3-3	3-4	3-5	3-6
5월 12일(금)	5학년	5-1	5-2	5-3	5-4	5-5	5-6
5월 15일(월)	2학년	2-1	2-2	2-3	2-4	2-5	
5월 16일(화)	6학년	6-1	6-2	6-3	6-4	6-5	
5월 17일(수)	6학년	6-6	6-7	6-8			
5월 18일(목)*	5학년		5-1, 5-2	5-3	5-4, 5-5	5-6	5-7

* 체질량 지수 측정하는 검사일로 ○○구 보건소 검사 담당자들이 측정함

□ 주의 사항

- 학급 검사 일정 조정이 필요한 경우 동학년과 상의하여 조정가능
- 검사 학급 명렬표에 검사 결과 기록
- 검사 결과는 가정통신문에 작성하여 배부 후 회신문 수합하여 보건실에 제출
- 검사 방법 사전에 숙지(붙임 1 참조)
- 검사 전에 학생들에게 사전에 공지
- 검사가 진행되는 동안 학생들이 조용히 대기할 수 있도록 개인 책 준비
- 5학년 체질량 지수 측정 전에 신장 및 체중에 대한 나이스 기록이 완료되어야 함

6. 결과 처리

□ 나이스 건강기록부에 입력: 입력 후 학급 명렬표는 보건실로 제출

- 신체 발달: 신장, 체중, 검사일, 검사 기관(○○초등학교) 입력
- 시력 검사: 검사일, 검사 기관(○○초등학교) 입력

□ 신체 발달 상황 결과 가정통신문 작성 및 배부

- 나이스에서 비만도 검색하여 가정통신문에 결과 작성 후 배부(붙임 1 참조)

  ※ 키, 몸무게를 나이스에 입력해야 비만도 검색 가능

□ 수합한 시력 검사 결과 회신문은 보건실에 제출

9-2 붙임 1. 신체 발달, 시력 검사 교사 연수 자료

신체 발달, 시력 검사 연수

Ⅰ. 시력 검사 및 기록 방법

1. 시력 검사 방법

- 시력판 아래 있는 스위치를 옆으로 젖혀 시력판의 불을 켬
- 검사 학생은 바닥에 표시되어 있는 파란 스티커 위에 서서 실시
- 준비된 눈 가리개를 이용하여 오른쪽 눈을 가리고 좌안 시력부터 측정
- 시력표의 각 시력에 해당하는 줄에 나타나 있는 내용을 2/3 이상 정확하게 읽을 수 있을 때 해당 줄의 시력으로 판정
- 각 시력에 해당하는 줄의 내용을 읽기 위해 과하게 노력하는 경우는 그 아래 시력으로 판정
- 안경을 착용하는 학생은 안경을 착용한 상태에서 검사
- 시력표의 가장 낮은 시력의 내용을 판독하지 못하는 경우는 보건실로 안내

2. 시력 검사 기록 방법

- 시력 결과는 준비된 가정통신문에 측정 시 기록하여 학생들에게 배부
- 준비된 학생 명부에는 교정 대상(0.7 이하), 교정 학생(안경 착용 학생)만 표시
- 검사 완료 후 학생 명부 상단에 검진 일시, 검진 총 인원 수, 교정 대상(0.7 이하) 학생 수, 교 정학생(안경 착용 학생) 수 기록
- [교무 업무 시스템] - [항목별 등록] - [별도 검사] - [시력 검사] 에 검진 기관(학교), 검사일을 일괄 입력 후 보건실로 명부 제출

Ⅱ. 신체 발달 검사 및 기록 방법

1. 신체 발달 검사 방법

- 학생들에게 신체 발달 상황 검사 방법 안내

> – 신발을 벗고 기계의 발판에 그려진 발 모양 스티커에 맞춰 올라감
> – 등을 기대지 않고 '차렷' 자세로 서기
> – 양팔은 몸 곁에 느슨히 떨어뜨리기
> – 시선은 정면을 바라보기
> – 계측기가 머리에 닿을 때까지 움직이지 않고 서 있기

• 측정 시 학생 명렬표에 키, 몸무게(소수 첫 자리까지) 기록

• 측정 결과가 다른 학생들에게 노출되지 않도록 주의(측정 결과는 직접 담임교사가 기록함)

2. 신체 발달 검사 기록 방법

• [교무 업무 시스템] - [항목별 등록] - [신체 발달]에 측정 결과와 검사일 입력 후 보건실로 명부 제출

• [신체 발달 조회] - [비만도 구분] - [비만도]를 클릭하여 학생 비만 상태 출력

• 출력한 비만 상태를 가정통신문에 직접 기록하거나 상자안의 내용을 오려붙여서 학생들에게 배부

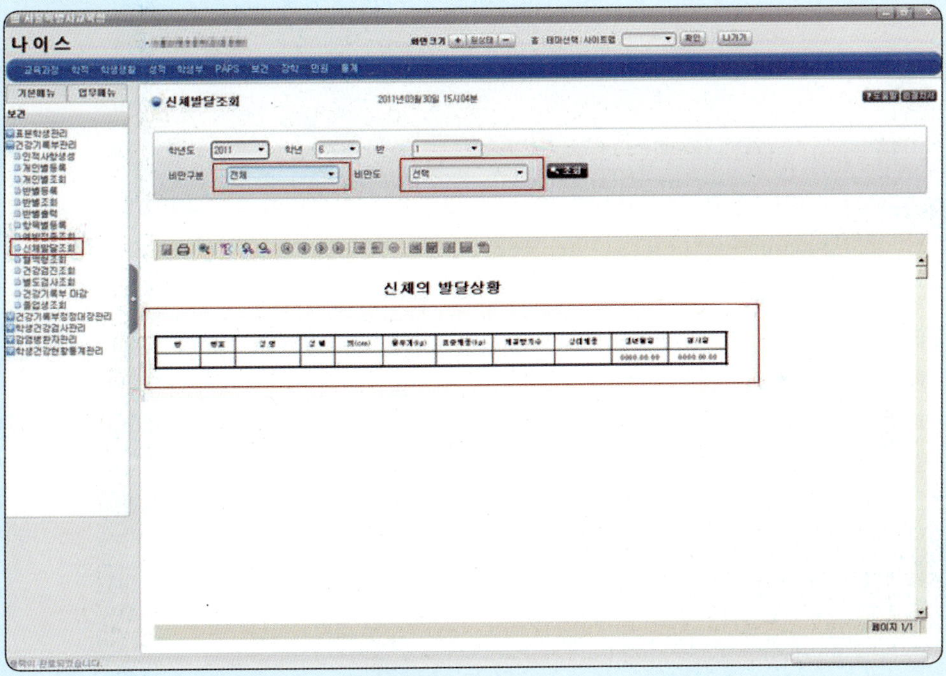

실무 예시 9-3. **시력 검사 안내 가정통신문**

제○○-○○호

	○○가정통신	〈교훈〉
		업무 담당자: ○○○ Tel.○○○-○○○○

시력 검사 결과 안내

학년/반: ○학년 ○반 이름: ○○○

안녕하십니까?

학교에서 실시한 시력 검사 결과입니다. 한쪽 눈이라도 시력이 0.7 이하인 경우는 안과에 방문하여 검진 및 상담을 받으시고 그 결과를 회신서에 작성하여 6월 2일(금)까지 담임 선생님께 제출해 주시기 바랍니다.

오른쪽	왼쪽

안경을 착용한 학생은 교정 시력 측정 결과임

※ 검사 결과는 검사자, 검사 기구, 조명 등의 이유로 의료 기관에서의 검진 결과와 다소 차이가 날 수 있습니다.

시력 보호법

- 독서를 할 때는 엎드리거나 눕는 자세는 피하고 흔들리는 차 안이나 어두운 곳에서 책을 보지 않습니다.
- TV를 시청할 때는 방(거실) 전체를 환하게 하고 화면의 높이는 눈의 높이와 수평이거나 약간 낮은 것이 좋으며, 너무 가까이 보거나, 누워서 보지 않도록 합니다.
- 컴퓨터를 사용할 때는 바른 자세와 일정한 거리 유지가 중요하며 방의 조명을 약간 어둡게 합니다. 또한 40~50분 후엔 10분 정도 휴식 시간을 갖도록 합니다.
- 눈에 좋은 음식(비타민 A, 달걀 노른자, 버터, 치즈, 당근, 시금치)을 섭취하도록 합니다.

20○○. ○. ○.

○○초등학교장

---------- 절 ---------- 취 ---------- 선 ----------

안과 진료 결과 회신서

학년/반: ○학년 ○반 이름: ○○○

검진일	진료 결과(소견)	검진 병 · 의원
		(인)

실무 예시 9-4. **신체 발달 검사 결과 안내문 가정통신문**

제○○-○○호

	○○가정통신	〈교훈〉
		업무 담당자: ○○○ Tel.○○○-○○○○

신체 발달 검사 결과 안내

안녕하십니까?

학교에서 실시한 신체 발달 검사 결과를 안내해 드립니다. 자녀의 건강을 위해 적절한 체중이 유지될 수 있도록 가정에서 협조해 주시기 바랍니다.

성명	성별	키(cm)	몸무게(kg)	표준 체중(kg)	체질량 지수	상대 체중

저체중

저체중의 문제점	• 골다공증의 위험이 높아질 수 있으며, 성장기 장애를 초래할 수 있습니다. • 여학생의 경우 월경 불순이나 무월경이 나타날 수 있습니다.
저체중 건강 관리 방법	• 최근 몇 개월 동안 체중의 10%가 감소했다면 병원 상담이 필요합니다. • 적은 식사량, 낮은 열량 음식 위주의 섭취, 과도한 운동 등에 대한 평가를 통해 문제점을 찾아 개선합니다.

비만

소아 비만의 문제점	• 성인 비만으로 이행될 확률이 높으며 고혈압, 고지혈증, 당뇨병 등 생활 습관병을 유발할 수 있습니다. • 자신의 외모에 대한 열등감과 자신감의 결여, 운동 능력의 저하 등으로 점차 소극적으로 되고 비사교적인 생활 태도를 보여 사회생활에 지장을 끼칠 수 있습니다.
비만 정도에 따른 건강 관리 방법	• 경도 비만: 체중을 유지만 해도 신장이 커져서 비만도가 정상이 되므로 너무 엄격히 식사 제한을 할 필요가 없습니다. • 중등도 비만: 당뇨병, 심장병, 고혈압 등의 생활 습관병 발생률이 증가하므로 경도 비만까지의 체중을 목표로 관리 합니다. • 고도 비만: 당뇨병, 심장병, 고혈압 등의 생활 습관병 발생률이 증가하며, 건강 문제가 발생할 수 있으므로
비만 예방	• 식이 요법: 하루 3회 규칙적인 식사를 하고 저녁 식사 후에는 음식을 먹지 않습니다. 아침 식사를 꼭 하도록 하고, 물을 충분히 마시게 합니다. 기름기가 많고 튀긴 음식보다는 채소나 과일을 많이 먹습니다. • 운동 요법: 주 3회 이상 30분씩 규칙적인 운동을 합니다. • 생활 습관: TV, 컴퓨터 시간을 줄이고 방과 후 운동 참여 등으로 육체적 활동을 늘립니다.

20○○. ○. ○.

○○초등학교장

실무 예시 9-5. **학생 건강 상태 조사 실시 및 학교 응급 관련 정보 확인**

○○초등학교

수신　　내부 결재
(경유)

제목　　○○학년도 학생 건강 상태 조사 실시 및 학교 응급 관련 정보 확인

---

1. 관련: 학교건강검사규칙 제3조(건강 검사의 실시), 동법 제4조의2(건강 조사의 항목 및 방법), 서울특별시강서양천교육지원청 평생교육건강과-1668(2017. 2. 7.)호 2017년 보건교육 및 학생 건강 증진 계획
2. ○○학년도 학생 건강 상태 조사를 다음과 같은 방법으로 실시하고 이와 함께 학교 응급 관리에 필요한 정보도 확인하고자 합니다.

가. 조사 내용: 학생 건강 상태 및 학교 응급 관련 정보

- 학생 건강 상태 조사: 개인 병력, 가족 병력, 건강 생활 습관 등
- 학교 응급 관련 정보: 비상 연락처, 학교 투약 및 응급 이송 동의 여부 등

나. 조사 대상: 전교생

다. 조사 기간: 3. 10.(수) ~ 3. 19.(일)

라. 조사 방법: 온라인 조사

- 조사 안내 가정통신문 배부(붙임 1 참조)
- 학교 홈페이지에 온라인 설문조사지 링크(붙임 2 참조)

라. 자료의 활용

- 응급 환자 발생 시 학부모 비상 연락망 구축
- 학교 요양호자 파악
- 학교보건사업 계획 수립 시 기초 자료로 활용
- 건강 관련 생활 지도와 상담 자료로 교과교사, 상담사, 담임교사와 공유

붙임 1. 학생 건강 상태 조사 및 학교 응급 관련 정보 확인 가정통신문 1부.
　　2. 학생 건강 상태 온라인 설문조사 내용 1부.　끝.

실무 예시 9-6. **건강 상태 조사 방법 안내 가정통신문**

제ㅇㅇ-ㅇㅇ호

	ㅇㅇ가정통신	〈교훈〉
		업무 담당자: ㅇㅇㅇ Tel.ㅇㅇㅇ-ㅇㅇㅇㅇ

학생 건강 상태 조사 및 학교 응급 관련 정보 확인

학년/반: ㅇ학년 ㅇ반 이름: ㅇㅇㅇ

학부모님, 안녕하십니까?

새 학기를 맞아 귀댁 자녀의 건강 상태를 파악하여 건강하게 학교생활을 할 수 있도록 학생들의 건강 상태를 온라인으로 조사하고 있습니다. 본 조사는 학교건강검사규칙 제3조(건강 검사의 실시), 제4조의 2(건강 조사의 항목 및 방법)에 의해 매년 시행되고 있습니다. 이와 함께 학교 응급 관련 정보도 함께 확인하고자 합니다. 학생 건강 상태에 대한 정보 부족으로 인해 사고나 부적절한 응급 처치가 발생하지 않도록 반드시 조사에 응해주시기 바라며, 조사 방법은 아래와 같습니다.

ㅁ 조사 내용: 학생의 전반적인 건강 상태 및 학교 응급 관리
- 학교 응급 관련 정보: 응급 상황 발생 시 비상 연락처 및 이송, 학교보건 서비스에 관한 내용
- 건강 상태 조사: 개인 병력, 가족 병력, 학생의 건강 생활 습관 등

ㅁ 조사 대상: 전교생

ㅁ 조사 기간: 3월 10일(금) ~ 3월 19일(일)

ㅁ 조사 방법: 온라인 조사
- 학교 홈페이지 오른쪽 하단에 있는 [학생 건강 상태 조사] 박스를 클릭하면 조사 응답 화면이 나타납니다(로그인을 하지 않아도 가능 합니다).
- 설문지가 나타나면 학년, 반, 이름을 입력하고 자녀와 함께 질문을 읽고 해당하는 내용을 입력합니다.
- 조사가 끝나면 [응답 완료]버튼을 클릭 합니다.

  ※ 응답 완료 버튼을 클릭하지 않으면 설문지가 입력되지 않습니다.

☞ 본 조사에 응답하지 않은 경우는 아래 항목에 대해 동의하는 것으로 간주 합니다.

- 학생 건강 상태(아래 조사 내용 포함)와 관련하여 아무 문제가 없음
- 응급 상황 이송 및 보건 서비스(투약, 치료, 응급 처치)에 동의함

☞ 응답해 주신 내용에 대해 비밀이 보장되며 자료는 다음과 같이 활용 됩니다.

- 응급 환자 발생 시 학부모 연락을 위한 비상 연락망 구축
- 학교 요양호자 파악(학교생활 시 주의 사항 및 건강 문제 발생 시 참고 자료로 활용)
- 상담 자료
- 학교보건사업 운영 및 효과 평가 자료

20ㅇㅇ. ㅇ. ㅇ.

ㅇㅇ초등학교장

실무 예시 9-7. **건강 상태 조사 온라인 설문지**

- 조사명: 건강 상태 조사 및 학교 응급 관리 동의
- 조사 소개

학부모님 안녕하십니까? 우리학교에서는 새학기를 맞아 귀댁 자녀의 건강 상태를 파악하여 건강하게 학교생활을 할 수 있도록 아래와 같이 건강 상태를 조사하고자 합니다. 또한 학교 응급 관리와 관련된 학부모의 동의 여부도 함께 확인하고자 합니다. 바쁘시더라도 자녀와 함께 질문 내용을 잘 읽어 보시고 정확하게 기록해 주시기 바랍니다. 건강 조사 결과에 대해서는 비밀이 보장됩니다. 단, 상담 및 학생 지도를 위해 필요시에는 조사 내용이 담당교사에게 제공될 수 있습니다.

※ 관련 근거: 학교건강검사규칙 제3조(건강 검사의 실시), 제4조의2(건강 조사의 항목 및 방법)

- 조사 문의

인적 사항

문제 1. 몇 학년입니까?

① 1학년 ② 2학년 ③ 3학년 ④ 4학년 ⑤ 5학년
⑥ 6학년

문제 2. 몇 반입니까?

① 1반 ② 2반 ③ 3반 ④ 4반 ⑤ 5반
⑥ 6반 ⑦ 7반 ⑧ 8반

문제 3. 이름은 무엇입니까?

학교 응급 관리

문제 4. 응급 상황 시 보호자 연락을 위해 학부모와 학부모 권한 대행자의 성명과 연락처를 보기와 같이 입력해 주십시오.

[보기] 학부모–김보건(010–0000–0000), 대행자–이보건(010–0000–0000)

문제 5. 응급 상황 시 환자 이송에 대한 내용입니다. 다음 내용에 동의하십니까?(응급 상황 시 우선적으로 학부모가 이송 병원을 선정하는 것이 원칙이나 위 연락처로도 연락이 안되는 경우 학교 임의로 인근 병원 또는 학생이 평소에 이용하던 병원으로 이송합니다.)

① 동의함

② 동의하지 않음: 이유

문제 6. 학교보건법 시행령 제23조에 근거한 학교에서의 치료 및 투약에 대한 내용입니다. 다음 내용에 동의하십니까?(학교에서는 학생들에게 수집된 건강 정보를 바탕으로 일반적인 외상과 통상 건강 문제에 대한 치료 및 이에 따른 일반 의약품을 투약합니다.)

① 동의함

② 동의하지 않음: 이유

문제 7. 특정 약에 대한 부작용이 있습니까?

① 아니오

② 예: 해당 약물과 부작용 내용

건강 상태 조사: 개인 병력 및 예방접종

문제 8. [개인 병력] 건강상의 이유로 학교에서 특별히 배려해야할 점이 있습니까? 있다면 그 내용을 상세하게 적어주십시오.

[예시] 심 질환, 호흡기 질환, 심장 질환, 알레르기, 근골격계 질환, 신경계 질환, 암 등

① 아니오

② 예: 상세 내용

문제 9. [개인 병력] 만성적인 건강 문제로 지속적으로 복용하고 있는 약이 있습니까? 있다면 그 내용을 상세하게 적어주십시오.

① 아니오

② 예: 상세 내용

문제 10. [개인 병력] 지난 2년 동안 다음 질병을 앓았거나 병원 진료를 받은 적이 있습니까? 해당 내용을 정확하게 입력해 주십시오.

1. 아토피 피부병	2. 천식	3. 발작(경기)	4. 암
5. 당뇨병	6. 고혈압	7. 심장 질환	

① 아니오　② 예/완치　③ 예/관찰 중
④ 예/치료 중

문제 11. [가족 병력] 지난 1년 동안 함께 살고 있는 가족이 질병으로 인해 수술, 입원, 지속적 병원 치료를 받고 있는 사람이 있습니까? 있다면 가족 관계와 그 이유를 적어주십시오.

① 아니오
② 예: 상세 내용

문제 12. [예방접종] 1학년 학생만 응답합니다. 아래의 예방접종 항목에 대해 해당하는 곳에 표시해 주십시오.

1. 결핵	2. 수두	3. B형 간염(1차, 2차, 3차 모두 완료)

① 접종　② 미접종　③ 잘 모름

건강 상태 조사: 식생활/비만

문제 13. [식습관] 최근 7일 동안, 다음 음식을 대체로 몇 번 먹습니까?

1. 라면	2. 과자	3. 패스트푸드(햄버거, 피자, 닭튀김 등)
4. 탄산음료	5. 우유 및 유제품	6. 과일
7. 김치를 제외한 채소 반찬		

① 안 먹음(최근 7일 동안)　② 하루 1번 이상　③ 주 5~6번
④ 주 3~4번　⑤ 주 1~2번

문제 14. [식습관] 최근 7일 동안, 아침 식사(우유나 쥬스만 먹은 것은 제외)를 한 날은 며칠입니까?(빵, 선식 또는 미숫가루, 죽, 시리얼 등으로 식사를 한 경우는 식사에 포함)

① 0일　② 1일　③ 2일　④ 3일
⑤ 4일　⑥ 5일　⑦ 6일　⑧ 7일

문제 15. [비만] 최근 30일 동안, 체중을 조절하기 위해 노력한 적이 있습니까?

① 노력한 적 없다.

② 체중을 줄이기 위해 노력했다.

③ 체중을 늘리기 위해 노력했다.

④ 현재 체중을 유지하기 위해 노력했다.

건강 상태 조사: 위생 관리

문제 16. [손 씻기] 최근 7일 동안 '비누를 이용하여' 얼마나 자주 손을 씻었습니까?

1. 학교에서 식사 전　2. 집에서 식사 전　3. 화장실 사용 후
4. 외출 후 집에

① 항상 씻었다.　② 대부분 씻었다.　③ 가끔 씻었다.

④ 전혀 씻지 않았다.

문제 17. [양치질] 최근 7일 동안, 학교에서 점심 식사 후 칫솔질을 얼마나 자주 하였습니까?

① 항상했다.　② 대부분했다.　③ 가끔했다.

④ 안했다.

건강 상태 조사: 신체 활동

문제 18. [심폐 운동/근력 운동] 최근 7일 동안 다음의 운동을 한 날은 며칠입니까?

1. 근력 운동(팔 굽혀 펴기, 윗몸 일으키기, 철봉 등)
2. 숨이 찬 정도의 신체 활동을 하루 총 60분 이상 한 날

① 최근 7일 동안 없다.　② 주 1일　③ 주 2일

④ 주 3일　⑤ 주 4일　⑥ 주 5일

⑦ 주 6일　⑧ 주 7일

문제 19. [수면] 최근 7일 동안, 주중(월~금요일)에 하루 평균 몇 시간 잠을 잤습니까?

① 4시간 미만　② 4~5시간 미만　③ 5~6시간 미만

④ 6~7시간 미만　⑤ 7~8시간 미만　⑥ 8시간 이상

문제 20. [수면] 최근 7일 동안, 잠을 잔 시간이 충분하다고 생각합니까?

① 매우 충분하다. ② 충분하다. ③ 그저 그렇다.
④ 충분하지 않다. ⑤ 전혀 충분하지 않다.

건강 상태 조사: 학교생활/가정생활

문제 21. 다음은 가정 및 학교생활에 관한 문항입니다. 해당하는 곳에 표시하시오.

1. 우리 가족은 나의 이야기를 잘 들어주고 나의 감정을 존중해 줍니까?
2. 학교생활이 힘들고 괴로워서 가고 싶지 않을 때가 자주 있습니까?

① 예 ② 아니오

건강 상태 조사: 텔레비전/인터넷/음란물의 이용

문제 22. 다음을 읽고 해당하는 곳에 표시하시오.

1. 부모님이 텔레비전 시청, 인터넷 이용 시간을 제한합니까?
2. 주위 사람들이 내가 인터넷을 너무 많이 한다고 지적합니까?
3. 음란물을 을 본 적이 있습니까?

① 예 ② 아니오

건강 상태 조사: 안전 의식

문제 23. [안전사고] 최근 12개월 동안, 학교에서 다쳐서 병원에서 치료를 받은 적이 있습니까?

① 없다. ② 1번 ③ 2번 ④ 3번
⑤ 4번 ⑥ 5번 ⑦ 6번 이상

문제 24. [안전에 대한 인식] 다음을 읽고 해당하는 곳에 표시하시오.

1. 최근 12개월 동안, 자전거를 탈 때, 헬멧을 착용했습니까?
2. 승용차나 택시, 고속버스를 탈 때 안전벨트를 맵니까?
3. 인라인스케이트, 롤러블레이드를 탈 때, 보호 장구를 착용합니까?

① 탄 적이 없다. ② 항상한다. ③ 대체로 하는 편이다.
④ 가끔 하는 편이다. ⑤ 전혀 하지 않는다.

건강 상태 조사: 학교폭력

문제 25. [학교폭력] 지난 12개월 동안 친구의 괴롭힘, 따돌림 등으로 힘들었던 경험이 있습니까? 경험이 있다면 그 내용을 구체적으로 적어 주세요.

① 아니오

② 예: 상세 내용

건강 상태 조사: 흡연/음주/약물의 사용

문제 26. [흡연] 현재 함께 사는 가족 중에서 현재 담배를 피우는 분은 모두 표시해 주십시오.

① 없다. ② 아버지 ③ 어머니

④ 형제자매 ⑤ 할아버지, 할머니 ⑥ 기타

⑦ 잘 모른다.

문제 27. [흡연] 최근 7일 동안, 집안에서 다른 사람(가족이나 손님 등)이 담배를 피울 때 그 근처에 같이 있은 적이 며칠입니까?

① 최근 7일 동안 없다. ② 주 1일 ③ 주 2일

④ 주 3일 ⑤ 주 4일 ⑥ 주 5일

⑦ 주 6일 ⑧ 매일

문제 28. [음주] 같이 사는 가족 중에 술을 많이 마셔서 걱정이 되는 사람이 있습니까?

① 예 ② 아니오

건강 상태 조사: 성 의식

문제 29. [성 문제/성 의식] 지난 1년을 기준으로 해당하는 곳에 표시하시오.

1. 학교 이외의 곳에서 성교육을 받은 적이 있습니까?
2. 부모님과 성을 주제로 대화를 한 경험이 있습니까?
3. 월경/몽정을 합니까?

① 예 ② 아니오

문제 30. [정신건강] 평상시 스트레스를 얼마나 느끼고 있습니까?

① 대단히 많이 느낀다. ② 많이 느낀다. ③ 조금 느낀다.

④ 별로 느끼지 않는다. ⑤ 전혀 느끼지 않는다.

건강 상태 조사: 사회성/정신건강

문제 31. [정신건강] 스트레스를 받는 가장 큰 원인은 무엇입니까?

① 스트레스를 느끼지 않는다. ② 부모님과의 갈등 ③ 가정 형편

④ 선생님과의 갈등 ⑤ 학교에서의 친구 관계 ⑥ 성적

⑦ 건강 문제 ⑧ 외모

문제 32. [정신건강] 최근 12개월 동안, 2주 내내 일상생활을 중단할 정도로 슬프거나 절망감을 느낀 적이 있었습니까?

① 예 ② 아니오

문제 33. [사회성] 친한 친구가 있습니까?

① 예 ② 아니오

건강 상태 조사: 건강 상담

문제 34. [건강 상담] 최근 12개월 동안, 충치 예방을 위한 치과 치료(스케일링, 실란트, 불소 도포 등)를 받은 적이 있습니까?

① 없다. ② 연 1회 ③ 연 2회

④ 연 3회 ⑤ 연 4회 이상

이상으로 건강 상태 실태 조사가 끝났습니다. 하단에 있는 [응답 완료] 버튼을 클릭해 주시기 바랍니다. 감사합니다.

실무 예시 9-8. **학생 건강 검진 및 구강 검진 기관 선정을 위한 운영위원회 안건 제출**

○ ○초등학교

수신　　내부 결재

(경유)

제목　　○○학년도 학생 건강 상태 조사 실시 및 학교 응급 관련 정보 확인

---

1. 관련
   가. 서울특별시교육청 체육건강과-1334(2017. 1. 31.)
   나. 학교보건법 제7조(건강 검사 등)
   다. 학교건강검사규칙 제3조(건강 검사의 실시), 제5조의2(건강 검진의 절차 등)
   라. 건강검진기본법 제14조(검진 기관의 지정)
2. ○○학년도 학생 건강 검진 및 구강 검진 기관 선정을 위해 붙임과 같이 운영위원회 심의 안건을 제출하고자 합니다.

붙임 ○○학년도 학생 건강 검진 및 구강 검진 기관 선정 심의 안건 1부. 끝.

실무 예시 9-9. **학생 건강 검진, 구강 검진 병원 선정 심의(안)**

학생 건강 검진, 구강 검진 병원 선정 심의(안)

안건 번호

제안자　학교장

제안 설명　○○○

1. 제안 이유
   - 학생 건강 검진 및 구강 검진 병원을 선정하기 위함

2. 근거
   - 서울특별시교육청 체육건강과-1334(2017. 1. 31.)
   - 학교보건법 제7조(건강 검사 등)
   - 학교건강검사규칙 제3조(건강 검사의 실시), 제5조의2(건강 검진의 절차 등)
   - 건강검진기본법 제14조(검진 기관의 지정)

3. 주요 내용: 붙임 참조

9-9 붙임

학생 건강 검진 및 구강 검진 기관 선정 건

1. ○○학년도 학생 건강 검진 계획

가. 검진 대상

- 1, 4학년: 건강 검진
- 2, 3, 5, 6학년: 구강 검진

나. 검진 기간: 6월~9월

다. 검진 방법: 학생이 학부모와 함께 학교에서 지정한 의료 기관을 방문하여 검진

라. 검진 비용: 학교 부담

	1학년	4학년	
		일반	비만
건강 검진	19,080원	15,680원	22,470원
구강 검진	6,860원		

마. 검진 결과 처리

- 각 검진 기관에서 학교 및 가정으로 학생 건강 검진 결과지 발송
- 유소견자는 재검사 권장 및 보건일지에 특이 사항 입력하여 관리
- 학교보건사업의 기초 자료로 활용

2. 학생 건강 검진 기관 선정

가. 병원 선정 기준

- 2개 기관 이상 선정
- 자격: 국민건강보험공단에 등록된 건강 검진 기관

나. 1, 4학년 학생 건강 검진 병원 선정 안

[안건 1] 건강 검진 병원 선정: ○○병원, ○○병원

	○○병원	○○병원
소재지	○○	○○
	○○ 주변	○○ 주변
특징	종합 병원 건강 검진 기관 등록(+) 2013년 실시 병원	종합 병원 건강 검진 기관 등록(+) 2013년 실시 병원
검진내용	내과 검진 + 구강 검진	내과 검진 + 구강 검진

다. 2, 3, 5, 6학년 구강 검진 병원 선정 안

[안건 2] 구강 검진 병원 선정: ○○

	○○치과	○○치과	○○치과	○○치과	○○치과
소재지	○○	○○	○○	○○	○○
	○○건물 2층	1408동 앞	1401동 앞	○○은행 옆	○○은행 옆
2016년 검진 현황	201명	102명	212명	300명	98명

실무 예시 9-10. **학생 건강 검진 및 구강 검진 계약**

○○초등학교

수신 내부 결재
(경유)
제목 ㅇㅇ학년도 학생 건강 검진 및 구강 검진 계약

---

1. 관련
   가. 서울특별시교육청 체육건강과-1334(2017. 1. 31.)
   나. 학교보건법 제7조(건강 검사 등)
   다. 학교건강검사규칙 제3조(건강 검사의 실시), 제5조의2(건강 검진의 절차 등)
   라. 건강검진기본법 제14조(검진 기관의 지정)
2. ㅇㅇ학년도 학생 건강 검진 및 구강 검진 기관 선정과 관련하여 지난 학교 운영위원회 심의를 통해 확정된 아래의 병(의)원과 계약을 체결하고자 합니다.
   가. 학생 건강 검진: ㅇㅇ병원, ㅇㅇ병원
   나. 학생 구강 검진: ㅇㅇ치과, ㅇㅇ치과, ㅇㅇ치과, ㅇㅇ치과, ㅇㅇ치과

붙임 1. 학생 건강 검진 계약서 1부.
2. 학생 구강 검진 계약서 1부. 끝.

실무 예시 9-11. **학생 건강 검사 실시 계획 및 안내 가정통신문 배부**

○○초등학교

수신 내부 결재
(경유)
제목 ○○학년도 학생 건강 검사 실시 계획 및 안내 가정통신문 배부

---

1. 관련
   가. 서울특별시교육청 체육건강과-1334(2017. 1. 31.)
   나. 학교보건법 제7조(건강 검사 등)
   다. 학교건강검사규칙 제3조(건강 검사의 실시), 제5조의2(건강 검진의 절차 등)
   라. 건강검진기본법 제14조(검진 기관의 지정)
2. ○○학년도 학생 건강 검진 및 구강 검진을 다음과 같이 실시하고 안내 가정통신문을 배부하고자 합니다.
   가. 건강 검진 및 구강 검진 실시 계획
      1) 검진 기관
         - 건강 검진: ○○병원, ○○병원
         - 구강 검진: ○○치과, ○○치과, ○○치과, ○○치과, ○○치과
      2) 검진 기간: 6. 19. ~ 9. 30.
         - 병원마다 검진 기간에 다소 차이 있음
         - 9월은 미검진자에 한하여 실시
      3) 검진 비용
         - 건강 검진: 1학년 19,080원, 4학년 15,680원(비만 학생 22,470원)
         - 구강 검진: 6,860원
      4) 검진 방법: 지정 검진 기관 중 희망하는 병원에 방문하여 검진
      5) 결과 처리
         - 검진 결과 확인서 수합 후 건강기록부에 검진 기관 및 검진 일자 입력
         - 유소견자는 재검사 권장 및 보건일지에 특이 사항 입력하여 관리
         - 검진 기관 만족도 조사 실시 후 공지
   나. 검진 안내 가정통신문 배부
      1) 배부일: 6. 16.
      2) 배부 대상
         - 건강 검진: 1, 4학년
         - 구강 검진: 2, 3, 5, 6학년
      3) 내용
         - 건강 검진: 검진 안내(붙임 1 참조), 건강 검진 문진표(병원에서 제공)
         - 구강 검진: 검진 안내(붙임 2 참조), 구강 검진 문진표(붙임 3 참조)

붙임 1. 학생 건강 검진 안내 가정통신문 1부.
2. 학생 구강 검진 안내 가정통신문 1부.
3. 구강 검진 문진표 1부. 끝.

실무 예시 9-12. **학생 검진 기관 승낙서(구강 검진)**

학생 구강 검진 승낙서

학생 검진 기관으로써 아래 계약 내용, 학생 건강 검진 유의 사항 및 준수 사항 등 검진 기관으로서의 책무를 성실히 이행할 것을 승낙합니다(계약서 작성 생략).

□ 검진 기관		(전화번호:)	
병원명		사업자등록번호	
주 소		원장 성명	

□ 계약 내용				
계약건명	○○학년도 ○○초등학교 학생 구강 검진			
1인당 검진 비용	2학년	3학년	5학년	6학년
	6,860원	6,860원	6,860원	6,860원
검진 대상	2, 3, 5, 6학년 학생 651명 중 방문 학생			
검진 기간	○○년 6월 19일 ~ 9월 30일		**검진 완료일**	○○년 9월 30일
계약 보증금	계약 금액(검진 대상 인원×검진 비용)의 10%			
지연 배상금	검진 완료 후 15일 이내에 결과 통보를 하지 않는 경우 매 1일마다 청구 금액(검진 인원×검진 비용)의 1,000분의 2.5에 해당하는 지연 배상금을 납부하여야 하며, 납부하여야 할 금액은 계약 대가에서 상계할 수 있다.			

〈앞〉

□ 검진 기관의 학생 건강 검진 유의 사항 및 준수 사항

1. 건강 검진 항목 및 방법: 검진 기관은 학교건강검사규칙 제5조제2항 관련 건강 검진 항목 및 방법에 따라 적정한 의료 장비를 사용하여 학생 개인별로 정밀하게 실시한다.
2. 건강 검진 결과 판정 및 기재 방법: 검진 기관은 교육과학기술부 고시 [학교 건강 검진 결과 판정 및 기재 방법 등에 관한 기준]에 따라 검진 결과를 판정, 기재한다.
3. 검진 결과 통보: 검진 기관은 건강 주의, 질환 의심 또는 유소견자의 경우 치료 등의 적절한 조치를 취할 수 있도록 건강 검진 완료 후 15일 이내에 검진 학생에 대하여 학생 건강 검사(구강 검진) 결과 통보서를 3부 작성하여 1부는 검진 기관이 보관, 1부는 학생 또는 그의 보호자, 1부는 학교로 통보한다.
4. 검진 기관 준수 사항
   가. 검진 기관은 검진 실시에 앞서 검진에 필요한 일반 검진 문진표, 구강 검진 문진표, 검진 안내서(검진 장소, 검진 시간, 검진절 차 및 검진 시 유의 사항 등)을 사전에 학생들에게 배부
   나. 검진 기관의 [인력 · 시설 및 장비 기준]을 반드시 충족하고 검진 업무 수행
   다. 검진 기관은 흉부 방사선 검사를 위한 방사선 발생 장치 및 방어 시설 검사 성적서, 방사선 발생 장치 설치 및 사용신고필증 사본을 비치하고, 검진 장비에 대한 정도 관리 철저
   라. 무자격자(의사가 아닌 간호사, 치과 위생사 등)의 검진 행위 금지
   마. 검진 결과 통보 시기 준수
   바. 학생의 인적 사항, 검진 자료 등의 개인정보 보호 및 검진 통계 자료 보안 관리 철저
   사. 건강 검진과 관련된 검사 소견 및 기록, 방사선 촬영 필름 및 판독 소견서 등의 검진 자료는 5년간 보존(의료법시행규칙 제15조)
5. 사고 책임: 검진 기관은 학생 건강 검진에 따른 제반 의료 사고 예방에 최선을 다하여야 하며, 검진과 관련하여 발생한 의료 사고는 검진 기관이 민 · 형사상 책임을 진다.
6. 기타 비용: 검진 기관은 학생 건강 검사에 따른 제비용을 부담하고, 계약 금액 이외의 여하한 명목의 경비를 "갑"에게 요구할 수 없다.
7. 검진 비용의 청구, 지급: 검진 기관은 검진 비용을 청구할 수 있으며, 학교는 청구일로부터 7일 이내(토요일, 공휴일 제외)에 지급한다.
8. 손해 배상: 검진 기관은 상기 계약 사항을 이행치 아니하였을 때 계약 보증금을 학교에 납부하여야 한다. 또한 검진 기관이 "갑"에게 부당한 손해를 끼쳤을 때에는 이에 상응하는 보상을 한다.
9. 검진 취소 등: 천재지변 또는 학교의 부득이한 사정에 의하여 학생 건강 검진이 취소되거나 연기될 때에는 학교는 즉시 검진 기관에 통보하여야 하며, 검진 기관은 이에 따른 손해 배상을 청구할 수 없다.
10. 계약 조건: 이 계약에 명시되지 않은 사항은 지방자치단체를 당사자로 하는 계약에 관한 법령, 지방자치단체 용역 계약 일반 조건(행정안전부 예규), ○○초등학교 청렴 계약 특수 조건을 적용한다.

붙임 1. 청렴서약서 1부.

2. 수의계약 각서 1부.

3. 사업자등록증 사본 1부.

4. 의사 면허 사본 및 통장 사본 1부. 끝.

〈뒤〉

실무 예시 9-13. **학생 건강 검진 안내 가정통신문**

제○○-○○호

	○○가정통신	〈교훈〉
		업무 담당자: ○○○ Tel.○○○-○○○○

학생 건강 검진 안내

학부모님 안녕하십니까?

가정에 건강과 행복이 가득하시길 기원하며 학생 건강 검진에 대해 안내해 드립니다. 학교보건법 제 7조 및 학교건강검사규칙에 의거하여 실시되는 학생 건강 검진은 학생들의 건강 문제를 조기에 발견하여 관리, 치료하기 위한 목적으로 시행됩니다. 아래 내용을 숙지하시어 귀댁의 자녀가 건강 검진을 받을 수 있도록 협조하여 주시기 바랍니다. 검진 후 아래 확인서는 담임 선생님께 제출해 주시기 바랍니다.

□ 검진 대상: 1학년, 4학년

□ 검진 비용: 무료(학교 예산에서 지출됨)

□ 검진 기관: ○○병원, ○○병원

□ 검진 방법

- 학교 지정 검진 기관 중 원하는 병원의 검진 기간과 시간을 확인 후 병원에 방문하여 검진
- ○○병원 이용 시 사전에 배부 받은 문진표를 작성하여 병원 방문 시 제출(문진표 분실 시 검진 당일 병원에 방문하여 문진표를 받은 후 작성하여 제출)
- ○○병원 이용 시 검진 당일 병원에 방문하여 문진표를 받은 후 작성하여 제출
- 검진 후 아래 확인서를 담임 선생님께 제출

□ 검진항목

구분	내용	
기본 공통 항목	신체의 발달 상황(키, 몸무게), 건강 조사	
	근골격 및 척추, 눈, 귀, 콧병, 피부병, 구강, 기관 능력 및 혈압	
	소변 검사(뇨단백, 뇨잠혈)	
추가 항목	1학년	혈액형 검사(ABO식, RH식)
	4학년 중 경도 비만 이상 아동	혈당, 총콜레스테롤, AST, ALT

□ 주의 사항

- 검진하고자 하는 병원의 문진표는 가정에서 미리 작성하여 검진 당일 병원에 제출
- 4학년 학생 중 비만이 의심되는 아동은 혈액 검사가 추가되므로 저녁 9시 이후 금식하고 오전 중 검진(단, 치료를 위해 복용 중인 약은 복용 가능)

□ 학교 지정 학생 건강 검진 병원 안내

검진 기관명	검진 기간	전화번호	위치	검진 시간
○○병원	6월 19일~8월 22일	-	-	[평일] 08:00~11:30, 13:30~15:30 / [토요일] 08:00~11:30 ※ ○○병원 검진 안내문 참조
○○병원	8월 7일~8월 19일 ※8월 15일은 휴무	-	-	08:00~11:00(토요일 포함)

20○○. ○. ○.

○○초등학교장

------------------------- 절 ------------- 취 ------------- 선 -------------------------

건강 검진 확인서

* 건강 검진을 받은 후 학부모님께서 아래 내용을 작성하여 담임 선생님께 제출하시기 바랍니다.

○○초등학교 ( )학년 ( )반 ( )번 성명:		
검진 병원	검진 날짜	※ 검진 받은 병원 한 곳에 ○표 하고 검진 날짜를 기재
○○병원, ○○병원	2017. . .	

실무 예시 9-14. **학생 구강 검진 안내 가정통신문**

제○○-○○호

	○○가정통신	〈교훈〉
		업무 담당자: ○○○ Tel.○○○-○○○○

학생 구강 검진 안내

학부모님 안녕하십니까?

가정에 건강과 행복이 가득하시길 기원하며 학생 구강 검진에 대해 안내해 드립니다. 귀댁의 자녀가 구강 검진을 꼭 받을 수 있도록 학부모님의 많은 협조 부탁드립니다. 검진 후 아래 확인서는 담임 선생님께 반드시 제출해 주시기 바랍니다.

ㅁ 검진 대상: 2, 3, 5, 6학년

ㅁ 검진 비용: 무료(학교 예산에서 지출됨)

ㅁ 검진 방법

- 학년별 검진 기간에 학교 지정 치과 병원 5곳 중 원하는 병원에 아동이 직접 방문하여 검진
- 학교에서 배부한 구강 검진 문진표를 작성하여 치과 병원에 제출
- 검진 후 확인서를 담임 선생님께 제출

ㅁ 학년 별 검진 기간

학년	검진 기간	학년	검진 기간
2학년	6월 19일~6월 24일(1주)	5학년	7월 3일~7월 8일(1주)
3학년	6월 26일~7월 1일(1주)	6학년	7월 10일~7월 15일(1주)

※ 학부모의 부득이한 사정으로 학년별 정해진 기간에 검진을 받지 못 하는 경우에도 6월 19일~8월 31일 기간 중에 지정된 병원에서 검진 받을 수 있습니다.

※ 중복으로 검진 받은 것이 확인되면 추가 검진 비용은 학부모가 부담하셔야 합니다. 주의하시기 바랍니다.

ㅁ 학교 지정 치과 병원 안내

검진 기관명	전화번호	위치	검진 시간
○○치과	-	-	[평일] 10:00~18:30 [토요일] 10:00~14:00 [점심 시간] 13:00~14:00
○○치과	-	-	[평일] 09:30~18:00 [토요일] 09:30~12:30 [점심 시간] 13:00~14:00
○○치과	-	-	[평일] 09:30~18:00 [토요일] 09:00~13:00 [점심 시간] 12:30~14:00
○○치과	-	-	[평일] 10:00~18:00 [토요일] 10:00~14:00 [점심 시간] 13:00~14:00
○○치과	-	-	[평일] 09:30~18:00 [토요일] 09:30~12:30 [점심 시간] 13:00~14:00

20○○. ○. ○.

○○초등학교장

---------- 절 ---------- 취 ---------- 선 ----------

구강 검진 확인서

* 구강 검진을 받은 후 학부모님께서 아래 내용을 작성하여 담임 선생님께 제출하시기 바랍니다.

○○초등학교 ( )학년 ( )반 ( )번 성명:		
검진 병원	검진 날짜	※ 검진 받은 치과 한 곳에 ○표 하고 검진 날짜를 기재
○○치과, ○○치과, ○○치과	2017. . .	

실무 예시 9-15. **학생 검진 기관 승낙서(구강 검진)**

구강 검진 문진표

이 설문조사는 구강 검진에 앞서 여러분의 구강 증상과 구강 건강 행태에 대하여 미리 알아보고자 실시하는 것입니다. 설문 결과는 여러분이 진찰을 받을 때 참고하도록 할 것이며, 그 내용에 대하여는 비밀이 보장됩니다. 여러분의 솔직하고 성실한 답변은 여러분 자신에게 큰 도움이 될 것입니다. 본인이 작성하되 모르는 사항은 부모님(보호자)과 상의하여 정확하게 기재하여 주시기 바랍니다.

수검자 인적 사항			
학교명	ㅇㅇ초등학교		
학년/반/번호	학년 반 번		
성명			
성별	남 / 여	생년월일	년 월 일

구강 증상에 대한 물음

※ 최근 1년 동안 학생이 경험한 증상에 모두 "V" 표시를 해 주십시오.

증상	① 있다	② 없다
1. 치아가 깨지거나 부러짐		
2. 차갑고 뜨거운 음료 혹은 음식을 마시거나 먹을 때 치아가 아픔		
3. 치아가 쑤시고 욱신거리고 아픔		
4. 잇몸이 아프거나 피가 남		
5. 혀 또는 입 안쪽 뺨이 욱신거리며 아픔		
6. 불쾌한 입 냄새가 남		

구강 건강 행태에 대한 물음

※ 학생의 구강 건강 행태에 해당하는 번호에 "V" 표시를 하여 주십시오.

7. 지난 1년간 치과 병(의)원에 간 적이 있습니까?
① 있다 ② 없다 ③ 모르겠다.

8. 어제 하루 동안 이를 닦은 때를 모두 표시해 주세요.
① 아침 식사 전 ② 아침 식사 후
③ 점심 식사 후 ④ 저녁 식사 후
⑤ 잠자기 직전 ⑥ 간식 섭취 후

9. 과자 등 단 음식이나 콜라 등 청량음료를 즐겨 먹습니까?
① 그렇다 ② 보통이다 ③ 아니다

10. 현재 사용 중인 치약에 불소가 들어있습니까?
① 예 ② 아니오 ③ 불소 치약이 무엇인지 모름

※ 특별히 치과 의사 선생님께 하고 싶은 말을 쓰십시오.

실무 예시 9-16. **학생 건강 검진 기관 만족도 조사**

○○초등학교

수신 　 내부 결재
(경유)

제목 　 ○○학년도 학생 건강 검진 및 구강 검진 기관 만족도 조사

---

1. 관련
   가. 서울특별시교육청 체육건강과-1334(2017. 1. 31.)

2. ○○학년도 학생 건강 검진 및 구강 검진 기관 만족도 조사를 아래와 같이 실시하고 안내 가정통신문을 배부하고자 합니다.
   가. 만족도 조사
      1) 조사 내용: 건강 검진 및 구강 검진 기관 만족도(붙임 1 참조)
      2) 조사 활용
         - 차기년도 건강 검진 기관 선정 시 참고
         - 결과는 홈페이지에 탑재를 통해 학부모에게 안내
         - 질 관리 및 개선을 위해 만족도 결과는 각 기관에 송부
      3) 조사 기간: 11. 12. ~ 11. 16.
      4) 조사 방법: 온라인 조사
   나. 안내 가정통신문 배부
      1) 배부 일시: 11. 10.
      2) 배부 대상: 전교생
      3) 배부 내용: 붙임 2 참조

붙임 1. 만족도 조사 설문지 1부.
　　2. 학생 건강 검진 및 구강 검진 기관 만족도 조사 안내 가정통신문 1부. 끝.

실무 예시 9-17. **학생 건강 검진 및 구강 검진 만족도 검사 안내 가정통신문**

제○○-○○호

	○○가정통신	〈교훈〉
		업무 담당자: ○○○ Tel.○○○-○○○○

학생 건강 검진 및 구강 검진 만족도 조사

학부모님 안녕하십니까? 댁내 평안과 건강을 기원합니다.

○○학년도 1, 4학년 건강 검진과 2, 3, 5, 6학년 구강 검진이 10월 17일로 완료되었습니다. 이와 관련하여 올해 실시된 학생 건강 검진과 구강 검진의 만족도를 조사하여 문제점을 파악하고 개선하기 위해 아래와 같이 ○○학년도 건강 검진 및 구강 검진 만족도 조사를 온라인으로 실시합니다.

조사 결과는 검진 기관에 전달되어 학생 건강 검진과 구강 검진 시 발생한 불만족을 확인하고 개선하여 추후 좀 더 나은 건강 검진 및 구강 검진이 될 수 있도록 활용될 것이며, ○○학년도 검진 기관 선정 시 참고 자료로 반영 됩니다.

- ㅁ 조사명: ○○년 1, 4학년 건강 검진, 2, 3, 5, 6학년 구강 검진 만족도 조사
- ㅁ 조사 기간: ○○년 10월 22일(월) ~ 10월 28일(일)
- ㅁ 조사 대상:
  - ▶ 1, 4학년 학부모 - 1, 4학년 학생 건강 검진 만족도 조사
  - ▶ 2, 3, 5, 6학년 학부모 - 2, 3, 5, 6학년 구강 검진 만족도 조사
- ㅁ 조사 방법: 온라인 조사
  - ▶ [학교 홈페이지] → [구강 검진 만족도 조사] 혹은 [건강 검진 만족도 조사] 클릭 → 만족도 조사에 응답 → [응답 완료] 버튼 클릭
  - ※ 학교 홈페이지 로그인 필요하지 않음

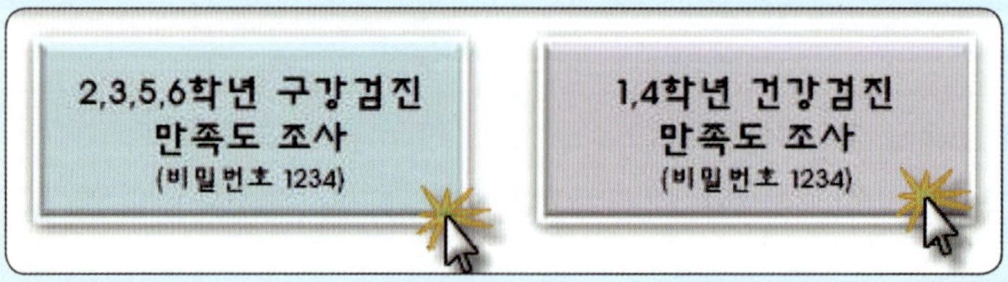

- ㅁ 응답 예상 소요 시간: 2분

20○○. ○. ○.

○○초등학교장

1, 4학년 건강 검진 만족도 조사

학생 건강 검사 기관 선정 시 수요자의 의견을 적극 수렴하고 학생 건강 검사의 질적 향상과 개선을 위한 자료로 활용하기 위해 ㅇㅇ학년도 1, 4학년 건강 검진 기관에 대한 만족도를 조사하고자 합니다. 바쁘시더라도 성실한 응답 부탁드립니다.

1. 학년-반-번호-이름을 입력해 주시기 바랍니다.
   * 본 문항은 응답 여부를 확인하기 위한 수단으로 사용됩니다. 특히 중복 체크를 위해 사용됩니다.
   *개인 응답에 관한 내용은 절대 공개되지 않습니다.

2. 건강 검진을 받은 병 · 의원을 표시해 주세요.

□ ㅇㅇ병원

□ ㅇㅇ병원

3. 건강 검진 병원에 대한 만족도를 알아보기 위한 질문입니다. 해당하는 곳에 클릭해 주세요.

세부 질문	매우 만족	만족	보통	불만족	매우 불만족
1. 검진 기관의 거리(이용의 편리 정도)					
2. 검진 시 대기 시간					
3. 병원 직원의 친절 정도					
4. 검진 시 진료 내용					
5. 검진 시 건강 상담 내용					
6. 병원 시설					
7. 종합적인 만족 정도					

4. 불만족 또는 개선 사항이 있다면 적어주시기 바랍니다.

실무 예시 9-19. **학생 건강 검진 기관 만족도 조사 결과 송부**

○○초등학교

수신　　수신자 참조

(경유)

제목　　○○학년도 학생 건강 검진 및 구강 검진 기관 결과 제출

---

1. 서울특별시교육청 체육건강과-1334(2017. 1. 31.)
2. 본교 학생들의 건강 검진 및 구강 검진을 실시해 주셔서 감사합니다.
3. ○○학년도 건강 검진 및 구강 검진 기관에 대한 만족도 조사 결과를 붙임과 같이 송부하오니 차기년도 검진 시 참고하시어 검진의 질 향상과 개선을 위한 자료로 활용하시기 바랍니다.

붙임 1. ○○년 학생 건강 검진 만족도 조사 결과 1부.
　　2. ○○년 학생 구강 검진 만족도 조사 결과 1부. 끝.

실무 예시 9-20. **학생 구강 검진 만족도 조사 결과 1부**

학생 구강 검진 만족도 조사 결과

귀 병원의 무궁한 발전을 기원합니다.

본교 학생들의 건강 검진을 실시하여 주신 것에 감사드립니다.

『○○교육청 학생 건강 검사 실시 지침』에 의거 학부모 및 학생들을 대상으로 검진 기관 만족도 조사를 실시하였습니다. 이에 조사 결과를 다음과 같이 알려 드리고자 하오니 학생 건강 검진의 질 향상과 개선을 위한 자료로 참고하시기 바랍니다.

□ 병원 선택

○○치과	44명(18.64%)
○○치과	49명(20.76%)
○○치과	32명(13.56%)
○○치과	20명(8.47%)
○○치과	75명(31.78%)

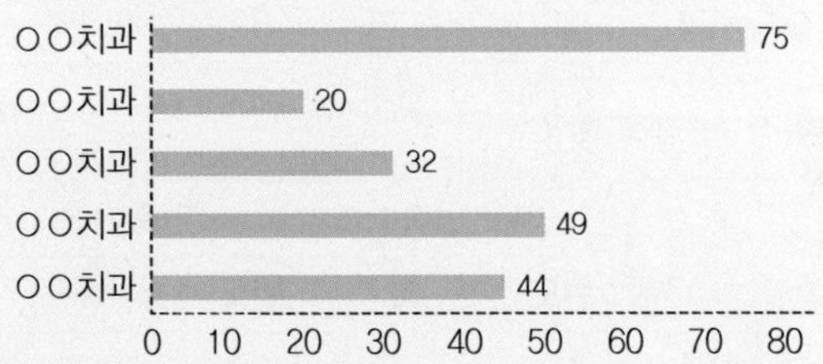

□ 검진 기관의 거리(이용의 편리 정도)

	매우 만족		만족		보통		불만족	
	빈도	%	빈도	%	빈도	%	빈도	%
○○치과	23	57.5%	16	40.0%	1	2.5%		
○○치과	30	62.5%	15	31.3%	3	6.3%		
○○치과	25	78.1%	4	12.5%	3	9.4%		
○○치과	12	63.2%	7	36.8%				
○○치과	39	54.9%	30	42.3%	1	1.4%	1	1.4%

□검진 시 대기 시간

	매우 만족		만족		보통		불만족	
	빈도	%	빈도	%	빈도	%	빈도	%
○○치과	22	55.0%	12	30.0%	6	15.0%		
○○치과	30	62.5%	14	29.2%	4	8.3%		
○○치과	20	62.5%	9	28.1%	3	9.4%		
○○치과	11	57.9%	7	36.8%	1	5.3%		
○○치과	30	42.3%	32	45.1%	8	11.3%	1	1.4%

□ 검진 기관의 친절 정도

	매우 만족		만족		보통		불만족	
	빈도	%	빈도	%	빈도	%	빈도	%
○○치과	22	55.0%	14	35.0%	4	10.0%		
○○치과	25	52.1%	19	39.6%	4	8.3%		
○○치과	19	59.4%	10	31.3%	2	6.3%	1	3.1%
○○치과	11	57.9%	8	42.1%				
○○치과	36	50.7%	32	45.1%	3	4.2%		

□ 검진 시 진료 내용

	매우 만족		만족		보통		불만족	
	빈도	%	빈도	%	빈도	%	빈도	%
○○치과	19	47.5%	20	50.0%	1	2.5%		
○○치과	22	45.8%	19	39.6%	7	14.6%		
○○치과	18	56.3%	10	31.3%	2	6.3%	2	6.3%
○○치과	11	57.9%	8	42.1%				
○○치과	32	45.1%	32	45.1%	6	8.5%		

□검진 시 상담 내용

	매우 만족		만족		보통		불만족	
	빈도	%	빈도	%	빈도	%	빈도	%
○○치과	19	47.5%	18	45.0%	3	7.5%		
○○치과	21	43.8%	16	33.3%	11	22.9%		
○○치과	16	50.0%	10	31.3%	6	18.8%		
○○치과	11	57.9%	8	42.1%				
○○치과	32	45.1%	31	43.7%	7	9.9%	1	1.4%

□ 종합적인 만족도

	매우 만족		만족		보통		불만족	
	빈도	%	빈도	%	빈도	%	빈도	%
○○치과	19	47.5%	18	45.0%	3	7.5%		
○○치과	22	45.8%	19	39.6%	6	12.5%	1	2.1%
○○치과	15	46.9%	12	37.5%	4	12.5%	1	3.1%
○○치과	10	52.6%	9	47.4%				
○○치과	33	46.5%	32	45.1%	6	8.5%		

□ 추후 관리

	검진 상 이상 없었음		검진 상 이상 있어서 검진 당일 검사한 치과에서 치료받음		검진 상 이상 있어서 다른 날 예약하여 검사한 치과에서 치료받음		검진 상 이상 있어서 평소 다니던 치과에서 치료받음		검진 상 이상 있었으나 치료하지 않음	
	빈도	%	빈도	%	빈도	%	빈도	%	빈도	%
○○치과	27	67.5%	3	7.5%	6	15.0%	4	10.0%		
○○치과	31	64.6%	3	6.3%	3	6.3%	9	18.8%	2	4.2%
○○치과	14	43.8%	4	12.5%	9	28.1%	5	15.6%		
○○치과	11	57.9%	3	15.8%			2	10.5%	3	15.8%
○○치과	37	52.1%	7	9.9%	15	21.1%	9	12.7%	3	4.2%

실무 예시 9-21. **학생 소변 검사 실시 계획**

○ ○초등학교

수신 내부 결재

(경유)

제목 ○○학년도 학생 소변 검사 실시 계획

---

1. 관련

가. 학교보건법 제7조(건강 검사 등), 학교건강검사규칙 제6조(별도의 검사)

나. 서울특별시교육청 체육건강과-1334(2017. 1. 31.)

2. ○○학년도 학생 소변 검사를 아래와 같이 실시하고 검사 결과 가정통신문을 배부하고자 합니다.

가. 검사 계획

- 검사 대상: 2, 3, 5, 6학년
- 검사 일시: 5. 17.(수) 오전 중
- 검사 장소: 각 교실
- 검사 내용: 요당, 요단백, 요잠혈, 요PH
- 검사 기관: 한국학교보건협회
- 검사 비용: 1인당 1,050원(학교 예산에서 지급)
- 검사 방법: 출장 검진(검진 요원이 각 교실에 방문하여 검사 실시)
- 결과 처리 및 추후 관리: 건강기록부 입력, 회신문을 통한 재검진 결과 확인

나. 검사 결과 안내 가정통신문 배부

- 배부 대상: 재검사 대상 학생
- 배부 일시: 5. 17.(수) 검사 후
- 배부 내용: 붙임 참조

붙임 학생 소변 검사 결과 안내 가정통신문 1부. 끝.

실무 예시 9-22. **소변 검사 재검사 안내 가정통신문**

제○○-○○호

	○○가정통신	〈교훈〉
업무 담당자: ○○○ Tel.○○○-○○○○		

소변 검사 결과 안내

학년/반: ○학년 ○반 이름: ○○○

학부모님께

학부모님 댁내 건강이 깃들기를 바라오며 본교에서 한국학교보건협회에 의뢰하여 실시한 소변 검사 결과를 아래와 같이 알려드립니다. 검사 상 이상 소견을 보인다고 모두 질환이 있는 것은 아니지만 재검사 및 전문의 상담을 위한 병(의)원 방문이 필요합니다. 병(의)원 방문 후 그 결과를 회신란에 적어 6월 2일(금)까지 보건실로 제출해 주시기 바랍니다.

<table>
<tr><th rowspan="2">검사
종목</th><th colspan="2">결과</th><th rowspan="2" colspan="2">관련 질환</th></tr>
<tr><th>정상</th><th>비정상</th></tr>
<tr><td>당</td><td>-</td><td>+, ++, +++, ++++</td><td colspan="2">당뇨병, 췌장염, 갑상선 기능 항진 등</td></tr>
<tr><td>단백</td><td>-</td><td>+, ++, +++, ++++</td><td colspan="2">신염, 신우신염, 방광염, 신부전, 당뇨성신증 등
※ 피로, 지나친 고단백 식사로 인해 일시적으로 검출될 수 있음</td></tr>
<tr><td>잠혈</td><td>-</td><td>+, ++, +++, ++++</td><td colspan="2">신염, 신우신염, 방광염, 전립선염, 신뇨로종양, 신뇨관결석, 신부전증 등
※ 격한 운동, 심한 탈수, 출현 소인 등에 의해 일시적으로 검출되는 경우도 있음</td></tr>
<tr><td rowspan="3">pH</td><td rowspan="3">5.5
~
7.5</td><td rowspan="3"></td><td>낮은 PH
(산성뇨)</td><td>대사성 및 호흡성 산증, 설사, 고열, 탈수, 중증 당뇨병 등
※ 과도한 산성 음식 섭취 시에도 나타날 수 있음</td></tr>
<tr><td>높은 PH
(알칼리성뇨)</td><td>급/만성 신장 질환, 대사성 및 호흡성 알칼리증, 구토, 요로감염 등
※ 과도한 알칼리성 음식 섭취 시 나타날 수 있음</td></tr>
<tr><td colspan="2">※ PH는 섭취한 음식물 및 소변의 농축 상태에 따라 변동 폭이 심하므로 비정상 수치라 해도 큰 의미는 없으나 지속적으로 이상 수치를 보이면 질환을 의심할 수 있음</td></tr>
</table>

20○○. ○. ○.

○○초등학교장

------------------------- 절 -------------- 취 -------------- 선 -------------------------

소변 검사 결과 회신서

학년/반: ○학년 ○반 이름: ○○○

검진일	진료 결과(소견)	검진 병 · 의원
		(인)

실무 예시 9-23. **결핵 검사 실시 계획 기안문**

○○고등학교

수신　　내부 결재
(경유)
제목　　○○학년도 학생 결핵 검사 실시 계획

---

1. 관련
   가. 학교보건법 제7조(건강 검사 등), 학교건강검사규칙 제6조(별도의 검사)
   나. 서울특별시교육청 체육건강과-1334(2017. 1. 31.)

2. ○○학년도 학생 결핵 검사를 아래와 같이 실시하고 검사 결과 가정통신문을 배부하고자 합니다.
   가. 결핵 검사 계획
      1) 검사 일시: 3. 30.(목)
      2) 검사 대상: 2, 3학년
      3) 검사 항목: 결핵, 폐 부위, 심장, 종격동, 흉추 등의 이상
      4) 검사 방법: 흉부 X-선 촬영
      5) 검진 기관: 대한결핵협회 ○○지부
      6) 검사 비용: 1인당 3,000원
      7) 추후 관리: 결핵 검사 가정통신문 배부, 회신문을 통한 재검사 결과 확인, 결핵 의심 및 확진의 경우 학교 결핵 관리 지침에 의거하여 관리
   나. 결핵 검사 실시 및 결과 안내 가정통신문 배부
      1) 결핵 검사 결과 안내문은 유소견자에 한해 배부
      2) 배부 내용: 붙임 참조

붙임 1. 학생 결핵 검사 실시 안내 가정통신문 1부.
　　 2. 학생 결핵검 사 결과 안내 가정통신문 1부.　끝.

제○○-○○호

	○○가정통신	〈교훈〉
		업무 담당자: ○○○ Tel.○○○-○○○○

결핵 검사 결과 안내

학교에서 실시한 결핵 검사(흉부 X-선) 결과를 아래와 같이 안내드립니다.

검사 결과 폐 부위, 심장, 종격동, 흉추 등의 이상이 발견된 학생은 X-Ray 촬영이 가능한 병 · 의원(내과, 흉부외과, 정형외과)에 가셔서 정밀 검사를 받으시고 검사 결과를(회신서) 기재 받아 학교(보건실)로 제출하여 주시기 바랍니다.

이상 소견을 보였어도 당장 크게 염려하실 필요는 없지만 확실한 진단을 위해 전문의를 찾아가서 상담을 하셔야 되며, 필요에 따라 정밀 검사가 필요할 경우도 있으니 꼭 재검사를 받아 받아보시기 바랍니다.

학생 결핵 검사 결과

학년/반: ○학년 ○반 이름: ○○○

검사 종목	검사일	결과
흉부 X-선 검사	○○. 3. 30.	

---------------------------- 절 ---------------- 취 ---------------- 선 ----------------------------

검사 결과 회신서

학년/반: ○학년 ○반 이름: ○○○

검진일	진료 결과(소견)	검진 병 · 의원
		(인)

* 검사 결과는 보건실로 제출 바랍니다.

20○○. ○. ○.

○○고등학교장

실무 예시 9-25. **결핵 검사 실시 안내문**

제○○-○○호

	○○가정통신	〈교훈〉
업무 담당자: ○○○ Tel.○○○-○○○○		

결핵 검사 실시 안내

학부모님 안녕하십니까? 각 가정에 건강과 행복을 기원 드립니다.

최근 결핵이 10대 학생들을 중심으로 결핵이 빈번히 발생하고 있어 학생들에 대한 결핵 관리가 필요합니다. 결핵은 신체 여러 부분을 침범하나 결핵에 감염되었다고 해서 모두 발병하는 것은 아닙니다. 약 10%에서 결핵으로 발병(2년 내 5%, 나머지 5%는 평생에 걸쳐 발병)하며 대부분의 환자는 폐결핵으로, 성인의 경우 10~15%에서 폐외결핵으로 발병합니다. 결핵의 감염 경로는 전염성 결핵 환자의 기침, 재채기 또는 대화 등을 통해 배출된 결핵균이 공기를 통해 다른 사람의 폐로 들어가게 되면 결핵균에 감염됩니다.

이에 본교에서는 학생들의 건강과 결핵 감염 예방을 위하여 2~3학년을 대상으로 흉부 엑스선 검사(결핵 검사)를 실시하고자 하오니 검진일에 가급적 지각이나 결석하지 않도록 지도 부탁드립니다. 밀집된 환경에서 결핵 감염이 뒤늦게 밝혀져 결핵균에 상당 기간 노출되어 집단 발병하는 사례도 있습니다. 결핵에 대한 정보와 결핵 검사에 대해 안내해드리오니, 다음 사항을 참고하여 소중한 자녀들의 건강 관리에 많은 관심 부탁드립니다. 검사 결과 이상이 있는 학생에게는 개별 통지해 드리고 결핵이 의심되는 경우 유선 상담을 통하여 추후 재검사 및 관리에 대해 안내해드릴 예정입니다. 이상 소견이 발견된 경우에는 가까운 의료 기관 및 ○○보건소에서 정밀 검사 등 적절한 조치를 취해주시기 바라며, 검사 결과가 정상인 학생은 별도 개별 통지를 하지 않을 예정이오니 참고하시기 바랍니다.

ㅁ 흉부 엑스선 검사

1. 검사 대상: 2, 3학년
2. 검사 일시: 3. 30(목)
3. 검사 항목: 결핵, 폐 부위, 심장, 종격동, 흉추 등의 이상
4. 검사 방법: 흉부 X-선 촬영
5. 검진 기관: 대한결핵협회 ○○지부
6. 검진 복장: 상의 교복 탈의 후 면 티셔츠 착용, 모든 금속류 장신류 제거

〈앞〉

□ 결핵이란?

결핵은 결핵균에 의한 공기 매개 감염 질환으로 신체 여러 부분을 침범할 수 있으며 임상 양상에 따라 폐결핵과 폐외결핵으로 구분할 수 있습니다. 대부분의 환자는 폐결핵으로 발병하며(성인은 85~90%, 소아는 65~75%), 폐외결핵은 주로 림프절, 흉막, 복막, 위장관, 골관절, 중추신경계 등에 침범하며 발병합니다.

결핵은 결핵균에 감염되었다고 해서 모두 발병되는 것은 아니며 약 10%에서 결핵으로 발병, 이 때 결핵균 감염으로부터 2년 이내에 절반에서(5%) 발병하고, 나머지 절반(5%)은 그 이후에 수 개월 내지 수 십년 동안 잠복하였다가 발병합니다.

결핵의 증상은 결핵의 침범 부위에 따라 다양합니다. 초기 결핵의 경우 처음에는 무증상인 경우가 많고 시간이 지나 병변이 진행되면서 증상이 발생합니다. 폐결핵의 가장 흔한 증상은 지속되는 기침이며, 가래, 체중 감소, 야간 발한, 발열, 전신 무력감, 식욕 부진 등이 발생할 수 있고, 진행된 결핵에서는 호흡 곤란이나 객혈을 동반할 수 있습니다. 따라서 뚜렷한 원인 없이 2주 이상 기침 등의 호흡기 증상이 있으면 결핵의 가능성을 고려하여야 합니다.

□ 결핵의 진단

결핵은 다양한 임상 소견을 보이기 때문에 진단이 어려운 경우가 많습니다. 결핵균을 배양 검사를 통해 발견하는 경우는 많은 시간이 소요되기 때문에 임상 소견과 방사선 소견, 그리고 여러 가지 검사 방법을 종합하여 진단합니다.

흉부 X-선 검사는 호흡기 증상이 있는 경우 결핵을 진단하기 위한 첫 번째 검사로서 결핵의 유용한 진단 방법이지만, 흉부 X-선 검사 단독으로 결핵을 진단하지 않으며 흉부 X-선 검사에서 결핵이 의심되면 객담 결핵균 검사를 실시합니다.

결핵의 확진을 위해서는 결핵균 검사(도말 검사, 배양 검사, 핵산 증폭 검사)에서 결핵균이 검출되어야 합니다. 결핵균 검사를 위해서는 폐결핵이 의심되는 환자에서 객담을 최소한 2회(가능한 3회) 채취하여 항상균 도말 및 배양 검사를 시행합니다.

□ 결핵의 치료

결핵은 항결핵 약제를 적절히 병합하여 정해진 기간 동안 꾸준히 복용하면 대부분에서 완치가 가능합니다. 그러나 초치료에 실패하여 다제내성 결핵이 되면 치료가 매우 어려워지고 치료 성공률 또한 낮아지므로, 치료 원칙에 따라 철저히 치료하고 치료 기간 동안 약 복용을 중단하지 않고 꾸준히 복용하여 초치료에서 완치하도록 노력해야 합니다. 결핵 환자가 치료를 시작하게 되면 보통 2주 이내에 전염력은 급속히 사라지게 됩니다. 결핵 치료는 여러 종류의 항결핵제를 장기간 복용하므로 부작용에 대한 관리가 중요합니다. 결핵 치료 전에 병력 청취를 통해 항결핵제에 의한 부작용 발생 위험을 평가하고 기저 검사(일반 혈액 검사, 간 기능 검사, 신장 기능 검사, 시력 검사 등)을 시행하고 임신 여부 등을 확인합니다. 또한 치료 중에도 경과 관찰과 추구 검사를 통해 부작용 발생을 확인하고 신속히 조치할 수 있도록 합니다.

□ 결핵의 예방

우리나라에서는 생후 1개월 이내의 모든 신생아에게 BCG(결핵 예방접종)을 접종하도록 권고하고 있으며 BCG는 소아에서 발생 가능성이 높은 중증 결핵을 예방할 수 있습니다. 그러나 BCG가 결핵균 전파를 방지하는 효과는 미미하므로 일상적인 건강 관리를 통해 면역력을 높이고, 결핵균에 전염되지 않도록 기침 예절, 환기 등 개인위생 수칙을 준수하는 것이 중요합니다.

20○○. ○. ○.

○○고등학교장

〈뒤〉

실무 예시 9-26. **학생정서·행동특성검사 실시 계획 및 검사 안내 가정통신문 배부**

○○초등학교

수신　내부 결재
(경유)
제목　○○학년도 학생정서 · 행동특성검사 실시 계획 및 검사 안내 가정통신문 배부

1. 관련
   가. 서울특별시교육청 체육건강과-3273(2017. 3. 6.)
   나. 학교보건법 제7조(건강 검사 등)
2. ○○학년도 학생정서 · 행동특성검사를 다음과 같이 실시하고 본 검사 안내를 위한 가정통신문을 붙임과 같이 배부하고자 합니다.
   가. 검사 계획
      - 검사 대상: 1학년, 4학년 전체 학부모
      - 검사 방법: 온라인 조사
      - 검사 내용: 성격 특성, 정서 · 행동 문제(CPSQⅡ, 총 65문항)
      - 추진 내용

	내용	일시 및 장소	담당	기타
1	사전 교사 연수 및 1차 협의회 실시	4. 14.(금) 15:00~16:00 회의실	보건교사	교사 연수 자료 (붙임 1 참조)
2	검사 안내 가정통신문 배부	4. 17.(월)	보건교사	안내 가정통신문 (붙임 2 참조)
3	온라인 검사 실시	4. 18.(화) ~ 4. 23.(일)	담임교사	
4	선정된 관심군에 대한 재검사 실시	4. 25.(화) ~ 4. 30.(일)	담임교사	
5	1차 관심군 학생 의뢰	4. 25.(화) ~ 4. 30.(일)	진로인성부장	
6	2차 협의회 실시	5. 10.(수) 1학년(14:00~15:00) 4학년(15:00~16:00) 회의실	보건교사 진로인성부장	
7	검사 결과 발송	5. 12.(금)	담임교사	온라인 검사 홈에서 제공되는 가정통신문 배부
8	검사 결과 보고	5. 19.(금)	보건교사	

   나. 검사 안내 가정통신문 배부
      - 배부 대상: 1, 4학년
      - 배부 일시: 4. 17.(월)
      - 가정통신문(양면): 붙임 2 참조

붙임 1. 학생정서 · 행동특성검사 사전 교사 연수 자료 1부.
　　2. 학생정서 · 행동특성검사 안내 가정통신문 1부.　끝.

실무 예시 9-27. **학생정서·행동특성검사 안내 가정통신문**

제○○-○○호

	○○가정통신	〈교훈〉
		업무 담당자: ○○○ Tel.○○○-○○○○

학생정서 · 행동특성 온라인 검사 안내

학부모님께

최근 건강에 대한 개념은 단순한 질병 예방이나 치료에서 더 나아가 삶의 질 향상을 목표로 하고 있어 심리 · 정서 발달의 의미와 중요성이 점차 증가하고 있습니다. 특히 아동기는 개인의 고유한 인격 특성이 발달하는 중요한 시기로 자신의 삶을 보다 잘 이끌어가고 타인과의 관계를 원만히 이끌어가기 위한 기본 자질이 형성된다고 할 수 있습니다.

이러한 이유로 우리 학교에서는 학교보건법 제7조(건강 검사 등)에 의거 학생 정신건강 증진을 위해 학생정서 · 행동특성검사를 실시합니다. 본 검사는 자녀의 성격 특성과 아동기에 주의 깊게 살펴봐야 하는 정서 · 행동의 발달 정도에 대해 확인합니다. 검사 결과는 추후 각 가정에 밀봉하여 배부될 예정이며 교육 활동과 가정에서의 자녀 양육에 필요한 정보로 활용할 수 있습니다. 그리고 어려움이 있는 어린이의 경우 적절한 평가를 통해 지역사회 전문 기관 연계, 학교 내 상담 프로그램 운영 등 체계적인 관리를 받을 수 있도록 지원하고 필요한 도움을 받을 수 있도록 안내하고자 하오니 학생들의 건강한 성장을 위하여 학부모님의 적극적인 참여와 협조를 부탁드립니다.

학부모님의 응답 내용은 비밀이 보장되며, 본 검사 결과로 인한 학교에서의 불이익은 전혀 없습니다. 응답 결과는 자녀의 성격 특성과 현재 정서 · 행동 측면에서 연령에 적합한 발달 단계에 있는지를 확인하기 위한 자료로만 활용되며, 결과는 학교 생활기록부 및 학생 건강기록부에 기록되지 않습니다.

- ㅁ 검사 내용: 학생정서 · 행동특성검사(성격 특성, 정서 · 행동 문제 등)
- ㅁ 검사 대상: 1, 4학년 학생의 학부모(보호자)
- ㅁ 검사 기간: 4월 17일(월)~4월 23일(일)
- ㅁ 검사 방법: 온라인 검사
  - 학생정서 · 행동특성검사 온라인 사이트(http://mom.eduro.go.kr)에 접속하여 검사 참여(상세 내용은 뒷면 참조)
  - 정확한 검사 결과를 위해 성실하고 솔직하게 응답
  - 검사에 참여할 보호자가 조부모나 제3의 보호자인 경우는 보호자 추가 등록을 위해 아래 서식을 작성하여 담임교사에게 제출함(보호자가 추가 등록되지 않으면 검사에 참여 할 수 없음)
- ㅁ 심층 상담 및 지원 내용
  - 검사 결과 심층 상담이 필요한 경우 전문 기관에 의뢰하여 상담을 받을 수 있도록 지원
  - 학교에서 시행하게 되는 각종 정서 · 인성 · 심리 프로그램에 무료로 참여할 수 있도록 지원

20○○. ○. ○.

○○초등학교장

-------- 절 -------- 취 -------- 선 --------

보호자 추가 등록 신청서(해당 학생만 제출)

※ 검사에 참여할 보호자가 조부모나 제3의 보호자인 경우에만 작성하여 담임 선생님께 4월 19일(수)까지 제출해 주시기 바랍니다. 이 경우 검사는 보호자 등록 신청서를 제출한 날부터 가능합니다.

학년	반	이름	보호자 성명	보호자 주민등록번호 앞 6자리

〈앞〉

(초등학교)학생정서 · 행동특성검사 학부모참여 방법

① 접속 방법

인터넷 주소창에 아래와 같이 주소를 입력하세요.

http://mom.eduro.go.kr

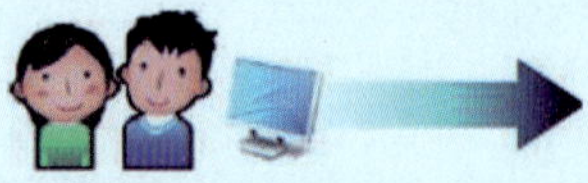

학부모

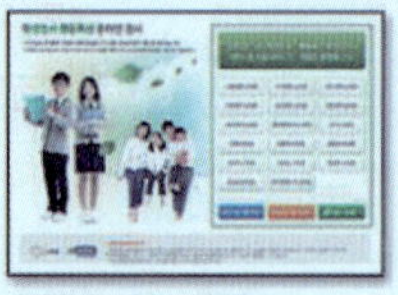

• 해당 시도 선택

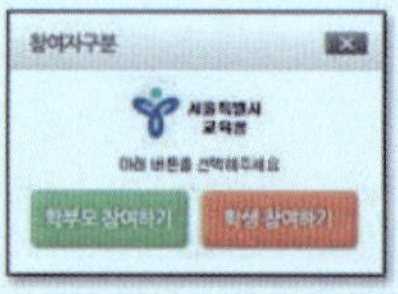

• 학부모참여하기 버튼 클릭

※ 검사 대상 : 초등학교 1학년, 4학년 (학부모 중 1명만 참여합니다)

검사참여 진행

② 자녀확인 및 발송용 주소작성

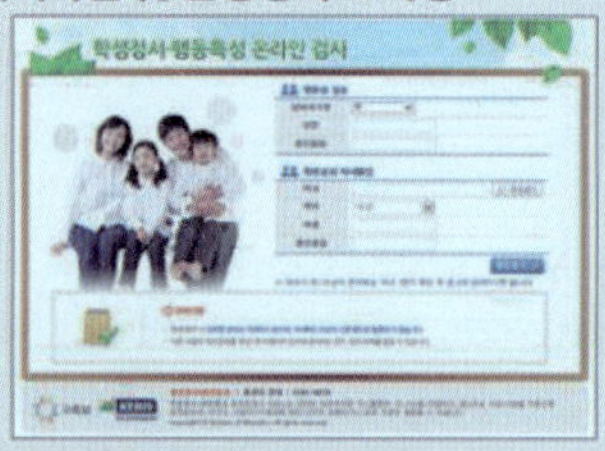

• 학부모 정보 및 자녀 학적을 조회한다.
• 자녀 학적 확인이 되지 않을 경우 학교에 확인
• 자녀 학적이 중복일 경우 자녀의 본인인증번호를 추가 입력
• 자녀의 본인인증번호를 알지 못할 경우(분실) 학교에 문의

사전안내문 보기

③ 검사참여

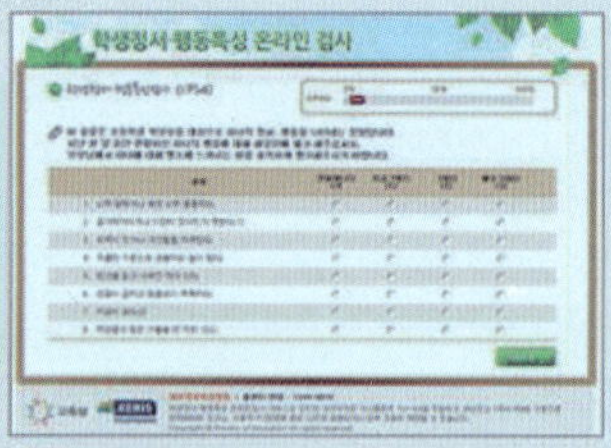

• 검사지에 체크 후 다음문항 버튼을 클릭하여 계속 검사를 진행한다.(모두 응답)

④ 검사완료 후 제출

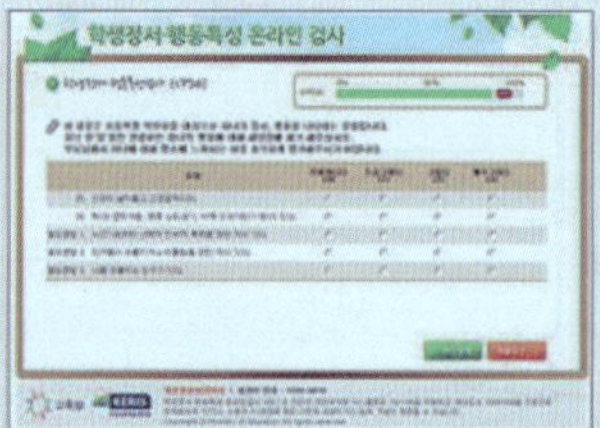

• 이전문항 버튼을 클릭 후 체크사항을 수정할 수 있다
• 제출하기 버튼을 클릭하여 검사지를 제출한다.
(제출 이후에는 수정 불가)

⑤ 끝내기

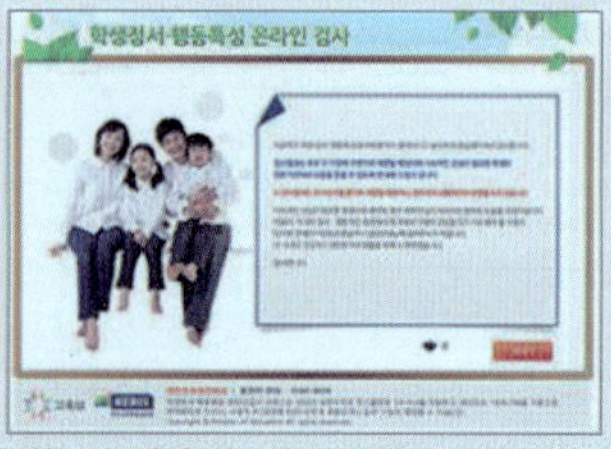

• 안내문을 읽고 끝내기 버튼을 클릭하여 검사를 종료한다.

〈뒤〉

실무 예시 9-28. **학생정서·행동특성검사 교사 연수 자료**

학생정서 · 행동특성검사 연수 및 1차 협의회

Ⅰ. 검사 개요

ㅁ 학생정서 · 행동특성검사 내용 및 문항: CPSQ-Ⅱ(총 65문항)

구분			점수 범위	문항
성격 특성	내적	성실성	0~12	5, 9, 12, 17
		자존감	0~12	1, 13, 15, 16
		개방성	0~12	3, 8, 14, 24
	외적	타인 이해	0~12	4, 7, 21, 22
		사회적 주도성	0~12	2, 6, 20, 23
		공동체 의식	0~12	10, 11, 18, 19
위험 문항		학교폭력 피해	0~6	39, 56
외부 요인		부모 자녀 관계	0~12	59, 60, 61, 62
요인	정서 행동 특성	집중력 부진: 주의력결핍과잉행동장애(ADHD), 품행 장애	0~21	34, 35, 36, 37, 44, 47, 53
		불안, 우울: 불안 장애, 우울증, 심리적 외상 반응, 신체화 성향, 강박 성향	0~30	28, 29, 30, 31, 32, 45, 48, 51, 52, 54
		학습, 사회성 부진: 언어 장애 및 사회적 의사소통 장애, 학습 장애, 지적 장애, 자폐 스펙트럼 장애, 강박 성향 등	0~24	27, 33, 40, 41, 42, 51, 52, 53
		과민, 반항성: 우울증, 기분 조절 장애, 반항 장애, 품행 장애	0~12	25, 26, 31, 55
기타: 전반적 삶의 질, 상담 경험, 지원 선호도			–	57, 58, 63, 65
신뢰도 검사 문항			–	43, 49, 64

ㅁ 학생정서 · 행동특성검사 절차 및 일정

	내용	일시 및 장소	담당
1	학생정서 · 행동특성검사 사전 교사 연수 및 1차 협의회 실시	4월 14일(금), 15:00~16:00, 회의실	보건교사
2	검사 안내 가정통신문 배부	4월 17일(월)	보건교사
3	온라인 검사 실시	4월 18일(화)~4월 23일(일)	담임교사
4	선정된 관심군에 대한 재검사 실시	4월 25일(화)~4월 30일(일)	담임교사
5	1차 관심군 학생 의뢰: 상담사, 학교폭력 담당자	4월 25일(화)~4월 30일(일)	진로인성부장

6	2차 협의회 실시: 관심군 확정 ※ 1차 검사지, 재검사지(필요시), 담임교사 의견, 학부모 상담 내용, 학생 상담사 소견 준비	5월 10일(수), 회의실 1학년(14:00~15:00), 4학년(15:00~16:00)	보건교사 진로인성부장
7	검사 결과 발송	5월 12일(금)	담임교사
8	검사 결과 보고	5월 19일(금)	보건교사

ㅁ 학생정서 · 행동특성검사 결과의 해석 및 추후 관리

1) 정서 · 행동특성검사[붙임 1 참조]

- 검사 결과는 나이와 성별에 따른 그룹 내 수준을 고려한 T점수로 관심군 분류됨
- 1차 검사에서 확인된 관심군에 대해 협의를 통해 최종 관심군 선정
- 협의 시에는 본 검사지, 재검사지, 담임교사 의견, 학부모 상담 내용, 학생 상담사 소견을 모두 종합하여 신중하게 결정

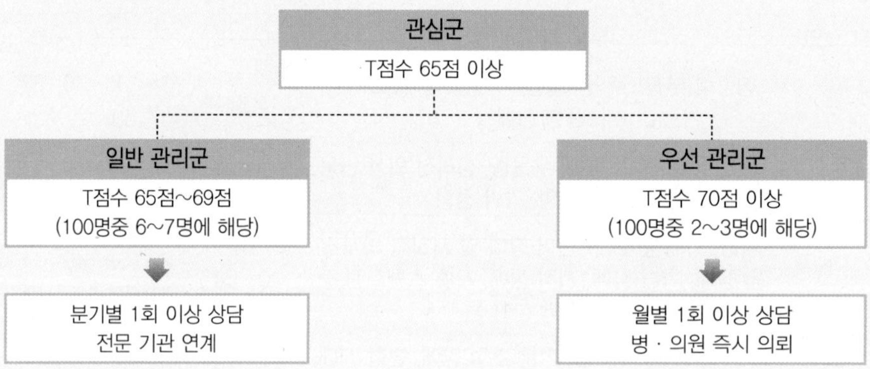

- 학교폭력 의심 아동은 학교폭력 담당자에게 연계하여 내용 확인 후 처리
- 전입 학생의 나이스 기록 확인 후 관심군으로 확인된 경우 학부모 동의를 받아서 해당 학교에 검사 결과 요청 후 지속관리

2) 성격 검사[붙임 2 참조]

- 검사 결과는 나이와 성별에 따른 그룹 내 수준을 고려한 T점수로 관심군 분류됨
- 가정통보용 결과지에는 우세한 성격 유형에 대해서만 기술됨(긍정적인 측면 강조)

II. 검사 방법

ㅁ 검사 대상: 1, 4학년 학부모(자녀에 대한 응답)

※ 검사 제외 대상: 특수 학급 학생 및 검사가 어려운 다문화 가정 학생
검사 제외 대상 학부모에게 사전에 유선으로 검사 제외 대상임을 안내
검사 제외 대상 이름과 사유를 보건교사에게 메신저로 제출(예 – 윤보건, 특수학 급 학생)

ㅁ 검사 기간: 4월 18일(화)~4월 23일(일)

ㅁ 검사 방법: 온라인 검사[붙임 3 참조]

- 4월 17일 검사 안내 가정통신문 배부 예정
- 온라인 검사가 불가능한 경우 서면 검사 가능하나 담임교사가 내용을 입력해야 함

※ 서면 검사지: 나이스 – [장학] – [검사지 조회]에서 출력

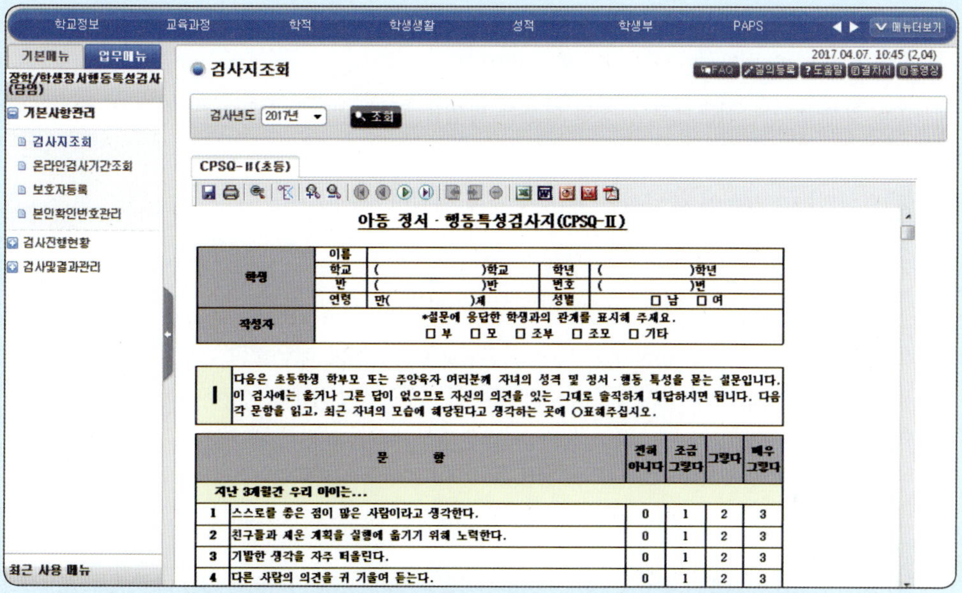

※ 서면 검사 등록: 나이스 – [장학] – [검사 및 결과 관리] – [반별 검사 관리]에서 등록. 재검사는 서면 검사만 가능함

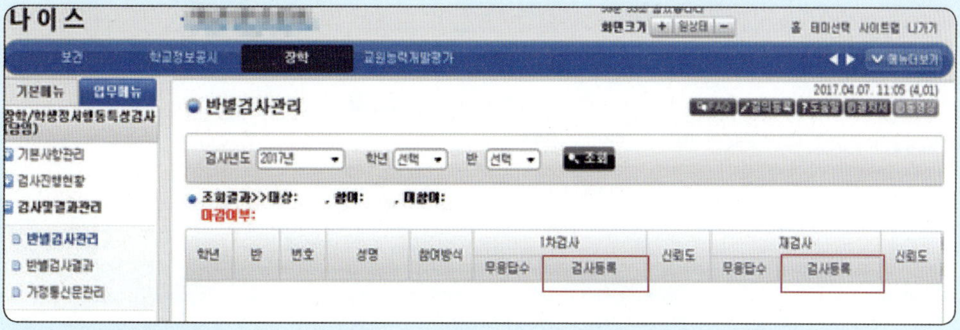

- 나이스에 등록된 보호자와 실제 검사하는 보호자가 다른 경우 검사가 안 됨. 보호자 등록 회신문을 제출한 경우 등록

※ 보호자 등록: 나이스 – [장학] – [기본 사항 관리] – [보호자 등록]에서 등록

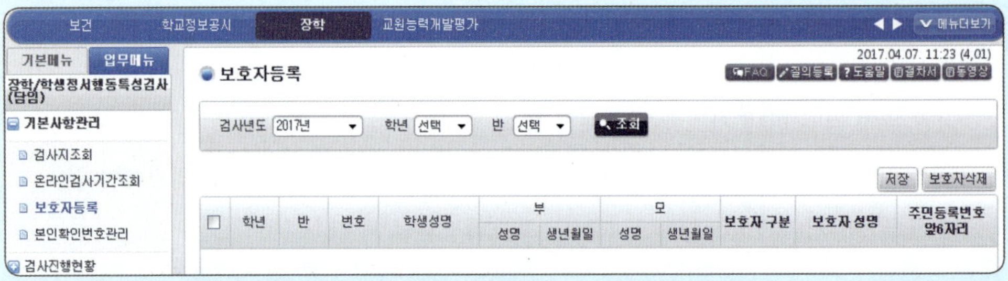

ㅁ 1차 결과 처리: 4월 25일(화) ~ 4월 30일(일)

- 1차 검사 결과 관심군으로 선정된 학생은 확인을 위해 담당자에게 의뢰: 상담사, 학교폭력 담당자
- 재검사 실시: 아래에 해당하는 학생에 대해 재검사 실시
  ※ 본 1차 협의회에서 기준안 결정

재검사 기준(안)

- 1차 검사 결과 관심군으로 선정되었으나 신뢰도가 낮은 경우(불량, 매우 불량)
- 관심군으로 선정되었으나 담임 및 학부모가 검사 결과가 학생의 상태와 상당히 일치하지 않는다고 생각되는 경우
- 정상군이지만 담임교사의 소견 상 재검사가 필요하다고 생각되는 학생이면서 신뢰도가 낮은 경우(불량, 매우 불량)

※ 신뢰도 검사 항목 확인 방법: 나이스 – [장학] – [검사 및 결과 관리] – [반별 검사 관리]에서 나타난 결과 확인

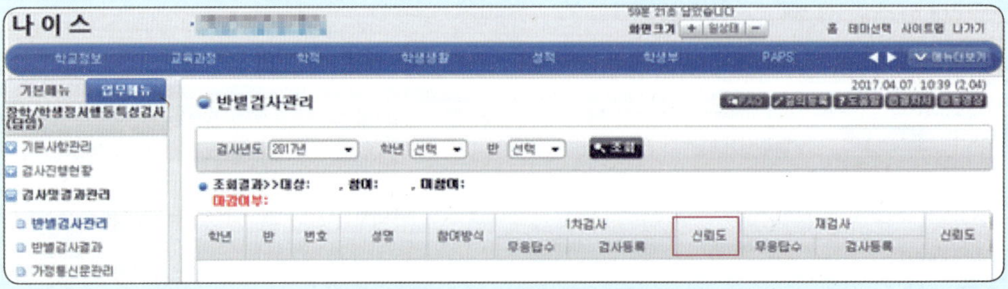

번호	문항 내용	점수
33	또래에 비해 읽기, 쓰기, 셈하기를 잘하지 못한다.	'전혀 아니다' 또는 '매우 그렇다' 일 경우 1점
43	언어 능력과 계산 능력이 또래에 비해 우수하다.	
49	한번도 거짓말을 한 적이 없다.	'매우 그렇다' 일 경우 1점
64	이 검사에 대해 있는 그대로 성실히 응답하고 있다.	'전혀 아니다' 일 경우 1점
[평가 기준] 0점: 양호, 1점: 다소 불량, 2점: 불량, 3점: 매우 불량		

ㅁ 2차 협의회(관심군 확정): 5월 10일(수), 1학년 오후 2시, 4학년 오후 3시

- 1차 검사 결과에서 관심군으로 선정된 학생들에 대해 논의를 통해 관심군을 최종 선정하는 과정임
- 1차 검사에서 관심군으로 선정된 학생들에 대한 자료 준비

담당	준비 자료
담임교사	1차 검사 결과지, 재검사 결과지(필요시), 학부모 상담 의견
상담사	1차 선정된 관심군 학생에 대한 상담 소견
학교폭력 담당자	학교폭력 의심 학생에 대한 확인 내용

ㅁ 결과 송부 및 전출입 관리: 검사에 참여한 모든 학생의 결과 발송

- 협의회를 통해 조정된 최종 결과 내용으로 결과지 출력
- 출력한 결과지(총 5장)를 제공된 봉투에 넣어서 밀봉 후 학생편에 학부모에게 전달
  ※ 학교에서 절대 열어보지 않도록 주의
- 전입 학생의 정서 · 행동검사결과를 확인하고 관심군인 경우 상담사에게 의뢰
  ※ 결과 가정통신문 출력 방법: 나이스 – [장학] – [검사 및 결과 관리] – [가정통신문 관리]

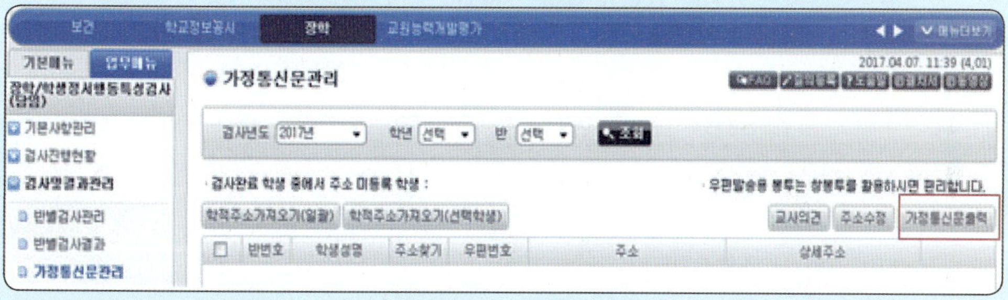

담임교사의 주요 업무 내용

- 보호자 등록이 필요한 경우 등록
  – 나이스에 보호자가 잘못된 경우
  – 나이스에 등록된 보호자 이외의 보호자가 검사를 실시하는 경우
- 온라인 검사 실시 및 독려
- 서면 검사지를 제출한 경우 검사 내용 등록 후 서면 검사지 파쇄
- 1차 검사 결과 관심군 아동에 대한 재검사(필요시), 학부모 상담, 담당자 의뢰
- 재검사 대상이 있는 경우 재검사 실시 후 재검사지 등록
- 반별 마감 처리: 전원 검사 완료 후
- 각 반 결과 가정통신문 밀봉하여 발송
- 전입 학생의 정서 · 행동검사결과를 확인하고 관심군인 경우 상담사에게 의뢰

Ⅲ. 주의 사항 및 참고 사항

- '정신건강', '정신 질환' 이라는 용어 지양 → '정서 · 행동특성검사' 로 용어 통일
- 본 검사는 진단이 아닌 학교 교육 활동의 적정성을 확인하기 위한 선별 검사임. 진단은 전문 기관에서 심층 평가 후 받게 됨
- 학부모 상담 시 다음 사항을 강조

> • 스트레스와 어려움들을 빨리 발견하여 적절한 방법으로 도와주면 아이들이 건강하고 밝게 자랄 수 있으며,방치할 경우 더 큰 문제로 발전할 수 있음
> • 정서 · 인지 · 행동의 어려움이 개선되면 학교 적응이 쉬워지며 학습의 효율이 향상됨

- 검사 관련 자료(검사지, 관리 일지, 상담 일지 등)는 개인정보 보호법 등 관련 법령을 준용하여 개인정보 관리에 철저: 일부 교사가 수업 중 공개한 사례 있었음
- 검사 결과 가정통신문은 반드시 밀봉하여 학생들이 학교에서 열어보지 않도록 주의: 밀봉된 상태로 학부모에게 전달 될 수 있도록
- 시스템 사용과 관련된 상세 내용은 파일 서버 – [보건] – [정서 · 행동특성검사] – 「정서 · 행동특성검사 시스템 사용자 설명서」에서 'Ⅳ. 담임교사용' 참조

9-28 붙임 1. 정서·행동특성검사 결과지 예시

CPSQ-II	Child Personailty and Mental Health Screening Questionnaire, Second Version

학생정서 · 행동특성검사(초등학생용)

학교/소속	학년/반/번호	이름	성별	검사 실시일
ㅇㅇ초등학교	1학년/2반/51번	정서2	남	20ㅇㅇ. 01. 31

01 검사 결과 정서 · 행동 문제의 총점

	총점	T점수	백분위수	의미
정서 · 행동문제	22	69	97.13	관심군 (일반 관리군)

02 문제 영역별 적응 상황

영역	총점	T점수	백분위수	의미
부모 자녀 관계	6	67	95.54	확인 필요
집중력 부진	8	68	96.41	가볍게 높음
불안, 우울	6	61	86.43	양호함
학습, 사회성 부진	3	54	65.54	양호함
과민, 반항성	3	58	78.81	양호함

※ T점수는 원점수를 평균 50, 표준 편차 10인 점수로 환산하여 해당 학년과 성별에서 학생의 점수가 상대적으로 어느 정도에 해당하는지를 나타냅니다. 65점 이상은 100명 중 약 6, 7위 이상, 70점 이상은 약 2, 3위 이상에 해당합니다.

03 교사 의견

04 정서 · 행동 특성 영역별 설명 및 해석

정서 · 행동 특성	설명 및 해석
총점	점수가 높을수록 전반적으로 귀 자녀에게 주로 최근 3개월간 여러 정서 · 행동 문제를 경험할 가능성이 높음을 의미합니다. 귀하의 자녀의 최근 3개월 간의 적응 상태는 관심군 중 일반 관리군으로 확인됩니다.
부모 자녀 관계	최근 3개월 간 부모님께서 자녀 양육 중 곤란한 상황이 많았는지를 파악합니다. 귀하의 자녀 양육 중 관란한 상황에 대한 확인이 필요합니다.
집중력 부진	최근 3개월 간 주의력결핍과잉행동장애(ADHD), 품행 장애에서 흔한 정서 · 행동 문제의 경향성을 파악합니다. 귀하의 자녀는 이 영역의 점수가 또래부다 가볍게 높은 것으로 나타났습니다.
불안, 우울	최근 3개월 간 분리 불안 장애 등 불안 장애, 우울증, 심리적 충격, 별다른 원인없이 나타나는 여러 신체 부위의 통증이나 불편감, 원치 않는 생각이나 장면이 자꾸 떠오르는 등의 정서 · 행동 문제의 경향성을 파악합니다. 귀하의 자녀에게 뚜렷한 어려움이 확인되지 않았습니다.
학습, 사회성 부진	최근 3개월 간 언어 발달의 지연 및 상황에 맞게 말하는 능력의 부진, 학습 장애, 지적 장애, 자폐 스펙트럼 장애, 강박 성향 등으로 인한 학습 부진 또는 사회성 부진을 파악합니다. 귀하의 자녀에게 뚜렷한 어려움이 확인되지 않았습니다.
과민, 반항성	최근 3개월 간 짜증스러운 기분과 반항적인 태도를 특징으로 하는 우울증, 기분 조절 장애, 반항 장애, 품행 장애 등에서 흔한 정서 · 행동 문제의 경향성을 파악합니다. 귀하의 자녀에게 뚜렷한 어려움이 확인되지 않았습니다.

자녀의 건강한 성장 · 발달을 위해서는 부모님의 역할이 매우 중요합니다. 지속적인 관심과 사랑을 부탁드립니다. 아울러, 저녀의 정서 · 행동적인 측면에서 학교에서 각별히 관심을 갖고 지도해야 할 사항이 있으시면 언제든지 담임 선생님이나 담당 선생님께 알려주십시오. 귀 자녀의 건강하고 원만한 학교생활을 위해 노력하겠습니다.

문의 사항이 있거나 상담을 원하시면 아래 문의처로 연락주십시오.

검사 관련 내용은 가정에 안내하고 일괄 삭제되므로 이후에는 학생 개별 검사 내용 열람이 불가함을 알려드립니다.

문의 사항이 있으시면 당해 연도 7월 15일 이전에 학교로 연락주시기 바라며, 기한 내 문의가 없으시면 이견이 없는 것으로 알고 예정된 절차에 따라 검사 결과를 삭제 처리 하겠습니다.

※ 문의처: ㅇㅇ초등학교 테스트(☎ 010-ㅇㅇㅇㅇ-ㅇㅇㅇㅇ)

ㅇㅇ초등학교장

9-28 붙임 2. 성격 검사 결과지 예시

CPSQ-II	Child Personailty and Mental Health Screening Questionnaire, Second Version

학교/소속	학년/반/번호	이름	성별	검사 실시일
ㅇㅇ초등학교	1학년/2반/51번	정서2	남	20ㅇㅇ. 01. 31

01 나의 대표적 성격 요인 이해하기

자신에 대해 잘 이해하고 발전시키는 것을 행복한 삶의 원동력이 됩니다. 내가 가진 핵심 성격을 통해 자신을 더 잘 알아봅시다.

학생의 대표적인 성격 요인을 제시하기 어렵습니다. 개인의 강점 · 약점을 이해하고 계발하는 데 더 관심을 기울이시기 바랍니다.

※ 위의 내용에 입련된 핵심 성격은, 동일한 T점수를 받는 성격이 3개 이상으로 나타나는 경우, "성실성, 자존감, 개방성, 타인 이해, 공동체 의식, 사회적 주도성"의 순서에 따라 2개의 성격을 대표로 설명한 내용입니다.

핵심 성격 및 핵심 성격의 뜻

성실성	내가 맡은 바를 책임감을 가지고 신중하게 처리하는 태도	공동체 의식	내가 속한 집단에 대한 소속감을 가지고 긍정적인 상호 작용을 하는 태도
자존감	나에 대해 가치롭고 긍정적으로 생각하는 태도	타인 이해	다른 사람의 입장을 공감하고 존중하는 태도
개방성	다양한 관점으로 생각하고 나와 다른 생각을 기꺼이 받아들이는 태도	사회적 주도성	대인 관계나 학교생활에서 적극적으로 행동하거나 참여하는 태도

02 성격 요인의 대표 인물

성격 요인을 대표하는 사람은 누가 있을지 알아보고, 내 주변에서 찾아 봅시다.

성격 요인		대표 인물	내가 찾은 인물
1	성실성	세종대왕(조선의 제4대 왕)은 자신이 세운 목표를 이루기 위해 책임감을 가지고 부지런하게 생활했습니다. 그는 한글 창제뿐 아니라, 인문, 지리, 농업, 과학, 예술 등 다방면의 분야에서 왕의 책무를 수행하였습니다.	
2	자존감	링컨(미국의 제16대 대통령)은 어려웠던 가정 환경에도 불구하고, 자기 스스로를 존중하고 높게 평가했습니다. 그는 자신이 시민들에게 존경받을 만한 사람임을 증명하겠다는 일념을 가지고 인권 변호사가 되었고, 이후에 미국 대통령에 당선되었습니다.	
3	개방성	간디(인도의 민족 지도자)는 한 주제에 대해 새로운 관점으로 생각하고 타인의 관점을 기꺼이 수용했습니다. 그는 인도를 지배했던 영국의 불평등 정책에 대해 비폭력 저항 운동을 했습니다.	
4	타인 이해	허준(조선의 의사)은 고통 받는 환자의 아픔에 깊이 공감하였고, 병을 이해하기 위해서 환자와 많은 이야기를 나눴고, 주의 깊게 관찰했습니다. 이러한 깊은 이해를 비탕으로 조신인에게 적합한 의술이 담긴 동의보감을 편찬했습니다.	

5	공동체 의식	안창호(교육자)는 지역 공동체는 물론 민족 공동체의 일에 앞장서서 일했습니다. 고향인 평안남도 강서에 남녀공학의 점진 학교를 세웠습니다. 이후 미국으로 건너가 우리 민족의 권익 보호와 생활 향상을 위해 한인공동협회를 만들고 〈공립신보〉라는 신문을 발간하였습니다.	
6	사회적 주도성	김구(독립 운동가)는 다른 열사들이 독립 운동에 열성적으로 참여하는 것을 돕기 위해 험하고 어려운 일에 목숨을 아끼는 않았습니다. 그는 한인 애국단을 조직하여 여러 독립 운동을 진두지휘하였고, 대한민국 임시정부조직에 참여하고 주석에 선임되었습니다.	

03 성격 요인 계발 방안

학교와 가정에서 실천할 수 있는 성격 요인의 계발 방안에 대해 생각해 봅시다.

성격 요인		계발 방안
1	성실성	– 일기쓰기, 줄넘기 10분 이상 하기, 신발 정리하기 등 매일 실천할 수 있는 작은 습관을 만들어 보세요. – 최근에 세웠던 목표 중 실천하지 않은 항목이 있다면, 목표를 잘 실천하기 위해 어떤 노력이 필요한지 적어보세요.
		나만의 계발 방안
2	자존감	– 잠들기 전에 오늘 하루를 보내면서 자신이 잘 해낸 부분을 떠올려보고 스스로를 칭찬해주세요. – 친구나 가족들이 생각하는 나의 장점을 하나씩 적어 보세요.
		나만의 계발 방안
3	개방성	– 반에서 나와 가장 다르다고 생각하는 친구의 이야기를 들어보세요. – 새로운 분야의 책을 찾아서 읽어 보세요.
		나만의 계발 방안
4	타인 이해	– 친구가 이야기할 때, “응, 그랬구나.”로 얘기해 보세요. – 친구를 만나기 전에 “오늘은 친구의 이야기를 많이 들어봐야지.”라고 다짐해 보세요.
		나만의 계발 방안
5	공동체 의식	– 지역 신문이나 학교 신문을 읽고 내가 속한 공동체에서 어떤 일들이 일어나고 있는지 알아보세요. – 우리 반을 위해 내가 할 수 있는 봉사 활동을 찾아서 실천해 보세요.
		나만의 계발 방안
6	사회적 주도성	– 친구들과 함께 해보고 싶은 일을 생각해보고 ‘함께 해보자.’ 고 먼저 말해 보세요. – 친구들 사이에서 필요한 것을 생각해보고, 그것을 내가 먼저 실천해 보세요.
		나만의 계발 방안

실무 예시 9-29. **학생정서·행동특성검사 사전 연수 및 1차 협의 결과**

○ ○초등학교

수신 내부 결재

(경유)

제목 ○○학년도 학생정서 · 행동특성검사 사전 연수 및 1차 협의 결과

---

1. 관련
   가. 서울특별시교육청 체육건강과-3273(2017. 3. 6.)
   나. 학교보건법 제7조(건강 검사 등)
   다. ○○초등학교-3892(2017. 4. 11.)
2. ○○학년도 학생정서 · 행동특성검사 사전 연수 및 1차 협의회 실시 결과를 다음과 같이 보고합니다.
   가. 일시: 4. 14. 15:00~16:00
   나. 장소: 본관 2층 회의실
   다. 참석자: 1, 4학년 담임교사 및 담당자(총 14명)
   라. 협의 결과: 붙임 참조

붙임 학생정서 · 행동특성검사 사전 연수 및 1차 협의회 결과 1부. 끝.

실무 예시 10-1. **요보호자 아동 명단 확정 및 관리 기안문**

○○초등학교

수신　내부 결재

(경유)

제목　○○학년도 요보호자 아동 명단 확정 및 관리

---

1. 관련: 서울특별시교육청 체육건강과-1668(2017. 2. 7.), ○○초등학교-2144(2017. 3. 7.)
2. ○○학년도 우리학교 요보호자 아동 명단을 아래와 같이 확정하여 관리하고자 합니다.

가. 명단 작성 방법

- 건강 상태 조사서에서 학부모가 작성한 내용 기본으로 작성
- 필요시 학부모 및 학생에 대한 건강 상담을 통해 추가 정보 확인

나. 명단 구성 및 현황(붙임 1 참조)

- 구성: 유질환자(병력), 요관찰자, 학급 상담 대상, 고위험군
- 현황: 총 85명(요관찰자 69명, 고위험군 5명, 학급 상담 대상 13명)

다. 명단 활용

- 교육 활동 시 주의 사항 숙지를 통한 사고 예방 및 응급 상황 시 적절한 대처
- 요보호자의 건강 보호
- 보건일지 프로그램에 기록하여 안전하고 최적의 보건 서비스 제공

라. 명단 공유 범위

- 각 학년 담임: 해당 학년의 요보호자 명단
- 교장, 교감, 보건교사, 교과전담교사, 영양교사: 전체 요보호자 명단

마. 명단 공유 방법

- 문서 공유 범위에 맞게 명단을 별도 생성하여 보안 문서로 설정
- 각 요보호자 아동 명단과 연수 자료를 메신저로 전달(붙임 2 참조)
- 보안 문서의 비밀번호는 문서별로 다르게 지정하여 안내

붙임 1. 요보호자 아동 명단 1부.

　　2. 요보호자 아동 명단 활용 및 관리 방법 연수 자료 1부.　끝.

20○○년 요보호자 아동 명단 활용 및 보관 방법

20 . . . ○○초등학교

□ 명단 생성 과정 및 보관

- 문서는 보안으로 설정되어 있으며 비밀번호는 학년별로 안내해 드립니다.
- 본 자료는 건강 상태 조사서를 통한 1차 조사 및 건강 상담을 통해 작성했습니다.
- 본 자료는 학생들의 안전한 학교생활을 위한 기초 자료로 활용하기 위한 것입니다.
- 본 자료는 유질환(병력)자, 요관찰자, 학급 상담 대상, 고위험군로 구성되어 있습니다.
- 본 자료의 내용은 학생들의 개인 신상과 관련된 민감한 정보로 철저한 보안이 필요합니다. (1년간 보안 문서로 보관후 삭제, 출력물로 보관중인 경우는 분쇄기로 파쇄)

□ 명단 활용 방법

- 고위험군은 특별한 주의가 요구되는 학생들입니다. 반드시 건강 상태와 고려할 사항을 숙지하시기 바랍니다.
- 학급 상담 명단 학생에 대해 꼭 상담하신 뒤에 상담록에 기록해 두시기 바랍니다.
- 상황이 함께 적혀 있는 요관찰자는 특히 해당 상황에서 주의가 요합니다.
- 교과전담 교사의 경우 지도 학년의 요보호자 아동의 건강 상태와 고려할 점을 꼭 확인 후 교과 지도 시 참고하셔야 합니다.
- 담임교사의 경우 학급 학생들의 건강 상태에 대한 정확한 확인이 필요하며, 같은 학년에 건강 문제가 있는 학생에 대해서도 충분히 숙지하고 있어야 합니다.
- 요보호자 아동에게 응급 상황이나 건강 문제가 발생했을 때는 보건교사에게 정보를 제공해 주어야 하며, 좀 더 적극적으로 대처해 주셔야 합니다.
- 고위험군 아동을 보건실에 보냈는데 보건교사가 수업 중인 경우는 보건교사가 수업 중인 교실로 반드시 인터폰해 주시기 바랍니다.

실무 예시 10-3. **유질환자 및 요보호자 아동 명단 예시**

유질환자 및 요보호자 아동 명단(1학년)

- ㅁ 문서 관리: 본 자료는 개인의 건강 문제가 기록된 민감 정보 자료 입니다. 보안을 철저히 해 주시고 절대 유포되지 않도록 주의가 필요합니다. 파일에는 비밀번호를 설정해 주시고 1년뒤 반드시 삭제해 주시기 바랍니다.
- ㅁ 구분: 분류 수준에 맞게 학교생활 시 주의해 주시기 바랍니다.
  - 학급 상담 대상: 담임교사 상담을 통해 학교폭력 경험 유무, 우울감 등을 확인한 후 필요한 경우 상담실로 연계해야 하는 대상
  - 요보호자: 감염병 유행, 체육 활동, 대기 오염, 급식 등의 상황에서 특별한 관리가 필요한 대상
- ㅁ 비고: (*) 표시가 되어 있는 학생은 고위험군으로 매우 주의가 요하는 대상임

연번	학년	반	이름	학교에서 배려해야하는 내용 (학부모가 작성한 내용)	보건교사 생활 지도 요청 사항(보건교사가 작성한 내용)	학급 상담 내용	구분	비고
1	1	1	○○○	12개월 때 탈장 수술 2번				
2	1	1	○○○	머리에 뇌척수액 배액 보조 장치가있으며 머리를 심하게 부딪히거나 자기성 물질이 직접적으로 닿는 것은 좋지 않습니다. 주의할 점입니다.	체육 활동 시 충돌, 두부 손상 오지 않도록 주의 요함		요관찰자 (체육 활동 시)	* 고위험군
3	1	2	○○○	아토피	학급 상담을 통해 확인 요함	지난 1년간 학교폭력 경험 있음	요관찰자 (대기 오염 시), 학급 상담 대상	
4	1	3	○○○	음식 알레르기(들깨 가루, 메밀)	급식 시 주의 요함		요관찰자 (급식 시)	
5	1	4	○○○	오른쪽 귀 선천성 이루공	오른쪽 귀에 손상 가지 않도록 주의 요함		요관찰자 (체육 활동 시)	
6	1	4	○○○	선천성 심장 질환으로 완치 수술을 받았음			요관찰자	
7	1	5	○○○	알레르기성 비염 및 아토피			요관찰자 (대기 오염 시)	
8	1	5	○○○	알레르기 비염			요관찰자 (대기 오염 시)	
9	1	5	○○○	햇빛 알레르기				
10	1	6	○○○	모세 기관지염, 호흡기 질환이 있어 호흡 곤란 시 네블라이저 치료함 / 천식(관찰 중)	체육 활동 시 활동 가능 여부 확인 요함, 호흡기 증상 있을 때는 체육 활동 자제		요관찰자 (대기 오염, 감염병 유행, 체육 활동 시)	
11	1	6	○○○	심실중격결손이 있으나 성장하면서 자연 치유 된다고 하여 관찰 중입니다. 평상시의 운동에 영향을 미치지는 않습니다. 오래 달리기 등 격렬한 운동을 해본 적은 없습니다.	체율 활동 시 활동 가능 여부 확인 요함(격렬한 운동 제한), 가슴 통증과 호흡 곤란 증상 있을 때 보건실 이송		요관찰자 (대기 오염, 감염병 유행, 체육 활동 시)	* 고위험군

실무 예시 10-4. **학교 응급 체계 예시**

건강하고 안전한 학교생활을 위한 학교 응급 체계

1. 목적
   가. 학교 내 응급 환자 발생 시 신속한 응급 처치 및 후송 체계를 통한 증상의 악화 방지 및 생명과 건강을 보호한다.
   나. 학생 및 교직원의 응급 상황에 대한 대응 능력을 함양한다.
2. 방향
   가. 전체 교직원에 대한 학교 응급 체계 및 응급 처치 연수를 통해 학교 응급 대응 역량을 강화한다.
   나. 보건교사 부재 시에는 위임 받은 응급 조치 범위 내에서 담당자가 응급 조치를 시행한다.
   다. 지역 보건소, 소방서와 연계하여 학생 응급 처치 교육을 창의 체험 시간에 실시한다.
   라. 학교 응급 지원 예산을 편성하여 운영한다.
   마. 응급 처치 시설 및 장비를 정기적으로 점검한다.
3. 세부 추진 계획
   가. 추진 일정

추진 업무	추진 내용	대상	시기	비고
학교 응급 관리 체계 구성	• 응급 환자 대응, 이송 체계 구성 • 보건교육 시 응급 체계 구성 • 응급 처치 시설 정비 및 점검 • 응급 사고 관련 사전 동의 및 확인	교직원	3월	보건교사
학생 심폐소생술 교육	• 심폐소생술 이론 및 실습	5, 6학년	1학기 2학기	보건교사
교사 응급 처치 연수	• 심폐소생술 연수 • 학교 응급 위임 업무에 대한 연수	교원(스포츠 강사,교무 보조 포함)	1학기	보건교사
보건교육 시 안전망 확보 연수	• 보건교육 시 응급 상황 대처 및 주의 사항	6학년 담임교사	1학기	보건교사
현장 체험 학습 시 응급 처치 방법 연수	• 구급낭 속 약품 복약 및 처치 용품 사용법, 응급 상황 구분	각 학년 안전교사	1학기	보건교사

   나. 학교 응급 환자의 범위: 응급 의료에 관한 법률 제2조(정의) 2항, 동법 시행규칙 제2조(응급 환자)
   - 응급 의료에 관한 법률 시행규칙에서 명시하는 응급 증상 및 이에 준하는 증상
   - 응급 의료에 관한 법률 시행규칙에서 명시하는 응급 증상 및 이에 준하는 증상으로 진행될 가능성이 있다고 응급 의료 종사자(학교에서는 보건교사)가 판단하는 증상

   다. 응급 환자 발생 시 대응 체계

구분		환자 상태가 위급하거나 중한 외상이 있는 경우	환자 상태가 위급하지는 않으나 병원으로 이송해야 하는 경우
상황		의식 장애, 호흡 곤란, 약한 맥박, 심정지, 다량 출혈, 개방 골절, 응급 수술을 요하는 경우 등	단순 외상, 단순 골절, 고열 등으로 의료 기관에서의 조치를 필요로 하는 경우
업무 담당	교장	• 상황 총괄 관리 • 원인 분석 및 재발 방지 조치	• 학교 안전사고 예방 교육 총괄
	교감	• 상황 파악 및 지시 · 보고 등 • 위기 상황 처리에 필요한 조치 • 대체 인력 배정	• 안전사고 예방 교육 지원

업무담당	보건교사	• 응급 처치 • 담임교사에게 통보 • 병원 이송 시 동행(119 구급대 동승) • 관리자에게 처치 현황 보고	• 응급 처치 • 담임교사에게 통보 • 학생 처치 결과 학부모 상담 • 관리자에게 처치 현황 보고
	담임교사	• 학부모 연락 • 관리자에게 사고 경위 보고 • 환자 병원 이송 • 치료 후 보상 안내	• 학부모 연락 • 학생 병원 이송 안내 및 조치 • 필요시 병원 이송 • 관리자에게 사고 경위 보고 • 치료 후 보상 안내
	이송담당	• 안전하게 병원 이송 • 응급 처치자는 차량을 운전하지 않도록 함	• 필요시 안전하게 병원 이송
이송절차		• 환자 최초 발견자가 발생 즉시 상황 판단 후 119 신고 및 보건교사에게 연락(판단이 모호할 경우 119 자문) • 교내 보고 체계(사고 경위, 후송 병원 안내) ① 보건교사 → 담임교사 → 학부모 연락 ② 보건교사 또는 담임교사 → 교감 → 교장 • 보건교사와 담임교사가 병원으로 이송 • 학생 진료 상황을 수시로 학교에 보고	• 보건교사 → 담임교사 → 학부모 연락 • 학생은 학부모와 함께 병원으로 이송 • 학부모와 연락이 되지 않거나 올 수 없을 경우 담임이 이송 • 보건교사는 발생할 수 있는 또 다른 응급 환자를 위해 교내 대기(단, 담임교사 부재 및 기타 부득이한 경우는 보건교사가 이송)

라. 보건교사 부재 및 보건교육 시 응급 체계

	보건교사 부재	보건교육
위임자	• 교무 보조: 학기 중 보건교사 부재 시 • 방학 근무자: 방학 기간 • 인솔 교사: 학교 외 교육 활동 시	• 해당 학급 담임교사
위임 시기	• 보건교사 출장, 조퇴, 응급 후송 등의 사유로 부재 시 • 필요시 보건 기간제 교사를 확보하지 못한 경우 • 방학 기간, 교외 교육 활동 시	• 보건교육으로 인한 보건실 부재 시
위임 내용	• 가벼운 외상에 대한 처치 후 관련 내용 기록 • 응급 환자의 판단: 보건교사 혹은 119에 문의(일반인의 견지에서 응급 상황으로 판단되는 경우는 즉시 119 호출하여 지도에 따름) • 원칙적으로 투약 금지(단, 학부모가 투약을 요청한 경우 요청한 약물과 용량에 대해 허용)	
교육 지도	• 보건교사는 위임 내용에 대해 연수를 통해 사전 교육 실시 • 보건교사는 위임자가 기록한 처치 내용에 대해 확인	

마. 행정 체계

- 안전공제회 신청 시 지도교사 또는 담임교사는 사고 발생 후 즉시 사고 통지서를 작성하여 내부 결재 득한 후 보관
- 환자 후송 시 환자 후송 교사 및 후송 동행 교직원(응급 처치자 및 차량 운전자)에 대해 출장 처리
- 응급 환자 후송 관련 비용(주차비, 택시비, 응급 진료비 등)은 별도로 학교 회계 예산에 편성하여 지급
- 응급 사고 기록지 작성: 일시, 장소, 사고 현황, 환자 상태, 응급 처치 내용 등을 6하 원칙에 의거 구체적으로 기록

실무 예시 10-5. **보건교육 시 안전 교사 연수(담임교사 연수 자료)**

보건교육 시 응급 환자 관리 및 주의 사항

Ⅰ. 응급 환자 기준

- [별표 1] 증상에 해당하는 학생으로 보기에도 응급 상황으로 판단되는 경우 행동 지침
  - 119 연락 → 보건교사 연락
  - 함부로 자세 변경하지 않음
  - 물과 약물 등 경구 투여 삼가
  - 필요시 심폐소생술을 먼저 시행함

[별표 1]

응급 증상 및 이에 준하는 증상(제2조제1호관련)

1. 응급 증상
   가. 신경학적 응급 증상: 급성 의식 장애, 급성 신경학적 이상, 구토 · 의식 장애 등의 증상이 있는 두부 손상
   나. 심혈관계 응급 증상: 심폐소생술이 필요한 증상, 급성 호흡 곤란, 심장 질환으로 인한 급성 흉통, 심계 항진, 박동 이상 및 쇼크
   다. 중독 및 대사 장애: 심한 탈수, 약물 · 알콜 또는 기타 물질의 과다 복용이나 중독, 급성 대사 장애(간부전 · 신부전 · 당뇨병 등)
   라. 외과적 응급 증상: 개복술을 요하는 급성 복증(급성 복막염 · 장 폐색증 · 급성 췌장염 등 중한 경우에 한함), 광범위한 화상(외부 신체 표면적의 18% 이상), 관통상, 개방성 · 다발성 골절 또는 대퇴부 척추의 골절, 사지를 절단할 우려가 있는 혈관 손상, 전신 마취하에 응급 수술을 요하는 중상, 다발성 외상
   마. 출혈: 계속되는 각혈, 지혈이 안되는 출혈, 급성 위장관 출혈
   바. 안과적 응급 증상: 화학 물질에 의한 눈의 손상, 급성 시력 손실
   사. 알레르기: 얼굴 부종을 동반한 알레르기 반응
   아. 소아과적 응급 증상: 소아 경련성 장애
   자. 정신과적 응급 증상: 자신 또는 다른 사람을 해할 우려가 있는 정신 장애

2. 응급 증상에 준하는 증상
   가. 신경학적 응급 증상: 의식 장애, 현훈
   나. 심혈관계 응급 증상: 호흡 곤란, 과호흡
   다. 외과적 응급 증상: 화상, 급성 복증을 포함한 배의 전반적인 이상 증상, 골절 · 외상 또는 탈골, 그 밖에 응급 수술을 요하는 증상, 배뇨 장애
   라. 출혈: 혈관 손상
   마. 소아과적 응급 증상: 소아 경련
   바. 산부인과적 응급 증상: 분만 또는 성폭력으로 인하여 산부인과적 검사 또는 처치가 필요한 증상
   사. 이물에 의한 응급 증상: 귀, 눈, 코, 항문 등에 이물이 들어가 제거술이 필요한 환자

Ⅱ. Notify 보건교사

- 응급 상황 및 응급에 준하는 증상이거나 판단하기 애매할 때
- 골절 및 염좌 의심 환자 발생 시: 다친 부위를 움직이지 않도록 함
  - 정상적인 기능 상실, 통증이 심할 때, 부종이 심할 때
- 외상이 심할 때
  - 감전, 생식기 부위의 화상, 얼굴 부위의 화상, 화상 부위가 넓을 때, 화학 물질에 의한 중독
  - 상처 부위가 일반적으로 관찰되는 깊이 이상일 때
  - 충격의 정도가 심하거나 심한 통증을 호소할 때(높이, 강도 등)
- 심한 두통, 복통
  - 육안으로 관찰될 정도로 고통을 호소하는 경우(예: 구부정한 자세, 식은땀, 창백한 얼굴 등)
- 발열
  - 39℃ 이상의 체온 측정 시

Ⅲ. 보건교육 시 보건실 방문 학생의 관리

- 주의 사항
  - 매우 사소한 상처로 방문한 경우를 제외한 모든 보건실 방문 학생은 재방문하도록 설명
  - 투약 절대 금지
  - 담임교사는 보건 수업 시간 중 보건실에서 대기
  - 방문 학생은 '방문 학생 기록지' 를 적도록 안내
- 내과적 증상: 통증이 심하지 않은 경우는 재방문 권고 혹은 침상 안정
- 두통, 감기 증상 호소 환자의 관리
  - 체온 측정 우선
  - 38℃ 이상 측정되는 아동의 경우 보건실에 안정하도록 조치하고 15분 간격으로 체온을 측정한다. 39℃ 이상이면 보건교사에게 연락
- 간단한 상처의 치료
  - 깨끗하게 세척
  - 애니 클린액과 큰 거즈로 닦아주기
  - 후시딘 적용
  - 밴드 적용 → 얼굴 상처의 경우는 깨끗하게 닦아주고 밴드만 적용
- 표면의 가시: 바늘로 제거 후 치료
- 단순 비출혈
  - 입안에 피가 있어서 숨쉬기 힘들지 않은지 확인하고 피가 있으면 뱉게 함
  - 얼굴을 앞으로 숙이게 하고 휴지로 15분간 강하게 지혈해줌(절대 중간에 떼지 않음)
  - 지혈 후에는 솜으로 막아 줌
- 간단한 근육통, 관절의 통증
  - 파스, 소염 진통겔(안티프로민, 타박스겔, 케이엠시프겔) 적용

찾아보기

| ㅈ |

| ㅊ |

| ㅋ |

보건교사 및 미래 보건교사를 꿈꾸는 이들을 위한 필독서

학교보건 이론 및 실무

초판 인쇄 2017년 12월 1일

초판 발행일 2017년 12월 5일

집필 위원
이춘희 서울우신초등학교 보건교사
이인숙 서울대학교 교수
윤재희 서울신목초등학교 보건교사
배은정 숭덕여자고등학교 보건교사
전희정 서울오금초등학교 보건교사
최경수 서울사대부속초등학교 보건교사
최미혜 서라벌중학교 보건교사
고 영 가천대학교 교수
방경숙 서울대학교 교수
서은영 서울대학교 교수
안소라 안산온마음센터 부센터장
윤주영 서울대학교 교수
이윤정 경인여자대학교 교수

편집·디자인·삽화 이지영, 성지은, 장보람, 순수현

펴낸이 유정훈

펴낸곳 (주)도서출판 들샘 경기도 고양시 덕양구 통일로 140 삼송테크노밸리 A동 B239
Tel. 02-2261-2600 Fax. 02-2275-8889

ISBN 978-89-6474-791-9

정가 36,000